Hebammenkunde

Mit Beiträgen von

Cordula Ahrendt, Ursula Alef, Christine Bludau,
Dorothée Eichenberger, Elisabeth Frank, Jule Friedrich,
Johanna Frühauf, Christine Geist, Dagmar Gorontzy,
Martha Halbach, Ulrike Harder, Regula Hauser,
Ulrike Heckelen, Astrid Herber, Dorothea Hezel,
Andrea Hübel, Sigrun Kahf, Marianne Kerkmann,
Edith Kimmerle, Simone Kirchner, Susanne Kluge,
Sabine Krauss, Gisela Kriegerowski-Schröteler,
Frauke Lippens, Marion Lübke, Ans Luyben,
Ina Mailänder, Margarete Orlowski, Heike Polleit,
Ulrike Presting, Susanne Rettenegger-Wagner,
Anna Rockel-Loenhoff, Josepha Rodriguez,
Christl Rosenberger, Susanna Roth,
Rosa Maria Schilling, Gabriele Schippers, Cornelia Schirren,
Antje Schoppa-Remm, Clarissa Schwarz, Gisèle Steffen,
Ilse Steininger, Andrea Stiefel, Norá Szász,
Dorothea Tegethoff, Mareike Teich, Renate Warbanov,
Doris Wepler, Stephanie Wöste

Hebammenkunde

Lehrbuch für Schwangerschaft, Geburt, Wochenbett und Beruf

Herausgegeben von

Ch. Geist, U. Harder,
G. Kriegerowski-Schröteler, A. Stiefel

Walter de Gruyter
Berlin · New York 1995

Ch. Geist/G. Kriegerowski-Schröteler
Hebammenschule
Krankenhaus Neukölln
Mariendorfer Weg 28
D-12051 Berlin

U. Harder/A. Stiefel
Hebammenschule
Martin-Luther-Krankenhaus
Caspar-Theyß-Str. 27−33
D-14193 Berlin

Dieses Buch enthält 503 Einzelabbildungen und 38 Tabellen

Zeichnungen: Hopek Quirin-Harder
Schaubilder: Ulrike Harder
Titelfoto: Knud Nielsen

Die Deutsche Bibliothek − CIP-Einheitsaufnahme

Hebammenkunde : Lehrbuch für Schwangerschaft, Geburt, Wochenbett und Beruf / hrsg. von Ch. Geist ... . [Mit Beitr. von Cordula Ahrendt ... . Zeichn.: Hopek Quirin-Harder. Schaubilder: Ulrike Harder]. − Berlin ; New York : de Gruyter, 1995
ISBN 3-11-013764-X
NE: Geist, Christine [Hrsg.]

© Copyright 1995 by Walter de Gruyter & Co., D-10785 Berlin.
Dieses Werk einschließlich aller seiner Teile ist urheberrechtlich geschützt. Jede Verwertung außerhalb der engen Grenzen des Urheberrechtsgesetzes ist ohne Zustimmung des Verlages unzulässig und strafbar. Das gilt insbesondere für Vervielfältigungen, Übersetzungen, Mikroverfilmungen und die Einspeicherung und Verarbeitung in elektronischen Systemen.
Der Verlag hat für die Wiedergabe aller in diesem Buch enthaltenen Informationen (Programme, Verfahren, Mengen, Dosierungen, Applikationen etc.) mit Autoren bzw. Herausgebern große Mühe darauf verwandt, diese Angaben genau entsprechend dem Wissensstand bei Fertigstellung des Werkes abzudrucken. Trotz sorgfältiger Manuskriptherstellung und Korrektur des Satzes können Fehler nicht ganz ausgeschlossen werden. Autoren bzw. Herausgeber und Verlag übernehmen infolgedessen keine Verantwortung und keine daraus folgende oder sonstige Haftung, die auf irgendeine Art aus der Benutzung der in dem Werk enthaltenen Informationen oder Teilen davon entsteht.
Die Wiedergabe von Gebrauchsnamen, Handelsnamen, Warenbezeichnungen und dergleichen in diesem Buch berechtigt nicht zu der Annahme, daß solche Namen ohne weiteres von jedermann benutzt werden dürfen. Vielmehr handelt es sich häufig um gesetzlich geschützte, eingetragene Warenzeichen, auch wenn sie nicht eigens als solche gekennzeichnet sind.
Satz: Arthur Collignon GmbH, Berlin. − Druck: Gerike GmbH, Berlin. − Buchbinderische Verarbeitung: Lüderitz & Bauer GmbH, Berlin. − Umschlagentwurf: Rudolf Hübler, Berlin.
Printed in Germany.

Vorwort

Schwangerschaft, Geburt und Wochenbett stellen für jede Frau einen bedeutenden Lebensabschnitt dar. Hebammen sind in dieser Zeit wichtige Bezugspersonen, denn sie sind durch ihre fachspezifische Ausbildung dazu befähigt, Frauen in der Schwangerschaft zu beraten und zu betreuen, normale Geburten zu leiten, Komplikationen frühzeitig zu erkennen, Neugeborene zu versorgen und das Wochenbett zu überwachen.

Dieser vielseitige Beruf bedarf einer soliden Ausbildung und regelmäßiger Fortbildung. Leider gibt es hierfür nur sehr wenig Fachliteratur von Hebammen.

Das hat uns dazu bewogen, gemeinsam mit Kolleginnen ein Lehrbuch zu schreiben, das hebammenrelevantes Wissen, insbesondere über die physiologischen Vorgänge in Schwangerschaft, Geburt und Wochenbett vermittelt. Großen Wert legen wir dabei auf gute Lesbarkeit, verständliche Formulierungen und aussagekräftige Abbildungen. Die Darstellung pathologischer Vorgänge wird bewußt kürzer gefaßt und orientiert sich an der aktuellen ärztlichen Fachliteratur.

Um einen guten Praxisbezug zu gewährleisten, wurden ausschließlich Hebammen als Autorinnen gewonnen, die über viel Erfahrung durch Klinikarbeit, freiberufliche Praxis und Lehrtätigkeit an Hebammenschulen verfügen oder durch ihren „Zweitberuf" Ärztin, Psychologin, Juristin, Sozialpädagogin bzw. Politologin spezielles Fachwissen erworben haben.

Wir hoffen, daß die *Hebammenkunde* für zukünftige Hebammen eine hilfreiche Ausbildungsgrundlage darstellt und den Kolleginnen in der Praxis als nützliches Nachschlagewerk dient.

Mit der Bezeichnung Hebamme meinen wir stets auch die wenigen männlichen Berufskollegen. Der Ausdruck Entbindungspfleger wird in diesem Buch vermieden, da er sich im Sprachgebrauch nicht durchgesetzt hat und das Arbeitsgebiet von Hebammen auf die Pflege während der Geburt reduziert.

Die Mitglieder einer Berufsgruppe werden im Text oft in der weiblichen Form benannt, um Doppelungen (Arzt/Ärztin) und eine nicht im Duden zugelassene Form (ÄrztIn) zu vermeiden. Die weibliche Form schließt die dieser Berufsgruppe angehörigen Männer natürlich stets mit ein.

Bedanken möchten wir uns bei allen Autorinnen für die gute Zusammenarbeit und bei Herrn Quirin-Harder für die gelungenen Zeichnungen sowie die geduldige Berücksichtigung all unserer Vorstellungen.

Ebenso gebührt dem Verlag Walter de Gruyter und seinen Mitarbeitern unser Dank für die offene Unterstützung dieses Lehrbuchprojektes, namentlich der Herstellerin Frau Dabrowski und dem Verlagsdirektor Medizin, Herrn Priv.-Doz. Dr. Radke.

Ein besonderer Dank geht an unsere Ehemänner und Kinder, deren Geduld und Verständnis uns eine große Hilfe war.

Wir bitten die Leserinnen und Leser der *Hebammenkunde*, uns ihre Anregungen und Kritik mitzuteilen, damit wir diese in der nächsten Auflage berücksichtigen können.

Berlin im Januar 1995

Christine Geist
Ulrike Harder
Gisela Kriegerowski-Schröteler
Andrea Stiefel

Anschriften der Autorinnen

Ahrendt, Cordula
Lehrhebamme
Berufsfachschule an der Medizinischen
Akademie
Erich-Weinert-Str. 3
D-39112 Magdeburg

Alef, Ursula
Lehrhebamme/Schulleitung
Hebammenschule
Kliniken St. Antonius GmbH
Vogelsangstr. 106
D-42106 Wuppertal

Bludau, Christine
freiberufl. Hebamme
Allerweg 88
D-30851 Langenhagen

Eichenberger, Dorothée
Hebamme/Berufsschullehrerin
f. Hebammen
Hebammenschule Universitätsspital
Huttenstr. 46
CH-8091 Zürich

Frank, Elisabeth
Lehrhebamme/Schulleitung
Hebammenschule der
Georg-August-Universität
Humboldtallee 11
D-37073 Göttingen

Friedrich, Jule
freiberufl. Hebamme/
Diplom-Gesundheitsmanagerin
Fichtenkamp 26
D-22393 Hamburg

Frühauf, Johanna
freiberufl. Hebamme/Politologin/
Pro Familia-Mitarbeiterin
Friedrichsplatz 9
D-35037 Marburg

Geist, Christine
Lehrhebamme
Hebammenschule
Krankenhaus Neukölln
Mariendorfer Weg 28
D-12051 Berlin

Gorontzy, Dagmar
Lehrhebamme
Hebammenschule Krankenhaus Neukölln
Mariendorfer Weg 28
D-12051 Berlin

Halbach, Martha
Lehrhebamme/Schulleitung
Hebammenschule Luisenhospital
Boxgraben 99
D-52064 Aachen

Harder, Ulrike
Lehrhebamme/Schulleitung
Hebammenschule Martin-Luther-Krankenhaus
Caspar-Theyß-Str. 27–33
D-14193 Berlin

Hauser, Regula
Hebamme/Ausbilderin
Hebammenschule Universitätsspital
Huttenstr. 46
CH-8091 Zürich

Heckelen, Ulrike
freiberufl. Hebamme
Alteburger Str. 32
D-50968 Köln

Herber, Astrid
Lehrhebamme/Schulleitung
Hebammenschule der
Städt. Kliniken Kassel
Mönchebergstr. 41/43
D-34125 Kassel

Hezel, Dorothea
freiberufl. Hebamme/Stud. Päd.
Alteburger Str. 32
D-50968 Köln

Hübel, Andrea
freiberufl. Hebamme
Hebammenpraxis Rostock
Goethestr. 20
D-18055 Rostock

Kahf, Sigrun
Lehrhebamme
Hebammenschule
Krankenhaus Neukölln
Mariendorfer Weg 28
D-12051 Berlin

Kerkmann, Marianne
Leitende Kreißsaalhebamme/
Schulleitung
Staatl. Berufsfachschule für Hebammen
an der 1. Universitäts-Frauenklinik
Maistr. 11
D-80337 München

Kimmerle, Edith
Lehrhebamme/freiberufl. Hebamme
Neugasse 2
D-64372 Ober-Ramstadt

Kirchner, Simone
Lehrhebamme/freiberufl. Hebamme
Urbanstr. 30
D-10967 Berlin

Kluge, Susanne
freiberufl. Hebamme/Diplom-
Sozialpädagogin
Mörikestr. 16
D-34125 Kassel

Krauss, Sabine
freiberufl. Hebamme
Böhmestr. 19
D-27283 Verden/Aller

Kriegerowski-Schröteler, Gisela
Lehrhebamme/Schulleitung
Hebammenschule
Krankenhaus Neukölln
Mariendorfer Weg 28
D-12051 Berlin

Lippens, Frauke
freiberufl. Hebamme
Krockmannstr. 5
D-22299 Hamburg

Lübke, Marion, Dr. med.
Hebamme/Ärztin
Universitäts-Klinikum Rudolf Virchow
Standort Charlottenburg
Pulsstr. 4
D-14059 Berlin

Luyben, Ans
Hebamme/Berufsschullehrerin für
Gesundheitsberufe
Universitätsspital Bern
Schanzeneckstr. 1
CH-3012 Bern

Mailänder, Ina
angestellte/freiberufl. Hebamme
Vinzenz Pallotti Hospital
D-51406 Bergisch Gladbach/Bensberg

Orlowski, Margarete
Lehrhebamme/freiberufl. Hebamme
Schule für Medizinalfachberufe
Charité, Fachbereich Geburtshilfe
Schumannstr. 18
D-10117 Berlin

Polleit, Heike
freiberufl. Hebamme/Pro Familia-
Mitarbeiterin
Markgrafenstr. 51
D-78467 Konstanz

Presting, Ulrike
Hebamme/Juristin
Schützenstr. 15
D-12165 Berlin

Rettenegger-Wagner, Susanne
freiberufl. Hebamme
Thurnfelsstr. 37
A-6176 Völs

Rockel-Loenhoff, Anna
Hebamme/Ärztin/Dozentin
Birkenweg 11
D-59425 Unna

Rodriguez, Josepha
Hebamme/Ärztin
Universitäts-Klinikum Rudolf Virchow
Standort Charlottenburg
Pulsstr. 4
D-14059 Berlin

Rosenberger, Christl
freiberufl. Hebamme/Berufsschullehrerin für
Gesundheitsberufe SRK
Hebammenschule St. Gallen
Postfach 188
CH-St. Gallen

Roth, Susanna
freiberufl. Hebamme
Nördliche Auffahrtsallee 28
D-80638 München

Schilling, Rosa Maria
Hebamme/ Diplom Medizinpädagogin
Schule für Medizinalberufe
Charité, Fachbereich Geburtshilfe
D-14167 Berlin

Schippers, Gabriele
freiberufl. Hebamme/Diplompsychologin
Freiheitstr. 11
41352 Korschenbroich

Schirren, Cornelia
Lehrhebamme
Pfalzburger Str. 52
D-10717 Berlin

Schoppa-Remm, Antje
freiberufl. Hebamme
Mainzer Str. 38
D-56068 Koblenz

Schwarz, Clarissa
freiberufl. Hebamme/Lehrerin/
Stud. Public Health
Markgrafenstr. 5
D-10969 Berlin

Steffen, Gisèle
freiberufl. Hebamme
Wiesenstr. 36
D-35641 Schöffengrund 2

Steininger, Ilse
freiberufl. Hebamme/Lehrerin für Geburtshilfe
Hebammenschule Kanton Frauenspital
Schanzeneckstr. 1
CH-3012 Bern

Stiefel, Andrea
Lehrhebamme/Hebammenschule
Martin-Luther-Krankenhaus
Caspar-Theyß-Str. 27–33
D-14193 Berlin

Szász, Norá
Hebamme/Ärztin
Krankenhaus Am Urban
Dieffenbachstr. 1
D-10967 Berlin

Tegethoff, Dorothea
freiberufl. Hebamme
Britzer Str. 58
D-12109 Berlin

Teich, Mareike
Hebamme/OP-Schwester
Hebammenschule am Städt. Klinikum
Celler Str. 38
D-38114 Braunschweig

Warbanov, Renate
Leitende Kreißsaalhebamme
Universitätsklinikum Charité
Schumannstr. 18
D-10117 Berlin

Wepler, Doris
freiberufl. Hebamme/Geburtshaus Berlin
Garde-du-Corps-Str. 4
D-14059 Berlin

Wöste, Stephanie
Hebamme/Diplompsychologin
Baron Voght Str. 96
D-22609 Hamburg

Inhalt

1. Berufsbild

1.1	Zur Geschichte des Hebammenberufs .... *Norá Szász*	1
1.2	Heutiges Berufsbild	9
1.2.1	Arbeitsbereiche .... *Christine Geist*	9
1.2.2	Fort- und Weiterbildung, Studium .... *Ulrike Harder*	12
1.2.3	Hebammenforschung – Wissen ist Macht .... *Jule Friedrich*	13
1.2.4	Belastungen durch den Beruf .... *Stephanie Wöste*	15
1.2.5	Ausbildung und Beruf in verschiedenen Ländern ... *Dagmar Gorontzy*	17
1.3	Hebammenberufsverbände .... *Simone Kirchner*	20

2. Sexualität und Familienplanung

2.1	Psychosexuelle Entwicklung der Frau	23
2.2	Rolle der Frau in unserer Gesellschaft .... *Susanne Kluge*	29
2.3	Familienplanung	30
2.3.1	Beratungsstellen	30
2.3.2	Möglichkeiten der Kontrazeption	30
2.3.3	Kinderwunsch, Sterilität, Infertilität .... *Cordula Ahrendt*	37

3. Anatomie und Physiologie

3.1	Anatomische Begriffe .... *Ulrike Harder*	39
3.2	Knöchernes weibliches Becken .... *Rosa Maria Schilling/Ulrike Harder*	40
3.3	Äußeres weibliches Genitale	44
3.4	Inneres weibliches Genitale	46
3.5	Menstruationszyklus	54
3.6	Beckenboden	57
3.7	Bindegewebe und Haltebänder	60
3.8	Blutversorgung der Genitale .... *Ulrike Harder*	62

3.9	Mamma, weibliche Brustdrüse	63
	Christine Geist	
3.10	Frühe Entwicklung des Keimes	67
3.11	Plazentaentwicklung und Funktion	69
3.12	Keimscheibe, Embryonal- und Fetalperiode	76
3.13	Entwicklung von Zwillingen und ihrer Plazenta	80
	Simone Kirchner	

4. Schwangerschaft

4.1	Diagnose und Dauer der Schwangerschaft	83
	Dorothea Hezel	
4.2	Leben mit der Schwangerschaft	86
4.2.1	Psychosoziale Veränderungen	86
	Doris Wepler	
4.2.2	Körperliche Veränderungen	88
	Ulrike Heckelen	
4.3	Schwangerenvorsorge durch die Hebamme	94
4.3.1	Geschichte der Schwangerenfürsorge	94
	Doris Wepler/Norá Szász	
4.3.2	Anamnese	96
4.3.3	Allgemeine Untersuchungen	98
	Doris Wepler	
4.4	Diagnostik nach den Mutterschaftsrichtlinien	106
4.4.1	Serologie	106
	Ulrike Heckelen	
4.4.2	Ultraschall (Sonographie)	110
4.4.3	CTG-Kontrollen und Amnioskopie	110
	Dorothea Hezel	
4.4.4	Spezielle Diagnostik	112
	Johanna Frühauf	
4.5	Beratung der schwangeren Frau	115
4.5.1	Gespräch mit der Hebamme	115
4.5.2	Beratung und Hilfe bei Schwangerschaftsbeschwerden	119
	Ulrike Heckelen/Dorothea Hezel	
4.5.3	Soziale Beratung der Schwangeren	123
	Dorothea Hezel	
4.6	Geburtsvorbereitung	124
	Sabine Krauss	
4.7	Abweichungen von der regelrechten Schwangerschaft	128
4.7.1	Bedeutung psychosozialer Probleme für den Schwangerschaftsverlauf	128
4.7.2	Emesis, Hyperemesis und Ptyalismus	129
4.7.3	Blutungen in der Schwangerschaft	130
4.7.4	Drohende Frühgeburt: vorzeitige Wehen, Zervixinsuffizienz	131

		Inhalt	XIII

4.7.5	Wachstumsretardierung und Plazentainsuffizienz	133
4.7.6	Schwangerschaftshypertonie (HES), Präeklampsie, Eklampsie	134
4.7.7	HELLP-Syndrom	137
4.7.8	Infektionen in der Schwangerschaft	137
4.7.9	Diabetes mellitus und Diabetes gravidarum (Gestationsdiabetes) *Ans Luyben*	139
4.7.10	Mehrlingsschwangerschaft (MSch) *Christl Rosenberger/Andrea Stiefel*	141
4.7.11	Beckenendlagen (BEL) *Anna Rockel-Loenhoff*	142
4.7.12	Suchterkrankungen *Andrea Stiefel*	145
4.8	Frühzeitig beendete Schwangerschaften *Susanne Kluge*	146

5. Geburt

5.1	Geburtsvorgang	151
5.1.1	Wehenphysiologie	151
5.1.2	Kind unter der Geburt	158
5.1.3	Knöcherner Geburtsweg	162
5.1.4	Weicher Geburtsweg	162
5.1.5	Vaginale und rektale Untersuchung *Christl Rosenberger*	162
5.1.6	Blasensprung	166
5.1.7	Geburtsmechanik	167
5.1.8	Plazentalösung und -geburt	172
5.1.9	Plazentalösungszeichen, -geburt *Ulrike Harder*	173
5.2	Leitung und Betreuung der Geburt	176
5.2.1	Geburtsbeginn	176
5.2.2	Dokumentation der Geburt *Ulrike Harder*	179
5.2.3	Überwachung von Wehen und kindlichen Herztönen *Regula Hauser/Ulrike Harder*	182
5.2.4	Geburtsleitung und Betreuung der Gebärenden *Ulrike Harder*	188
5.2.5	Geburt in unterschiedlichen Gebärpositionen *Frauke Lippens*	194
5.2.6	Abnabeln und Erstversorgung des Kindes	199
5.2.7	Leitung der Nachgeburtsperiode	201
5.2.8	Betreuung der Familie *Ilse Steininger*	203
5.3	Schmerzerleichterung während der Geburt	205
5.3.1	Geburtsschmerz *Gisèle Steffen*	205

5.3.2	Schmerzerleichterungen	207
	Christl Rosenberger	
5.3.3	Medikamentöse Schmerztherapien	211
	Marion Lübke	
5.4	Rißverletzungen, Episiotomien, Nahtversorgung	215
	Anna Rockel-Loenhoff	
5.5	Hausgeburtshilfe	221
	Frauke Lippens	
5.6	Abweichungen von der normalen Geburt	226
5.6.1	Einleitung der Geburt	226
5.6.2	Vorzeitiger Blasensprung	227
5.6.3	Grünes Fruchtwasser	229
5.6.4	Suspektes und pathologisches CTG	229
	Regula Hauser/Ulrike Harder	
5.6.5	Protrahierter Geburtsverlauf	230
	(1) Wehenanomalien	230
	(2) Weichteilanomalien	232
	(3) Anomalien des knöchernen Geburtsweges	232
	(4) Relatives Kopf-Becken-Mißverhältnis	233
	Dorothée Eichenberger/Ulrike Harder	
	(5) Haltungs- und Einstellungsanomalien	235
	Ulrike Harder	
5.6.6	Erschwerte Kopfentwicklung	240
5.6.7	Schulterdystokie, erschwerte Schultergeburt	243
	Ulrike Harder	
5.6.8	Sectio caesarea	245
	Dorothée Eichenberger	
5.6.9	Lageanomalien	246
	Ulrike Harder/Anna Rockel-Loenhoff	
5.6.10	Mehrlingsgeburten	253
	Christl Rosenberger	
5.6.11	Präeklampsie	257
5.6.12	Diabetes mellitus	259
5.6.13	Polyhydramnion	261
5.6.14	Frühgeburt	261
	Mareike Teich	
5.6.15	Geburt eines toten Kindes	262
5.6.16	Geburt eines fehlgebildeten oder kranken Kindes	265
	Clarissa Schwarz	
5.7	Notfälle in der Geburtshilfe	266
	Ilse Steininger	
5.8	Regelwidrigkeiten in der Nachgeburtsperiode	272
	Ilse Steininger	

6. Wochenbett

6.1	Gedanken zum Wochenbett	279
	Sigrun Kahf	

6.2	Physiologie des Wochenbettes mit Beratung der Mutter	280
	Christine Geist	
6.3	Stillen und Muttermilchernährung	299
6.3.1	Bedeutung des Stillens für Mutter und Kind	299
6.3.2	Stilltechniken, Stillpositionen	301
	Jule Friedrich	
6.3.4	Stillprobleme	303
6.3.5	Hilfsmittel beim Stillen	306
6.3.6	Besondere Stillsituationen	307
6.3.7	Ausdrücken und Abpumpen von Muttermilch	309
6.3.8	Aufbewahren der Muttermilch	311
6.3.9	Abstillen	311
6.3.10	Stillhindernisse	312
6.3.11	Schädliche Stoffe in der Muttermilch	312
6.3.12	Stillgruppen und Informationsmaterial	314
	Dorothea Tegethoff	
6.3.13	Mastitis puerperalis	314
	Christine Geist	
6.4	Spezielle Betreuung	317
6.4.1	Betreuung verwaister Mütter	317
6.4.2	Trauerprozeß	320
6.4.3	Betreuung der Mutter eines fehlgebildeten oder kranken Neugeborenen	321
	Clarissa Schwarz	
6.5	Abweichungen vom normalen Wochenbettverlauf	323
6.5.1	Miktionsstörungen	323
6.5.2	Obstipation	323
6.5.3	Fieber als Leitsymptom	323
6.5.4	Involutionsstörungen	325
6.5.5	Sectio caesarea	325
6.5.6	Blutungen im Wochenbett	325
6.5.7	Präeklampsie, HELLP-Syndrom	326
6.5.8	Symphysenlockerung	326
6.5.9	Steißbeinverletzungen	326
	Edith Kimmerle	
6.5.10	Wochenbettdepression	327
6.5.11	Wochenbettpsychosen	329
	Gabriele Schippers	
6.6	Häusliches Wochenbett	331
	Susanna Roth	

7. Neugeborenes und Säugling

7.1	Anatomie und Physiologie	337
	Andrea Stiefel	
7.2	Besonderheiten der frühen Neugeborenenperiode	345
7.2.1	Anpassung	345

7.2.2	Magen-Darmfunktion	345
7.2.3	Leberfunktion und -stoffwechsel	346
7.2.4	Niere	349
7.2.5	Geschlechtsorgane	349
7.2.6	Nabel	350
7.2.7	Haut	351
7.2.8	Temperaturregulation	351
7.2.9	Gewicht	352
	Heike Polleit	
7.3	Versorgung des gesunden Neugeborenen	352
7.3.1	Erstversorgung	352
7.3.2	Vitalitätszustand	353
7.3.3	Klassifikation der Neugeborenen	355
7.3.4	Meßbare und sichtbare Reifezeichen	355
7.3.5	Reifeschemata	355
	Andrea Hübel/Andrea Stiefel	
7.3.6	Fehlbildungsdiagnostik	356
7.3.7	Prophylaxen und Vorsorgeuntersuchungen	359
	Susanne Rettenegger-Wagner	
7.4	Versorgung gefährdeter und kranker Neugeborener	360
	Heike Polleit	
7.5	Umgang mit Neugeborenen und Säuglingen	372
7.5.1	Heben, Wickeln, Lagerung, Anfassen, Tragen	372
7.5.2	Lagerstätten	373
7.5.3	Raumausstattung/Bekleidung	373
	Antje Schoppa-Remm	
7.5.4	Körperreinigung	374
7.5.5	Körperpflege	375
7.5.6	Nabelpflege	376
	Christine Bludau	
7.5.7	Wickeltechniken	376
	Ina Mailänder	
7.6	Ernährung des Neugeborenen und Säuglings	378
	Heike Polleit	
7.7	Entwicklung des Säuglings im 1. Lebensjahr	384
	Ina Mailänder	

8. Medikamente in Geburtshilfe und Neonatologie

8.1	Allgemeine Arzneimittellehre	391
	Josepha Rodriguez	
8.2	Medikamente in der Geburtshilfe	392
8.2.1	Uterotonika (kontraktionsfördernde Medikamente)	392
8.2.2	Tokolytika (wehenhemmende Medikamente)	393
8.2.3	Laktationshemmung	394

8.2.4	Antihypotonika (blutdrucksteigernde Medikamente)	394
8.2.5	Antihypertensiva (blutdrucksenkende Medikamente)	394
8.2.6	Antibiotika, Chemotherapeutika	395
8.2.7	Weitere Chemotherapeutika	396
8.2.8	Malariaprophylaxe, Tuberkulose	396
8.2.9	Magen-Darm-Medikamente	397
8.2.10	Vitamine, Mineralien, Spurenelemente	398
8.2.11	Antikoagulantien (gerinnungshemmende Medikamente)	398
8.2.12	Schmerzmittel: Analgetika, Spasmolytika	398
8.2.13	Sedativa (Beruhigungsmittel)	399
8.2.14	Anästhetika (Betäubungsmittel)	400
8.2.15	Infusionen, Diuretika	400
8.2.16	Insuline	400
8.2.17	Herzglykoside	401
8.2.18	Glukokortikoide *Josepha Rodriguez*	401
8.2.19	Grundlagen der Homöopathie *Ulrike Harder*	402
8.3	Prophylaxen beim Neugeborenen, Impfungen *Josepha Rodriguez*	405

9. Instrumente und Geräte in der Geburtshilfe

9.1	Medizingeräteverordnung (Med. GV) *Andrea Stiefel*	409
9.2	Überwachung von Schwangerschaft und Geburt	411
9.2.1	Herztonüberwachung	411
9.2.2	Herzton- und Wehenüberwachung	412
9.2.3	Ultraschallgeräte	418
9.2.4	Amnioskopie	421
9.2.5	Fetalblutanalyse (FBA) oder Mikroblutuntersuchung (MBU) *Andrea Stiefel*	422
9.3	Instrumente und Zubehör für die Geburt *Rosa Maria Schilling*	423
9.4	Instrumentenpflege	432
9.5	Instrumentieren *Renate Warbanov*	433
9.6	Infusionsapparate	433
9.7	Reanimations- und Überwachungsgeräte *Marianne Kerkmann*	435

10. Spezielle und pflegerische Aufgaben der Hebamme

10.1	Wahrnehmung und (Kranken-)Beobachtung *Gisela Kriegerowski-Schröteler*	441
10.2	Beobachtung von Körperfunktionen *Martha Halbach*	443
10.3	Haut und Hautveränderungen *Gisela Kriegerowski-Schröteler*	455

10.4	Pflegerische Tätigkeiten	458
10.4.1	Haare kürzen, entfernen, rasieren	458
10.4.2	Klistier, Darmeinlauf *Martha Halbach*	459
10.4.3	Uringewinnung	460
10.4.4	Thrombose und Embolie	464
10.4.5	Physikalische Therapie	469
10.4.6	Fieber *Gisela Kriegerowski-Schröteler*	474
10.5	Injektionen und Infusionen *Martha Halbach*	477
10.6	Gewinnung und Umgang mit Untersuchungsmaterial *Gisela Kriegerowski-Schröteler*	483
10.7	Prä- und postoperative Maßnahmen bei Sectio caesarea abdominalis *Astrid Herber*	486
10.8	Pflegedokumentation *Simone Kirchner*	492
10.9	Grundlagen der Hygiene *Christine Geist*	494

11. Berufs- und Gesetzeskunde

11.1	Gesetzliche Grundlagen des Berufes	501
11.1.1	Hebammengesetz (HebG)	501
11.1.2	Hebammenberufsordnungen (BO) *Johanna Frühauf*	502
11.1.3	Hebammen-Ausbildungs- und Prüfungsverordnung (HebAPrV)	505
11.1.4	EG-Richtlinien	506
11.1.5	Arbeiten in anderen EU-Ländern *Elisabeth Frank*	507
11.2	Grundlagen für die Bezahlung der Hebammen	508
11.2.1	Gebührenverordnungen der freiberuflichen Hebammen *Johanna Frühauf*	508
11.2.2	Tarifverträge der angestellten Hebamme, Arbeitsrecht *Ursula Alef*	511
11.3	Andere hebammenrelevante Gesetze	515
11.3.1	Bürgerliches Recht, Zivilrecht	515
11.3.2	Strafrecht	517
11.3.3	Haftungsrecht	520
11.3.4	Steuerrecht *Ulrike Presting*	520
11.3.5	Gesetz zum Schutz der erwerbstätigen Mutter (MuschG)	520
11.3.6	Mutterschaftsrichtlinien (MSR)	521
11.3.7	Gesetz über die Gewährung von Erziehungsgeld und Erziehungsurlaub (BErzGG)	522
11.3.8	Bundeskindergeldgesetz (BKGG)	523

11.3.9	Gesetz über den Verkehr mit Arzneimitteln	523
11.3.10	Gesetz über den Verkehr mit Betäubungsmitteln (BtMG)	524
11.3.11	Gesetz zur Verhütung übertragbarer Krankheiten (BSeuchG)	524
11.3.12	Gesetz zur Bekämpfung der Geschlechtskrankheiten (GschlkG) *Cornelia Schirren*	525
11.4	Versicherungen für Hebammen	525
11.5	Struktur des öffentlichen Gesundheitswesens	526
11.6	Gesundheitsstrukturgesetz (GSG) *Margarete Orlowski*	529

12. Anhang: Wichtige Einheiten und Umrechnungen in der Medizin

12.1	SI-Einheiten (Système International d'Unités)	531
12.2	Umrechnung älterer Maßeinheiten *Gisela Kriegerowski-Schröteler*	532

Register 533

1. Berufsbild

1.1 Zur Geschichte des Hebammenberufs

Nora Szász

1.1.1 Antike, Mittelalter

Archäologische Funde legen Zeugnis darüber ab, daß schon in prähistorischer Zeit Helferinnen bei der Geburt anwesend waren. Dennoch berechtigt dies nicht zu der Aussage, daß der Beruf der Hebamme so alt wie die Menschheit sei. Dies ist vielmehr einer von vielen wenig hinterfragten Mythen in der Hebammengeschichtsschreibung.

Schon aus der Zeit der **Antike** ist eine bedeutende geburtshilfliche Tradition von Hebammen, den *Maiai*, überliefert. Für sie geschriebene Lehrbücher belegen den hohen Stand der antiken Geburtshilfe. Mit Ende der Antike verschwand dieser Typ der wissenschaftlich gebildeten, eher als Ärztin anzusehenden Hebamme. In den folgenden Jahrhunderten oblag die Geburtshilfe den *Weisen Frauen*.

Die zur Gegenwart führende Entstehungsgeschichte *berufsmäßiger Hebammen* ist in den Städten des **Mittelalters** anzusiedeln. Hier organisierten sie sich zunftähnlich, bildeten einem Handwerk entsprechend Lehrmädchen aus und wurden zum Bestandteil einer geregelten medizinischen Versorgung der städtischen Bevölkerung. Die Hebammen waren in eine Hierarchie aus *Ehrbaren Frauen* (ehrenamtlich tätige Patrizierfrauen), *Oberhebammen, Lehrmägden, Stuhlweibern* und anderen *Gehülfinnen* eingegliedert.

Diese schon auf Geburtshilfe spezialisierten Hebammen sind abzugrenzen von *heilkundigen Frauen*, die zugleich Hebamme und Weise Frau waren und neben Geburtshilfe als Nachbarschaftshilfe auch allgemein Krankheiten behandelten.

Für sie, die ihr Erfahrungswissen und Können wahrscheinlich mündlich weitergaben, gibt es in historischen Quellen kaum Belege.

Zu Beginn des 14. Jahrhunderts wurde in den Städten die Position der *Stadtärzte* geschaffen und mit an Universitäten ausgebildeten Medizinern besetzt. Diese *Buchmediziner*, die zwar über enorme Literaturkenntnisse, aber wenig Volksnähe und Praxis verfügten, errangen bis zum Ende des 15. Jahrhunderts eine ärztliche Vormachtstellung in den Städten. Nur die Geburtshilfe, Frauen- und Kinderheilkunde blieben in der Hand von Hebammen und anderen heilkundigen Frauen.

Ab dem 16. Jahrhundert übernahmen die Stadtärzte allmählich die Kontroll- und Machtfunktion der Ehrbaren Frauen über die Hebammen. Mit dieser Aufsichtspflicht konnten die Ärzte ihre geburtshilflichen Kenntnisse auch durch Erfahrungen von Hebammen, die sie darüber examinierten, erweitern. In der Folgezeit verfaßten Ärzte **Hebammenbücher** und Schriften, die mit Erfindung des Buchdrucks (etwa 1440) in größeren Auflagen Verbreitung fanden. Sie geben neben antiken Überlieferungen auch zeitgenössisches Hebammenkönnen wieder, werten dieses zugleich aber auch ab.

So im ersten, 1513 in deutscher Sprache gedruckten, mehrfach übersetzten Hebammenlehrbuch: *Der swangern frawen und hebammen rosegarten* des Frankfurter Stadtarztes **Eucharius Rößlin**, das auch als Richtschnur für die aufkommenden Hebammenprüfungen diente: „... ich meyn die hebammen alle sampt/Die also gar kein wissen handt ..."

Diese Geringschätzung der Hebammen, die unter Medizinern ab dem 16. Jahrhundert weit verbreitet war, stand im Kontrast zur hohen, geachteten Stellung besonders der Stadthebamme.

Sie wurden als Sachverständige vom Gericht hinzugezogen, um bei Verdacht auf Schwangerschaft, Abort, begangenen Kindsmord, aber auch über Jungfräulichkeit und Impotenz ein Urteil abzugeben. Hebammen waren als rechtsmedizinische Expertinnen so etabliert, daß ihre Hinzuziehung vor Gericht auch in der *Carolina*, der *Peinlichen Gerichtsordnung* Karls V. (1532), festgelegt wurde.

Hier wie auch in den zu **Beginn des 15. Jahrhunderts** aufkommenden *Kirchenordnungen* wurden Abtreibungen unter Strafe gestellt. Daß diese aber Bestandteil geburtshilflicher Praxis waren, verdeutlichen auch Hebammenbücher dieser Zeit mit ihrem reichen Arsenal wirksamer Abortivmittel.

Bis zum ausgehenden Mittelalter hatte es nur geringfügige Vorbedingungen zur Ausübung des Hebammengewerbes gegeben. Auf dem Land, wo die Geburt bis ins 19. Jahrhundert ein öffentliches Ereignis war, wählte vielerorts die Gemeinschaft verheirateter Frauen die Hebamme.

Der Aufgabenbereich dieser meist älteren *Dorfhebamme* umfaßte neben der Sorge um Geburt und Neugeborenes, die Nottaufe oder das zur Taufe tragen, auch rituelle Komponenten. Oft übernahm sie auch die Haushaltführung nach der Geburt oder war zugleich dörfliche Leichenwäscherin.

Diese auf Tradition und Nachbarschaftshilfe beruhende Arbeit war eher eine Ehrentätigkeit als ein Beruf im modernen Sinn. Eine Bezahlung erfolgte in Form von Dankesbekundungen, Geschenken oder Naturalien. Mit Bestimmungen und Erlassen der Obrigkeit, wie sie allmählich in den Städten aufkamen, hatte diese ländliche Geburtshilfe noch wenig zu tun.

Pestepidemien, Kriege und wirtschaftliche Krisen seit dem 14. Jahrhundert hatten gesundheitliche und hygienische Probleme zur Folge, denen die städtischen Obrigkeiten mit Medizinalgesetzen begegneten. Auch die Geburtshilfe sollte nun als Teil der Medizinversorgung geregelt werden.

Mitte des 15. Jahrhunderts kamen in den Städten *Hebammenordnungen* auf, die Hilfe bei Armengeburten vorsahen. Erstmals aber wurden hier den Hebammen in schriftlicher Form einschränkende Vorschriften gemacht und diese vereidigt, um dann als *geschworene Hebammen* zu gelten.

In der ältesten überlieferten Hebammenordnung (Regensburg 1452) wurde festgelegt, daß die Hebamme bei Armen und Reichen gleichermaßen Hilfe leisten, keine Jüdinnen betreuen und bei komplizierten Geburten eine zweite Hebamme oder Ehrbare Frau hinzuziehen sollte. Weiter wurde ein Trinkverbot während der Geburt, das Durchführen eines Kaiserschnitts beim Tod der Frau und Gehorsamspflicht den Ehrbaren Frauen gegenüber angeordnet. Ohne deren Erlaubnis sollte die Hebamme die Stadt nicht verlassen und ihr bekannte ungeschworene Hebammen anzeigen. Ausbildungsvorschriften waren noch nicht enthalten. In späteren Hebammenordnungen ab dem 16. Jahrhundert kam zunehmend die Aufsichts- und Prüfungspflicht durch die Stadtärzte anstelle der Ehrbaren Frauen auf und dazu kirchliche Gebote (Abtreibungsverbot, Nottaufe u. a.) und medizinische Bestimmungen (Einschränkungen bestimmter Arzneien u. a.). Die Beziehung der Hebamme zu schwangeren und gebärenden Frauen wurde immer mehr beaufsichtigt und die Geburtshilfe nach und nach aus dem alleinigen Frauenbereich herausgelöst.

Während geschworene Hebammen zunehmend kontrolliert wurden, aber auch selbst Kontrolle ausüben sollten, setzte eine allmähliche Verfolgung der *freien Hebammen* als *Hexenhebammen* ein.

Im *Hexenhammer* (Malleus maleficarum), der Dominikanermönche Institoris und Sprenger, der als Prozeßordnung zwischen 1487 und 1609 viele Auflagen erlebte, wurden u. a. auch diese Hexenhebammen genannt, die „*alle anderen Hexen an Schandtaten übertreffen*".

Gemäß der *Hexenbulle* (Papst Innozenz VIII. 1484) und unter dem Hexenhammer-Postulat „*Niemand schadet dem katholischen Glauben mehr als die Hebammen ...*" fielen den großen Hexenverfolgungen bis zum 18. Jahrhundert auch Hebammen zum Opfer.

Zu Beginn des 17. Jahrhundert setzte mit dem Werk von *Marie Louise Bourgeois* (1563–1636) eine Erscheinung ein, die sich bis ins 18. Jahrhundert über halb Europa erstreckte: Hebammen traten als Autorinnen geburshilflicher Bücher auf, die ihnen Berühmtheit und Anerkennung, aber auch Anfeindungen brachten. Meist wurden sie als *Hofhebamme* an Königs- und Fürstenhäuser berufen und stellten als gelehrte Frauen eine Verbindung zwischen der akademischen Medizin und dem in der Praxis erworbenen handwerklichen Erfahrungswissen dar. In Deutschland war es *Justina Siegemund* (1636–1705), deren Hebammenlehrbuch (1690) das erste von einer Frau verfaßte war.

1.1.2 17. und 18. Jahrhundert

Im 17. und 18. Jahrhundert, dem **Zeitalter der Aufklärung und des Absolutismus**, galt der Grundsatz, daß der Reichtum an Bevölkerung der Reichtum des Staates sei. Davon abgeleitet kam es zu Reformen im Gesundheitswesen. Erste *landesgesetzliche Regelungen* in den einzelnen Staaten des Deutschen Reiches brachten einschneidende Änderungen für Hebammen:

Im *preußischen Medizinaledikt* (1725) wurde angeordnet, daß alle Hebammen vor der Zulassung von Medizinalcollegien „*ordentlich examiniret und approbiret*" sowie in der Anatomie an weiblichen Leichen zu unterrichten seien.

Bei komplizierten Geburten sollten sie nun einen Arzt hinzuziehen, womit der Grundstein zur **Reduzierung der Hebammentätigkeit auf die normale Geburt** gelegt wurde.

Hebammenausbildung

Mitte des 18. Jahrhunderts entstanden in Deutschland die ersten *Hebammenschulen*. Nach Vorbild der ersten, 1728 in Straßburg gegründeten Schule waren sie an eine Gebäranstalt angegliedert und standen unter ärztlicher Leitung. 1751 wurden in der Charité (Berlin) und in Göttingen die ersten Schulen eröffnet, zahlreiche weitere folgten in den nächsten Jahrzehnten. Daneben lassen sich in Städten ohne Schule ortsansässige **Hebammenlehrer** nachweisen.

An den Schulen wurden Hebammenschülerinnen und auch Geburtshelfer, später Medizinstudenten ausgebildet. Der bis zu 4 Monaten dauernde Lehrkurs war von Schule zu Schule unterschiedlich geregelt. Er beinhaltete eine theoretische Unterweisung in der Anatomie an weiblichen Leichen, Übungen am Phantom sowie dem Vortragen aus dem Lehrbuch. Die praktische Ausbildung erfolgte an dem in der Klinik vorhandenen „*Material*". Damit waren die meist ledigen Schwangeren gemeint, die Wochen vor der Geburt kostenlos aufgenommen wurden, bis nach dem Wochenbett dort blieben und sich als *lebendige Phantome* für Ausbildungs- und Wissenschaftszwecke zur Verfügung stellen mußten. Während die Hebammenschülerinnen für die komplikationslose Geburt ausgebildet wurden, lernten die Geburtshelfer bzw. Medizinstudenten die operativen Handgriffe anzuwenden. Diese Arbeitsteilung, die ein zentraler Bestandteil der **Professionalisierung der Hebammen** war, hat bis in die Gegenwart ihre Gültigkeit behalten.

Mit Entstehung der Gebäranstalten und Schulen sowie Einrichtung von Lehrstühlen an den Universitäten entwickelte sich die Geburtshilfe unter allmählicher Loslösung von der Chirurgie im Laufe des 19. Jahrhunderts zum eigenständigen wissenschaftlichen Fach. Sowohl unter handwerklich ausgebildeten Chirurgen als auch Schulmedizinern kam der Einsatz geburtshilflicher Instrumente, vor allem der Geburtszange, in Mode.

So führte *Friedrich Benjamin Osiander* (1759–1822), Professor in Göttingen, bei insgesamt 2540 Geburten 1016 Zangenextraktionen durch. Schon Zeitgenossen kritisierten diese „*Operationswütigkeit*", die für die gebärende Frau und das Kind nicht selten den Tod bedeutete.

Mit der **Verwissenschaftlichung der Geburtshilfe** einhergehend kam es über die Gründung von Hebammenschulen hinaus zu vermehrten staatlichen Reformbemühungen um das Hebammenwesen. Diese führten bis Anfang des 19. Jahrhunderts zu Neuregelungen, die eine stärkere Kontrolle und Reglementierung der Ausbildung und Berufspraxis der Hebammen durch die Obrigkeit zur Folge hatten.

Per Landesgesetz drohten Hebammen nun Geld- und Gefängnisstrafen bei Abtreibung, Nichtmelden eines Kindsmords, einer sog. *Mißgeburt* und bei unterlassener Hilfeleistung. Die geburtshilfliche Versorgung besonders auf dem Land sollte durch mehr ausgebildete und examinierte Hebammen verbessert werden.

So auch in Preußen, wo im Zuge von Medizinalreformen in den ersten beiden Jahrzehnten des 19. Jahrhunderts Hebammen zu *Gewerbetreibenden* wurden.

Ein bestandenes Examen und die ministerielle Erteilung der Approbation wurden hier zur Voraussetzung, um in freier Praxis oder als Bezirkshebamme in einem *Hebammenbezirk* das Gewerbe auszuüben. Neben Beihilfen für angestellte Hebammen galt erstmals eine, wenn auch unverbindliche *Medicinaltaxe* (1815). Im gleichen Jahr wurde auch das erste *amtliche Hebammenlehrbuch* herausgegeben.

Im Zuge dieser Neuerungen bildeten sich besonders auf dem Land *2 Hebammentypen* heraus: Solche, die aus alter Tradition eher nebenberuflich, ohne spezielle Ausbildung und festen Lohn arbeiteten und solche, die sich nach Lehrkurs und Examen weigerten, ohne Bezahlung zu helfen. Die von oben eingesetzten, ausgebildeten und geprüften Hebammen wurden von der Bevölkerung oft nicht akzeptiert, erhielten aber insofern Unterstützung von Ärzten, als sie die schwer zu kontrollierenden, nachbarschaftlichen Helferinnen am wirksamsten verdrängten. Dieser Prozeß vollzog sich nur sehr langsam: Noch zu Beginn unseres Jahrhunderts gab es Gegenden im Deutschen Reich, in denen mehr Geburten ohne als mit approbierter Hebamme stattfanden.

1.1.3 19. Jahrhundert

Anfang des 19. Jahrhunderts breitete sich vor allem in den Universitätskliniken das *Kindbettfieber* aus und wurde vielen der meist ledigen Unterschichtsfrauen, die zur Geburt in die Anstalten kamen, zum Verhängnis.

Den Zusammenhang zwischen Kindbettfieber und mangelnder Hygiene erkannte erstmals der an der I. Gebärklinik des Wiener Allgemeinen Krankenhauses arbeitende Ungar **Ignaz Philipp Semmelweis** (1818–1865).

Er zeigte in den Jahren 1847–49 auf, daß dem Kindbettfieber, an dem an seiner Klinik zu dieser Zeit ca. 10% der Wöchnerinnen starben, durch Chlorwaschungen der untersuchenden Hände der von der Leichensektion kommenden Studenten vorgebeugt werden konnte. Obwohl die Anzahl der Erkrankungen und Todesfälle abrupt sank, fand Semmelweis' Methode der Desinfektion erst nach seinem Tod in der zweiten Hälfte des 19. Jahrhunderts allgemeine Anerkennung und Umsetzung in die Praxis.

Die Einführung von *Asepsis* (Zustand der Keimfreiheit) und *Antisepsis* (Vernichtung von Krankheitskeimen) sowie die Entdeckung von Äther 1846 und Chloroform 1847 zur *Anästhesie* waren entscheidende Meilensteine in der Entwicklung und für den Aufschwung der Gynäkologie und Geburtshilfe.

Die Lage der Hebammen hingegen verschlechterte sich in der zweiten Hälfte des 19. Jahrhunderts zunehmend. Die 33 134 im Jahr 1876 im Deutschen Kaiserreich registrierten Hebammen waren von der Verarmung der Bevölkerung im Zuge der Industrialisierung als meist selbständig Arbeitende betroffen. Gebärende und Wöchnerinnen konnten häufig nicht bezahlen oder wandten sich gleich an eine kostengünstigere *Wickelfrau*. Auch hatte die Zahl der Hebammen und damit die Konkurrenz untereinander seit Aufhebung der Niederlassungsbeschränkungen durch das *Freizügigkeitsgesetz (1867)* und die *Gewerbeordnung (1869)* besonders in den Städten enorm zugenommen.

Trotz rasanter Entwicklung der wissenschaftlichen Geburtshilfe fanden auch nach der Reichsgründung kaum 5% aller Geburten in Anstalten statt. War bislang das Kindbettfieber als Problem der Gebärkliniken begriffen worden, das nun mit antiseptischer Methode bekämpfbar wurde, brachten die Ergebnisse der ersten umfassenden Puerperalfieberstatistik für Preußen eine entscheidende Wende.

Die 1878 von der *Gesellschaft für Geburtshilfe und Gynäkologie* in Berlin veröffentlichten Ergebnisse lieferten insgesamt „erschreckend hohe Zahlen" an Todesfällen und Erkrankungen.

Unter Ärzten weckten sie ein lebhaftes Interesse an der **Hebammenfrage**. Hebammen wurden nun zu Hauptverantwortlichen für das Auftreten von Kindbettfieber erklärt. Obwohl schon Zeitgenossen die Zuverlässigkeit dieser Statistik bezweifelten und kritisierten, erfolgte nun eine breite Schuldzuweisung an die Hebammen, deren Arbeit als völlig veraltet angesehen wurde. Diese Haltung bestimmte die bald darauf einsetzende **Bewegung zur Reform des Hebammenwesens**. In einer vor allem in Fachzeitschriften und Ärztevereinssitzungen geführten Debatte von Ärzten, Hebammenlehrern und Medizinalbeamten tauchten die verschiedensten, z. T. utopischen Vorschläge zur Lösung der Hebammenfrage auf.

> Ziel war es, die Hebammengeburtshilfe im Privathaus als veraltet abzuwerten, um damit das Krankenhaus mehr ins Zentrum der Geburtshilfe zu rücken und antiseptische Maßstäbe der Klinik auf die Arbeit der Hebammen zu übertragen.

Die Spannbreite der Positionen reichte von Forderungen nach radikaler Abschaffung des gesamten Hebammenstandes über zahlreiche Vorschläge zur stärkeren Kontrolle und Beaufsichtigung bis hin zum Ruf nach gebildeten Frauen oder *Diakonissen für die Geburtshilfe* zur Hebung des Hebammenstandes. Die meisten der Beiträge sind geprägt von außerordentlicher Geringschätzung und Diffamierung besonders der alten Hebammen oder gleich des ganzen „*Hebammenmaterials*", wie oft gesagt wurde.

Im Zuge dieser Reformbewegung kam es in den 80er Jahren zur Verabschiedung von **Desinfektionsordnungen** mit genauen Anweisungen zur Anwendung von Desinfektionsmitteln und einer *Meldepflicht bei Kindbettfieber* mit zeitweiligem Arbeitsverbot der Hebammen bei einem Kindbettfieberfall in ihrer Praxis. Die Dauer dieses zwangsweise, meist mehrere Tage dauernden Pausierens wurde vom Physikus angeordnet. In dieser Zeit durfte die Hebamme zu keiner Geburt oder Wöchnerin gehen und hatte den entsprechenden finanziellen Verlust.

In den Jahren des Deutschen Kaiserreichs (1870–1918) wurden die Hebammen zunehmend durch nahezu undurchschaubar viele gesetzliche Vorschriften und Kontrollmechanismen reglementiert, und kaum eine Hebamme beendete ihr Berufsleben, ohne mit Polizei, Gericht oder auch Gefängnis in Kontakt gekommen zu sein. Dabei blieb die sozioökonomische Lage der meisten Hebammen unverändert schlecht:

Eine 1902/03 durchgeführte Umfrage bei 19 665 preußischen Hebammen ergab, daß über 50% unter 400 Mark/Jahr verdienten.

Obwohl die Diskussion der Hebammenfrage immer breitere Kreise erfaßte, bestand insgesamt wenig Interesse für eine sinnvolle Reform der Einkommens-, Arbeits- und Rechtsverhältnisse des Hebammenberufs. Dafür zu kämpfen, konnten Hebammen nur selbst übernehmen.

Hebammenbewegung

Die Hebammenbewegung nahm 1885 in Berlin ihren Ausgang. Nach dem Tod einer verarmten Hebamme organisierte dort *Rosalie Neumann* eine Sammlung für die Beerdigung und ein Treffen der Berliner Hebammen. Fast die Hälfte der in Berlin registrierten 732 Hebammen nahm daran teil. So wurde am **3. 10. 1885 der Verein Berliner Hebammen** gegründet, der schnell an Mitgliedern zunahm und ab April 1886 eine eigene Zeitung herausgab. Ziel des Vereins war eine eigene Kranken-, Hilfs- und Sterbekasse zu gründen, eine neue Hebammentaxe durchzusetzen, gegen die Konkurrenz der Nichthebammen zu kämpfen und sich selbst oder durch ärztliche Vorträge weiterzubilden. Die Geschichte der Hebammenbewegung ist eng verbunden mit dem Namen **Olga Gebauer** (1858–1922).

Die gebürtige St. Petersburgerin aus bürgerlichen Verhältnissen hatte zunächst den Beruf der Lehrerin erlernt. Nach der Geburt ihrer beiden Kinder besuchte sie 1884 die Hebammenschule in Wittenberg, legte nach 6monatiger Ausbildung das Examen ab und ließ sich 1885 in Berlin nieder. Bis zu ihrem Tod war sie eine zentrale Persönlichkeit und bedeutende Führerin dieser ersten Berufsorganisation der Hebammen in Deutschland.

In ihr vereinigten sich verschiedenste Leitungsfunktionen. Die zunächst im Selbstverlag von Olga Gebauer herausgegebene **Berliner Hebammen-Zeitung** wurde schon nach wenigen Ausgaben aus finanziellen Gründen vom *Elwin Staude-Verlag* in Berlin übernommen, der sie von da an unter ärztlicher Redaktion als *Allgemeine Deutsche Hebammen-Zeitung (ADHZ)* über Jahrzehnte herausgab.

Angeregt durch die vielen Agitationsreisen, die vor allem Olga Gebauer, vom Staude-Verlag mitfinanziert, unternahm, kam es zur Gründung von Hebammenvereinen in vielen Städten. Um einer Vereinzelung dieser Vereine entgegenzuwirken, fand 1890 der *Erste Deutsche Hebammentag* in Berlin statt, auf dem beschlossen wurde, eine *Vereinigung Deutscher Hebammen (VDH)* als Dachverband zu gründen und sich zur Verbesserung des Ansehens nicht mehr Hebamme, sondern Geburtshelferin zu nennen. Diese Entscheidung wurde aber wieder zurückgenommen, nachdem gegen Hebammen, die auf ihrem Schild die Bezeichnung *Geburtshelferin* anbrachten, Verwarnungen durch Polizei und Amtsärzte ausgesprochen und auch Prozesse geführt wurden. Über die VDH, deren langjährige Geschäftsführerin Olga Gebauer wurde, kam es zur Gründung einer Allgemeinen Versorgungskasse für Mitglieder. Parallel zu diesem auf Selbsthilfe beruhenden Kassensystem kämpften sie für die Aufnahme der Hebammen in die in den 80er Jahren geschaffenen staatlichen Sozialversicherungen, die letztlich wegen des freigewerblich-selbständigen Status der meisten Hebammen nicht zustande kam. Darüber hinaus formulierten sie Forderungen für Ausbildung und Berufsausübung, wie etwa die

- Hinzuziehung einer Hebamme zu jeder Geburt
- die staatliche Anstellung aller Hebammen und ein Reichsgesetz.

Obwohl sich die Hebammen in Deutschland, im Gegensatz zu anderen Ländern, selbständig zusammengeschlossen hatten, war es von An-

Abb. 1.1-1: Aufnahme im Bureau der Vereinigung Deutscher Hebammen anläßlich ihres 25jährigen Jubiläums 1915
Von links nach rechts obere Reihe: M. Mehl, Th. Böttcher, O. Ellfeld, E. Kauder, J. Gebauer.
Vordere Reihe: A. Klewe, O. Gebauer, M. Michaelis.

fang an ihre Strategie, Unterstützung bei Ärzten zu suchen. In den meisten Hebammenvereinen war der Ehrenvorsitzende ein Hebammenlehrer oder Medizinalbeamter. Zwar ordneten sich die Hebammen in Entscheidungsprozessen und Belehrungen diesen Ärzten oft unter, gewannen aber dennoch ein neues Selbstbewußtsein als Vereinshebammen. Es wurde Vereinsethos und Programm, sowohl in den eigenen Reihen als auch beim Publikum gegen Pfuschertum, Abtreibungen und Aberglaube zu kämpfen.

Trotz des beständigen Anwachsens der Hebammenbewegung zog Olga Gebauer 1907 angesichts recht geringer Erfolge das Fazit, daß die dem „Volkswohl hochnotwendige Hebammenreform" erst zustande käme, „wenn endlich die Frauen in den Parlamenten mitbestimmen werden."

Zur **bürgerlichen Frauenbewegung** bestanden seit den 90er Jahren Kontakte, aber erst 1915 wurde die VDH Mitglied im *Bund Deutscher Frauenvereine*. 1908 organisierte der *Bund für Mutterschutz*, der aus dem linken Flügel der bürgerlichen Frauenbewegung hervorgegangen war, eine Tagung zur Reform des Hebammenwesens, an der mehrheitlich Hebammen teilnahmen. Das Verhältnis der Hebammen zur Frauen- bzw. Fürsorgebewegung gestaltete sich nicht spannungsfrei. Durch neu entstehende Frauenberufe wie Fürsorgerinnen und Säuglingspflegerinnen sahen sie ihre Arbeitsbereiche bedroht und fürchteten Einschränkungen ihrer Kompetenzen.

Das Ziel, die gesamte deutsche Hebammenschaft im Vereinswesen zusammenzuführen, konnte bis zum Ersten Weltkrieg nicht erreicht werden, aber immerhin waren 1914 von den ca. 40 000 Hebammen reichsweit über 22 000 Mitglieder in der VDH. (Abb. 1.1-1)

1.1.4 20. Jahrhundert

Mit Ausbruch des **Ersten Weltkriegs** folgten die meisten Hebammen, so wie große Teile der bürgerlichen Frauenbewegung dem „Ruf des Vaterlandes in der Stunde der Not". Zahlreiche Hebammenvereine beschlossen, für eine *Kriegtaxe* mit ermäßigten Gebühren zu arbeiten. In Zeitungen fanden sich Angebote von Hebammen, Frauen, deren Männer im Krieg waren, unentgeltlich zu entbinden. Im Rahmen des *Vaterländischen Frauendienstes* beteiligten sich die Hebammen an Sammlungen für die Kriegspflege, unterstützten geflüchtete ostpreußische Hebammen, verteilten Kriegskochbücher an die Bevölkerung oder arbeiteten mit dem Roten Kreuz an der Front.

1915 schrieb Olga Gebauer in der ADHZ ganz im nationalistischen Taumel der Zeit: *„Geben und Opfern sind unsere Waffen gegen die Feinde unseres Volkes; je mehr wir helfen, je größeren Anteil haben wir an dem Sieg unseres tapferen Heeres: Und wir werden siegen!"*

In dem Maße, wie im Laufe des Krieges Armut, Hunger und Tod auch für Hebammen immer erfahrbarer wurden, rückten viele von ihrer anfänglichen Kriegsbegeisterung ab. Nach Inkrafttreten der *Reichswochenhilfe* Ende 1914, die neben Wochen- und Stillgeld auch Zahlung *von Hebammenhilfe* durch die Krankenkassen vorsah, versuchten die Hebammen anstelle der ermäßigten Kriegstaxe wieder normale Gebühren zu verlangen, hatten damit aber keinen Erfolg. Dies führte zu erheblicher Unzufriedenheit unter den Hebammen und machte einmal mehr deren nach wie vor ungeregelte Stellung deutlich. Auch trug der schon vor dem Krieg einsetzende *Geburtenrückgang* zur Verschlechterung der sozialen Lage vieler Hebammen bei.

Der jahrelange Kampf um die Schaffung einer einheitlichen gesetzlichen Regelung des Hebammenwesens war, bis auf die Verabschiedung recht unverbindlicher Richtlinien im Bundesrat 1917, erfolglos geblieben. So wuchs gegen Ende des Krieges der Unmut der Hebammen auch über die mangelnde Durchsetzungsfähigkeit ihrer eigenen Organisationsspitze. Sie verlangten nach innerverbandlicher Erneuerung und mehr Mitsprachemöglichkeiten. Zahlreiche Vereinshebammen, auch aus den Vorständen, entwickelten die Ansicht, daß die bisherige Organisationsform zur Bewältigung der Aufgaben und Durchsetzung auf gesetzgeberischem Weg nicht ausreiche und nahmen Kontakt zu Gewerkschaften zwecks eines etwaigen Anschlusses auf. Ab 1919 traten vor allem die Anstaltshebammen unter den Vereinsmitgliedern dem *Allgemeinen Deutschen Gewerkschaftsbund* bei und gründeten 1921 den *Deutschen Hebammenbund*. Ziel war dabei, eine einheitliche Überführung der Gesamtorganisation der Hebammen in die Gewerkschaft, um mehr Macht bei der Durchsetzung von Forderungen zu erlangen. An der Umsetzung dieses Ziels und der Frage einer Verstaatlichung des Hebammenwesens zerbrach die Bewegung. Aus Angst vor einer „roten" Hebammenbewegung traten vielerorts reaktionäre

Kreisärzte, Professoren und Hebammenlehrer im Einklang mit höchsten Regierungsbeamten auf den Plan, um einer Radikalisierung der Hebammen entgegenzuwirken.

Eine zentrale Rolle bei der Einmischung in die Strategien der Verbandspolitik der Hebammen, die mittlerweile kurz vor einem Hebammenstreik standen, kam dabei dem Staude-Verlag zu. Die Fäden gegen einen fortschrittlichen Kurs der VDH wurden, so der Vorwurf, schon seit vielen Jahren von der ADHZ gesponnen. So seien Artikel in der Zeitung vielfach nur gekürzt oder gar nicht erschienen bzw. wurden zur Korrektur ans Ministerium weitergeleitet. Der Verlag habe so in Zusammenarbeit mit Ärzten und Regierungsbeamten maßgeblich die *Spaltung der Hebammenbewegung* in den ersten Jahren der **Weimarer Republik** herbeigeführt. Als der Verlag 1921 eine immer härtere Gangart vor allem gegen die Berliner Hebammen einschlug und keine Mitteilungen von diesen mehr abdruckte, kündigte die VDH ihre bisherige Verbandszeitung.

Eine neue Hebammenzeitung, die *Zeitschrift für die Hebammen Deutschlands*, war in Berlin entstanden und wurde zum offiziellen Sprachrohr der VDH. Der Staude-Verlag, inzwischen vom Verleger Rudolf Zickfeldt (Osterwieck a. H.) übernommen, investierte nun erhebliche Mittel, um eine Oppositionsbewegung gegen die VDH aufzubauen. 1922 kam es so zur Gründung der *Arbeitsgemeinschaft der Landesverbände* mit Sitz in Leipzig, die sich in der Folgezeit *Allgemeiner Deutscher Hebammenverband* nannte und deren Zeitung nun die ADHZ wurde. Daneben entstanden weitere Hebammenorganisationen und -zeitungen, aber aus dieser zahlenmäßig größten gingen nach 1933 vor allem Hebammenfunktionärinnen der NS-Zeit hervor, wie etwa die spätere Reichshebammenführerin **Nanna Conti** (1881–1951).

Preußisches Hebammengesetz

Am 1. 4. 1923 trat das von den Hebammen hart erkämpfte Preußische Hebammengesetz in Kraft. Von den Hebammen mit großer Hoffnung auf Anstellung, ausreichendes Gehalt und finanzieller Sicherheit bei Krankheit und im Alter erwartet, war das Ergebnis enttäuschend: Neben geringen Mindesteinkommen und Niederlassungsbeschränkungen fehlte trotz einer vorgesehenen Zwangspensionierung aller über 65jährigen Hebammen jegliche Regelung der Altersversorgung. Selbst die wenigen Errungenschaften, wie etwa die Einrichtung von Hebammenstellen als kommunale Mitbestimmungsorgane für Hebammen, wurden in einer Gesetzesänderung wieder gestrichen. Ein zentrales Problem der folgenden Jahre war für die Hebammen der mit der begrenzten Erteilung der Niederlassungserlaubnis verbundene geplante zahlenmäßige Abbau von Hebammen.

Ungefähr 4000 Hebammen in der gesamten Republik hätten gezwungenermaßen den Beruf aufgeben müssen und ihre Existenzgrundlage verloren, wenn nicht 1926 durch Klage einer Hebamme vor dem Oberverwaltungsgericht die Niederlassungsbegrenzung als mit der Reichsgewerbeordnung unvereinbar wieder aufgehoben worden wäre.

Insgesamt ging die Entwicklung der *Volkswohlfahrt* gerade in den 20er Jahren über die Köpfe der Hebammen hinweg. Während der Anteil der Anstaltsgeburten in den Städten stetig anstieg (1924 insgesamt 9%, Berlin 39,3%), wurden Hebammen kaum in die neu geschaffenen Fürsorgeeinrichtungen wie Schwangeren- und Säuglingsberatung miteinbezogen.

Hebammen im Nationalsozialismus

In ihrem z. T. aussichtslosen Kampf um die Durchsetzung ihrer Interessen als Berufsstand waren die Hebammen in dieser Zeit besonders empfänglich für Konzepte der seit der Jahrhundertwende verstärkt aufkommenden bevölkerungspolitischen Bewegungen und Ideen, die für Hebammen eine wichtige Position im Kampf gegen den Geburtenrückgang propagierten. Hier gewann zunehmend die *Eugenik* und *Rassenhygiene* auch in Bezug auf die Hebammen an Bedeutung.

In diesem Zusammenhang ist dann auch der relativ hohe Grad der Zustimmung der Hebammen zum **Nationalsozialismus** mit seiner Aufwertung der „*Hebammen als Hüterin der Volksgesundheit*" im Rahmen einer verbrecherischen Erb- und Rassenpolitik zu sehen.

Nachdem die Nationalsozialisten 1933 die Macht übernommen hatten, wurden die freien Gewerkschaften und damit auch der Deutsche Hebammenbund zerschlagen. Die anderen Hebammenorganisationen wurden in der *Reichsfachschaft Deutscher Hebammen* (ab 1939: *Reichshebammenschaft*) unter Leitung von Nanna Conti zwangsvereinigt. Das weitere Schicksal langjähriger Hebammenfunktionärinnen der Zeit vor 1933 ist ebenso wie die Verfolgung jüdischer Hebammen bislang kaum erforscht. Wenig bekannt ist die Tatsache, daß auch Hebammen, etwa als „Verbrecherinnen" verfolgt, ins Frauenkonzentrationslager Ravensbrück kamen.

Der Staude-Verlag (unter Leitung von Kurt Zickfeldt sen.) entwickelte sich nach 1933 quasi zum Hausverlag der Nationalsozialisten für das Hebammenwesen. Neben der Hebammen-Fachzeitschrift und Neuauflage des Hebammenlehrbuchs (1943) erschienen zahlreiche Schriften zum Hebammenwesen in nationalsozialistischer Gesinnung.

In Folge des am 14. 7. 1933 in Kraft getretenen **Gesetz zur Verhütung erbkranken Nachwuchses** wurden Hebammen dazu verpflichtet, sog. mißgestaltete Neugeborene zu melden. Auch wenn es Hinweise dafür gibt, daß vereinzelt diese Meldepflicht umgangen wurde, leisteten hier Hebammen entscheidende Zuarbeit zur Erfassung dieser Kinder, von denen über 5000 bis 1945 der sog. *Kindereuthanasie* zum Opfer fielen.

In der Ausbildung und in Schulungen lernte die deutsche Hebamme nun, daß sie berufen sei, „... *mitzuhelfen bei der Ausmerzung minderwertigen Erbgutes und der Reinhaltung deutschen Blutes.*" Sie sollte diesbezüglich Propagandistin in den Familien sein.

1936 fand der *Internationale Hebammenkongreß* in Berlin statt. Vor der Olympiade diente er als geeignete Propagandaveranstaltung des nationalsozialistischen Deutschlands vor internationalem Publikum für seine Frauen- und Gesundheitspolitik und zur Bekundung eines angeblichen Friedenswillens.

1938 wurde das **Reichshebammengesetz** verabschiedet. Es sah u. a. Niederlassungserlaubnis mit Mindesteinkommen und Hinzuziehungspflicht der Hebamme zu jeder Geburt vor.

In den Nachkriegsjahren ist das Hebammengesetz von 1938 als eine große Errungenschaft für Hebammen begriffen worden. Wenn auch die hier verankerte Selbständigkeit (durch Hinzuziehungspflicht und vorbehaltene Tätigkeiten), bei der Gesetzesnovelle 1985 mit Erfolg von Hebammen verteidigt wurde, so darf doch nicht vergessen werden, daß das Gesetz von 1938 in seinem autoritären Charakter und in Hinblick auf das *generelle Berufsverbot für jüdische Hebammen* zugleich auch ein menschenverachtendes war.

Nachdem sich in den **50er Jahren** in der Bundesrepublik die Klinikgeburt als die Regel durchsetzte, zeichnen sich in den letzten 15 Jahren, insbesondere durch *Zunahme freiberuflicher Hebammen,* gegenläufige Tendenzen ab. Im Engagement für die Möglichkeiten umfassender Hebammenhilfe jenseits des ärztlichen Anordnungsbereichs weisen erfolgreiche neue Projekte wie etwa die Geburtshäuser den Weg für eine selbstbewußte Hebammengeneration.

1.2 Heutiges Berufsbild

1.2.1 Arbeitsbereiche

Christine Geist

Laut **Hebammengesetz** soll die Hebamme „Frauen während der Schwangerschaft, Geburt und dem Wochenbett Rat erteilen und die notwendige Fürsorge gewähren, normale Geburten leiten, Komplikationen des Geburtsverlaufs frühzeitig erkennen, Neugeborene versorgen, den Wochenbettverlauf überwachen und eine Dokumentation über den Geburtsverlauf anfertigen."

Die Hebamme übt ihre Tätigkeiten aus als:
- *angestellte* Hebamme im Krankenhaus
- *freiberuflich* tätige Hebamme
- *angestellte* und *freiberuflich* tätige Hebamme
- in *anderen Arbeitsbereichen.*

Angestellte Hebamme im Krankenhaus

Im Krankenhaus gibt es verschiedene Arbeitsbereiche für Hebammen, die bislang weder von ihr selbst noch von der Pflegedienstleitung ausreichend genutzt werden, z. B. in der Ambulanz (Schwangerenberatung), auf der präpartalen Station oder der Wochenstation. Im folgenden werden einige **Arbeitsbereiche** vorgestellt:

- **Kreißsaalhebamme:** Die Tätigkeiten in den Entbindungsräumen sind bekannt und werden hier nicht weiter erläutert. Die sehr geringen Aufstiegsmöglichkeiten sind im Abschn. 11.2.2 S. 511 ff. beschrieben.
- **Leitende Kreißsaalhebamme:** Organisationsaufgaben (z. B. Materialbeschaffung, Medikamentenbestellung, Reparaturaufträge), Dienstpläne erstellen, fachliche Fortbildung und regelmäßige Dienstbesprechungen gehören zu ihrem Aufgabenbereich. Je nach Größe der Abteilung schränkt dies ihre Tätigkeit im geburtshilflichen Bereich ein. Eine Weiterbildung zur leitenden Hebamme sollte im eigenen und im Interesse der Kolleginnen Voraussetzung sein (s. S. 12 f.).
- **Hebamme auf der Wochenstation.** Durch ihre fachliche Kompetenz kann sie Mutter und Kind betreuen (s. Abschn. 6.1, S. 280 ff.). Die Betreuung im Wochenbett gehört zu den vorbehaltenen Tätigkeiten der Hebamme.
- **Lehrhebamme, Schulleitung (leitende Lehrhebamme):** Voraussetzung ist eine mit Prüfung abgeschlossene Weiterbildung. Die Arbeit in der Hebammenschule ist vielfältig. Dazu gehört: unterrichten (*theoretische Ausbildung*), Dozentenauswahl, Stundenpläne erstellen, Unterrichtsvorbereitung, Medienbeschaffung, Prüfungsvorbereitung und -durchführung usw., sowie die Praxisanleitung (*praktische Ausbildung*) der Schülerinnen; Einsatz- und Dienstpläne erstellen, Stationsbesprechungen, Zusammenarbeit mit Krankenhausverwaltung, Pflegedienstleitung und Chefarzt der Geburtshilfe.

Die Auswahl von Bewerberinnen für die Ausbildung, Briefverkehr mit Behörden und anderen Institutionen sowie Bürotätigkeit nehmen viel Zeit in Anspruch, besonders wenn die Klinik keine Schulsekretärin beschäftigt.

Eine Lehrhebamme ist meist fest angestellt, oder sie arbeitet als freie Dozentin an einer Kranken-, Kinderkrankenpflege- oder Hebammenschule. Die **Bezahlung** erfolgt dann pro Unterrichtsstunde (45 Min.), das Dozentenhonorar wird von der zuständigen Gesundheitsbehörde jedes Bundeslandes festgelegt und ist unterschiedlich hoch.

- **Sonderwachen:** Ein Sonderwachenvertrag mit einem Krankenhaus ermöglicht es der Hebamme, sehr „dosiert" zu arbeiten. Im Vertrag sind Vergütung und rechtliche Absicherung geregelt. Die Hebamme wird vom Krankenhaus angefordert, sobald Kolleginnen ausfallen. Besonders Hebammen, die sich ein Studium finanzieren, Haushalt und Kinder zu versorgen haben oder freiberuflich in der Vor- und Nachsorge tätig sind, arbeiten gerne so.

Freiberuflich tätige Hebamme

Arbeitsgestaltung und -aufwand kann nach Neigung, besonderen Fähigkeiten und finanzieller Notwendigkeit gewählt werden. Vor Aufnahme einer freiberuflichen Tätigkeit müssen eine Meldung beim Amtsarzt (Gesundheitsamt) erfolgen und organisatorische Vorbereitungen getroffen werden (s. S. 525).

Arbeitsbereiche sind: Schwangerenvorsorge, Beratung und Betreuung, Geburtsvorbereitung, Schwangerenschwimmen, Säuglingspflegekurse, Geburtsbetreuung zuhause oder in einer Hebammen- bzw. Arztpraxis, Überwachung im Wochenbett mit Betreuung des Kindes und Rückbildungsgymnastik. Die Hebamme kann allein oder mit Kolleginnen in unterschiedlicher Form zusammen arbeiten.

- **Hebammengemeinschaftspraxis.** Dies ist ein Zusammenschluß von ca. 2–3 Hebammen, die gleichberechtigt miteinander arbeiten und sich gegenseitig vertreten. Der *Vorteil* liegt in der gemeinsamen Nutzung von Räumen, Apparaten, Materialien (Teilung der Betriebskosten) und der Arbeitsaufteilung (freie Tage sind planbar durch gegenseitige Vertretung). Die Geburten können in den Praxisräumen oder im Haus der Frau stattfinden. Außerdem sind die Angebote (z. B. Säuglingspflegekurs, Schwangerenschwimmen) an die werdenden Eltern größer, da jede Hebamme einen Bereich übernehmen kann.
- **Hebammenpraxis:** Eine Hebamme ist Arbeitgeberin und stellt andere Hebammen ein. Im Arbeitsvertrag sind wie üblich Arbeitszeit, Tätigkeit und Gehalt festgelegt. Die Leistung, die die angestellten Hebammen erbringen, werden von der Praxisbesitzerin mit den Krankenkassen abgerechnet.
- **Geburtshäuser:** Ähnlich wie bei der Hebammengemeinschaftspraxis arbeiten mehrere Hebammen gleichberechtigt miteinander. Die Geburten finden im Geburtshaus statt, im Wochenbett wird die Frau zuhause betreut. Ein Geburtshaus kann als gemeinnütziger Verein eingetragen und mit öffentlichen Geldern gefördert werden, wenn ein allgemein zugängliches Beratungs- und Informationsangebot besteht.
- **Belegkrankenhaus:** Die Beleghebamme arbeitet im Krankenhaus, Vertragspartner ist der Krankenhausträger, der oft auch Verträge mit Belegärzten (niedergelassene Gynäkologen) hat. Die Hebamme betreut und entbindet die Frauen, der Arzt wird meist nur zur Geburt gerufen. Beide rechnen getrennt mit der zuständigen Krankenkasse der Frau ab. Da stets mehrere Hebammen in einem Belegkrankenhaus arbeiten, gibt es feste Dienstpläne (Schichtdienst und Rufbereitschaft). Kommt eine Frau zur Entbindung, wird die zuständige Hebamme gerufen. Dies bedeutet für die Frauen, daß sie sich „ihre" Hebamme nicht aussuchen können (Einzelabsprachen sind jedoch üblich). Der Vertrag mit dem Belegkrankenhaus sollte einen Paragraphen über Versicherungsschutz und Haftung der Hebamme enthalten.

Beim BDH in Karlsruhe kann man einen Mustervertrag anfordern, der in Zusammenarbeit vom niedersächsischen Sozialministerium und dem BDH entwickelt wurde.

Angestellt und freiberuflich tätige Hebammen

Diese Hebammen arbeiten voll- oder teilzeitbeschäftigt in einem Krankenhaus. Die freiberufliche Nebentätigkeit muß beim Arbeitgeber beantragt und genehmigt sein, auch wenn sie nur stundenweise anfällt. Der Arbeitgeber kann eine Zustimmung nur zurücknehmen, wenn die Arbeit im Krankenhaus davon beeinträchtigt wird.

Angestellte Hebammen müssen sich für die Freiberuflichkeit bei der Berufsgenossenschaft (BGW) zur Berufsunfallversicherung anmelden und versichern (s. S. 526). Sie werden, da sie neben ihrer angestellten Tätigkeit Einkommen haben, zur Einkommensteuer veranlagt.

Hebammen in anderen Arbeitsbereichen

Andere Arbeitsbereiche sind der Sozialmedizinische Dienst (Familienplanung), Rettungsdienst („Storchenwagen", z. Zt. nur in Berlin), pro Familia, Arztpraxen und verschiedene Modellprojekte (z. B. Familienhebamme Bremen, Hebammenprojekt Emsland).

Hier werden soziale Aufgaben, Beratungen und Betreuungen von Familien rund um die Geburt und darüber hinaus übernommen.

Bei der Vertragsgestaltung muß die Hebamme darauf achten, daß Berufsbezeichnung, Tätigkeit und Bezahlung im Vertrag genannt werden. Hebammen in Arztpraxen sind keine Arzthelferinnen, auch wenn sie deren Arbeit mit ausführen.

Innerhalb der **Berufsverbände** können Hebammen vielfältige Aufgaben übernehmen:
- Im *Landesverband* als Schriftführerin, Kassenführerin, stellvertretende Vorsitzende und Vorsitzende. In manchen Landesverbänden gibt es auch eine Stillberaterin. Es werden meist nur eine geringe Aufwandsentschädigung und Spe-

sen bezahlt, je nach den finanziellen Mitteln, über die der Landesverband verfügt (abhängig von der Mitgliederzahl).
- Im *Bundesverband* des BDH gibt es ähnliche Aufgabenbereiche, einige können nur hauptamtlich bewältigt werden.

Z. B. beantwortet eine Hebamme als Mitarbeiterin der Geschäftsstelle berufsspezifische Fragen (Probleme mit der Kassenabrechnung etc.), gibt Berufsinformation an Bewerberinnen und erteilt der Presse Auskunft.

Die Präsidentin hat vielfältige Aufgaben, die eine Berufstätigkeit „nebenher" nicht erlauben.

1.2.2 Fort- und Weiterbildung, Studium

Ulrike Harder

Fortbildung ist für jeden im Medizinalberuf Tätigen notwendig, um auf dem aktuellen Wissensstand zu sein. In mehreren Bundesländern wird in den Berufsordnungen für Hebammen regelmäßige Fortbildung vorgeschrieben. Dazu gehören das Lesen von Fachliteratur (Zeitschriften, Bücher) sowie die Teilnahme an Seminaren, Tagungen, Kongressen und Vorträgen mit folgenden Angeboten:
- *Neue Erkenntnisse* in der Geburtshilfe z. B. Fachvorträge bei Hebammen- und Ärztekongressen sowie an Hebammenschulen
- *Vertiefung von Spezialwissen* z. B. Seminare zur Geburtsvorbereitung, Wochenbettbetreuung, Homöopathie, Trauerbegleitung, etc. und Mentorinnenkurse
- *Reflektion der eigenen Arbeit* z. B. Fallbesprechungen bei Diensttreffen der geburtshilflichen Abteilung sowie Supervisions- und Balint-Gruppen mit geschulter psychologischer Begleitung
- Einblick in *andere berufsrelevante Themen* z. B. Veranstaltungen des Berufsverbandes, Steuer- und Computerseminare für Hebammen, Vorträge zur Neonatologie, Reanimation, Hygiene etc.

Der Anspruch auf *Dienstbefreiung* und *Kostenübernahme* wird im Bundesangestelltentarifvertrag BAT Nr. 7 Sonder-Regelung (SR) 2a wie folgt festgeschrieben:

(1) Wird ein Angestellter im Pflegedienst auf Veranlassung und im Rahmen des Personalbedarfs des Arbeitgebers fort- oder weitergebildet, werden, sofern keine Ansprüche gegen andere Kostenträger bestehen, vom Arbeitgeber

a) dem Angestellten, soweit er freigestellt werden muß, für die notwendige Fort- oder Weiterbildungszeit die bisherige Vergütung (§ 26) fortgezahlt und

b) die Kosten der Fort- oder Weiterbildung getragen.

Wenn also der Arbeitgeber durch die Fort- oder Weiterbildung des Angestellten einen Nutzen hat, muß er Dienstbefreiung und Kostenübernahme gewähren. (Dies gilt z. B. für alle innerbetrieblichen Fortbildungen und regelmäßige Dienstbesprechungen.)

Für eine ein- bis mehrtägige Fortbildung kann beim Arbeitgeber auch *Bildungsurlaub* nach dem im jeweiligen Bundesland gültigen Bildungsurlaubsgesetz beantragt werden (jedoch keine Kostenübernahme). Ist eine Freistellung aus dienstlichen Gründen nicht möglich, kann der Arbeitgeber den Antrag ablehnen. Der Besuch einer Fortbildung bietet immer einen Blick über den klinikinternen „Tellerrand" und wertvolle Austauschmöglichkeiten mit Kolleginnen. Dies kann die eigene Berufszufriedenheit fördern, ein „Freizeit- und Geldverlust" wird dadurch meist ausgeglichen.

Weiterbildung dient der aufbauenden Qualifizierung und Spezialisierung im Beruf. Hebammen mit mindestens 2–3jähriger Berufspraxis können in einer Weiterbildung durch organisiertes Lernen in einem Vollzeit- oder berufsgleitenden Lehrgang über 1/2 bis 3 Jahre fachbezogenes, theoretisches Wissen und praktische Fertigkeiten erlernen.

Die Weiterbildung muß an einer von der zuständigen Landesgesundheitsbehörde anerkannten Weiterbildungsstätte erfolgen und endet mit einer Abschlußprüfung, die der Absolventin erlaubt, ihrer Berufsbezeichnung Hebamme, eine Weiterbildungsbezeichnung hinzuzufügen: z. B. *Stationsleitung, Lehrhebamme, Hygienefachkraft.*

- Eine Weiterbildung zur *leitenden Hebamme* im Kreißsaal oder auf einer Wochenstation dauert meist 1/2 – 1 Jahr (Vollzeit oder berufsbegleitend). Die Lehrgänge zur Leitung einer Station oder Abteilung werden gemeinsam für Kranken-, Kinderkrankenschwestern, Hebammen und Altenpflegerinnen angeboten.
- Eine Weiterbildung zur *Lehrhebamme* dauert heute an allen Weiterbildungsstätten 2 Jahre (Vollzeit) oder länger (berufsbegleitend). Auch diese Lehrgänge finden gemeinsam mit examiniertem Pflegepersonal anderer Berufsgruppen statt.

Nur von der Berliner Senatsverwaltung wurden von 1985–1992 regelmäßig einjährige „Lehrgänge zur Heranbildung von Hebammen zu Lehrkräften" angeboten.

Träger von Weiterbildungsstätten sind z. B. Schwesternverbände, Gewerkschaften sowie gemeinnützige, konfessionelle und private Vereine. Je nach Weiterbildungsstätte variieren Theorie- und Praktikumsanteile, Lehrpläne und Lehrgangskosten.

Nur wenn der angebotene Lehrgang vom Arbeitsamt am Lehrgangsort als förderungswürdig nach Arbeitsförderungsgesetz (AFG) anerkannt ist, kann eine Lehrgangsteilnehmerin bei ihrem zuständigen Arbeitsamt die Erstattung der Lehrgangskosten und ein monatliches Unterhaltsgeld (Darlehen, ca. 50 % des letzten Nettogehaltes) beantragen. In Einzelfällen wird auch aus gesundheitlichen Gründen (z. B. Rückenleiden, allergische Hauterkrankungen) eine Weiterbildung als Umschulungsmaßnahme gefördert.

Leistungen nach dem AFG wurden 1993 durch Anweisung der Bundesanstalt für Arbeit stark eingeschränkt, so daß die Finanzierung der 2 Lehrgangsjahre (ca. 30 000 DM pro Teilnehmerin) zur Zeit ungewiß ist. Jede interessierte Kollegin muß versuchen, eine Kostenübernahme durch ihren momentanen bzw. zukünftigen Arbeitgeber zu erreichen (nach BAT Nr. 7 SR 2 a).

Studium: Um eine höhere Qualifizierung (und Bezahlung) leitender Pflegekräfte und Lehrerinnen an medizinischen Fachschulen (z. B. Hebammenschulen) zu erreichen, werden seit kurzem von mehreren Bundesländern Studiengänge an Universitäten oder Fachhochschulen (Fächer: Pflegemanagement und Pflegepädagogik) eingerichtet.

In der ehemaligen DDR war es Hebammen seit Jahren möglich, in Vollzeit oder berufsbegleitend (Fernstudium) ein Medizinpädagogik-Studium zu absolvieren, mit dem akademischen Abschluß Diplom-Medizinpädagogin (Humboldt-Universität Berlin, Martin-Luther-Universität Halle).

Jedes Bundesland kann individuell entscheiden, ob und wo (Fachhochschule oder Universität) solch ein Studiengang eingerichtet wird. Daher sind Studienvoraussetzungen, -dauer und -abschluß sehr unterschiedlich.

Eine Übersicht der derzeitigen Studienangebote wird vom Deutschen Berufsverband für Pflegeberufe (DBfK-Bundesverband, Hauptstr. 392, 65760 Eschborn) herausgegeben.

1.2.3 Hebammenforschung – Wissen ist Macht

Jule Friedrich

Woher wissen wir, ob wir die Frauen und Kinder „richtig" betreuen? Was ist die Basis unseres Wissens, unserer Praxis? Wie treffen wir Entscheidungen und wieso glauben wir, daß diese Handlung eher angemessen ist als eine andere?

Niemand wird willentlich einer Frau schaden wollen, und doch haben wir z. B. lange Zeit geglaubt, daß eine Episiotomie besser sei als ein Riß. Durch Hebammenforschung, durch wissenschaftliche Untersuchungen einer englischen Hebamme, ist dies nun widerlegt (Sleep, s. Lit. S. 22). Aber haben wir auch die Macht, durch dieses Wissen die klinische Praxis zu verändern? Um etwas verändern zu wollen, muß ich in unserer Gesellschaft gute Gründe haben und belegen können, daß eine Methode effektiver ist als eine andere. Genaue Daten liefern bessere Argumente als nur die Aussage: „Ich *glaube*, daß Frauen vor der Geburt nicht vollkommen rasiert werden müssen." Kann ich die Quelle, d. h. Ort und Jahr der Veröffentlichung nennen (Romney, s. Lit. S. 22), und ist die Untersuchung valide, d. h. hält sie wissenschaftlichen Kriterien stand, kann ich sagen: „Ich *weiß*, daß Gebärende nicht vollkommen rasiert werden sollten." Ich kann dann entsprechend handeln und Frauen diese Maßnahme ersparen.

Gegenwärtig beruhen die Kenntnisse von Hebammen auf einer Mischung aus Erfahrung, Routine, Intuition, Tradition, Krankenhauspolitik und von Ärzten geschriebenen Lehrbüchern. Ein von **Hebammen** geschriebenes Hebammenlehrbuch ist ein wichtiger Schritt, um die Definitionsmacht über unser Wissen zurückzuerobern und damit die Professionalisierung unseres Berufes zu erreichen.

Ansätze moderner Forschungstätigkeit durch Hebammen

Hebammen waren an der Entstehung der wissenschaftlichen Geburtshilfe nur indirekt beteiligt (s. S. 3). Im Mittelalter gaben Hebammen und weise Frauen ihre Erfahrungen mündlich weiter, darum ist dieses Wissen zum großen Teil verlorengegangen. Da wir heute lesen und schreiben können, sollten wir in einem ersten Schritt hin zu wissenschaftlichem Arbeiten unser empirisches Wissen sammeln und dokumentieren. Ein *detailliert geführtes Geburtenbuch* oder eine *ausführliche Wochenbettdokumentation* ermöglichen retrospektive, also zurückschauende Untersuchungen.

So haben Hebammenschülerinnen in Tübingen mit Hilfe des **Geburtenbuchs** eine solche Studie über den Zusammenhang von Gebärpositionen und Geburtsverletzungen durchgeführt. Sie fanden ihre Hypothese bestätigt, daß die vertikale Gebärposition die Häufigkeit bzw. Schwere von Geburtsverletzungen reduziert und konnten somit ein Argument gegen eine aufrechte Gebärhaltung entkräften.

In der Praxis und aus Neugierde entstehen die besten Forschungsfragen. Wissenschaftlich Arbeiten heißt, diese Fragen *systematisch* zu formulieren und das zur Beantwortung dieser Fragen vorhandene Wissen auszuwerten. Viele für unsere Arbeit relevanten Informationen finden sich in **Bibliotheken** und in **Datenbanken**. Der Wegweiser für Hebammen „Wie komme ich an wissenschaftliche Literatur?" gibt einen guten Überblick über deutschsprachige und englische Informationsquellen (s. Lit. S. 22). Das Benutzen von Bibliotheken und Datenbanken ist am Anfang mühsam, aber es lohnt sich und macht Spaß, denn wir entdecken, daß vieles schon längst erforscht worden ist: z. B., daß Routinemaßnahmen wie Einlauf, Rasur, Dauer-CTG, Episiotomie, tiefes Absaugen des Neugeborenen, Methergingabe p. p. und Zufüttern von gestillten Säuglingen nach dem gegenwärtigen Forschungsstand aufgegeben werden sollten. Jede Forschungsarbeit spiegelt den aktuellen Wissensstand wider, und es gibt keine endgültigen Antworten. Unsere Aufgabe ist es, möglichst nach neuesten wissenschaftlichen Erkenntnissen zu handeln.

Englischsprechende Kolleginnen sind dabei im Vorteil, weil es in Großbritannien Datenbanken (z. B. MIDIRS) und eine Menge erstklassiger Veröffentlichungen gibt, die speziell von und für Hebammen konzipiert wurden, und weil die Wissenschaftssprache englisch ist.

In Deutschland ist im April '94 die dritte Ausgabe des ‚**Hebammenliteraturdienst**' erschienen.

Wissenschaftliche Texte kritisch lesen

Zum wissenschaftlichen Arbeiten gehört, die Untersuchungen, die meist in Form von Artikeln in medizinischen Zeitschriften erscheinen, *kritisch* zu lesen: Wann, wo und von wem wurde die Studie durchgeführt, welche Hypothese wurde aufgestellt, welche Methode wurde angewandt, wie groß war die Stichprobe, erfolgte – bei einer experimentellen Studie – eine randomisierte, d. h. zufallsgesteuerte Gruppenzuweisung zu Experiment- und Kontrollgruppe, welche Ergebnisse gibt es? Der *Abstract*, die kurze Zusammenfassung des Artikels, gibt über diese Fragen Auskunft und ermöglicht nach einiger Übung zu entscheiden, ob es sich lohnt, den ganzen Artikel zu lesen und ob die Untersuchung relevant ist für die Hebammenpraxis oder nicht.

Die **kritische Analyse** ist notwendig, denn Erkenntnisse allgemein, also auch medizinische Erkenntnisse, sind nie wertfrei, sondern immer eingebunden in soziale und kulturelle Lebensweisen und Erkenntnisinteressen. Hebammenforschung muß daher die historischen, geschlechtsspezifischen und gesellschaftspolitischen Entstehungsbedingungen von Wissenschaft kritisch reflektieren. Die etablierte medizinische Wissenschaft betreibt in der Regel Forschung vom Standpunkt der Pathologie aus, sie ist auf der Suche nach der Abweichung (Krankheit) von der Norm (Gesundheit). Frauen hatten keinen Anteil an der Entstehung dieser wissenschaftlichen Methode, die im Prinzip auf einer Trennung von Körper und Seele, von untersuchendem Subjekt und untersuchtem Objekt beruht. Eine Trennung, die zu der Annahme geführt hat, es gäbe eine einzige und wahre Wirklichkeit, genannt ‚Objektivität'. Die Subjektivität der untersuchten Frau, ihr kultureller und sozialer Lebenszusammenhang kommt in dieser rein naturwissenschaftlichen Forschung gar nicht mehr vor.

Die einzigartige Position von Hebammen, an der Seite der Frauen, ermöglicht uns als Forscherinnen zu sehen, was für die Frauen und Neugeborenen gut, notwendig, schädlich, überflüssig oder hilfreich ist. Dieser Blick, gepaart mit der Anwendung systematischer Untersuchungsmethoden, befähigt uns, auf all diese Fragen Antworten zu finden, aber auch zu zweifeln, die eigene Handlung und Haltung zu reflektieren, Verantwortung zu übernehmen und sich nicht auf dem *„Das haben wir schon immer so gemacht ..."* auszuruhen. So waren es Hebammen, die einige der oben beschriebenen Routinemaßnahmen hinterfragten.

Hebammenforschung – Bestandteil der Ausbildung

In interdiziplinären Forschungsprojekten, in denen die verschiedenen Sichtweisen, Arbeitsschwerpunkte und Fähigkeiten zu spannenden und sich gegenseitig befruchtenden Ergebnissen führen, sollten Hebammen ihre Qualitäten mit einbringen.

Der beratende Ausschuß der EG-Kommission für die Ausbildung der Hebammen empfiehlt, die Forschung in die Ausbildung zu integrieren. Dadurch sollen zukünftige Hebammen in die Lage versetzt werden, Forschungsarbeiten kritisch zu beurteilen und im Bedarfsfall in ihrer klinisch-praktischen Tätigkeit anzuwenden. Forschungsergebnisse sollten in die Unterweisung von Hebammen einbezogen werden. Unsere neue Ausbildungs- und Prüfungsordnung wird wissenschaftliches Arbeiten enthalten.

In England und in einigen anderen Ländern wie Holland, Schweden oder USA ist Hebammenforschung seit einigen Jahren Bestandteil der Ausbildung.

Der Platz in diesem Kapitel reicht nicht aus, auf einzelne Schritte des Forschungsprozesses einzugehen. Dazu gibt es die „Anregung zum wissenschaftlichen Arbeiten für Hebammen in Ausbildung und Praxis", die als Einstieg und Orientierung dient und auch weiterführende Literatur enthält (s. Lit. S. 22).

Die internationale Hebammenvereinigung (ICM) glaubt, daß die Entwicklung des Hebammenwissens und der -praxis essentiell ist für die Verbesserung der Gesundheit der Frauen und jungen Familien und auf einer Forschung basieren sollte, die die Rechte der Frauen und der Hebammen respektiert. Diese Forschung muß sowohl die Bewertung technischer Neuerungen als auch die physiologischen, psycho-sozio-kulturellen und spirituellen Aspekte der Gesundheit der Frauen einschließen.

1.2.4 Belastungen durch den Beruf
Stephanie Wöste

Arbeitsbelastungen angestellter Hebammen

Zu den wesentlichen Belastungsfaktoren der meisten Hebammen zählen: unterbesetzte Schichten, Wechseldienst mit ungünstigen Arbeitszeiten, Überstunden, Aufgabenzuwachs durch Technik und Verwaltung, hierarchische, bürokratische Krankenhausstrukturen, hohe körperliche und seelische Beanspruchung.

Die Belastungen werden an der hohen Zahl Berufsaus- und -umsteigerinnen und an gesundheitlichen Auswirkungen deutlich. Körperliche Beanspruchungen wirken sich vor allem im Bereich des Rückens und der Wirbelsäule aus. Das jahrelange Leben gegen die „innere biologische Uhr" im Schicht- und Nachtdienst zeigt früher oder später nachweislich gesundheitliche Folgen, z. B. Schlafstörungen, Kreislauf- und Magen-Darm-Erkrankungen sowie soziale Auswirkungen im Freizeit- und Privatleben. „Ausgleichsversuche" gegenüber diesen Belastungen durch Kaffee, Nikotin, Alkohol und durch Medikamente beginnen langsam und enden oft in der Sucht.

In den letzten Jahren wird bei engagierten und motivierten Personen in psychosozialen Berufen das Phänomen des „Burnout" beschrieben, das „Ausbrennen" durch den Beruf, für den man noch vor kurzem vor Begeisterung „gebrannt" hat. Angestellte Hebammen scheinen besonders gefährdet, schon nach kurzer Berufsdauer ausgebrannt zu sein: emotional erschöpft, im beruflichen Umgang miteinander verhärtet und von Zweifeln an den Fähigkeiten der eigenen Person durchsetzt.

Gerade Hebammen sind eine stark berufsmotivierte Gruppe. Viele hochmotivierte Frauen drängen auf die wenigen Ausbildungsplätze in Hebammenschulen und nehmen dabei mehrere Wartejahre in Kauf. Ca. 30% beenden jedoch schon innerhalb der ersten 5 Berufsjahre wieder ihre Laufbahn (Schätzungen des BDH). Anhaltspunkte für die wesentlichen Ursachen dieser Berufsflucht sind fehlendes Personal, ungünstige Arbeitszeiten, Überstunden, Aufgabenanhäufung, schlechte Bezahlung und mangelnde Aufstiegsmöglichkeiten. Hebammen fühlen sich auch unzufrieden und belastet durch die in den meisten Kliniken bestehende Dominanz der Ärzte, die ihnen hierarchisch überstellt sind. Sie vermissen die gesetzlich festgelegte Zuständigkeit für den normalen Geburtsablauf und fühlen sich im eigenverantwortlichen Arbeiten behindert. Sie beklagen die vorherrschende medizinisch-technische „Sicherheitsgeburtshilfe", die im Gegensatz steht zu der von ihnen angestrebten ganzheitlichen, familienfreundlichen. Kompetenzgerangel mit Ärzten erzeugt ein spannungsreiches Arbeitsklima, umso belastender für Hebammen, da Frauen ein gutes soziales Klima im Beruf nachweislich wichtiger ist als Männern. Um sich durch selbstbestimmteres Arbeiten mehr berufliche Erfüllung zu verschaffen, tendieren angestellte Hebammen immer stärker zur freiberuflichen Neben- oder Haupttätigkeit.

Arbeitsbelastungen freiberuflicher Hebammen

Freiberufliche Hebammen bieten zur Zeit überwiegend Hilfe im Bereich Vor- und Nachsorge an. Nur wenige leisten auch Hilfe bei Haus- oder Praxisgeburten. Die freiberufliche Hebamme ist zusätzlich betriebswirtschaftlichen Anforderungen unterworfen: sie muß sich auf dem „freien Markt" (neuerdings sogar unter zunehmenden Konkurrenzbedingungen) etablieren und behaupten. Von ihrer Ausbildung her bringt sie selten betriebswirtschaftliche Qualifikationen mit und ist daher vor allem in den ersten Existenzaufbaujahren schwierigen Berufsbedingungen ausgesetzt. Eine 7-Tage-Woche ohne feste Freizeitbereiche, lange Autofahrten von Termin zu Termin, wenig fachlichen Austausch zu haben, zuviel alleine zu arbeiten, immer souverän, kompetent und freundlich auftreten und auf einen guten Ruf bedacht sein zu müssen, an die Grenzen der eigenen Kompetenz zu stoßen, sich aber keine Fortbildung leisten zu können, das Gefühl, kein privates soziales Leben wie andere zu haben, sind die Kehrseiten der freiberuflichen Tätigkeit.

So selbstbestimmt und erfüllend die Arbeit der freiberuflichen Hebamme sein kann, sie ist begleitet von der Sorge um die existentielle Absicherung. Eine ausschließlich freiberuflich arbeitende Hebamme ist gezwungen, durch vermehrte Arbeitseinsätze ihr Auskommen zu suchen. Abgesicherter sind Hebammen, die mit Institutionen wie Familienbildungsstätten verbunden sind und dort Geburtsvorbereitungskurse etc. anbieten. Viele Hebammen wählen, wenn möglich, eine halbe Klinikstelle und ergänzende freiberufliche Tätigkeit. Das ist existentiell absichernd, berufliche Belastungen und Befriedigungen werden verteilt. Weniger Druck ausgesetzt sind nicht zuletzt vom Partner unterstützte Hebammen, die Hausfrau- und Muttertätigkeit mit Freiberuflichkeit verbinden können. Ihre Belastung liegt eher in der schwierigen Abgrenzung zwischen den verschiedenen Rollen, die sie für andere einnehmen (sollen).

Bei Hausgeburt begleitenden Hebammen besteht neben größerer Verantwortung und Bereitschaft rund um die Uhr die Belastung, von Ärzten und Kliniken mißtrauisch beäugt, kontrolliert und gelegentlich diskriminiert zu werden.

Ansätze zur Belastungsminderung

Arbeitsbelastungen können durch *aktives, gemeinschaftliches Engagement* von Hebammen vermindert werden. Hebammen sollten ihre persönliche Belastung weniger als schicksalhafte Einzelsituation ansehen, sondern die typischen Belastungen ihres Berufsstandes und deren Auswirkungen erkennen. Hierzu müssen sie interessiert und gut informiert sein. Kommunikation und Aktivitäten in Gesprächskreisen, Supervisionsgruppen, Fortbildungsveranstaltungen, im Berufsverband oder anderen Interessenvertretungen sind hilfreich und notwendig. Das eigene körperliche und seelische Gleichgewicht muß gepflegt werden. *Energiehaushaltung* im Alltag durch Entspannung und soziale Beziehungen sind unerläßlich für den stark fordernden Beruf.

- Wie für alle Pflegeberufe muß es auch **für angestellte Hebammen** zu Personalvermehrung, Schaffung von Teilzeitstellen und besserer Bezahlung kommen, und es müssen berufliche Aufstiegsmöglichkeiten angeboten werden. Um Arbeitszufriedenheit zu erreichen, muß es selbstbestimmtere, ganzheitliche Arbeitsplätze gerade in Kliniken geben. Dies bedeutet u. a., das Gespräch zu suchen mit Kolleginnen, Ärzten, Verwaltung, gemeinsame geburtshilfliche Leitlinien zu entwickeln, Kompetenzbereiche (Arzt-Hebamme) zu klären, organisatorische Gegebenheiten zu verändern.
- **Belastungsmindernd für freiberufliche Hebammen** würde sich eine Ausbildung auswirken, die gezielter auf die freiberufliche Tätigkeit mit ihren betriebswirtschaftlichen Aspekten hin qualifiziert. Die Nachfrage nach besserer Schwangerschafts- und Wochenbettbegleitung durch Hebammen könnte durch verstärkte Öffentlichkeitsarbeit noch gesteigert werden. Konkurrenzsituationen durch mehr Freiberuflichkeit würde so entgegengewirkt. Nicht zuletzt können andere Organisationsformen wie Hebammenpraxen und Geburtshäuser Belastungen vermindern. Wege in Richtung Teamarbeit werden bereits beschritten.

Das „Know your midwife" – Programm aus England ist ein Beispiel: Hier ist in einem Wohnbezirk ein kollegiales Team von 4–6 Hebammen mit festen Arbeitszeiten vor, während und nach der Geburt tätig.

1.2.5 Ausbildung und Beruf in verschiedenen Ländern

Dagmar Gorontzy

Aus den „weisen Frauen" dereinst hat sich in Europa ein medizinisch hochqualifizierter Beruf entwickelt. In der Europäischen Union und anderen Ländern gibt es unterschiedliche Zulassungsmöglichkeiten und -bedingungen zur Ausbildung sowie andere Hebammenarbeitsbereiche. Im folgenden sind nur die Unterschiede zu Deutschland aufgezeigt:

- **Dänemark:** Von Bewerberinnen für die Hebammenausbildung wird Abitur oder eine abgeschlossene Berufsausbildung mit mindestens 9monatiger Berufserfahrung gefordert. Die Bewerbung wird an die staatliche Erfassungsstelle für gehobene Berufe gerichtet, die zentral die Zulassungen regelt. Nur 1 Schülerin von jährlich 10 wird von den beiden Schulen selbst ausgewählt. Seit einigen Jahren arbeiten die „Hebammenstudentinnen" vorwiegend mit einer Lehrhebamme in einer kleinen Einheit, dem sogenannten Hebammenzentrum. Nach jährlichen Klausuren in den Hauptfächern wird die Ausbildung mit dem *jordemodereksamen* (Hebammenabschlußprüfung aus theoretischem und mündlichen Teil) abgeschlossen. Die praktische Note setzt sich aus der Leitung von Geburten, Berichten aus Pharmakologie, Kinderbetreuung, Psychologie und Geburtsvorbereitung zusammen. Die ausgebildeten Hebammen sind in Hebammenzentren und Kliniken angestellt. Es wird in einem Team im regelmäßigen Wechsel zwischen Ambulanz und Kreißsaal gearbeitet. Hebammen betreuen die Frauen mit regelrechter Schwangerschaft und Geburt selbständig, legen Infusionen an, schneiden und nähen Episiotomien; freiberufliche Kolleginnen gibt es nicht. Geburtsvorbereitungskurse müssen von den Frauen privat bezahlt werden. Zur Feststellung der Schwangerschaft, den vorgesehenen 3 Ultraschalluntersuchungen und bei Pathologien überweisen Hebammen die Schwangere zum Arzt. Post partum wird die Wöchnerin — ob in der Klinik oder zuhause — zweimal in 14 Tagen besucht, die tägliche Betreuung übernimmt eine Kinderkrankenschwester.

- **Finnland:** Bis 1988 wurden nur Krankenschwestern mit 1jähriger Praxis 9 Monate „weitergebildet". Die direkte Ausbildung zur *Spezialkrankenschwester für Geburtshilfe und Frauenheilkunde* dauert jetzt nach dem Abitur 3½ Jahre, sie beinhaltet eine 1jährige Allgemeinkrankenpflege und zweieinhalbjährige Spezialisierung. Realschulabgängerinnen müssen vorher eine 1jährige Allgemein- und Medizinalausbildung nachweisen. Die Ausbildungsinhalte konzentrieren sich auf die Hebammentätigkeit in der Vorsorge, da nur 3 Termine in der Schwangerschaft für den Facharzt vorgesehen sind. Im Kreißsaal ist nur bei Regelwidrigkeiten ein Arzt zugegen. Hebammen können sich zur Gesundheitsschwester weiterbilden, wobei sie dann in Mütterberatungszentren, Familienplanung, Krebsvorsorge, Ehe- oder Sozialberatung arbeiten. Die finnischen Frauen gehen üblicherweise zu ihren Hebammen. Den Facharzt suchen sie nur bei Regelwidrigkeiten auf. Männliche Absolventen der Spezialausbildung arbeiten weder im Kreißsaal noch in den Beratungszentren, sondern vorwiegend im gynäkologischen OP.

- **Frankreich** setzt ein naturwissenschaftliches Abitur oder die Krankenpflegeausbildung voraus. Bewerberinnen unter 25 Jahren benötigen eine 5jährige naturwissenschaftlich oder sozialorientierte Berufserfahrung. Medizinstudentinnen können sich nach 1jährigem Studium bewerben. Anfragen werden an das Gesundheitsamt gerichtet, das auch die Ausbildung überwacht. Diese dauert 4 Jahre mit jährlichen Zwischenprüfungen. Ein „Rat der Perfektionierung" aus Hebammen, Medizinprofessoren, Mitgliedern des Gesundheits- und Bildungsministeriums und Verwaltung entscheidet, wer Hebammen ausbilden darf und überwacht Ausbildung und Abschlußprüfung. Mit dem *diplôme de sage-femme* lassen sich verschiedene andere Studiengänge verkürzen. Ein kleiner Teil (ca. 4%) arbeitet im staatlichen Gesundheitssystem und betreut frühentlassene oder sozial schwache Frauen, die nicht ausreichend krankenversichert sind. 11% der Hebammen arbeiten freiberuflich, z. B. im Bereich der Familienplanung. Hier gehört auch das Einlegen von Intrauterinspiralen zu ihren Aufgaben.

- **Griechenland:** Die Kandidatinnen bewerben sich bei der Hebammenschaft ihres jeweiligen Bezirkes. Die Ausbildung findet 3 1/2 Jahre an einer der beiden Fachhochschulen, die an technische Universitäten angeschlossen sind, statt. Die ersten 6 Semester teilen sich wöchentlich in 2 Tage Theorie und 3 Tage Praxis auf, die vorwiegend von Lehrhebammen begleitet werden. Das ausschließlich klinische 7. Semester enthält Wahl- und Pflichtfächer und wird erstmals bezahlt. Die Domäne der griechischen *μαια* liegt auf den Inseln oder in abgelegenen Gegenden, wo sie nach 1 Jahr Praxis freiberuflich tätig sind. Wie in anderen Ländern gibt es in GR keine Hinzuziehungspflicht der Hebammen, so daß in den Ballungsgebieten die Geburten zu 95% von Ärzten geleitet werden. Hebammentätigkeit beschränkt sich vorwiegend auf die Vorsorge.

- **Großbritannien:** Es wird 3jährig ausgebildeten Krankenschwestern, nach positiver Beurteilung ihrer Krankenpflegeschule, eine 18monatige Zusatzqualifizierung angeboten. Die direkte

Hebammenausbildung konnte 1989 von der Association of Radical Midwives und dem Royal College of Midwives vor dem Aus bewahrt werden, nachdem damals nur noch eine Hebammenschule für diese Ausbildung existierte. An einigen Schulen ist ein halbes Jahr Sozialausbildung, eine Art Praktikum bei einer freiberuflichen Hebamme oder Sozialarbeiterin vorgesehen. Die meisten englischen Frauen mit regelrecht verlaufender Schwangerschaft werden ambulant von Hebammen und praktischen Ärzten betreut; Risikoschwangere im Krankenhaus oder in „periphical clinics" (Gesundheitszentren) von Hebammen und Gynäkologinnen. Die Leitung regelrechter Geburten obliegt zu 75% den Hebammen, die auch Episiotomien selbst schneiden und nähen. Die Ausführung einer Augenblenorrhoeprophylaxe ist ihnen jedoch untersagt.

- **Irland:** Krankenschwestern werden in 2 Jahren zur Hebamme ausgebildet. Sie benötigen 2 Bürgschaften nichtverwandter Personen, welche die Bewerberin länger als 10 Jahre kennen. Das „An Bord Altranais" verleiht das *Certificate in Midwifery*. Die Hebammentätigkeiten außerhalb der Klinik beschränken sich auf Geburtsvorbereitung und vereinzelt auch Nachsorgen.

- **Italien:** Seit 1990 gibt es die direkte 3jährige Hebammenausbildung an einer Universität, allerdings mit Zulassungsbeschränkung (NC). Außerhalb des Kreißsaals arbeiten einige Hebammen in der Schwangerenvorsorge (ohne Schwangerschaftsbescheinigungen ausstellen zu dürfen), Geburtsvorbereitung und Gesundheitszentren. Aufgrund der Ökologiebewegung nimmt die Nachfrage nach Hebammen in allen Arbeitsbereichen (inklusive Hausgeburten) und ihre Anzahl zu. Nach Klinikgeburten werden die Entbundenen von Krankenschwestern oder Sozialarbeiterinnen betreut. Nur bei Hausgeburten oder in Einzelfällen (z. B. nähere Bekanntschaft mit einer Hebamme) wird die Wöchnerin von einer *ostetrica* versorgt.

- **Luxemburg:** Bewerbungen von Krankenschwestern, die die deutsche und französische Sprache beherrschen müssen, werden von der einzigen Hebammenschule oder dem Gesundheitsministerium angenommen, das auch die Zulassung nach Angebot, Nachfrage und Warteliste regelt. In den letzten Jahren gab es 8 Ausbildungsgänge mit durchschnittlich 4 Schülerinnen. Hebammen dürfen keine Schwangerenvorsorge durchführen, ihre Betreuung wird aber immer mehr in Anspruch genommen, obwohl die Geburtsvorbereitung von den Schwangeren selbst bezahlt werden muß. In dem bestehenden Belegarztsystem werden die meisten Geburten von Ärzten und lediglich ein Drittel von Hebammen geleitet. Hausgeburten gibt es nicht. 1990 waren 46 Hebammen, darunter eine freiberufliche, tätig.

- **Niederlande:** Die Bewerberinnen müssen mindestens 19 Jahre alt sein. Zur Aufnahmeprüfung gehören die Fächer Biologie, Chemie und Englisch. Zum Teil werden zusätzlich psychologische Eignungstests durchgeführt. Die Ausbildung dauert 4 Jahre, die Hälfte der Ausbildungszeit ist physiologischen Vorgängen vorbehalten. Jährliche Zwischenprüfungen sind zu bestehen, sonst muß das Ausbildungsjahr wiederholt werden. 80% der Hebammen arbeiten freiberuflich und überweisen die zu Betreuenden nur bei Regelwidrigkeiten in der Schwangerschaft zum Facharzt oder unter der Geburt in die Klinik. Die Rücküberweisung vom Facharzt zur *verloskundige* erfolgt, wenn die Regelwidrigkeiten behoben sind. Bei den Hausgeburten (etwa ein Drittel) steht ihnen eine Wochenpflegerin zur Seite und für den Notfall ein Krankenwagen bereit. Die Nachsorge übernimmt die Wochenpflegerin unter fachlicher Überwachung der Hebamme.

- **Österreich:** Das neue Hebammengesetz von 1994 verlangt die Matura (Abitur) zur 3jährigen Ausbildung. Freiberuflichkeit bedarf keiner Zulassungserlaubnis mehr, und die Hinzuziehungspflicht ist wie in Deutschland geregelt.

- **Portugal:** Krankenschwestern benötigen nicht nur eine 2jährige Berufserfahrung, sondern zusätzlich ein Gesundheitszeugnis (Wirbelsäule, Knie, Gehör) und spezialisieren sich innerhalb von 2 Jahren zur *Fachschwester für Mutterschaft und Geburshilfe*. Eine Portugiesin kann 36 Termine in der Schwangerschaft in Anspruch nehmen, die Vorsorge und Geburtsvorbereitung beinhalten. Hier und im Kreißsaal liegt das Tätigkeitsfeld der Fachschwester. Sie ist bei physiologisch verlaufenden Geburten, meist ohne CTG-Kontrolle, auch für das Schneiden und Nähen der Episiotomie verantwortlich. Die angestellten Fachschwestern betreuen nach 48 Stunden die Wöchnerinnen zuhause weiter. Ihr Aufgabengebiet erstreckt sich auch auf die Familienplanung.

- **Schweiz:** Eine direkte, 3jährige Hebammenausbildung gibt es seit 1980 an 5 Hebammenschulen. Für Kandidatinnen aus Pflegeberufen wird eine Zusatzausbildung zur Hebamme von 1 1/2 Jahren an 2 Schulen angeboten. Die schweizer diplomierten Hebammen streben eine 4jährige Ausbildung an. Freiberufliche Hebammentätigkeit in der Hausgeburtshilfe und Nachsorge wird von den Krankenkassen mit einer Pauschale vergütet, Schwangerenvorsorge und Geburtsvorbereitungskurse hingegen meist nicht, so daß diese von den Frauen selbst bezahlt werden müssen (unterschiedliche Regelungen zur Hebammenkompetenz in den Kantonen).

- **Spanien:** Rivalität zwischen Krankenschwestern und Hebammen, die sich auf EG-Richtlinien beriefen, führte dazu, daß 1986 die gesonderte 2jährige Zusatzausbildung für Krankenschwestern zur „Fachschwester für Gynäkologie und Geburtshilfe" abgeschafft wurde. Erst seit 1993 gibt es wieder eine direkte Hebammenausbildung. 60% der Hebammen, die wieder *matrona* genannt werden wollen, arbeiten in Krankenhäusern, 30% in Gesundheitszentren und kaum 10% freiberuflich. In ländlichen Bereichen obliegt ihnen die Nachsorge bis zum 15. Tag post partum; bei Regelwidrigkeiten im Wochenbett bis zum 28. Tag. Familienplanung beinhaltet nicht nur Beratungstätigkeit, sondern auch das Anpassen von Diaphragmen.

1.3 Hebammenberufsverbände

Simone Kirchner

1.3.1 Bund Deutscher Hebammen e. V. (BDH)

Hebammenverbände gibt es seit über 100 Jahren mit verschiedenen Namen.

In jüngster Vergangenheit (1980) wurde unter dem Vereinsnamen *Bund Deutscher Hebammen e. V.* (BDH) der kleine Verein BDH (überwiegend freiberufliche Hebammen) mit dem größeren *Verein Deutscher Anstaltshebammen* (VdA) zusammengeschlossen. 1992 kam auch der ostdeutsche *Verband der Hebammen* (VdH) mit dazu. Heute vertritt er die Belange der freiberuflichen wie angestellten Hebammen sowie der Lehrhebammen und Hebammenschülerinnen in ganz Deutschland. Seine Aufgaben sind:

- Vertretung der Hebammenbelange bei Volksvertretern, Behörden und Gewerkschaften,
- Öffentlichkeitsarbeit,
- Pflege der internationalen Beziehungen des Hebammenwesens,
- Fortbildung der Hebammen in Zusammenarbeit mit dem gemeinnützigen Schwesterverein Hebammengemeinschaftshilfe (HGH).

Der BDH ist die Dachorganisation der 16 Landeshebammenverbände mit insgesamt etwa 10 000 Mitgliedern. Die einzelne Hebamme oder Hebammenschülerin kann über die Mitgliedschaft in ihrem Landesverband Einfluß auf die Arbeit des BDH nehmen.

Auf Landesebene werden Delegierte für die Bundes-Delegiertensitzung des BDH gewählt, die mindestens einmal jährlich stattfindet. Sie ist die beschlußfassende Kommission und verabschiedet den Haushalt. Die Delegierten bestimmen über Satzungsänderungen, wählen das Präsidium, die Ausschüsse und Rechnungsprüfung. Das Präsidium setzt sich aus einer hauptamtlichen Präsidentin, der Schriftleitung und Kassenwartin sowie 3 Beirätinnen (Bereiche: Angestellte, Freiberufliche, Ausbildung) zusammen.

Als Organ des BDH erscheint monatlich die *Deutsche Hebammen Zeitschrift* (DHZ).

1.3.2 Bund freiberuflicher Hebammen Deutschlands e. V. (BfHD)

Der BfHD wurde 1984 gegründet und hat heute etwa 450 Mitglieder bundesweit. Mitglied kann jede Hebammenschülerin oder freiberufliche Hebamme werden. Aufgaben des Vereins sind:
- Förderung der wirtschaftlichen und beruflichen Interessen freiberuflicher Hebammen,
- Fortbildung von Hebammen.

Mitgliederversammlungen werden mindestens einmal jährlich durchgeführt. Hier werden Beschlüsse und Anträge (z. B. Antrag auf Gebührenverhandlungen) formuliert sowie der Vorstand gewählt. Der Vorstand besteht aus 2 Vorsitzenden, der Schriftleitung und Kassiererin.

Der BfHD gibt vierteljährlich die Zeitschrift „Hebammeninfo" im Selbstverlag heraus.

1.3.3 Bundeshebammenschülerinnenrat (BHSR)

Mitte der 80iger Jahre begannen Hebammenschülerinnen der westlichen Bundesländer sich erstmals überregional zusammenzufinden. Sie bildeten das Forum BHSR zum Erfahrungsaustausch und zur Einflußnahme auf Ausbildungsbedingungen und -inhalte. Inzwischen wird der BHSR als Ansprechpartner von den Berufsverbänden und weitgehend von den Ausbildungsstätten anerkannt.

Der BHSR ist kein eingetragener Verein und hat keine gebundene Rechtsform. Er agiert unabhängig von den Berufsverbänden. Mitglied kann jede Hebammenschülerin für die Dauer ihrer Ausbildung werden. An den Delegiertensitzungen können gewählte Schülerinnen jeder Ausbildungsstätte teilnehmen. Die Sitzungen werden regelmäßig von den Auszubildenden wechselnder Schulen organisiert.

1.3.4 International Confederation of Midwives (ICM)

Im ICM sind derzeit 53 Hebammenverbände aus 40 Ländern organisiert. Seine Aufgaben sind:
- Stärkung des Ansehens der Hebammenarbeit,
- Förderung der Hebammenaus-, Fort- und Weiterbildung,
- Förderung und Veröffentlichungen von Hebammenforschung,
- Informationen über die Hebammenkunst zur Verbesserung der Geburten- und Familienbetreuung.

Der ICM pflegt offizielle Kontakte zu den Vereinten Nationen und ihren Vertretungen, wie der WHO. Alle 3 Jahre findet ein internationaler Hebammenkongreß statt, 1996 in Oslo, Norwegen und 1999 in Manila, Philippinen.

Finanziert wird die Arbeit des ICM aus Mitgliedsbeiträgen und Spenden sowie den Kongreßgebühren. Zweimal jährlich findet eine Delegiertenversammlung statt, hier werden die Direktorin, ihre Stellvertreterin und eine Schatzmeisterin gewählt.

Anschriften der Organisationen
BDH, Geschäftsstelle
Steinhäuser Str. 22
76135 Karlsruhe
Tel.: 0721/981890

BfHD, Geschäftsstelle
Freiheitsstraße 11
41352 Korschenbroich
Tel.: 02161/648577

BHSR
Die aktuelle Anschrift ist der Deutschen Hebammen Zeitschrift zu entnehmen.

ICM Headquarter
10 Barley Mow Passage
Chiswick, London W4 4PH
England
Tel.: (0044) 081/9941332

Schweizer Hebammenverband
Flurstraße 26
Ch-3000 Bern

Hebammengremium Wien
Stellvertretend für die einzelnen Bundesländer Österreichs, die alle durch ein Hebammengremium vertreten sind:
M. U. Heil
Bastiengasse 36–38
I 3/3 1180 Wien

Verwendete und empfohlene Literatur

1.1 Geschichte des Hebammenberufs in Deutschland (Literaturauswahl)

Baader, G.: Frauenheilkunde und Geburtshilfe im Frühmittelalter. In: Frauen in der Geschichte VII, Affelt, et al. (Hrsg.): S. 126–135 Schwann-Verl. Düsseldorf 1986

Becker, G., S. Bovenschen, H. Brackert: Aus der Zeit der Verzweiflung. Zur Genese und Aktualität des Hexenbildes. Suhrkamp Verl. Frankfurt/M. 1977.

Birkelbach, D., Ch. Eifert, S. Lueken: Zur Entwicklung des Hebammenwesens vom 14. bis 16. Jh. am Beispiel der Regensburger Hebammenordnungen. In: Frauengeschichte, Frauenoffensive, München 1981

Fischer-Homberger, E.: Medizin vor Gericht. Luchterhand Verl. Bern 1988

Gebauer, J.: Erinnerungen an Olga Gebauer. Staude Verl., Osterwieck a. H. 1930

Kerchner, B.: Beruf und Geschlecht, Frauenberufsverbände in Deutschland 1848–1908. Vandenhoeck & Ruprecht, Göttingen 1992

Labovie, E.: Selbstverwaltete Geburt, Landhebammen zwischen Macht und Reglementierung 17.–19. Jh. in Zeitschrift: Geschichte und Gesellschaft 18 (1992) 477–506

Leibrock-Plehn, L.: Frühe Neuzeit. Hebammen, Kräutermedizin und weltliche Justiz. In Jütte, R. (Hrsg.): Geschichte der Abtreibung. Beck Verl. München 1993

Pulz, W.: Zur Erforschung geburtshilflichen Überlieferungswissens von Frauen in der frühen Neuzeit, in: Ploil, Oja (Hrsg.) Frauen brauchen Hebammen, Aleanor-Verl. Nürnberg 1991, S. 152–162

Scherzer, R.: Hebammen. Weise Frauen oder Technikerinnen? Zum Wandel eines Berufsbildes. Universitätsdruck Frankfurt/M. 1988

1.2.3 Hebammenforschung – Wissen ist Macht

Sleep, J. u. a.: West Berkshire perineal trial, Br Med J 289: 587–590, 1980

Romney, M. L.: Predelivery shaving: an unjustified assault?, Journal of Obstetrics and Gynecology, 1980, 33–35

Jäger, S.: Wie komme ich an wissenschaftliche Literatur? Ein Wegweiser für Hebammen. HGH-Materialien Nr. 2, Karlsruhe 1993 (erhältlich beim E. Staude Verlag, Hannover)

Groß, M., B. Schlieper: Anregung zum wissenschaftlichen Arbeiten für Hebammen in Ausbildung und Praxis, Hebammengemeinschaftshilfe, Karlsruhe 1992 (erhältlich beim E. Staude Verlag, Hannover)

Die Rolle der Hebamme in der Forschung, Positionspapier, angenommen auf der Delegiertenratssitzung des ICM am 11. 5. 1993, Vancouver, Kanada

1.2.4 Belastungen durch den Beruf

Reime, B.: Burnout bei Hebammen: Arbeitsplatzbelastungen und ihre Folgen. DHZ 1993/8

Eilert, S., M. Kerkmann, R. Schmidt: Eine Untersuchung zur Situation angestellter Hebammen. DHZ 1992/11

Pommering, A. L.: Dialog „Arzt-Hebamme": Begegnungen und Konfrontation zweier Berufe. DHZ 1992/5

Flint, C., P. Poulangerie, A. Grant: Das „Know Your Mifwife" Programm, ein Versuch kontinuierlicher Betreuung durch ein Hebammenteam. DHZ 1990/5

2. Sexualität und Familienplanung

2.1 Psychosexuelle Entwicklung der Frau

Susanne Kluge

Der Begriff „*psychosexuell*" beschreibt die Verbindung des menschlichen Seelenlebens mit der Sexualität. Die psychosexuelle Entwicklung eines Menschen ist historisch, gesellschaftlich und individuell geprägt.

Sie wird von historischen Entwicklungen, ideologischen Standpunkten, Herrschafts- und Machtstrukturen des jeweiligen Kulturkreises beeinflußt.

Besonderheiten bei Lesbierinnen, behinderten Frauen, Ausländerinnen etc. können hier nicht vorgestellt werden.

2.1.1 Anfänge der Sexualität

Die psychosexuelle Entwicklung beginnt spätestens mit der Geburt, wahrscheinlich jedoch schon zuvor. Lange bevor der Säugling den eigenen Körper zu entdecken beginnt und sich selbst körperliche Lust und Befriedigung verschaffen kann, wirken Stimuli wie Hautkontakt, Streicheln und die mütterliche Brust erregend und beruhigend auf das Kind. Nach der Geburt scheint es eine sehr sensible Phase zu geben, das sog. *Bonding* (engl. bond = Bindung), dessen Auswirkungen auf die psychosexuelle Entwicklung noch weitgehend unerforscht sind. Ebenso ist eine mögliche Entfremdung des Neugeborenen von seiner Mutter durch das vorherrschende System der Säuglingsbetreuung durch Fachpersonal in seiner Tragweite noch nicht erfaßt.

Kinder werden, sobald die Eltern das Geschlecht erfahren haben, von diesen auch als geschlechtlich betrachtet. Die Geschlechtsidentität – ob sich ein Kind als Junge oder Mädchen fühlt – wird, bis auf Ausnahmen, durch Erziehung und äußere Einflüsse in der frühen Kindheit festgelegt.

Mütter sind in unserer Gesellschaft fast immer die wichtigste Bezugsperson für Kinder in den ersten Lebensjahren. Da unsere Gesellschaft stark heterosexuell ausgerichtet ist, fällt es der Mutter leichter, dem Geschlecht ihres Sohnes liebevollere Aufmerksamkeit zu geben, als dem ihrer Tochter.

Dieser „kleine Unterschied" hat Folgen: Das Mädchen genießt nicht nur weniger sexuelle Stimulation, es wird auch früher von der Brust entwöhnt und unnachgiebiger zur „Sauberkeit" erzogen. Da die weiblichen Geschlechtsorgane weniger sichtbar sind, wird auch die sexuelle Erregung des weiblichen Säuglings kaum wahrgenommen. Stimuliert das Mädchen seine Klitoris und Vagina mit den Händen, so löst dies bei Müttern Gefühle von Ambivalenz oder Ablehnung aus. Die Sexualität des kleinen Mädchens ist *weniger erlaubt* als die des kleinen Jungen.

Die Gefühle der Mutter übertragen sich auf das Kind und sind Grundlage für dessen Selbstwert- und Körpergefühl. Die nonverbale Botschaft, daß die Vagina allenfalls zur Ausscheidung und Sauberhaltung existiert, wird von Mädchen lange vor einer „Aufklärung" verinnerlicht und führt dazu, daß sie ihre Sexualität mit Heimlichkeit und Scham besetzen.

Aus **psychoanalytischer Sicht** wird die Wichtigkeit eines anwesenden, in der Kindererziehung involvierten *Vaters* hervorgehoben, der dann eine ödipale Beziehung zu seiner Tochter aufbauen könnte. *Christiane Olivier* beschreibt die ödipale Beziehung als die besondere zwischen Mutter und Sohn sowie Vater und Tochter, deren gegengeschlechtliche Ausrichtung ermöglicht, daß das Kind aufgrund seiner Andersartigkeit ohne Vorbehalte angenommen und geliebt werden kann. Dessen Geschlechtlichkeit kann positiv verstärkt werden, während der Respekt vor der Intimsphäre beim gleichgeschlechtlichen Kind sinkt. An das gleichgeschlechtliche Kind werden (oft unbewußt) höhere Erwartungen gestellt, es soll die eigenen Wünsche und Träume verwirklichen, und kann sogar als Konkurrent empfunden werden.

> Gesichert ist, daß die gelebte und gezeigte sexuelle Beziehung der Eltern zueinander und ihr eigenes Körperverständnis sich wesentlich auf das Selbstverständnis und Körpergefühl des Kindes auswirken. Wenn offen und selbstverständlich Zärtlichkeiten untereinander und mit dem Kind ausgetauscht und dessen Grenzen akzeptiert werden, so hat es gute Voraussetzungen, beziehungsfähig zu werden und sich auf lustvolle Sexualität einlassen zu können.

Wenn die Grenzen des Kindes nicht wahrgenommen oder wissentlich übergangen werden (in extremster Form durch Inzest), so bestimmen Ohnmachts- und Angstgefühle dessen weitere Entwicklung.

Spätestens mit Erreichung des Vorschulalters wirken massive gesellschaftliche Einflüsse auf die Kinder ein: Sie sind, in zunehmend jüngerem Alter, Konsumenten von Medien und Gütern stark sexueller Natur. Die immergleiche Rollenzuweisung von männlicher Aktivität und weiblicher Passivität findet sich schon in den meisten Kinderbüchern und Märchen, und das Mädchen ist eifrig bedacht, die an sie gestellten Wünsche und Anforderungen zu erfüllen, um die ersehnte Anerkennung und Liebe zu erhalten.

Bis etwa zum 7./8. Lebensjahr führen die meisten Mädchen gemeinsam mit Jungen Doktorspiele und andere sexuelle Spiele durch, um sich gegenseitig zu erforschen. Danach wenden sich die Mädchen (wie auch die Jungen) eher gleichgeschlechtlichen Freunden zu. Viele haben eine „Busenfreundin", eine Gleichaltrige, mit der sie ihre gesamte Empfindungswelt teilen, auch die Sexualität, die nach wie vor ein äußerst spannendes Thema darstellt.

2.1.2 Sexualität in Pubertät und Adoleszenz

Unter *Pubertät* wird das Alter von etwa 10–14 Jahren verstanden, unter *Adoleszenz* der Zeitraum bis zum Erwachsenenalter (bis 18 Jahre). Auffälligste körperliche Veränderungen sind ein starker Wachstumsschub, Rundung von Becken, Gesäß und Brüsten, Schambehaarung und die Menarche (erste Menstruation).

In der Pubertät und Adoleszenz kollidieren gesellschaftliche Erwartungen mit der Abgrenzung von Eltern und Erwachsenenwelt. Die Suche nach einer eigenen Identität als Frau sowie das Ausprobieren von Liebesbeziehungen und Persönlichkeitsentwürfen sind in diesen Jahren wichtig.

Die Statusunsicherheit zwischen Kindes- und Erwachsenenrolle kann neben den körperlichen und hormonellen Veränderungen zu psychischen Krisen führen. Psychoanalytisch gesehen, kann der frühkindliche Mangel der ödipalen Beziehung dazu führen, daß der abwesende Vater idealisiert wird (Märchenprinz), und der Wunsch nach Bestätigung (durch den Vater) auf die späteren Liebesbeziehungen übertragen wird, man spricht von *narzistischer Objektbesetzung*. Diesem Narzißmus liegt jedoch kein Übermaß, sondern ein Mangel an Selbstliebe und Selbstbewußtsein zugrunde. Selbstliebe entsteht durch die Akzeptanz der eigenen Person, des eigenen Körpers und der eigenen Geschlechtsidentität.

Die Sexualaufklärung durch Eltern und Pädagogen beschränkt sich in den meisten Fällen auf Fakten aus der Biologie, Verhütungsmöglichkeiten und Hygiene. Somit wird eher eine Nichtaufklärung in Dingen der Sexualität und der damit verwobenen Gefühlswelt betrieben. Selbst bei der Erwähnung der Klitoris als weiblichem Geschlechtsorgan wird deren herausragende Bedeutung als Quelle der Lust und orgastischer Potenz verschwiegen. Das Thema Onanie (Selbstbefriedigung) wird ebenfalls kaum behandelt.

Da sich die psychische unabhängig von der körperlichen Reife entwickelt, werden manche

Mädchen trotz vorheriger Aufklärung von der Menarche regelrecht überfallen, während andere schon sehnsüchtig darauf warten, um von den Freundinnen als gleichwertig anerkannt zu werden. Aufgrund *fehlender Initiationsriten* in unserem Kulturkreis wird die Menstruation selten positiv mit der Sexualität und Geschlechtsreife in Verbindung gebracht. Scham und Ekel sind viel eher Reaktionen auf das Menstrualblut, dessen Tabuisierung eine lange und traurige Geschichte hat.

Die *peer group*, eine Bezeichnung für die gleichaltrige, gemischtgeschlechtliche Freundesgruppe oder Clique, wird zur neuen normgebenden und identifikatorischen Instanz, aber auch zum Rahmen, in dem ein emotionaler Austausch möglich ist. Hier kann die eigene Anziehungskraft auf das andere Geschlecht ausprobiert werden, wobei sich Mädchen meist an den gängigen Rollenerwartungen und -klischees orientieren. Nachdem anfangs Schwärmlieben, Küssen, Streicheln und „miteinander gehen" den Umgang prägen, erhalten Petting und Geschlechtsverkehr einige Jahre später die zentrale Aufmerksamkeit. Dabei können Mädchen dem Druck von widersprüchlichen Erwartungen ausgesetzt sein (Eltern und Kirche versus peer group). Sexualität ist oft ein Symbol für die Befreiung: nach dem ersten Geschlechtsverkehr fühlt sich das jugendliche Mädchen erwachsen. Über die eigenen Gefühle und sexuellen Bedürfnisse zu sprechen, ist für eine Jugendliche fast unmöglich, so sehr ist das Bild der passiven Frau verinnerlicht.

2.1.3 Sexualität als erwachsene Frau

Der Übergang zur „Erwachsenensexualität" ist fließend. Die eigene sexuelle Orientierung, ob zur Hetero-, Homo- oder Bisexualität, wird den meisten Menschen spätestens im frühen Erwachsenenalter bewußt. Während dieser Zeit ist die Sexualität für manche Frauen von Unsicherheit und Ängsten geprägt, zum Teil durch reale Gewalterfahrungen. Andere können diese Zeit genießen und eigene sexuelle Wünsche und Vorlieben entdecken.

Unsere gesellschaftlichen Normen sind auf Paar- und Familienbindungen fixiert, obgleich heute ein großer Prozentsatz Erwachsener allein lebt. In unserer Kultur wird Sexualität zum Statussymbol, zum Beweis für Gesundheit und Erfolg erhoben. Sex ist ein Wirtschaftsfaktor und wird zum Verkauf von allen erdenklichen Waren vermarktet. Die gegenseitige Achtung der Sexualpartner sowie die Übernahme von Verantwortung füreinander, die als Maßstab für „erwachsene" Sexualität wünschenswert wären, treten häufig hinter die Durchsetzung eigener Lustbefriedigung zurück.

> In vielen Paarbeziehungen hat Sexualität einen zentralen Stellenwert, und sie ist häufig die alleinige Ausdrucksmöglichkeit von Intimität und Gemeinsamkeit.

2.1.4 Sexualität in der Schwangerschaft

Die erste Schwangerschaft bedeutet für Frauen nicht nur enorme körperliche, sondern auch psychische Veränderungen. Die Frage der Sexualität in der Schwangerschaft, die durch religiöse und gesellschaftliche Einflüsse tabuisiert ist, kann Verunsicherung auslösen. Die madonnenhaft symbolisierte Geschlechtslosigkeit der (werdenden) Mutter sowie die Nichtentsprechung des gesellschaftlichen Schönheitsideals beeinflussen das Selbstverständnis und Körpergefühl einer schwangeren Frau. Ein nicht unbedeutender *Eingriff in die Intimsphäre* von Schwangeren kann von dem herrschenden medizinischen System ausgehen.

Der Einsatz von vaginalem Ultraschall, routinemäßige vaginale Untersuchungen bei jeder Vorsorgeuntersuchung und Amnioskopien (Fruchtwasserspiegelungen) ab dem errechneten Entbindungstermin sind unter diesem Aspekt fragwürdig. Sexuelle Gewalterfahrungen können eine Kontraindikation für die angeführten Maßnahmen bedeuten.

Die am häufigsten geschilderten emotionalen Bedürfnisse an den Partner sind die nach gesteigertem Zärtlichkeitsaustausch und Bestätigungswünsche. Diese Wünsche beziehen sich auf dessen positive Einstellung zum Kind, zur Schwangerschaft und zur Beziehung zwischen den Partnern selbst. Mit der Entscheidung, gemeinsam ein Kind zu bekommen, hat die Beziehung ihre eventuell vorher vorhandene Unverbindlichkeit verloren, bei jedem weiteren Kind beginnt eine erneute Belastungsprobe.

- Im **ersten** Trimenon (Schwangerschaftsdrittel) können Koituswünsche aufgrund verschiedener körperlicher Beschwerden (z. B. Erbrechen und Müdigkeit) und Ängste (z. B. den Embryo zu verletzen oder einen Abort zu riskieren) in den Hintergrund treten.
- Das **zweite** Trimenon wird oft als stabilere Phase erlebt. Körperliche Beschwerden sind seltener, und die Angst vor einem Abort tritt in den Hintergrund. Obwohl viele Paare wieder eine intensive sexuelle Beziehung zueinander finden können, ist das sexuelle Verlangen häufig geringer als vor der Schwangerschaft.

  Neue Stellungen auszuprobieren, weil der sich rundende Bauch mehr Platz benötigt, kann für Paare eine erfrischende Abwechslung zu evtl. eingefahrenen Liebespraktiken bedeuten.
- Im **dritten** Trimenon wird von den meisten Schwangeren die sexuelle Betätigung wieder eingeschränkt. Körperliche Veränderungen, wie der nun schwerfällig werdende Bauch, ungewohnt große, empfindliche und evtl. laktierende Brüste, Krampfadern und Hämorrhoiden können das Selbstbild verunsichern. Manche Frauen befürchten, daß Geschlechtsverkehr dem Ungeborenen schaden und Orgasmen in den letzten Schwangerschaftsmonaten zur Frühgeburt führen können.

> Wissenschaftliche Beweise, die ein *Verbot von Sexualaktivitäten in der Schwangerschaft* rechtfertigen, existieren nicht: Das **Empfinden der Frau** soll das Maß sein, ob und welchen Sex sie hat.

Tatsächlich befindet sich in der Samenflüssigkeit eine relativ große Menge an *Prostaglandinen* (hormonähnliche Substanzen mit gefäßerweiternder und *wehenauslösender Wirkung*), was jedoch nur den wehenbereiten Uterus (Gebärmutter) beeinflußt. Wenn bereits Frühgeburtsbestrebungen bestehen, kann das Paar, *solange sich der geburtshilfliche Befund nicht verschlechtert*, weiterhin Geschlechtsverkehr haben und dabei Kondome benutzen.

Zur Geburtseinleitung am und über dem errechneten Geburtstermin ist lustvoller Sex geradezu ideal.

Das Thema „Sexualität in und nach der Schwangerschaft" sollte in der Geburtsvorbereitung und Schwangerenberatung angesprochen werden.

2.1.5 Sexualität der Geburt

Zweifellos ist eine Geburt ein sehr individueller und intimer Vorgang. In unserem Kulturkreis ist er jedoch, ähnlich wie der Tod, aus den normalen Lebenszusammenhängen herausgelöst worden, um von Fachpersonal geleitet, überwacht und kontrolliert zu werden.

In den letzten Jahren werden emanzipatorische Forderungen in der Geburtshilfe laut. Immer mehr Frauen wollen die Geburt auch als eine ihnen zustehende sexuelle Erfahrung genießen. Die beteiligten professionellen Helfer und Helferinnen werden mit diesen Forderungen konfrontiert und müssen damit umgehen. Wie schwierig es ist, diese Tatsache anzunehmen, zeigen die steten Bestrebungen, Frauen während des Geburtsvorganges zu entsexualisieren.

Obwohl die medizinische Indikation dafür äußerst fragwürdig ist, werden den Frauen weiterhin die Schamhaare rasiert, ihre intimen Körpergerüche durch das „Einlauf/Bad-Ritual" neutralisiert und ihre persönliche Kleidung gegen das uniforme, frisch desinfizierte Klinikhemd ausgetauscht.

Diese Praktiken erinnern an die Zeit der Kindheit, in der die Sexualität des kleinen Mädchens unterdrückt und verschwiegen wurde.

Tatsächlich ist der Geburtsvorgang, psychologisch gesehen, oft mit einer *Regression* der Gebärenden verbunden, die unterschiedlich stark ausgeprägt sein kann. Gebärende können ganz von ihren Gefühlen und Körpererleben in Anspruch genommen sein und den Sinn für die äußere Realität (Ort und Zeit) verlieren. Die Gebärende kann in Verhaltens- und Ausdrucksweisen ihrer Kindheit zurückfallen, z. B. Rufen nach der Mutter, weinen, trotzen, klammern etc. Es kann eine Übertragung der Mutterfigur auf die Hebamme und der Vaterfigur auf den Arzt erfolgen.

Die Frau fühlt sich in ihre kindliche Ohnmacht zurückversetzt und sieht in der Hebamme die (böse) Mutter, im Arzt den (bösen) Vater. Ob die Regression einer Gebärenden eine Reaktion auf vorherige Entmündigung durch das Personal und die Institution Krankenhaus ist oder einen primären Vorgang darstellt, ist noch ungeklärt.

Diese psychologischen Zusammenhänge erklären, warum sich einige Frauen nach vollendeter Geburt für ihr Verhalten schämen, Niederlage und Demütigung empfinden. Die Zufügung von Schmerzen und Wunden kann gefühlsmäßig einer Vergewaltigung gleichen. Frauen, die in ihrer Kindheit oder später sexuell mißbraucht worden sind, können diese Erinnerungen oft nur schwer von der Geburt trennen. Auswirkungen sind unverhältnismäßige Verkrampfungen und Schmerzen sub partu, vor allem bei vaginalen Untersuchungen.

Das Angebot, über Erlebtes zu sprechen, kann dann befreiend wirken, wobei der Frau die Möglichkeit gegeben werden muß, das Angebot abzulehnen, etwa „Haben Sie beim Frauenarzt oder zuhause einmal etwas Schlimmes erlebt?"

Die meisten Frauen erleben die Geburt allerdings ohne diese Dramatik, sondern als schmerzhafte Wehen- und Preßarbeit, die oft an und manchmal bis über die Grenze ihrer Leistungsfähigkeit geht.

Hebamme und Arzt sind häufig sehr gefordert und involviert, und in ihrem Verständnis sind *sie* es, die die eigentliche Geburtsarbeit leisten.

Unabhängig vom Grad der Entmündigung überwiegt bei den meisten Frauen direkt nach der Geburt die Erleichterung über deren glücklichen Ausgang. Monate später folgt jedoch mitunter, verstärkt nach Kaiserschnittgeburten, das Gefühl, etwas verpaßt zu haben. Schließlich gibt es auch Frauen, die in der Geburt erotische Komponenten verspüren. Die Gemeinsamkeiten der Geburt mit der Sexualität, das sich Öffnen, sich Hingeben, heftiges Atmen und Stöhnen, das Beteiligtsein derselben Organe, kann zu einem sehr intensiven, positiven Erlebnis führen. Manche Frauen empfinden Erleichterung während der Wehen, wenn sie dabei onanieren oder in rhythmischer Stimulation im Bett auf- und abschaukeln. Das Wehenhormon Oxytocin wird bei sexueller Erregung ausgeschüttet (z. B. durch Brustwarzenstimulation), was beim Geburtsstillstand einsetzbar ist.

> Den Frauen, die in Würde, unter Wahrung ihrer Intimsphäre und aus eigener Kraft heraus gebären, kann diese **Erfahrung ihrer Potenz** eine enorme Steigerung ihres Körper- und Selbstwertgefühls bedeuten.

Wichtig für die Arbeit mit Gebärenden ist das Wissen um ungleiche Machtverhältnisse zwischen Gebärender und Fachpersonal. Hebammen und Ärzte laufen leicht Gefahr, ihre Fachkompetenz über das Selbstbestimmungsrecht der Frau zu stellen und damit deren Würde zu verletzen. Dies kann für Sexualität und Psyche der betroffenen Frau schwerwiegende Konsequenzen haben.

Vaginale Untersuchungen sollten deshalb mit größtem Einfühlungsvermögen und unter Wahrung der Intimsphäre vorgenommen werden, Grund und Ergebnis der Untersuchung sollten der betroffenen Frau jedesmal genau erklärt werden. Bei invasiven Eingriffen (z. B. Muttermunddehnung, Dammschnitt, Zangen-, Saugglockenentbindung und Kaiserschnitt) gilt dies, trotz aller manchmal notwendigen Eile, verstärkt. Eine notwendige Wundnaht sollte so schmerzlos und würdebewahrend wie möglich durchgeführt werden. Es gibt selten eine medizinische Notwendigkeit für die vaginale Entlassungsuntersuchung post partum.

2.1.6 Sexualität nach der Geburt

Die meisten Studien über Sexualität nach der Geburt beschäftigen sich damit, ab wann und wie häufig wieder Geschlechtsverkehr stattfindet, und nur wenige beziehen emotionale Aspekte und sexuelle Bedürfnisse der Frauen mit ein.

Die Zeitspanne, nach der Frauen wieder sexuell aktiv werden möchten, ist individuell verschieden und variiert von *1 Woche bis zu 1 Jahr* oder länger, wobei mehrere Monate durchaus normal sind. Während die Rückbildungs- und Heilungsvorgänge meist weitestgehend mit dem Wochenbett (6–8 Wochen nach der Geburt) abgeschlossen sind, können schlecht heilende Dammnähte noch monatelang Schmerzen beim Geschlechtsverkehr auslösen. Hormonelle Auswirkungen wie eine trockene Scheide trotz sexueller Erregung dauern häufig, aufgrund des niedrigen Östrogenspiegels, bis nach dem Ende der Stillzeit an. Hier können wasserlösliche Gleitcremes oder Gels empfohlen werden.

Der plötzlich extrem veränderte Körper nach einer Geburt kann sich für eine Frau völlig fremd anfühlen. Die neue Form und Festigkeit der Brüste kann verwirrend sein, Größe und Tonus der Vagina sowie temporäre Harninkontinenz können Ängste auslösen. Diese Ängste können gemildert werden, indem die Wirkung von Beckenbodenübungen auf die Blasen- und Scheidenmuskulatur erklärt wird und Informationen über Rückbildungskurse angeboten werden.

Die wenigsten Frauen haben aufgrund einer Geburtswunde oder eines negativen Geburtserlebnisses während des Wochenbettes das Bedürfnis nach Geschlechtsverkehr, doch gibt es Ausnahmen. Wenn ein Paar es wünscht, kann es mit Kondomen für gegenseitigen Infektionsschutz auch schon während des Wochenflusses Verkehr haben. Das Bedürfnis nach körperlicher Intimität mit dem Partner beschränkt sich meist vorerst auf Kuscheln und Zärtlichkeiten, wobei viele Frauen sich am liebsten nur verwöhnen lassen würden, anstatt selbst aktiv zu werden. In der ersten Phase ist dies für die meisten Männer nachvollziehbar. Wenn sich jedoch die sexuelle Lust ihrer Partnerinnen nach Wochen oder Monaten nicht wieder einstellen will, kann es zu einer Krise in der Paarbeziehung kommen.

Ursachen für die sexuelle Unlust sind vielfältig: Der intensive körperliche und emotionale Kontakt zum Kind, vor allem während der Stillzeit, kann das Bedürfnis nach körperlicher Nähe vollkommen oder zum größten Teil ausfüllen, und die mögliche erotische Komponente einer Stillbeziehung ist bekannt. Nicht selten fühlen sich Väter aus dieser engen Beziehung ausgeschlossen und reagieren mit Eifersucht und schließlich Rückzug. Ständige Müdigkeit bis Erschöpfungszustände durch zuwenig ununterbrochenen Schlaf und die psychisch und physisch anstrengende Versorgung des Säuglings sind weitere hinderliche Einflüsse.

Das Sexualleben post partum „normalisiert" sich meist nach einigen Monaten; es gibt aber auch Paare, bei denen die Sexualität nie wieder so ist wie vor der Geburt des ersten Kindes.

2.1.7 Sexualität in den Wechseljahren

Das Klimakterium (Wechseljahre) bezeichnet die Übergangsphase der Frau in das nichtgebärfähige Alter, ein natürlicher Prozeß der Veränderung im Leben jeder Frau. Hormonelle und neurophysiologische Veränderungen setzen im allgemeinen mit etwa 40–45 Jahren ein, die Menopause tritt durchschnittlich um das 50. Lebensjahr herum ein.

Etwa 50% der Frauen leiden an den typischen Symptomen wie *Hitzewallungen* und *Schweißausbrüchen*.

Simone de Beauvoir schrieb dazu: „Das *kritische Alter* zeichnet sich durch bestimmte organische Störungen aus, aber erst der symbolische Wert dieser Störungen verleiht ihnen ihre Bedeutung".

Mögliche, die Sexualität betreffende körperliche Veränderungen sind vor allem eine allmähliche Verdünnung der Vaginalhaut, Verringerung der Vaginalsekretion und Verzögerung der vaginalen Gleitfähigkeit bei sexueller Erregung. Diese Veränderungen sind bei einem aktiven Sexualleben, auch durch Selbstbefriedigung, geringer. Die Wechseljahre werden häufig als Phase eines *Hormonmangels* interpretiert und somit zu einem mit Hormonen zu behandelnden Zustand.

Die **Hormonersatztherapie**, von vielen Frauen als Segen empfunden, ist jedoch medizinisch nicht unumstritten. Der Einsatz alternativer Therapien findet immer mehr Beachtung, vor allem in der Frauenliteratur.

Die derzeit herrschende Sexualmoral verbindet Sexualität mit Fortpflanzungsfähigkeit und setzt voraus, daß klimakterische Frauen ihr Interesse an sexueller Lust und sexuellen Praktiken verlieren. Dies entspricht insoweit der Realität, als in dieser Zeit häufiger verschriebene Medikamente wie Antidepressiva, Antihypertensiva, Schmerz-, Schlaf- und Beruhigungsmittel libidosenkend wirken können.

Verschiedene Faktoren können das Sexualleben günstig beeinflussen: Durch den Wegfall der Verhütungslast kann die Sexualität nun befreiter sein. Mit dem Auszug der mittlerweile erwachsenen Kinder entsteht die ursprüngliche Zweierkonstellation, wodurch die sexuelle Beziehung eine neue Belebung erfahren kann. Tatsächlich erleben Frauen, die in dieser Lebensphase einen neuen Partner finden, eine Steigerung ihres sexuellen Empfindens.

Die Zeit des Wechsels wird jedoch von vielen Frauen als *Krise* erlebt: Innere Leere durch den Weggang der Kinder, neue Abhängigkeiten durch die Pflege der eigenen Eltern und Verluste (Weggang oder Tod des Partners, Tod einer nahestehenden Person, eigene Krankheit) sind häufige, zeitgleiche, äußere Umstände. Die gesellschaftlichen Ideale von Jugend, Schönheit und Vitalität implizieren ein Schwinden der erotischen Anziehungskraft, ja der Weiblichkeit an sich.

In der Auseinandersetzung damit wird die Entwicklung eines neuen *Selbstbildes* erforderlich, das den sich verändernden Körper positiv annehmen kann.

2.1.8 Sexualität im Alter

Als „alt" werden Frauen ab 60 Jahren bezeichnet, eine willkürliche Einteilung, die medizinisch als Senium bezeichnet wird. Entgegen allen gängigen Vorurteilen ist bei Frauen (wie auch bei Männern) ein aktives Sexualleben bis ins hohe Alter möglich, und für manche bedeutet Sexualität eine Bereicherung der Lebensqualität. Gleichwohl sind viele ältere Frauen nicht mehr sexuell aktiv, die Gründe dafür können bisher unbefriedigend verlaufende Sexualbeziehungen, das Fehlen eines Partners oder gesundheitliche Bedingungen sein (70% der Frauen über 65 Jahre sind entweder verwitwet, geschieden oder ledig). Sexualität, mit Ausnahme der Selbstbefriedigung, beschränkt sich für ältere Frauen in der Regel auf die Ehe, in der häufig körperliche Gebrechen des oft älteren männlichen Partners zur Einschränkung des Sexuallebens führen.

Nicht zu unterschätzen ist die gesellschaftliche Diskriminierung der Sexualität von alten Menschen. Diese wird durch die Medien entweder totgeschwiegen oder aber als abstoßend und pervers dargestellt. Diskriminierung äußert sich ganz real in der mangelnden Privatsphäre in Alters- und Pflegeheimen, die den Bedürfnissen alter Menschen nach körperlicher Nähe und Sexualität entgegenstehen.

Sexualität im Alter, insbesondere die von Frauen, ist eines der größten Tabus in unserer Gesellschaft.

2.2 Rolle der Frau in unserer Gesellschaft

„Es gehört zu den Funktionen des Mannes, daß er grundsätzlich der Erhalter und der Ernährer der Familie ist, während es die Frau als ihre vornehmste Aufgabe ansehen muß, *das Herz der Familie zu sein.*" Diese im Familienrecht der Bundesrepublik bis 1977 verankerte Rollenzuweisung hat bis heute kaum an Wirkung eingebüßt.

Mädchen lernen von klein auf hübsch, sauber, bescheiden und zurückhaltend zu sein. Später kommen weitere „weibliche" Attribute wie mütterlich, fürsorglich, ausgleichend und verständnisvoll dazu. Die gesellschaftlichen Rollenzuweisungen in hohem Maße akzeptierend, wählen Mädchen trotz gleicher oder besserer Noten und Schulabschlüsse zum großen Prozentsatz sog. Frauenberufe. Grund dieser Berufswahl ist meist die Überzeugung, daß Frauenberufe besser mit einer Familie vereinbar seien.

Während des Arbeitsverhältnisses sind Frauen nur zu einem geringen Prozentsatz gewerkschaftlich organisiert und neigen dazu, kaum Forderungen in Bezug auf Verbesserung von Lohn oder Arbeitssituation zu stellen. Die Entwicklung im universitären Bereich ist ähnlich.

Gesellschaftlich ist die Vorstellung noch vorherrschend, daß eine Mutter in der ersten Lebensphase voll und ganz für das Kind da sein und nicht berufstätig sein sollte. Gründe für diese rollenkonforme Entwicklung sind u. a. fehlende Betreuungsmöglichkeiten für Kinder sowie die innerfamiliäre Arbeitsteilung. Nach wie vor liegt die Haupt-, in vielen Bereichen die Alleinzuständigkeit für Hausarbeit und Kinderbetreuung bei den Müttern.

Mit den Wechseljahren setzt eine im Vergleich zur Glorifizierung der Mutterrolle starke gesellschaftliche Abwertung der Frauenrolle ein. Auf das „gesellschaftliche Abstellgleis" geschoben, werden viele Frauen als Großmütter zum zweiten Mal unentgeldliche Kinderbetreuerinnen. Nach lückenhafter Berufslaufbahn und schlechten Chancen für einen Wiedereinstieg in das Berufsleben haben Frauen im Alter oft schlechte finanzielle Bedingungen, vor allem nach dem Tod oder der Trennung von ihrem Ehemann.

Um die Kontinuität der Benachteiligung von Mädchen und Frauen aufzubrechen, ist es u. a. nötig, die Rollenbilder von Müttern und Vätern so zu erweitern, daß sie sich in vielen alltäglichen Arbeitsbereichen überlagern und eine gemeinsame Erziehung der Kinder ermöglichen. Die Arbeitsfelder der Hebamme in Geburtsvorbereitung und Wochenbettbetreuung bieten gute Möglichkeiten, werdenden Eltern Anstöße für die hierfür notwendige Bewußtseinsveränderung zu geben.

2.3 Familienplanung

Cordula Ahrendt

Die heutigen Möglichkeiten der Kontrazeption (Empfängnisverhütung) erlauben jedem Menschen eine freie individuelle Gestaltung des sexuellen Lebens und eine bewußte Entscheidung zum Kinderwunsch. Trotzdem ist die Zahl der ungewollten Schwangerschaften aufgrund von mangelnder Information, Vorurteilen und fehlerhafter Anwendung der Verhütungsmethoden hoch. Hebammen und Ärzte können diesen Zustand entscheidend beeinflussen.

> Hebammen sind befugt, bei Fragen der Familienplanung in *eigener Verantwortung* aufzuklären. Diese Tätigkeiten kann die Hebamme in Beratungsstellen und vor allem im Bereich der Nachsorge ausüben.

2.3.1 Beratungsstellen

Das Schwangeren- und Familienhilfegesetz vom 27. 7. 1992 sichert jeder Person das Recht auf Beratung in Fragen der Sexualaufklärung, Verhütung und Familienplanung. Ausgehend davon muß jedes Bundesland ein plurales Angebot von Beratungsstellen einrichten.

Diese werden von verschiedenen mit öffentlichen Geldern geförderten Trägern angeboten: Kommunen, Arbeiterwohlfahrt, Diakonisches Werk, Caritas Wohlfahrtsverband, Gesellschaft für Sexualberatung und Familienplanung e. V., Pro Familia.

2.3.2 Möglichkeiten der Kontrazeption

Kontrazeptiva sind Mittel zur Schwangerschaftsverhütung bzw. -planung. In der deutschen Literatur werden Kontrazeptiva als „Mittel zum Zwecke der Familienplanung und Geburtenkontrolle" beschrieben. Das **Prinzip der Empfängnisverhütung** besteht darin, in den natürlichen Prozeß der Entstehung einer Schwangerschaft einzugreifen:

- zur *Verhinderung der Befruchtung* (Konzeption)

- zur *Verhinderung der Einnistung* einer bereits befruchteten Eizelle in die Gebärmutterschleimhaut.

Maßnahmen, die **nach** erfolgter Einnistung durchgeführt werden, definiert man in Deutschland eindeutig als Schwangerschaftsabbruch (z. B. Pille RU 486).

Die Entscheidung für ein Verhütungsmittel sollte von beiden Partnern getroffen werden. Die Sicherheit der Methoden wird international mit dem **Pearl-Index** (PI) beurteilt.

Es wird die Anzahl der ungewollten Schwangerschaften der jeweiligen Verhütungsmethode bezogen auf 100 Frauenjahre ermittelt (Versagerquote). Ein niedriger PI bedeutet gute, ein hoher PI unzureichende Sicherheit. Die Versagerquote ergibt sich sowohl aus den Unzulänglichkeiten der Methode, als auch aus fehlerhafter bzw. unzulässiger Anwendung.

Die Unterscheidung in natürliche und künstliche Verhütungsmittel ist für die Personengruppen von Bedeutung, die nicht mit den Lehren der katholischen Kirche in Konflikt geraten wollen. Nur die Methoden der periodischen Enthaltsamkeit werden zu den natürlichen Mitteln gezählt (Tab. 2.3-1).

Kontrazeption „ohne Mittel"

- Beim **Coitus interruptus** wird der Penis aus der Scheide gezogen, bevor es zum Samenerguß kommt. Wegen mangelnder Sicherheit (PI > 25) und Störungen des Sexuallebens ist diese Methode auf Dauer nicht zu empfehlen.
- **Methoden der periodischen Enthaltsamkeit** ermitteln die fruchtbaren Tage und verlangen in diesem Zeitraum eine *Abstinenz* oder ein Zurückgreifen auf andere Verhütungsmittel. Voraussetzung für eine wirksame Anwendung der Methoden ist eigene Körperbeobachtung und -erfahrung über einen längeren Zeitraum.

Ziel der Methoden ist die Bestimmung des Ovulationstermines. Da die Eizelle ca. 12 Stunden und Spermien ca. 72 Stunden befruchtungsfähig sind, beginnen 3–4 Tage nach der Ovulation die „sicheren Tage", wo eine Konzeption unwahrscheinlich ist."

Schwerer zu bestimmen ist die Anzahl der fruchtbaren Tage vor dem Eisprung. Der Ovulationstag ist nicht sicher vorhersehbar und damit ein Unsicherheitsfaktor für das Ermitteln der sicheren, unfruchtbaren Tage.

Die Methode zur Errechnung der unfruchtbaren Tage nach **Knaus** (Gynäkologe, Österreich) und **Ogino** (Gynäkologe, Japan) ist mit einem PI von 18 sehr unsicher und wird hier nicht weiter erläutert.

- **Temperaturmethode.** Durch Ermitteln der rektalen oder oralen morgendlichen Temperatur unter Ruhebedingungen und nach einer Mindestnachtruhe von 6 Stunden kann der Ovulationszeitpunkt mit einer Genauigkeit von 1–2 Tagen bestimmt werden. Nach der Ovulation kommt es zum Temperaturanstieg (s. S. 55). Diese hypertherme Phase hält bis zum Ende des Zyklus an. Bei der *strengen Form der Temperaturmethode* gilt nur die Zeit ab 3. Tag der hyperthermen Phase als sicher unfruchtbar (PI 1).

Tab. 2.3-1: Methoden der Empfängnisverhütung

Methoden ohne Mittelanwendung	– Coitus interruptus – periodische Enthaltsamkeit = Rhythmusmethoden; Temperaturmethode, Billings, Farnkraut-Test, Symptothermale Methode
chemische Methoden	– Spermizide: Gel, Creme, Spray, Vaginaltabletten
mechanische Methoden	– Barrieremethoden: Kondom, Diaphragma, Portiokappe – Intrauterinpessar
hormonelle Methoden	– Ovulationshemmer (Kombinationspräparate) – Minipille (ohne Ovulationshemmung) – Morning-after-pill (Nidationshemmung nach erfolgter Konzeption)
irreversible Methoden	– Sterilisation von Frau und Mann

Für die *erweiterte Form* werden zusätzlich auch am Zyklusanfang unfruchtbare Tage angegeben. Der Tag des frühesten Eisprungs in 12 Zyklen minus 7 Tage ist der letzte unfruchtbare Tag vor dem Eisprung. (PI 3) (Abb. 2.3-1).
• Die **Billings-Methode** ist erst seit 1972 bekannt und beruht auf der Tatsache, daß der sonst zähe, undurchsichtige Zervikalschleimpfropf zum Zeitpunkt der Ovulation durchsichtig, dünnflüssig und spinnbar ist. Durch tägliches Fühlen der Spinnbarkeit und Konsistenz des Zervixschleimes sowie Beobachten von Menge und Aussehen ist eine Bestimmung der sicheren Tage möglich. Die fruchtbaren Tage werden ab Abgang von flüssigem Schleim bis zum 4. Tag nach dem letzten „nassen", spinnbaren Schleim gezählt. Der exakte Tag der Ovulation ist nicht bestimmbar (PI 15–25).
• **Farnkrauttest.** Läßt man einen Tropfen Zervikalschleim auf einem Objektträger eintrocknen, kann unter einem Mikroskop mit 100facher Vergrößerung das Farnkraut-Phänomen wäh-

Abb. 2.3-1: Kombinierte Anwendung aller Methoden der periodischen Enthaltsamkeit in einem Kurvenblatt rend der fruchtbaren Tage nachgewiesen werden. Im Handel ist dazu ein einfach zu handhabendes Miniaturmikroskop erhältlich. Der Verzweigungsgrad der Ästchen verändert sich parallel zum Östrogenspiegel. Das ansteigende Progesteron der zweiten Zyklushälfte verhindert die Ausbildung des Farnkrautmusters (PI liegt noch nicht vor) (Abb. 2.3-2). Zur Erhöhung der Sicherheit empfiehlt sich die **Sympto-thermale Methode**, eine Kombination zwischen Temperatur- und Zervikalschleimmethode (PI 1–3). Zusätzlich wird die Untersuchung des Muttermundes empfohlen, der zum Zeitpunkt der Ovulation zentriert und leicht geöffnet zu tasten ist (s. Abb. 2.3-1).

Abb. 2.3-2: a. Farnkrautphänomen unter Mikroskopsicht und spinnbarer Zervischleim = fruchtbare Tage, b. fehlendes Farnkrautphänomen und zäher Zervixschleim = unfruchtbare Tage

Bei Anwendung der folgenden Verhütungsmethoden ist Geschlechtsverkehr zu jedem Zeitpunkt im Zyklus möglich.

Chemische Methoden (Spermizide)

Die chemischen Verhütungsmittel funktionieren auf *doppelte Weise*:
Sie verschließen mechanisch den äußeren Muttermund mit einem zähen Film und *verhindern ein Fortbewegen der Spermien* an den Befruchtungsort.
Die Wirkstoffe Octoxinol und Nonoxinol lähmen bzw. töten die Spermien ab (*spermizide Wirkung*). Spermizidpräparate sind rezeptfrei in verschiedenen Applikationsformen erhältlich.

- **Gels, Cremes und Sprays** werden mit Hilfe eines Applikators direkt vor dem Verkehr in die Scheide eingeführt. Sie sind sofort wirksam, der Empfängnisschutz besteht ca. 15 min (Abb. 2.3-3).
- **Tabletten und Zäpfchen** müssen 10–15 min vor dem Verkehr eingeführt werden. Diese Zeitspanne muß eingehalten werden, da sich die Zäpfchen erst durch die Körpertemperatur und Feuchtigkeit in der Scheide auflösen müssen. Es besteht ein Empfängnisschutz von 1–2 Stunden. Vor jedem weiteren Verkehr ist immer eine erneute Applikation erforderlich.

Kommt es unter Anwendung der Methode zu einer Schwangerschaft, ist das Kind dadurch nicht gefährdet. Geeignet sind die chemischen Methoden für Frauen/Paare mit seltenem Verkehr und Frauen mit altersbedingter Scheidentrockenheit (PI 5–25). Der Empfängnisschutz durch Spermizide wird in Kombination mit Kondomen oder dem Diaphragma erhöht.

Abb. 2.3-3: a. Applikation von Spermiziden in die Scheide, b. Sitz der Portiokappe, c. Sitz des Diaphragmas

Mechanische Methoden

- Das **Kondom** ist eine Haut aus dünnem Gummi, die über den Penis gezogen wird und das Ejakulat nach dem Samenerguß auffängt. Zu empfehlen sind spermizid beschichtete Kondome. Richtige Anwendung ist Voraussetzung für eine relativ hohe Zuverlässigkeit (PI 3). Das Kondom wird frühzeitig vor dem Samenerguß über den erigierten Penis gezogen. An der Spitze des Penis darf es nicht zu eng anliegen, da es sonst beim Samenerguß zerreißen könnte. Nach dem Samenerguß muß das Kondom am Rand festgehalten und vor Erschlaffen mit dem Penis aus der Scheide gezogen werden.
- Das **Kondom für die Frau (Femidom)** kann jederzeit vor dem Geschlechtsverkehr in die Scheide eingeführt und zu einem beliebigen Zeitpunkt nach dem Verkehr entfernt werden. Es verschließt mit seinem inneren flexiblen Ring den Muttermund und paßt sich mit seiner Haut den Scheidenwänden an. Der äußere Ring muß außerhalb des Scheideneingangs sitzen (Abb. 2.3-4).

> Ein Kondom bietet als *einziges* Verhütungsmittel gleichzeitig auch Schutz vor Geschlechts- und Infektionskrankheiten (z. B. Aids).

- **Scheidendiaphragma und Portiokappe** (s. Abb. 2.3-3) befinden sich vor dem Muttermund und stellen eine Barriere für Spermien dar. Der Umgang mit diesen Verhütungsmethoden muß von den Frauen geübt werden. Das **Diaphragma** besteht aus einer weichen Gummimembran, die kuppelartig über einen elastischen Ring gespannt ist. Die unterschiedlichen Durchmesser von 70–90 mm bedingen eine individuelle Anpassung durch den Gynäkologen. Das Diaphragma erfüllt nur seine Funktion, wenn es richtig sitzt und mit einer spermiziden Creme angewendet wird. Es muß mit dem hinteren Rand am hinteren Scheidengewölbe anliegen und sich mit dem vorderen Rand hinter der Symphyse befinden. Die Portio sollte innerhalb des Spiralringes zu tasten sein.

Es darf wegen nachlassender Wirkung der Spermizide frühestens 2 Stunden vor dem Verkehr eingesetzt werden. Bei jedem weiteren Verkehr sollte nochmals Gel mit einem Applikator eingeführt werden, ohne den Sitz des Diaphragmas zu verändern. Frühestens 6 bis spätestens 24 Stunden nach dem letzten Samenerguß wird es wieder entfernt. Nach Geburten und Gewichtsveränderungen muß die Größe des Diaphragmas kontrolliert werden. Bei zusätzlicher Benutzung von Spermiziden liegt der PI zwischen 2–4.

Die **Portiokappe** besteht aus Zelluloid oder Plastikmaterial und saugt sich nach dem Aufsetzen an der Portio fest. Sie wird nach der Menstruation aufgesetzt und verbleibt während des

Abb. 2.3-4: Femidom und Anwendung

ganzen Zyklus bis einige Tage vor der zu erwartenden Menstruation (PI 7):

> Die **Barrieremethoden** (*Kondom, Diaphragma*) erreichen, wenn sie von einem Paar routiniert angewandt werden, den Sicherheitsbereich der Pille.

- Ein **Intrauterinpessar** (IUP, Spirale) ist ein kleiner biegsamer Gegenstand aus Kunststoff mit einem Faden am Ende. Es kann mit Kupfer umwickelt sein oder zusätzlich Hormone (Gestagene) enthalten. Die Spirale verhindert mechanisch die Nidation, das Kupfer hemmt die Beweglichkeit der Spermien, die Gestagene verursachen einen zähen Zervikalschleim. Das IUP wird vom Gynäkologen in den Tagen der Menstruation eingesetzt, da der Zervikalkanal weitergestellt ist. Nach Einlage sollte bald durch eine gynäkologische Untersuchung und Ultraschallkontrolle der richtige Sitz überprüft werden.

Folgende *Nebenwirkungen* sind möglich:

- *Zwischenblutungen* und *Extrauteringraviditäten*,
- verstärkte und *schmerzhafte Regelblutung*,
- *aszendierende Entzündungen* der Adnexe.

Entzündungen und Extrauteringraviditäten treten bei den neuen Spiralentypen immer seltener auf.

Mit Hilfe des kurzen Fadens, der aus dem äußeren Muttermund herausragt, kann das IUP jederzeit entfernt werden. Die Liegedauer beträgt für die gebräuchlichsten Kupferspiralen 3–5 Jahre. Es besteht ein zuverlässiger Empfängnisschutz (PI 2–3).

Das gestagenhaltige IUP hat sich nicht durchgesetzt, da ein jährlicher Wechsel notwendig ist.

Für Frauen, die noch kein Kind geboren und zukünftigen Kinderwunsch haben, ist diese Verhütungsmethode nicht so geeignet, aber nicht kontraindiziert (Abb. 2.3-5).

Hormonelle Methoden

Die „Pille" setzt sich aus synthetisch hergestellten Ovarialhormonen (Östrogene, Gestagene) zusammen. Man unterscheidet nach ihrer Wirkung die hormonelle Kontrazeption:

- *mit* Ovulationshemmung
- *ohne* Ovulationshemmung (Minipille)
- *mit Nidationshemmung* nach erfolgter Konzeption (Morning-after-pill).

Wirkungsweise hormonaler Kontrazeptiva und Präparate

Die Wirkung der **Ovulationshemmer** erstreckt sich auf verschiedene Organe:

Zwischen Hypothalamus, Hypophyse und Ovarien besteht ein Rückkopplungsmechanismus. Ein ausreichendes Angebot ovarieller Hormone führt zur Bremsung der Produktion von Gonadotropinen in der Hypophyse. Durch die daraus resultierende Unterdrückung der FSH- und LH-Produktion werden im Ovar Follikelwachstum und Eisprung gehemmt und die Hormonbildung stark vermindert. Ein zeit- und funktionsgerechter Aufbau der Gebärmutterschleimhaut kommt nicht zustande. Durch die Gestagenkomponente bleibt der Zervixschleim undurchdringbar für die Spermien (s. S. 55). Ovulationshemmer stellen eine hormonelle Situation ähnlich der Frühschwangerschaft her.

Je nach Hormonzusammensetzung werden folgende **Typen von Ovulationshemmern** unterschieden:

Abb. 2.3-5: Intrauterinpessare in Originalgröße, **a.** Lippes-Schleife, **b.** Multiload Cu 250, **c.** Nova T

- *Einphasenpräparate:* Über 21 Tage wird eine konstante Östrogen-Gestagen-Kombination eingenommen.
- *Zweiphasenpräparate:* Sie enthalten in der ersten Einnahmephase (9 Tage) nur Östrogene, in der zweiten Phase (12 Tage) Östrogen und Progesteron.
- *Zweistufenpräparate:* In der ersten Einnahmephase wird zum Östrogen ein niedrig dosiertes Progesteron hinzugegeben, das in der zweiten Phase höher dosiert kombiniert wird.
- *Dreistufenpräparate:* Die Östrogenmenge entspricht den Zyklusverhältnissen, die Gestagendosis steigt in 3 Stufen an (Abb. 2.3-6).

Abb. 2.3-6: Zusammensetzung der hormonellen Kontrazeptiva in Abhängigkeit vom Zyklustag

Ovulationshemmer können zu folgenden **Nebenwirkungen** führen: Zwischenblutungen, häufiger auftretene Scheidenentzündungen, Kopfschmerzen, Veränderungen der Libido, Spannungsgefühl in der Brust, Gewichtsveränderungen. Ernstzunehmende Komplikationen betreffen Frauen über 35 Jahre, Frauen mit Adipositas und Raucherinnen. Es bestehen Risiken für Hypertonie, Herzinfarkt, Thrombose und Stoffwechselstörungen.

- Die *Minipille* ist ein konstant niedrig dosiertes Gestagenpräparat. Sie erhöht hauptsächlich die Undurchlässigkeit des Zervixschleimes für Spermien und beeinträchtigt zum Teil die Ovulation. Durch die geringe Dosierung treten als Nebenwirkung vor allem Zyklusstörungen, z. B. Schmierblutungen auf.

Ovulationshemmer und Minipille werden über eine *Dauer von 21 Tagen* kontinuierlich eingenommen, anschließend folgt eine *Pause von 7 Tagen.* Voraussetzung für antikonzeptionellen Schutz ist die *gewissenhafte Einnahme alle 24 Stunden.* Bei einer Zeitverschiebung von nur 2–3 Stunden ist der Verhütungsschutz der Minipille nicht mehr gewährleistet. PI der Ovulationshemmer < 1, Minipille bei 3.

- Die *Morning-after-pill* ist kein Ersatz für die Pille, sondern für den Notfall gedacht. Die Hormongabe muß innerhalb von 48 Stunden nach dem konzeptionsverdächtigen sexuellen Kontakt erfolgen. Es erfolgt eine zweimalige Einnahme von 2 Tabletten mit einer Östrogen-Gestagen-Kombination im Abstand von 12 Stunden. Dadurch wird eine Abbruchblutung hervorgerufen und die Einnistung der befruchteten Eizelle verhindert. *Nebenwirkungen:* Übelkeit, Spannungsgefühl in der Brust und Zeitverschiebung der folgenden Menstruation.

Irreversible Methoden

Bei der **Sterilisation** wird durch einen chirurgischen Eingriff die Unfruchtbarkeit eines Menschen herbeigeführt. Sie ist die sicherste, aber endgültige Methode der Empfängnisverhütung für Mann oder Frau. Die freiwillige Sterilisation ist in Deutschland straffrei, aber nur ungenügend gesetzlich geregelt. Die Berufsordnung Deutscher Ärzte hält eine Sterilisation für zulässig, wenn medizinische, genetische oder soziale Gründe vorliegen. Der Arzt muß vor dem Eingriff seiner Aufklärungspflicht nachkommen.

Durch eine Laparoskopie (Bauchspiegelung) werden bei der Frau beide Eileiter mit elektrischem Strom koaguliert. Beim Mann wird der Samenstrang operativ durchtrennt.

Spermiogenesehemmung

Die medikamentöse Beeinflussung der Spermienreifung (*„Pille für den Mann"*) befindet sich bisher noch im Stadium des Experiments.

Empfängnisverhütung nach einer Geburt

Die Zeit unmittelbar nach der Geburt bietet einen guten Ansatzpunkt zum Überdenken der Kontrazeption. Da die Wöchnerin selten allein dieses Thema ansprechen wird, muß die Hebamme gezielt beraten. Während der genitalen Wundheilung ist aus hygienischen Gründen ausschließlich das Kondom zu empfehlen. Die Minipille kann ab der 2. Woche p. p. eingenommen werden. Sie beeinflußt das Stillen nicht. Etwa 4–6 Wochen p. p. muß wieder mit einem Eisprung gerechnet werden (s. Abschn. 6.2.2, S. 280), darum gelten folgende Hinweise:

- Stillt die Frau, sind *östrogenhaltige Pillen* kontraindiziert, da sie abstillen.
- *Scheidendiaphragma* und *Portiokappe* müssen bei der Nachuntersuchung neu angepaßt werden.
- *Intrauterinpessare* können nach vollständiger Rückbildung der Gebärmutter, (ca. 6 Wochen p. p.), eingesetzt werden.
- Frauen, die vor der Geburt mit den *Methoden der periodischen Enthaltsamkeit* ausreichend Erfahrungen gesammelt haben, können nach Beendigung des Wochenflusses wieder mit der Beobachtung des *Zervikalschleimes* beginnen. In der dritten Woche p. p. wird wieder mit dem Temperaturmessen begonnen, und ab der 6. Woche mit dem Untersuchen des Gebärmutterhalses. Solange eine Frau sich trocken fühlt, keinen Schleim beobachtet und keine Temperaturerhöhung feststellt, bestehen sichere Tage. Die Benutzung von Kondomen bringt zusätzliche Sicherheit.

2.3.3 Kinderwunsch, Sterilität, Infertilität

Der Wunsch nach einem Kind ist abhängig von der persönlichen Reife eines Menschen, vom Alter, dem sozialen Umfeld, von Partnerbeziehung, eigener Erziehung und zunehmend auch von materiellen Bedürfnissen.

Findet trotz Kinderwunsch und regelmäßigem Geschlechtsverkehr über 1–2 Jahre keine Befruchtung statt, spricht man von **Sterilität** (Zustand der Unfruchtbarkeit). *Ursachen* für die Sterilität liegen zu 50% bei der Frau, zu 35% beim Mann, und zu 15% bei beiden Partnern. Ist eine Befruchtung möglich, aber die Schwangerschaft kann nicht bis zur Geburt eines lebensfähigen Kindes ausgetragen werden, spricht man von der **Infertilität** der Frau. Der Gynäkologe kann durch Untersuchungen an beiden Partnern nach **Ursachen für die Sterilität** fahnden. Danach kann oft eine gezielte Therapie erfolgen.

Bei *Ovulationsstörungen* wird versucht, den **Eisprung hormonell auszulösen**. Bei *Verschluß der Tuben* oder Verwachsungen im Unterleib kommt die **mikrochirurgische Operationstechnik** zur Anwendung. Bei verschlossenen Eileitern oder gestörter Eileiterfunktion ergibt sich die Möglichkeit der **In-vitro-Fertilisation** (Befruchtung außerhalb des Körpers im Reagenzglas). Nach hormoneller Stimulierung der Follikelreifung werden mehrere Eizellen den Ovarien durch Laparoskopie oder transvaginal entnommen und mit den Samenzellen des Partners zusammengebracht. Nach erfolgter Zellteilung werden bis zu 3 Embryonen in den Uterus transplantiert. Die Erfolgsrate liegt bei 25%.

Das deutsche Embryonenschutzgesetz vom 1. 1. 1991 gibt klare Durchführungsvorschriften an und soll einen Mißbrauch mit menschlichen Keimzellen verhindern.

Bei intakten Eileitern und keiner nachweislichen Ursache für eine Sterilität (*„idiopathische Sterilität"*) wird ein **intratubarer Gametentransfer** durchgeführt. Gewonnene Eizellen und aufbereitetes Sperma werden während einer Bauchspiegelung zusammen in den Fimbrientrichter bzw. in den Eileiter gespritzt. Die Erfolgsrate liegt zwischen 30 und 40%.

Ungewollte Kinderlosigkeit und ihre Behandlung können bei einem Paar zu starken psychischen Belastungen führen.

Verwendete und empfohlene Literatur

Bast, Ch.: Weibliche Autonomie und Identität. Untersuchungen über die Probleme von Mädchenerziehung heute, 2. Auflage. Juventa Verlag, Weinheim, München 1991

Beck-Gernsheim, E.: Das halbierte Leben. Männerwelt Beruf, Frauenwelt Familie. S. 64, Fischer Verlag, Frankfurt/M 1987

Beauvoir, S. de: Das andere Geschlecht. Sitte und Sexus der Frau. Neuübersetzung, S. 724, Rowohlt Verlag, Reinbek 1992

Döring, G. D.: Empfängnisverhütung. 12. Auflage, Thieme Verlag, Stuttgart 1990

Enkin, M., Keirse, M., Chalmers, I.: A Giude to Effective Care in Pregnancy and Childbirth, 7. Auflage. Oxford University Press, New York, Toronto 1991

Kitzinger, J.: Countracting, Not Reenacting, the Violation of Women's Bodies. The Challenge for Perinatal Caregivers. Birth, vol 19 no 4, reprint in: Midirs, Midwifery Digest 1993/2 p 167

Kitzinger, S.: Sexualität im Leben der Frau. Biederstein, München 1984

Lippens, F.: Geburtsvorbereitung. Eine Arbeitshilfe für Hebammen, 2. Auflage. Staude Verlag, Hannover 1993

Natürliche Familienplanung, ein Leitfaden (Arbeitsgruppe NFP). München 1987

Olivier, Ch.: F wie Frau. Psychoanalyse und Sexualität. Econ Verlag, Düsseldorf, Wien 1992

Pschyrembel, W.: Klinisches Wörterbuch. 25. Auflage, de Gruyter Verlag, Berlin 1994

Schücking, B.: Hebammen und Macht. Vortrag zur Hebammentagung Bad Boll 1993, DHZ 4/1993

3. Anatomie und Physiologie

3.1 Anatomische Begriffe

Ulrike Harder

Das vorliegende Kapitel soll Hebammenschülerinnen das Erlernen der geburtshilflich relevanten Anatomie erleichtern und gestandenen Hebammen die Möglichkeit geben, ihr anatomisches Wissen aufzufrischen. Um ein leichteres Auffinden im Buch zu gewährleisten, wurden alle anatomischen Themen hier zusammengefaßt; nur der fetale Kreißlauf sowie anatomische und physiologische Besonderheiten des Neugeborenen finden sich im Kap. 7, S. 337 ff. Wir haben uns bemüht, alle Fachtermini zu erläutern bzw. in der Fußnote zu übersetzen und hoffen damit das Lesen und Verstehen der Texte zu erleichtern. Die wichtigsten **anatomischen Termini**, die z. B. für die Lagebestimmung des Feten von Bedeutung sind, lauten (Abb. 3.1-1):

- **medial:** zur Mitte hin gelegen, *z. B. der Sitzbeinstachel ist medial am Sitzbein*
- **lateral:** zur Seite oder nach außen hin gelegen, *z. B. die laterale Episiotomie*
- **proximal:** an der Extremität dem Rumpf näher gelegen, *z. B. der Oberarm liegt proximal zum Ellenbogen*
- **distal:** an der Extremität weiter weg vom Rumpf gelegen, *z. B. der Fuß liegt distal vom Knie*
- **externus:** außen, außerhalb, *z. B. extrauterine Schwangerschaft*
- **internus:** innen, innerhalb, *z. B. intrauterine Schwangerschaft*
- **superficialis:** oberflächlich gelegen, *z. B. Musculus transversus perinei superficialis*
- **profundus:** tiefer gelegen, *z. B. Musculus transversus perinei profundus*

Abb. 3.1-1: Anatomische Bezeichnungen zur Orientierung am menschlichen Körper

3.2 Knöchernes weibliches Becken

Rosa Maria Schilling/Ulrike Harder

Das Becken besteht aus den *Ossa coxae*[1] (Hüftbeinen), dem *Os sacrum*[2] (Kreuzbein) und dem *Os coccygis*[3] (Steißbein).

Hüftbeine und Kreuzbein bilden zusammen den knöchernen Beckengürtel.

> Der umschlossene Raum ist von Weichteilen ausgekleidet und kann mit einem **Trichter** verglichen werden: Oben das *große Becken* mit seinen ausladenden Darmbeinschaufeln, darunter das *kleine Becken* bestehend aus Sitzbein, Schambein und Kreuzbein.

Die *Grenze* zwischen kleinem und großen Becken wird dorsal (hinten) vom Oberrand des Kreuzbeins, seitlich von der *Linea terminalis*[4] (Bogenlinie) und ventral (vorne) vom Oberrand der *Symphysis pubica*[5] (Schambeinfuge oder Symphyse) markiert (Abb. 3.2-1,2)

3.2.1 Beckenknochen

Das **Kreuzbein** bildet den nach hinten gewölbten Teil des knöchernen Beckens. Er ist starr, da in der Pubertät die 5 Kreuzbeinwirbel mit den Zwischenwirbelscheiben verwachsen. Die Seitenflächen des Kreuzbeins haben große ohrenförmige Gelenkflächen, denen das Hüftbein in der *Articulatio sacroiliaca*[6] (Kreuzbein-Darmbein- oder Iliosakral-Gelenk) angelagert ist. Der letzte Lendenwirbel über dem Kreuzbein wird durch den lastenden Druck von Rumpf und Oberkörper stärker nach innen gedrängt. Die Zwischenwirbelscheibe (Bandscheibe) zwischen letztem Lendenwirbel und Kreuzbein ragt darum auffällig in den Beckenraum vor und wird *Promontorium*[7] genannt.

Das **Steißbein** besteht beim Erwachsenen aus 4–5 miteinander verwachsenen Steißbeinwirbeln. Der letzte Kreuz- und der erste Steißbeinwirbel sind durch eine faserknorpelige Zwischenwirbelscheibe verbunden, die eine begrenzte Beweglichkeit zwischen beiden Knochen ermöglicht.

Jedes **Hüftbein** setzt sich aus dem *Os ilium*[8] (Darmbein), *Os ischii*[9] (Sitzbein) und dem *Os pubis*[10] (Schambein) zusammen. Diese 3 Teilknochen sind beim Kind durch Knorpelfugen miteinander verbunden, die sich in der Hüftgelenkspfanne vereinigen. Beim Erwachsenen sind sie fest verwachsen (Abb. 3.2-2a).

Die **Darmbeine** sind durch die nach beiden Seiten weit ausladenden Darmbeinschaufeln gekennzeichnet. Der obere Rand des Darmbeins ist die *Crista iliaca*[11] (Darmbeinkamm). Sie verläuft von der *Spina iliaca anterior superior* (vorderer oberer Darmbeinstachel) zur *Spina iliaca posterior superior* (hinterer oberer Darmbeinstachel) (Abb. 3.2-1). Letztere bilden von außen sichtbare Grübchen, die die seitlichen Punkte der Michaelis-Raute darstellen (s. S. 104).

Die **Sitzbeine** schließen nach kaudal (unten) an, von ihren Innenseiten ragen die *Spinae ischiadicae*[12] (Sitzbeinstachel) als nach innen gerichtete Knochenvorsprünge in die Beckenhöhle. Eine gedachte Verbindungslinie zwischen diesen Stacheln markiert die geburtshilflich bedeutende Interspinalebene (s. Abb. 5.1-19). Das Sitzbein bildet mit dem *Tuber ossis ischii*[13] (Sitzbeinhöcker) den untersten Punkt des knöchernen Beckens.

Die **Schambeine** begrenzen das Becken nach vorne. Jedes Schambein teilt sich in 2 Äste auf,

---

[1] os (lat.): Knochen, coxa (lat.): Hüfte.
[2] sacrum (lat.): heilig.
[3] kokkyx (gr.): Kuckuck.
[4] terminus (lat.): Grenze.
[5] symphyestai (gr.): zusammenwachsen.
[6] articulus (lat.): Gelenk, Knoten.
[7] promontorium (lat.): Vorgebirge, Vorsprung.
[8] ile, iles (lat.): Gedärme.
[9] ischiadicus (lat.): zum Sitzbein gehörend.
[10] pubes (lat.): Scham.
[11] crista (lat.): Leiste, Kamm.
[12] spina (lat.): Dorn, Stachel.
[13] tuber (lat.): Höcker, knöcherner Vorsprung.

3.2 Knöchernes weibliches Becken   41

Abb. 3.2-1: Weibliches Becken von ventral (vorne) gesehen

Abb. 3.2-2: a. Hüftbein von außen gesehen, b. weibliches Becken von ventrokranial (vorne-oben) gesehen

	A
	Beckeneingangsraum = queroval
	Längs-Dm: ca. 11 cm
	Schräg-Dm: ca. 12 cm
	Quer-Dm: ca. 13 cm

	B
	Beckenhöhle = rund
	Dm der Beckenweite: ca. 13 cm
	Dm der Beckenenge: ca. 11 cm

	C
	Beckenausgangsraum = längsoval
	Längs-Dm: ca. 12 cm
	Quer-Dm: ca. 11 cm

Abb. 3.2-3: **Beckenräume** mit ihren geburtshilflich relevanten Durchmessern (Dm):

den breiteren *Ramus superior*[14] (oberer Schambeinast) und den abwärts ziehenden *Ramus inferior* (unterer Schambeinast). Beide unteren Schambeinäste bilden den recht- bzw. stumpfwinkligen *Arcus pubicus*[15] (Schambogenwinkel). Schambeinäste und Sitzbein umrahmen das *Foramen obturatum*[16] (von Bindegewebe verschlossene Öffnung), durch das Nerven und Gefäße verlaufen.

Die **Symphyse** ist die Verbindungsfuge zwischen rechtem und linkem Schambein. Die Berührungsflächen sind von einer dünnen Knorpelschicht überzogen, zwischen der sich der *Discus interpubicus*[17] befindet. Diese faserknorpelige Scheibe ist ventral etwa 1,5 cm breit und wird nach dorsal schmaler, in ihrem Inneren befindet sich oft ein dünner Spalt. Oben und unten wird die Symphyse durch Bänder verstärkt, ihre Belastung erfolgt im Stehen durch Zug, in Rückenlage durch Druck und beim Gehen durch Abscherung.

Die **Knorpelverbindungen** in Symphyse und Iliosakralgelenken geben dem knöchernen Becken nur wenig Beweglichkeit. Erst hormonale Veränderungen in der Schwangerschaft lockern die Knorpel auf, so daß zur Geburt eine geringfügige Dehnung des Beckengürtels möglich wird (ca. 1 cm).

3.2.2 Beckenräume und Beckenebenen

> Die anatomische Beckendiagnostik hat auch heute noch ihren festen Platz in der Geburtshilfe. Die Hebamme kann durch Beurteilung der *Michaelis-Raute* und durch *äußere Beckenmessung* mit dem Beckenzirkel die **Weite des knöchernen Geburtsweges** diagnostizieren (s. S. 105).

Der knöcherne Geburtsweg läßt 3 ineinander übergehende Räume erkennen, welche unterschiedlichen Einfluß auf die Geburtsmechanik haben (Abb. 3.2-3).

• Der **Beckeneingangsraum** ist queroval, wird hinten vom Promontorium, vorne vom oberen Rand der Symphyse und seitlich durch die Linea terminalis begrenzt.

---

[14] ramus (lat.): Ast.
[15] arcus (lat.): Bogen.
[16] foramen (lat.): Loch, obturare (lat.): verstopfen.
[17] discus (lat.): Scheibe.

3.2 Knöchernes weibliches Becken

1 **Conjugata vera obstetrica:** Mit ca. 11 cm der kleinste Dm des Beckeneingangs, verläuft vom Promontorium bis zum weitest hervorragenden Punkt der Symphyseninnenseite.

2 **Beckenenge:** Hat einen Dm von ca. 12 cm, verläuft zwischen dem Übergang vom Kreuz- zum Steißbein und der Symphysenunterkante.

3 **Längs-Dm des knöchernen BA:** Verläuft von der Steißbeinspitze zum Symphysenunterrand.

3a Bei Normalstellung des Steißbeins ca. 9 -10 cm.

3b Durch nach hinten gedrücktes Steißbein bei Geburt des Kopfes auf ca. 11-12 cm vergrößert.

Abb. 3.2-4: Geburtshilflich relevante **Längsdurchmesser des Beckens**

Das wichtigste Maß des Beckeneingangsraumes ist die **Conjugata vera obstetrica**[18], der „wahre geburtshilfliche" Durchmesser des Beckeneingangs (Abb. 3.2-4).

Dieser geburtsmechanisch bedeutsamste, kleinste Durchmesser (Dm) des Beckens kann durch Beckenzirkelmessung der *Conjugata externa*, durch Austastung des Beckens oder sonographisch bzw. röntgenologisch bestimmt werden.

- Die **Beckenhöhle** ist der größte Raum des knöchernen Geburtskanals. Sie wird in Beckenweite und Beckenenge unterteilt (Abb. 3.2-5), beide Anteile sind annähernd rund. Die Beckenweite wird durch die Wölbung des Kreuzbeins bestimmt, die Beckenenge durch den Übergang vom Kreuz- zum Steißbein und die in sie hineinragenden *Spinae ischiadicae* (Abb. 3.2-4,5).

- Der **Beckenausgangsraum** ist längsoval, er wird dorsal durch das Steißbein und ventral durch den unteren Symphysenrand begrenzt. Der gerade Dm des Beckenausgangsraumes verläuft vom unteren Symphysenrand bis zur Steißbeinspitze. Er kann sich bei Geburt um etwa 2 cm vergrößern, wenn das Steißbein durch den kindlichen Kopf nach hinten gedrückt wird (Abb. 3.2-4).

Außer Form und Weite der Beckenräume sind Richtungsänderungen des Geburtsweges für die Geburtsmechanik bedeutsam. Als **Beckenführungslinie** definieren wir die Verbindung aller Mittelpunkte der klassischen Ebenen (Abb. 3.2-5). Der deutlich sichtbare Übergang zwischen flach und geknickt verlaufender Führungslinie in

Abb. 3.2-5: Klassische Beckenebenen
(I) Beckeneingang, (II) Beckenweite, (III) Beckenenge, (IV) Beckenausgang. Die Verbindungslinie aller Ebenen-Mittelpunkte ergibt die *Beckenführungslinie*.

---

[18] conjugare (lat.): zusammenpaaren; verus (lat.): wahr, echt; obstetrix (lat.): Hebamme.

Höhe der Beckenenge wird auch als *Knie des Geburtskanals* bezeichnet.

Zur Höhenbestimmung des vorangehenden Kindsteils bei der Geburt können auch die **Parallelebenen nach Hodge**[19] zugrunde gelegt werden. Ausgehend von leicht auffindbaren Knochenpunkten wird hier das kleine Becken in 4 Parallelebenen unterteilt. Die Ebenen sind jeweils 3,5–4 cm voneinander entfernt (Abb. 3.2-6).

Die **Position des kindlichen Kopfes** im knöchernen Becken wird auf 2 Arten angegeben:

- **Höhenstand des größten kindlichen Kopfumfanges** in den Beckenräumen Beckeneingang (BE), Beckenmitte (BM) und Beckenausgang (BA). Der größte Kopfumfang wird durch die Scheitelbeinhöcker markiert, er liegt bei regelrechter Hinterhaupteinstellung etwa 2–3 cm höher im Geburtskanal als die Leitstelle.

Höhenstandsangaben bezogen auf die Beckenmitte sind problematisch: Die Definition der BM wird von Pschyrembel/Dudenhausen mit der der *Beckenweite* gleichgesetzt, andere Autoren vermeiden eine klare Definition (Martius) oder setzen die BM mit der *Interspinalebene* gleich (Schmidt-Matthiesen). Diese Diskrepanzen haben stetige Diskussionen zwischen Hebammen und Geburtshelfern der verschiedenen Lehrmeinungen zur Folge, besonders bei der Indikation zur vaginal-operativen Geburtsbeendigung. Auch in der **Rechtsprechung** zeigt sich dieses Problem, wenn Geburtsschädigungen nach vaginal-operativer Entbindung zur Verhandlung stehen und der Höhenstand des kindlichen Kopfes nicht eindeutig dokumentiert wurde.

- **Höhenstand der Leitstelle des kindlichen Kopfes** bezogen auf die Interspinalebene. Die Leitstelle ist der am tiefsten zu tastende knö-

---

[19] Hodge: Gynäkologe, Philadelphia 1796–1873.

Abb. 3.2-6: Parallelebenen nach Hodge
O-Ebene: Obere Schoßfugenrandebene (Symphysenoberrand zum Promotorium)
U-Ebene: Untere Schoßfugenrandebene (Parallelebene durch den Symphysenunterrand)
I-Ebene: Interspinalebene (Parallelebene durch die Spinae ischiadicae)
B-Ebene: Beckenausgangsebene (Parallelebene durch das nicht abgebogene Steißbein)

cherne Kindsteil in Führungslinie. Zur Vermeidung der o. g. Unstimmigkeiten wird heute die international übliche Höhenstandsangabe nach *de Lee* empfohlen, da diese sich an real zu tastenden Punkten (Leitstelle und Spina ischiadica) orientiert. Der Höhenstand der Leitstelle wird in cm oberhalb bzw. unterhalb der Interspinalebene angegeben (s. S. 164).

3.3 Äußeres weibliches Genitale

Ulrike Harder

Zu den äußeren weiblichen Geschlechtsteilen, der **Vulva**, gehören (Abb. 3.3-1):
- große Schamlippen: *Labia majora*
- kleine Schamlippen: *Labia minora*
- Vorhofschwellkörper: *Bulbi vestibuli*
- kleine Vorhofdrüsen: *Skene-Drüsen*
- große Vorhofdrüsen: *Bartholin-Drüsen*
- der Kitzler: die *Clitoris*
- Scheidenvorhof: das *Vestibulum vaginae*

3.3 Äußeres weibliches Genitale

Abb. 3.3-1: Vulva mit aufgefalteten Labien

Zu den äußeren Geschlechtsmerkmalen zählen auch die Brüste (s. S. 63). Oberhalb der *Symphysis pubica*[1] (Schambeinfuge) erhebt sich der *Mons pubis*[2] (Schamberg). Die mit Haaren bedeckte Haut wölbt sich hier über einem Fettpolster leicht vor. Vom unteren Rand des Mons pubis ziehen 2 Hautlängsfalten, die *Labia majora*[3] (große Labien) nach hinten und vereinigen sich hinter der Scheidenöffnung zur *Commissura posterior*[4] (hintere Kommissur). Die großen Labien sind an der Außenseite behaart und enthalten reichlich Fettgewebe sowie Talg- und Schweißdrüsen.

Zwischen den großen Labien liegen unbehaart die *Labia minora*[5], 2 dünne, oft verschieden große Hautfalten. Sie werden nach hinten kleiner und vereinigen sich im *Frenulum*[6] *labiorum pudendi* (Schamlippenbändchen). Die kleinen Labien werden von einem gelegentlich stark pigmentierten Plattenepithel überzogen und sind reich an Nervengewebe und Talgdrüsen.

Die **Clitoris**[7] (Kitzler) (Abb. 3.3-2) ist ein kleines, aus Schwellkörpern gebildetes, erektiles Organ. Sie besteht aus 2 seitlichen Schenkeln, den *Crus clitoridis*[8], die an der Knochenhaut der absteigenden Schambeinäste anliegen und sich zu dem zylinderförmigen *Corpus clitoridis* (Klitoriskörper) vereinigen. Der Klitoriskörper enthält reichlich Nervenenden, von außen ist nur die sehr berührungsempfindliche Spitze, die *Glans clitoridis*[9] sichtbar, von lockerer Vorhaut

---

[1] Symphysesthai (gr.): Zusammenwachsen.
[2] Mons (lat.): Berg, Pubes (lat.): Scham.
[3] Labium (lat.): Lippe, major (lat.): groß.
[4] Commissura (lat.): Verbindung.
[5] minor (lat.): klein.
[6] Frenum (lat.): Band, Zügel.
[7] Kleitoris (gr.): kleiner Hügel.
[8] Crus (lat.): Schenkel.
[9] Glans (lat.): Eichel.

Abb. 3.3-2: Vulva mit Klitoris, Bulbus vestibuli und Bartholin-Drüse. Linksseitig wurden große und kleine Labie, sowie der M. bulbocavernosus entfernt

umgeben erscheint sie vorne wie eine Perle zwischen den kleinen Labien.

Durch das seitliche Spreizen der kleinen Labien wird das **Vestibulum vaginae**[10] (Scheidenvorhof) sichtbar. Hier befinden sich unterhalb des Kitzlers auf einer kleinen rundlichen Erhebung die Mündung der *Urethra* (Harnröhre) sowie die Mündungen der Skene-Drüsen[11] = *Glandula vestibularis minor*[12] (kleine Vorhofdrüse). Ihre verzweigten Drüsenkörper verlaufen ca. 1,5 cm lang parallel zur Urethra.

Die zwei **Bartholin-Drüsen**[13] = *Glandula vestibularis major* (große Vorhofdrüse) liegen rechts und links des Scheideneingangs und werden von den großen Labien bedeckt. Ihre Ausführungsgänge münden in den hinteren Scheidenvorhof. Die Vorhofdrüsen gelten als Geschlechtsdrüsen der Frau, ihr Sekret befeuchtet den Scheideneingang, bei sexueller Erregung sondern sie vermehrt Flüssigkeit ab. Eine Entzündung der Bartholin-Drüse samt Ausführungsgang führt zu einer schmerzhaften, bis hühnereigroßen Schwellung der großen Labie, dem *Bartholin-Abszeß*.

Zum Vorhof gehört auch der **Hymen**[14] (Jungfernhäutchen), ein dünnes, von Blutgefäßen durchgezogenes Häutchen, welches beidseitig von einem schleimhautähnlichen Plattenepithel überzogen ist. Der Hymen verdeckt teilweise den Scheideneingang, er variiert in Form und Festigkeit und wird beim ersten Geschlechtsverkehr zerrissen. Am Scheideneingang bleibt ein unregelmäßiger Rand kleiner *Carunculae* (Fleischwärzchen) bestehen, der *Hymenalsaum*.

Die Bulbi vestibuli[15] (Vorhofschwellkörper) bestehen aus einem Venengeflecht, liegen rechts und links des Scheideneingangs (Abb. 3.3-2) und verlaufen vom Kitzler bis zur Bartholin-Drüse. Bei sexueller Erregung werden sie stark durchblutet und schwellen an.

---

[10] Vestibulum (lat.): Vorraum, Vorhof.
[11] Skene, Alexander: Gynäkologe, Brooklyn 1838–1900.
[12] Glandula (lat.): Drüse.
[13] Bartholin, Caspar: Anatom, Kopenhagen 1655–1738.
[14] Hymenos (gr.): Häutchen, Hochzeitsgott.
[15] Bulbus (lat.): Zwiebel.

3.4 Inneres weibliches Genitale

Zu den inneren weiblichen Geschlechtsorganen gehören (paarig angelegt):

- der Eierstock: das *Ovarium*
- der Eileiter: die *Tuba uterina*

sowie unpaarig:

- die Gebärmutter: der *Uterus*
- die Scheide: die *Vagina*

3.4.1 Vagina (Scheide)

Die Vagina (Abb. 3.4-1) ist ein dünnwandiger, sehr dehnbarer, ca. 10 cm langer, schräg nach hinten und oben verlaufender bindegewebiger Schlauch. Sie beginnt am Scheidenvorhof hinter dem Hymen und wird oben im Scheidengewölbe

3.4 Inneres weibliches Genitale

Abb. 3.4-1: Mittellängsschnitt durch das weibliche Becken. Das Peritoneum (Bauchfell) ist rot markiert, die Umschlagfalte um die Adnexe ist nicht darstellbar (Adnexe liegen intra-, Uterus extraperitoneal)

1	Lig. suspensorium ovarii	Aufhängeband des Eierstocks
2	Fimbriae tubae	Fimbrientrichter
3	Ovarium	Eierstock
4	Tuba uterina	Eileiter
5	Lig. ovarii proprium	Band des Eierstocks
6	Uterus	Gebärmutter
7	Vesica urinaria	Harnblase
8	Symphysis pubica	Schambeinfuge
9	Urethra	Harnröhre
10	Clitoris	Kitzler
11	Mündung der Bartholin-Drüse	
12	Labium minus	kleine Schamlippe
13	Labium majus	große Schamlippe
14	Os sacrum	Kreuzbein
15	Rectum	Mastdarm
16	Douglas-Raum	
17	Os coccygis	Steißbein
18	Vagina	Scheide
19	Canalis analis	Analkanal
20	Peritoneum	(Vorder)-Damm

durch den untersten Gebärmutterteil, die Portio, begrenzt.

Die Scheidenhinterwand reicht in das höher gelegene hintere Scheidengewölbe und ist länger als die Scheidenvorderwand, beide Wände liegen einander locker auf. Die Hinterwand ist über ein Septum (Scheidewand) mit dem Rektum, die Vorderwand durch ein Septum mit Harnblase und Urethra verbunden. Die Vaginalwand enthält zirkulär und längsverlaufende glatte Muskulatur, ihre Längsmuskelfasern gehen in die oberflächlichen Muskelbündel der Gebärmutter über. Die Vaginalwand bildet die *Rugae vaginalis* (querverlaufende kleine Falten), die ihr eine enorme Dehnungsfähigkeit verleihen. Innen wird sie von einem mehrschichtigen unverhornten Plattenepithel überzogen, das viel Glykogen enthält. Die physiologisch in der Vagina vorkommenden Milchsäurebakterien (Döderlein-Bakterien[1]) bilden aus dem Glykogen abgeschilferter Epithelzellen Milchsäure, die das saure Scheidenmilieu (ca. pH 4) verursachen. Das saure Milieu schützt Uterus und Adnexe[2] vor aufsteigenden Krankheitskeimen.

3.4.2 Uterus (Gebärmutter)

Die Gebärmutter ist ein dickwandiges muskuläres Hohlorgan von abgeflacht birnenähnlicher Form. Sie liegt, fast immer nach vorne geneigt, zentral im kleinen Becken zwischen Blase und Rektum (Abb. 3.4-1). Ein geschlechtsreifer Uterus ist ca. 7 cm lang, in der Schwangerschaft wächst er durch *Hypertrophie* (Vergrößerung) und *Hyperplasie* (Vermehrung) der Muskelzellen auf eine Länge von ca. 30 cm an.

Die Uterusanteile werden in Abb. 3.4-2 vorgestellt. Der dicke obere Hauptteil, das *Corpus uteri* (Gebärmutterkörper), leistet bei der Geburt die aktive Muskelarbeit, denn hier ist die Uteruswand am dicksten und enthält viele Muskel- und Nervenzellen sowie reichlich Blutgefäße. Seine oberhalb der Eileiter gelegene Kuppe ist der *Fundus uteri*[3] (Gebärmuttergrund). Da eine Uteruskontraktion (Wehe) am Fundus beginnt, ist sie hier mit der Hand gut zu tasten.

Der **Uteruskörper** ist über den *Isthmus uteri*[4] (Gebärmutterenge) mit der *Cervix uteri*[5] (Gebärmutterhals) verbunden. Der Isthmus uteri wird im Verlauf der Schwangerschaft aufgedehnt und verlängert, dadurch vergrößert sich die Unterushöhle für den Feten.

In der Geburtshilfe wird der Isthmus uteri **unteres Uterinsegment** genannt. Isthmus und **Zervix** bestehen überwiegend aus Bindegewebe, durchsetzt von elastischen Fasern. Der Muskelfaseranteil ist hier viel geringer als im Korpus. Gemeinsam mit der Zervix verhält sich das untere Uterinsegment bei der Geburt passiv, beide werden durch die Kontraktionen des Uteruskörpers aufgedehnt und nach oben gezogen. Der unterste, in die Scheide ragende Zervixanteil ist die *Portio vaginalis uteri*[6] (zur Scheide gehörender Uterusanteil), kurz Portio. Die **Portio** ist von Scheidenepithel bedeckt, bei vaginaler Spekulauntersuchung erscheint sie blaßrosa bis violett mit glänzend glatter Oberfläche.

In der Mitte der Portio mündet der *Canalis cervicitis* (Zervixkanal), der die Scheide mit dem *Cavum uteri* (Gebärmutterhöhle) verbindet (Abb. 3.4-3). Der **Zervixkanal** ähnelt einem zur Mitte hin ausgebuchteten Schlauch. Seine Schleimhautauskleidung (Zylinderepithel) wirft an der Vorder- und Hinterseite die *Plicae palmatae* (Reihe von Falten) auf, welche dem Zervixkanal eine vollständige Dehnung bei der Geburt ermöglichen.

Die Mündung des Zervixkanals auf der Portio wird *Ostium externum uteri*[7] (äußerer Muttermund) genannt; seine Grübchenform verän-

---

[1] Döderlein, Albert: Gynäkologe, München 1860–1941.
[2] Adnexus (lat.): Anhang, weibl. Adnexe: Tuben und Ovarien.
[3] Fundus (lat.): Grund, Boden.
[4] Isthmus (gr.): schmaler Zugang.
[5] Cervix (lat.): Hals.
[6] Portio (lat.): Teil, Anteil.
[7] Ostium, Orificium (lat.): Mündung, Öffnung.

Abb. 3.4-2: Aufteilung der Gebärmutteranteile nach ihren Funktionen. Bei Kontraktionen verhalten sich das Corpus uteri aktiv, der Isthmus und die Cervix uteri passiv

Abb. 3.4-3: Mittellängsschnitt durch die Gebärmutter und das obere Scheidendrittel von links gesehen. Äußerer und innerer Muttermund sind rot markiert

Abb. 3.4-4: Querschnitt durch die Mitte des Uteruskörpers mit den drei Schichten der Gebärmutterwand und dem Ansatz des Lig. latum (breites Mutterband)

- innen: *Endometrium*, Gebärmutterschleimhaut
- Mitte: *Myometrium*[8], Gebärmuttermuskel
- außen: *Perimetrium*, Bauchfellüberzug

Endometrium (Gebärmutterschleimhaut)

Innen wird der Uterus von Gebärmutterschleimhaut, einem einschichtigen hohen Zylinderepithel, ausgekleidet. Es besteht aus zellreichem

dert sich bei Frauen, die geboren haben, zu einer quergestellten Spalte mit mundähnlicher Form. An der Übergangsstelle des Zervixkanals zum Isthmus liegt das *Ostium internum uteri* (innerer Muttermund).

Die **Gebärmutterwand** (Abb. 3.4-4) besteht aus *3 Schichten:*

---

[8] Metra (gr.): Gebärmutter, Myo (gr.): Wortteil mit Bedeutung Muskel.

Abb. 3.4-5: Aufbau des Endometriums (Gebärmutterschleimhaut) mit der beständigen Lamina basalis und der sich regelmäßig ablösenden Lamina functionalis

Bindegewebe, schlauchartigen Drüsen, Flimmerepithel und vielen Spiralarterien, die durch ein arteriovenöses Kapillarnetz mit den Venen verbunden sind (Abb. 3.4-5). Das Endometrium ist das einzige Körpergewebe, das infolge einer periodisch auftretenden Nekrose und Abstoßung, regelmäßig blutet, die *Menstruationsblutung*[9].

Das Endometrium baut sich aus **2 Schichten auf.** Die *Lamina basalis*[10] (Basalschicht) ist ca. 1 mm dick, liegt dem Muskel direkt auf und löst sich mit der Menstruation nicht ab. Die darüberliegende *Lamina functionalis* (Funktionsschicht) durchläuft jeden Monat folgende Stadien:

- *Menstruationsblutung* (1.–5. Zyklustag): Funktionalis wird abgelöst und ausgestoßen.
- *Proliferationsphase* (5.–14. Zyklustag): Regeneration, die Funktionalis wird bis zu 8 mm dick
- *Ovulation* (ca. 14. Zyklustag)
- *Sekretionsphase* (15.–28. Zyklustag): Innerlicher Ausbau der Funktionalis, die Drüsen schlängeln sich und bilden schleimiges Sekret, alle Blutgefäße werden länger, Bindegewebszellen vergrößern sich, Flüssigkeit wird eingelagert.

Die Auflockerung in der Sekretionsphase ermöglicht es dem Endometrium, um den 21. Zyklustag ein befruchtetes Ei zur Einnistung aufzunehmen. Mit Beginn einer Schwangerschaft baut sich die Funktionalis weiter auf und wird dann **Dezidua**[11] genannt.

Die *Endocervix* (Schleimhaut im Zervixkanal) wird vom Menstruationszyklus wenig beeinflußt. Sie bildet ein alkalisches Sekret, welches den Zervixkanal mit einem dichten Schleim verschließt und so das Aufsteigen von pathogenen Keimen aus der Vagina erschwert. Der Schleim wird während der Ovulation durch Östrogeneinwirkung verflüssigt und damit für Spermien durchlässig.

In der Schwangerschaft verdichtet er sich zu einem Schleimpfropf, der sich erst mit beginnender Zervixdehnung ablöst und dann leicht blutig sein kann. Die Blutbeimengung stammt von angerissenen kleinen Blutgefäßen im Zervixkanal oder inneren Muttermund.

Myometrium (Gebärmuttermuskel)

Der Gebärmuttermuskel besteht aus einer ca. 2 cm dicken, unwillkürlich arbeitenden glatten Muskelschicht. Das Myometrium ist Bestandteil eines komplex ineinandergreifenden Systems aus Uterus, Tuben und einstrahlenden Ligamenten (Bändern). Verlauf und Anordnung der Mus-

---

[9] Menstruus (lat.): allmonatlich.
[10] Lamina (lat.): dünne Schicht, Platte.

[11] deciduus (lat.): abfallend.

Abb. 3.4-6: Verlaufsrichtung der Muskelfasern im Myometrium. **Innen:** Ringförmige Anordnung in einer dünnen Muskelschicht. **Mitte:** Spiralige Anordnung in dicker Schicht. **Außen:** Längsverlaufende Anordnung in dünner Schicht unter dem Perimetrium

kelfasern sind am nichtschwangeren Uterus kaum zu erkennen. Wenn die Muskulatur in der Schwangerschaft durch Vergrößerung und Vermehrung der Muskelzellen verdickt ist, lassen sich 3 unscharf voneinander abgegrenzte *Schichten* bzw. Lagen erkennen (Abb. 3.4-6):

- *innere Myometriumlage*, dünn, liegt unter dem Endometrium, vorwiegend zirkulärer Faserverlauf, eine Fortsetzung der ringförmig angeordneten inneren Muskelfasern im Eileiter
- *mittlere Myometriumlage*, dick, besteht aus miteinander vernetzten, spiralig verlaufenden Muskelfasern, leistet die größte Muskelarbeit bei der Geburt
- *äußere Myometriumlage*, dünn, mit dem Perimetrium verwachsen. Längsverlaufende Muskelfasern ziehen vom Fundus uteri zur Zervix. Diese Längsmuskulatur verkürzt sich bei Wehentätigkeit (Retraktion) und fördert so das Tiefertreten und die Geburt des Kindes.

In das Myometrium strahlen zusätzlich glatte Muskelbündel ein, die von den Uterushaltebändern herangeführt werden (s. Abb. 3.7-2). Der Muskelfaserverlauf im Uterus ist in Abb. 3.4-6 *schematisch* dargestellt.

Real sind die Lagen in Gestalt und Funktion nicht voneinander abgegrenzt, das Myometrium ist immer als komplexes Ganzes zu sehen!

Perimetrium (Bauchfellüberzug der Gebärmutter)

Der Uterus liegt extraperitoneal[12] in einer breiten Querfalte des *Peritoneums*[13] (Bauchfell). Das Peritoneum ist eine seröse Haut, die alle Eingeweide überzieht und die Bauchhöhle von innen auskleidet. Das Bauchfell sondert Peritonealflüssigkeit ab und ermöglicht so eine Verschieblichkeit aller Organe im Bauchraum. An der Vorder- und Hinterwand der Gebärmutter ist das Bauchfell mit dem Myometrium fest verwachsen und wird darum *Perimetrium* (um die

---

[12] extraperitoneal: Außerhalb des Bauchfells im Bauchraum.
[13] Peritonaion (gr.): das Herumgespannte.

Gebärmutter herum) genannt. Seitlich des Uterus trifft dann Bauchfell auf Bauchfell und bildet das *Ligamentum latum* (breites Mutterband s. Abb. 3.4-4, 3.7-3).

3.4.3 Tuba uterina (Eileiter)

Die Tubae uterinae[14] sind zwei 12–15 cm lange Röhren, die rechts und links am Uterusfundus ansetzen und in ihrer Grundform 2 Trompeten ähneln (Abb. 3.4-7). Außen liegt als erweitertes Ende das *Infundibulum tubae uterinae*[15] (Tubentrichter), dessen Rand in vielen 1–2 cm langen Zipfeln, den *Fimbriae tubae*[16] (Tubenfransen) ausläuft. Der Trichter befindet sich an dem zwei Drittel der Tubenlänge ausmachenden weiten Abschnitt, der *Ampulla tubae uterinae* (Tubenampulle); daran schließt sich als enges Drittel der *Istmus tubae uterinae* (Tubenenge) an.

Abb. 3.4-7: Frontaler Mittellängsschnitt durch Tube und Ovar zum Zeitpunkt der Ovulation. Tubentrichter und Fimbrien haben sich direkt über dem sprungbereiten Graaf-Follikel an das Ovar gelegt

Die Tubenenge zieht oben seitlich durch den Uterusmuskel und mündet in die Uterushöhle.

Beim **Eisprung** legt sich der Trichter mit seinen Fimbrien, von oben-hinten kommend, an den Eierstock an, um die Eizelle aufzufangen und in die Ampulle weiterzuleiten. Der *Eitransport* wird durch den speziellen Aufbau der Tubenwand gewährleistet:

- Die **Muskelschicht** besteht innen aus ringförmig-, außen aus längsverlaufenden Muskelfasern und kann peristaltische Wellenbewegungen ausführen.
- Die **Schleimhautauskleidung** der Tube bildet viele Falten und besteht aus 2 Zellarten, den Wimpernzellen mit ihren zur Uterushöhle gerichteten Wimpernschlag und den Drüsenzellen, deren Sekret das Gleiten der befruchteten Eizelle erleichtert und sie ernährt.

Sind die Schleimhautfalten nach einer Salphingitis (Eileiterentzündung) verklebt, kann der Transport einer befruchteten Eizelle verzögert oder verhindert werden und eine Eileiterschwangerschaft (EU, Extrauteringravidität) entstehen.

Lage und Bauchfellverhältnisse von Tube und Ovar:
Die Tube liegt im oberen, freien Rand des breiten Mutterbandes und wirft hier die mittlere von 3 Bauchfellfalten auf: Vor ihr zieht das runde Mutterband zum Leistenkanal, hinter ihr das Eierstockband vom Uterus zum Ovar (s. Abb. 3.7-1).

Eierstockband und Tube sind von Bauchfell überzogen, liegen also genau genommen *extraperitoneal*.

Da jedoch die Tubentrichter mit ihren Fimbrien durch eine Bauchfellöffnung in die freie Bauchhöhle ragen und wie die Ovarien bauchfellfrei sind, werden die Adnexe der Frau als *intraperitoneal*[17] gelegen eingestuft.

3.4.4 Ovar (Eierstock)

Die Ovarien sind die Gonaden (Geschlechtsdrüsen) der Frau. In der Geschlechtsreife sind sie etwa 4 x 2 x 1 cm groß und haben die Form ei-

---

[14] Tuba (lat.) und salpinx (gr.): Trompete.
[15] Infundibulum (lat.): Trichter.
[16] Fimbriae (lat.): Franse.

[17] intraperitoneal: innerhalb des Bauchfells im Beckenraum.

ner *kleinen Pflaume*. Nach der Menopause bilden sich beide Ovarien zurück und verkleinern sich im Senium etwa auf *Mandelgröße*. Jedes Ovar ist über das *Lig. Ovarii proprium* (Band des Eierstocks) mit dem Uterus verbunden und wird seitlich vom *Lig. suspensorium ovarii* (Aufhängeband des Eierstocks) zur Beckenwand gehalten (Abb. 3.4-7). Der Eierstock besteht aus einer *Rinden-* und einer *Marksubstanz* und ist von einer weißlichen, bindegewebigen Kapsel umhüllt, die außen vom *Keimepithel* überzogen ist.

- Die **Eierstockrinde** enthält bei der geschlechtsreifen Frau unzählige primäre *Oozyten* (Eizellen) sowie Follikel[18] in verschiedenen Reifestadien (Sekundärfollikel, Tertiärfollikel, Corpus luteum, Corpus albicans), welche die Hormone Östrogen und Progesteron bilden.
- Das **Eierstockmark** liegt innen, es enthält Bindegewebe sowie reichlich Blutgefäße, welche den An- und Abtransport von Hormonen über die in den Eierstockbändern verlaufenden Gefäße ermöglichen. Die Ovarien eines weiblichen Neugeborenen enthalten 200 000–2 Mio. (variierende Literaturangaben) primäre Oozyten mit den sie umgebenden Follikelepithelzellen. Die Anzahl dieser sog. Primordialfollikel[19] verringert sich kontinuierlich im Lebensverlauf, da stetig Eizellen zugrunde gehen.

Follikelreifung

Von der Pubertät an reifen ständig mehrere Primordialfollikel zu Primär-, Sekundär- und Tertiärfollikeln[20] heran, jedoch nur ein Follikel erreicht jeden Monat das letzte Reifestadium und setzt bei der Ovulation eine Oozyte frei. Die anderen teilweise ausgebildeten Follikel haben hormonbildende Funktion (Östrogene), sie degenerieren, ohne das letzte Reifestadium zu erreichen. Sehr selten gelangen 2 oder mehr Follikel in einem Zyklus zur Ovulation. Werden sie befruchtet, entsteht eine Mehrlingsschwangerschaft (z. B. zweieiige Zwillinge).

> Zwischen Menarche und Menopause (erste und letzte Menstruationsblutung) reifen somit viele tausend Follikel heran, aber nur ca. 400 davon gelangen während der ca. 30jährigen Fertilität (Fruchtbarkeit) einer Frau zum Eisprung. Zur Menopause ist der Vorrat an Follikeln nahezu erschöpft.

Die Reifung beginnt durch Teilung der um die Eizelle herum gelegenen Follikelzellen, und durch Sekretion der Follikelzellen zur Bildung der *Zona pellucida*[21] (Schicht zwischen Eizelle und Follikelzellen). Im weiteren Verlauf setzt sich außen um die Follikelzellen eine Schicht Thekazellen[22] an (Abb. 3.4-8). Die Thekazellen versorgen die Follikelepithelzellen mit Androgenen, die zu Östradiol (natürliches Östrogen) umgewandelt und an den Blutkreislauf abgegeben werden. Während der Reifung wird damit der Follikel zu einer aktiven endokrinen Drüse.

Reifestadien eines Follikels
- *Primärfollikel:* Die Oozyte ist von verdicktem kubischem Follikelepithel umgeben (Abb. 3.4-8).
- *Sekundärfollikel:* Das kubische Follikelepithel ist mehrschichtig geworden und produziert Östradiol.
- *Tertiärfollikel = Bläschenfollikel:* Durch Sekretion der Follikelzellen in das Zentrum des Follikels bildet sich ein flüssigkeitsgefüllter Hohlraum aus. Die Eizelle liegt von Granulosazellen (körnchenartige Follikelzellen) umgeben am Rande dieses ebenso von Granulosazellen ausgekleideten Hohlraums.
- *Graaf-Follikel:* Endstadium des Tertiärfollikels, er hat einen Durchmesser von 1,5–2 cm und wölbt die Oberfläche des Ovars sichtbar vor. Die von Granulosazellen umgebene Eizelle schwimmt jetzt fast in der Hohlraumflüssigkeit.
- *Ovulation = Eisprung:* Die Eizelle wird mit der Flüssigkeit des geplatzten Follikels aus dem Ovar geschleudert und vom Tubentrichter aufgenommen.
- *Corpus luteum*[23] = Gelbkörper: Nach erfolgter Ovulation kommt es im Follikelhohlraum zu einer

---

[18] Folliculus (lat.): Beutel, Bläschen.
[19] Primordium (lat.): Uranfang, Ursprung.
[20] primus, secundus, tertius (lat.): der erste, zweite, dritte.
[21] Pellucidus (lat.): Durchsichtig.
[22] Theke (gr.): Hülle, Behältnis.
[23] luteus (lat.): gelb.

Abb. 3.4-8: Follikelreifung bis zum Eisprung und anschließende Umwandlung zum Corpus luteum

leichten Blutung. Granulosa- und Thekazellen wuchern in das Blutgerinsel und lagern gelbgefärbte Lipidtröpfchen ein. So bildet sich innerhalb von 3 Tagen das Corpus luteum (Gelbkörper) aus, welches in seinem Blütestadium haselnußgroß wird und die ovarielle Oberfläche ausbeult. Auch der Gelbkörper ist eine endokrine Drüse, seine Granulosaluteinzellen (vorher Granulosazellen) sondern das Hormon Progesteron ab, von den Thekaluteinzellen (vorher Thekazellen) wird weiter Östrogen gebildet. Etwa 10 Tage nach der Ovulation beginnt die Rückbildung des Gelbkörpers, bis er am letzten Zyklustag keine Hormone mehr erzeugt.

- *Corpus albicans*[24]: Aus dem zurückgebildeten Corpus luteum wird eine weißliche, bindegewebige Narbe, die kleiner werdend im Ovar verbleibt.

---

[24] albus (lat.): weiß.

3.5 Menstruationszyklus

Die zyklischen Veränderungen im Körper der Frau, besonders im Ovar und am Endometrium, werden hauptsächlich vom **Hypothalamus** gesteuert (Abb. 3.5-1). Der Hypothalamus ist eine zentralnervöse Region im Zwischenhirn, die über einen Stiel mit der *Hypophyse* verbunden ist. Der Hypothalamus stimuliert durch Abgabe des *Gonadotropin-Releasing-Hormons* (GnRH oder LH-RH) die Hypophyse zur Ausschüttung von Gonadotropinen[1].

Die **Hypophyse** (Hirnanhangdrüse), ein kirschkerngroßes endokrines Organ, wird in Vorderlappen (*HVL*) und Hinterlappen (*HHL*)

---

[1] gonadotrop: auf Geschlechtsdrüsen wirkend.

3.5 Menstruationszyklus

Hypothalamus
zentralnervöse Region im Zwischenhirn
bildet

**Gonadotropin-Releasing-Hormon:
GnRH bzw. LH-RH**
wirkt auf den

Hypophysenvorderlappen
bildet

**follikelstimulierendes Hormon: FSH
luteinisierendes Hormon: LH**
beide Hormone stimulieren die

Ovarien
Follikel   Gelbkörper
bilden   bildet

Östrogene   **Gestagene**
besonders Östradiol besonders Progesteron

Abb. 3.5-1: Funktionskreis von Hypothalamus, Hypophyse und Ovarien zur Bildung von Sexualhormonen. Die durch FSH und LH im Zyklusverlauf veränderten Östradiol- und Progesteronkonzentrationen im Blut beeinflussen ihrerseits rückkoppelnd Hypothalamus und Hypophyse und bewirken Veränderungen in der GnRH- sowie FSH/LH-Ausschüttung

unterteilt. Der **HVL** bildet die wichtigsten zyklusbestimmenden Hormone:
– *follikelstimulierendes Hormon* (FSH)
– *luteinisierendes Hormon* (LH)
– auf die Brustdrüse wirkendes *Prolaktin*.

Zusätzlich wird der weibliche Zyklus von allgemeinen Faktoren wie körperliche Anstrengungen, seelische Belastungen etc. beeinflußt sowie von anderen Organen, besonders der Schilddrüse und Nebennierenrinde.

Die Gonadotropine FSH und LH wirken unmittelbar auf die Ovarien. **FSH** bewirkt primär die Follikelreifung, ist aber auch in der Gelbkörperphase wirksam. **LH** unterstützt ebenfalls die Follikelreifung, wirkt aber primär auf die Ovulation und die Gelbkörperphase.

Ein **Menstruationszyklus** dauert bei den meisten Frauen 26–30 Tage, kürzere oder längere Zyklen sind eher selten. Abb. 3.5-2 zeigt zwei 28-Tage-Zyklen, den ersten ohne, den zweiten mit Befruchtung der Eizelle. Zyklische Veränderungen im Ovar und am Endometrium sowie Hormonspiegelschwankungen und Basaltemperaturverlauf sind hier schematisch dargestellt.

- **Follikelreifungs- oder östrogene Phase:** Durch FSH-Sekretion angeregt reifen die Follikel heran und produzieren Östrogene. Östradiol wird besonders vom tertiären und Graaf-Follikel in steigender Menge gebildet. Kurz vor dem Eisprung ist die Östradiolkonzentration im Blut so hoch, daß sie eine stoßartige LH-Ausschüttung bewirkt, die wiederum den Eisprung auslöst.
- **Gelbkörper- oder gestagene Phase:** Der Follikel bildet sich zum Corpus luteum aus, und produziert zunehmend Progesteron, das wichtigste Gestagen der Frau. Nach 10 Tagen bildet sich der Gelbkörper zurück, die Östrogen- und Progesteronkonzentration im Blut sinkt rasch ab.
- **Menstruationsblutung:** Das Absinken des Progesteronspiegels bewirkt im Endometrium eine Kontraktion an der Basis der Spiralarterien, die Funktionalis geht zugrunde und wird mit einer Blutung ausgestoßen.

Zyklische Endometrium-Veränderungen sind auf S. 50 ausführlich beschrieben.

- **Konzeption und Schwangerschaft:** Ist die Eizelle befruchtet worden, bleibt der Gelbkörper etwa 3 Monate bestehen. Er bildet steigende Progesteron- und Östrogenmengen, die schwangerschaftserhaltend wirken.
- **Basaltemperaturverlauf:** Durch regelmäßiges orales oder rektales Messen der morgendlichen Körpertemperatur kann jede Frau feststellen, ob und wann ihr Eisprung erfolgt. Da das Progesteron eine temperatursteigernde Wirkung hat, erhöht sich die Körpertemperatur in der zweiten Zyklushälfte um ca. 0,4–0,6° C. Sinkt der Progesteronspiegel zum Zyklusende nicht ab, bleibt auch die Körpertemperatur hoch, dies kann ein Zeichen für Schwangerschaft sein.

Abb. 3.5-2: Zwei Menstruationszyklen, der erste ohne, der zweite mit Befruchtung der Eizelle. Erläuterungen im Text

3.6 Beckenboden

Als Beckenboden bezeichnet man den aus Muskeln und Bindegewebe bestehenden schalenförmigen Abschluß des knöchernen Beckens nach unten (Abb. 3.6-1). Er hält die Beckenorgane und stützt Harnblase, Uterus und Rektum. Der Beckenboden gleicht die durch Anspannen der Bauchdecke entstehenden Wechsel des abdominalen Druckes aus, welche z. B. beim Husten, Lachen oder Heben schwerer Gegenstände verursacht werden.

Abb. 3.6-1: Schematische Seitenansicht der 3 Schichten der Beckenbodenmuskulatur

Ein geschwächter Beckenboden kann zu *Harn-* und *Stuhlinkontinenz*, im Extrem zum *Vorfall von Beckenorganen* führen.

Während der Schwangerschaft wird der Beckenboden weicher und elastischer, um bei der Geburt die enorme Dehnung zuzulassen, die den Durchtritt des Kindes ermöglicht. Dank seiner bemerkenswerten Elastizität ist die Stützfunktion des Beckenbodens meist bald nach der Geburt wieder hergestellt.

Der Beckenboden besteht aus **3 Schichten:** *Diaphragma pelvis*[1], *Diaphragma urogenitale*[2] und *äußere Muskelschicht.*

Die 2 *Diaphragmen* bestehen aus beidseitig von *Faszien*[3] bedeckten Muskelplatten; die äußere Muskelschicht wird von mehreren Einzelmuskeln gebildete. Alle 3 Muskelschichten sind fächerartig übereinander angeordnet und an vielen Stellen durch Muskelfasern und Faszien eng miteinander verbunden. Zum besseren Verständnis werden sie in den Abbildungen 3.6-2, 3, 4 einzeln dargestellt.

Die Beckenbodenmuskeln sind zusammen etwa 4 cm dick, bei der Geburt werden sie zur Seite gedrückt und stark nach außen gedehnt, so daß sie sich beim Durchtritt des Kopfes weit vor die Beckenausgangsebene verwölben (Abb. 3.6-5).

3.6.1 Diaphragma pelvis

Das Diaphragma pelvis (Abb. 3.6-2) ist eine in Höhe von Steiß- und Schambein ausgespannte, schalenförmige Muskelplatte. Sie ist die wichtigste Stütze für die Beckeneingeweide und läßt nur nach vorne den längsgerichteten **Levatorspalt** offen für Harnröhre, Scheide und After. Es besteht aus 2 Muskeln: *M. levator ani* und *M. coccygeus.*

Hauptmuskel ist der paarig angelegte **M. levator ani**[4] (Afterhebermuskel), der in 2 flügelförmigen Schenkeln (Levatorschenkel) den Lavatorspalt begrenzt. *Jeder Schenkel* wird in einen *vorderen* (Pars pubica) und *hinteren* (Pars iliaca) unterteilt.

---

[1] Diaphragma (gr.): Scheidewand; pelvis (lat.): Becken.
[2] urogenital: Harn und Geschlechtsorgane betreffend.
[3] Faszie: Aus kollagenen Fasern bestehende Hülle für Muskeln und Organe.
[4] M. für musculus (Muskel), levare (lat.): heben.

Abb. 3.6-2: Diaphragma pelvis. Ansicht von unten auf die innere (obere) Beckenbodenschicht, die hauptsächlich vom M. levator ani gebildet wird. Vorne sind das Schambein, seitlich die Sitzbeinstachel und hinten das Steißbein zur Orientierung angedeutet

- Der vordere Schenkel (*M. pubococcygeus*[5]) setzt an der Hinterfläche des Schambeins an, zieht nach unten hinter das Rektum und vereinigt sich hier zum Teil mit Muskelfasern der Gegenseite; einige Muskelfasern erreichen das Steißbein, andere strahlen in die Längsmuskeln der Rektumwand ein.
- Der hintere Schenkel *(M. iliococcygeus)* setzt breitgefächert an einem Sehnenstrang, dem *Arcus tendineus*[6] (Sehne zwischen Symphyse und Sitzbeinstachel) an, auch er zieht hinter das Rektum und vereinigt sich teilweise mit Fasern der Gegenseite in einer Naht, teilweise inseriert er an den beiden letzten Steißbeinsegmenten.

Der hinterste Beckenbodenmuskel, der paarige **M. coccygeus** setzt gebündelt am Sitzbeinstachel an, fächert sich dann auf und inseriert breitflächig seitlich unten an Kreuz- und Steißbein.

3.6.2 Diaphragma urogenitale

Das Diaphragma urogenitale (Abb. 3.6-3) setzt seitlich an den Schambeinästen an und spannt sich als Muskel-Sehnen-Platte querverlaufend

Abb. 3.6-3: Diaphragma urogenitale. Ansicht von unten auf die mittlere Beckenbodenschicht, die hauptsächlich vom M. transversus perinei profundus gebildet wird

über den Levatorspalt. Es besteht aus 2 Faszien, zwischen denen sich der *M. transversus perinei profundus*[7] (tiefer querer Dammuskel) und

---

[5] coccygeus: zum Steißbein gehörend.
[6] Arcus (lat.): Bogen; tendineus (lat.): sehnig.
[7] transversus (lat.): querverlaufend; perineos (gr.): Damm.

Abb. 3.6-4: Äußere Muskelschicht. Ansicht von unten auf die äußere (untere) Beckenbodenschicht, die von den paarig angelegten Mm. ischiocavernosi, Mm. bulbocavernosi und Mm. transversus perinei superficialis, sowie dem M. spincter ani externus gebildet wird

der M. *sphinkter urethrae externus*[8] (äußere Harnröhrenschließmuskel) befindet. Die Muskelfasern des M. transversus perinei profundus verschließen den Levatorspalt weitgehend, einige Fasern strahlen in die Vaginalwand ein. Nach vorne wird der Muskel dünner, so daß der Schambogenwinkel nur durch Faszie geschlossen wird.

3.6.3 Äußere Muskelschicht des Beckenbodens

Die wichtigsten Muskeln der äußeren Schicht (Abb. 3.6-4) sind der paarige M. *bulbocavernosus* = M. *bulbospongiosus*[9] (Schwellkörpermuskel), und der ringförmige M. *sphinkter ani externus* (äußere Afterschließmuskel). Zusammen bilden sie um Scheide und Analkanal eine Art achtförmige Muskelschlinge.

- Der **M. bulbocavernosus** setzt vorne am Klitorisschaft an, bedeckt den Vorhofschwellkörper

und strahlt mit einigen Muskelfasern in die Haut des Scheidenvorhofs ein. Bei Anspannung verengt er den Scheideneingang. Der M. bulbocavernosus endet mit einigen Muskelbündeln an

Abb. 3.6-5: Beckenbodenmuskulatur, die durch den kindlichen Kopf bei der Geburt nach unten und außen gedrückt ist

---

[8] Sphinkter (gr.): Schließmuskel.
[9] cavernosus (lat.): voller Höhlungen; spongiosus (lat.): schwammig, porös.

der Faszie des *M. transversus perinei profundus*, andere treffen sich in einer Naht hinter der Vaginalöffnung, oder sie kreuzen im Zentrum des Dammes und ziehen bis in den Afterschließmuskel.
- Der *M. sphinkter anus externus* umschließt als willkürlicher äußerer Schließmuskel das Ende des Mastdarms, den *Canalis analis* (Analkanal). Einige Muskelfasern des Afterschließmuskels verlaufen ringförmig um den Analkanal, andere kreuzen vor und hinter dem Anus, ziehen vorne zur Nahtstelle der *Mm. bulbocavernosi* und hinten zum *Ligamentum anococcygeum*[10] (After-Steißbein-Band); wenige Muskelfasern ziehen in den Unterrand des *M. levator ani*, der als Afterhebermuskel wichtig für einen gut funktionierenden Analverschluß ist.

Zur äußeren Schicht des Beckenbodens gehören auch paarig angelegt der *M. ischiocavernosus*[11] (Sitzhöcker-Schwellkörpermuskel) und der *M. transversus perinei superficialis* (oberflächlicher querer Dammuskel).
- Der *M. ischiocavernosus* setzt vorne am Sitzbeinast an und zieht zum *Tuber ischiadicum* (Sitzbeinhöcker), er ist schwächer als der *M. bulbocavernosus*.
- Der *M. transversus perinei superfizialis* entspringt hinten im Zentrum des Dammes und zieht quer, an der Basis des Diaphragma urogenitale entlang, zu den Sitzbeinhöckern.

[10] Ligamentum (lat.): Band, Abkürzung Lig.
[11] ischiadicus: zum Sitzbein gehörend.

3.6.4 Perineum (Damm)

Das Perineum ist der Weichteilbereich zwischen hinterer Kommissur und After (Vorderdamm). Den Bereich zwischen After und Steißbein nennt man *Hinterdamm*.

In der Mitte des **Vorderdammes** liegt als sehnige Platte das *Centrum tendineum perinei* (Zentrum des Dammes), es dient den Muskeln der äußeren Beckenbodenschicht, dem *M. bulbocavernosus, M. transversus perinei superficialis* und dem *M. levator ani*, als gemeinsamer Ansatzpunkt. Auch von den 2 Diaphragmen reichen muskuläre und sehnige Ausstrahlungen in das Zentrum des Dammes. Dies zeigt, wie eng Diaphragmen und äußere Muskelschicht miteinander verbunden sind, um gemeinsam den tragfähigen Beckenboden zu bilden.

Die Mitte des Dammes ist dünn und sehnig, sie enthält wenig Muskel- und Nervengewebe weshalb ein **Dammriß** meist hier, median in Richtung Anus verläuft. Da wenig Muskelgewebe verletzt wird, verheilen kleine bis mittlere Einrisse und **mediane Episiotomien** meist gut und relativ schmerzarm.

> Eine **mediolaterale Episiotomie** hingegen durchtrennt teilweise den *M. bulbospongiosus* und den *M. transversus superficialis*, der *M. levator ani* wird bei großer Episiotomie angeschnitten. Die Wundheilung ist darum meist schwieriger, die Schmerzen größer und die zurückbleibende Narbe wird viel stärker wahrgenommen (s. S. 216).

3.7 Bindegewebe und Haltebänder

Die Befestigung der inneren Genitalorgane im kleinen Becken wird vom Parametrium[1] (Beckenbindegewebe) und von paarigen Ligamenten (Bändern) geleistet. Ebenso hat der Beckenboden, als muskulärbindegewebiger Verschluß des kleinen Beckens nach unten, einen wichtigen Anteil an der Lagestabilität der Beckenorgane.

[1] para (gr.): neben; metra (gr.): Gebärmutter.

Als **Parametrium** wird der seitlich der Zervix gelegene Bindegewebsraum mit dem vom Lig. latum uteri eingeschlossenen Bindegewebe bezeichnet.

> Aus dem Parametrium gehen **4 paarige**, von Muskelfasern durchsetzte **Bänder** hervor; sie umfassen den *Uterus*, etwa in Höhe des inne-

3.7 Bindegewebe und Haltebänder

Abb. 3.7-1: Blick von oben ins kleine Becken. 4 paarige Haltebänder der Gebärmutter und 2 Bänder des Eierstockes. Das Lig. latum (breite Mutterband) ist hier nicht abgebildet, es würde den Blick auf die anderen Bänder verdecken (s. Abb. 3.4-4, 3.7-3)

Abb. 3.7-2: Einstrahlen der Haltebänder in das Myometrium des Uterus

ren Muttermundes, strahlen in seine obere Schicht ein und hängen ihn federnd im kleinen Becken auf (Abb. 3.7-1, 2, 3):

- **Lig. sacrouterinum** (Gebärmutterkreuzband): verläuft paarig von der Zervix ums Rektum herum zum Os sacrum (Kreuzbein).

Diese kräftigen Bänder werden oft für die bei Wehen auftretenden *Kreuzbeinschmerzen* verantwortlich gemacht.

- **Lig. vesicouterinum:** verläuft von der Zervix um die Blase herum zur Symphyse, ist relativ schwach.
- **Lig. cardinale uteri** (Kardinalband): Ist von glatter Muskulatur durchsetzt und verläuft an der Basis des Lig. latum entlang von der Zervix zum seitlichen Beckenrand.

Eine Insuffizienz dieser starken Bänder kann zu *Gebärmuttersenkung* oder zum *-vorfall* führen.

- **Lig. latum uteri**[2] (breites Mutterband): wird von den rechts und links der Gebärmutter aufeinandertreffenden Bauchfellblättern gebildet (s. Abb. 3.4-4, S. 49) und oben von den Eileitern, unten vom Lig. cardinale begrenzt.

3 paarige Bänder halten den *oberen Bereich der Gebärmutter:*

---

[2] Latus (lat.): Seite, latus (lat.): breit.

Abb. 3.7-3: Seitenansicht auf die Mutterbänder (lig. teres uteri et latum uteri) sowie Gebärmutterkreuzband (Lig. sacrouterinum) am schwangeren Uterus

- **Lig. teres uteri = Lig. rotundum** (rundes Mutterband), setzt von Bauchfell überzogen oben am Tubenwinkel an, zieht durch den Leistenkanal zum Bindegewebe der großen Labien. Die runden Mutterbänder halten den Uterus nach vorne in seiner geneigten (anteversio) und geknickten (anteflexio) Lage.

Entlang dieser Bänder kann, bedingt durch Uteruswachstum und -aufrichtung in der Schwangerschaft, der sog. *Rotundumschmerz* auftreten und bis in die Labien ziehen (Abb. 3.7-3).

- **Lig. ovarii proprium**[3] (Band des Eierstocks): Verbindungsband zwischen Uterusfundus und Ovar.
- **Lig. suspensorium ovarii**[4] (Aufhängeband des Eierstocks): hält das Ovar seitlich in der Schwebe. Innen verlaufen die Blutgefäße zum Ovar.

---

[3] proprius (lat.): eigen.
[4] suspensus (lat.): aufhängen.

3.8 Blutversorgung der Genitale

Die Blutversorgung erfolgt über die beidseitig angelegte *Arteria uterina* (Gebärmutterschlagader) und je eine *Arteria ovarica* (Eierstockschlagader) für das rechte und linke Ovar (Abb. 3.8-1).

- Die **A. uterina** entspringt der *A. iliaca interna* (innere Ast der Beckenarterie). Sie verläuft seitlich an der Beckenwand, überkreuzt den Harnleiter und erreicht die Zervix am unteren Rand des Lig. latum. Nach Abzweigung der *A. vagina-*

Abb. 3.8-1: Arterielle Blutversorgung des weiblichen Genitals, die nicht dargestellten Venen verlaufen analog

lis zur Versorgung der Scheide schlängelt sich die A. uterina neben dem Uterus im Lig. latum zum Fundus hoch. Sie entsendet diverse Gefäßäste vor und hinter den Uterus, wo sie sich über Anastomosen (natürliche Verbindungen von Blutgefäßen) mit den Ästen der Gegenseite verbinden. Im Tubenwinkel unterteilt sich die A. uterina in den *Ramus ovaricus*[1] und *Ramus tubarius*.

[1] Ramus (lat.): Ast, Zweig/Mehrzahl: Rami, Abkürzung R.

- Die **A. ovarica** entspringt unterhalb der Nierenarterien aus der Aorta und verläuft im Lig. suspensorium ovarii zum Ovar, ein Ast führt direkt in die Markschicht. Die A. ovarica unterteilt sich nun auch in *Ramus ovaricus* und *Ramus tubarus*. Diese beiden Rami verbinden sich ebenfalls durch Anastomosen mit den gleichnamigen Rami der A. uterina. Gemeinsam versorgen sie Eierstock und Eileiter über 2 Gefäßbögen mit zahlreichen kleinen Arterien. Der Blutrückfluß erfolgt über ein ähnlich angeordnetes Venengeflecht und mündet in die inneren Beckenvenen.

3.9 Mamma, weibliche Brustdrüse

Christine Geist

3.9.1 Entwicklung der Brust

Die Differenzierung der Brustdrüsenanlage geschieht bereits in der 7. Embryonalwoche. Die Drüsenanlage entsteht aus einer streifenförmigen Verdickung der Epidermis (Oberhaut), die als *Milchleiste* bezeichnet wird. Diese Verdickungen der Epidermis dringen in das darunterliegende Mesenchym (embryonales Bindegewebe) ein und es bilden sich etwa 18–24 Aussprossungen, von denen jede wiederum eine kleine Knospe erzeugt. Zum Ende der Schwangerschaft werden die epithelialen Zellstränge kanalisiert und bilden die Milchgänge. Die Endknospen entwickeln sich zu Sammelkanälchen und Azini[1].

Die Drüsenanlage erfolgt bei Mädchen und Jungen in gleicher (weiblicher) Form, die männliche Ausprägung wird später durch Androgene bewirkt.

- **1. Phase der Brustdrüsenentwicklung.** Die Brustdrüse ist ein hormonabhängiges Organ, dessen Aufgabe die Laktation (Milchbildung) ist. Im Alter von 9–13 Jahren beginnt sich die Drüsenanlage zu entwickeln, dieses Stadium wird *Thelarche*[2] genannt. Das im Hypophysenvorderlappen (HVL) gebildete follikelstimulierende Hormon (FSH) regt die Follikelbildung im Eierstock an. In den Follikeln wird das Östrogen gebildet. Dieses wirkt auf die Brustdrüse ein und ist für das Längenwachstum der Milchgänge verantwortlich (Abb. 3.9-1).

Hypophysenvorderlappen
bildet
↓
FSH
wirkt auf
↓
Ovarien
bilden
↓
Östrogene
wirken auf
↓
Längenwachstum der Milchgänge

Abb. 3.9-1: Schematische Darstellung der 1. Phase der Brustdrüsenentwicklung

- **2. Phase der Brustdrüsenentwicklung.** Durch das Einsetzen des ovariellen Zyklus (Bildung des Gelbkörpers und damit Progesteron) beginnt die 2. Phase der Brustdrüsenentwicklung. Das Progesteron ist hauptverantwortlich für das Wachstum der Drüsensegmente mit den Azini. Etwa 1 1/2 – 2 Jahre nach Beginn der Menstruation ist die *Mammogenese*[3], d. h. Gewebsdifferenzierung und Wachstum außerhalb der Schwangerschaft, vorerst abgeschlossen (Abb. 3.9-2).

Gelbkörper
bildet
↓
Progesteron
wirkt auf
↓
Wachstum der Azini und Drüsensegmente

Abb. 3.9-2: Schematische Darstellung der 2. Phase der Brustdrüsenentwicklung

- **Veränderungen der Brustdrüse.** Während der Sekretionsphase eines menstruellen Zyklus, in der Schwangerschaft und mit zunehmendem Alter erlebt eine Frau Gewichts- und Formveränderungen ihrer Brust.

Sekretionsphase: Progesteron bewirkt eine Gewebsauflockerung und Ödemisierung (Wassereinlagerung) und somit eine kurzfristige Vergrößerung der Brust.

Schwangerschaft: Unter Hormoneinfluß wachsen die Drüsensegmente und die Brust wird größer. Das Binde- und Fettgewebe wird mengenmäßig verdrängt. An der Haut können Striae (Streifen) entstehen.

Im *Klimakterium*[4] bilden sich die Drüsensegmente zurück, ebenso das Binde- und Fettgewebe. Durch Ptose (Senkung) des Drüsenkör-

---

[1] Acinus (lat.) beerenförmiges Endstück seröser Drüsen.
[2] Thelarche (gr.) Entwicklung d. weibl. Brustdrüse in der Pubertät.
[3] Mamma (lat.) weibl. Brustdrüse, genese (gr.) Entstehung.
[4] Klimakterium (gr.) Wechseljahre der Frau.

3.9 Mamma, weibliche Brustdrüse

| Estradiol Progesteron | Östrogen, Progesteron, plazentares Laktogen, Prolaktin | Prolaktin | nachlassendes Östrogen und Progesteron |

Kindheit	Geschlechtsreife	Schwangerschaft	Stillzeit	im Alter
Milchgänge und Drüsenkörper angelegt	Milchgänge und Drüsenkörper klein	Milchgänge und Drüsenkörper vergrößern sich, selten sezernieren sie Kolostrum	Alveolen der Drüsensegmente sezernieren Milch und füllen die Milchgänge	Milchgänge und Drüsenkörper stark zurückgebildet (Fettgewebe überwiegt)

Abb. 3.9-3: Struktur der weiblichen Brust in unterschiedlichen Lebensabschnitten

pers entsteht ein vermehrter Zug auf die weniger elastische Haut und damit das Bild der schlaffen Brust (Abb. 3.9-3).

3.9.2 Anatomie der Brustdrüse

Die Brust der erwachsenen Frau liegt zwischen der 3. und 7. Rippe, seitlich zwischen dem *Sternum* (Brustbein) und der *Axilla* (Achselhöhle). Sie liegt dem *M. pectoralis major* (große Brustmuskel) auf. Zwischen der Brust und dem Brustmuskel befindet sich ein Spalt, der retromammäre Raum, der eine leichte Verschiebbarkeit der Brust gestattet. Eine Brust wiegt ca. 100–300 g (Abb. 3.9-4).

Die *Mamille* (Brustwarze, Papilla mammaria), in die die Milchausführungsgänge münden, liegt in der Mitte der *Areola mammae* (Warzenhof). Mamille und Areola sind braun pigmen-

Abb. 3.9-4: Rechte weibliche Brustdrüse. Im unteren inneren Quadranten sind die Haut, im oberen inneren Quadranten Haut- und Fettgewebe entfernt

Abb. 3.9-5: Längsschnitt durch die weibliche Brustdrüse mit 2 vergrößerten Alveolen aus einem Drüsensegment

tiert, in der Schwangerschaft nimmt die Pigmentierung zu. In der Mamille befindet sich der *M. sphincter papillae*. Dies ist ein schraubenförmig angelegtes Muskelfasernetz, welches in den Warzenhof ausstrahlt. Bei Berührung der Mamille kontrahieren sich die Muskelfasern und die Brustwarze stellt sich auf. Die Areola hat einen Durchmesser von ca. 2–5 cm und ist leicht erhaben. Bei Erektion der Brustwarze wird der Warzenhof kleiner. In ihm münden Talg, Schweiß- und die Montgomery-Drüsen. Alle 3 gehören zu den apokrinen Drüsen (Drüsen mit äußerer Sekretion). Die Talgdrüsen sondern Fett ab, das beim Saugakt des Kindes Lippen und Areola luftdicht abschließt. Das Fett dient auch als Hautschutz.

Die **Hauptbestandteile** der Brustdrüse sind *Drüsengewebe, Fettgewebe* und *Bindegewebe*. Das **Drüsenparenchym**[5] liegt eingebettet im Fett- und Bindegewebe. Es gibt 15–20 Drüsensegmente oder Drüsenlappen in jeder Brust. Die Drüsensegmente sind kleine Funktionseinheiten, die von den Cooper-Ligamenten (Bindegewebsstränge) gestützt und im Unterhautfettgewebe verankert werden. Fett- und Bindegewebsanteile der Brust sind bei jeder Frau unterschiedlich und bestimmen Größe und äußere Form. Die Größe der Brust hat keinen Einfluß auf die Stillfähigkeit.

Feinstruktur eines Drüsensegmentes

Die Alveolen[6] sind traubenförmige Bläschen, welche innen mit Zylinderepithel ausgekleidet sind und der Milchbildung dienen. Außen sind die Alveolen und die Milchsammelkanälchen von den Myoepithelzellen (Korbzellen) umgeben. Dies sind sternförmige Muskelzellen, die

---

[5] Parenchym (gr.) spez. Zellen eines Organs.

[6] alveolus (lat.): Kleine Mulde.

sich durch Fortsätze miteinander verbinden. Durch Kontraktion dieser Muskeln wird die Milch von den Alveolen in die Ausführungsgänge gepreßt.

Bestandteile eines Drüsensegmentes sind:
- *Alveolen* (vor der Laktationsphase Azini genannt)
- *Milchsammelkanälchen*, die sich verzweigen zum
- *Hauptmilchgang*, der sich unter der Areolea zum
- *Milchsee* erweitert und mit dem
- *Ausführungsgang* in der Mamille mündet (Abb. 3.9-5).

Blut-, Nervenversorgung, Lymphsystem

Die **Blutversorgung** der Brust erfolgt hauptsächlich über den absteigenden Ast der Brustaorta, der Arterie unter dem Schlüsselbein und der Arterie in der Achselhöhle. Die Gefäße bilden untereinander ein Netz. Die Venen folgen dem Arterienverlauf. Sie bilden unter dem Warzenhof ein Venengeflecht (Plexus venosus areolaris). In der Schwangerschaft und der Stillzeit treten die Venen stärker hervor.

Nervenversorgung. Im Gegensatz zur restlichen Brust hat die Mamille viele sensible Nervenendigungen, welche zusammen mit den Muskeln zur Erektion der Mamille führen. Dies ist besonders beim Stillen wichtig.

Lymphsystem. Die Brustdrüse hat ein weit verzweigtes Lymphgefäßnetz. Die Lymphgefäße enden in den interlobaren[7] Räumen zwischen den Drüsensegmenten. Die Lymphe wird hauptsächlich über die Lymphknoten der Achselhöhle abgeleitet.

Die Veränderung der Brustdrüse in der Schwangerschaft und die Milchbildung sind auf S. 289 beschrieben.

---
[7] Lobos (gr.) Lappen, inter (lat.) (da)zwischen.

3.10 Frühe Entwicklung des Keimes

Simone Kirchner

Das folgende Kapitel beschäftigt sich mit der Frage, wie sich aus einer durch Befruchtung neu entstandenen Zelle das komplexe Wesen Mensch entwickelt.

Mit der Geburt ist die Entwicklung nicht abgeschlossen. Augen, Lunge, Genitaltrakt und die meisten anderen Organe reifen über Monate und Jahre zu ihrer vollständigen Funktionstüchtigkeit.

Der präpartale (vorgeburtliche) Entwicklungsprozeß von der Befruchtung bis zur Geburt dauert etwa 266 Tage und wird in *Embryonal-*[1] und *Fetalphase*[2] unterschieden.

- **Embryonalphase:** In den ersten 8 Wochen post conception *(p. c., nach der Befruchtung)* differenzieren sich die Körperzellen. Die Organe werden angelegt, der wachsende Keim erhält eine menschenähnliche Form.
- **Fetalphase:** Bis zur Geburt wachsen und reifen die Organsysteme und Gewebe aus.

Anders als im folgenden Text wird in der Gynäkologie die Embryonalphase mit 12 Schwangerschaftswochen *(SSW)* oder 3 Monaten angegeben. Diese Berechnung orientiert sich am ersten Tag der letzten Menstruationsblutung, beginnt also 2 Wochen eher. Es bleibt aber ein Definitionsunterschied von 2 Wochen.

3.10.1 Präimplantation

Bei der Verschmelzung von Ei- und Samenzellen entsteht die *Zygote*[3] mit komplettem Chromosomensatz. Nach etwa 30 Stunden beginnt sie

---
[1] embryo (gr.): Leibesfrucht.
[2] fetus (lat.): ungeborene Leibesfrucht.

[3] zygotos (gr.): zweispännig.

Abb. 3.10-1: Entwicklung und Wanderung der befruchteten Eizelle bis zur Implantation (1.–8. Tag p. c.)

sich zu teilen (Abb. 3.10-1). Hierbei werden die von Mutter und Vater vererbten Geninformationen bei jeder Zellteilung weitergegeben. Die entstehende Frucht hat ein neues, einzigartiges „genetisches Strickmuster". Es entstehen zunächst 2, dann 4, dann 8 chromosomgleiche Zellen, die *Blastomeren*[4] genannt werden. Die zusammenhängende Zellansammlung wird von der *Zona pellucida*[5] umgeben.

In etwa 4 Tagen durchwandert die sich teilende Zellkugel, **Morula**[6], die Tuben und erreicht die Unterushöhle im Stadium von meist 16 Blastomeren. Die gesamte Morula hat noch immer die Größe der befruchteten Eizelle. Auf ihrem Weg hat sie sich von ihren eigenen Energiereserven und einigen Substanzen des Tubensekretes ernährt. Nach Eintritt in die Uterushöhle differenzieren sich erstmals die Zellen in Aussehen und Funktion: die Morula nimmt unter Dehnung der Zona pellucida Flüssigkeit auf, bis eine flüssigkeits- und zellgefüllte Hohlkugel, die **Blastozyste** (Keimblase), entsteht. Die äußere Schicht wird nun von *Trophoblastenzellen*[7] gebildet, die schon in dieser Phase die Ernährung der Frucht übernehmen.

- Später entwickeln sich aus dem **Throphoblasten** die Nabelschnur, die kindlichen Anteile der Plazenta und des Chorion (äußere Eihaut).
- Die innere Zellansammlung, der **Embryoblast**, wird zum Embryo und Amnion (innere Eihaut).

Die Blastozyste wandert 2–3 Tage auf dem Endometrium, um etwa am 6. Tag p. c. ihren endgültigen Einnistungsort zu erreichen.

3.10.2 Implantation, Nidation

Vorzugsweise erfolgt die *Nidation*[8] an der hinteren, oberen Uterusseite, da diese den höchsten Aufbau an Endometrium aufweist.

---

[4] Blasto (gr.): Sproß, Trieb.
[5] pellucidus (lat.): durchsichtig.
[6] Morum (lat.): Maulbeere.

[7] troph. (gr.): Wortteil mit Bedeutung Ernähren.
[8] Nidus (lat.): Nest, plantare (lat.): einpflanzen.

Durch Wachstum sprengen die Trophoblastenzellen die Zona pellucida und nehmen Kontakt zum Endometrium auf. Eigenbewegung und Enzymabsonderungen zerstören mütterliches Gewebe an der Einnistungsstelle (Abb. 3.10-1).

Diese Verletzung kann zu einer leichten Blutung führen, die manchmal für eine Mensesblutung gehalten wird.

Die Blastozyste dringt vollständig in das Endometrium ein. Der Endometriumdefekt verschließt sich, die Implantation ist etwa am 11. Tag p. c. abgeschlossen.

3.11 Plazentaentwicklung und Funktion

Noch während der Nidation verändern sich die Trophoblastzellen. Sie wachsen als armförmige **Chorionzotten** in das Endometrium. Zotteninvasion und das von den Zotten abgesonderten Hormon HCG (humanes Chorion-Gonadotropin) induzieren den Zellaufbau und ein Ödem im Endometrium. Es lagern sich Lipoide und Glykogen ein. Durch eigene Hormone bildet das Endometrium einen Schutz vor zu tiefem Eindringen des Keimes. Das so umgestaltete Endometrium wird nun **Dezidua**[1] genannt.

Die nahrungsaufnehmenden Chorionzotten liegen am 11. Tag p. c. noch gleichrangig auf der gesamten kugeligen Oberfläche der Blastozyste, nun auch *Zottenei* genannt (Abb. 3.11-1), erst später reift das eigentliche Ernährungsorgan, die *Plazenta*, aus.

Abb. 3.11-2: 10. Woche p. c.: Ausdehnung der Amnionhöhle, das Cavum uteri ist fast ausgefüllt. Verlagerung des Dottersackes und Ausbildung des Chorion laeve durch Rückbildung der Chorionzotten auf der dem Einnistungsort gegenüberliegenden Seite

Die uteruswandnahen Zotten beginnen zu wachsen, da sie ideale Ernährungsbedingungen vorfinden und bilden das Fundament der Keimanlage. Dieser fetale Pflanzenanteil heißt *Chorion frondosum*[2]. Während im weiteren der Keim aus der Deziduaversenkung in die Uterushöhle wächst, degenerieren die Chorionzellen, die das Dach der Keimanlage bilden. Dieses Dach ist das *Chorion laeve*[3] (Zottenglatze) (Abb. 3.11-2). Das Chorion laeve ist der fetale Anteil der äußeren Eihaut, der Chorionhaut.

Die Dezidua hat je nach Ort und Funktion unterschiedliche Namen:

Abb. 3.11-1: 4. Woche nach der Befruchtung (p. c.): Der Embryo wächst in das Cavum uteri. Die Chorionzotten umhüllen die gesamte Keimanlage

---

[1] deziduus (lat.): abfallend.

[2] frondosum (lat.): belaubt.
[3] laevis (lat.): glatt, unbehaart.

- **Decidua basalis**[4] heißt die Zellschicht unter dem Fundament des Keimes. Sie ist der *mütterliche Anteil* der Plazenta und wird nochmals unterteilt in *Decidua basalis compacta*[5] (chorionnah) und *Decidua basalis spongiosa*[6] (myometriumnah).
- **Decidua capsularis** heißt die Zellschicht über dem *Dach des Keimes*.
- Die **Decidua parietalis**[7] = **Decidua marginalis**[8] kleidet die restliche Uterushöhle aus. Sie verschmilzt mit der Decidua capsularis, sobald der Keim im Laufe seines Wachstumes die gesamte Uterushöhle einnimmt. Die beiden Schichten stellen den *mütterlichen Anteil* der Chorionhaut (Abb. 3.11-3).

Abb. 3.11-3: 20. Woche p. c.: Das Cavum uteri ist gänzlich ausgefüllt. Die mütterliche Decidua parietalis (D. gegenüber der Keimanlage) ist mit der Decidua capsularis (D. über der Keimanlage) verklebt. Sie bilden gemeinsam mit dem Chorion laeve die äußere Eihaut, das Chorion

3.11.1 Weiterentwicklung der Chorionzotten

Um das Zottenei bilden sich zunächst Zottenarme *(Primärzotten,* 15. Tag p. c.), die alsbald

[4] basis (lat,): Grundlage, Grundschicht.
[5] compactus (lat.): fest.
[6] spongiosus (lat.): schwammig.
[7] parietal: seitlich, wandständig.
[8] marginal: randständig.

von Bindegewebe gefüllt werden *(Sekundärzotten).* Die Zottenarme verzweigen sich. Am 18. Tag p. c. erreichen die Chorionzotten mütterliche Blutgefäße der Dezidua und eröffnen sie. Das mütterliche Blut fließt nun in die durch die Zottenfinger gebildeten Hohlräume, die *Lakunen* (Blutseen).

Kurze Zeit später differenzieren sich in den Zottenarmen und -händen Kapillare aus *(Tertiärzotten,* 20. Tag p. c.), in denen das kindliche Blut zu zirkulieren beginnt.

Die in das mütterliche Gewebe festgekrallten Chorionzottenfinger finden durch ihre Verzweigungen guten Halt. Einige Zotten sitzen besonders fest im mütterlichen Gewebe (Haftzotten). Die verzweigte Form gewährleistet eine große Fläche für den Stoffaustausch zwischen Mutter und Kind.

3.11.2 Materne und fetale Anteile der Plazenta

Das *Chorium frondosum* (nahrungsaufnehmende Zottenverbände der kindlichen Plazentaseite) und die Versorgungsareale der mütterlichen *Decidua basalis compacta* bilden zusammen das Organ Plazenta (Abb. 3.11-3).

Es findet hier keine Bluttransfusion statt, da die fetalen Kapillare durch mehrere Zellschichten von den Lakunen getrennt sind. Diese Trennschicht, das *Synzitium*[9], bildet die **Plazentaschranke** (Abb. 3.11-4).

Sie funktioniert ähnlich einem feinen Sieb, das durch seine Lochgröße über den Durchlaß der Teilchen entscheidet. Blutanteile sind zu groß, um das Sieb zu passieren.

Die mütterliche Blutmenge in den ausgereiften Lakunen *(intervillöser Raum)* umfaßt insgesamt etwa 150 ml. Es wird 3–4 mal in der Minute ausgetauscht. Die Lakunen werden aus den

[9] Synzitium: eine durch Verschmelzung verschiedener Einzelschichten entstandene Trennschicht, die keine eigentlichen Zellgrenzen aufweist.

Abb. 3.11-4: Querschnitt durch die Plazenta: Schematische Darstellung der durch die Plazentaschranke getrennten mütterlichen und fetalen Blutzirkulation (rosa/rot = sauerstoffreiches, grau/schwarz = sauerstoffarmes Blut).

Spiralarteriolen gespeist, die mit Blut aus der Arteria uterina versorgt werden.

Das fetale Kapillarsystem (*intravillöser Raum*) beinhaltet etwa 100 ml. Die Kapillaren der Chorionzottenfinger laufen in Richtung Keim zu Strängen zusammen und bilden einen Arterien- und Venenbaum. In den Zottenarmen befinden sich je eine Vene und Arterie. Auf der Chorionplatte vereinigen sich die Gefäße, so daß wir am Nabelschnuransatz nur noch *2 Nabelarterien* und *1 Nabelvene* finden.

Im myometriumnahen Teil der Decidua basalis spongiosa sind Fibrinkörperchen eingelagert. Hier weist die Deziduaschicht eine besonders lockere Zellstruktur auf. An dieser Stelle wird sich die Plazenta in der Nachgeburtsphase von der untersten verbleibenden Deziduaschicht lösen.

3.11.3 Funktionen der Plazenta, Plazentaschranke

Der Fet kann weder selbständig atmen oder Nahrung aufnehmen, noch kann er Stoffwechselendprodukte ausscheiden. Aufgaben wie *Atmung*, *Exkretion* und *Ernährung*, die nach der Geburt *Lunge*, *Leber* und *Nieren* sowie *Magen-Darm-Trakt* übernehmen, erfüllt die Plazenta vor der Geburt. Einzelne Nährstoffe werden in der Plazenta gespeichert.

Neben der einfachen, *passiven Diffusion* der kleinmolekularen Stoffe (Wasser, Sauerstoff, einzelne Nährstoffe) vollzieht die Plazenta einen *aktiven Stoffaustausch*.

Hierbei hilft das Enzym ATP den großmolekularen Aufbaustoffen (Vitamine, Hormone und Aminosäuren) und den Abbauprodukten des fetalen Stoffwechsel die Plazentaschranke zu überwinden.

Der Austausch von Sauerstoff und Kohlendioxid wird durch das besonders bindungsfähige *fetale Hämoglobin* (Hb-F) erleichtert.

Die Plazentaschranke **schützt** vor dem Eindringen von Mikroorganismen und großmolekularen Stoffen.

Durch *Lecks* kann es aber zu Mikrotransfusionen von Erythrozyten und Leukozyten in fetaler oder materner Richtung kommen. Größere fetomaterne Transfusionen führen zu ernsten Komplikationen (z. B. Antikörperbildung bei Rhesusfaktor-Unverträglichkeit).

Eine weitere Funktion der Plazenta liegt in ihrer **Hormonproduktion**. Die gebildeten Hormone gehen in den mütterlichen Organismus über und dienen vorrangig dem Schwangerschaftserhalt:

- Während der ersten Monate bildet die Plazenta **HCG** (humanes Chorion Gonadotropin), das den Gelbkörper stimuliert und so in seiner schwangerschaftserhaltenden Funktion unterstützt.
- Das **HPL** (humanes Plazenta-Laktogen) ist ab der 6. SSW im mütterlichen Serum nachweisbar. Es regt den Kohlenhydrat-, Eiweiß- und Fettstoffwechsel an und wird deshalb *metabolisches* (stoffwechselbedingendes) *Schwangerschaftshormon* genannt. Unter *HPL*-Einfluß wächst die Plazenta und sorgt auf diesem Wege für ausreichende Versorgung und Wachstum des Feten. Im Laufe der Schwangerschaft steigt die Konzentration an und ist Indikator für die Funktionstüchtigkeit der Plazenta (Laboruntersuchung der HPL-Konzentration im mütterlichen Blut).
- Die von der Plazenta ausgeschiedenen **Östrogene** (Östriol, Östron, Östradiol) bewirken Wachstum und Zunahme der mütterlichen Myometriumzellen.
- Das erst in der zweiten Schwangerschaftshälfte abgegebene **Progesteron** hemmt die Aktivität der Uterusmuskulatur und verhindert übermäßige Wehentätigkeit.

3.11.4 Plazentaform und Nabelschnur

Zum Ende der Schwangerschaft erreicht die fast runde Plazenta ein Gewicht von etwa 500–600 g (1/6 des Fetalgewichtes) und einen Durchmesser von 15–20 cm. Sie hat eine Dicke von 1,5–3 cm und ist schwammig-fest.

Würde man alle Chorionzotten der **Plazentafelder** aufgeschnitten auf eine Fläche legen, bedeckten sie den Boden eines durchschnittlichen Kinderzimmers: 12–15 qm.

- **Materne Seite.** Wir finden auf der mütterlichen Seite 10–38 Plazentafelder (unterschiedliche Literaturangaben). Mikroskopisch betrachtet findet man darin viele *Kotyledonen*[10] (Zottenarme mit ihren Verzweigungen). Die Plazentafelder werden voneinander durch *Deziduasepten* (Deziduagewebemauern) getrennt.
- **Fetale Seite.** Die kindliche Seite, **Chorionplatte**[11], ist wie die Nabelschnur von transparenten Amnionzellen[12] überzogen. Darunter liegt das fetale Arterien- und Venengeflecht. Zum Nabelschnuransatz hin vereinigen sich die Gefäße zu 2 Nabelarterien und 1 Nabelvene. (Abb. 3.11-5)

---

[10] Kotyledon (gr.): Becher, Vertiefung.
[11] Chorion = Zottenhaut.
[12] Amnion (gr.): Wasserhaut; irrtümlich für die Fruchtwasserproduktion verantwortlich gemachte innere Eihaut.

Abb. 3.11-5: a. Fetale Plazentaseite mit zentralem Nabelschnuransatz, Blick auf die Chorionplatte und das umgebende Amnion (innere Eihaut), b. Materne Plazentaseite mit Blick auf die Plazentafelder der Basalplatte und das umgebende Chorion (äußere Eihaut)

• Die etwa 50 cm lange **Nabelschnur** ist von fest-elastischer Konsistenz. In der 1,5–2 cm dikken *Wharton*[13]*-Sulze* verlaufen die 3 Nabelgefäße spiralförmig, wobei sich die Arterien um die Vene schlängeln.
Dieser Gefäßverlauf und das längsverspannte Stützgewebe gewährleistet Schutz vor Kompressionen und eine hohe Dehnungsfähigkeit.

Nabelschnurumschlingungen, die sich häufig bei überlanger Nabelschnur ereignen, stellen deshalb nur selten eine ernsthafte Gefährdung dar.

Ein *echter Nabelschnurknoten*, der durch Kindsbewegungen in der Frühschwangerschaft entstehen kann, bedroht das fetale Leben.

3.11.5 Abweichende Nabelschnuransätze und Plazentaformen

Die Nabelschnur setzt in der Regel zentral (*Insertio centralis*, 68%, Abb. 3.11-5) oder zur Seite verschoben (*Insertio lateralis*, 21%) auf der Chorionplatte an (Abb. 3.11-6).

Der seltene randständige Sitz (*Insertio marginalis*, 10%) gefährdet wie der außerplazentare (*Insertio velamentosa*, 1%) den Feten.

Die Druck- und Reißfestigkeit der beiden letztgenannten Nabelschnuransätze ist herabgesetzt. Werden ungeschützt auf der Eihaut verlaufende Gefäße verletzt (z. B. bei Blaseneröffnung), kann es zu gefährlichen fetalen Blutungen kommen.

Formanomalien der Plazenta (Abb. 3.11-6) werden durch Niedergang von örtlichen Chorionzotten oder durch unvollständige Chorionglatzenbildung verursacht. Grund dieser Entwicklung ist eine Endometriuminsuffizienz am

---
[13] T. Wharton: Anatom, London 1614–1673.

Abb. 3.11-6: Anomalien des Nabelschnuransatzes und der Plazentaform, **a.** *Insertio lateralis* (seitlicher Ansatz), **b.** *Insertio marginalis* (randständiger Ansatz), **c.** *Insertio velamentosa* (Ansatz auf der Eihaut), **d.** *Placenta succenturiata* (Nebenplazenten), **e.** *Placenta bipartita* (Doppelplazenta) mit velamentösem Ansatz, **f.** *Placenta circumvallata* (Einfalzung der Eihäute über dem Rand der Chorionplatte)

Einnistungsort. Sie kann durch vorangegangene Entzündungsprozesse (z. B. Endometritis, auch durch Intrauterinpessar hervorgerufen) oder durch Verletzungen bei Kürrettagen verursacht sein. In der Nachgeburtsphase haben diese Plazenten eine erhöhte Komplikationsrate, da ihre Form die vollkommene Ablösung erschwert.

- Die *Plazenta bipartita* (geteilte Plazenta) ist durch chorionzottenfreie Zonen in 2, selten 3 Teile getrennt. Die fetalen Gefäße verlaufen zwischen den Plazentateilen auf den Eihäuten, meist finden wir eine Insertio velamentosa.
- Als *Placenta succenturiata* (Nebenplazenta) wird ein durch fetale Gefäße verbundener freier Plazentasatelit bezeichnet.
- Die *Placenta fenestrata* (gefensterte Plazenta) hat durch Zottenatrophien choriongewebefreie Eihautzonen.
- Die ring- bzw. gürtelförmige *Placenta zonaria*[14] ist in der Mitte atrophiert und hat einen velamentösen Nabelschnuransatz.
- Die *Placenta membranacea* (membranöse Plazenta) bedeckt die gesamte Eihaut als großflächiges dünnes Zottengewebe.
- Eine Sonderform ist die *Placenta circumvallata*, auch *Placenta extrachorialis* genannt. Das Zottengewebe ist über die Chorionplatte hinausgewachsen. Dieser ungeschützte Wulst neigt zur vorzeitigen Lö-

---

[14] zone (gr.): Gürtel.

sung und damit zu Blutungen in der Schwangerschaft. Die Eihäute bilden am Plazentaansatz eine ringförmige, dickwulstige Niesche (Abb. 3.11-6).

3.11.6 Eihäute

Die Fruchtblase besteht aus den *2 Eihäuten*: **Chorion** (Lederhaut oder Zottenhaut, außen) und **Amnion** (Wasserhaut, innen). Beide Eihäute sind gegeneinander verschieblich und garantieren so eine stabile Fruchtumhüllung.

Die dem Uterus zugewandte äußere Eihaut entwickelt sich aus dem Trophoblastenanteil der Frucht. Während auf der Decidua basalis die Plazenta entsteht, wächst der Keim aus seiner vollständigen Versenkung unter Dehnung des Choriondaches in die Uterushöhle. Im weiteren Wachstumsverlauf füllt die Fruchtanlage den gesamten Uterusinnenraum, die Zotten des Choriondaches degenerieren zum Chorion leave. Die auf dem Chorion leave verbliebene Decidua capsularis stößt an die gegenüberliegende Uterusseite und verklebt mit der Decidua partialis. Den Verband von *Chorion leave*, *Decidua capsularis* und *Decidua parietalis* nennen wir **Chorionhaut** (s. Abb. 3.11-3). Nach der Geburt ist die Dezidua außen auf der Eihaut als weißgraue, aufgeraute Schicht sichtbar. Die freie Chorionhaut geht am Plazentarand direkt in die Chorionplatte der Plazenta über. Sie unterstützt die Plazenta im fetomaternen Stoffaustausch.

Die innere **Amnionhaut** ist transparent und läßt sich bis zur Plazenta von der Chorionhaut trennen. Chorionplatte und Nabelschnur sind ebenfalls mit Amnionzellen bedeckt. Amnionzellen entstammen dem Embryoblastenanteil des Keimes. Auch das Amnion nimmt am fetomaternen Stoffaustausch teil. Während aber das Chorion im direkten Kontakt zwischen Mutter und Kind steht und aktiv am Geschehen beteiligt ist, bildet das Amnion nur eine passiv durchlässige, reißfeste Schicht. Es wird nicht von Kapillaren versorgt und ist auf die Ernährung durch das Fruchtwasser angewiesen. (Früher nahm man an, die Amnionhaut „produziere" das Fruchtwasser.)

3.11.7 Fruchtwasser

Das ungeborene Kind entwickelt sich in einem flüssigkeitsgefüllten Raum, der durch die Eihäute begrenzt wird. Die so gewährte Bewegungsfreiheit ist äußerst wichtig für die Ausformung der kindlichen Extremitäten. Das Fruchtwasser (*Liquor amnii*) dient dem **mechanischen Schutz**. Stöße von außen, wie auch Kindsbewegungen werden gedämpft, die Nabelschnur kann sich frei im Raum bewegen und ihre Durchblutung wird nicht durch das Kindsgewicht behindert.

Das Fruchtwasser ist Bindeglied im fetomaternen Stoffaustausch. Weniger als Ernährungssubstanz, vielmehr als **Flüssigkeitsspender** ist es für das Kind von großer Bedeutung.

In der wässrigen, alkalischen Flüssigkeit (pH: ca. 7) von milchig-klarer Farbe sind in hoher Konzentration Harnstoff, Kreatinin, Milch-

Abb. 3.11-7: Schematische Darstellung der Fruchtwasserproduktion und -resorption in der zweiten Schwangerschaftshälfte. Produktionsorte (roter Pfeil), Resorptionsorte (schwarzer Pfeil) säure, Prolaktin und in niedriger Konzentration Glukose, Fette sowie Proteine gelöst. Wir finden fetale Zellen, später Lanugo und Vernix-, selten auch Mekoniumbestandteile. Im Verlauf der Schwangerschaft nimmt die Konzentration der meisten Elektrolyte ab, auch verringert sich der Gehalt der Proteinkonzentration. Im gleichen Zeitraum steigt die Konzentration der Gesamtphospholipide als Zeichen der Lungenreifung.

Das Fruchtwasser wird aus dem mütterlichen Wasserhaushalt über das Chorion durch das Amnion in die Fruchthöhle gebracht (Abb. 3.11-7). Ein erheblicher Anteil wird von der Chorionplatte über die Plazenta gebildet. Bis etwa zur 20. SSW diffundiert das Fruchtwasser auch durch die Haut des Feten und entspricht in seiner Zusammensetzung der extrazellulären fetalen Flüssigkeit. Mit Beginn der Nierenfunktion stellt auch der fetale Urin einen Anteil des Fruchtwassers. Zusätzlich ist die fetale Lunge als exokrine Drüse an der Fruchtwasserbildung beteiligt.

Die *Resorption* erfolgt im hohen Maße durch den Magen-Darm-Trakt des Feten (ab der 15. SSW) zum geringen Teil über die Eihäute. Die fetale Lunge resorbiert ebenfalls einen Teil der Flüssigkeit. Am Ende der Schwangerschaft wird das Fruchtwasser etwa zu einem Drittel pro Stunde ausgetauscht. Nach einem Blasensprung bleibt die Fruchtwasserproduktion erhalten, während die Resorption gestört wird. Der Wasserhaushalt der schwangeren Frau kann aus dem Gleichgewicht geraten, solange viel Fruchtwasser abläuft. Sie leidet unter Durst als Zeichen ihres erhöhten Flüssigkeitsbedarfes nach Blasensprung.

Fruchtwassermenge:
- 9. SSW etwa 5–10 ml
- 36. SSW etwa 1000 ml
- 40. SSW große Schwankungsbreite zwischen 300 und 1500 ml (s. S. 261)
- nach Überschreiten des Termins nimmt die Fruchtwassermenge zusehends ab, da Plazenta und Eihäute Altersveränderungen ausgesetzt sind.

3.12 Keimscheibe, Embryonal- und Fetalperiode

3.12.1 Entwicklung der dreiblättrigen Keimscheibe

Am 8. Tag p. c. befindet sich der etwa 0,75 mm große Keim im Stadium der Implantation. Die Trophoblastenzellen der Keimhülle vermehren sich und wuchern in das mütterliche Endometrium. An einer Wandstelle des flüssigkeitsgefüllten Keiminneren befinden sich scheinbar ungeordnete Embryoblastenzellen (s. Abb. 3.10-1).

Sie ordnen sich nun zu einer mehrreihigen, hochzylindrischen Epithelschicht, dem *Ektoderm*[1]. Auf der dem Trophoblasten zugewandten Seite entsteht ein Spaltraum im Gewebe, die **Amnionhöhle**. Zur anderen Seite entwickelt sich das *Entoderm*[2], davor als weitere Blase erkennbar, der **Dottersack**.

Die wie eine Doppelblase aussehende Embryonalanlage wird über einen nun wachsenden *Haftstiel*, der späteren Nabelschnur, in das Innere der Keimanlage verlagert. In der 3. Woche bildet sich zwischen den beiden Keimschichten der Doppelblase eine dritte Zellschicht: das *intraembryonale*[3] *Mesoderm*. Am 17. Tag p. c. ist der dreikeimblättrige Embryo als Scheibe zu erkennen (Abb. 3.12-1).

Der große, die gesamte Embryonalanlage umgebene Flüssigkeitsraum heißt **Chorionhöhle**. Die Wände dieser Höhle, das *extraembryonale*[4] *Mesoderm*[5], wurden aus Anteilen des Throphoblasten gebildet.

---

[1] Ektoderm: äußere Keimschicht.
[2] Entoderm: innere Keimschicht.
[3] intraembryonal: innerhalb der Keimschichten.
[4] extraembryonal: außerhalb der Keimschichten.
[5] Mesoderm: mittlere Keimschicht.

Abb. 3.12-1: Die Blastozyste ist am 16. Tag p. c. vollständig im Endometrium (jetzt Dezidua) implantiert. In der Mitte der Chorionhöhle befindet sich die dreiblättrige Embryonalanlage, umgeben von einer Doppelblase aus Amnionhöhle und Dottersack

3.12.2 Embryonalperiode

Räumliche Entwicklung der Keimanlage

Mit der 4. Woche p. c. beginnt die eigentliche Embryonalentwicklung. Die Keimscheibe verändert sich räumlich. Teile des extraembryonalen Mesoderms schieben sich zunächst unter die Keimscheibe, der Embryo rollt sich ein. Die Ektodermschicht liegt außen, das Entoderm bildet als innere Zellröhre den späteren Magen-Darm-Kanal. Mit der nun beginnenden Entwicklung der Organe krümmt sich der langgezogene Embryo, seine typische Form entwickelt sich. Bis zur 9. Woche p. c. sind sämtliche Organe, sowie die Extremitäten angelegt, das äußere Genitale wird sichtbar. Der Embryo ist nun 3−5 cm lang und wiegt etwa 8 g. Die Amnionblase hat einen größeren Raum gebildet und schmiegt sich enger an die Wand der Chorionhöhle. Der vorübergehend angelegte Dottersack bildet sich zurück und liegt als Dottergang in der Nabelschnur (s. Abb. 3.11-2).

Abstammung der Organe

- **Ektoderm.** Aus der äußeren Keimschicht entwickeln sich *Epidermis*, *Schweiß-* und *Milchdrüsen* sowie *Zähne* und *Haare*. Das ZNS geht ebenfalls aus dem Ektoderm hervor. In einem längsverlaufenden Ektodermband bilden sich Einstülpungen, darüber wuchern Zellen zu einem geschlossenen Rohr (Neuralrohr). Hieraus entsteht das Rückenmark, sowie an einem verdickten Ende das Gehirn samt Schädelknochen und Kopfmuskeln.

  Schließt sich das Neuralrohr nicht vollständig, kann Nervengewebe aus dem Wirbelsäulenkanal treten (*Spina bifida*) oder ein unvollkommener Schädel (*Anenzephalie*) entstehen.

- Aus dem **intraembryonalen Mesoderm** geht die gesamte *Muskulatur* und das *Skelett* (außer Schädel) hervor, die *Milz*, der *Urogenitaltrakt* mit *Keimdrüsen* sowie das *Zwerch-*, *Brust-* und *Lungenfell*.

- Das **extraembryonalen Mesoderm** entstammt als einzige Organkeimschicht dem Trophoblasten. In der 3. Woche p. c. wird das *Herz* aus diesem Zellmaterial angelegt, von dem als erstes 2 Herzschläuche sichtbar werden. Nach der 3. Woche beginnt sich der primitiv ausgebildete Herzmuskel zu kontrahieren, der embryonale Kreislauf nimmt seine Funktion auf.

  Die *Nabelschnur* entstammt ebenfalls dem extraembryonalen Mesoderm.

- **Entoderm.** Die innere Keimschicht entwickelt sich zum *Magen-Darm-Kanal*, zur *Lunge* und *Leber*. Der sich entwickelnde Darm steht vorübergehend mit dem Dottersack über den weiten Dottergang in Verbindung (6. Woche p. c.). Er bildet sich langsam zurück, die Bauchwand des Feten verschließt sich bis auf den Nabelschnuransatz (s. Abb. 3.11-2, 3).

Abb. 3.12-2: Schematische Darstellung kritischer Perioden in der vorgeburtlichen Entwicklung. Die Punkte geben die häufigsten Wirkorte teratogener Faktoren an. In der 1. – 2. Entwicklungswoche ist der Keim kaum anfällig (noch keinen festen Kontakt zum mütterlichen Blutkreislauf), wird er geschädigt, stirbt er meist ab (aus Moore, K. T.: Embryologie)

Bei einer Entwicklungsstörung verbleibt Darmgewebe im Dottergang, die Bauchwand schließt sich nicht (*Omphalozele*).

Störungen der Embryonalentwicklung

In der Zeit des schnellsten Wachstums ist der Embryo besonders empfindlich. Abbildung 3.12-2 gibt einen Überblick über die Stadien der kritischen Phasen der Entwicklung.

Chromosomanomalien können während der ersten Zellteilungen entstehen, falls sie nicht schon vererbt worden sind. Nur wenige sind jedoch überlebensfähig (z. B. *Trisomie 21*). Kommt es in der 1. und 2. Wochen p. c. zu einer Schädigung, führt dies meist zum Abort. In der 3.–9. Woche p. c. können Störungen schwerwiegende Anomalien verursachen.

Teratogene[6], die zu Entwicklungsstörungen (**Embryopathien**) führen, sind u. a. Umwelteinflüsse, wie *energiereiche Strahlung* (Röntgenstrahlung, Radioaktivität), *giftige Gasbestandteile* (Kohlenmonoxid, Chlorverbindungen) und *Chemikalien* (Quecksilber) sowie *Medikamente* und *Drogen*. Einzelne plazentagängige *Mikroorganismen* (Röteln- und Herpes-simplex-Viren, Toxoplasma gandii) können Fehlentwicklungen verursachen.

Fetalperiode

> Am Ende der Embryonalperiode sind alle Organsysteme angelegt, in der Regel jedoch noch nicht funktionstüchtig. **Ausreifung und Wachstum** finden in der Fetalperiode (9. bis 38. Woche p. c.) statt.

Das Längenwachstum dominiert bis zur 20. Woche p. c., danach die Gewichtszunahme des Feten. Zu Beginn der Fetalperiode nimmt der Kopf die Hälfte des gesamten Körpervolumens ein, die Extremitäten sind kurz und dünn. In der Folgezeit wächst der Körper jedoch relativ schneller. Bis zur 20. SSW erreichen die unteren Extremitäten ihre endgültige Relation, die oberen bereits in der 12. SSW. Die Urgeschlechtszellen (spätere Oozyten und Spermatozyten) sind bereits in der 6. Woche in die primitiven Keimdrüsen eingelagert. Die nächste Generation ist also bereits angelegt, während die äußeren Genitale von weiblichen und männlichen Embryonen noch nicht zu unterscheiden sind.

> Ab der 12. Woche p. c. ist das Geschlecht des Feten sichtbar.

Die inneren Geschlechtsanlagen differenzieren sich nach der 9. Woche p. c. in weiblichen Uterus (*Müller-Gang*) und Ovarien (Urniere) oder unter Testosteroneinfluß in männlichen Samenleiter (*Wolff-Gang*) und Hoden (Urniere).

Mit Beginn der 12. Woche p. c. wachsen feine *Lanugohaare*[7] auf dem gesamten Körper des Feten. Nach der 21. Woche p. c. bedeckt *Vernix caeseosa*[8] (Käseschmiere) seine Haut, sie besteht aus Talgdrüsensekret und abgestorbenen Epidermiszellen.

Zum Ende der 24. Woche p. c. haben sich die primitiven Alveolen der Lungen gebildet, die Surfactantproduktion beginnt. In der späteren Fetalperiode verflacht die Alveolarmembran (epitheliale Auskleidung der Lungenbläschen). Dies ermöglicht p. p. den Gasaustausch durch die Blut-Atem-Schranke. Die vormals drüsenartige Lungenstruktur wird kapillar- und bläschenreicher.

---

[6] teras, terastos (gr.): Ungeheuer/Teratogone = Fehlbildungen hervorrufende Außeneinwirkung, Teratogenese = Entstehung von Fehlbildungen.

[7] Lanugo (lat.): Wollhaar.
[8] Vernis (frz.): Glasur, Caesus (lat.): Käse.

3.13 Entwicklung von Zwillingen und ihrer Plazenta

3.13.1 Zweieiige, dizygote Zwillinge

Zweidrittel aller Zwillinge sind dizygot. Sie entstehen durch Befruchtung von 2, im selben Zyklus freigegebenen Eizellen mit 2 verschiedenen Spermien. Sie können daher von verschiedenem oder gleichem Geschlecht sein, ihre Ähnlichkeit ist wie bei einem Geschwisterpaar.

Jeder der Zwillinge hat seigene Plazenta und Eihäute.

Es kommt vor, daß Chorion und Plazenten miteinander verschmelzen, wenn die Plazentahaftstellen dicht beieinander liegen.

3.13.2 Eineiige, monozygote Zwillinge

Monozygote Zwillinge sind gleichgeschlechtlich und sind/werden sich nach der Geburt meist körperlich sehr ähnlich. Sie entstehen nach Befruchtung von einem Ei und einem reifen Samenfaden. Die Zygote entwickelt sich zunächst weiter, spaltet sich in 2 identische Fruchtanlagen.

Generell wird angenommen, daß sich 1/3 aller monozygoten Zwillingsschwangerschaften durch vorzeitiges Abstoßen einer Fruchtanlage in eine Einlingsschwangerschaft umwandelt. Geschieht dies sehr früh, wird die abgestoßene Embryonalanlage resorbiert. Zu einem späteren Zeitpunkt abgestoßene Feten können mumifizieren (*Fetus papyraceus*) oder komprimieren (*Fetus compressus*), sie werden mit der Plazenta geboren.

Je nach Zeitpunkt der Trennung können eineiige Zwillinge gemeinsame oder getrennte Plazenta und Eihäute haben.

- Weniger oft kommt es im Stadium der **Zygote** (2.–3. Tag p. c.) zur Spaltung (Abb. 3.13-1a). Beide Embryonalanlagen verbleiben zunächst gemeinsam in der Zona pellucida. Erst wenn die Morula die Uterushöhle erreicht hat, geht jede Blastozyste ihren Entwicklungsgang allein. In diesem Fall entwickeln sich getrennte Plazenten, 2 Chorien und 2 Amnien (*dichorisch-diamniotisch*). Nach der Geburt läßt sich nicht eindeutig feststellen, ob die Zwillinge mono- oder dizygot sind; dies wird erst später durch Ähnlichkeitsvergleiche und z. B. Blutgruppenbestimmung möglich.

- Meist teilt sich die Fruchtanlage im frühen Stadium der **Blastozyste** (3.–7. Tag p. c. Abb. 3.13-1b). Es entwickeln sich 2 Embryoblasten in einer Plazentaanlage (*monochorisch-diamniotisch*). Nach der Geburt finden wir eine gemeinsame Plazenta, ein gemeinsames Chorion (beide entstammen dem Trophoblasten) und getrennte Amnien (entstammen dem Embryoblasten).

Gefahr für die Zwillinge kann ein plazentares Transfusionssyndrom sein, wenn ein Fet mit Blut unter-, der andere überversorgt wird.

- Selten entstehen eineiige Zwillinge in einem noch späteren Entwicklungsstadium (Abb. 3.13-1c). Teilt sich die bereits angelegte **Keimscheibe** (8.–13. Tag p. c.), entwickeln sich 2 getrennte Embryonalkörper in einer Amnionhöhle. Nach der Geburt finden wir eine Plazenta, ein gemeinsames Chorion und ein gemeinsames Amnion (*monochorisch-monoamniotisch*).

Die **Prognose** dieser Schwangerschaften ist ungünstig. Nabelschnurumschlingungen oder Transfusionssyndrom können zu Sauerstoffmangel und Tod eines oder beider Zwillinge führen.

- Siamesische Zwillinge sind sehr selten. Kommt es zu einer späten unvollständigen Trennung der Keimanlagen im Entwicklungsstadium der dreiblättrigen Keimscheibe (ab dem 13. Tag p. c.) entstehen miteinander verwachsene Zwillinge. Die Trennung der Embryoblasten vollzieht sich nicht vollständig, so daß Körperteile und Organe unterschiedlicher Lokalisation verschmolzen bleiben. Die Art der Verwachsung ist ausschlaggebend für die postpartale operative Trennung und die Überlebenschancen beider Kinder.

Verwendete und empfohlene Literatur

Bilek, K., K. Rothe (Hrsg.): Lehrbuch der Geburtshilfe für Hebammen. Leipzig 1986
v. Brandis, H.-J., W. Schönberger: Anatomie und Physiologie für Medizinalfachberufe. 8. Aufl., G. Fischer Verlag, Stuttgart 1991

3.13 Entwicklung von Zwillingen und ihrer Plazenta

	a	b	c
Morulastadium			
frühes Blastozystenstadium			
Stadium der Nidation und Keimscheibenbildung			
	2 Plazenten 2 Chorien 2 Amnien	1 Plazenta 1 Chorion 2 Amnien	1 Plazenta 1 Chorion 1 Amnion

Abb. 3.13-1: Eineiige Zwillinge, Teilung in verschiedenen Entwicklungsstadien: **a.** Morula: dichorisch–diamniotisch, **b.** frühe Blastozyste: monochorisch–diamniotisch, **c.** Spaltung der Keimscheibe: monochorisch–monoamniotisch (s. Plazentadiagnostik post partum S. 257).

Bumm, E.: Grundriß zum Studium der Geburtshilfe. 13. Aufl., J. F. Bergmann Verlag, München, Wiesbaden 1921

Langman, J.: Medizinische Embryologie. Die normale menschliche Entwicklung und ihre Fehlbildungen. Thieme Verlag, Stuttgart 1989

Leidenberger, F.: Klinische Endokriniologie für Frauenärzte. Springer Verlag, Berlin, Heidelberg 1992

Lippert, H.: Lehrbuch Anatomie. 2. Aufl., Urban & Schwarzenberg, München 1990

Moore, K. T.: Embryologie. Lehrbuch und Atlas der Entwicklungsgeschichte des Menschen. Schattauer Verlag, Stuttgart 1990

Moore, K. T.: Grundlagen der medizinischen Embryologie. Enke Verlag, Stuttgart 1990

Netter, F. H.: Farbatlanten der Medizin, Bd. 3 Genitalorgane. Thieme Verlag, Stuttgart 1978

Pschyrembel, W., J. W. Dudenhausen: Praktische Geburtshilfe, 18. Aufl. W. de Gruyter Verlag, Berlin 1994

Schauf, Moffett in E. Schubert (Hrsg.): Medizinische Phisiologie, W. de Gruyter Verlag, Berlin 1993

Waldeyer, A., A. Mayet: Anatomie des Menschen. 16. Aufl., Bd. I, II, W. de Gruyter Verlag, Berlin 1993

4. Schwangerschaft

4.1 Diagnose und Dauer der Schwangerschaft

Dorothea Hezel

Eine Schwangerschaft ist wahrscheinlich, wenn die *Periodenblutung ausbleibt* und zeitgleich schwangerschaftstypische Symptome wie morgendliche Übelkeit, Brechreiz, Brustspannen oder Drang zum häufigen Wasserlassen auftreten.

Für eine exakte Diagnose ist jedoch der **Nachweis** eines oder mehrerer sicherer Schwangerschaftszeichen erforderlich.

4.1.1 Schwangerschaftszeichen

Zu unterscheiden sind *sichere, unsichere* und *wahrscheinliche* Zeichen.

> **Sichere Schwangerschaftszeichen** sind **direkte Lebensäußerungen** des Kindes: Kindliche *Herzaktionen* sind mit Hilfe des Ultraschalls ab der 6./7. Schwangerschaftswoche (SSW) darstellbar, *Kindsbewegungen* werden ab der 9. SSW beobachtet, und *Körperteile* sind ab der 10. SSW zu unterscheiden.

Die Hebamme kann **Herztöne** mit dem *Fetalpulsdetektor* (Dopton) ab der 12.–16. SSW, mit dem *Hörrohr* ab der 20. SSW nachweisen. Tastbar und identifizierbar sind Kindsbewegungen und kindliche Körperteile meist erst ab Anfang der 28. SSW.

• **Wahrscheinliche Zeichen** sind schwangerschaftstypische Veränderungen an den Geschlechtsorganen:

– Ausbleiben der Periode (*Amenorrhoe*)
– Brustspannen, Sekretion von Vormilch (*Kolostrum*)
– Gebärmutterwachstum und -auflockerung
– Lividität (*Blaufärbung*) der Vaginalschleimhaut
– Aufrauhung und *Auflockerung der Scheidenwände*
– Konsistenzwechsel der Gebärmutter (sog. *Schwangerschaftswehen*).

Auch Schwangerschaftsstreifen (*Striae*) und dunklere Pigmentierung der Mittellinie des Bauches (Linea alba wird zur *Linea fusca*), des Warzenhofes und der Vulva sind wahrscheinliche Zeichen für eine Schwangerschaft.

• Zu den **unsicheren Schwangerschaftszeichen** gehören alle Störungen im Allgemeinbefinden der Frau:

– Übelkeit, Brechreiz, besonders morgens, Geruchsüberempfindlichkeit
– Appetitstörungen, Ekel vor Speisen, übermäßige Nahrungsaufnahme
– Raucherinnen schmeckt die Zigarette nicht mehr
– Kreislaufstörungen (bis hin zur Ohnmacht)
– häufiges Wasserlassen (Pollakisurie) und Verstopfung (Obstipation),
– nervöse Störungen, Reizbarkeit, Überempfindlichkeit.

Die Zunahme von Gewicht und Bauchumfang sind ebenfalls nur unsichere Zeichen.

Zur Sicherung der Diagnose wird die Frau vaginal untersucht (vorher Blase entleeren):

Als erstes werden Vulva und Introitus (Scheideneingang) betrachtet. Eine Spekulumeinstellung schließt sich an, manchmal mit zytologischem Abstrich und Kolposkopie (mikroskopische Betrachtung der Portiooberfläche) zur Krebsvorsorge. Anschließend wird vaginal getastet und die Uterusgröße bimanuell untersucht. Die zu beobachtenden Veränderungen an Vagina und Uterus sind auf S. 92 beschrieben.

4.1.2 Schwangerschaftstest

Bei einer gesunden Frau mit normalem Zyklus ist nach Ausbleiben der Periodenblutung und bei subjektiven Schwangerschaftszeichen die Feststellung einer Schwangerschaft anhand der Anamnese möglich.

Ein **Schwangerschaftstest** ist nur indiziert, wenn die Diagnose der Schwangerschaft durch Anamnese und gynäkologische Untersuchung nicht zu sichern ist, aber eine sichere Feststellung aus medizinischen oder persönlichen Gründen notwendig wird.

Die *wichtigsten Indikationen* sind:
- Verdacht auf eine Extrauteringravidität
- dringende röntgenologische oder nuklarmedizinische Maßnahmen
- vor Verabreichung potentiell teratogener (Fehlbildungen verursachende) Medikamente
- Verlaufskontrolle nach Blasenmole oder Chorionepitheliom (bösartige Wucherung von Throphoblastzellen)
- früh nach der Konzeption erforderliche substituierende Hormontherapie.

Die immunologischen Schwangerschaftsteste beruhen auf dem Nachweis des im Harn ausgeschiedenen Choriongonadotropins (HCG). Humanes Choriongonadotropin ist ein Glykoprotein, das vom Trophoblasten ab Einnistung der befruchteten Eizelle gebildet wird. Der Nachweis erfolgt mit Hilfe einer Antigen-Antikörper-Reaktion zwischen HCG und HCG-Antikörpern.

Die Antigen-Antikörper-Reaktionen wird bei den klinisch gebräuchlichen Testen durch Agglutination bzw. Agglutinationshemmung (Agglutination: Verklumpung von Zellen) mittels eines Indikatorsystems sichtbar gemacht.

Dies bedeutet für den **Hämagglutinations-Hemmtest:**
- bei Agglutination ist der Test positiv (als dunkler Ring sichtbar)
- bei Ausbleiben der Agglutination ist der Test negativ.

Für den **Latexagglutinationstest:**
- bei ausbleibender Agglutination ist der Test positiv
- bei eingetretener Agglutination (Trübung) ist der Test negativ.

Andere HCG-Teste bedienen sich zur Sichtbarmachung der Antigen-Antikörper-Reaktion eines Farbwechsels durch Enzyme.

Die angebotenen Schwangerschaftsteste benötigen unterschiedlich hohe HCG-Konzentrationen in der Urinprobe um zu reagieren. Je empfindlicher der Test, desto früher kann die Schwangerschaft festgestellt werden.
- Bei einer Testempfindlichkeit von 1000 IE/l ist etwa ab der 3. Woche post conceptionem (p. c.) eine Schwangerschaft feststellbar.
- Mit einer Empfindlichkeit von 500–800 IE/l kann der Test bereits 2 Wochen p. c. (beim Ausbleiben der Menstruation) positiv werden.
- Mit einer Empfindlichkeit unter 500 IE/l ist die Schwangerschaft schon um den 10. Tag p. c. nachweisbar (d. h. zum Nidationszeitpunkt).

4.1.3 Bestimmung des Geburtstermins

Die möglichst genaue Bestimmung des Geburtstermines ist von Bedeutung zur:

- richtigen Zuordnung der Untersuchungsbefunde zum Schwangerschaftsalter
- Vermeidung irrtümlicher Diagnosen wie drohende Frühgeburt oder Übertragung
- Anwendung der Bestimmungen des Mutterschutzgesetzes.

Die Berechnung des voraussichtlichen Geburtstermins erfolgt möglichst bei der Erstuntersuchung. Der errechnete Termin (E. T.) wird mit Hilfe von *Naegele-Regel, Gravidarium, Anamnese* der Frau und evtl. durch *HCG-Bestimmung* und *Ultraschallbiometrie* festgelegt.

Eine Schwangerschaft dauert vom 1. Tag der letzten normalen Regelblutung bis zum Tag der Geburt durchschnittlich 280 Tage (40 Wochen, 10 Mondmonate zu 28 Tagen, bzw. 9 Kalendermonate). Sie wird als Schwangerschaftsdauer post menstruationem (p. m.) bezeichnet.

Genau betrachtet ist die Schwangerschaft um ca. 14 Tage kürzer, da Eisprung und Befruchtung erst um den 14. Zyklustag nach letzter Menstruation erfolgen.

Bei verlängertem oder verkürztem Zyklus verändert sich der Zeitpunkt des Eisprungs und damit der reale Schwangerschaftsbeginn.

Wird eine Frau nach *Absetzen eines Ovulationshemmers* (Pille) schwanger oder während der Stillzeit, gibt es meist keinen Hinweis darauf, wann die Ovulation stattgefunden hat. Zur Bestimmung des Geburtstermines können dann nur positiver Schwangerschaftstest oder Ultraschallbefund herangezogen werden. Bei der Terminbestimmung ist zu beachten, daß es Schwangere gibt, die trotz Schwangerschaft weiter eine schwache, mehr oder weniger regelmäßige Blutung haben. Darum sollte immer die Stärke der letzten Regelblutung erfragt und dokumentiert werden. Mit der **Naegele-Regel** wird der voraussichtliche Geburtstermin (E. T.) wie folgt berechnet:

> Naegele-Regel: Erster Tag der letzten normal starken, normal langen Menstruationsblutung + 1 Jahr − 3 Kalendermonate + 7 Tage = errechneter Termin (E. T.)

Beispiel: Erster Tag der letzten Regelblutung: **27. 02. 94**
+ 1 Jahr   = 27. 02. 95
− 3 Monate   = 27. 11. 94
+ 7 Tage   = 04. 12. 94 = E. T.

Dies gilt nur für Frauen mit regelmäßigen 28 Tage-Zyklen. **Erweiterte Naegele-Regel:** Ist der Zyklus um x Tage verlängert oder verkürzt, muß der Termin um x Tage nach hinten oder vorne verschoben werden.

Beispiel: Erster Tag der letzten Regelblutung: **27. 02. 94**

Zykluslänge 33 Tage (28 + 5)
+ 1 Jahr   = 27. 02. 95
− 3 Monate   = 27. 11. 94
+ 7 Tage   = 04. 12. 94
+ 5 Tage   = 09. 12. 94 = E. T.

Ist der **Konzeptionszeitpunkt** bekannt, wird der voraussichtliche Geburtstermin in Anlehnung an die Naegele-Regel wie folgt berechnet:

> *Konzeptionstermin* + 1 Jahr − 3 Kalendermonate − 7 Tage = errechneter Termin (E. T.)

Beispiel: Konzeption am 13. Zyklustag: **12. 3. 94**
+ 1 Jahr   = 12. 3. 95
− 3 Monate   = 12. 12. 94
− 7 Tage   = 5. 12. 94 = E. T.

Diese Formel geht von der tatsächlichen Schwangerschaftsdauer p. c. aus. Sie dauert beim Menschen von Konzeption bis Geburtstermin 263−273, durchschnittlich **266 Tage** (= 38 Wochen = 9 1/2 Mondmonate zu 28 Tagen).

Nur etwa 4% der Kinder werden am errechneten Termin geboren. In die Woche um den E. T. entfallen etwa 27% aller Geburten und erst in dem Zeitraum von ± 14 Tagen kommen 80% aller Kinder zur Welt. Wird der errechnete Termin um 14 Tage (ab 42/0 SSW) oder mehr überschritten, spricht man von **Übertragung.**

Das Schwangerschaftsalter wird in Schwangerschaftswochen (SSW) und Tagen p. m. angegeben.

Beispiel: SSW 39 + 5 oder 39/5 = vollendete 39. SSW + 5 Tage (s. Abb. 4.1-1)

Der voraussichtliche Geburtstermin kann auch auf dem **Gravidarium** abgelesen werden, einer beweglichen Doppelscheibe, auf der ein durchgängiges Kalendarium und alle Schwangerschaftsdaten (z. B. erste Kindsbewegungen, der SSW zugeordnete Ultraschallmeßwerte, Mutterschutzbeginn) aufgedruckt und gegeneinander verschiebbar sind.

Einzustellen ist der erste Tag der letzten Periodenblutung oder falls bekannt, der Tag der Konzeption. Auch hier wird von einem regelmäßigen 28-Tage-Zyklus ausgegangen. Der E. T. ist einfach abzulesen, bei verlängertem oder verkürztem Zyklus muß der Termin um die entsprechende Anzahl von Tagen nach vorne oder hinten verschoben werden.

Abb. 4.1-1: Schwangerschaftsdauer vom ersten Tag der letzten Regel bis zu einer möglichen Übertragung mit Unterteilung in I., II. und III. Schwangerschaftsdrittel (Trimenon) (Anfang und Ende der Schwangerschaftsdrittel sind in der Literatur nicht eindeutig definiert)

Ist der Zeitpunkt der letzten Menstruation oder des Eisprungs sehr ungewiß, werden zur Bestimmung des Geburtstermins nur die Ergebnisse von **Schwangerschaftstesten, Ultraschallbefunde** und der **Zeitpunkt erster Kindsbewegungen** herangezogen. Dies ist der Fall, wenn:

- die Frau direkt nach Absetzen eines Ovulationshemmers schwanger wurde, da hierbei die erste Ovulation oft erst 4–6 Wochen nach der letzten Abbruchblutung stattfindet
- die Schwangerschaft bald nach der Geburt eines Kindes, vor Wiedereinsetzen regelmäßiger Menstruationsblutungen eintritt
- bei der Frau trotz Schwangerschaft weiter leichte menstruationsähnliche Blutungen auftreten
- die letzte Mentruation unbekannt ist, oder die Frau einen extrem unregelmäßigen Zyklus hat.

4.1.4 Schwangerschaftsalter

In der **Frühschwangerschaft** kann das Schwangerschaftsalter sonographisch relativ genau festgestellt werden, abhängig von der Qualität des Ultraschallgerätes und der Erfahrung des Anwenders. Bei der frühen Abdominalsonographie muß die Harnblase gefüllt sein, damit der Uterus darstellbar ist. Ab 7.–8. SSW p. m. kann der Embryo nachgewiesen werden, die Vaginalsonographie ermöglicht dies schon in der 5.–6. SSW p. m. Die **Bestimmung des Schwangerschaftsalters** erfolgt nach folgenden Messungen:

- mittlerer *Amniondurchmesser:* (Das Alter der Schwangerschaft kann bis auf eine Woche genau angegeben werden)
- *Scheitel-Steiß-Länge:* (Genauigkeit ± 3 Tage)
- *biparietaler Kopfdurchmesser*, (ergibt in der 12.–28. SSW eine Genauigkeit von ± 1 Woche)
- *Femurlänge* (s. S. 420).

Das Schwangerschaftsalter kann auch durch Bestimmung des *Fundusstandes der Gebärmutter* mit Hilfe des ersten Leopold-Handgriffs oder durch Messung des *Symphysen-Fundus-Abstandes* bestimmt werden.

Der **Fundus uteri** erreicht in der 24. SSW Nabelhöhe. In der 32. SSW befindet er sich in der Mitte zwischen Nabel und Schwertfortsatz. In der 36. SSW erreicht sein Höchststand den Rippenbogen. Danach senkt er sich auf die Höhe 2–3 Querfinger unter dem Rippenbogen (s. S. 102, Abb. 4.3-5).

Bei *Mehrgebärenden* kann der Fundusstand in der ersten Schwangerschaftshälfte höher stehen als hier angegeben.

Für die Unterscheidung zwischen der 32. und 40. SSW wird die *Form des Bauchnabels* und der *Leibesumfang* berücksichtigt. Der **Nabel** ist in der 32. SSW noch als Grübchen erhalten, in der 40. SSW verstrichen oder bläschenförmig vorgewölbt. Der **Leibesumfang** beträgt in der 40. SSW 100–105 cm, in der 32. SSW etwa 94 cm. Bei gleichem Fundusstand weist eine mehr längsovale Form des Bauches auf die 32. Woche, eine ausladendere kugelige Form auf die 40. SSW. Außerdem kann die Frau angeben, ob sich ihre *Gebärmutter gesenkt* hat, da sie dann leichter atmet oder Kleidungsstücke knapper um die „Taille" sitzen als vor einigen Tagen.

4.2 Leben mit der Schwangerschaft

4.2.1 Psychosoziale Veränderungen

Doris Wepler

Schwangerschaft bedeutet im Leben von Frauen eine Wendezeit. Durch die Geburt ihres Kindes müssen sie sich mit einer veränderten Zukunftsplanung auseinandersetzen. Diese Zeit geht mit extremen körperlichen Veränderungen einher, daneben spielen auch Einflüsse des sozialen Umfeldes eine Rolle.

Da wir in einer leistungsorientierten Gesellschaft mit starkem Bedürfnis nach Sicherheit leben, ist auch das Schwangerschaftserleben von Frauen geprägt von dem Anspruch, alles richtig machen zu müssen. Von ihnen wird erwartet, daß sie nicht mehr rauchen, sich gesund ernähren und keinen Alkohol trinken. Außerdem müssen sie gut informiert und vorbereitet sein – alles zum Wohle des Kindes. Diese Leistungsansprüche spiegeln sich auch in Ratgebern, Büchern und Informationsschriften wider, die Bilder von attraktiven und glücklichen Müttern vermitteln. Einige Frauen empfinden ihre Schwangerschaft tatsächlich als schönste Zeit in ihrem Leben, bei anderen stehen Gefühle und Verhalten im Widerspruch zu diesem gesellschaftlichen Ideal. Das läßt Frauen an ihrer Fähigkeit, Mutter zu sein, zweifeln und macht ihnen Schuldgefühle. Mangels Vorbildern für eine selbstbestimmte Gestaltung der Schwangerschaft fügen Frauen sich bereitwillig in die Patientinnenrolle und erkennen Ärzte als alleinige Experten für ihre Schwangerschaft an. Das Versprechen von größtmöglicher Sicherheit durch ärztliche Betreuung entlastet Frauen von der alleinigen Verantwortung, bringt sie aber gleichzeitig in eine starke Abhängigkeit. Hinzu kommt, daß eine einseitig medizinische Betrachtungsweise der Schwangerschaft ihrem eigenen Erleben nicht gerecht wird. Gerade Hebammen können dazu beitragen, dafür Raum zu geben und durch umfassende Unterstützung dieses Erlebnis zu ermöglichen.

Empfindungen

Der **Prozeß der Schwangerschaft** ist geprägt vom Auftreten widersprüchlicher Gefühle. Einerseits spüren Frauen mehr Durchsetzungskraft und können besser formulieren, was sie wollen und brauchen (leider wird dies oft als „*Zickigkeit*" abgewertet). Andererseits fühlen sie sich auch schwach und müde.

Diese Müdigkeit kann als Rückzug nach innen gesehen werden, um mehr Zeit für die Auseinandersetzung mit der Schwangerschaft zu haben, sie wird auch als Regression beschrieben.

Sinnesfähigkeiten entwickeln sich jetzt in besonderem Maße, um sich selbst und dem Kind gegenüber aufmerksamer zu sein. Dies äußert sich z. B. in einer verstärkten Berührungsempfindlichkeit, der Empfindsamkeit für Zwischentöne, größerer Vorsichtigkeit, stärkerem Bedürfnis nach Zärtlichkeit und in einem gefühlsbetonteren Umgang mit dem alltäglichen Leben. Auftretende Ängste können nicht mehr so gut verdrängt werden.

Frauen bezeichnen sich z. B. als „nah am Wasser gebaut", haben „archaische Gefühle" und „erkennen sich selbst nicht wieder".

Dieser Zustand kann die eigene Identität aufbrechen und zu starker Verunsicherung bis hin zu einer Krise führen. Der Partner, die Familie sowie auch Freundinnen und Freunde zeigen sich häufig durch veränderte Reaktionen der Frauen überfordert und reagieren mit Unverständnis oder Rückzug.

Angst vor einem behinderten Kind

Das Thema **Behinderung** bekommt in der Schwangerschaft eine besondere Brisanz. Frauen/Paare geraten in einen Konflikt mit der gesellschaftlichen Realität. Galt die Geburt eines behinderten Kindes früher noch als schicksalhaft, so ist heute die Rede davon, daß Frauen/

Paaren diese Erfahrung erspart bleiben kann und soll. Die Angst vor möglicher sozialer Ausgrenzung durch ein behindertes Kind und die gesellschaftliche Ablehnung behinderter Menschen trägt dazu bei, daß das Angebot an vorgeburtlicher Diagnostik in immer größerem Umfang wahrgenommen wird. Als Ergebnis davon erleben einige Frauen die ersten Wochen als eine *„Schwangerschaft auf Probe"*, denn evtl. werden sie bei einem positiven Ergebnis eine Entscheidung gegen das behinderte Kind treffen. Erst wenn alle Ergebnisse zufriedenstellend sind, können sie sich gefühlsmäßig auf ihr Kind einlassen. Dies kann beim Entschluß zur Amniozentese die Hälfte der Schwangerschaftsdauer ausmachen (s. S. 114).

Rollenverständnis

Durch das **Mutterwerden** aktualisieren sich Erfahrungen mit den eigenen Eltern, viele Kindheitserinnerungen tauchen wieder auf. Besonders zur Mutter entsteht häufig durch das Schwangerschaftserleben eine stärkere Verbindung. Die eigene Geburtsgeschichte wird oft wieder lebendig. Sie kann Vertrauen, auch Ängste erzeugen, je nachdem, welche Botschaften in der Erzählung der Mutter enthalten sind. Der Übergang in die Elternschaft erzeugt Phantasien über das Selbstverständnis von sich als Mutter und vom Partner als Vater. Meist gehen sie damit einher, es ganz anders als die eigenen Eltern machen zu wollen.

Im Laufe unserer Sozialisation wurden wir mit traditionellen Vorbildern für Mutter- und Elternsein konfrontiert, denen wir zustimmend oder ablehnend gegenüberstehen. Rollenbilder, in denen die Frau ihren Lebensinhalt nur im Muttersein sieht und der Mann als Vater die Familie ernährt, sind schon lange in Frage gestellt.

Für ein neues Selbstbild und Rollenverständnis gibt es wenig Modelle. Die mangelnde Vereinbarkeit der Berufstätigkeit mit familiären und häuslichen Aufgaben ist nach wie vor ein gravierendes Problem und trifft Frauen in besonderem Maße.

Berufstätigkeit

Soziologische Untersuchungen zeigen, daß sich die Berufstätigkeit positiv auf die Lebenssituation schwangerer Frauen und den Schwangerschaftsverlauf auswirken. Dennoch erleben gerade Frauen, die sich im Beruf eine eigene Rolle geschaffen haben, die Entscheidung für ein Kind konflikthaft. Sie haben Angst vor dem Verlust der beruflichen Anerkennung und des eigenen Selbstverständnisses, denn sie wissen, daß nach zeitweiligem Ausstieg aus dem Berufsleben der Wiedereinstieg schwer ist und eine berufliche Weiterentwicklung oft unmöglich wird.

Muttersein kann auch eine weitgehend finanzielle Abhängigkeit vom Partner mit sich bringen. Alleinstehende Mütter sind häufig auf Sozialhilfe angewiesen und empfinden dies als sozialen Abstieg. Da Muttersein zwar in der Propaganda, nicht aber in der Realität finanzielle und ideelle gesellschaftliche Anerkennung findet, leiden einige Frauen in dieser Zeit an einem erheblichen Verlust ihres Selbstwertgefühls. Hinzu kommt noch, daß bei der Entscheidung für ein Kind eine gleichberechtigte Rollenverteilung, sofern in der Partnerschaft vorhanden, oft nur schwer oder nicht mehr aufrechtzuerhalten ist.

Es wird von Frauen als Problem erlebt, dem inneren sowie äußeren Druck überhöhter Leistungsanforderungen gerecht werden zu müssen. Da Schwangerschaft keine Krankheit ist, soll die Frau so weiterfunktionieren wie bisher. Vergessen wird dabei, daß die körperliche Umstellung und die psychische Auseinandersetzung mit all ihren Schwankungen Zeit und Anstrengung fordern. Ein zeitweiliges Aussteigen aus der Leistungsnorm können Frauen vor sich selbst, vor Kollegen und Arbeitgeber oft nur vertreten, indem sie mit Symptomen wie z. B. vorzeitiger Wehentätigkeit reagieren. Die „Krankschreibung" erlaubt ihnen dann, eine Pause einzulegen.

Nahende Geburt

In den letzten Wochen der Schwangerschaft beschäftigt sich die Frau verstärkt mit den Themen

Geburt und Leben mit dem Kind. Freudige und ängstliche Gefühle treten abwechselnd auf. Unwissenheit und fehlende vergleichbare Erlebnisse erzeugen manchmal Angst und mangelndes Vertrauen in die eigene Kraft, gebären zu können. Hier kann die Hebamme durch Geburtsvorbereitungskurse und Gespräche im Rahmen der Schwangerenvorsorge Ängste abbauen und das Selbstvertrauen der Frau stärken.

Je selbstbestimmter Frauen ihre Schwangerschaft erleben, desto größer ist ihre Chance, gestärkt und mit gewonnenem Selbstvertrauen daraus hervorzugehen.

4.2.2 Körperliche Veränderungen

Ulrike Heckelen

Schwangerschaft bedeutet für den gesamten Körper ein sich Ein- und Umstellen auf das heranwachsende Leben. Neue Aufgaben werden an den Organismus gestellt, die zu einer Belastung werden können, wenn die schwangere Frau aus unterschiedlichen Gründen die Veränderungen ihres Körpers nicht akzeptieren kann, oder wenn ihr Organismus vor bzw. während der Schwangerschaft durch Krankheit beeinträchtigt wird. Alle körperlichen Schwangerschaftsumstellungen sind als komplexes Geschehen zu sehen, es handelt sich nicht um voneinander unabhängige Einzelumstellungen der Organe.

Die **Schwangerschaftsumstellung** wird in 3 *Zeitabschnitte* gegliedert:

- Das erste Schwangerschaftsdrittel wird als *Zeit der Anpassung* bezeichnet: Der Organismus hat besonders große Umstellungsaufgaben zu bewältigen.
- Darauf folgt (ca. 16.–28. SSW) die *Zeit des Wohlbefindens*, die Anpassung an die neuen Veränderungen ist gelungen.
- Das letzte Schwangerschaftsdrittel entwickelt sich zu einer *Zeit der Belastung*, wenn die Beschwerden infolge des kindlichen Wachstums zunehmen und evtl. zu Leistungsbeeinträchtigungen oder Organfunktionsstörungen führen.

Extragenitale Veränderungen

(1) **Blutvolumen und Blutzusammensetzung.** Herz und Kreislauf müssen die Gebärmutter verstärkt mit Blut versorgen, denn die uterine Durchblutung steigert sich in der Schwangerschaft von 50 auf 500–750 ml/min. Die zirkulierende Blutmenge im mütterlichen Organismus nimmt darum um ca. 30–40% = 1,5–2 l zu, wobei das maximale Blutvolumen in der 32.–36. SSW erreicht wird. Der Wassergehalt im Blut erhöht sich (Hydrämie). Dadurch ändert sich die Blutzusammensetzung, das Plasmavolumen steigert sich um 30–40%, die Erythrozytenmenge jedoch nur um 20%. Diese Blutverdünnung führt zu einer Verminderung der Hämoglobinkonzentration und des Hämatokrits: *physiologischen Schwangerschaftsanämie*. Hierbei sollte der Hb-Gehalt jedoch nicht den Wert von 11 g/dl unterschreiten. Die Leukozytenzahl kann im Verlauf der Schwangerschaft bis zu 15 000/mm^2 ansteigen (s. S. 454).

(2) **Herz, Kreislauf, Gefäßsystem.** Auf die Blutvolumensteigerung reagieren Herz und Kreislaufsystem mit *Anpassungsleistungen*:

- *Herzgewichtszunahme* um 25 g durch Myokardhypertrophie (Herzmuskelwandvergrößerung), um das Schlagvolumen des Herzens zu steigern
- *Herzfrequenzsteigerung* um 10–15 spm
- *Erhöhung des Herzminutenvolumens* (Herzfrequenz mal Schlagvolumen/min) um 30–50%
- *Abfall des Blutdruckes* wegen Abnahme des peripheren Gefäßwiderstandes. Der systolische Blutdruck sinkt um 5–10 mmHg, der diastolische um 10–15 mmHg, beides bewirkt eine *Zunahme der Blutdruckamplitude*
- Die *Steigerung des Venendruckes* in der unteren Körperhälfte von 4–8 auf 10–25 cm Wassersäule entsteht einerseits durch Kompression der unteren Hohlvene durch die wachsende Gebärmutter (erschwerter Abfluß) und andererseits durch die Blutvolumenzunahme (s. o.)
- Die Größenzunahme des Kindes und der daraus resultierende Zwerchfellhochstand bewirkt eine *Herzlageveränderung* (ca. 2 cm nach rechts oben).

> Druck der Gebärmutter auf die V. cava inferior kann zu einem **Vena-cava-Kompressionssyndrom** führen.
>
> Besonders in *Rückenlage* entsteht bei der Schwangeren ein verminderter venöser Rückfluß zum Herzen, der zu Durchblutungstörung mit Blutdruckabfall und Sauerstoffminderversorgung des Kindes führen kann.

(3) **Nieren und Harnwege.** Nieren und ableitende Harnwege unterliegen erheblichen Veränderungen in der Schwangerschaft:

- *Lageveränderung* bedingt durch die wachsende Gebärmutter.
- Steigerung des die Niere durchfließenden *Blutvolumens* um ca. 30%.
- *Tonussenkung der Ureteren* (Harnleiter) durch Progesteron. Nierenbecken und Harnleiter sind erweitert und begünstigen damit eine aufsteigende *Harnwegsinfektion*.
- *Glukosurie* (Ausscheidung von Glukose) und vermehrte *Kreatinin-* und *Harnstoffausscheidung* sind bei 20% der Schwangeren zu beobachten, die Rückresorption von *Natrium* ist verstärkt.
- Der Druck der Gebärmutter auf die Harnblase und die Gewebsauflockerung der Urethra (Harnröhre) führen zu *häufigerem Wasserlassen*.

(4) **Flüssigkeitshaushalt.** Die verstärkte Natrium/Kalium-Rückresorption durch die Nieren führt zu einer massiven *Wasserretention* (verminderte Ausscheidung), ausgelöst durch Aldosteron (Hormon der Nebennierenrinde) und ADH (antidiuretisches Hormon des Hypophysenhinterlappens). In der Schwangerschaft kommt es zu verstärkter Wassereinlagerung besonders im extrazellulären Raum (z. B. runderes Gesicht, leicht geschwollene Hände und Füße). An der schwangerschaftsspezifischen *Gewichtszunahme* hat das Wasser einen Anteil von 50%. Elektrolyte (Na, K) werden im Blut zurückgehalten, damit wird mehr Wasser aufgenommen und die verstärkte Zunahme des Blutvolumens ermöglicht.

(5) **Lunge und Atemwege.** Bei der schwangeren Frau ist eine *Einschränkung der Atemkapazität* festzustellen, bedingt durch Gebärmutterwachstum und den damit verbundenen Zwerchfellhochstand. Eine Verkleinerung des funktionellen Residualvolumens ist die Folge (s. S. 447). Progesteron vermindert die CO_2-Schwelle im Atemzentrum, wodurch eine leichte Hyperventilation ausgelöst wird. Diese Erhöhung der Atemfrequenz sowie eine Erhöhung des Atemzugvolumens führen zu einer 30–40%igen *Steigerung des Atemminutenvolumens*.

(6) **Magen-Darm-Trakt.** Progesteron ruft eine Tonusverminderung der glatten Muskulatur an allen Hohlorganen hervor. Damit ist auch der Tonus von Ösophagus (Speiseröhre), Magen und Darm herabgesetzt. Folgen können sein:

- *gastroösophagealer Reflux* (Rückfluß von Magensaft in die Speiseröhre bei ungenügendem Verschluß zwischen Speiseröhre und Magen). Dies führt zu Sodbrennen und ggf. einer Ösophagitis (Entzündung der Speiseröhre).
- *Obstipation* (Stuhlverstopfung) durch Trägheit des Darmes.
- *Zahnfleischbluten* verursacht von Blutgefäßwucherungen im Zahnbereich (sog. Schwangerschaftsepuliden) wird durch Östrogene hervorgerufen.

(7) **Leber und Gallenblase.** Die *Leber* als zentrales Stoffwechselorgan zeigt in der Schwangerschaft eine Reihe metabolischer Veränderungen. Die Leberdurchblutung nimmt jedoch nicht zu, auch die Organgröße bleibt konstant. Eine vermehrte Belastung durch die Schwangerschaft (kindlicher Stoffwechsel) wird ohne Probleme toleriert.

Die *Gallenblase* (Speicherorgan für die von der Leber sezernierte Galle) wird im letzten Trimenon der Schwangerschaft durch den aufsteigenden Uterus häufig seitlich verlagert. Die dadurch bedingte mechanische Beeinträchtigung der Gallenwege, eine verzögerte Gallenblasenentleerung (Progesteroneinfluß) und die Veränderung der Zusammensetzung der Galle begünstigen eine *Gallensteinbildung*.

4.2 Leben mit der Schwangerschaft

(8) **Stoffwechsel.** Der gesamte Stoffwechsel muß Mehrbelastungen bewältigen:

- *Kohlenhydratstoffwechsel:* Glukokortikoide (bes. Kortisol), die während der Schwangerschaft ansteigen, erhöhen den Glukoseplasmaspiegel und die Glykogenreserven. Dadurch wird dem Feten in ausreichender Form energetisch verwertbares Substrat zur Verfügung gestellt. Die mütterlichen Regelmechanismen für die Glukosehomöostase (Glukosegleichgewicht) werden stärker beansprucht. Bei latenter diabetischer Stoffwechsellage tritt deshalb häufig eine Manifestierung des Diabetes in der Schwangerschaft ein.

- *Fettstoffwechsel:* In der Schwangerschaft vermehren sich die Serumlipide um 25–50%. Vor allem Cholesterin steigt ab dem zweiten Schwangerschaftsdrittel kontinuierlich an und erreicht ab der 36. SSW Werte, die etwa 50% über den Ausgangswerten liegen.

Auffällig ist, daß die Schwangerschaftshyperlipidämie über die Geburt hinaus bestehen bleibt (Normalisierung etwa 7 Wochen p. p.). Eine Ursache dieser Erhöhung ist nicht bekannt.

- *Eiweißstoffwechsel:* Bis zur 36. SSW nimmt die Gesamtmenge zirkulierender Proteine um 20% zu. Bedingt durch die Hydrämie ist aber der relative Anteil an Gesamteiweiß im Blut niedriger.

Bei den Plasmaproteinen verschiebt sich der Albumin-Globulin-Quotient durch Erhöhung der glomerulären Filtration niedermolekularen Albumins (*BSG-Erhöhung*).

- *Elektrolytstoffwechsel:* Die Elektrolytkonzentrationen verändern sich in der Schwangerschaft kaum. Die positive Elektrolytbilanz wird durch gesteigerte Retention (verminderte Ausscheidung) erreicht (vor allem Kalium, Natrium, Kalzium, Zink, Magnesium).

- *Eisenstoffwechsel:* Der Eisenbedarf erhöht sich. Eisendepots der Mutter werden genutzt und aus dem Darm ca. 10% mehr Eisen resorbiert. Da diese Menge meist nicht ausreicht, entsteht ein *Eisenmangel*.

Abb. 4.2-1: Bereiche des Körpers, die in der Schwangerschaft eine verstärkte Pigmentierung aufweisen (rechts); bevorzugte Körperstellen für das Auftreten von Striae = Schwangerschaftsstreifen (links)

(9) **Hautveränderungen** (Abb. 4.2-1). Folgende Veränderungen sind schwangerschaftstypisch:

- *Verstärkte Pigmentierung* besonders im Bereich von Linea alba, Brustwarzen, Nabel, alten Narben und Genitale. Bei dunkelhaarigen Frauen ist dies besonders auffallend. Zu den Hauterscheinungen zählt man das schmetterlingsförmige *Chloasma uterinum*, eine flächige Pigmentierung an Stirn, Wangen oder Nasenrücken, die sich besonders nach Sonnenbestrahlung deutlich abhebt.

- *Neue Leberflecken* entstehen ebenso wie *Striae* (sog. Schwangerschaftsstreifen) im Brust-, Bauch-, Hüft-, und Gesäßbereich besonders zum Ende der Schwangerschaft. Der erhöhte Glukokortikoidspiegel begünstigt eine Schädigung der elastischen Fasern während der Dehnung. Die Striae sehen erst rot-bläulich aus, nach der

Schwangerschaft verblassen sie und bleiben als helle, narbige Strukturen sichtbar (s. S. 122).

(10) **Brust.** Die Brust vergrößert sich im Verlauf der Schwangerschaft durch Flüssigkeitseinlagerung, verstärkte Durchblutung und Ausreifung des Brustdrüsengewebes durch hormonelle Einwirkung. Kolostrum (Vormilch) bildet sich, bei manchen Frauen kommt es schon in der Schwangerschaft zu tröpfchenweisem Milchabgang oder richtigem Milchfluß. Der Warzenhof wird dunkler und meist größer.

(11) **Gewichtsveränderung.** Zu Beginn der Schwangerschaft kann das Körpergewicht der Frau erst abnehmen, bedingt durch Übelkeit, Appetitmangel und Erbrechen. Später steigt das Gewicht stetig an, in den letzten Wochen im Durchschnitt wöchentlich um 400 g. Die *Gesamtgewichtszunahme* beträgt normalerweise ca. 12–18 kg. (s. S. 98, Abb. 4.3-1)

Genitale Veränderungen

(12) **Vulva und Vagina.** Mit Beginn der Schwangerschaft zeigen sich Farb- und Oberflächenveränderungen an den Schleimhäuten:

- *Lividität des Introitus vaginae* (Scheideneingang): Lividität ist eine violett-dunkelblaue Verfärbung, die besonders gut bei Tageslicht am Introitus erkennbar wird, manchmal auch zwischen Klitoris und Harnröhrenöffnung, am Harnröhrenwulst (Gebiet unterhalb der Harnröhrenöffnung) und an der Vaginalwand. Ursache ist die verstärkte Blutfülle (*Labhardt-Zeichen*). Die Blutgefäßweitstellung zeigt sich auch durch stärkeres Wärmegefühl und evtl. an *Varizen* im Gebiet von Ostium, Vulva und After (Hämorrhoiden).
- *Oberflächenveränderung der Scheide:* Die glatte Scheidenwand bekommt eine weiche, samtartige, aufgerauhte Oberfläche. Diese Änderung entsteht durch Auflockerung des Gewebes, die Epithelschicht hypertrophiert, und es wird vermehrt Scheidensekret gebildet. Auch im Bereich des Harnröhrenwulstes kommt es zur Gewebshypertrophie.

(13) **Uterus.** Das Organ, daß sich während der Schwangerschaft am **stärksten verändert**, ist die Gebärmutter. Um alle Aufgaben zu bewältigen, nimmt ihre Durchblutung um das 10fache zu.

Die Blutgefäße der Gebärmutter, erst korkenzieherartig angelegt, werden durch die Schwangerschaftshormone weitergestellt und hypertrophieren, so daß mehr Blut aufgenommen werden kann.

Alle sicht- und tastbaren Veränderungen der Gebärmutter zählen zu den **wahrscheinlichen Schwangerschaftszeichen:**

- *Vergrößerung der Gebärmutter:* Die Größen- und Gewichtszunahme der Gebärmutter (von 50 g – ca. 1000–1500 g Endgewicht) wird durch Hormone der fetoplazentaren Einheit in den ersten 3 Monaten verursacht. Das Myometrium vergrößert sich um das 20–30fache, die Muskelzellen vergrößern und vermehren sich. Später stimuliert der Fetus durch Dehnung der Gebärmutterwand das Wachstum. Diesen Vorgang bezeichnet man als *Arbeitshypertrophie*.

Anhaltsgrößen für das frühe Gebärmutterwachstum sind: 8. SSW ca. gänseeigroß, 12. SSW ca. mannsfaustgroß.
Lage: Die Gebärmutter befindet sich in den ersten *3 Monaten* noch im kleinen Becken.
Besonderheiten: Piskaček-Schwangerschaftszeichen (Abb. 4.2-2)

Abb. 4.2-2: Piskaček-Schwangerschaftszeichen: An der Implantationsstelle zeigt sich in der Frühschwangerschaft ein einseitiges, weiches Ausladen des Uterus

Am Einnistungsort wirken die Plazentahormone direkt auf die Gebärmuttermuskulatur. Es bildet sich eine Auswölbung an dem sonst kugelförmigen Körper, der bei bimanueller Untersuchung als *Piskaček-Schwangerschaftszeichen* getastet werden kann.

Ab der 16. SSW reicht die Gebärmutter bis in das *große Becken* und ist oberhalb der Symphyse von außen tastbar. Nun kann die weitere Vergrößerung mit dem ersten Leopold-Handgriff von außen verfolgt werden.

Die Vergrößerung der Gebärmutter kann bei jeder schwangeren Frau individuell verschieden sein, eine Rolle spielen dabei die Ausgangsgröße des Organs oder die Anzahl der vorausgegangenen Schwangerschaften. Bei Mehrgebärenden dehnt sich der Gebärmutterkörper anfangs schneller aus.

- *Auflockerung der Gebärmutter:* Vor der Schwangerschaft weist der Gebärmutterkörper eine derbe Konsistenz auf. Die Muskulatur wird durch hormonellen Einfluß aufgelockert und wechselt zu einer weichen Konsistenz.
- *Konsistenzwechsel am Gebärmutterkörper:* Die Gebärmuttermuskulatur zieht sich in der Schwangerschaft unwillkürlich zusammen, dies führt zu einem Wechsel der Konsistenz, sowie der Form und Größe des Gebärmutterkörpers. Erst weich und schlaff, wird er durch die Kontraktion zu einer kleinen, harten Kugel. Untersucht man bimanuell, löst dies häufig eine gut zu tastende Kontraktion aus.
- *Unterschiedliche Konsistenz der Gebärmutteranteile:* Korpus, unteres Uterinsegment (Isthmus uteri) und Zervix (s. S. 49) werden in der Schwangerschaft nicht gleichmäßig aufgelockert. Zuerst bekommt das untere Uterinsegment eine weiche Konsistenz. Das *Hegar-Schwangerschaftszeichen* zeigt deutlich die leichte Zusammendrückbarkeit des unteren Uterinsegments. Bei bimanueller Untersuchung in der 9.–11. SSW entsteht der Eindruck, als könnten sich die untersuchenden Finger fast berühren (Abb. 4.2-3).

Die weiche Konsistenz des unteren Uterinsegments, im Gegensatz zur festeren von Korpus und Zervix, verdeutlicht auch das *Gauß-Schwangerschaftszeichen* (sog. Wackelportio). Bei vaginaler Untersuchung kann die Portio leicht hin-

Abb. 4.2-3: Hegar-Schwangerschaftszeichen: Leichte Zusammendrückbarkeit des unteren Uterinsegments bei bimanueller Untersuchung in der Frühschwangerschaft

und hergeschoben werden, während der von außen getastete Korpus diesen Bewegungen nicht nachgibt.

Extragenitale Hormondrüsen

(14) Der Vorderlappen der **Hypophyse** (HVL) verdoppelt seine Größe in der Schwangerschaft, der Hinterlappen (HHL) bleibt gleich (Abb. 4.2-4).

- Im HVL vermehren sich vor allem die *prolaktinbildenden Zellen*, stimuliert durch Östrogene.
- Der Plasmaspiegel von *ACTH* (adrenokortikotropes Hormon), *MSH* (Melanotropin), *TSH* (thyreotropes Hormon) und *STH* (Wachstumshormon) ist leicht erhöht, sichtbar z. B. an Melaninablagerungen in der Haut bzw. Hyperpigmentierung.
- Die Synthese gonadotroper Hormone, *FSH* und *LH*, werden durch plazentare Steroide gehemmt.

- *Oxytocin* und *Vasopressin* werden in Kernen des Hypothalamus gebildet und gelangen auf Nervenbahnen in den HHL. Vasopressin (ADH) hält den Flüssigkeitshaushalt im Gleichgewicht. Oxytocin führt zur Kontraktion der glatten Muskelfasern z. B. an Uterus und an der Brustdrüse. Zum Ende der Schwangerschaft wird es vermehrt produziert.

(15) Die **Schilddrüse** zeigt eine Größenzunahme um das 3fache, ihre Funktion und die der Nebenniere nehmen stark zu (Thyroxin- und Kortisolsteigerung).

Abb. 4.2-4: Hormonbildung in Hypophyse und Hypothalamus. Der Hypophysenvorderlappen (HVL) ist vergrößert, der Hypophysenhinterlappen (HHL) nicht

4.3 Schwangerenvorsorge durch die Hebamme

4.3.1 Geschichte der Schwangerenfürsorge

Doris Wepler/Norá Szász

Die Versorgung schwangerer Frauen durch Hebammen läßt sich bis zum *Mittelalter* zurückverfolgen. Erkennen und Feststellen der Schwangerschaft und auch eine gewisse Sorge um schwangere Frauen gehörte zum Tätigkeitsbereich der Hebammen.

In Hebammenordnungen (seit Mitte des 16. Jahrhunderts) finden sich zwar Verhaltensmaßregeln für schwangere Frauen, wie „sich hüten für zorn, schrekken, forcht, kümernuß, bösem gestanck, faulem Geruch und anderen dergleichen abscheuigen Sachen", aber wenig Bestimmungen für eine Beratung schwangerer Frauen.

Lange vor den Beratungsstellen suchten Schwangere vor der Geburt die Hebamme auf. Dies schlägt sich in frühesten Medizinaltaxen nieder, wonach die Hebamme für eine „Untersuchung in der Schwangerschaft" eine Gebühr erheben konnte.

Erste Sozialgesetzgebung

Erst *Ende des 19. Jahrhunderts* wurden erstmals **Mutterschaftsschutz- und -fürsorge** durch soziale Gesetze eingeführt.

Mit zunehmender Verarmung und Massenverelendung der Menschen im Zuge der Industrialisierung und Verstädterung wurde der Ausbau einer öffentlichen Fürsorge immer notwendiger.

Neben kommunaler Armenfürsorge leistete auch die private Wohlfahrtspflege, deren Träger u. a. Frauenvereine und Kirchen waren, konkrete Hilfen für arme, insbesondere ledige Schwangere, Mütter und Kinder. Nachdem 1878 zunächst durch eine Änderung der Gewerbeordnung eine dreiwöchige Arbeitsruhe für Wöchnerinnen eingeführt worden war (**Wochenschutz**), zahlten die Krankenkassen ab 1883 Wochengeld an weibliche Mitglieder. Eine Ausdehnung der Krankenkassenleistungen auf die Schwangerschaft erfolgte nur sehr zögernd, da Schwangerschaftsbeschwerden nicht als Krankheit im Sinne des Krankenversicherungsgesetzes galten. Erst die nach Ausbruch des *Ersten Weltkrieges*

1914 verabschiedete **Reichswochenhilfe** (zunächst nur für „Kriegerfrauen") sah neben einer Beihilfe zu den Entbindungskosten auch Wochen- und Stillgeld sowie die Möglichkeit einer Berechnung von Hilfen bei Schwangerschaftsbeschwerden durch Arzt oder Hebamme vor. Die Bezahlung der Hebammenhilfe in der Schwangerschaft erfolgte allerdings meist nur nach ärztlicher Bescheinigung.

Säuglings- und Schwangerenfürsorgestellen

1919 deklarierte die Verfassung der *Weimarer Republik* in Artikel 119 die Mutterschaftsfürsorge vorgeblich zur Staatsverantwortung:

„Die Mutterschaft hat Anspruch auf den Schutz und die Fürsorge des Staates".

Der Ausbau einer Fürsorge für Mutter und Kind wurde zum zentralen Bestandteil der familienorientierten Sozialpolitik vor allem der Arbeiterbewegung. Mit der Erkenntnis, daß Mutterschutz der beste Kinderschutz sei, entstanden in den 20er Jahren neben einer schon ausgebauten Säuglingsfürsorge zahlreiche Schwangerenfürsorgestellen, deren Träger die städtischen Gesundheitsämter und Ambulatorien der Krankenkassenverbände waren. In diese Einrichtungen wurden Hebammen kaum miteinbezogen. Im Vordergrund stand vielmehr eine Beratung in rechtlichen und sozialen Fragen, die durch Fürsorgerinnen erfolgte und mit wachsender Kontrolle schwangerer Frauen verbunden war. Von den Hebammenverbänden häuften sich in dieser Zeit Beschwerden, daß in den Beratungsstellen oft Druck auf Schwangere ausgeübt würde, zur Entbindung ins Krankenhaus zu gehen.

Es kann davon ausgegangen werden, daß auch diese Einrichtungen zum Anstieg der Anstaltsentbindungen beitrugen und insofern von den überwiegend in der Hausgeburtshilfe tätigen Hebammen als Konkurrenz begriffen wurden.

Insgesamt änderte sich auch bedingt durch die Notjahre der Kriegs- und Nachkriegszeit die öffentliche Einstellung zur Klinikgeburt vor allem in den Städten. Immer weniger schwangere Frauen waren in der Lage, die notwendigen Vorbereitungen für die Hausgeburt zu treffen, so daß die Klinikgeburt in dieser Situation gerade für Arbeiterfrauen eine billigere Alternative bedeutete.

Reichshebammengesetz

Nach der Machtübernahme durch die *Nationalsozialisten 1933* wurden Schwangerenberatungsstellen neben Eheberatung und Säuglingsfürsorge in die Beratungsstellen für Erb- und Rassenpflege an den Gesundheitsämtern eingegliedert. In enger Beziehung zur nationalsozialistischen Volkswohlfahrt (NSV) und deren neugeschaffenem Hilfswerk „Mutter und Kind" dienten sie ausdrücklich rassenhygienischen und bevölkerungspolitischen Zielen. Obwohl das Reichshebammengesetz von 1938 eine Einbeziehung der Hebammen in die Schwangerenfürsorge betonte, lag der Schwerpunkt ihrer Beratungstätigkeit auch während der Zeit des Nationalsozialismus eher außerhalb dieser ärztlich geleiteten Einrichtungen in den Familien. Hier kam der Hebamme eine entscheidende Rolle als Propagandistin zu.

Dabei sollte sie sich, so formulierte es die Dienstordnung von 1943, „... stets bewußt sein, daß sie zur Mitwirkung an einer der wichtigsten Aufgaben der Volksgesundheitspflege, der Erhaltung und Mehrung eines erbgesunden Nachwuchses berufen" sei.

Mutterschaftsrichtlinien

1966 wurde die *Schwangerenvorsorge* in den Leistungskatalog der Krankenkassen aufgenommen, die Einführung des Mutterpasses erfolgte *1968*. Darin werden Schwangerschaftsverlauf und besondere Risikomerkmale dokumentiert. Als Vertragsgrundlage zwischen Ärzten und Krankenkassen dienen die Mutterschaftsrichtlinien bis heute dem Ziel „einer nach den Regeln der ärztlichen Kunst zweckmäßigen, ausreichenden und wirtschaftlichen ärztlichen Betreuung". Vorrangig wird hier eine frühzeitige Erkennung von Risikoschwangerschaften und Risikogeburten genannt. Für Hebammen sehen die Richtlinien vor, daß sie „Untersuchungen durchführen und im Mutterpaß dokumentieren" können, „wenn der Arzt dies im Einzelfall anordnet oder wenn der Arzt einen normalen Schwangerschaftsverlauf festgestellt hat und daher seinerseits keine Bedenken gegenüber weiteren Vorsorgeuntersuchungen durch die Hebamme bestehen." (s. S. 521)

> Diese Festlegung steht im Widerspruch zur Berufs- und Gebührenordnung für Hebammen und dem Hebammengesetz von 1985, in denen von der Selbständigkeit der Hebammen auch in der Betreuung der Schwangerschaft ausgegangen wird.

Heutige Schwangerenvorsorge

In der ärztlichen Vorsorge werden Frauen mit immer mehr diagnostischen Maßnahmen konfrontiert, die oft mehr verunsichern, als daß sie den Ängsten und dem daraus resultierenden Sicherheitsbedürfnis gerecht werden. An jeder schwangeren Frau werden heute ca. **150 Einzeluntersuchungen** vorgenommen, die zum großen Teil der sog. Inspektion des Ungeborenen dienen. Expertenwissen und Diagnostik haben einen höheren Stellenwert als die individuelle Wahrnehmung.

Erfahrungsdimensionen wie Berühren, Hören und Sehen sind unter die Vorherrschaft der Sichtbarmachung mit Hilfe von Technik geraten. Die Reduzierung der Frau auf körperliche Vorgänge und die nahezu einseitige Fixierung auf das Wohlergehen des Feten zeigen sich in der Fachsprache.

Die schwangere Frau wird als „*fetales Umfeld*", die Gebärmutter als „*Fruchthalter*", der Fetus als „*Geburtsobjekt*" tituliert.

Eine an Risiken orientierte Vorsorge verunsichert Frauen auf subtile Weise und macht sie passiv.

> Es gibt zu denken, daß mittlerweile bis zu 60–70% der Frauen mit einem Risikomerkmal behaftet sind und wirft die Frage auf, ob dieses System der Schwangerenbetreuung seinen Sinn erfüllt.

Im klassischen Sinne bedeutet Vorsorge, mit dem Wissen über Ursachen und Zusammenhänge entsprechend vorbeugen und abwenden zu können.

Medizinsoziologische Untersuchungen, die sich mit der Qualitätskontrolle der heute üblichen Schwangerenbetreuung beschäftigen, werfen große Zweifel an deren Effektivität auf. Wirtschaftlich und sozial schlechtgestellte Frauen lassen sich mit der ärztlichen Betreuung wenig erreichen, obwohl gerade sie aufgrund ihrer Situation erhöhten Risiken ausgesetzt sind.

Es ist an der Zeit, Voraussetzungen zu schaffen, die Schwangerschaft umfassend zu betrachten. Modellprojekte wie die *Familienhebamme* (Bremen), interdisziplinäre Ansätze in *Geburtshäusern* sowie die *Tätigkeit freiberuflicher Hebammen* sollten ein stärkeres Gewicht in unserem Gesundheitssystem finden.

Gerade die skandinavischen Länder und die Niederlande, wo Hebammen in der Schwangerenbetreuung fest verankert sind, weisen niedrige Säuglingssterblichkeitsraten auf.

Selbständig arbeitende Hebammen können dem Begriff der Schwangerenfürsorge wieder eine neue Bedeutung zukommen lassen. Durch Kombination von *persönlicher Beziehung*, kontinuierlicher *medizinischer Betreuung* und der Sichtweise von *Schwangerschaft als physiologischem Prozeß* könnten Unzulänglichkeiten der extensiv-medizinischen Schwangerenberatung behoben werden.

4.3.2 Anamnese

Doris Wepler

Die Anamneseerhebung stellt den Kontakt zur schwangeren Frau her und vermag ein Vertrauensverhältnis aufzubauen. Durch sie werden

Lebenssituation, vorangegangene Erkrankungen, Empfinden, Verlauf der Schwangerschaft sowie vorangegangene Geburtserlebnisse erfaßt. Da die psychosoziale Situation einen erheblichen Einfluß auf die Schwangerschaft hat, ist es wichtig, sich bei der Anamnese nicht auf medizinische Risikosuche zu beschränken. Die Fragen sollten gesprächsweise erörtert werden (Fortbildungen in Gesprächsführung sind hilfreich). Ein Fragebogen, von der Frau beantwortet, ist einfacher, doch für die Schwangere unbefriedigender. Die Beantwortung der Fragen kann verweigert, die individuelle Grenze jeder Frau muß respektiert werden.

Sozialanamnese

Zur Sozialanamnese sollte auf folgende Fragen eingegangen werden:
- Wie erlebten Sie den bisherigen Verlauf der Schwangerschaft?
- Worin bestehen Ihrer Meinung nach die größten Veränderungen, die in Ihrem Leben durch die Schwangerschaft und die Geburt eintreten?
- Wie erleben Sie die körperlichen Veränderungen, z. B. auch in bezug auf Ihre Sexualität?
- Wie wurde oder wird in Ihrer Familie oder Freundeskreis über Schwangerschaft und Geburt geredet?
- Wissen Sie etwas über die eigene Geburt?
- Sind Sie berufstätig? Wenn ja, beschreiben Sie Ihren Arbeitsplatz und Ihre tägliche Arbeitszeit.
- Gibt es besondere berufliche Belastungen (z. B. chemische Stoffe, Strahlen, langes Stehen, sitzende Tätigkeit)?
- Studieren Sie oder gehen Sie zur Schule/Ausbildung?
- Fühlen Sie sich finanziell und sozial gut abgesichert?
- Können Sie ausruhen, wenn sie das Bedürfnis dazu haben?
- Bewegen Sie sich oder treiben Sport? Wenn ja, welcher Art?

Allgemeinanamnese

Folgende **Gewohnheiten** sind zu erfragen:
- Wie sind Ihre Ernährungs- und Eßgewohnheiten?
- Trinken Sie Alkohol? Was und wieviel?
- Rauchten Sie vor der Schwangerschaft? Wieviel und wie lange? Rauchen Sie jetzt? Wieviel?
- Nehmen Sie regelmäßig Medikamente? Welche und warum?
- Haben Sie in der Schwangerschaft bereits Medikamente eingenommen? Welche und seit wann?
- Nehmen Sie Drogen?

Eigenanamnese

Über die **Krankheitsgeschichte** geben diese Fragen Auskunft:
- Haben Sie Allergien?
- Welche Operationen hatten Sie und wann waren sie?
- Haben Sie die Narkose vertragen?
- Hatten Sie jemals starke Blutungen oder brauchten Bluttransfusionen?
- Liegt bei Ihnen eine Erkrankung am Herzen, an Nieren/Blase, an den Atemwegen, an der Schilddrüse vor? Welche?
- Haben Sie erhöhten Blutdruck, Zuckerkrankheit, Krampfanfälle, Infektionskrankheiten (Gelbsucht, HIV-Infektion), Krampfadern/Hämorrhoiden?

Familienanamnese

- Sind in Ihrer oder der Familie des Kindsvaters Erbkrankheiten oder Fehlbildungen bekannt?

Gynäkologische Anamnese, vorherige Schwangerschaften, Geburten

Zur **gynäkologischen Anamnese** gehören diese Fragen:
- Haben oder hatten Sie gynäkologische Erkrankungen wie z. B. Vaginalinfektionen, Entzündung der Eierstöcke/Eileiter/Gebärmutter, Myome, Zysten?
- In welchem Alter hatten Sie Ihre erste Menstruation?
- Haben Sie einen regelmäßigen Zyklus und wie lange dauert er?
- Haben Sie Beschwerden während der Periode (starke Blutung, Schmerzen, Migräne)?
- Hatten Sie Probleme, schwanger zu werden?
- Wieviele Schwangerschaften hatten Sie einschließlich dieser?

- Wenn Sie Abtreibungen hatten: Wann waren sie, in welchem Schwangerschaftsmonat, mit welcher Methode? Gab es Komplikationen?
- Wenn Sie Fehlgeburten/Eileiterschwangerschaften/Totgeburten hatten: Wann und in welchem Schwangerschaftsmonat waren sie? Gab es Komplikationen?
- Haben Sie schon Vorstellungen, wo und wie Ihr Kind geboren werden soll?
- Wen möchten Sie zur Unterstützung bei der Geburt Ihres Kindes dabei haben?
- Wissen Sie schon, ob und wie lange Sie Ihr Kind stillen möchten?

Über **vorangegangene Schwangerschaften und Geburten** informieren Anworten auf diese Fragen:

- Wie erlebten Sie die Betreuung in früheren Schwangerschaften?
- Was gefiel Ihnen besonders gut? Womit waren Sie unzufrieden?
- Besuchten Sie einen Geburtsvorbereitungskurs?
- Gab es Probleme in früheren Schwangerschaften? Wenn ja, welche?
- Wo haben Sie Ihr(e) Kind(er) geboren? In der wievielten Schwangerschaftswoche war(en) die Geburt(en)?
- Wie groß und wie schwer war das Kind (die) Kind(er)?
- Wie ging es dem (den) Kind(ern) nach der Geburt?
- Hat ein Kind Erkrankungen? Wenn ja, welche?
- Wie erlebten Sie die Geburt(en)?
- Bekamen Sie Medikamente (z. B. wehenfördernde Mittel, Schmerzmittel, krampflösende Mittel, Betäubungsmittel)?
- Wurden bei Ihnen operative Eingriffe vorgenommen (z. B. Saugglocke, Zange, Kaiserschnitt, Dammschnitt)?
- Gab es Probleme in der Nachgeburtsperiode (z. B. Blutung, festsitzender Mutterkuchen, Ausschabung)?
- Wann haben Sie das erste Mal gestillt?
- Haben Sie gestillt? Wenn ja, wie lange?
- Wie haben Sie die Stillzeit erlebt?
- Sind Sie im Wochenbett in der Klinik geblieben? Wenn ja, wie lange?
- Gab es bei Ihrem Kind besondere Vorkommnisse in den ersten Wochen nach der Geburt?
- Hatten Sie in der Zeit nach der Geburt Probleme, weswegen Sie die Hilfe einer Hebamme oder eines Arztes benötigten?
- Wie empfanden Sie allgemein die ersten Tage/Wochen nach der Geburt?

- Welche einschneidenden Veränderungen ergaben sich für Sie aus dem Zusammenleben mit Ihrem Kind/Partner?

Die erhobenen Daten trägt die Hebamme in den Mutterpaß (Katalog A S. 5) sowie in ihre eigene Schwangerenkarteikarte ein.

4.3.3 Allgemeine Untersuchungen

Doris Wepler

Bei der Erhebung von Untersuchungsergebnissen geht es nicht um eine Normierung schwangerer Frauen, sie dienen dazu, das Gesamtbild zu erweitern.

Gewicht

Zu Beginn der Schwangerschaft kommt es wegen hormonell bedingter Übelkeit und Appetitlosigkeit manchmal zu einer *Gewichtsabnahme*. Eine starke *Gewichtszunahme* kann im Zusam-

	kg
Brust	0,5–1
Fettgewebe	3,5–6
Plazenta	0,5–1
Kind	3–4
Fruchtwasser	1–1,5
Gebärmutter	1–1,5
Blutvolumen	1,5–2
extrazelluläre Flüssigkeit	1,5–3

Abb. 4.3-1: Physiologische Gewichtszunahme in der Schwangerschaft

menhang mit einer Zigarettenentwöhnung stehen. Die **Gewichtszunahme** am Ende der Schwangerschaft liegt zwischen **12–18 kg.** Sie setzt sich hauptsächlich zusammen aus (Abb. 4.3-1):
- *Wasseransammlung* im Gewebe (interstitielle Flüssigkeit) und *größeres Blutvolumen*
- Wachstum von Brüsten und Gebärmutter,
- dem Kind, der Plazenta, dem Fruchtwasser, der Fettspeicherung.

Die Gewichtszunahme erfolgt schubweise und nicht kontinuierlich. Ein plötzlicher starker Gewichtsanstieg sollte beobachtet werden, da er erster Hinweis auf versteckte Ödeme sein kann. Hat die Frau zu Hause eine Waage, sollte sie sich dort regelmäßig 1 × pro Monat wiegen und ihr Gewicht im Mutterpaß notieren.

Urin

Der **Mittelstrahlurin** wird mit einem *Teststreifen* (Combur®, Multistix®) untersucht auf:
- *Proteine (Eiweiß):* Eine Spur Eiweiß (bis 0,5 g/l) ist in der Schwangerschaft physiologisch. Ist der Wert erhöht, kann dies Hinweis auf eine Nierenbeckenentzündung oder auf Präklampsie sein (s. S. 134).
- *Glukose (Zucker):* Aufgrund der erhöhten Filtration der Nieren haben 20% aller schwangeren Frauen eine physiologische Glukosurie. Wiederholte Glukosurie gibt Anlaß, an Schwangerschaftsdiabetes zu denken. Diese sollte durch Blutzuckeruntersuchungen ohne und mit Belastung (Glukosetoleranztest/GTT) ausgeschlossen werden (s. S. 141).
- *Nitrit:* Nitrit im Harn weist auf eine bakterielle Kontamination hin, da die wichtigsten Erreger von Harnwegsinfektionen Nitrate produzieren können. Eine *Bakteriurie* spricht für einen Harnwegsinfekt, der in der Schwangerschaft oft symptomlos verläuft.

Durch progesteronbedingte Weitstellung der Harnleiter, Nierenbecken und -kelche wird der Abfluß des Urins verlangsamt, es kommt leicht zu einer aufsteigenden Infektion. Sie ist aber ernstzunehmen, weil sie Vorläufer einer Nierenbeckenentzündung sein und vorzeitige Wehen auslösen kann.

Hämoglobinwert (Hb)

Wichtig zur Einschätzung von Veränderungen ist ein Ausgangswert zu Beginn der Schwangerschaft. Bei weniger als 11 g/dl spricht man von einer *Anämie* (verminderte Erythrozytenzahl). Bei einem starken Absinken des Hb-Wertes sollte die Frau zuallererst nach Ernährungsgewohnheiten und besonderen Belastungen, z. B. beruflicher Streß, gefragt werden.

Meist verbessert sich der Wert durch eine ausgewogene Ernährung (s. S. 116) und Ruhe und erübrigt eine Behandlung mit Eisenpräparaten. Diese werden von Frauen wegen ihrer Nebenwirkungen (Übelkeit, Verstopfung, Magenschmerzen) oft schlecht vertragen. Häufig liegt kein Eisenmangel, sondern eine Eisenaufnahmestörung vor.

Blutdruck (RR), Ödeme

- Bei der **Messung des Blutdrucks** werden 2 Werte ermittelt: der *systolische* (Herzkontraktion) und der *diastolische* Wert (Herzerschlaffung). Die Normalwerte in der Schwangerschaft liegen zwischen 90/50 und 135/85 mmHg. Körperliche Anstrengung, Angst und Müdigkeit können den Blutdruck beeinflussen, besonders den systolischen Wert. Eine Erhöhung des diastolischen Wertes kann ein Hinweis auf eine beginnende Präklampsie sein. Sowohl ein sehr hoher Blutdruck (Hypertonus) als auch ein niedriger Blutdruck (Hypotonus) kann zu einer Plazentaminderdurchblutung und somit zu einer Plazentainsuffizienz führen.
- Ödeme sind Wasseransammlungen im Interstitium (Zwischenzellgewebe). Viele Frauen haben am Ende der Schwangerschaft Ödeme an Füßen und Beinen, verursacht durch Druck der Gebärmutter auf die großen Beckenvenen und die hormonell bedingte Weitstellung der Venen. Festgestellt werden sie durch Eindrücken der Haut mit einem Finger z. B. oberhalb des Knöchels am Vorderrand des Schienbeins. Bei Ödemen bleibt eine sichtbare Vertiefung bestehen, die sich erst allmählich wieder zurückbildet. Durch Ausruhen und Hochlagern der Beine verschwinden die Symptome wieder. Bleiben sie

und verschlimmern sich trotz Nachtruhe (Finger sind taub und geschwollen), oder treten generalisiert am Körper auf, kann dies ein Hinweis auf eine Präeklampsie sein (s. S. 134).

Varizen (Krampfadern)

Durch die Schwangerschaftshormone erweitern sich die Venen, das Blut fließt langsamer zum Herzen zurück. Wegen der gestauten Gefäße verhindern die Venenklappen das Zurückfließen des Blutes nur unzureichend: Die Venen treten als Krampfadern hervor. Die *Muskelaktivität* der Beine hilft das Blut zurückzuführen, deshalb ist langes Sitzen und Stehen nicht zuträglich. Bei starken Krampfadern sind Tragen von *Stützstrümpfen* und Übungen zur Blutkreislaufanregung empfehlenswert.

Varizen können auch im Bereich der Schamlippen und des Afters (Hämorrhoiden) vorkommen.

Untersuchungen des Körpers

Beim Abtasten der Brust, des Bauches und auch bei vaginaler Untersuchung werden intime Bereiche der Frau berührt. Vor der Untersuchung sollte deshalb durch ein Gespräch Vertrauen aufgebaut werden. Vermittelt die Hebamme Ruhe und Sicherheit, überträgt sich dieses Gefühl auch auf die Schwangere. Ein Kissen zum Unterlegen unter den Kopf sorgt für Bequemlichkeit und die Frau liegt dadurch so hoch, daß sie bei der Untersuchung zusehen kann (s. Abb. 4.3-4). Blickkontakt, das Erklären aller Schritte und Eindrücke der Untersuchung machen die Situation für die Frau leichter und helfen ihr, sich zu entspannen.

- Bei Untersuchung der **Brüste** ist besonders auf die Form der Brustwarzen zu achten. Hohlwarzen (Mamille liegt unterhalb des Niveaus der Areola) und Flachwarzen können Stillprobleme verursachen.

Unterscheiden lassen sie sich, indem Daumen und Zeigefinger auf den Rand des Warzenhofes gedrückt werden. Die normale Brustwarze bleibt hervorstehend, die Flachwarze zieht sich zurück, die Hohlwarze bleibt innen (s. S. 306).

- **Größe und Form des Bauches.** Vor dem Abtasten werden Größe und Form des Bauches betrachtet. Evtl. sind schon deutliche Bewegungen z. B. der Füße erkennbar, die einen Anhaltspunkt auf die Lage und Stellung des Kindes geben.

Es ist ein Fehler, anhand der Bauchgröße auf die Größe des Kindes zu schließen, bevor das Kind ertastet wurde. Manche Kinder liegen mehr im und andere mehr vor dem Körper der Mutter (das können Frauen meist selbst gut beschreiben).

- **Symphysen-Fundus-Abstand (SFA) und Leibesumfang (LU).** Diese Untersuchungen dienen der Kontrolle des kindlichen Wachstums, begonnen wird damit ca. in der 18. SSW. Die Frau sollte sich zur Untersuchung mit ausgestreckten Beinen auf den Rücken legen und vorher die Blase entleert haben.

Für den *Symphysen-Fundus-Abstand* wird das Maßband an der Symphysenoberkante angelegt, von da aus wird bis zum höchsten Punkt der Gebärmutter (Uterusfundus) gemessen (Abb. 4.3-2). Die Längsachse des Kindes ist Meßrichtung. Diese Messung wird alle 4 Wochen vorgenommen, verlängert sich der SFA nicht, ist eine Ultraschalluntersuchung zu veranlassen.

Der *Leibesumfang* wird in Nabelhöhe gemessen (Abb. 4.3-3), zum Ende der Schwangerschaft beträgt er ca. 100–105 cm.

Bei beiden Maßen geht es wegen individueller Unterschiede von Größe und Gewicht der Frau nicht um ein Erreichen festgelegter, sondern um relative Werte.

Das **Abtasten des Bauches** ist ein sehr wichtiger Bestandteil der Hebammenarbeit, wozu Ruhe und Zeit vorhanden sein sollten (Abb. 4.3-4). Es bedarf einiger Erfahrung und Übung, um folgende Befunde wirklich gut erheben zu können:

- Größe und Höhenstand der *Gebärmutter* (Abb. 4.3-5),
- Lage des *Kindes*, dessen Größe, Körperteile und Bewegungen,

Abb. 4.3-2: a. Messung des Symphysen-Fundus-Abstands (SFA), b. Orientierung an der Längsachse des Kindes bei Messung des SFA

Abb. 4.3-3: Messung des Leibesumfanges

Abb. 4.3-4: Abtasten des Bauches. Kontaktaufnahme zwischen Hebamme und Frau

- *Fruchtwassermenge, Zwillingsschwangerschaft,*
- Konsistenz der Gebärmutter (*Wehenbereitschaft*),
- Verhältnis des *Kindes zum Becken,* evt. Plazentalage.

Die **Leopold-Handgriffe** werden in Abb. 4.3-6 bis 4.3-9 dargestellt und erläutert.

- **Abhören der kindlichen Herztöne (KHT).** Bis zur 28. SSW lassen sich die KHT am besten im Bereich oberhalb der Symphyse bis hin zum Nabel mit Hörrohr oder Dopton hören (s. S. 411). Gelingt es einmal nicht, in den frühen Schwangerschaftswochen die Herztöne zu finden, fragt man die Frau nach Kindsbewegungen. Ist die Position des Kindes ertastet, werden die KHT in Kopfnähe auf der Seite des Rückens gehört (z. B. bei Schädellage seitlich rechts oder links), in Höhe zwischen Nabel und Symphyse, bei Steißlage in Nabelhöhe oder oberhalb des Nabels. Bei Auffälligkeiten der KHT ist eine Kardiotokographie zu veranlassen.
- Die **vaginale Untersuchung** sollte bereits in der Frühschwangerschaft einmal durchgeführt werden, um später diesen Untersuchungsbefund

Abb. 4.3-5: Schematische Darstellung des Verlaufs der Größenzunahme der Gebärmutter nach Schwangerschaftswochen. Fundusstände: *16. SSW* = 3 Querfinger (QF) über der Symphyse, *20. SSW* = 3 QF unterhalb des Nabels, *24. SSW* = Nabelhöhe, *28. SSW* = 3 QF über dem Nabel, *32. SSW* = 2–3 QF unter dem Rippenbogen, *36. SSW* = am Rippenbogen, *40. SSW* = 1–2 QF unter dem Rippenbogen (nach Karl Sommer, „Der Messias", Verlag Volk und Wissen, 4. Aufl. 1983)

Abb. 4.3-6: 1. Handgriff nach Leopold

- *Wo ist der höchste Punkt der Gebärmutter zu fühlen, und zu welcher Schwangerschaftswoche paßt der Befund?* (s. Abb. 4.3-5) Der ertastete Befund orientiert sich zuerst am Symphysenoberrand, dann am Nabel, zuletzt am Rippenbogen und wird in Querfingern (QF) angegeben.
- *Welcher Kindsteil ist im Uterusfundus zu tasten?* Der Steiß fühlt sich uneben und weich an, oft werden Kindsbewegungen im Fundusbereich bemerkt. Ein Kopf hingegen wird als großer, gleichmäßig runder und harter Teil ertastet.

Abb. 4.3-7: 2. Handgriff nach Leopold

- *Auf welcher Seite sind der Rücken, auf welcher Arme und Beine (kleine Teile) des Kindes zu tasten?* Während abwechselnd eine der beiden Hände mit leichtem Gegendruck das Kind hält, tastet die andere Hand die gegenüberliegende Seite entlang. Der Rücken ist als gleichmäßig großer und langer Teil fühlbar, die Bauchseite des Kindes weist mehr Unebenheiten und Kindsbewegungen (Hände, Füße, Knie und Ellenbogen) auf.

Abb. 4.3-8: 3. Handgriff nach Leopold
- *In welchem Verhältnis stehen Kopf/Steiß zum Beckeneingang?*
- *Welches ist der vorangehende Teil?*
- *Wird überhaupt ein vorangehender Teil gefühlt?*

Der vorangehende Teil wird zwischen Daumen und abgespreizten Zeige- und Mittelfinger gefaßt. Dazu muß die Bauchdecke vorsichtig oberhalb der Symphyse eingedrückt werden. Durch Ballotement (schnelles Hin- und Herbewegen) kann zwischen Kopf und Steiß unterschieden werden. Der Kopf pendelt durch die freibewegliche Halsverbindung zwischen den gelockerten Fingern wie eine schwingende Kugel, der Steiß ist dagegen kaum beweglich, da ihm der ganze Körper folgt. Fühlt man keinen vorangehenden Teil, kann eine Quer- oder Schräglage vorliegen oder der Kopf steht schon ganz tief im Becken.

Abb. 4.3-9: 4. Handgriff nach Leopold
- *Wie steht der Kopf in Beziehung zum Beckeneingang?*
- *Wieviel ist vom Kopf noch zu fühlen?*
- *Paßt der Kopf ins Becken?*

Mit dem 4. Handgriff kann von außen das Tiefertreten des Kopfes ins Becken verfolgt werden, deshalb findet er hauptsächlich Anwendung während der Geburt, z. B. zur Diagnostik des engen Beckens. Bei der Untersuchung steht die Hebamme mit dem Rücken zur Frau, die Fingerspitzen werden seitlich des vorangehenden Teils langsam ins Becken geschoben. Läßt die Bauchdeckenspannung nach, können die Hände durch kurze ruckende Bewegungen so tief eindringen, bis der Höhenstand feststellbar ist.

zum Vergleich heranzuziehen. Bevor der behandschuhte Mittel- und Zeigefinger in die Vagina eingeführt werden, sind diese mit Wasser oder Öl zu befeuchten. An den Vaginalwänden entlang wird sanft nach oben getastet, das Tempo bestimmt die Muskelreaktion (Anspannung/Entspannung) der Frau. Sind die Finger ganz tief in der Vagina, wird vorsichtig nach der *Portio (Gebärmutterhals)* gefühlt. Meist ist sie in der Schwangerschaft sehr weit nach hinten in die Kreuzbeinhöhle geneigt, kann aber auch zentral oder nach vorn gerichtet liegen. Die Portio wird auf Länge (2–4 cm), Konsistenz (weich oder fest) und Durchgängigkeit des Muttermundes (in geschlossenem Zustand als Grübchen zu tasten) untersucht. Durch bimanuelle Untersuchung ist die *Größe* des *Uterus* festzustellen. Mit einer Hand wird die Portio berührt, mit der anderen, äußeren Hand der Fundus getastet (in der 12. SSW hat sich die Gebärmutter ca. bis zum oberen Rand der Symphyse vergrößert). Anschließend werden die untersuchenden Finger in Richtung Kreuzbeinhöhle geschoben. Wird mit dem Mittelfinger das Promontorium (Vorsprung des 5. Lendenwirbels) erreicht, gilt dies als Hinweis auf *Verengung des Beckeneingangs* (Abb. 4.3-10). Zum Ende der vaginalen Untersuchung wird noch auf *Narben* von vorangegangenen Geburten geachtet.

Der Frau kann in diesem Zusammenhang die Damm-Massage erklärt werden, als Möglichkeit der Vorbereitung des Gewebes auf die Geburt.

Weitere vaginale Untersuchungen sind nur dann notwendig, wenn die Frau z. B. über Schmerzen oder häufiges Hartwerden des Bauches berichtet.

- **Beurteilung der Michaelis-Raute.** Bei einem normalen Becken sieht die Michaelis-Raute wie ein auf der Spitze stehendes Viereck aus. Abweichungen lassen auf ein verengtes Becken schließen (Abb. 4.3-11).

- **Äußere Beckenmessung.** Die äußere Messung des Beckens mit dem Beckenzirkel gibt lediglich Aufschluß über die Maße des großen Beckens. Für die Geburt relevant ist aber das **kleine Becken.** Trotzdem können abweichende Werte des großen Beckens einen Hinweis auf Anomalien des kleinen Beckens geben (Abb. 4.3-12).

Abb. 4.3-10: Vaginale Untersuchung mit Austastung des Beckens

Abb. 4.3-11: Michaelis-Raute am Skelett bei: 1. normalem Becken, 2. platt-rachitischem, 3. allgemeinverengtem, 4. schrägverengtem Becken
   a. Dornfortsatz des 3. oder 4. Lendenwirbels, b. oberster Punkt der Analfurche, c., d. Grübchen der Spinae iliacae posteriores superiores (hintere obere Darmbeinstachel)

(1) **Distantia spinarum** (Abstand der beiden vorderen, oberen Darmbeinstachel) beträgt ca. 25–26 cm.

(2) **Distantia cristarum** (Abstand zwischen den am weitesten voneinander entfernt liegenden Punkten der Darmbeinkämme) beträgt ca. 28–29 cm.

Die Distantia cristarum ist normalerweise ca. 3 cm länger als die Distantia spinarum. Ist ihr Abstand geringer muß an ein plattverengtes Becken gedacht werden.

(3) **Distantia trochanterica** (Abstand der Trochanteren = Rollhügel der Oberschenkelknochen) beträgt ca. 31–32 cm. Sie sind bei rotierender Beinbewegung leicht auffindbar.

(4) **Conjugata externa:** Der gerade Abstand zwischen dem oberen Rand der Symphyse und dem oberen Punkt der Michaelis-Raute beträgt ca. 19–20 cm. Dieses Maß kann nach Abzug von 8–9 cm ungefähr die Größe der **Conjugata vera** (innerer gerader Durchmesser des Beckens) angeben, der *engsten Stelle des Beckeneingangs* (Abb. 4.3-12).

Abb. 4.3-12: a. (1) Distantia spinarum (25–26 cm), (2) Distantia cristarum (28–29 cm), (3) Distantia trochanterica (31–32 cm), b. (4) Conjugata externa (ca. 20 cm), (5) Conjugata vera

4.4 Diagnostik nach den Mutterschaftsrichtlinien
Ulrike Heckelen

4.4.1 Serologie

Blutgruppenzugehörigkeit

Die Blutgruppenbestimmung (*ABO, Rhesus-System*) erfolgt bei der ersten Vorsorgeuntersuchung. Es kann darauf verzichtet werden, wenn ein Blutgruppennachweis (vom Arzt bescheinigt) vorliegt.

Dies dient der Diagnose einer Blutgruppenunverträglichkeit von Mutter und Kind.

- Im **ABO-System** besitzt jeder Mensch ab dem dritten Lebensmonat Antikörper gegen die „nichteigene" Blutgruppe.

Beispiel: Das Serum einer Frau mit der Blutgruppe 0 enthält Antikörper gegen Blutgruppe A und B.

- Im **Rhesus-System** (CcD.Ee) entstehen die Antikörper erst beim *Kontakt mit blutgruppenfremden Erythrozyten* (rote Blutkörperchen).

Beispiel: Bluttransfusion einer falschen Blutgruppe, oder durch Übertritt von rhesus-positivem fetalen Blut in den mütterlichen rhesus-negativen Blutkreislauf (Abb. 4.4-1).

Konsequenzen für die Schwangerschaft:

- **ABO-Unverträglichkeit:** Nur selten treten die großen, regulären IgM-Antikörper während der Schwangerschaft über. Werden bei Geburt IgM-Antikörper in den kindlichen Organismus geschwemmt, kann dies postpartal eine *Hyperbilirubinämie* verursachen.
- **Rhesus-Unverträglichkeit:** Hat die (Rh-negative) Mutter irreguläre IgG-Antikörper gegen

Abb. 4.4-1: Bildung von D-Antikörpern in der 1. und 2. Schwangerschaft bei Rh-negativer Blutgruppe der Mutter den Rhesusfaktor ihres (Rh-positiven) Kindes entwickelt, besteht Gefahr einer Schädigung kindlicher Erythrozyten. IgG-Antikörper sind kleiner als IgM-Antikörper und überwinden leicht die Plazentaschranke.

> Jede diagnostische Amniozentese kann zur Einschwemmung weiterer kindlicher Erythrozyten in das mütterliche Blut führen (*Booster-Effekt*).

Antikörpersuchtest

Laut Mutterschaftsrichtlinien wird zweimal in der Schwangerschaft ein Antikörpersuchtest durchgeführt; der erste Test so früh wie möglich (z. B. bei Erstuntersuchung), der zweite Test für alle Schwangeren in der 24.–27. SSW. Sind bei einer Rh-negativen Frau keine Anti-D-Antikörper nachweisbar, wird ihr in der 28.–30. SSW eine Standarddosis (300 µg) Anti-D-Immunglobulin injiziert, um eine spätere Sensibilisierung zu verhindern. Evtl. übergetretene kindliche Erythrozyten können so eliminiert werden, das mütterliche Immunsystem hat keinen Anlaß Antikörper zu bilden.

Auch nach operativen Eingriffen (Chorionzottenbiopsie, Amniozentese, Abrasio, äußere Wendung) wird prophylaktisch Anti-D-Immunglobulin gegeben. Nach der Geburt erfolgt die Bestimmung der kindlichen Blutgruppe und des Rhesusfaktors aus dem Nabelschnurblut. Ist das Kind Rhesuspositiv, erhält die Mutter erneut innerhalb 72 Stunden p. p. Anti-D-Immunglobulin i. m.

> Jede Anti-D-Gabe (Rhesogam®) wird im Mutterpaß vermerkt. Sie darf erst nach der Blutentnahme für den Antikörpersuchtest verabreicht werden, da der Test sonst positiv sein könnte. Rhesogam®, Partobolin® sind auf *Hepatitis* und *HIV* getestet, ein geringes HIV-Restrisiko bleibt jedoch bestehen.

Bei **positivem Antikörpertest** mit einem Titer zwischen 1 : 8–1 : 32 (laborabhängig) sollte nochmals *kontrolliert werden*. Bei höherem bzw. ansteigendem Titer empfiehlt sich eine *Amniozentese* (20–22. SSW) zur Delta-E-Wert-Bestimmung (Bilirubingehalt im Fruchtwasser). Je nach Delta-E-Wert erfolgt eine erneute Amniozentese oder im Extremfall eine Austauschtransfusion.

Röteln-HAH-Test

Bei der ersten Blutuntersuchung wird auch die Rötelnimmunität geprüft.

Erreger der Röteln ist ein Virus, das fast ausschließlich über die Luft übertragen wird. Eintrittspforte sind die Schleimhäute des Nasen-Rachen-Raumes. Die Inkubationszeit beträgt 16–18 Tage. Die Krankheit beginnt plötzlich mit Fieber, vergrößerten Lymphknoten und einem kleinfleckigen Exanthem (Ausschlag), ihr Verlauf ist meist unproblematisch. Rötelninfektionen hinterlassen eine lang anhaltende Immunität.

Für den **Antikörpernachweis** eignet sich am besten der *Hämagglutinationshemmtest* (**HAH**): Danach ist ein ausreichender Schutz anzunehmen, wenn der Titer 1 : 32 und mehr beträgt.

Bei einem Titer von 1 : 16 empfiehlt sich der empfindlichere **HIG-Test** (Hämoly*sing*eltest). Ist der Titer 1 : 256 und höher besteht Verdacht auf eine Infektion.

Mütterliches Serum sollte auf *IgM-Antikörper* überprüft und eine Wiederholung dieser Untersuchung in zehn Tagen angestrebt werden. Ein Nachweis von IgM bzw. ein deutlicher Anstieg des Titers um 3–4 Titerstufen spricht für eine frische Infektion.

Konsequenzen für die Schwangerschaft: Bei fehlender bzw. unzureichender Immunität einer Schwangeren und Kontakt mit Rötelnkranken ist unverzüglich (innerhalb von 7 Tagen) ein Rötelnimmunglobulin (S-Rötelnimmunisierungsglobulin-Behring®) zu verabreichen, um eine Rötelnembryopathie (Gregg-Syndrom) mit Fehlbildung des Feten (Trübung der Augenlinse, Innenohrschäden, Herzfehler und Mikrozephalie) zu unterbinden. Die Schädigungen sind um so schwerer, je früher die Infektion erfolgt. Nach dem 4. Schwangerschaftsmonat treten nur noch ausnahmsweise Schädigungen auf. Bei sicherer Infektion besteht die Möglichkeit eines Schwangerschaftsabbruchs bis zur 24. SSW p. c.

Nicht immunisierte Schwangere sollten im Wochenbett mit Lebendimpfstoff (z. B. Röteln-Impfstoff HDC Merieux®) aktiv immunisiert werden, um in der nächsten Schwangerschaft geschützt zu sein. (Nach der Impfung sollte die Frau drei Monate nicht schwanger werden).

LSR-Lues-Suchreaktion

Erreger der Lues (Syphilis) sind Treponema pallidum-Bakterien. Die Übertragung erfolgt entweder direkt über Schleimhautkontakt z. B. bei Geschlechtsverkehr oder nach dem 5. Schwangerschaftsmonat bei unbehandelter Lues der Mutter diaplazentar. Folgen für das Kind sind um so stärker, je früher die Infektion erfolgt. Vor allem werden Haut, innere Organe, Skelett und Zentralnervensystem betroffen, im schlimmsten Fall kommt es zur Totgeburt. Zum Ausschluß dieser Krankheit wird bei der ersten Vorsorgeuntersuchung der **TPHA-Suchtest** (Treponema pallidum Hämagglutinationstest) durchgeführt. Der Test wird 2–3 Wochen nach Infektion positiv. Je nach Testfirma gelten Titer ab 1 : 80 als reaktiv. Bei positivem TPHA-Test sollten weitere, spezifischere Tests angeschlossen werden.

Konsequenzen für die Schwangerschaft: Eine neu aufgetretene Lues muß in der Schwangerschaft mit Penizillin über mindestens 2 Wochen behandelt werden.

Seit dem 1. 10. 1994 wird nach der 32. SSW eine Blutentnahme zur HBsAG-Kontrolle (Hepatitis) durchgeführt.

Fakultative Untersuchungen

- **Toxoplasmose:** Toxoplasmose ist eine Zoonose (Tierkrankheit), übertragbar auf den Menschen durch Genuß infizierten rohen Fleisches und Umgang mit infizierten Katzen (Kot). Während der Schwangerschaft erfolgt eine diaplazentare Übertragung der Erreger. Eine Erstinfektion in der Schwangerschaft führt beim Kind zu schweren Anomalien im Zentralnervensystem, Augenbereich, aber auch in anderen Organen oder, selten, zur Totgeburt. Die Toxoplasmoseinfektion diagnostiziert man anhand eines Titer*anstieges* innerhalb von 2 Wochen (Serofarbtest, indirekter Immunfluoreszenztest) gemeinsam mit dem klinischen Bild (grippeähnliche Symptome). Notwendige *Therapie* über 3–6 Wochen: Daraprim® und Sulfadiacin® Tabletten.

- **Listeriose:** Die Listeriose ist eine Zoonose und übertragbar auf den Menschen, z. B. durch infizierte Milchprodukte. Bei der Schwangeren zeigen sich Grippesymptome, gelegentlich treten Blasen- und Nierenbeckenentzündung oder eine Entzündung des Uterusmuskels auf. Die Übertragung erfolgt diaplazentar. Beim Kind kommt es zu einer hämatogenen Streuung der Erreger über den ganzen Organismus (Sepsis). Nicht selten sind Früh- oder Totgeburten die Folge.

- **HIV (Human immunodeficiency virus):** Eine HIV-Infektion der Mutter überträgt sich in 20–50% der Fälle auf das Kind. Die Infektion kann vor, während und nach der Geburt erfolgen. *Pränatal* können sowohl die mütterlichen Antikörper als auch das freie Virus durch die Plazentaschranke auf den Feten übergehen. Bei der Geburt ist eine Übertragung durch Virusaufnahme aus mütterlichem Genitalsekret und Blut möglich, postnatal durch die HIV-haltige Muttermilch. Deshalb ist HIV-positiven Müttern vom Stillen abzuraten.

Spezifische Schwangerschaftskomplikationen sind bisher nicht bekannt. Durch die Schwangerschaft kann jedoch der Ausbruch von HIV-typischen Erkrankungen (AIDS) beschleunigt werden.

> Die HIV-Antikörper-Bestimmung sollte bei *allen Schwangeren* nach einem beratenden Gespräch und schriftlicher Zustimmung der Frau durchgeführt werden.

Labor: Mit dem *ELISA-Test* (Enzymimmunoessay) sind in der Regel 4–12 Wochen nach Ansteckung die gegen HIV-gerichteten Antikörper nachweisbar.

Mit Fortschreiten der Erkrankung bzw. im Spätstadium können die Antikörper-Titer abfallen bzw. negativ werden. Jeder positive ELISA muß wiederholt und bei erneutem **positivem Ausfall** nochmals durch *einen anderen Test bestätigt werden* (z. B. durch *Western-Blotting-Methode*).

Bewertung: Der Nachweis von Anti-HIV (positiver Elisa-Test bzw. positiver Western Blot) bedeutet:
- stattgefundene Exposition und Infektion mit HIV
- Ansteckungsfähigkeit der betreffenden Person
- Anfälligkeit für HIV-assoziierte Erkrankungen: Toxoplasmose, Candidainfektion, Atemwegserkrankungen u. a.

Der Nachweis macht keine Aussage über:
- Dauer der HIV-Infektion
- Ausmaß der Immunschwäche
- Risiko einer bevorstehenden, ernsten, opportunistischen Infektion.

Ein positiver Elisa-Test beim Neugeborenen bedeutet nicht immer, daß das Kind infiziert wurde und eigene Antikörper gebildet hat. Die Antikörper können diaplazentar von der Mutter übergetreten sein. Wenn kein HIV-Virus die Plazentaschranke überwunden hat, verschwinden die mütterlichen Antikörper langsam aus dem kindlichen Organismus. Ein p. p. positiver HIV-Test beim Neugeborenen wird dann im Laufe von 1–2 Jahren negativ.

Weitere Blut-Untersuchungen

- **Hämoglobinbestimmung:** Die Hb-Bestimmung erfolgt bei der Erstuntersuchung. Bei unauffälligem Befund (Hb 12–14 g%) werden ab dem 6. Monat alle 4 Wochen Kontrollen durchgeführt (s. S. 89, 99).

Die elementarste Aufgabe der Erythrozyten ist der Sauerstoff-Transport von der Lunge zum Körpergewebe. Die Erythrozyten enthalten als wichtigsten Proteinanteil das Hämoglobin, das Sauerstoff (O_2) bindet. Der Hb-Gehalt korreliert eng mit der O_2-Transportkapazität des Blutes.

Ein niedriger Hb gefährdet die O_2-Versorgung von Mutter *und* Kind. Eine **Anämie** führt zu reduzierter Infektabwehr, größerer Schockbereitschaft bei Blutungen, erhöhter Neigung zu Ödemen und Gestosen. Das Kind ist vor allem gefährdet durch Unreife, Wachstumsretardierung und Asphyxie.

- **Östrogene:** Östriol eignet sich von den drei Östrogenen (Östriol, Östradiol, Östron) am besten in der Spätschwangerschaft als Indikator einer intakten fetoplazentaren (Kind und Plazenta) Einheit, da nur 10% seiner Steroidhormonvorstufen aus der Nebennierenrinde der Mutter stammen, 90% aus der fetoplazentaren Funktionseinheit.

Labor: Die Messung erfolgt radioimmunologisch im Serum bzw. im Plasma (früher im Urin). Eine einmalige Bestimmung des Östriols gibt keine ausreichende Auskunft. Es ist eine Verlaufskontrolle notwendig, wobei aufgrund tageszeitlicher Schwankungen die Blutentnahme immer zur gleichen Uhrzeit vorgenommen werden sollte.

Bedeutung: Eine niedrige und nicht ansteigende Konzentration kann für fetale Wachstumsretardierung durch Plazentainsuffizienz sprechen. Ausgeprägt niedrige Konzentrationen finden sich bei Anenzephalie (Hirnmißbildung), bedingt durch fehlende Nebennierenrindenstimulation. Erhöhte Werte treten beim maternem Diabetes auf, wenn dieser mit fetaler Makrosomie (Großwuchs) einhergeht. Alle Konzentrationsverläufe sind großen Schwankungen unterworfen.

- **Humanes Plazentalaktogen (HPL):** Das HPL wird im Synzytiotrophoblasten gebildet (s. S. 68). Maximalwerte werden in der 34.–36. SSW erreicht, danach stellt sich ein leichter Konzentrationsabfall ein.

Labor: Wie beim Östriol radioimmunologische Bestimmung. Im Gegensatz zu Östriol unterliegen HPL weniger tageszeitlichen Schwankungen.

Bedeutung: Erst bei ausgeprägter Wachstumsretardierung und eingeschränkter plazentarer Funktion zeigen sich gegen Ende der Schwangerschaft niedrige oder abfallende Konzentrationsverläufe. Erhöhte Konzentrationen finden sich bei maternem Diabetes.

> Sowohl *Östriol* als auch *HPL* erweisen sich als alleinige Parameter der Schwangerschaftsüberwachung als **zu wenig aussagekräftig**. Bei Verdacht auf *Plazentainsuffizienz* sollten **Ultraschall-** und **Doppler-Untersuchungen** sowie **Kardiotokographie** bevorzugt werden.

4.4.2 Ultraschall (Sonographie)

Dorothea Hezel

Die Methode der Ultraschalluntersuchung wird auf S. 419 beschrieben.

Laut *Mutterschaftsrichtlinien* sollen in der Schwangerschaft 2 Ultraschalluntersuchungen vorgenommen werden, die der Beurteilung des Schwangerschaftsverlaufs dienen. Über diesen Rahmen hinaus sind weitere Ultraschalluntersuchungen nur berechtigt, wenn ein Befund durch andere klinische Untersuchungsmethoden nicht zu klären ist.

> Die **erste Untersuchung** in der 16.–20. SSW hat folgende Ziele:
> - Feststellung des Schwangerschaftsalters und somit Verifizierung des Geburtstermins durch Messung des kindlichen *Schädels* und des *Thorax*
> - Erkennen oder Ausschließen einer *Mehrlingsschwangerschaft*
> - Erkennen und Ausschluß von *Fehlbildungen* durch Inspektion von Fetus und Plazenta
>
> Die *zweite Ultraschalluntersuchung* in der 32.–36. SSW hat diese Ziele:
> - Beurteilung der *fetalen Entwicklung*
> - Feststellung des *Plazentasitzes*.

Indikationen für weitere Ultraschalluntersuchungen im *1. Trimenon*:

(1) Verdacht auf *gestörte Gravidität* z. B. liegendes Intrauterinpessar (IUP), Uterus myomatosus, Adnextumor, uterine Blutung.

(2) Nachweis einer intrauterinen Schwangerschaft bei Verdacht auf *extrauterine Gravidität* (EU).

(3) Diskrepanz zwischen *Uterusgröße* und *Gestationsalter*.

(4) Schwangerschaftsgefährdende *Unfälle* und *Verletzungen* sowie *Intoxikationen*.

Indikationen im *2. Trimenon*:

(5) Ergänzung, bzw. Voraussetzung für andere *diagnostische Maßnahmen*, z. B. Amniozentese.

(6) Bei Verdacht auf intrauterinen *Fruchttod*.

Indikationen im *3. Trimenon*:

(7) *Rhesus-Inkompatibilität* (Plazentadiagnostik).

(8) Verdacht auf intrauterine *Wachstumsretardierung*, z. B. bei Präeklampsie.

(9) Verdacht auf *Polyhydramnion*.

(10) *Diabetes mellitus*.

(11) Drohende *Frühgeburt*: vorzeitige Wehen, Zervixinsuffizienz.

(12) *Lageanomalien*: nach der 2. Routineuntersuchung in der 32.–36. SSW.

Indikationen unabhängig vom Schwangerschaftszeitraum:

(13) *uterine Blutung*.

4.4.3 CTG-Kontrollen und Amnioskopie

CTG

Die Methode der Kardiotokographie wird auf S. 412, die Nomenklatur auf S. 183 beschrieben.

Lt. Mutterschaftsrichtlinien ist eine CTG-Untersuchung in der Schwangerschaft **angezeigt**:
- ab 26./27. SSW bei *drohender Frühgeburt*
- ab 28. SSW bei auskultatorisch festgestellten *Herztonalterationen* oder Verdacht auf vorzeitige *Wehentätigkeit*.

Indikationen zur CTG-Wiederholung:
- anhaltende Tachykardie, Bradykardie und Dezelerationen,
- verringerte Oszillation,
- unklarer CTG-Befund bei Verdacht auf vorzeitige Wehentätigkeit,
- Mehrlingsschwangerschaft,
- intrauteriner Fruchttod bei vorausgegangener Schwangerschaft,
- Verdacht auf Plazentainsuffizienz,
- Verdacht auf Übertragung,
- uterine Blutung,
- medikamentöse Wehenhemmung.

Merkmale eines normalen CTG sind:
- fetale Herzfrequenz (FHF) zwischen 110 und 150 spm

- Oszillationsamplitude zwischen 10 und 25 spm (undulatorisch)
- Oszillationsfrequenz mit mehr als 6 Nulldurchgängen pro Minute
- Vorhandensein von sporadischen Akzelerationen bei taktilen (z. B. Wehen) oder akustischen Reizen, sowie Kindsbewegungen.

Merkmale eines suspekten CTG sind:
- FHF leicht unter 110 spm oder über 150 spm
- fehlende Akzelerationen bei taktilen Reizen, Kindsbewegungen und Wehen
- sporadische Dezelerationen
- Oszillationsamplitude von mehr als 25 spm (saltatorisch) oder zwischen 5 und 10 spm (eingeengt-undulatorisch)
- verringerte Oszillationsfrequenz mit weniger als 5 Nulldurchgängen pro Minute.

Merkmale eines deutlich pathologischen CTG sind:
- Tachykardie über 170 spm
- anhaltende Bradykardie unter 100 spm
- Spätdezelerationen mit Frequenzabfall um mehr als 15 spm und „breiter" Dezelerationsfläche
- Oszillationsamplitude unter 5 spm (silent) und fehlende Reaktion des Kindes auf taktile Reize (Weckversuch)
- Verringerung der Oszillationsfrequenz unter 2 Nulldurchgängen pro Minute, mit Verrundung der Umkehrpunkte.

> Bei der **CTG-Beurteilung** müssen folgende Faktoren berücksichtigt werden:
> - *Schwangerschaftsalter*, Lage der Mutter bei der Aufzeichnung (*Vena-cava-Syndrom*), verabreichte *Medikamente*.

Fetale Herzfrequenz und Kindsbewegungen sind abhängig von der kindlichen Reife (SSW). So nimmt z. B. die Häufigkeit der Akzelerationen nach der 34. SSW zu. Vor der 28. SSW ist die Oszillationsamplitude niedriger, so daß die Oszillationsparameter erst ab der 28. SSW berücksichtigt werden können.

In Rückenlage können bei der Schwangeren aufgrund einer Vena-cava-Kompression schwerwiegende Kreislaufstörungen auftreten, die die kindliche Sauerstoffversorgung beeinträchtigen. Dies zeigt sich im CTG durch ein Absinken der FHF. In Seitenlage kehrt die FHF rasch zur ursprünglichen Basalfrequenz zurück. Medikamente, vor allem zentraldepressorische Pharmaka, dämpfen das Herz-Kreislauf-System des Kindes und verringern die Oszillationsamplitude.

Zu beachten sind auch unterschiedliche *Aktivitätsphasen des Kindes*. Es gibt Ruhephasen (Schlaf) mit konstanter Baseline, ohne Akzelerationen und mit kleiner Oszillationsamplitude. In den aktiven Phasen treten Baselineschwankungen auf mit sporadischen aber auch regelmäßigen Akzelerationen. Bei Arrhythmien oder Schluckauf funktioniert die Aufzeichnung schlecht. In der Spätschwangerschaft wird gelegentlich die Pulsation der mütterlichen Uterus- oder Beckenarterien aufgezeichnet. (Kontrolle: Puls der Mutter fühlen!)

Amnioskopie

Die Amnioskopie (s. S. 421) dient der Bestimmung der Fruchtwasserfarbe bei intakter Fruchtblase.

Für die Amnioskopie muß der Muttermund mindestens fingerdurchgängig sein, eine Placenta praevia sollte vorher ausgeschlossen werden.

Interpretation der Befunde:

- klares oder milchiges Fruchtwasser: *physiologisch*
- stark vernixhaltiges Fruchtwasser: *reifes Kind*
- fehlende Vernixflocken: Verdacht auf *Übertragung*
- grünes bis erbsbreiartiges Fruchtwasser: Folge einer *intrauterinen* Hypoxie (s. S. 229).
- vermehrte oder verminderte Fruchtwassermenge: Verdacht auf *Fehlbildung*: z. B. Ösophagusatresie, Nierenfehlbildungen
- reduziertes, fehlendes Fruchtwasser: häufiger bei *Plazentainsuffizienz* und *Terminüberschreitung*

- fleischfarbenes Fruchtwasser: *intrauteriner Fruchttod*.

Eingesetzt wird die Amnioskopie bei Terminüberschreitung in 2tägigem Abstand und wenn möglich bei intrauteriner Mangelentwicklung oder Präeklampsie, jedoch nur in Kombination mit CTG und Sonographie.

Die **Fehlerquote** der Methode liegt bei ca. 15%. Gründe sind unterschiedliche Färbung von Vor- und Nachwasser, besonders bei tiefstehendem, abdichtendem Kopf, sowie klares Fruchtwasser selbst bei manifester Plazentainsuffizienz und Fruchttod (vor allem bei Frühgeburten und diabetischen Schwangeren).

Falschaussagen über die Farbe des Fruchtwassers treten bei ausreichender Erfahrung des Untersuchers nur in etwa 1% der Fälle auf.

Eine unbeabsichtigte Fruchtblasenöffnung durch die Amnioskopie wird mit 1% angegeben, Wehenauslösung vor Termin mit 3%.

4.4.4 Spezielle Diagnostik

Johanna Frühauf

> Für jedes Neugeborene gilt ein statistisches **Basisrisiko von 3%** mit einer Krankheit, Behinderung oder Fehlbildung geboren zu werden. Davon betreffen *1% Krankheiten/Behinderungen*, die durch vorgeburtliche Untersuchung mittels *Amniozentese* oder *Chorionbiopsie* diagnostiziert werden können.

Der Einsatz dieser *pränatalen Diagnostik* wird für Frauen mit einem statistisch über dem Durchschnitt liegenden Krankheitsrisiko des werdenden Kindes empfohlen.

1988 ergab eine Untersuchung an 70 deutschen Laboratorien folgende Indikationen für die Amniozentese: 5,6% *Wiederholungsrisiko* nach der Geburt eines behinderten Kindes, 70,5% *Altersrisiko* (Frauen über 35), 11,8% *Angstindikation*.

Frauen der Gruppe mit Wiederholungsrisiko brauchen – falls gewünscht – eine Beratung, durch speziell ausgebildete Personen. In den meisten Fällen wird nach dem *Altersrisiko* gefragt.

Das statistische Risiko für **M. Down** und andere **Chromosomenstörungen** ist altersabhängig:

- 31–34 Jahre: ca. 0,1–0,3%,
- 35–39 Jahre: ca. 0,7–2%,
- 40–42 Jahre: ca. 2–4%,
- 43–44 Jahre: ca. 4–5%,
- 45 Jahre: ca. 7%.

In der Diskussion über Abschätzung von Risiken sowie bei der Abwägung möglicher Konsequenzen kann die Hebamme umsichtig begleiten:

- Was bedeutet ein Risikoanstieg von 1% auf 2%?
- Findet eine Verschiebung der Angst vor einer Behinderung zur nächsten konkret diagnostizierbaren Behinderung statt?
- Was könnte ein Kind mit dieser Behinderung für die Frau/Familie bedeuten?
- Wie fühlt sich die/der zukünftige Mutter/Vater dieser Herausforderung gewachsen?
- Würde die Frau sich für einen Abbruch entscheiden?
- Was bedeutet ein Abbruch in der 23. SSW und wie kann die Frau mit den Folgen dieser Entscheidung leben?
- Welche Auswirkung hat die vorbehaltliche Beziehung zum Kind in den ersten Schwangerschaftswochen bis zur Kenntnis des Chromosomenbefundes?

Invasive (eindringende) Techniken

Hierzu zählen: *Amniozentese* (Fruchtwasserpunktion), *Chorionbiopsie* (Zottenentnahme), *Nabelschnurpunktion*, *Fetoskopie* (Betrachtung des Kindes über eine durch die Bauchdecke geschobene Optik) (Abb. 4.4-2).

- Bei der **Amniozentese** wird in der 15.–18. SSW das Fruchtwasser transabdominal (durch die Bauchdecke) entnommen, um aus gezüchteten fetalen Zellen im Fruchtwasser eine *Chromosomenanalyse* zu erstellen (in speziellen

Abb. 4.4-2: Darstellung pränataler Untersuchungstechniken: (**1**) Amniozentese (Fruchtwasserentnahme), (**2**) Chorionzottenbiopsie (-entnahme) durch die Vagina, (**3**) Fetoskopie (Betrachtung des Feten), (**4**) Nabelschnurpunktion

genetischen Labors). Der Nachweis benötigt 2–4 Wochen. Des weiteren kann aus dem Fruchtwasser eine Untersuchung des *Alphafetoproteins* (AFP) auf mögliche Neuralrohrdefekte, wie z. B. Spina bifida (offener Rücken) oder Anenzephalie (Fehlen des Großhirns), durchgeführt werden.

Die Abortrate nach einer Amniozentese in der 15.–18. SSW wird mit 0,5–1% (in den ersten 3 Wochen) und 1,4–3,0% (bis zur 28. SSW) angegeben. Sie ist abhängig von der Erfahrung der Durchführenden.

In der Praxis hat sich die *statistische Gegenüberstellung* Abortrate hier – mögliche Behinderung dort, als wenig hilfreich bei der Entscheidung für oder gegen eine Amniozentese erwiesen.

In der 2. Hälfte der Schwangerschaft wird die Amniozentese zur Bestimmung der *Bilirubinkonzentration* im Fruchtwasser bei Rh-Inkompatibilität, zur Abschätzung der *Lungenreife* sowie zur *Fruchtwasserinsulinbestimmung* bei mütterlichem Diabetes durchgeführt.

- Bei der **Chorionbiopsie** werden zwischen der 8. und 13. SSW Chorionzellen entweder durch den Gebärmutterhals (transzervikal) oder transabdominal entnommen (Abb. 4.4-2). Bis zu einer Woche dauert die Erstellung der *Chromosomenanalyse*.

Um Fehler auszuschließen, wird bei der Entscheidung zur Abruptio empfohlen, das Ergebnis der Langzeitkultur nach 2–3 Wochen abzuwarten.

Mit *molekulargenetischen Untersuchungsmethoden* (DNS-Analyse) können zusätzliche Erkrankungen wie *Muskeldystrophie* (Duchenne) und zystische Fibrose (*Mukoviszidose*) untersucht werden.

Eine Bestimmung des Alphafetoproteins ist bei der Chorionbiopsie nicht möglich.

Die Chorionbiopsie wird seltener angewandt als die Amniozentese, dies resultiert aus der **höheren Abortrate von 3 bis 7%**. Durch den frühen Zeitpunkt der Untersuchung werden auch Frauen, deren Schwangerschaft später aufgrund einer Chromosomenanomalie mit einem Spontanabort geendet hätte, vor einen für sie unnötigen Entscheidungskonflikt gestellt.

Neue Studien erhärten den Verdacht, daß zumindest bei einer Chorionzottenbiopsie vor der 10. SSW eine Schädigung des Kindes möglich ist.

Ein Argument für die Chorionbiopsie ist, daß das Chromosomenergebnis einige Wochen früher vorliegt. Dann besteht eventuell noch eine weniger starke Bindung zum Kind und der Abbruch wird als weniger belastend empfunden. (Die grundsätzliche Entscheidung wird durch die Vorverlegung der Untersuchung nicht abgenommen.)

Nicht invasive Techniken

Neben der Ultraschalluntersuchung wird die Bestimmung des **Alphafetoproteins** (AFP) im Serum der Mutter zur vorgeburtlichen Diagnostik durchgeführt. Die Blutentnahme findet zwischen der 16.–18. SSW statt.

Die genaue Kenntnis des Entwicklungsalters ist wichtig, da die AFP-Konzentration sich im Laufe der Schwangerschaft verändert.

> Etwa 70% der Kinder mit offener *Spina bifida* und 90% der Kinder mit *Anenzephalus* können durch erhöhte AFP Werte erkannt werden.

Der Schweregrad einer Spina bifida ist zu diesem Zeitpunkt noch nicht klar zu bestimmen.

So wenig diese Untersuchungsmethode Mutter und Kind belastet, kann sie doch die Eltern vor die Entscheidung stellen, inwieweit sie z. B. ein Kind mit offener Spina bifida akzeptieren können. Da erhöhte AFP-Werte auch bei gesunden Neugeborenen auftreten können, sollte zuerst eine weitere Diagnostik erfolgen.

Der Versuch über niedrige AFP Werte einen Hinweis auf M. Down zu erlangen, hat sich als unzureichend herausgestellt.

Neben dem AFP können auch HCG und Östriol bestimmt und zusammen mit anamnestischen Angaben wie Alter, Gewicht, Kinderzahl u. a. per Computer ausgewertet werden (Triple-Diagnostik). Das Ergebnis ist die mathematische Wahrscheinlichkeit einer möglichen Behinderung, die viele Frauen dazu bewegt sich einer Anschlußdiagnostik (z. B. Amniozentese) zu unterziehen, für die sie sich eigentlich nicht entschieden hatten. In der Praxis hat die hohe Anzahl falsch-positiver Befunde zu einem kritischen Umgang bei der Empfehlung dieser Methode geführt.

Beratung

Die Hebamme kann, sofern sie im Bereich der Schwangerenvorsorge tätig ist, Beratung und Begleitung anbieten oder an Selbsthilfegruppen und Beratungsstellen verweisen.

Nur eine kleine Gruppe der durch pränatale Diagnostik erkannten Krankheiten können intrauterin behandelt werden, z. B. Bluttransfusion bei Blutgruppenunverträglichkeit, chirurgische Eingriffe bei Hydrozephalus und Harnwegserkrankungen. Meist wird der Frau jedoch die Entscheidung zwischen Schwangerschaftsabbruch oder Akzeptanz eines *höchstwahrscheinlich* behinderten Kindes abverlangt. Daher sollten die Eltern sich *vor* Inanspruchnahme dieser Diagnostik mit ihrer persönlichen Einstellung zu einem behinderten Kind auseinandersetzen. Vorstellungen über Behinderung sind zu gewichten und auf ihre Realitätsnähe zu überprüfen. So fordert z. B. ein Kind mit M. Down die Gewichtung intellektueller Fähigkeiten gegenüber Gefühlsbereichen heraus.

Die Bedeutung einer möglicherweise notwendigen Verarbeitung des Abbruchs und der Weg, nach dem Verlust wieder einen positiven Lebenszugang zu erhalten, sollte angesprochen werden.

4.5 Beratung der schwangeren Frau
Ulrike Heckelen

4.5.1 Gespräch mit der Hebamme

Beratungsgespräche sind wichtiger Bestandteil der Hebammenarbeit und können im Rahmen einer Schwangerschaftsvorsorge wahrgenommen werden, oder als Einzelgespräch mit bestimmter Fragestellung von Seiten der Schwangeren. Beweggründe einer schwangeren Frau, den Rat einer Hebamme einzuholen, sind vielfältig (s. S. 87). Neben aufgetretenen Fragen und Problemen spielt die Suche der schwangeren Frau nach einer Vertrauensperson eine wichtige Rolle, oft hat sie sogar Priorität.

> Im **ersten Gespräch** wird häufig der Grundstein für dieses Vertrauensverhältnis gelegt und in der weiteren Schwangerschaftsbetreuung ausgebaut. Die entstehende Beziehung kann sich als sehr hilfreich erweisen bei der Betreuung von Schwangerschaft, Geburt und Wochenbett und evtl. Probleme verhindern.

Beratungsgespräche erfordern von Hebammen unterschiedliche Fähigkeiten. Dazu gehört vor allem aufmerksames *Zuhören*. Die Schwangere fühlt sich ernst genommen, kann ihre Probleme verbalisieren und dadurch oft selber lösen. Eine weitere Form der Gesprächsführung ist, durch *Bestärkung* Hilfe zu geben. So können Ängste bewältigt und Selbstvertrauen geweckt werden. Obwohl die Hebamme häufig um Ratschläge und Hilfestellung gebeten wird, ist *Zurückhaltung* manchmal wirksamer als die schnelle Lieferung von Patentrezepten.

Zur Unterstützung der Beratung trägt das Sammeln von Hintergrundinformationen bei, z. B. aus einem gut geführten Mutterpaß.

Ernährung und Genußmittel

Viele Schwangere wissen, daß die altbekannte Ermunterung zum „*Essen für zwei*" nicht ernst genommen werden darf. Ebenso hat die *Reduktionsdiät* in der Schwangerschaft keinen Platz. Mit ausgewogener Ernährung können nicht nur das Wohlbefinden des Kindes gefördert, sondern auch Schwangerschaftsbeschwerden therapiert werden. Günstig sind häufige (ca. 5) kleine Mahlzeiten, besonders bei Übelkeit oder einem durch Beengung gereizten Magen gegen Ende der Schwangerschaft. Der *tägliche Kalorienbedarf* liegt bei 2200 kcal. Im ersten Schwangerschaftsdrittel reicht die geringe Mehraufnahme von 100 Kalorien pro Tag (= 2300 kcal). Eine Steigerung von 300 Kalorien pro Tag (= 2500 kcal) ist ab der 12. SSW notwendig. Ab der 24. SSW liegt die erhöhte Energiezufuhr bei 400 Kalorien pro Tag (= 2600 kcal).

Bestehen Unsicherheiten, sollte erst einmal eine Auflistung des täglichen Speiseplans erfolgen. Dieser gibt genau Aufschluß über Quantität und Qualität der Mahlzeiten. Durch die anschließende Beratung können Ernährungsfehler beseitigt werden. Wichtig ist diese Kontrolle bei Frauen mit: Über-, Untergewicht, Diabetes mellitus, Präeklampsie, Streß. Gesondert beraten werden sollten Alkoholikerinnen, starke Raucherinnen, Frauen, die sich in einem Erschöpfungszustand befinden, z. B. nach schnell hintereinander folgenden Schwangerschaften.

Ausgewogene Ernährung in der Schwangerschaft bedeutet für den täglichen Speiseplan vor allem eine ausreichend eiweiß- und vitaminreiche Kost. Lebensmittel wie Milch und Milchprodukte (enthalten Kalzium und Vit. B_1), Kartoffeln und Vollkorn (enthalten Vit. B_1, B_2 und Folsäure), Grüngemüse, Zitrusfrüchte (enthalten Magnesium, Vit. C und Folsäure) und mageres Fleisch (enthält Eisen und Vit. B_1) sollten immer auf dem Speiseplan vertreten sein.

Die **Kochsalzzufuhr** liegt bei 15 g pro Tag, günstig ist jodiertes Speisesalz.

Eine rigoros salzarme Diät > 3 g zur Behandlung von Ödemen präeklamptischer Schwangerer ist heute umstritten.

Eiweiß

Der tägliche Eiweißbedarf liegt ab dem 4. Schwangerschaftsmonat bei 75 g (normalerweise braucht eine Frau 45 g/d). Ausschließlich Vollmilchprodukte zur Eiweißzufuhr sollten vermieden werden, da ihr Fettgehalt zu hoch ist. Wichtig ist eine ausgewogene Mischung an tierischen und pflanzlichen Eiweißen.

Tierische Eiweiße befinden sich z. B. in Milch und -produkten, Eiern, Fisch, magerem Fleisch und sind gut verdaulich. *Pflanzliche Eiweiße* sind in Hülsenfrüchten, Getreide, Sojaprodukten, Kartoffeln und Mais enthalten. Um eine große biologische Proteinwertigkeit (= Ergänzungswirkung; durch Zusammenstellung verschiedener Eiweiße entsteht ein hochwertiges Nahrungsprotein, das dem menschlichen Eiweiß gleich ist) auszunutzen, sind Speisekombinationen von Hülsenfrüchten mit Getreide, Kartoffeln mit Hülsenfrüchten oder Milch mit Kartoffeln ideal.

Fett

Der Körper nutzt Fette als Energiespeicher, Wärmeisolationsschicht und Brennstoff zur Aufrechterhaltung der Körpertemperatur. In der Schwangerschaft reicht eine tägliche Fettaufnahme von *80 g* völlig aus. Vermeidet die werdende Mutter z. B. Fertiggerichte, fettreiches Fleisch, Wurst und Gebäck, ist der fettarme Speiseplan gut einzuhalten. Der Körper benötigt die Fette, um lebensnotwendige, ungesättigte Fettsäuren und fettlösliche Vitamine aufnehmen zu können. Fettsäuren sind besonders reichlich in kaltgepreßten, unraffinierten Pflanzenölen (erkennbar an lichtgeschützter Flasche) und ungehärteten Margarinen zu finden (1 Eßl. kaltgepreßtes, nichterhitztes Sonnenblumenöl oder 30 g Margarine reichen am Tag aus). Die Kost sollte tierische wie pflanzliche Fette enthalten, damit eine ausreichende Aufnahme verschiedener Vitamine gewährleistet wird.

Kohlenhydrate

Sie sind die wichtigsten Energiespender des Zellstoffwechsels. Eine Schwangere sollte *ca.* 400 g Kohlenhydrate pro Tag zu sich nehmen. Zu finden sind sie in Gemüse, Obst, Hülsenfrüchten, Kartoffeln, Reis, Teigwaren und Zucker. Frisches Obst, Gemüse und Vollkornprodukte liefern Nähr- und Ballaststoffe und sollten deshalb raffiniertem, industriellem Zucker und hellen Mehlprodukten vorgezogen werden.

Mineralstoffe

- **Kalzium** wird für das Knochengerüst und die Zahnanlageentwicklung benötigt, daher ist der Bedarf groß. Wird die Kalziumaufnahme nicht genügend gewährleistet, hat dies einen Entzug des Mineralstoffs aus den Knochen der Mutter zur Folge. Kalzium ist in Milch (3,5% Fettgehalt begünstigt die Kalziumaufnahme im Darm), Sauermilcherzeugnissen, Hartkäse, Grünkohl und Mandeln. Die Kalziumaufnahme wird durch Vit. D und Magnesium begünstigt.

- **Phosphor** ist ebenfalls wichtig für den Knochenaufbau des Kindes. Da Phosphor in vielen Nahrungsmitteln enthalten ist, wird der Bedarf in der Schwangerschaft durch ausgewogene Ernährung gedeckt.

- **Eisen** benötigt der Körper verstärkt um Hämoglobin aufbauen zu können. Der Körper nimmt 10% des in Speisen enthaltenen Eisens auf, bei höherem Bedarf kann die Aufnahmekapazität verdoppelt werden. Der tägliche Bedarf liegt bei *15 mg* und wird gedeckt aus tierischen

Nahrungsmitteln wie Leber, Niere, magerem Muskelfleisch und pflanzlichen Produkten wie dunkelgrünes und rotes Gemüse (Spinat, Rosenkohl, Grünkohl, Schwarzwurzeln), Hülsenfrüchte, Vollkorn, rote Früchte und Aprikosen. Vit. C unterstützt die Aufnahme von pflanzlichem Eisen im Darm; Kaffee, Tee und Kalzium dagegen hemmen sie. Wird der Eisenbedarf durch die Nahrung nicht gedeckt, entsteht eine **Eisenmangelanämie**. Bei Unterschreitung des tolerablen Grenzwertes der Hämoglobinkonzentration (unter 11 g/dl) sollten Eisenpräparate eingenommen werden. Verstopfung, Magenbeschwerden und verminderte Aufnahme von Vit. E können als Begleiterscheinungen auftreten. **Vit. E** schützt fettlösliche Vitamine und ungesättigte Fettsäuren vor der Zerstörung. Zur Unterstützung der Vitamin E-Aufnahme kann Kaltpreßöl zusammen mit dem Eisenpräparat eingenommen werden.

- Der **Magnesium**bedarf ist in der Schwangerschaft um 50% gesteigert, da Mg den Eiweiß- und Kohlenhydratstoffwechsel aktiviert. Ein Magnesiummangel kann Muskelkontraktionen auslösen. Magnesium ist in Kartoffeln, Vollkorn, Bananen, Gemüse wie Spinat, Schwarzwurzel und Hülsenfrüchte (bes. grüne Erbsen) und vor allem in wilden Kräutern wie Brennesseln und Löwenzahn enthalten. Vit. des B-Komplexes unterstützen die Magnesiumaufnahme im Darm.

- **Jod** wird benötigt, um einer Struma beim Kind oder einer durch Jodmangel induzierten Reifungsstörung der Schilddrüse vorzubeugen. Der Jodbedarf ist erhöht auf *230–260 µg/d* (*180–200 µg/d* bei Nichtschwangeren). Durch eine Seefischmahlzeit pro Woche kann der Bedarf meist gedeckt werden, zusätzlich wird jedoch empfohlen, *jodiertes Salz* zu verwenden.

Nach Expertenmeinung sollten alle Schwangeren prophylaktisch täglich 200 µg Jodid erhalten, da die durchschnittliche Jodaufnahme in Deutschland nur 30–70 µg/d beträgt.

Vitamine

Der erhöhte Energieumsatz führt zu einem verstärkten Vitaminbedarf, da diese im Zellstoffwechsel und Stofftransport wichtige katalytische Aufgaben erfüllen.

Frauen, die viel rauchen, Kaffee oder Alkohol in großen Mengen zu sich nehmen, leiden häufiger an Vitaminmangel.

- **Vit. A** ist erforderlich für den Aufbau und Schutz von Haut und Schleimhäuten; es ist am Sehvorgang (Dämmerungssehen) beteiligt. Der Bedarf kann gedeckt werden durch Nahrungsmittel wie Leber, Milch, Käse, Ei, Möhren, Spinat, Grünkohl, rote Paprika, Broccoli, Petersilie, Aprikosen und Sanddornbeeren.

Eine *zu hohe Zufuhr* von Vit. A in der Schwangerschaft, z. B. nach Behandlung dermatologischer Erkrankungen, kann zu Schädigungen beim Kind (Hydrozephalus, zentrale und periphere Nervenschädigungen) führen, deshalb Vorsicht mit Zusatzpräparaten!

- **Vit. B_1** (Thiamin) ist unerläßlich für Kohlenhydratabbau und Nervenfunktion, und wird durch erhöhten Kohlenhydratbedarf in der Schwangerschaft besonders gebraucht. Es ist enthalten in Vollkorn, Keimlingen, Sojabohnen, Erbsen, Grünkohl, Sonnenblumenkernen und Nährhefe. Alkohol, Tee und Mangel an Folsäure können die Aufnahme des Vitamins hemmen. Mangelerscheinungen rufen Appetitlosigkeit, Nervosität, Verstopfung und Übelkeit bis Erbrechen hervor.

- **Vit. B_2-Komplex:** Riboflavin, Folsäure, Niacin, Pantothensäure

Riboflavin ist wichtig für den *Energiestoffwechsel* in der Schwangerschaft. Es kann problemlos in ausreichender Menge aufgenommen werden, da es in Milch, Quark, Sauermilchprodukten, Käse, Ei, Leber, Hühnerfleisch und Trockenhefe enthalten ist.

Folsäure spielt eine bedeutende Rolle bei der *Bildung von Blutkörperchen* und beim *Eiweißstoffwechsel*. Der Bedarf ist in der Schwangerschaft verdoppelt. Folsäure findet sich in Leber, Milchprodukten, roter Beete, Fenchel, allen Kohlsorten, Tomaten, Gurken, Weizenkeimen, Spinat, Spargel und Zitrusfrüchten. Günstig ist der Verzehr frisch zubereiteter Rohkost oder Säfte. Die Aufnahme von Folsäure im Darm kann durch Alkohol und Medikamente gestört werden. Das Vitamin ist wasserlöslich und empfindlich gegenüber Sauerstoff und Hitze. *Folsäuremangel* verursacht Müdigkeit, Abgeschlagenheit oder ausgeprägte Schwangerschaftsflecken; hochgra-

diger Mangel begünstigt vorzeitige Plazentalösung, Fehlbildungen, Fehl- und Frühgeburten.
- **Vit. B_6** (Pyridoxin) sollte für *Eiweißstoffwechsel* und *Blutbildung* vermehrt aufgenommen werden. Es kommt vor in Vollkorn, Weizenkeimen, Fleisch, Makrele und Hering, Sojabohnen, Rosenkohl, grüne Bohnen, Grünkohl, Porree, Paprika und Bananen. *Mangel* ruft bei der Mutter Wadenkrämpfe, Kopfschmerzen, Konzentrationsschwäche und Anämie hervor.
- **Vit. B_{12}** (Cobalamin) wird zur *Erythrozytenreifung* benötigt. Enthalten ist es nur in tierischen Nahrungsmitteln wie Milch und Milchprodukten, Käse, Fleisch und Fisch.
- **Vit. C** (Ascorbinsäure) aktiviert den gesamten Zellstoffwechsel, beteiligt sich an der Bildung des elastischen Bindegewebes, erhöht die Widerstandskraft des Körpers und unterstützt die Aufnahme von Eisen im Darm. Vit. C ist in frischen Früchten und grünem Gemüse, Salaten, Leber und Milch enthalten.
- **Vit. D** (Calciferol) ist notwendig für die *Zahnanlage* und den *Knochenbau* des Kindes, da es den Einbau von Kalzium und Phosphor in die Knochensubstanz fördert. Es wird durch Sonnenlichteinwirkung synthetisiert. Lebertran, Pilze, Ei und Hefe enthalten reichlich Vit. D.

Zusatzpräparate dürfen nur nach Vorschrift gegeben werden, da eine Überschreitung der empfohlenen Tagesdosis Schädigungen beim Kind verursachen kann.

- **Vit. K** (Phyllochinon) wird zur *Blutgerinnung* benötigt und kommt in Leber, Spinat, Grünkohl und Blumenkohl vor. Darmbakterien bilden dieses Vitamin in großen Mengen, deshalb sollte besonders in der Schwangerschaft ballaststoffreiche Nahrung gegessen werden, um die Darmflora zu fördern.

Flüssigkeit

Der Flüssigkeitsbedarf ist in der Schwangerschaft erhöht, bedingt durch verstärkte Wassereinlagerung und gesteigerten Stoffumsatz. Entstehender Durst darf ruhig gelöscht werden, die empfohlene Trinkmenge liegt bei 1–1,5 l pro Tag. Durstlöscher sind Mineralwasser mit niedrigem Natriumgehalt, ungesüßte Kräuter- und Früchtetees, ungesüßte, verdünnte Obst- und Gemüsesäfte (am besten frischgepreßt), Buttermilch, Vollmilch (0,4 l/d).

Vegetarische Ernährung

Der Verzicht auf tierische Produkte ist auch in der Schwangerschaft akzeptabel. *Pflanzliches Eiweiß* kann den Eiweißbedarf ausreichend decken, wenn die Nahrungsmittel richtig zusammengestellt werden. Getreide, Kartoffel und Reis können z. B. mit Nüssen, Pilzen und Sesamsamen gut kombiniert werden. Weitere Möglichkeiten notwendige Aminosäuren aufzunehmen sind Zusammenstellungen von Kartoffeln mit Getreide, Hülsenfrüchten, Ei oder Milch, oder Getreide mit Hülsenfrüchten. Pflanzliches Eiweiß unterstützt die Anreicherung von Ballaststoffen in der Nahrung und hält den Fettgehalt niedrig. Lehnen Vegetarierinnen auch Milchprodukte ab, müssen zusätzlich Kalzium, Vit. D und B_2 aufgenommen werden.

Genußmittel

- **Kaffee und Tee:** Schwarzer Tee und Kaffee können in vernünftiger Menge (tgl. 1–3 Tassen) genossen werden.

Zu bedenken ist jedoch, daß die Aufnahme von Eisen und Vit. B_1 durch schwarzen Tee gehemmt wird.

Kaffee, bzw. Coffein regt das Zentrale Nervensystem an und ruft in größeren Mengen eine Magenreizung, Gefäßerweiterung, Unruhe und Schlaflosigkeit hervor. Übermäßiger Kaffeegenuß kann zu intrauteriner Mangelentwicklung führen. Beide Getränke sind verträglicher, wenn sie mit Milch getrunken werden.
- **Nikotin:** Der Schwangeren sollte bewußt gemacht werden, daß ihr Kind jede Zigarette mitraucht, sowohl aktiv wie passiv. Nikotin bewirkt Gefäßverengungen und verschlechtert die Blutzirkulation. Daraus kann ein Sauerstoffmangel resultieren. Rauchen übt einen negativen Einfluß auf die Entwicklung des Kindes aus; erhöhte Abortrate, gesteigerte Anzahl von untergewichtigen Kindern und erhöhte Säuglingssterblichkeit sind die Folge. Starken Raucherinnen wird ein allmähliches Zigarettenabsetzen empfohlen, um die Entzugserscheinungen zu mildern. 5 Zigaretten täglich gelten als tolerabel.
- **Alkohol:** Er überwindet die Plazentaschranke und gelangt direkt in den fetalen Kreislauf. Geringer Alkoholgenuß, wie z. B. ein gelegentliches Glas Wein oder Sekt, sind akzeptabel, da keine Schädigungen auftreten.

„Harte Sachen" genauso wie regelmäßiger Alkoholgenuß sollten tabu sein, da dies Fehl- und Frühgeburten begünstigt.

Alkoholmißbrauch kann zum *fetalen Alkoholsyndrom* führen mit: Mikrozephalie (Verkleinerung des Schädels), engen Lidspalten, Wachstumsretardierung, Störungen der Feinmotorik, geistiger Retardierung.

Lebensgewohnheiten und -umstände

- **Sexualität und Partnerschaft:** Das Thema Sexualität wird in der Zeit der Schwangerschaft häufig ausgespart, obwohl in keiner Phase auf Geschlechtsverkehr verzichtet werden muß. Fruchtwasser und Schleimpfropf bieten ausreichend Schutz für das Kind (s. S. 25). Nur bei vorausgegangenen Fehlgeburten, vorzeitiger Wehentätigkeit, Zervixinsuffizienz, Blutungen und vorzeitigem Blasensprung sollte zeitweise der Geschlechtsverkehr unterbleiben.
- **Reisen:** Urlaub ist eine gute Möglichkeit, sich bewußter als im Alltag auf die bevorstehende Zeit einzulassen. Reisen können ohne Bedenken unternommen werden, am günstigsten im 2. Drittel der Schwangerschaft. Transportmittel sollten bequem sein und genügend Bewegungsfreiheit ermöglichen. Von weiten Reisen, mit Klimawechsel, fremden Eßgewohnheiten und ungünstigen hygienischen Bedingungen ist abzuraten, (z. B. Reisen in tropische Länder), da das Risiko einer Magen-Darm-Infektion groß ist und evtl. Schutzimpfungen erforderlich sind. Reisen in hochgelegene Regionen bis 2500 m und Flugreisen stellen keine Gefahr dar.
- **Sport:** Bisher ausgeübter Sport kann weiter betrieben werden, wenn er nicht als zu anstrengend empfunden wird. Schwangere haben im allgemeinen ein gutes Gefühl dafür, welche sportlichen Belastungen sie sich zumuten können. Abgeraten wird von Leistungssport und Sportarten, bei denen Mutter und Kind Erschütterungen ausgesetzt sind. Radfahren, Schwimmen, Wandern und Schwangerschaftsgymnastik hingegen werden empfohlen.
- **Körperpflege:** Regelmäßige Kontrollen beim Zahnarzt und gründliche *Zahnpflege* sind besonders wichtig, da Zahnbetterkrankungen, -fleischbluten und Karies aufgrund veränderter Speichelzusammensetzung häufiger auftreten können.

Zur *Vorbereitung auf das Stillen* besteht die Möglichkeit, das Brustgewebe z. B. täglich durch Massage und Gymnastik zu festigen.

Spezielle Vorbereitung der Brustwarzen werden in neueren Forschungsergebnissen von Hebammen als nicht wirksam beschrieben.

Vollbäder können in jedem Falle genossen werden, zu heißes Wasser kann jedoch Wehenauslösend sein.

Dammvorbereitung: Um das Hautgebiet um Damm und Vulva elastischer zu machen, wird eine Massage mit Weizenkeimöl, Calendulasalbe oder Vit.-E-Creme empfohlen, sowie Beckenbodengymnastik.

4.5.2 Beratung und Hilfe bei Schwangerschaftsbeschwerden

Übelkeit, Erbrechen, Sodbrennen, Ausscheidungsstörungen

- **Übelkeit** zu Beginn der Schwangerschaft tritt häufig auf, besonders morgens beim Aufstehen oder Riechen bestimmter Speisen. Die *Ursache* ist nicht geklärt.

Vorbeugung und Behandlung: Hilfreich sind oft die Einnahme des Frühstücks oder einiger Kekse/Zwiebacke im Bett, sowie Ruhe, Schonung, Vermeidung von plötzlichen Bewegungen, raschem Lagewechsel und häufiges Essen kleiner Mahlzeiten. Kräutertees aus Pfefferminzblättern, Kamille, Melisse, Pfirsichblättern, Hopfen oder Ingwerwurzel, Spaziergänge in frischer Luft und Kneippgüsse sind ebenfalls wohltuend. Entwickeln sich Übelkeit und Erbrechen zu einer *Hyperemesis gravidarum*, sind andere Maßnahmen zu ergreifen (s. S. 129).

- **Sodbrennen:** „Brennen" in Magen und Speiseröhre entsteht durch überschüssige Magensäure und Rückfluß von Magensäure in die Speiseröhre. *Ursachen* sind: nervöse Anspannung, unzureichenden Verschluß des Mageneingangs

Abb. 4.5-1: a. Kompression der Harnblase durch Größenwachstum des Uterus und des Kindes gegen Ende der Schwangerschaft, b. durch Senkung des Leibes und Tiefertreten des kindlichen Kopfes

(durch verringerten Muskeltonus) und Lageveränderung des Magens durch die wachsende Gebärmutter.

Vorbeugung und Behandlung: Vorsorglich sollte eine schwangere Frau scharf gewürzte Speisen meiden und sich nach dem Essen nicht hinlegen. Stattdessen kann sie häufig kleinere Mahlzeiten einnehmen, langsam essen sowie Fenchel- und Anistee zur „Magenstärkung" trinken. Kaffee, Tee, Raffinadezucker und Zigaretten können die Beschwerden verstärken. Sodbrennen wird durch Essen von Nüssen, Trinken von Kartoffelsaft (rohe, geriebene Kartoffeln), Milch und Sahne gemildert, oder durch die Einnahme von *Antazida* (s. S. 397).

- **Obstipation:** Der Einfluß von Progesteron auf die glatte Muskulatur bewirkt eine Tonussenkung aller Hohlorgane und verlangsamt die Peristaltik des Darms, besonders des Dickdarms. *Ursachen* einer Obstipation können sein: festerer Stuhl wegen erhöhter Wasserrückresoption (Aldosteroneinwirkung zum Schwangerschaftsende), Einnahme von Eisenpräparaten, Streß, Umstellungen der Eßgewohnheiten. Entleert sich der Darm selten, und ist der Stuhl sehr hart, können Unterbauchschmerzen auftreten. *Vorbeugung und Besserung* bringen reichliches Trinken, ausreichende Bewegung, Weizenkleie und geschrotete Leinsamen (immer mit viel Flüssig-

keit einnehmen), Pflaumensaft, getrocknete Pflaumen und Sauerkraut.
- **Miktionsstörungen:** Kompression der Harnblase durch Wachstum von Kind und Gebärmutter vermindert das Füllungsvermögen der Blase, vornehmlich in den letzten Schwangerschaftsmonaten (Abb. 4.5-1). Häufiges Wasserlassen ist die Folge, besonders lästig ist es während der Nacht. Die Schwangere sollte dem Drang zur Blasenentleerung nachgeben, um keine aufsteigende Blasenentzündung oder Restharnbildung zu provozieren.

Vorbeugung: Tees aus Brennesseln, Bärentraubenblättern und Schafgarbenblüten haben harntreibende und antibakterielle Wirkung.

Müdigkeit, Erschöpfung und Kreislaufschwäche

In den ersten Schwangerschaftswochen ist der Bedarf nach Ruhe sehr ausgeprägt. Auch im letzten Schwangerschaftsdrittel kann das **Müdigkeits- und Erschöpfungsgefühl** wieder zunehmen und das Wohlbefinden der Schwangeren beeinträchtigen. *Aufbauend* wirken Entspannungsübungen oder Meditationen. Himbeerblättertee mit einem geringeren Anteil an Pfefferminze, Tee aus Passionsblumenblättern oder Bäder mit Zusätzen wie Lavendel, Rosmarin, Fichtennadel und Heublume unterstützen die Entspannung.

Der **Kreislauf** kann mit einem zu niedrigen oder zu hohen *Blutdruck* reagieren.

- **Hypotonie**: Ursache ist hauptsächlich die Abnahme des peripheren Gefäßwiderstandes. Die Schwangere leidet unter Müdigkeit, Antriebs- und Lustlosigkeit. *Abhilfe* schaffen können (nicht zu heiße) Bäder mit Rosmarinzusatz, Wechselduschen, Kneippgüsse und körperliche Betätigung, wie Spazieren, Laufen und Schwimmen.
- **Hypertonie**, die schon vor der Schwangerschaft besteht oder die vornehmlich ab zweiten Schwangerschaftsdrittel auftritt (Präklampsie), bedarf besonderer Beobachtung und Kontrolle. Folgende *Maßnahmen* können die medikamentöse Behandlung unterstützen, oder bei grenzwertigem, mäßigen Bluthochdruck ersetzen: Entspannungsübungen und sportliche Betätigung, ausgeglichene Ernährung. Knoblauch, Petersilie, Zwiebeln, Tee aus Hopfen, Passionsblume oder Weißdornbeeren, Gurke oder Gurkensaft haben blutdrucksenkende Wirkung.

sich in *Druckschmerz* im Bereich der Symphyse, *Stauchungsschmerz* beim Zusammendrücken beider Beckenknochen oder in *Gehstörungen* besonders beim Treppensteigen. Der Schmerz kann bis in die Oberschenkel oder zum Kreuzbein ausstrahlen.

Die Auflockerung der Symphyse entsteht durch Östrogeneinfluß und verstärkte Dehnung. Durch die Vergrößerung des Symphysenspalts kann in seltenen Fällen eine Symphysenruptur entstehen.

Therapie: Schonung, evtl. Bettruhe, bei stärkeren Beschwerden Tragen eines orthopädischen Mieders, Zufuhr von Kalzium.

- **Rückenschmerzen**, vor allem **Kreuzschmerzen**, treten häufig auf, viele Frauen klagen besonders in den letzten Schwangerschaftswochen darüber. *Ursache* ist eine starke Beanspruchung der Gebärmutterbänder und Auflockerung des Iliosakralgelenkes. Die Schmerzen können auch durch falsche Körperhaltung ausgelöst werden. Um das zunehmende Gewicht des Kindes zu tragen, nimmt die Schwangere oft eine verstärkte Lordosehaltung (Hohlkreuz) ein. *Abhilfe* schaffen Wärme, Massagen, Einreibung (z. B. Arnikasalbe, Tigerbalsam, Rosmarinspiritus) und vor

Schmerzen im Bauch und Rückenbereich

- **Dehnungsschmerzen** treten besonders ab zweitem Schwangerschaftsdrittel auf. Die Bänder der Gebärmutter, die als Stütze dienen, werden gedehnt oder verlagert und können Schmerzen erzeugen. Der Schmerz ist seitlich am Unterbauch bis hin zu den Labien lokalisiert und wird als stechend, krampfartig oder ziehend beschrieben. Häufig ist er nur von kurzer Dauer.
- **Schwangerschaftskontraktionen** werden von jeder Frau in unterschiedlicher Weise gespürt, von Verhärtung im Bauch bis zur Schmerzhaftigkeit. Die Schwangere sollte über das physiologische Auftreten unregelmäßiger Wehentätigkeit informiert werden. 15 Wehen pro Tag sind normal.
- **Symphysenschmerzen** treten meist in den letzten Wochen der Schwangerschaft auf. Sie äußern

a Lordosehaltung   b richtige Haltung

Abb. 4.5-2: a. Ungünstige Lordosehaltung (Hohlkreuz) der Schwangeren, b. Richtige Haltung zur Vermeidung von Rückenschmerzen allem Körperübungen, um die Haltung zu schulen und die Rückenmuskulatur zu stärken.

Rückenschmerzen können auch bei *vorzeitiger Wehentätigkeit* oder einer *Nierenbeckenentzündung* auftreten. Abklärung ist hierbei wichtig.

Haut- und Gefäßveränderungen

Dorothea Hezel

Striae gravidarum = Schwangerschaftsstreifen treten bei 2/3 aller Schwangeren auf.

Die Wirksamkeit von Gegenmaßnahmen ist umstritten, jedoch bleibt die Haut durch Massagen und Behandlung mit Körperpflegemitteln besser durchblutet und elastischer.

Beratung: Aufklärung der Frau, daß die Blaufärbung zurückgeht und die blassen Narben durch Gymnastik und Massage schmal und unscheinbar werden können.

Eine verstärkte Pigmentierung weisen 75% aller Schwangeren auf. Frauen mit *Chloasma uterinum* sollte von Sonnenstrahlung abgeraten werden, da dies die Intensität der Flecke verstärkt. Diese Veränderungen bilden sich im Wochenbett zurück.

Vereinzelt geben Frauen in der Schwangerschaft einen **generalisierten Juckreiz** an. *Ursache* ist meist eine Gallenstauung in der Leber. Die Behandlung erfolgt symptomatisch meist nur mit mäßigem Erfolg. *Behandlung:* Abwaschungen mit Essigwasser (1 : 1), juckreizstillende Gels oder Puder (z. B. Ingelan®). Der Juckreiz verschwindet im Wochenbett, tritt aber in der nächsten Schwangerschaft oft wieder auf.

Ödeme sind Wassereinlagerungen im Körper, häufig schwellen Füße und Fußknöchel an.

> Treten *Ödeme* vor der 24. SSW auf, müssen sie medizinisch abgeklärt werden. Bedenklich sind Ödeme an *Händen* und *Gesicht* oder eine sehr *rasche Gewichtszunahme* (Verdacht auf Präeklampsie).

Beratung: Hinlegen und Hochlagerung der Beine über Herzniveau bringt Erleichterung. Die Frau sollte genügend hochwertiges Eiweiß und frisches Gemüse essen.

Varizen (erweiterte Venen) und sog. Besenreiser (geplatzte Äderchen) werden durch Schwangerschaftshormone begünstigt. 20–50% aller Schwangeren haben Beschwerden in den Beinen, wie Schwere- oder Spannungsgefühl, Ermüdbarkeit, vermehrte Venenzeichnung, Varizen, Schmerzen.

Die varikösen Veränderungen können auch Vulva und Anus (Hämorrhoiden) betreffen.

Beratung: Hochlegen der Beine, Schwimmen, Gymnastik, zügiges Gehen, kalte Kniegüsse und Stützstrümpfe, Vermeiden von hartem Stuhlgang. In der Schwangerschaft entstandene Varizen bilden sich im Wochenbett zum größten Teil wieder zurück (s. S. 281).

Vaginaler Fluor

Vermehrte Durchblutung der Geschlechtsorgane in der Schwangerschaft verstärkt die Absonderung von Flüssigkeit in der Vagina.

Eine Verschiebung des sonst sauren Scheidenmilieus zum alkalischen schafft einen Nährboden für *pathogene Keime, Pilz-* und *andere vaginale Infektionen*.

Vorbeugung gegen Infektionen:

- Der Genitalbereich sollte mit der Hand oder nur mit sauberem Waschlappen gewaschen werden, keine Vaginalspülungen
- Säuberung (auch auf der Toilette) *von vorne nach hinten* und nicht umgekehrt, damit Bakterien des Darmes nicht auf Vulva, Vagina und Harnröhrenmündung gewischt werden
- keine *alkalischen Seifen* verwenden, denn diese vermindern den Säuregehalt der Haut
- keine *Intimsprays* verwenden, da sie die Vaginalflora zerstören
- Strumpfhosen und Unterwäsche aus *synthetischen Fasern* vermeiden, denn sie lassen keine Luftzirkulation zu
- keine im Schritt zu *engen Hosen* tragen, die Reibung reizt die Schleimhäute und macht sie anfälliger für Infektionen
- Badeanzug nicht auf dem *Körper trocknen lassen*.

Pilzinfektion mit Candida albicans

Symptome einer Candidainfektion sind:

- Brennen und starker *Juckreiz* an Vulva und Vaginaleingang
- weißlicher *Ausfluß*, von krümeliger Konsistenz
- *häufiges Wasserlassen* mit und ohne Brennen.

Therapie: Lokale Behandlung mit Antimykotika (Salben, Suppositorien). Falls die Infektion sehr früh festgestellt wird, kann es genügen, Milchsäurebakterien, z. B. in Form von Naturjoghurt, Kapseln mit Lactobacillus acidophilus (Döderlein-Bakterien) einzuführen.

Der Zuckerkonsum sollte reduziert werden, da Zucker das Scheidenmilieu anfälliger für Pilzinfektionen macht.

Trichomoniasis

Symptome:

- *starker Juckreiz* und *Entzündung* von Vulva und Vaginaleingang
- *Brennen beim Wasserlassen*, das Brennen kann auch ohne Miktion spürbar sein
- schaumiger, *gelblich-grüner Fluor* mit Fischgeruch.

Therapie: Metronidazol-Suppositorien lokal.
Da dieses Medikament teratogen wirkt, darf eine Schwangere nicht mit Tabletten behandelt werden, diese sind der Partnerbehandlung vorbehalten.

Chlamydien

Symptome:

- evtl. *schaumig-eitriger Fluor*
- Entzündung von Gebärmutterhals oder Harnröhre, oft *ohne Symptome*, deshalb wird eine routinemäßige Abstrichuntersuchung empfohlen.

Therapie: Tetramycin, Erythromycin, Partnerbehandlung.

Herpes simplex II

Symptome:

- zuerst *Juckreiz*, Spannungsgefühl, Brennen und evtl. geschwollene und *schmerzhafte Lymphdrüsen*
- danach *Bläschen* an Zervix, Vagina und Vulva, die aufbrechen und schmerzen
- spontane Abheilung der Wunden nach 2–3 Wochen
- *Rezidive* treten häufig auf.

Bei frischer Infektion zum Zeitpunkt der Geburt ist eine Sectio caesarea indiziert, um die Infektion des Kindes zu vermeiden.

Behandlungsversuche symptomatisch durch lokale Anwendung von Jod-Polyvinylpyrolidon, Lokalanästetika und Joddesoxyuridin.

Virusstatika sind in der Schwangerschaft *kontraindiziert*.

4.5.3 Soziale Beratung der Schwangeren

Dorothea Hezel

Sozialhilfe, Hilfen für Alleinerziehende

Das **Mutterschutzgesetz** regelt *Beschäftigungseinschränkungen* und *Kündigungsschutz* in der Schwangerschaft (s. S. 520).

- **Kindergeld** wird bei der Kindergeldkasse des zuständigen Arbeitsamtes beantragt.

Zur Zeit (1995): 1. Kind: 70,– DM/Monat; 2. Kind: 130,– DM/Monat; 3. Kind: 220,– DM/Monat; weitere Kinder: 240,– DM/Monat.

Bei hohem Einkommen kann das Kindergeld auf einen Sockelbetrag gekürzt werden (s. S. 523).

- **Sozialhilfe.** Nach dem Bundessozialhilfegesetz haben Menschen mit geringem Einkommen Anspruch auf einmalige Leistungen vom Sozialamt. Des weiteren gibt es Hilfe in besonderen Lebenslagen und laufende Hilfe zum Lebensunterhalt (s. S. 527).

- **Finanzhilfen für Alleinerziehende.** Hier stehen Bundesmittel aus der Mutter-Kind-Stiftung zur Verfügung. Ein Antrag muß bereits in der Schwangerschaft gestellt werden. Die Höhe der Unterstützung ist abhängig vom Einkommen; allerdings besteht kein Rechtsanspruch.

Informationen zur Mutter-Kind-Stiftung sind über die Gemeinden oder in Beratungsstellen zu erhalten. In einigen Bundesländern (Bayern und Baden-Württemberg) existieren zusätzlich noch *Länderstiftungen*, die finanzielle Mittel bereitstellen.

Kirchliche Verbände verfügen teilweise über einen „*Härtefond*", der besonders Frauen zur Verfügung steht, die keinen Anspruch auf öffentliche Leistungen haben.

Wenn ein Kind von einem Elternteil allein erzogen wird und der andere Elternteil den üblichen Mindestunterhalt nicht bezahlt, gibt es Unterhaltsvorschuß vom Staat für Kinder bis zu 12 Jahren, jedoch längstens über 72 Monate (Unterhaltsvorschußgesetz).

Aktivitäten und Kursangebote

Die **Geburtsvorbereitung** versteht sich als Schwangerschaftsbegleitung, die werdenden Eltern dabei hilft, besser mit dem neuen Lebensabschnitt fertig zu werden.

Ein Ziel der Geburtsvorbereitung ist, Eltern dazu zu ermutigen, die Zeit des Elternwerdens aktiv mitzugestalten und Verantwortung zu übernehmen. Durch den Kontakt in der Kursgruppe haben Schwangere und ihre Partner Gelegenheit, Freude, Hoffnungen, Ängste und Befürchtungen mit anderen Betroffenen zu teilen. Dazu kommen Entspannung, Körpererfahrung und Atemwahrnehmung mit der Absicht, das Vertrauen in die eigenen Körperprozesse zu stärken.

Schwangerschaftsgymnastik dient schonendem Kreislauftraining, der Dehnung und Kräftigung von Muskeln, dem Umgang mit den Veränderungen des Körpers, Beckenbodenübungen etc.

Beim **Schwangerenschwimmen** werden die physikalischen Besonderheiten des Wassers genutzt. Durch den Auftrieb muß das Körpergewicht nicht selber getragen werden, Gelenke und Bänder werden entlastet, Fehlhaltungen, wie z. B. starkes Hohlkreuz korrigiert.

Im Wasser fallen alle Bewegungen leichter. Der gegenüber dem Luftdruck erhöhte Wasserdruck fördert Herz- und Kreislauffunktion. Das Blut kann leichter zum Herzen zurückfließen, das venöse System wird entlastet. Geschwommen und geübt wird in warmem (30–32° C) Wasser.

- **Säuglingspflegekurse** geben Informationen zu Umgang und Pflege des Säuglings. An einer Babypuppe werden Handgriffe wie Wickeln, Baden geübt. Werdende Mütter oder Eltern erhalten Informationen über Erstausstattung, verschiedene Wickelmethoden, notwendige Pflegeutensilien, Tragemöglichkeiten usw.

4.6 Geburtsvorbereitung

Sabine Krauss

4.6.1 Methoden der Geburtsvorbereitung

Ziel der Geburtsvorbereitung ist die Begleitung durch die Schwangerschaft, Vorbereitung auf die Geburt und das Leben mit dem Neugeborenen.

Die heute üblichen Geburtsvorbereitungskurse haben sich aus den folgenden Methoden entwickelt:

- **Psychologische Geburtsvorbereitung** nach **Dr. Grantly Dick-Read** (Gynäkologe, London 1890–1959)

Diese Methode entstand in den 30er Jahren. Nach Read empfindet die Kreißende den Schmerz deswegen so stark, weil sie auf Grund mangelnder Information und falscher Einstellung Angst vor den Geburtsvorgängen hat. Angst bewirkt Spasmen, die Schmerz erzeugen.

Es kommt darauf an, das *Angst-Spannungs-Schmerz-Syndrom* zu verhindern. Dieses Ziel wird mit mehr oder weniger Erfolg durch systematische Vorbereitung der Schwangeren erreicht: Aufklärung, Anleitung zur richtigen Atmung, Entspannungsübungen, Gymnastik.

- **Psychoprophylaktische Methode nach Ferdinand Lamaze** (Gynäkologe, Frankreich)

Sie stützt sich auf die Lehre des russischen Physiologen *Iwan P. Pawlow* (1849–1936) von den konditionierten (bedingten) Reflexen: Das Gehirn kann trainiert werden bestimmte Signale anzunehmen, zu analysieren und mit entsprechenden Reflexen darauf zu reagieren. In Rußland wurden Schwangere trainiert, auf Uteruskontraktionen mit positiven Reflexen (z. B. tiefes Atmen) zu reagieren. Zusätzlich erwies sich gesteigerte Aktivität als Ablenkung, die wiederum Schmerzen verminderte. Auf einem Gynäkologenkongreß in Paris 1952 lernte Lamaze diese Methode kennen. Er fügte der russischen Methode die beschleunigte, adaptierte Atemtechnik hinzu, daraus entstand die Methode der sog. „schmerzlosen" Geburt.

Frauen und ihre Partner werden zu bestimmten Atemtechniken angeleitet, die eine reflektorische Reaktion auf den Wehenschmerz ermöglichen und die Schmerzwahrnehmung unterdrücken.

- **Natürliche Einstellung zur Geburt nach Leboyer** (geb. 1918 Geburtshelfer, Paris)

Bei Leboyer steht das Kind im Vordergrund. Den Frauen werden keine bestimmten Methoden vorgeschrieben. Leboyer setzt sich für eine entspannte Atmosphäre in den Geburtsräumen ein (Dämmerlicht, Musik, Bewegungsfreiheit, Wärme). In einer angenehmen Umgebung kann sich die Gebärende besser auf ihre Geburtsarbeit einlassen, wodurch die sanfte und schmerzarme Geburt erst ermöglicht wird. Dem Kind wird der Weg ins Leben so angenehm wie möglich gemacht. Es soll nicht ins grelle Licht geboren und möglichst sanft und behutsam empfangen werden.

Leboyer fordert Hebammen und Geburtshelfer auf, sich ihrer eigenen Ängste bewußter zu werden, und mahnt zur Zurückhaltung beim Geburtsablauf. Zur körperlichen Vorbereitung der Schwangeren empfiehlt Leboyer: Yoga, Atemübungen und Entspannung. Michel Odent (Geburtshelfer Frankreich) versuchte die Gedanken Leboyers in die Praxis umzusetzen. Er lehnt es ab, einer Frau Methoden vorzugeben und sieht Geburtsarbeit als einen Ausdruck von Lebensauffassung an.

- **Psychosexuelle Geburtsvorbereitung nach Sheila Kitzinger** (geb. 1929 Geburtsvorbereiterin, Sozialanthropologin, USA)

Sie betrachtet die Frauen vor dem Hintergrund ihrer sozialen und kulturellen Abstammung, aus der sich ein sehr individuelles Erleben von Schwangerschaft, Geburt und Mutter- bzw. Elternschaft ergibt. S. Kitzinger sieht Schwangerschaft und Geburt nicht als eine Sache individueller Psychologie, sondern als ein „soziologisches Phänomen von größter Wichtigkeit". Ihr kommt es vor allem darauf an, Frauen und ihren Partnern zu helfen, die eigenen Möglichkeiten kreativer Erfahrung bei der Geburt und Elternschaft zu realisieren. Sie gibt Anregungen, wie sich eine Frau auf die „ganz normale Lebenskrise", die eine Geburt auslöst, vorbereiten kann; um durch die Unterstützung und Auseinandersetzung mit ihrem Partner dem Kind eine gesunde Lebensgrundlage geben zu können. Anstelle von Gymnastik treten in ihren Kursen Massagen und Übungen zur Körper- und Atemwahrnehmung, wichtig sind auch Gespräche der Teilnehmer miteinander. Sie weist auf die psychologische Wirkung dieser Gruppen hin, die dazu beitragen, sich innere Bedürfnisse und äußere Gegebenheiten bewußter zu machen.

- **Geburtsvorbereitung nach Ruth Menne** (1913–1986 Krankengymnastin, Deutschland) und *Angela Heller* (geb. 1937 Krankengymnastin, Deutschland)

Frau Menne entwickelte aus der Read-Methode die „psychosomatische Geburtsvorbereitung". In den 50er Jahren begann sie mit Fortbildungen für Hebammen und Krankengymnastinnen. Sie gilt als große Förderin der ganzheitlich – körperbezogenen Geburtsvorbereitung. Die Körperarbeit steht im Mittelpunkt, Frauen und ihre Partner machen sich mit physiologischen Abläufen im Körper vertraut.

Die Atemarbeit baut auf den natürlichen Atemfluß auf (entsprechend der Atemarbeit nach I. Middendorf). Entspannungsübungen fördern die Wahrnehmungsfähigkeit und dienen der Lockerung und Dehnung des Beckenraums. Körperliche Grenzen können sich erweitern, diese Erfahrung wirkt günstig auf den Geburtsablauf. Angela Heller führte ab 1981 die Arbeit von Ruth Menne fort.

Die folgenden **Bewegungstherapeuten** bieten zwar keine umfassende Geburtsvorbereitung an, ihre Erkenntnisse unterstützen aber die Körperarbeit:

- **Zilgrei-Methode**

Adriana *Zillo* (Italien) und Dr. Hans *Greising* (Chiropraktiker, USA, Mailand) entwickelten in den 80ger Jahren *Körperübungen*, die mit Tiefenatmung (z. T. vom Yoga abgeleitet) verbunden werden. Sie dienen vor allem der Schmerzbekämpfung im Gelenk- und Muskelbereich (Arthrose, Migräne etc.). Für die Geburtsvorbereitung wurden aus dieser Methode Übungen abgeleitet, die der Lockerung im Beckenbereich dienen und dadurch zur Schmerzlinderung führen.

- **Eutonie nach Gerda Alexander** (geb. 1908 Rhythmikpädagogin und -therapeutin, seit 1940 Lehrausbildung für Eutonie in Kopenhagen)

Die Eutonie wird als westlicher Weg zur Körper- und Geisteinheit des Menschen verstanden. Es werden harmonische Körperspannungen erarbeitet, die zu Wohlbefinden und Leistungsfähigkeit beitragen.

- **Körperarbeit nach Moshé Feldenkrais** (1904–1984 Rußland, Tel Aviv, Physiker, Forschungen in Neuro- und Verhaltensphysiologie)

Er entwickelte die Methoden: *„Bewußtheit durch Bewegung"* und *„Funktionale Integration"*, bei denen es darum geht, geschädigte, gestörte und gehemmte Menschen durch längst vergessene Reaktionen wieder zu aktivieren, um ihre Bewegungsabläufe neu koordinieren zu können.

4.6.2 Fortbildung durch Hebammen

Der Wissens- und Informationsstand einer Hebamme ist je nach Ausbildung und Erfahrung unterschiedlich. Jede zukünftige Kursleiterin muß selbst einschätzen können, wie sie mit erwachsenen Menschen arbeiten will. Eine gute Vorübung ist es, bei einem Geburtsvorbereitungskurs zu hospitieren und sich über Erwachsenenbildung und Gesprächsführung zu informieren.

- Die Kursleiterin sollte eigene **Erfahrungen mit der Körperarbeit** sammeln. Nur Übungen, die am eigenen Körper erfahren und erlebt werden, können weitergegeben und angeleitet werden. Spezielle Bewegungsabläufe, Atem- und Entspannungsübungen vermitteln ein besseres Körperbewußtsein. Jede Hebamme sollte die für sie passende Methode herausfinden. Die Teilnahme an Kursen, z. B. Eutonie, Feldenkrais, Yoga, autogenes Training, Atemtherapie u. ä. schulen Grundkenntnisse für die Körperarbeit.
- Die **Teilnahme an einem Geburtsvorbereitungsseminar**, angeboten von Hebammen oder der Deutschen Gesellschaft für Geburtsvorbereitung, ist zu empfehlen. Kurskonzepte von Hebammen haben unterschiedliche Schwerpunkte und Methoden, da jede ein Konzept entwickelt, das zu ihrer Persönlichkeit paßt.

Literaturhinweise zur Erarbeitung eines eigenen Kurskonzeptes finden sich am Ende des Kapitels.

Praktische und organisatorische Hinweise

- **Raumsuche:** In der Klinik (z. B. krankengymnastische Abteilung), in Arztpraxen (z. B. ausgeräumtes Wartezimmer), in Schulen, Gemeinderäumen, Volkshochschulen, Familienbildungsstätten oder bei Krankenkassen. Ideal sind private Räume. Der Raum sollte ca. 25–60 qm groß (pro Person mindestens 2 qm) und gut heizbar sein.
- **Raumausstattung:** pflegeleichter Fußbodenbelag (Teppich, Kork, Holz), als Unterlage eignen sich Yogamatten, Gymnastikmatten oder preisgünstige Isomatten. Dicke Kissen, Lagerungskissen mit abwaschbaren Bezügen müssen vorhanden sein oder von den Teilnehmerinnen mitgebracht werden. Der Raum sollte eine angenehme Beleuchtung, ausreichend Frischluftzu-

fuhr und Zugang zu einer Toilette haben. Tee oder Kaffee sollte man zubereiten können. Zur ansprechenden Raumgestaltung tragen Bilder, Pflanzen und evtl. Duftlampen bei.
- **Arbeitsmaterialien:** Beckenmodell und Puppe, Bilder über den Geburtsablauf (z. B. Geburtsatlas), ausreichend Schreib- und Malstifte sowie Tennisbälle oder kleine Kissen gefüllt mit Kirschkernen, Eicheln oder Kastanien (für Massage).
- **Anregung, um auf den Kurs aufmerksam zu machen:** *Handzettel* mit allen wichtigen Daten und Informationen (Adresse, Telefonnummer, kurze Kursinhalte) können in Kliniken, Arztpraxen, Krankenkassen und Gesundheitsämtern ausgelegt werden. Persönliche *Vorstellungsgespräche* bei Frauenärzten verbessern außerdem die Zusammenarbeit. Die beste Werbung ist *Mundpropaganda*, jede zufriedene Frau empfiehlt den Kurs weiter.
- **Kurszusammensetzungen:** Klar begrenzte Frauenkurse mit max. 10–12 Teilnehmerinnen, Paarkurse mit max. 6–8 Personen, Einzelvorbereitung auf ärztl. Anweisung (z. B. im Haus der Schwangeren) ist auch möglich. Statt reinem Paar- oder Frauenkurs kann auch eine Mischform angeboten werden z. B. 4 Abende mit Frauen und 4 Abende mit Partner. Die 14 Kursstunden sollten auf 1,5 oder 2 h wöchentlich verteilt sein und hintereinander stattfinden. In offenen Gruppen entsteht wenig Zusammenhalt, solche Kurse können vorwiegend Informationen weitergeben und Schwangerschaftsgymnastik anbieten.
- **Kursgebühr:** Sie ist in der Hebammengebührenordnung festgesetzt und wird von den Krankenkassen bezahlt (s. S. 509). Jede Frau hat Anspruch auf 14 Stunden Geburtsvorbereitung. Zusätzliche Kursstunden kann die Hebamme anbieten und privat abrechnen.
- **Anmeldung:** Vor Kursbeginn sollten klare Vereinbarungen mit den Frauen/Partnern getroffen werden, z. B. Kursdauer, Vereinbarungen über vorzeitiges Ausscheiden (Krankenkassen müssen nur erbrachte Leistungen bezahlen). In telefonischen oder persönlichen Vorgesprächen informieren sich die Frauen über Kursinhalte und Umfang. Zusätzlich kann bei der Anmeldung ein Informationsblatt verteilt werden. Eine Möglichkeit der verbindlichen Anmeldung ist es, den Frauen eine Anmeldekarte zu schicken, die sie ausgefüllt bis zu einem bestimmten Datum wieder zurückschicken müssen. Folgende Angaben sind für die Hebamme wichtig: Name, Adresse, Geburtsdatum, Entbindungstermin, Parität, Krankenkasse, evtl. Beruf, Arbeitgeber und behandelnder Arzt. Vor Kursbeginn sollten vorliegende Schwangerschaftsrisiken und Erkrankungen erfragt werden.

Bei Paarkursen sollte die Kursgebühr des Partners im voraus abgerechnet werden, dies schafft Verbindlichkeit.

Inhalte eines Geburtsvorbereitungskurses

- **Information:** Aufklärung über den Geburtsvorgang (evtl. kurz Sectio, Forceps und Vakuumextraktion), Erklärung des Dammrisses- oder -schnittes, sowie dessen Vorbeugung, Möglichkeiten der Schmerzerleichterung und andere Maßnahmen, die in der Klinik durchgeführt werden (z. B. Medikamente, Verweilkanüle, Einleitung). Schwangerschaftsveränderungen, Befinden, Stillen, Umgang mit dem Kind.
- **Körperarbeit:** Ertasten und Wahrnehmen des Beckens. Erspüren des Beckenbodens, erlernen von Bewegungsabläufen, die die Wirbelsäule entlasten und der Geburtserleichterung dienen (Beckenkreisen, Gebärhaltungen, Partnermassagen).
- **Atemarbeit:** Unterstützung der Körperübungen mit Atemwahrnehmung in Ruhe und Anspannung, zur Selbsterfahrung mit unterschiedlichen Entspannungstechniken.
- **Auseinandersetzung mit Unsicherheiten und Ängsten:** Angst vor der Geburt, der Mutter- oder Vaterrolle, einem behinderten Kind oder plötzlichem Kindstod kann durch Gespräche und Stärkung des Selbstvertrauens begegnet werden.

Auch die physiologische Bedeutung von Ängsten zur Unterstützung und Förderungen des Durchhaltevermögens sollten aufgezeigt werden. Information und Aufklärung über Abläufe in der Klinik geben den Frauen die Möglichkeit, sich besser auf die „Krankenhauszeit" einzustellen.

Zur Unterstützung einer angenehmen und offenen Atmosphäre in den Gruppen sollte der Kurs strukturiert werden. Z. B. wird der Spannungsabbau gefördert, wenn die Teilnehmerinnen wissen, wie lang der Abend dauert und welcher Themenschwerpunkt behandelt wird. Zu Beginn einer Kursstunde werden anliegende Fragen und Probleme besprochen.

Die Hebamme kann einer Frau mit großen Problemen einen Hausbesuch mit Einzelgespräch anbieten (abrechnungsfähig als Hilfe bei Schwangerschaftsbeschwerden), um den Kurs möglichst wenig zu unterbrechen.

In der *Körperarbeit* experimentieren die Teilnehmerinnen. Sie probieren mit Unterstützung, welche Bewegungen und Gebärhaltungen sie sich am besten vorstellen können.

Die Leiterin sollte nie zu einer Kursteilnehmerin sagen: *Das ist falsch!* Viele Frauen brauchen längere Zeit, um einen Zugang zu ihrem Körper zu finden.

Zur Förderung einer Gruppenentwicklung müssen Gespräche der Teilnehmer untereinander zugelassen werden, dies stärkt das Zusammengehörigkeitsgefühl. Geburtsberichte von Mehrgebärenden sind dabei eine gute Unterstützung. Entstehen im Kurs Gespräche über Gefühle wie Angst und Trauer, ist es die Aufgabe der Hebamme, Übergriffe auf die Intimsphäre einzelner Teilnehmerinnen zu verhindern. Am Ende solcher Gespräche sollte jede Teilnahmerin ihre augenblicklichen Gefühle oder Gedanken schildern (Abschlußrunde). Einen Kursabend pünktlich zu beenden fällt am Anfang sicher nicht leicht, langfristig trägt es aber zu einer guten Atmosphäre bei. Schwangere können oft nicht sehr lange sitzen und ermüden auch schnell. Eine optimale Kursstunde dauert 90 Minuten.

4.7 Abweichungen von der regelrechten Schwangerschaft

Ans Luyben

4.7.1 Bedeutung psychosozialer Probleme für den Schwangerschaftsverlauf

Schwangerschaftsbeschwerden sind Spiegel der Seele.

Manche Frauen werden mit den psychischen Belastungen der Schwangerschaft nicht ohne fremde Hilfe fertig. Schwangerschaftsbeschwerden können Hinweis auf Überlastung oder bestehende Konflikte sein. Ursache ist oft eine Ambivalenz dem Kind gegenüber. Einerseits wird das Kind gewünscht; andererseits befürchtet die Schwangere, den Ansprüchen des Kindes nicht gewachsen zu sein oder in ihrer Freiheit eingeschränkt zu werden. Auch eine bewußte Ablehnung ist möglich.

Die Schwangerschaft wird beeinflußt durch:
- soziale und ökonomische Situation: Berufsleben, Finanzen, persönliches Umfeld der Frau
- dem Partner, oder Abwesenheit des Partners
- dem Schwangerschaftswunsch (Sterilitätsbehandlung oder ungewollte Schwangerschaft)
- das Erleben früherer Schwangerschaften und die psychische Konstitution.

Psychische Konstitution

Frauen mit ambivalenter Haltung zur Schwangerschaft versuchen den inneren Konflikt mit Hilfe somatischer Beschwerden nach außen bekannt zu machen. Durch Rückzug in die Patientinnenrolle appellieren sie an ihre Umgebung, äußern Bedürfnisse und bitten um Unterstützung. Hinweise auf diese *Ambivalenz* können sein:

- Ängstlichkeit, Nervosität, Neurosen
- anamnestische Menstruationsbeschwerden
- Übergewicht (Eßprobleme), Sucht
- gestörte Mutter- Tochterbeziehung
- berufliche Schwierigkeiten
- negative Schwangerschaftserlebnisse.

Symptomatik: Die Beziehung zwischen Schwangerschaftskomplikationen und einer konflikthaften Einstellung zur Schwangerschaft wird von verschiedenen Autoren beschrieben.

Die **Hyperemesis gravidarum** ist eines der bekanntesten Beispiele. Sie tritt oft bei Frauen mit gestörter Persönlichkeitsentwicklung (z. B. problematische Mutter- Tochterbeziehung) auf. Die Schwangere hat Angst, daß die Mutterrolle die eigene Identität verdrängt, jedoch ist deutlicher Kinderwunsch vorhanden. Frauen mit **Präeklampsie** (Gestose) zeigen diese Problematik ebenfalls.

Eine drohende **Frühgeburt** kann vielfach in Beziehung zu belastenden Lebensereignissen gesetzt werden.

Bei psychisch belasteten Frauen (z. B. Depressionen, Beziehungsprobleme) ist sie oft Folge einer Vernachlässigung oder Ablehnung der Schwangerschaft.

Auch habituelle Aborte (3 oder mehr spontane Fehlgeburten) treten eher bei Frauen mit negativer Haltung gegenüber der Schwangerschaft auf.

Betreuung und Prävention

Das Ziel der Schwangerenbetreuung ist nicht nur ein gesundes Kind, sondern auch eine gesunde Mutter. Das Wichtigste ist die Prävention durch frühzeitiges Erkennen von Problemen, wie Fehlernährung, Suchtverhalten, Schlafstörungen, negative Erlebnisse in früherer Schwangerschaften oder bei Geburten.

Nicht nur die somatische, sondern auch die psychosoziale Anamnese hat eine wichtige Funktion, um Kommunikation zu ermöglichen. Durch den Einsatz freiberuflich tätiger Hebammen kann die soziale Barriere abgebaut und das Betreuungsangebot erhöht werden. Geburtsvorbereitungskurse und konkrete, ausführliche Informationen reduzieren Ängste.

Eine qualifizierte Begleitung nach Abort oder Totgeburt kann zukünftige pathologischen Schwangerschaften vorbeugen.

Enge Zusammenarbeit von Ärzten und Hebammen mit Psychologen und Sozialarbeitern kann den positiven Effekt der Schwangerenbetreuung erhöhen, Komplikationen vermeiden und die „entgleiste" Schwangere auf den richtigen Weg bringen.

4.7.2 Emesis, Hyperemesis und Ptyalismus

Früher wurden diese 3 Krankheitsbilder als *Frühgestosen* bezeichnet, da sie im ersten Schwangerschaftsdrittel auftreten (Gestosen = alle durch die Schwangerschaft bedingten Erkrankungen). Heute wird vielfach von hypertensiven Erkrankungen in der Schwangerschaft (*HES*) gesprochen.

Symptomatik

- Leichte Formen von Übelkeit und Geschmacksänderungen treten bei 50% aller Schwangerschaften auf. In 25–30% ist das Gefühl von Übelkeit vermehrt, die Schwangere hat eine **Emesis gravidarum** wenn sie erbrechen muß, besonders frühmorgens beim Aufstehen oder kurz danach. Diese Form von Übelkeit ist normal bis zur 12.–16. Schwangerschaftswoche und kann mit einfachen Mitteln behandelt werden (s. S. 119).

- Der Übergang zur **Hyperemesis gravidarum** (übermäßiges Erbrechen) ist fließend. Die Frequenz des Erbrechens nimmt zu und kann jederzeit am Tag, unabhängig von den Mahlzeiten auftreten. Nahrungsaufnahme ist kaum noch möglich. Gewichtsabnahme, Hypovolämie (zu wenig Flüssigkeit im Kreislauf), Hämokonzentration (Eindickung des Blutes mit relativ vielen Blutkörperchen im Verhältnis zum Plasma), Flüssigkeits- und Elektrolytverlust sind die Folgen, es entsteht eine *Azidose* (pH-Senkung unter 7,38). Durch die Verbrennung von körpereigenen Eiweiß- und Fettreserven sind Azetonkörper im Urin nachweisbar (*Ketonurie*). Die Verschlechterung des Allgemeinzustandes äußert sich in *Eksikkose* (Austrocknung des Körpers,

abgehobene Hautfalten bleiben lange bestehen, übelriechender Atem und Temperaturanstieg). Azidose und Stoffwechselstörungen können ohne Behandlung im Extremfall zur Hirnschädigung, zum Tode führen.
- **Ptyalismus gravidarum** (= Salivation) ist ein übermäßiger Speichelfluß. Er tritt meist ab der 4. bis zur 12.–16. SSW auf, kann aber auch während der gesamten Schwangerschaft bestehen bleiben und wird oft beschrieben in Zusammenhang mit der Hyperemesis. Medizinisch hat der Ptyalismus keine Bedeutung, er ist aber für die Frauen sehr unangenehm.

Ätiologie

- Wahrscheinlich ist **Ptyalismus** Folge einer verstärkten Parasympathikuswirkung.

  Es herrscht die Meinung vor, daß es sich um eine psychosomatische Erkrankung handelt.

- Hormonelle Veränderungen werden als Hauptursache der **Emesis gravidarum** angenommen.

  Beziehungen zwischen Emesis, aber auch Hyperemesis, und erhöhtem HCG-Spiegel sind beschrieben.

- Obwohl anfänglich hormonelle Ursachen für die **Hyperemesis** verantwortlich gemacht wurden (erhöhte HCG-Werte bei Zwillingsschwangerschaft und Blasenmole), handelt es sich wahrscheinlich auch um ein psychosomatisches Krankheitsbild.

  Bei einer Hyperemesis/Emesis nach der 16. SSW sollten **andere Ursachen** wie *Gastritis* (Magenschleimhautentzündung), *Gastroenteritis* (infektiöse Magen-Darmentzündung), *Appendizitis* (Blinddarmentzündung), *Oxyuriasis* (Wurmbefall) oder ein *Hirntumor* abgeklärt werden.

Therapie und Betreuung

- **Ptyalismus** kann behandelt werden mit Mundspülungen (Myrrhetinktur in Wasser, Salbeitee) und evtl. parasympathikolytischen (parasympatikushemmde) Medikamente (z. B. Belladona), obwohl es wenig effektiv ist.

- **Emesis:** diätetische Behandlung z. B. mehrere kleine Mahlzeiten pro Tag (5–6) und Frühstück im Bett vor dem langsamen Aufstehen.

  Antiemetika (Medikamente gegen das Erbrechen) sind meist nicht notwendig.

- Primäre Therapie bei **Hyperemesis** ist die stationäre Aufnahme, um die Schwangere aus ihrem häuslichen Milieu herauszunehmen und parenteral zu ernähren. Der Allgemeinzustand muß mittels Laboruntersuchungen (Hb, Hk, Elektrolyte, Leber- und Nierenfunktionswerte im Blut, Keton und Urobilinogen im Urin) überprüft werden.

  Wenn das Erbrechen vorbei ist und die Frau selbst wieder nach Essen verlangt, wird mit Gesprächen und Psychotherapie begonnen. Besonders in dieser Phase kann die Hebamme als Vertrauensperson fungieren.

  Ein Besuchsverbot, auch für direkte Verwandte, kann notwendig werden.

  Sedativa und Psychopharmaka sollten zurückhaltend verordnet werden.

4.7.3 Blutungen in der Schwangerschaft

Vaginale Blutungen in der Schwangerschaft können unterschiedliche **Ursachen** haben:

- **Erste Schwangerschaftshälfte:** Bis zur 20. SSW kommen als *Blutungsursache* in Frage: Abort, Blasenmole, Trophoblasttumoren, Extrauteringravidität, zervikale Ursachen (Kontaktblutung nach Geschlechtsverkehr, Zervixkarzinom, Ektopie).
- **Zweite Schwangerschaftshälfte:** Von der 21. SSW bis *zum Termin* treten folgende *Blutungsursachen* in den Vordergrund: Randsinusblutung (Blutung am Plazentarand), Abruptio placentae (vorzeitige Lösung der normal sitzenden Plazenta), Placenta praevia (vorliegende Plazenta), zervikale Ursachen (Geburtsbeginn, Zervixkarzinom), Vasa praevia (vorliegende, angerissene fetale Blutgefäße).

> Jede Blutung stellt eine akute **Gefährdung** für Mutter und Kind dar und bedarf der klinischen Abklärung. Ungefähr 50% aller Blutungen sind *plazentarer Herkunft* (Abb. 4.7-1).

4.7 Abweichungen von der regelrechten Schwangerschaft

Atypische vorzeitige Lösung:

- Herztöne sind abzuleiten (Dezelerationen, Bradykardie)
- Blutung nach außen,
- Schmerzen entsprechen der Frequenz und Stärke der Wehen.

• Bei der **Placenta praevia** ist die Blutung schmerzlos und wiederkehrend (s. S. 269). Durch *Ultraschalldiagnostik* kann die Lage der Plazenta (Placenta praevia) oder ein retroplazentares Hämatom (Abruptio placentae) festgestellt werden.

Eine *digitale Untersuchung* ist wegen der möglicherweise bestehenden Placenta praevia *kontraindiziert*. Durch *Spekulumeinstellung* wird die Herkunft des Blutes sichtbar (z. B. zervikale Ursachen) und ein Auslösen weiterer Blutungen vermieden.

• **Vasa praevia** sind durch Bestimmung des HbF (fetales Hämoglobin) im vaginalen Blut zu erkennen.

Therapie und Betreuung

Kontrollen und Beobachtungen bei jeder vaginalen Blutung erfassen:

- Menge des Blutverlustes (evtl. Sammeln und Wiegen der blutigen Vorlagen)
- Überwachung des Kreislaufes (Blutdruck, Puls)
- Beginn einer Infusionstherapie
- fetale Herztonüberwachung, da im Falle einer Hypoxie ein Kaiserschnitt erfolgen muß
- rechtzeitige Aufklärung der Schwangeren
- zügige Kontrolle der Blutwerte (Blutbild, Gerinnungsstatus, Elektrolyte) und Bereitstellung von Blutkonserven.

Die Behandlung wird von *ärztlicher Seite* festgelegt. Je nach Blutungsintensität, Schwangerschaftswoche und kindlichem Zustand wird *abgewartet* (evtl. mit Tokolyse) oder eine *baldige Entbindung* angestrebt.

4.7.4 Drohende Frühgeburt: vorzeitige Wehen, Zervixinsuffizienz

Bei vorzeitigen Wehen und Zervixinsuffizienz besteht die Gefahr einer Frühgeburt (Geburt

Abb. 4.7-1: Häufige Ursachen von Blutungen in der *zweiten Schwangerschaftshälfte*. **a.** Placenta praevia **b.** Abruptio placentae (1) zentrale Lösung mit retroplazentarem Hämatom, (2) laterale Lösung mit Blutung nach außen **c.** Zervikale Ursachen: Ektopie **d.** Geburtsbeginn

Diagnostik, Symptomatik

Diagnostisch wegweisend sind gleichzeitiges Auftreten von Blutungen und Wehen oder Schmerzen.

• Die **Abruptio placentae** (vorzeitige Lösung) erscheint in *2 Formen*:

typische oder klassische vorzeitige Lösung:

- hypertoner (andauernd kontrahierter) Uterus
- keine Herztöne des Kindes hörbar
- keine oder nur geringe Blutung nach außen (retroplazentares Hämatom),
- Dauerschmerz.

Tab. 4.7-1: Faktoren, die zum Risiko einer Frühgeburt beitragen

Sozio-ökonomische Risiken	Anamnestische Belastungen	Risiken während der bestehenden Schwangerschaft
niedrige soziale Schicht mütterliches Alter (< 18 bzw. > 35 Jahre) Multiparität alleinstehend Raucher	vorausgegangene Frühgeburten vorausgegangene Totgeburten mehr als 2 Fehlgeburten (spontan oder artefiziell)	uterine Blutung Mehrlinge Placenta praevia Spätgestose Harnwegsinfektion vaginale Infektion

vor vollendeter 37. SSW oder *weniger als 259 Tagen*).

Das frühgeborene Kind ist gefährdet durch niedriges Geburtsgewicht und Unreife der Organe.

Symptome oder Auslöser einer Frühgeburt können sein:

− *vorzeitige Wehen* und *Blutungen*
− *vorzeitiger Blasensprung* und *Zervixinsuffizienz*
− *Infektionen* (hauptsächlich der Harnwege),
− *Mehrlingsschwangerschaft* und *Polyhydramnion*.

Bereits in der Frühschwangerschaft treten physiologische Kontraktionen auf. Sie sind Folge der Gebärmutterdehnung und fördern die fetomaternale Zirkulation. Sie sind bekannt als Alvarez- und Braxton-Hicks-Kontraktionen (s. S. 156).

> Mehr als 3 Kontraktionen pro Stunde vor der 30. SSW, sowie mehr als 5 Kontraktionen nach der 30. SSW pro Stunde deuten auf vorzeitige Wehentätigkeit hin.

Ein **vorzeitiger Blasensprung** muß nicht unbedingt eine Frühgeburt auslösen, Latenzzeiten bis zu 7 Wochen sind bekannt. Zusätzliches Auftreten von Wehen wird beeinflußt durch die noch in der Gebärmutter vorhandene Fruchtwassermenge und evtl. durch aufsteigende Infektionen.

Bei einer **Zervixinsuffizienz** verkürzt sich die Zervix und der Muttermund öffnet sich. Dies kann ohne (spürbare) Wehen vor sich gehen, vereinzelt treten leichte Schmierblutungen auf.

Das **Risiko einer Frühgeburt** ist erhöht bei:

− schlechten sozio-ökonomischen Verhältnissen
− anamnestischen Belastungen
− Risiken in der bestehenden Schwangerschaft (Tab. 4.7-1).

Therapie und Betreuung

Die **Prävention** besteht darin, *Risikogruppen zu erkennen* und diese Schwangeren öfter zu kontrollieren.

Aufklärung und vermehrtes Ruhen verbessern die Prognose. Gespräche mit der Hebamme (s. S. 115) können der Frau bei persönlichen Krisen helfen, es werden Ängste abgebaut und Erwartungen bearbeitet.

Im Rahmen der Schwangerschaftsbetreuung müssen subjektiv vermehrte Wehen und Blutungen abgeklärt werden.

Lange Zeit war es üblich bei jeder Vorsorgeuntersuchung *vaginal zu untersuchen*, um eine frühzeitige Eröffnung des Muttermundes zu erkennen. Der vorhersagende Wert dieser Untersuchung wird angezweifelt. Es konnte sogar nachgewiesen werden, daß sich die Zahl der vorzeitigen Blasensprünge erhöht.

Die **Therapie bei Hospitalisation** besteht aus *Bettruhe, Tokolyse* und evtl. medikamentöser *Lungenreifeinduktion* (s. S. 401).

Neben kontinuierlicher Tokolyse wird auch eine Bolustokolyse (mehrmalige, konzentrierte Gabe von Tokolytika) angewendet, die auf dem

Gedanken beruht, daß die Hormone auch stoßweise ausgeschüttet werden. Diese Tokolyse kann in relativ kurzer Zeit abgebaut werden. Das Mittel der Wahl zur Wehenhemmung sind β- Sympathikomimetika und Magnesium (s. S. 393).

Prostaglandinantagonisten sind noch in einer Forschungsphase.

Die **Behandlung vaginaler Infekte** ist vorrangig, da diese häufige Ursache eines vorzeitigen Blasensprungs sind. (Prozentsatz etwa 10 × so hoch wie bei Blasensprung am Termin). Rechtzeitige Erkennung und Behandlung können eine Frühgeburt verhindern.

Zervixinsuffizienz wird *konservativ* (Bettruhe, Schonung) oder in schwierigen Fällen operativ, durch eine *Cerclage* (Abb. 4.7-2) oder einen frühen, totalen *Muttermundverschluß* behandelt, häufig in Kombination mit *Tokolyse*.

Abb. 4.7-2: Cerclage (Umschlingung des Muttermundes)

4.7.5 Wachstumsretardierung und Plazentainsuffizienz

Die **intrauterine Wachstumsretardierung (IUWR)** ist noch immer eine wichtige Ursache der perinatalen Mortalität (15−20%) und Morbidität. Eine IUWR äußert sich in der Abweichung des geschätzten Kindsgewichtes, nach unten um 2 Wochen oder mehr gegenüber einem Kollektiv von Geburtsgewichten gleicher Tragzeit. Für diesen Zweck wurden *Wachstumskurven* von Kopf, Thorax und Femur (Oberschenkelknochen) entwickelt. Das per Ultraschall geschätzte Gewicht des Kindes mit IUWR liegt in diesen Kurven unter der 10er Perzentile.

Wachstumskurven sind problematisch, da sie nach den Geburtsgewichten frühgeborener Kinder entsprechenden Schwangerschaftsalters zusammengestellt sind. Sie machen keinen Unterschied zwischen Kindern, die auf Grund ihrer genetischen Anlagen ein leichtes Gewicht haben und Kindern, die intrauterin wachstumsretardiert und somit gefährdet sind.

Diagnostik, Symptomatik

Erstes Symptom einer IUWR ist das *mangelnde Wachstum der Gebärmutter*. Dieses kann erkannt werden durch regelmäßige Palpation (Leopold-Handgriffe) und Messen des Symphysen-Fundus-Abstandes.

Andere Ursachen eines mangelnden Uteruswachstums, wie Oligohydramnion (zu wenig Fruchtwasser) oder Terminunklarheiten werden hierdurch nicht ausgeschlossen.

Zur Gewichtsschätzung werden Ultraschalluntersuchungen herangezogen.

Um Wachstum zu erfassen sind mindestens 2 Kontrollen im Abstand von etwa 2 Wochen notwendig. Durch erweiterte Ultraschalldiagnostik wie Doppler- Flowmessungen (s. S. 419) und biophysikalisches Profil (Bewegungsprofil des Kindes) wird es möglich, das gefährdete Kind besser von der Gruppe der Kinder mit leichtem Gewicht zu unterscheiden.

> Eine verläßliche Diagnose kann erst nach der Geburt anhand der Reifezeichen gestellt werden.

Man unterscheidet zwischen **symmetrischer IUWR** (gleichmäßige Wachstumsretardierung aller Körperteile), die schon früh in der Schwangerschaft entsteht und **asymmetrische IUWR** (ungleichmäßige Wachstumsretardierung von Kopf und Körperteilen), die nach der 30. SSW auftritt, und oft durch Plazentainsuffizienz ausgelöst wird. Negative Zusatzbefunde sind: Oligohydramnion, nachlassende Kindbewegungen, Präklampsie-Zeichen und suspektes Herzfrequenzmuster.

Ätiologie

Ursachen der Wachstumsretardierung können sein:

- *kindlich:* Fehlbildungen, Infektionen
- *mütterlich:* Erkrankungen, Sucht, falsche Ernährung
- *plazentar:* chronische oder akute Insuffizienz. Bei **chronischer Plazentainsuffizienz** besteht meist eine Minderdurchblutung der Plazenta (z. B. durch Gefäßveränderungen). Diese Funktionsstörung führt zu einem Mißverhältnis zwischen Plazentaleistung und Bedarf des Kindes.

Kurz vor oder während der Geburt tritt die **akute Insuffizienz** auf; das Kind wird nicht genügend mit Sauerstoff versorgt.

Therapie und Betreuung

Die Schwangerschaftskontrollen richten sich auf 2 Ziele: Unterscheidung des Kindes mit IUWR von physiologischen Gewichtsabweichungen und möglichst optimale Überwachung des gefährdeten Kindes. Dies kann erreicht werden durch:

- exakte Bestimmung des *Gestationsalters* (s. S. 84)
- Eingrenzung von Risikogruppen und gezielte *Beratung* (Rauchen reduzieren, richtige Ernährung)
- regelmäßige Kontrollen des *Uteruswachstums* (Symphysen-Fundus-Abstand)
- Wachstumskontrolle durch Ultraschall
- Gespräche über Probleme.

Nach neuen Forschungen scheint eine regelmäßige *Aspirineinnahme* die IUWR günstig zu beeinflussen.

Im Fall einer Hospitalisation soll die Schwangere soviel wie möglich ruhen, um eine bessere Uterusdurchblutung zu erreichen. Eine chromosomale Abklärung kann durchgeführt werden.

Der kindliche Zustand wird durch CTG, Doppler-Flowmessungen, Bestimmung des biophysikalischen Profils, evtl. Fetalblutuntersuchungen (pH-Bestimmung aus dem Nabelschnurblut) oder Wehenbelastungstests überwacht, um den optimalen Entbindungstermin zu bestimmen.

4.7.6 Schwangerschaftshypertonie (HES), Präklampsie, Eklampsie

Diese schwangerschaftsspezifische Erkrankungen waren lange Zeit durch den Begriff **EPH-Gestose** (E = edema = Oedeme, P = Proteinurie, H = Hypertonie) bekannt. Da die Hypertonie (hoher Blutdruck) das Krankheitsbild charakterisiert, die Ödeme und Proteinurie eher sekundär auftreten und Ödeme nicht unbedingt ein Symptom sind, wurde die Terminologie geändert.

> Die jetzt international üblichen Begriffe sind: *Schwangerschaftshypertonie* (oder: hypertensive Erkrankung in der Schwangerschaft: *HES*), *Präklampsie* und *Eklampsie*.

- Von **Schwangerschaftshypertonie** spricht man bei Blutdruckwerten (systolisch) $\geq$ 140 mmHg und (diastolisch) $\geq$ 90 mmHg, zweimal in 6stündigem Abstand gemessen. Auch ein Blutdruckanstieg im Schwangerschaftsverlauf von systolisch über 30 mmHg oder mehr und diastolisch 15 mmHg oder mehr über den üblichen Blutdruck der Frau wird als Hypertonie klassifiziert.

Eine *Proteinurie* (Eiweißausscheidung im Urin) ist dabei nicht vorhanden. Bestand die Hypertonie bereits vor der Schwangerschaft, handelt es sich um eine **essentielle Hypertonie**, die schwangerschaftsunabhängig auftritt.

- **Präklampsie** ist eine *Schwangerschaftshypertonie* gepaart mit *Proteinurie*. Man unterscheidet:

Leichte Präklampsie:

− systolischer Blutdruck $\geq$ 140, diastolischer $\geq$ 90 mmHg

- Proteinurie ≥ 0,5 g/l im 24-Std.-Urin oder in Einzelprobe über 1 g/l.

Schwere Präeklampsie:
- systolischer Blutdruck ≥ 160, diastolischer ≥ 110 mmHg
- Proteinurie ≥ 3 g/l im 24-Std.-Urin oder in der Einzelprobe ≥ 5 g/l.
- Oligurie: unter 500 ml Urinausscheidung in 24 Stunden
- subjektive Symptome: Kopfschmerzen, Augenflimmern, Sehstörungen, Oberbauchschmerzen, Übelkeit, Nasenbluten, Unruhe, Übererregbarkeit der Reflexe. Diese Symptome können Vorboten eines eklamptischen Anfalls sein.

Bei *essentieller Hypertonie* wird dieses Krankheitsbild **Propfpräeklampsie** genannt.

- Die **Eklampsie** (Krampfanfall) kann auftreten mit den aufgeführten Vorsymptomen oder plötzlich, ohne Warnzeichen. Sie besteht aus einer *tonischen* und einer *klonischen* Phase.

Die **tonische Phase** ist ein kurzer Krampfzustand (ca. 1 Min.) wobei die Hände zusammengeballt, die Zähne fest aufeinander gebissen sind, evtl. begleitet von Atemstillstand und blauer Verfärbung des Gesichtes. Primär wird sofortiges Einführen eines Mundkeils empfohlen, um Zungenverletzungen zu vermeiden.

Möglicherweise kann zu Beginn der klonischen Schüttelphase ein Güdeltubus (drückt die Zunge herunter, erleichtert das Atmen) eingeführt werden, wenn der verkrampfte Kiefer sich lockert.

In der anschließenden **klonischen Phase** treten Zuckungen auf, die Frau schlägt mit Armen und Beinen um sich, und kann sich selbst verletzen. Die Frau muß vor Verletzungen durch Festhalten oder Abpolstern geschützt werden. Die klonische Phase geht über in eine **tiefe Bewußtlosigkeit** (Koma). Mehrere Anfälle können einander folgen und, wenn sie nicht behandelt werden, zum Tode führen.

Eine Eklampsie tritt meist *gegen Ende der Schwangerschaft, während der Geburt* oder in den *ersten 48 Stunden p. p.* auf.

Die **Laborparameter** weisen bei Präeklampsie erhöhte Leber- und Nierenfunktionswerte auf sowie eine Hämokonzentration (Eindickung des Blutes) und möglicherweise Gerinnungsstörungen.

Das Auftreten des **HELLP-Syndroms** (s. S. 137) verschlechtert die Prognose. Gehäuft beobachtet werden:

- intrauterine *Wachstumsretardierung* infolge Plazentainsuffizienz
- *vorzeitige Plazentalösung* durch Gefäßveränderungen

Eine Eklampsie kann *akutes Nierenversagen*, sowie *Schädigungen von Gehirn, Lunge, Nieren* und *Leber* zur Folge haben (Abb. 4.7-3).

Abb. 4.7-3: Einfluß generalisierter Gefäßspasmen auf verschiedene Organe und typische Eklampsiesymptome (Modifizierung nach Friedberg)

Ätiologie

Die Ursachen der HES sind nicht vollständig geklärt. Sicher ist, daß eine Vasokonstriktion (Engstellung der Gefäße) auftritt, möglicherweise in Zusammenhang mit einer erhöhten Empfindlichkeit für Angiotensin II, einem verschobenen Gleichgewicht zwischen Thromboxan A 2 (Gerinnungsfaktor) und Prostazyklin (Prostaglandine), der Hämokonzentration und Hypovolämie. Infolgedessen kann es zu einer Minderdurchblutung peripherer Organe kommen. Schädigung von Endothelzellen der Gefäße, verbunden mit Fibrinablagerungen, sind eine weitere Ursache.

Andere Theorien berufen sich auf die Zytotrophoblastinvasion in den uteroplazentaren Arterien (bei Präeklampsie weniger, als bei normaler Schwangerschaft) und eine Antigen-Antikörper-Reaktion (wie bei einer Transplantation: „Fremdorgan").

Therapie und Betreuung

Früherkennung ist möglich durch sorgfältige Schwangerschaftsbetreuung (Blutdruck, Gewicht, Urin) und Erkennen von Frauen mit erhöhtem Risiko (belastete Anamnese, Mehrlingsschwangerschaft, Diabetes, vorbestehende Hypertonie).

Eine **Ernährungsberatung** ist angezeigt, auch wenn der Wert verschiedener Diäten angezweifelt wird. Salzarme Diät wirkt zwar flüssigkeitsausscheidend und vermindert die Gewichtszunahme, verbessert die Hypertonie aber nicht. Eiweißreiche Diät ist zu empfehlen, da sie den Eiweißverlust auffüllt und Ödeme vermindert. Sie verbessert aber die Hypertonie in der Regel kaum.

Wichtig sind ausreichende Energie- und Proteinaufnahme, sowie die Nährstoffe Thiamin, Niacin, Riboflavin (Vitamin B-Gruppe), Magnesium, Phosphor und Eisen.

Neue Forschungen überprüfen u. a. die Auswirkungen von Kalzium und Fischöl in der Ernährung.

Neben ausgewogener Ernährung ist **körperliche Schonung**, evtl. auch *Bettruhe* von Bedeutung.

> Die **Therapie bei Präeklampsie** besteht in stationärer Aufnahme und Bettruhe. Mütterlicher und fetaler Zustand werden überwacht: Blutdruck, Labor, Ultraschall, CTG.

Aufklärung und *Abbau von Ängsten* sind ein Teil der Therapie. Viele Frauen mit Präeklampsie neigen zu Perfektionismus, auch in Bezug auf die Mutterschaft (hohe Anforderungen an sich selbst). Beruhigung und das Erarbeiten von realen Erwartungen tritt dem entgegen, ebenso wie der Abbau von Schuldgefühlen wegen drohender Frühgeburt und gefährdetem kindlichen Zustand.

Medikamentöse Therapie: Trotz guter Resultate wird der Wert von **Antihypertensiva** bei leichter Präeklampsie diskutiert. Der Blutdruck kann stabilisiert werden, die Prognose von Mutter und Kind verändert sich kaum. Bei schwerer Präeklampsie werden sie jedoch immer angewendet, um mütterliche Schäden durch zu hohen Blutdruck zu verhindern.

Aspirin (Prostaglandinantagonist) wird überprüft, hinsichtlich einer positiven Wirkung auf Blutdruck und fetales Wachstum.

Ziel der Behandlung ist die Blutdrucksenkung unter Beibehaltung des zirkulierenden Volumens und Verhinderung eines Krampfanfalles. **Magnesiumsulphat** (Dauertropfinfusion) ist das Mittel der Wahl; es wirkt dämpfend auf das Zentralnervensystem, deshalb müssen regelmäßig Reflexe und Atmung kontrolliert werden. Auch **Diazepam** (Valium®) kann eingesetzt werden; wegen der sedierenden Wirkung auf Mutter und Kind und den langsamen Wirkungsabbau beim Kind, eignet sich Valium besser zur kurzfristigen Krampfbekämpfung (10 mg i. v.) als zur Dauerinfusion.

Forschungen zeigen Verbesserungen der Prognose für Mutter und Kind durch *Volumenexpansion* (Auffüllen des Gefäßsystems). Wegen des Risikos eines Lungen- oder Hirnödems sollte dies auf der Intensivstation vorgenommen werden.

Bei Verschlechterung muß im Hinblick auf die gesundheitliche Prognose der Mutter eine **sofortige Entbindung** erfolgen, auch wenn das Kind noch unreif ist.

4.7.7 HELLP-Syndrom

Das HELLP-Syndrom wird in der Literatur sowohl als Untergruppe der Präeklampsie, wie auch als eigenständige Erkrankung beschrieben. Es kommt bei 4–12% der Frauen mit schwerer Präeklampsie vor.

Das Akronym bedeutet:
H = *Hämolyse*
EL = *erhöhte Leberwerte* (elevated liverenzymes)
LP = *Thrombozytopenie* (low plateletcount = niedrige Thrombozytenzahl)

Die **Symptomatik** der Präeklampsie ist auch beim HELLP-Syndrom zu beobachten, meist wird es jedoch zusätzlich gekennzeichnet durch Oberbauchschmerzen (Leberkapselschmerz), Übelkeit und Erbrechen. Verspätete und Fehldiagnosen (z. B. Hepatitis) kommen vor, besonders im letzten Schwangerschaftsdrittel. Eine Hypertonie kann evtl. erst später auftreten, deshalb muß die **Diagnose** durch folgende *Blutuntersuchungen* erhärtet werden:

– Gerinnungsstatus, rotes Blutbild
– Leberwerte (SGOT, SGPT, LDH, Bilirubin ...)

Urin wird kontrolliert auf Eiweiß- und Bilirubinausscheidung als Zeichen einer schlechten Leberfunktion.

Therapie: Stationäre Aufnahme und *Intensivüberwachung* von Mutter und Kind! Durch den progressiven Verlauf (Thrombozytenwerte können täglich um 40% sinken) ist die *baldige Entbindung* die einzig wirksame Therapie.

Blutkonserven und Blutbestandteile, die die Gerinnung fördern, müssen bereitgehalten werden.

Komplikationen: eklamptische Anfälle, Hirnblutungen, Nierenversagen und Leberruptur, können das Leben der Mutter gefährden.

Während sich nach Präeklampsie die Laborwerte post partum schnell verbessern, sinkt beim HELLP-Syndrom die Thrombozytenzahl weiter ab, der LDH-Wert steigt an. Erst 24–48 Stunden p. p. normalisieren sich die Werte langsam wieder.

Die **Ätiologie** des HELLP-Syndroms ist unklar, es wird angenommen, daß es sich um ein peripartales Autoimmunsyndrom handelt, wobei die Mutter Antikörper gegen fetale Zellen entwickelt.

4.7.8 Infektionen in der Schwangerschaft

Unter dem Begriff **TORCH** werden Infektionserkrankungen zusammengefaßt, die intrauterin auf das Kind übertragen werden können. Sie bedingen **Komplikationen** wie *Abort, Früh-, Totgeburt*, körperliche oder geistige *Retardierung, Infektion* des Neugeborenen (s. S. 363).

TORCH bedeutet:
T = Toxoplasmose
O = „others": *Hepatitis, Varizellen* und Infektionen durch Varizella-Zoster-Virus (*Gürtelrose*), Treponema pallidum (*Syphilis*), durch Listeria (*Listeriose*), Chlamydien, Streptokokken Gruppe B, Enteroviren, Mumps-Virus (*Mumps*), Eppstein-Barr-Virus, humanes Parvovirus (*Ringelröteln*)
R = Rubella (Röteln)
C = C Zytomegalie
H = Herpes-simplex-Virus, HSV (HSV-Typ 1 = Mund, HSV-Typ 2 = genital)

Der Grad der Schädigung hängt von Schwangerschaftsalter und Zeitpunkt der Erstinfektion ab (s. S. 79).

Toxoplasmose

Erreger: Toxoplasma gondii (Sporentierchen, Parasit).

Verlauf: uncharakteristisch, Fieber, grippeähnliche Symptome.

Übertragung: infizierte Haustiere (Katzen), rohes Fleisch.

Kind: kongenitale (angeborene) Toxoplasmose mit Augen- und Hirnschädigung, körperlicher und geistiger Retardierung.

Bestimmung: ELISA-Test in Frühschwangerschaft IgG/IgM, IFT (indirekter Immunfluoreszenztest).

Behandlung: Spiramycin, Pyramethamin und Sulphadiazin (erst nach der 16. SSW).

Rubella/Röteln

Erreger: Röteln-Virus (Togavirus).

Verlauf: Exanthem (Ausschlag), Fieber, häufig unspezifische Krankheitserscheinungen.

Übertragung: Tröpfcheninfektion.

Kind: Rötelnembryopathie (Greggsyndrom) mit Sehfehler, Gehörschaden, Herzfehler, körperlicher und geistiger Retardierung.

Bestimmung: ELISA in Frühschwangerschaft, HAH-Test (Antikörpertiter), IgG/IgM. Bei Titer über 1 : 256 muß mit frischer Infektion gerechnet werden; Testwiederholung und IgG, IgM.

Behandlung: **Abbruch der Schwangerschaft im 1. Trimenon** (eugenische Indikation), passive Immunisierung innerhalb 4 Tage nach Rötelnkontakt, Prävention durch Impfung im Kindsalter (oder im Wochenbett).

Zytomegalie

Erreger: Zytomegalie-Virus (CMV).

Verlauf: uncharakteristisch oder symptomlos.

Übertragung: Schmierinfektion.

Kind: Hirnschädigung, Spätschaden im Gehör, intrazerebrale Verkalkungen, schwerer Ikterus.

Bestimmung: ELISA in Frühschwangerschaft, Virus in Urin, Rachen, Magensaft, Fruchtwasser.

Behandlung: nur symptomatisch, keine kausale Therapiemöglichkeit.

Herpes simplex (HSV 2)

Erreger: Herpes-simplex-Virus 2.

Verlauf: brennende, gerötete Bläschen auf der Schleimhaut, evtl. Fieber.

Übertragung: Sexualkontakt. Beim Kind: virale Übertragung durch maternales Blut (intrauterin), Kontakt bei vaginaler Geburt mit den Geschlechtsorganen der Mutter.

Kind: kongenitales Herpessyndrom; Hirn- und Augenschädigungen. Neugeborenen-Herpes: Hirnhautentzündung, Magen- und Darmblutungen, Hautläsionen. (Auch Pflegepersonal mit HSV 1 kann das Kind infizieren.)

Bestimmung: ELISA. Virusisolation (Abstriche aus frischen Bläschen) zum Anfang der Schwangerschaft und kurz vor der Geburt.

Behandlung: Acyclovir (Zovirax®). Kaiserschnittentbindung bei aktivem genitalen Herpes in Bläschenstadium. Bei negativem Abstrich: vaginale Geburt.

HIV (humanes Immuno-defizienz-Virus)

Die Diagnose wird gestellt durch einen Antikörpernachweis im Blut der Mutter (ELISA). Risikogruppen (z. B. Drogenabhängige, Prostituierte etc.) sollten immer untersucht werden. Empfohlen wird die Kontrolle jeder Frau, da die HIV-Infektion zunehmend in allen Bevölkerungsgruppen auftritt. Die HIV-Untersuchung darf allerdings ohne Einwilligung der Frau nicht durchgeführt werden. Die Übertragung des Virus findet durch Geschlechtsverkehr oder Blutkontakt statt.

Die wichtige Begleitung und Beratung der HIV-positiven Schwangeren sollte in Händen von Spezialeinrichtungen und besonders geschultem Fachpersonal (medizinisch und sozial) liegen. Die Entscheidung über einen möglichen Schwangerschaftsabbruch basiert auf psychosozialen Gründen und der Gesundheit der Mutter, weniger auf der fetalen Prognose.

Die Zahlenangaben zur Infektionsübertragung schwanken zwischen 7% und 39%.

Weitere Einzelheiten S. 108.

Harnwegs- und Niereninfektionen

Infektionen von Nieren und ableitenden Harnwegen sind die **häufigsten Komplikationen** in der Schwangerschaft. *Erweiterung der Harnwege* unter Progesteroneinfluß und mechanischer *Druck des Uterus* auf die Blase begünstigen die Infektion.

Auch eine **asymptomatische Bakteriurie** (Diagnose: Nachweis von Nitrit auf Urinteststreifen) muß behandelt werden, um der Zystitis, Pyelitis und Pyelonephritis vorzubeugen.

Weitere Abklärung erfolgt durch Urinsediment und Urinkulturbestimmung auf Erreger.

- **Zystitis** (Blasenentzündung) *Symptome:* häufiges, schmerzhaftes Wasserlassen, wenig Urin; wird mit reichlich Trinken (z. B. Nieren- und Blasentee), Wärme und evtl. Antibiotika behandelt.
- **Pyelitis** (Nierenentzündung) und **Pyelonephritis** (Nierenbeckenentzündung) *Symptome:* Fieber, klopfschmerzhafte Nierenlager. Stationäre Aufnahme ist notwendig zur Kontrolle der Nierenfunktion und intravenösen *Therapie* (viel Flüssigkeit, Antibiotika). Reichlich Trinken ist geboten, Wehenhemmung und Spasmolytika können notwendig sein, da Fieber die Gebärmutter zu Kontraktionen anregt.

4.7.9 Diabetes mellitus und Diabetes gravidarum (Gestationsdiabetes)

Man unterscheidet:

(1) **manifester Diabetes** (Diabetes mellitus): Frauen dieser Gruppe haben eine reduzierte Glukosetoleranz, die sich in hohem Blutzucker (*Hyperglykämie*) und *Glukosurie* (Zucker im Urin) äußert.

- Der **Typ-I-Diabetes** tritt schon im *jugendlichen Alter* auf, ist *insulinpflichtig* (absoluter Insulinmangel).
- Den **Typ-II-Diabetes** tritt im *Erwachsenenalter* oder als *Altersdiabetes* auf, kann oft mit Diät und Tabletten (orale Antidiabetika) eingestellt werden. Orale Antidiabetika eignen sich nicht zur Therapie in der Schwangerschaft!

(2) **Latenter Diabetes:** Hierbei zeigt sich in Streßsituationen (z. B. Schwangerschaft: Diabetes gravidarum) eine *reduzierte Glukosetoleranz*. Diese ist erkennbar an einem erhöhten Blutzuckerspiegel bei oralem Glukosetoleranztest (OGTT).

Seit Einführung der Insulintherapie ist die mütterliche und perinatale Mortalität und Morbidität stark gesunken.

Die **Schweregrade** des Diabetes mellitus sind im *Klassifikationsschema nach White* festgelegt (Tab. 4.7-2).

Tab. 4.7-2: Klassifikation schwangerer Diabetikerinnen (nach White)

A	leichte Abweichung des GTT
B	Diabetesbeginn nach dem 20. Lebensjahr und Dauer weniger als 10 Jahre, kein Gefäßschaden
C	Diabetesbeginn zwischen 10. und 19. Lebensjahr und Dauer zwischen 10 und 19 Jahren oder geringer Gefäßschaden
D	Diabetesbeginn vor dem 10. Lebensjahr oder Diabetesdauer über 20 Jahre oder deutlicher Gefäßschaden
E	verkalkte Beckenarterien
F	Nephritis, proliferative Retinopathie

Symptomatik, Komplikationen

Besonders zu beachten sind Symptome, die auf **schlechte Insulineinstellung** hinweisen:

- **Hypoglykämie** (niedriger Blutzucker) äußert sich in folgenden Symptomen:
  - Unruhe, Zittrigkeit, Schwitzen, Bewußtlosigkeit bis hin zum Koma.
- **Hyperglykämie** (zu hoher Blutzucker) erkennt man daran:
  - häufiges Wasserlassen, starkes Durstgefühl, Übelkeit, Erbrechen, Azetonausscheidung im Urin (Ketonurie).

Weitere Komplikationen bei Diabetes mellitus können sein:

- Plazentainsuffizienz und IUWR (bedingt durch Gefäßveränderungen),
- Hyperemesis, hypertensive Erkrankungen, Polyhydramnion,
- Makrosomie, Fehlbildungen, intrauteriner Fruchttod,
- Frühgeburten, Aborte, Harnwegs- und Vaginalinfekte.

Schwangerschaftsdiabetes tritt erstmals während der Schwangerschaft auf. *Symptome* sind: häufiges Wasserlassen, vermehrtes Durstgefühl, Glukose oder Azeton im Urin.

Blutzuckerkontrollen bestätigen den Diabetesverdacht.

Ätiologie, Risiken

Anamnestische Risiken sind:
- Geburten von Kindern mit Geburtsgewicht > 4000 g
- Adipositas der Mutter
- Totgeburt, wiederholte Aborte
- Fehlbildungen unklarer Ursache, familiäre Prädisposition.

Der Gestationsdiabetes ist meist auf die Dauer der Schwangerschaft begrenzt. Er kann sich auch manifestieren oder im Alter wiederauftreten.

Ein erhöhtes Risiko für einen späteren Diabetes des Kindes scheint nicht zu bestehen.

Ätiologie: Durch gesteigerten Energiebedarf werden Stoffwechsel und Insulinbedarf erhöht. Daneben besteht eine insulinantagonistische Wirkung der *Schwangerschaftshormone: HCG* (Choriongonadotrophin) in der 1. Hälfte und *HPL* (plazentares Laktogen), *Prolaktin, Kortikosteroide* und *plazentare Insulinase* in der 2. Hälfte der Schwangerschaft.

Bei normaler Schwangerschaft wird dies kompensiert durch Mehrproduktion von Insulin, beim Diabetes fehlt dieser Mechanismus.

> Hohe Blutzuckerspiegel der Mutter führen zu hohen Blutzuckerspiegeln beim Kind, deshalb bildet es mehr Insulin. Das Kind wird makrosom (groß, hohes Geburtsgewicht), nach der Geburt entwickeln sich **Hypoglykämien,** da die hohe mütterliche Zuckerzufuhr ausbleibt.

Therapie und Betreuung

Voraussetzungen für einen guten Schwangerschaftsverlauf sind pränatale Beratung, Motivation und Mitarbeit der Frau. Das *Ziel* ist eine optimale Stoffwechseleinstellung schon zu Beginn der Gravidität durch *regelmäßige Blutzuckerkontrollen*, um die Insulinmenge anzupassen. Der *Urin* sollte glukose- und azetonfrei sein, die Glukosewerte im Normbereich.

Zur Beurteilung der zurückliegenden *Stoffwechsellage* (6–8 Wochen) wird **Glykohämoglobin** (HbA_1) oder auch **Fructosamin** bestimmt.

Die Schwangerschaft beeinflußt die Behandlung in folgender Weise:
- diätetische Anpassung auf den Mehrbedarf durch die Schwangerschaft
- Diät und körperliche Bewegung neu aufeinander abstimmen
- Wechsel der Spritzenseite wegen häufiger Spritzen durch erhöhten Insulinbedarf.

Neben der Eigenüberwachung durch selbständige Kontrollen muß die Frau in enger Zusammenarbeit mit Internist, Gynäkologe und Hebamme betreut werden.

Die **geburtshilfliche Überwachung** beinhaltet:
- genaue Festlegung des Gestationsalter
- 16.–20. SSW Fehlbildungsdiagnostik per Ultraschall
- ab 28.–32. SSW intensivere Überwachung des Kindes durch CTG, Ultraschall, Flowmessungen, evtl. Amniozentese zur Fruchtwasserinsulinbestimmung.

Um einen **Gestationsdiabetes** rechtzeitig zu behandeln, muß er frühzeitig entdeckt werden. Hinweis kann die Zugehörigkeit zu einer Risikogruppe sein, oder wiederholte Glukosurie im Nüchternurin.

Da die Nüchternblutzuckerwerte bei Gestationsdiabetes häufig normal sind, muß ein **oraler Glukosetoleranztest** durchgeführt werden (Tab. 4.7-3). Zeigt er pathologische Werte, wird ein Blutzuckertagesprofil erstellt (Normalwerte zwischen 100–120 mg% oder 5–7 mmol/l). HbA_1 und Fruktosamin werden ebenfalls bestimmt. Mit Diät und intensiver Beratung wird versucht, normale Blutzuckerwerte zu erreichen. Genügt diese nicht, muß Insulin gegeben werden.

Tab. 4.7-3: Blutzuckerwerte (Umrechnung in mmol/l = X: 18) im kapillären Blutplasma Schwangerer vor und nach oraler Glukosebelastung (100 g Glukose, GOD/GOP-Methode)

	normal	präpathologisch	pathologisch
Nüchternwert	61– 90 mg%	91– 99 mg%	≥ 100 mg%
1 Stunde	71–155 mg%	156–189 mg%	≥ 190 mg%
2 Stunden	71–140 mg%	141–169 mg%	≥ 170 mg%
3 Stunden	61–125 mg%	126–149 mg%	≥ 150 mg%

Die geburtshilfliche Überwachung sollte genauso engmaschig wie bei Diabetes mellitus erfolgen, da die gleichen Komplikationen auftreten können.

4.7.10 Mehrlingsschwangerschaft (MSch)

Christl Rosenberger/Andrea Stiefel

Eine Schwangerschaft mit 2 oder mehr Kindern ist eine *Regelwidrigkeit* mit erhöhtem Risiko perinataler Morbidität und Mortalität. Deshalb müssen Mehrlinge früh diagnostiziert und die Schwangerschaft sorgfältig betreut werden.

Die **Häufigkeit** von MSch ist je nach Alter und geographischer Herkunft der Eltern verschieden. Für spontan entstandene MSch in Europa gilt die von *Hellin* 1885 aufgestellte Regel: Bei 85 Schwangerschaften kommen einmal Zwillinge, bei 85² (7225) einmal Drillinge, in 85³ (614 125) einmal Vierlinge vor etc.

Heute entstehen durch Sterilitätsbehandlungen z. B. Einnahme humaner Gonadotropine zur Ovulationssteigerung und In-vitro-Fertilisation häufiger Mehrlingsschwangerschaften.

Die Häufigkeit eineiiger Zwillinge (ca. 25% aller Zwillingsschwangerschaften) liegt bei allen Völkern konstant bei 3–4 pro 1000 Geburten. Eine familiäre Häufung zweieiiger Zwillinge ist bekannt, nicht jedoch der Vererbungsmodus. Ihre Frequenz nimmt mit steigender Parität und steigendem mütterlichen Alter (30–39 Jahre) zu.

(Entwicklung ein- und zweieiiger Zwillinge s. S. 80).

Die **Diagnose** einer MSch erfolgt meist in der ersten Schwangerschaftshälfte durch Ultraschall. Bei folgenden anamnestischen und klinischen Besonderheiten ist an eine MSch zu denken:

- Schwangerschaft nach medikamentöser Ovulationsstimulation, familiäres Vorkommen von Gemini
- Uterus größer als der SSW entsprechend, erhöhter HCG-Titer
- verstärkte Schwangerschaftsbeschwerden
- Hydramnion, vermehrte Kindsbewegungen, Tasten von 3 großen Kindsteilen (Leopold-Handgriffe)
- Nachweis zweier verschiedener Herzfrequenzen

Mehrlingsschwangerschaften sind häufiger von folgenden **Komplikationen** begleitet:

mütterlich: Hyperemesis, Anämie, Pyelonephritis (Nierenbeckenentzündung), Polyhydramnion, Zervixinsuffizienz, Präklampsie, Atembeschwerden (Zwerchfellhochstand), vorzeitiger Wehenbeginn, primäre Wehenschwäche, vor- und nachgeburtliche Blutungen.

kindlich: Nabelschnurkomplikationen (Umschlingung oder Vorfall), intrauterine Wachstumsretardierung, Unterversorgung eines Zwillings (durch feto-fetale Transfusion), Fehlbildungen, Lageanomalien, Frühgeburtlichkeit.

Betreuung durch die Hebamme:
Im Rahmen der Schwangerenvorsorge sollten Hebamme und Ärztin eng zusammenarbeiten. Um eine frühzeitige Hospitalisation der Frau zu vermeiden, können **vorbeugende Maßnahmen** getroffen werden:

- Aufklärung über Notwendigkeit vermehrter Kontrollen und mögliche Komplikationen, ohne die Schwangere zu verunsichern
- Empfehlung zu physischer und psychischer Schonung, Ausstieg aus dem Arbeitsprozeß nach der 20. SSW

Regelmäßige Hausbesuche der Hebamme: Beratung, Hilfe bei Schwangerschaftsbeschwerden, CTG-Kontrollen in Absprache mit der Ärztin, Atem- und Entspannungsübungen zur Vorbereitung auf die Geburt, da häufig keine Teilnahme an Kursen möglich ist.

Klinische Präventivmaßahmen, wie *Cerclage* in der 14.–16. SSW oder *Hospitalisation* ab 27. SSW mit prophylaktischer Lungenreifeförderung müssen von Fall zu Fall entschieden werden.

Wird eine Klinikaufnahme notwendig, sollte die Hebamme auch im Krankenhaus Ansprechpartnerin der Schwangeren sein. Bei regelmäßigen CTG-Kontrollen bietet sich die Möglichkeit zum Gespräch oder zur Anleitung von Atem- und Entspannungsübungen. Die Hebamme kann auch veranlassen, daß eine Physiotherapeutin (Krankengymnastin) die Übungen übernimmt. Dies trägt häufig zur Reduzierung der Wehentätigkeit und psychischen Stabilisierung der Schwangeren bei.

4.7.11 Beckenendlagen (BEL)

Anna Rockel-Loenhoff

Beckenendlagen sind Regelwidrigkeiten der Poleinstellung des Ungeborenen. Die kindliche Längsachse stimmt mit der mütterlichen überein, der fetale Kopf befindet sich im Uterusfundus, der Steiß über dem Beckeneingang. Eine BEL bedeutet für Mutter und Kind keine erhöhte gesundheitliche Gefährdung während der Schwangerschaft.

Allerdings tritt oft durch zunehmend frühere Diagnose (Ultraschall) eine Verunsicherung der Schwangeren ein. Dabei dreht sich selbst nach der 37. SSW noch ein Teil der Kinder spontan in die Schädellage.

Diagnose

In aller Regel kann die Hebamme durch äußere Untersuchung *in der 34.–36. SSW* eine BEL feststellen. Einen Hinweis erhält sie bei der Auskulation der **Herztöne**, die bei BEL oft in Nabelhöhe oder darüber am besten hörbar sind. Oft bemerkt die Schwangere selbst, das Kind trete ihr „in die Blase" oder sie fühle „etwas Hartes, Rundes unter den Rippen". Sind beide Beine des Kindes nach oben gestreckt (extended legs), wird häufig geäußert, daß sich das Kind wenig bewegt.

> Meist genügen der **1. und der 3. Leopold-Handgriff** und das **Funduspendeln** (Abb. 4.7.-4), die BEL zu diagnostizieren.
> *Gewißheit* wird durch die **vaginale Untersuchung** erzielt.

Abb. 4.7.-4: Funduspendeln: Der im Uterusfundus liegende Kindsteil wird mit einer Hand behutsam hin und her geschoben, während die zweite Hand vorsichtig den vorangehenden Teil umfaßt. Bei Schädellage (a) endet die Pendelbewegung im Halswirbelbereich des Kindes, der vorangehende Kopf bleibt unbewegt. Bei einer Steißlage (b) schlägt bei den Bewegungen im Fundus das vorangehende Beckenende des Kindes nach der jeweils entgegengesetzten Seite aus

Durch das dünne, weiche Gewebe rechts und links der Zervix läßt sich oft überraschend gut der unregelmäßiger geformte und weichere Steiß von dem runden und härteren Kopf unterscheiden. Evtl. muß dazu das Kind mit der freien Hand von außen leicht in den Beckeneingang geschoben werden.

Die vaginale Untersuchung sollte zugleich der digitalen *Austastung des mütterlichen Beckens* dienen: In einem normal geformten Becken kann der miteingeführte Mittelfinger das Promontorium nicht erreichen (s. S. 104).

Ein normal weites Becken ist die wichtigste Voraussetzung für eine vaginale BEL-Geburt. Auch bei einer Erstgebärenden sollte diese Entbindung erwogen werden, falls keine anderen Risiken hinzukommen.

Die Beckenendlage läßt sich meist auf die beschriebene Art ohne den Einsatz von Ultraschall feststellen.

Mit Ultraschall sollte versucht werden, die Größe des Kindes, besonders die des Kopfes zu bestimmen. Für die Hebamme ist es zunächst wichtig herauszufinden, wie die Schwangere mit der Diagnose umgeht und zu vermeiden, daß die Frau beunruhigt wird. Im Gespräch sollte geklärt werden, was die „verkehrte" Lage des Kindes für die Eltern bedeutet und welche Vorstellungen damit verbunden werden z. B. hinsichtlich des Geburtsablaufes.

Da diese Gespräche viel Zeit beanspruchen, kann ein Extratermin vereinbart werden.

Theorien über die Entstehung einer BEL

(1) Die Form der Gebärmutter, des Beckeneingangs oder des kindlichen Körpers selbst ist so verändert, daß die Formübereinstimmung eher durch BEL als durch Schädellage gefunden wird.
(2) Bei überreichlichem Raumangebot fehlt dem Kind die Orientierung oder auch der Zwang zur Formübereinstimmung.
(3) Raummangel oder fehlende Bewegungsmöglichkeiten des Ungeborenen verhindern eine spontane Drehung in die Schädellage.

Fällt der Hebamme eine erhöhte Wandspannung der Bauchdecke oder der Gebärmutter auf, so kann sie, (wenn eine gute Beziehung zu der Schwangeren besteht), vorsichtig nachfragen, ob dieses körperliche Symptom vielleicht Ausdruck eines seelischen Problems ist.

Therapie und Betreuung durch die Hebamme

Manchmal bewirken einfache Entspannungsübungen eine deutliche Tonusminderung und damit mehr Bewegungsfreiheit für das Ungeborene. Auch Homöopathie, Akupunktur und Moxibustion (Abb. 4.7-5) sowie Reflexzonen-Massage zielen in erster Linie auf Entspannung der Gebärmutter ab, und sehr häufig antwortet das

Abb. 4.7-5: a. Der Akupunkturpunkt für die Gebärmutter (Zui Yin = Punkt 67 des Blasenmeridians) befindet sich am seitlichen äußeren Rand des Zehennagels der kleinen Zehe (ca. 3 mm unterhalb des Nagels). Er ist schmerzempfindlich und daher leicht aufzufinden. b. Moxibustion mit Beifußzigarette am oben beschriebenen Punkt, täglich für ca. 10 Min. an jedem Fuß. Die glimmende Zigarette wird so dicht über den Punkt gehalten, daß es deutlich warm wird, aber nicht schmerzt. Eine kleine Hautrötung kann entstehen, sollte aber rasch abklingen. (Möglichst bei offenem Fenster, da brennendes Beifußkraut stark riecht!)

Ungeborene mit vermehrter Bewegung, evtl. mit Drehung.

Sehr häufig wird der Wunsch geäußert, der Partner möge sich „mehr kümmern". So erklärt sich vielleicht auch, warum die „Indische Brücke", bei der das Becken der Frau in Rückenlage um ca. 45 Grad hochgestellt wird, mehr Erfolg bezüglich der Drehung des Kindes zeigt, sobald der Partner in die Übung integriert wird (Abb. 4.7-6).

a

b

Abb. 4.7-6: Indische Brücke: Alleine (a) oder mit Partner (b) lagert die Schwangere ihr Becken täglich 1–2 mal für 15–20 Min. hoch. Schulter, Becken und Knie sollten eine Linie bilden (kein Hohlkreuz!). In entspannter Lage atmet die Frau ruhig „in den Bauch". Die Übung sollte nicht nach dem Essen ausgeführt werden! Anschließend einige Minuten umherlaufen

Lichtreize (Sonne, starke Taschenlampe) oder akustische Reize (z. B. Spieluhr) können zusätzlich eingesetzt werden, um das Kind zur Drehung zu stimulieren. Fast automatisch ergibt es sich, daß die Eltern dabei ihrem Kind gut zureden.

Es ist davon auszugehen, daß ungeborene Kinder als soziale Wesen Interesse an Interaktionen haben und begreifen, was sie tun sollen. Dies ist auch die Grundlage der hier nicht näher erläuterten *haptonomischen Wendung*.

Bevorzugt das Kind weiterhin die BEL, besteht die Möglichkeit, der Frau zur äußeren Wendung eine Klinik zu empfehlen, wo unter entsprechenden Vorsichtsmaßnahmen (HT-Überwachung, Tokolyse, evtl. Sectiobereitschaft) versucht wird, in der 37.–38. SSW das Kind aktiv in die Schädellage zu bringen.

Bleibt die Steißlage trotz aller Maßnahmen bestehen, sollte die Hebamme umfassend über alle Entbindungsmöglichkeiten informieren, so daß von der betroffenen Frau bzw. den werdenden Eltern eine Entscheidung gefällt werden kann.

Dabei ist zu berücksichtigen, daß es keine Risikofreiheit gibt und allein die Schwangere darüber zu befinden hat, was letzlich für sie „Sicherheit" bedeutet.

- So trägt sie bei einem **Kaiserschnitt** das Risiko einer großen Bauchoperation, zusätzlich wird die folgende Schwangerschaft und Geburt als Risikofall eingestuft. Nach Kaiserschnitt wird eine frühe Bindung von Mutter und Kind bisweilen durch Probleme (z. B. Bewegungseinschränkung, Schmerzen) in den ersten postoperativen Tagen behindert. Es können sich Stillschwierigkeiten einstellen, evtl. wird abgestillt. Dies bewirkt bei einigen Wöchnerinnen das Gefühl, versagt zu haben.
- Eine **vaginale BEL-Entbindung** stellt eine erhöhte Gefahr für das Kind dar und erfordert besondere Kenntnisse des geburtshilflichen Teams. Je nachdem, wo die Entbindung stattfinden soll, wird von der Schwangeren Einverständnis in verschiedene Routinemaßnahmen erwartet, z. B. Oxytocin-Tropf, Anästhesie, Rückenlage, Dammschnitt etc. Es sollte in jedem Fall hinterfragt werden, ob nicht da, wo die meisten Forderungen an die Schwangere gestellt werden, auch die größte Angst an die betroffene Frau herangetragen wird. Aus diesem Grunde wäre es gut, wenn die Hebamme der Schwangeren ver-

schiedene Adressen geburtshilflicher Abteilungen nennen kann, so daß sie sich vorher umfassend informieren kann.

4.7.12 Suchterkrankungen
Andrea Stiefel

Einflußnahme auf eine ungesunde Lebensführung der Schwangeren (Abusus = Suchtmittelmißbrauch) setzt voraus, daß die Betroffene bereit ist, Änderungen selbst herbeizuführen. Hebamme und Ärztin sollten nicht nur auf Gefahren für die Gesundheit von Mutter und Kind hinweisen, sondern gleichzeitig Hilfe anbieten. Die genaue Kenntnis verschiedener Drogen, Medikamente und ihrer Einflüsse auf Persönlichkeit sowie Erscheinungsbild der Frau ist dabei unumgänglich.

Drogen

Droge ist die ursprüngliche Bezeichnung für getrocknete Pflanzen (deren Teile) oder andere Substanzen, die als Heilmittel verwandt wurden.

Im heutigen Sprachgebrauch gehören zu den Drogen alle zu Abhängigkeit führenden *Pharmaka* und *Rauschmittel* wie:

- Haschisch, Marihuana, Halluzinogene: LSD, Meskalin
- Opiate: Opium, Morphium, Heroin
- Kokain, Crack, synthetische Drogen, z. B. Angeldust
- Schnüffelstoffe (Verdünner für Klebstoffe, Lacke)
- legale Drogen (Alkohol, Nikotin, Medikamente).

Bei **Medikamentenmißbrauch** steht die Einnahme von *Amphetaminen, Tranquilizern* und *Barbituraten* (Aufputsch-, Beruhigungs-, Schlafmittel) im Vordergrund.

Überwiegend psychische Abhängigkeit werden von Marihuana, Kokain, Halluzinogenen und Amphetaminen erzeugt, psychische und körperliche Abhängigkeit mit Entzugserscheinungen von Opiaten, Alkohol, Nikotin, Barbituraten und Tranquilizern. Sie kann sich durch verschiedene **Symptome** äußern: Unwohlsein, Magenbeschwerden, Unruhe, Appetitlosigkeit, Nachlassen der Konzentrations- und Leistungsfähigkeit, Gereiztheit, Depression, Abbau sozialer Kontakte, Vernachlässigung des Äußeren.

Konsum *„harter"* Drogen (Heroin) über längere Zeit führt zu massiver Verschlechterung bzw. Vernachlässigung des Gesundheitszustandes mit Unterernährung, Anämie, chronischer Bronchitis, Harnwegsinfektionen, Geschlechtskrankheiten, Vitaminmangelerkrankungen und HIV-Infektionen.

Auswirkungen auf die Schwangerschaft

Teratogene Schäden (Fehlbildungen) durch Drogenmißbrauch sind nicht ausgeschlossen: Aborte, Frühgeburten, vorzeitige Plazentalösung und intrauterine Wachstumsretardierung treten häufiger auf (s. S. 134).

Abrupter Entzug von **Opiaten** (Heroin) ist in der Schwangerschaft kontraindiziert, da das Kind durch Entzugssymptome zusätzlich gefährdet wird. Die Süchtige wird auf die Ersatzdroge Methadon (L-Polamidon®) umgestellt (Tagesbedarf errechnet sich aus der zuletzt benötigten Tagesheroinmenge), das Kind möglichst intensiv überwacht (CTG, Sonographie). Erst nach der Entbindung wird mit dem Entzug begonnen, zunächst stationär, später ambulant. Die Behandlung dauert zwischen 2–8 Wochen und sollte nur an spezialisierten Kliniken stattfinden.

Kinder opiat-, barbiturat- und alkoholabhängiger Mütter zeigen nach der Geburt Entzugserscheinungen, die lebensbedrohlich sein können. Sie äußern sich in langanhaltendem schrillen Schreien, motorischer Unruhe, Überregbarkeit, Krampfanfällen, Zittern, Erbrechen, Trinkschwäche, Gewichtsverlust. Vom *Stillen* wird abgeraten, um einen Übertritt von Substanzen (Methadon, Nikotin etc.) über die Muttermilch zu vermeiden. Die *Behandlung* erfolgt stationär und dauert bis zu 3 Monaten.

4.8 Frühzeitig beendete Schwangerschaften

Susanne Kluge

4.8.1 Abruptio gravitatis (Schwangerschaftsabbruch)

Ein Schwangerschaftsabbruch (Abruptio) ist die künstlich (medikamentös oder instrumentell) herbeigeführte Beendigung der Schwangerschaft.

Rechtslage: In Deutschland ist die von Ärzten durchgeführte Abruptio nur bei definierten **Indikationen** legal, wobei verschiedene Fristen gelten:

- *12 Wochen* nach Empfängnis (14. SSW p. m.) bei kriminologischer Indikation (z. B. Vergewaltigung)
- *22 Wochen* (24. SSW p. m.) bei eugenischer (= embryopathischer) Indikation (z. B. Fehlbildung des Feten)
- *ohne Frist* bei medizinischer Indikation (z. B. Lebensgefahr für die Mutter).

In der Änderung des § 218 StGB vom 28. 05. 93 wurde die bisher bestehende Notlagenindikation gestrichen.

> Die **Abruptio bis zur 14. SSW** ist zwar rechtswidrig, aber straffrei.

Dies hat auf allen Ebenen *Rechtsunsicherheit* ausgelöst, und es sind weitere Änderungen des Gesetzes zu erwarten. Es besteht *Beratungspflicht* bei einer anerkannten Beratungsstelle, die zur Auflage hat, der Frau zum Austragen der Schwangerschaft zu raten. Zu befürchten sind die Benachteiligung von sozial schwachen Frauen, sowie Zunahme illegaler, unsachgemäß durchgeführter Abruptiones mit erhöhten Gesundheitsrisiken.

Sobald die Entscheidung zur Abruptio getroffen ist, sollte diese so schnell und schonend wie möglich durchgeführt werden, da die *Komplikationsrate* mit dem Schwangerschaftsalter ansteigt: Dünne Uteruswände erhöhen die Gefahr der Perforation durch Instrumente, allgemein größere Blutungsgefahr.

Psychisch besonders belastend ist die **späte Abruptio** bei embryopathischer oder medizinischer Indikation, wenn Kinderwunsch vorliegt. Zur Trauer kommen häufig erschwerend Schuldgefühle und Selbstzweifel (s. S. 114). Besonders in diesen Fällen wäre die **Begleitung** des induzierten Schwangerschaftsabbruchs bzw. der Frühgeburt und **Nachsorge** der Frau durch eine Hebamme sinnvoll. Hierfür müßten in Kliniken ausreichende räumliche und personelle Voraussetzungen geschaffen werden. Neben Kontrolle von Blutung, Vital- und Gerinnungswerten sowie Schmerzerleichterung steht die psychische Betreuung im Vordergrund. Bei Rh-negativen Frauen muß nach der Abruptio Anti-D-Immunglobulin injiziert werden! Ab der 14. SSW ist primäres Abstillen angezeigt (s. S. 312). In der Folgezeit ist Hilfe bei der Trauerbewältigung, und u. U. Beratung über weitere Verhütung sinnvoll. Homöopathische und phytotherapeutische Mittel werden erfolgreich zur Konstitutionsstärkung und Förderung der Heilung eingesetzt.

> Die Hebamme hat jedoch für Hilfeleistungen im Zusammenhang mit einer Abruptio *keinen* Vergütungsanspruch nach der Hebammenhilfe-Gebührenverordnung. Ein Sonderfall ist die (unbeabsichtigte) Lebendgeburt anstelle der Abruptio in fortgeschrittener Schwangerschaftswoche.

4.8.2 Aborte (Fehlgeburten)

Definition nach deutschem Personenstandsrecht

> Der **Abort** (Fehlgeburt) ist die vorzeitige spontane Beendigung der Schwangerschaft mit Absterben des Embryos oder Feten, wenn dieser *weniger als 500 g* wiegt. Wiegt das tote Kind *über 500 g*, ist es kein Abort, sondern eine **Totgeburt.** Zeigt es *Lebenszeichen*

(Herzschlag, Pulsieren der Nabelschnur, Atmung oder willkürliche Muskelbewegung) gilt es als **Lebendgeburt** (Frühgeburt), auch wenn sein Gewicht unter 500 g liegt und es kurz darauf verstirbt (s. S. 517).

Im Gegensatz zur Totgeburt besteht beim Abort keine standesamtliche Meldepflicht (kein Eintrag in Personenstandsbücher), und der Frau stehen keine Leistungen wie Mutterschutz etc. zu.

Die *WHO* definiert unabhängig von Gewicht oder Schwangerschaftsdauer alle Fälle von Ausstoßung oder Extraktion aus dem Mutterleib als **Fetaltod**.

Ursachen und Häufigkeit

Etwa 50% der spontanen Frühaborte (bis Ende 15. SSW) geschehen, weil kein entwicklungsfähiger Embryo vorhanden ist (*Abortivei, Mole*), ca. 10% wegen *plazentarer Fehlbildungen*. Meist liegen Chromosomendefekte vor, Umwelteinflüsse wie Strahlenschäden und Intoxikationen spielen dabei eine Rolle. Sog. *mütterliche Abortursachen* sind vor allem Infektionen (Fieber kann Wehen auslösen), Zervixinsuffizienz und Anomalien des Uterus, sowie psychische und (selten) physische Traumen.

Nach *Amniozentese* liegt die Abortrate derzeit bei ca. 0,5–1%, nach Chorionzottenentnahme bei ca. 3–6%. Die meisten Aborte sind *weder ursächlich therapierbar* noch aufhaltbar. Dies muß den Frauen gesagt werden, die häufig Schuldgefühle entwickeln und unter dem „Versagen" ihrer Gebärfähigkeit leiden können. Die Bearbeitung der Schuldfrage ist jedoch ein Schritt auf dem Weg von der Bewältigung bis zur Akzeptanz des Geschehens.

Einteilung der Aborte

- **Abortus imminens:** (lat. imminens: bevorstehend) drohende Fehlgeburt. Leichte Blutungen oder Wehen bei geschlossenem Zervikalkanal. *Therapie:* Bettruhe, evtl. Tokolytika, Sedativa.
- **Abortus incipiens:** (lat. incipiens: beginnend) unvermeidbarer Abort. Blutungen und Wehen bei beginnender Muttermundöffnung. *Therapie:* bei gesichertem Befund aktives Vorgehen (medikamentös), um fieberhaftem Verlauf vorzubeugen.
- **Abortus progrediens:** (lat. progrediens: fortschreitend) in Gang befindlicher Abort. Bei eröffnetem Zervikalkanal steht die Ausstoßung der Frucht unmittelbar bevor. Verlauf als *Abortus completus* oder *incompletus*.
- **Abortus completus:** (lat. completus: vollständig) einzeitiger, meist Frühabort bis 16. SSW. Fet und Plazenta werden vollständig ausgestoßen. *Therapie:* Nachkürettage zur Sicherheit bis ca. 20. SSW.
- **Abortus incompletus:** (lat. incompletus: unerfüllt) zweizeitiger, unvollständiger Abort, meist nach der 16. SSW. Nach Geburt des Feten verbleiben Plazenta- und Eihautreste in utero. *Therapie:* Nachkürettage.
- **Missed Abortion (engl.):** Verhaltener Abort, die abgestorbene Frucht bleibt wochen- bis monatelang in utero, wenn nicht behandelt wird. Gefahr von fieberhaftem Verlauf und Gerinnungsstörungen. *Therapie:* Aborteinleitung.
- **Habitueller Abort:** (lat. habitus: die Gewohnheit) mehr als 2 aufeinanderfolgende Aborte.
- **Abortus febrilis:** fieberhafter Abort z. B. durch lokale Endometriuminfektion. Kann übergreifen auf die Adnexe (Tube, Ovar) und einen septischen Verlauf nehmen (Gefahr des Endotoxinschocks).

Frauen haben bei einem Abort **Anspruch auf Hebammenhilfe**, wenn es sich nicht um einen Schwangerschaftsabbruch handelt (§ 196 RVO).

Die Hebamme kann für ihre freiberuflich erbrachte Leistung laut Gebührenverordnung „Hilfe bei einer Fehlgeburt oder einer Blasenmole" abrechnen, bzw. „Hilfe bei Schwangerschaftsbeschwerden oder bei Wehen".

Beratung und Betreuung durch die Hebamme

Bei drohendem Abort sind die **therapieunterstützenden Möglichkeiten** der Hebamme vielfältig. Ziele sind *Entspannung* und *Angstreduktion* durch: persönliche Beratungsgespräche, Atem- und Entspannungsübungen, Anleitung zu autogenem Training, energetische Massagen (z. B.

Kopfmassage), Bachblüten oder Homöopathie (s. S. 402). Für das Verlusterleben sind Schwangerschaftswoche und Geburtsgewicht unerheblich. Deswegen sollte mit den Eltern wie bei einer Totgeburt umgegangen werden (s. S. 262).

Die *Beerdigung* von Kindern unter 500 g ist auf Wunsch der Eltern möglich, und kann für die Trauerverarbeitung hilfreich sein.

Medizinische Betreuung

Die medizinische Betreuung umfaßt allgemein die Kontrolle von Blutung, Vital- und Gerinnungswerten. Solange diese Parameter es zulassen, sollten (ab 8. SSW) die spontane Ausstoßung von Fet und Plazenta abgewartet und nur ggf. zervixreifende und wehenauslösende Mittel verabreicht werden. Nach Geburt von Fet und Plazenta müssen diese auf ihre Vollständigkeit überprüft werden. Bei unklarem Befund muß nachkürettiert werden. Zur Klärung der Aborturasche werden im allgemeinen Fet und Plazenta histologisch untersucht (Aufbewahrung und Transport in Formalin), teilweise werden Abstriche und serologische Untersuchungen durchgeführt.

Bei **Rh-negativen Müttern** darf die *Anti-D-Immunglobulinprophylaxe* nicht vergessen werden!

Bei Aborten nach der 14. SSW kann es zur Laktation kommen. *Primäres Abstillen* verhindert eine zusätzliche Belastung. Wird die Hebamme *außerhalb der Klinik* zu einem Abortgeschehen hinzugezogen, können im **Notfall** physikalische Mittel (Eisblase etc. auf Unterbauch) zur Blutungsstillung eingesetzt werden. Das Ausräumen von Plazentaresten bei bedrohlicher Blutung kann digital (mit sterilem Handschuh) erfolgen, wenn ärztliche Hilfe nicht erreichbar, und der Transport in eine Klinik nicht möglich ist.

Verwendete und empfohlene Literatur:

Alexander, G.: Eutonie, ein Weg der körperlichen Selbsterfahrung. 6. Aufl. Kösel Verlag, München 1986

Berg, D. et al.: Schwangerschaftsberatung und Perinatologie, 3. Aufl. Thieme Verlag, Stuttgart, New York 1988

Cunningham, F. G., P. C. MacDonald, N. F. Gant: William's Obstetrics, 18. Aufl. East Norwalk (U.S.A.), Appleton & Lange 1989

Dale, B., J. Roeber: Gymnastik für Schwangerschaft und Geburt, Ravensburger Verlag, Ravensburg 1987

Dick-Read: Der Weg zur natürlichen Geburt, 111. Aufl. Hoffman und Campe Verlag, Hamburg 1979

Enkin, M., M. Keirse, I. Chalmers: A guide to effective care in pregnancy and childbirth, Oxford University Press. New York 1989

Moshé Feldenkrais, M.: Bewußter durch Bewegung, Suhrkamp Taschenbuch, Frankfurt/M. 1987

Friedberg, V., G. H. Rathgen (Hrsg.): Physiologie der Schwangerschaft. Thieme Verlag, Stuttgart, New York 1980

Fuhrmann, W. u. a. Pränatale Diagnostik. Aufgaben und Methoden. In: K. H. Wulf, H. Schmidt-Mathiesen (Hrsg.): Klinik der Frauenheilkunde und Geburtshilfe, Bd. 4 Schwangerschaft I. 3. Aufl. Urban und Schwarzenberg, München 1992

Großpietsch, G.: Erkrankungen in der Schwangerschaft. Edition Gynäkologie und Geburtsmedizin J. Schneider, H. Weitzel Bd. 1, Wissenschaftliche Verlagsgesellschaft, Stuttgart 1988

Höhler, H.: Die richtige Schwangerschaftsgymnastik. Econ Taschenbuch Verlag, 1989

Kitzinger, S,: Geburtsvorbereitung, ein Buch für Kurse, Gruppen und Beratung. Kösel-Verlag, München 1980

Knörr, K.: Schwangerenvorsorge Prävention für Mutter und Kind. Urban und Schwarzenberg, München, Wien, Baltimore 1983

Lamaze, F. Die Lamaze-Methode. Goldmann Medizin. München 1979

Leboyer, M.: Der sanfte Weg ins Leben, die Kunst zu atmen, Geburt ohne Gewalt, 2. Aufl. Kösel-Verlag, 1981

Lippens, F.: Geburtsvorbereitung, eine Arbeitshilfe für Hebammen. Elwin Staude Verlag, Hannover 1992

Martius, H. et al.: Hebammenlehrbuch, 5. Aufl. Thieme Verlag, Stuttgart 1990

Pschyrembel, W., J. W. Dudenhausen: Praktische Geburtshilfe, 16. Aufl. Verlag W. de Gruyter, Berlin 1989

Schindele, E.: Gläserne Gebär-Mütter. Fischer TB, Frankfurt/M. 1990

v. Soehr, J., I. Stratenwerth: Süchtig geboren. Rasch und Röhring, Hamburg 1991

Spielmann, H., R. Steinhoff: Taschenbuch der Arzneimittelverordnung in Schwangerschaft und Stillperiode, 3. Aufl. Gustav Fischer Verlag, Stuttgart 1990

Wilberg, G., K. Hujber: Ganz bei mir, Impulse für Geburtsvorbereitung und Geburtshilfe, Selbstverlag Österreich Bezugsadresse Barbara Hoyler Bergstr. 12 7321 Zell u. a. München 1991

Wimmer-Puchinger, B.: Schwangerschaft als Krise. Springer Verlag, Berlin 1992

Wulf, K.-H., W. Künzel: Schwangerschaft I, 3. Aufl., Urban & Schwarzenberg, München, Wien, Baltimore 1992

Zillo, A., H. Greising: Neue Hoffnung Zilgrei Schmerzfrei durch eine koordinierte Haltung und Atemtherapie. Mosaik Verlag, München 1984

Broschüren und Fachartikel

Bosch, C.: Heroinabhängigkeit und Schwangerschaft. DHZ 1/1994, Elwin Staude Verlag, Hannover 1994

Reinicke, P.: Soziale Arbeit Heft 3 1984. Schwangerenberatung — Historischer Rückblick am Beispiel Berlins

Römisch, K.: Zur Geschichte der Schwangerenfürsorge der Berliner Gesundheitsämter. Med. Diss., Berlin 1984

Schroeder-Kurth, T.: Medizinische Genetik in der Bundesrepublik. In: Medizinische Genetik. Mitteilungsblatt des Berufsverbandes Medizinische Genetik e. V. 2. Jahrgang September 1990

Shapiro, H.: Drogen, Schwangerschaft und das Neugeborene. The Institute for the Study of Drug Dependence (ISDD), Broschüre Rasch und Röhring, Hamburg 1991

Tietze, K. W.: Epidemiologische und Sozialmedizinische Aspekte der Schwangerschaft, Forschungsbericht. Hrsg. Bundesminister f. Arbeit u. Sozialordnung Berlin, 1981

Nützliche Adressen:

Nationale Kontakt- und Informationsstelle zur Anregung und Unterstützung von Selbsthilfegruppen — NAKOS, Albrecht-Achilles-Str. 65 10709 Berlin

Liste genetischer Beratungsstellen in: Krone, St. Das ungeborene Kind. Möglichkeiten und Grenzen vorgeburtlicher Untersuchungen. Stuttgart: TRIAS 1992

Gesellschaft für Geburtsvorbereitung e. V. (GfG) Postfach 22 01 06, 40608 Düsseldorf Dellestr. 5

5. Geburt

5.1 Geburtsvorgang

Christl Rosenberger

Die Geburt ist ein dynamisches Geschehen, das durch anatomisch-physiologische und psychosoziale Faktoren bestimmt wird. Vor, während und nach dem Geburtsprozeß überwacht bzw. begleitet die Hebamme die Frau und deren Partner. Sie sorgt für eine Atmosphäre der Sicherheit und Geborgenheit und rechtzeitig für interdisziplinäre Zusammenarbeit bei Komplikationen.

5.1.1 Wehenphysiologie

Wehen sind rhythmische Kontraktionen (Zusammenziehungen) der Uterusmuskulatur, die meist schmerzhaft sind. Daher ist der Name „Wehe" entstanden. Diese Kontraktionen sind eine enorme physische und psychische Arbeit für die Frau. Deshalb wird auch der Ausdruck „Geburtsarbeit" verwendet.

Physiologie: Die Fähigkeit zur Kontraktion besitzt jede Muskelzelle (Abb. 5.1-1). Die Muskulatur des Uterus ist, wie der Herzmuskel, zur autonomen Erregungsbildung und -leitung fähig. Der Uterus als Hohlmuskel zeigt dies während Schwangerschaft und Geburt in verschiedenen Abläufen, Formen und Stärken.

Jede erregbare Zelle besitzt eine bioelektrische Membran. Zur Erhaltung des Ruhepotentials sind die Mineralstoffe *Kalium* und *Natrium* nötig, zur Aktivierung des Aktionspotentials durch einen Reiz vor allem *Kalzium*. Zusätzlich wird das Muskel- und Membranpotential durch hormonale Steuerung modifiziert.

Auslösung der Wehen

Ursache für die Auslösung der Kontraktionen ist ein *multifaktorielles Geschehen*, bei dem mütterliche und kindliche Faktoren eine Rolle spielen. Geburtswehen setzen normalerweise nach Abschluß der physiologischen Reifung des Kindes ein. Es kommt zu einem sinnvollen Zusammenwirken mechanischer, nervaler, endokriner, biochemischer und psychischer Einflüsse, wobei der genaue Auslösemechanismus unbekannt ist.

(1) Hormonale Faktoren: Östrogene, Progesteron, Oxytocin, Prostaglandine

- **Östrogene** (Steroidhormone) im mütterlichen Organismus erhöhen das Membranpotential durch Zunahme von Kalium. Dadurch wird das Myometrium auf die Geburtsarbeit vorbereitet und gleichzeitig vor unerwünschten Kontraktionen geschützt. Östrogene sorgen für Anregung des Uteruswachstums, Energiespeicherung im Myometrium, Erregbarkeitsförderung (Stimulation der Alpharezeptoren), Anregung zur Bildung von Progesteronrezeptoren, Stimulation von Oxytocin- und Prostaglandinrezeptoren und zur Steigerung der Prostaglandinsynthese. Letztere bewirkt rasche und generalisierte Kontraktionen des Uterus (Abb. 5.1-2).

Abb. 5.1-1: Retraktion der uterinen Muskelzellen. **A.** Muskelzelle des Uterus in Ruhe. **B.** Muskelzelle im Prozeß der Kontraktion (s. S. 155)

Abb. 5.1-2: Hormonelle Faktoren zur Auslösung von Kontraktionen am Uterus: Die Sekretion von ACTH (adrenokortikotropes Hormon) aus der fetalen Hypophyse steigt am Ende der Schwangerschaft an und löst eine Zunahme der Kortisolsekretion der fetalen Nebenniere aus. Dieses hemmt die Progesteronsynthese der Plazenta und führt so zu einem Anstieg des Östrogenspiegels. Damit wird die Synthese eines Prostaglandins gesteigert, welches die Erregbarkeit des Myometriums heraufsetzt. Werden die Kontraktionen des Uterus stark genug, um eine Oxytocinsekretion auszulösen, so bringt diese eine positive Rückkopplung in Gang

- **Progesteron** (Gelbkörperhormon) steigert während der Schwangerschaft das Ruhepotential und inaktiviert Natrium. Uteruskontraktionen sind somit durch den sog. „*Progesteronblock*" gehemmt (Betarezeptoren werden stimuliert), da Progesteron lokal in das Myometrium diffundiert. Vor Geburtsbeginn reduziert es sich und die kontraktionshemmende Wirkung läßt nach. Im Laufe der Schwangerschaft erfolgt also eine Verschiebung des Östrogen-Progesteron-Verhältnisses zugunsten von Östrogen.
- **Oxytocin** wird bereits im Laufe der Schwangerschaft vermehrt gebildet. Es senkt das Membranpotential und erhöht die Erregbarkeit des Uterus. Durch die Unterstützung nervaler Faktoren (Ferguson-Reflex s. u.) wird der Hypothalamus (Regulationszentrum im Gehirn) zur Oxytocinbildung angeregt (Oxytocinspeicherung im Hypophysenhinterlappen). Oxytocin steigert die Uterusmotilität (Abb. 5.1-2), indem es die Oxytocin-*Prostaglandinsynthese* in Dezidua und Amnion stimuliert. Oxytocinvorstufen (Steroide) werden auch in der fetalen Nebenniere gebildet und ausgeschieden.
- **Prostaglandine** (hormonähnliche Substanzen, in fast allen Organen, vorwiegend in Keimdrüsen und männlicher Samenflüssigkeit vorkommend) werden vor allem im letzten Trimenon der Schwangerschaft und während der Geburt vermehrt gebildet und sind in Dezidua und Ei-

häuten reichlich vorhanden. Prostaglandine senken das Membranpotential und erleichtern den Transport von Kalzium. Dadurch wird das Myometrium für Oxytocin sensibilisiert. Resultat sind der „Priming-Effekt" (Reifen und Weichwerden) der Zervix und die darauffolgende Kontraktionsstimulation.

(2) Nervale Faktoren

In der Zervix, etwa in Höhe des inneren Muttermundes, befinden sich Nervenenden, die als Druckrezeptoren funktionieren. Wird auf sie ein Druck ausgeübt, sei es durch den vorangehenden Teil des Kindes oder durch „Stripping" (Dehnen des inneren Muttermundes durch untersuchenden Finger), wird ein Reiz zur Oxytocinausschüttung gesetzt (*Ferguson-Reflex*). Wie Abb. 5.1-3 zeigt, gibt es zusätzlich den nervalen *Kontraktionsreflex*, der als kurzer Reflexbogen über das Rückenmark verläuft, sowie die spontane Reizbildung, die vor allem von den Tubenwinkeln des Uterus ausgeht. Einfluß hat ebenfalls ein erhöhter *Parasympathikustonus*, der eine Tonussteigerung am Uterus begünstigt.

Dies tritt vorwiegend in den Abend- und Nachtstunden auf und erklärt den häufig während dieser Zeit einsetzenden Kontraktionsbeginn.

(3) Mechanische Faktoren

Eine passive Dehnung des Myometriums ist nur begrenzt möglich. Die Wandspannung der Utrusmuskulatur nimmt in der Schwangerschaft zunächst zu und vor der Geburt ab, z. T. durch Fruchtwasserreduktion. Dadurch erfolgt eine Spannungsentlastung am Myometrium.

(4) Psychische Faktoren

Schwangerschaft und Geburt sind psychosexuelle Erfahrungen im Leben einer Frau bzw. eines Paares, bei dem körperliche, seelisch-geistige und soziale Veränderungen eintreten. Bei der Geburt spielen oft vorher kaum wahrgenommene Gefühle eine Rolle, die sich im Laufe des Lebens entwickelt haben und z. T. gesellschaftlichen Ursprungs sind. Die Geburt ist ein kreativer Prozeß, dessen Verlauf für die Frau unvorhersehbar ist. Er beginnt unwiderruflich und löst oft mehr Angst als Freude aus. Offenheit auf emotionaler und Einklang auf geistiger Ebene (die Frau mit sich, mit ihrem Partner, mit

Abb. 5.1-3: Drei Reizbildungsmöglichkeiten am Uterus (nach Zimmer): 1 Neurohormonaler (Ferguson-) Reflex, bestehend aus **a.** neuralem afferenten Schenkel (zum ZNS, Hypothalamus hinführend) und **b.** neurohormonalem efferenten Schenkel (vom Hypophysenhinterlappen kommend). 2 Nervaler Kontraktionsreflex (rot). 3 Spontane Erregungsbildung im Myometrium (rot gestrichelt)

der Hebamme) ist die beste Voraussetzung dafür, daß eine Frau die Geburt erlebt, die sie sich wünscht. Mit dem Wissen um psychosexuelle Vorgänge um die Geburt kann die Hebamme individuelle, bedürfnisorientierte Begleitung während Schwangerschaft, Geburt und Wochenbett geben und der Frau den Umgang mit ihren Ängsten erleichtern (s. S. 26).

Kontraktionsphasen und -stärke

Der **Ablauf einer Kontraktion** am geburtsbereiten Uterus zeigt eine typische Charakteristik, geprägt durch den *dreifach absteigenden Gradienten*:

- die Kontraktion beginnt im Fundus (meist vom linken Tubenwinkel)
- die Kontraktion dauert im Fundusbereich am längsten
- die Kontraktionskraft nimmt vom Fundus zur Zervix ab.

Dieses Phänomen ist mit dem Vorkommen der meisten und kleinsten Myometriumzellen an den Tubenecken erklärbar. Die damit gegebene, relativ große Oberfläche kann viel Oxytocin aufnehmen.

Durch diese *fundale Dominanz* der Kontraktion entsteht ein Entleerungsreflex: Kräftige Kontraktionen im Fundus werden zur Zervix hin schwächer, dadurch öffnet sich der Muttermund.

Das **funktionelle Verhalten des Uterus** während der Kontraktionen wird einerseits durch *fundale Dominanz* bestimmt, andererseits durch

Abb. 5.1-4: Funktionelle Zweiteilung des Uterus während des Geburtsprozesses in oberen aktiven und unteren passiven Abschnitt. Grenze ist der Bandl-Kontraktionsring (rot). Seine Position steigt bei zunehmender Dehnung des weichen Geburtsweges nach oben. Tritt der Kopf bei vollständig eröffnetem MM tiefer, steigt der Ring nicht mehr höher

Befestigung des Uterus im kleinen Becken (s. S. 61). Während der Geburt besteht eine funktionale Zweiteilung des Uterus in aktiven oberen und passiven unteren Teil (Abb. 5.1-4). Funktional geteilt werden beide Teile durch einen *Grenz- oder Kontraktionsring*, dessen Position sich mit zunehmender Eröffnung des Muttermundes nach oben verlagert. Ist der Kontraktionsring von außen auf dem Bauch der Frau tastbar, bzw. sichtbar, wird er *Bandl-Furche* genannt. 4 Bewegungen laufen während einer Kontraktion in folgender Reihenfolge ab:

- *Kontraktion:* Konzentrisches (um gemeinsamen Mittelpunkt) Zusammenziehen der Korpusmuskulatur.
- *Retraktion:* Die Uteruswand zieht sich über den vorangehenden kindlichen Teil (VT) in Richtung Fundus zurück. Kontraktion und Retraktion (Abb. 5.1-1, 4) führen zu einer Verkleinerung des Uterusinnenraumes, während die Wandstärke zunimmt. Dies bewirkt zwangsläufig eine Verminderung der uterinen Durchblutung und erklärt die im Verlauf der Eröffnungsperiode steigende hypoxische Gefährdung des Kindes.
- *Distraktion:* Die Folge der Retraktion ist ein passives Erweitern des unteren Uterinsegmentes und der Zervix. Dies wird ermöglicht durch die Verankerung des Uterus im kleinen Becken. Das Gewebe wird über den nach unten drängenden VT nach oben zurückgezogen. Das Reservegewebe stammt dabei aus der Portio.
- *Dilatation:* Die passive Dehnung oder Öffnung der Zervix bzw. des Muttermundes als Folge von Kontraktion, Retraktion und Distraktion.

Diese 4 Aktivitäten bewirken eine intrauterine Druckerhöhung von 20 bis 100 mmHg (je nach Kontraktionsform). Der Fet weicht in Richtung des geringsten Widerstandes zur Zervix hin aus, wobei die Druckdifferenz zwischen innen und außen auf den VT einen stetigen, leichten Sog ausübt. Ist die Fruchtblase nicht mehr erhalten, kann mit dem den Kopf umschnürenden Muttermundsaum das *Caput succedaneum* (Kopfgeschwulst, s. S. 364) entstehen.

Vergleichbar ist das gesamte Geschehen mit dem *Anziehen eines Rollkragenpullovers*.

Die **Phasen einer Kontraktion** sind in Abb. 5.1-5 dargestellt.

- Die *Akme* (Spitze) ist die Phase der größten Kraftentwicklung, aber auch Höhepunkt des Schmerzes.
- Auch in der *Entspannungsphase* behält der Uterus eine leicht erhöhte Grundspannung bei, den *Ruhe- oder Basaltonus* (in Schwangerschaft ca. 6–8 mmHg, während Geburt ca. 12–15 mmHg). Jede Kontraktion richtet den Uterus etwas auf und bringt das Kind in die Führungslinie des Geburtsweges.
- Ein *physiologisches Verhältnis* von Uteruskontraktionen und Pausen während der Geburt liegt vor, wenn auf eine Einheit Arbeit 2 Einheiten Ruhe folgen (Abb. 5.1-5b).

Kontraktionsdauer, -frequenz und -pause werden mit der Uhr oder mittels externer Kardiotokographie festgestellt.

Die **Kontraktionsstärke** wird von der Hebamme durch sanftes Auflegen einer Hand auf den Bauch im Fundusbereich getastet.

Sie ist nur durch eine intrauterine Ableitung absolut meßbar (s. S. 416).

Wehenarten

Die **Kontraktionsarten** werden nach ihrem zeitlichen Auftreten, bzw. nach der jeweiligen geburtshilflichen Situation benannt:

(1) **Schwangerschaftswehen** sind in der Regel schmerzlose Kontraktionen, die im Laufe des 2. und 3. Trimenon feststellbar sind und keine Öffnungswirkung am Muttermund zeigen. Bei häufigerem Auftreten muß überprüft werden, ob die Kontraktionen portiowirksam sind und gehemmt werden müssen.

Frequenz: zunehmend, 4–10 pro Tag.
Druck: bis max. 20 mmHg.
Dauer: bis 30 Sekunden.
Aufgaben: Förderung der Uterusdurchblutung, Anregung des Myometriumwachstums.

Abb. 5.1-5: **a.** Aufbau einer Kontraktion in ihrer Phase von Pause zu Pause, **b.** Verhältnis von Uteruskontraktionsarbeit und -entspannung. Ein physiologisches Verhältnis liegt vor, wenn auf 1 Einheit Arbeit 2 Einheiten Ruhe folgen

Formen: Alvarez-Wellen als lokal begrenzte und Braxton-Hicks-Kontraktionen als ausgedehnt über den Uterus ablaufende Kontraktionen mit nachfolgender Pause. Braxton-Hicks-Kontraktionen sind Zeichen zunehmender Koordinierung (Abb. 5.1-6).

(2) Vor- oder Senkwehen sind Kontraktionen, die etwa 3–4 Wochen vor der Geburt auftreten und von den meisten Frauen (z. T. schmerzhaft) verspürt werden.

Abb. 5.1-6: Alvarez-Wellen sind lokal begrenzte, Braxton-Hicks-Kontraktionen ausgedehnte, über den Uterus ablaufende Kontraktionen

5.1 Geburtsvorgang

Frequenz: etwa 1–2 pro Stunde, zunehmende Koordination erkennbar.
Druck: bis ca. 30 mmHg.
Dauer: 30–40 Sekunden.
Aufgaben: Bei Erstgebärenden Tiefertreten des VT („Einstellen" des Kopfes) in den Beckeneingang, dadurch Absinken des Uterusfundus. Bei Mehrgebärenden Erweichung und leichte Verkürzung der Zervix.

(3) **Eröffnungswehen** sind Kontraktionen, die zervixwirksam sind. Vom Beginn bis zur vollständigen Eröffnung des Muttermundes werden sie zunehmend schmerzhafter verspürt.

Frequenz: Anfangs noch etwas unregelmäßig mit 2–3 pro halbe Stunde, bzw. alle 10–15 min, dann zunehmend rhythmisch mit 3–9 pro halbe Stunde, bzw. alle 3–5 min. Diese Regelmäßigkeit kann durch mehrere physiologisch bedingte Latenzphasen (Pausen) am Anfang, in der Mitte und am Ende dieser Periode unterbrochen werden.
Druck: bis ca. 60 mmHg.
Dauer: 30–60 Sekunden.
Aufgaben: Eröffnen des Muttermundes bis auf ca. 10 cm und Tiefertreten des VT durch fundale Dominanz.

(4) **Austreibungs- und Preßwehen** sind schmerzhafte Kontraktionen nach vollständiger Eröffnung des Muttermundes, die zur Geburt des Kindes führen. Die Schmerzen dieser Kontraktionen sind meist besser zu verarbeiten als die der Eröffnungsperiode, weil die Frau beim Durchtritt des Kindes die uterinen Kräfte aktiv mit ihren Bauchmuskeln unterstützen kann (*mitdrücken, mitschieben*).

Frequenz: ca. 3–5 pro 10 min, meist regelmäßig, oft Latenzphase kurz vor Geburt des Kindes.
Druck: bis um 100 mmHg, mit mütterlicher Aktivität bis zu 200 mmHg, wobei sich der Basaltonus bis auf ca. 16 mmHg erhöhen kann.
Dauer: 40–80 Sekunden.
Aufgaben: Die Kontraktionen befördern das Kind aus dem Dunkel des Mutterleibes an das Licht dieser Welt.

Zu beachten ist, daß bei einem Druckanstieg über 100 mmHg die Uterusdurchblutung und damit die Sauerstoffversorgung des Kindes unterbrochen ist!

(5) **Nachgeburtswehen** sind spürbare, mäßig schmerzhafte Kontraktionen nach der Geburt des Kindes bis zur Plazentageburt.

Frequenz: ca. 2–4 pro 10 min.
Dauer: ca. 40 Sekunden.
Aufgaben: Die Kontraktionen führen zu einer Verkleinerung der Plazentahaftfläche, damit zur Lösung und Geburt von Plazenta und Eihäuten.

(6) **Nachwehen** sind Kontraktionen nach der Plazentageburt bis zur vollständigen Involution (Rückbildung) des Uterus. Spürbar sind sie aber meist nur 2–4 Tage nach der Geburt. Erstgebärende empfinden sie wenig bis nicht schmerzhaft, nach der zweiten Geburt sind sie meist schmerzhafter. Da der Uterustonus nach mehreren Geburten nachläßt, werden zur Rückbildung mehr Kontraktionen benötigt.

Frequenz: unregelmäßig, während oder nach dem Stillen zunehmend wegen natürlicher Oxytocinausschüttung.
Dauer: ca. 30–40 Sekunden.
Aufgaben: Verschließen der Gefäße und damit Blutstillung, Verminderung der Uterusdurchblutung zur Rückbildungsförderung.

Drei **physiologische Kontraktionstypen** lassen sich im Verlauf der Geburt beobachten (Abb. 5.1-7), die z.T. prognostische Überlegungen erlauben:

Abb. 5.1-7: Kontraktionstypen nach Baumgarten. **Typ I:** nach langsamem Druckanstieg erfolgt schneller -abfall, **Typ II:** Druckanstieg und -abfall verlaufen spiegelbildlich, **Typ III:** nach schnellem Druckanstieg folgt langsamer -abfall

Typ I zeigt langsamen Druckanstieg vor und raschen -abfall nach der Akme (Höhepunkt). Dieser Typ findet sich etwa zu 80% in der frühen Eröffnungsperiode und nimmt bis zur Austreibungsperiode auf ca. 10% ab.

Typ II zeigt gleichmäßigen Druckanstieg wie -abfall. In weniger als 30% aller Geburten, am häufigsten in der Mitte der Eröffnungsperiode zu beobachten.

Typ III zeigt den spiegelbildlichen Verlauf von Typ I. Dem schnellen Druckanstieg folgt langsamer -abfall; findet sich zu ca. 20% in der frühen Eröffnungsperiode, nimmt auf über 90% in der Austreibungsperiode zu. In der Praxis kann beim Auftreten des Typ III rasche Muttermunderöffnung und guter Geburtsfortschritt beobachtet werden.

Die Uterusmotilität kann auf 3 Arten *stimuliert*, *koordiniert* oder *gehemmt* werden:

- **Physikalische Beeinflussung** durch Wärmeanwendungen (Wickel, Bad), Bewegung (Spazieren, verschiedene Positionen) oder Ruhe, Zufuhr von Flüssigkeit (inkl. Elektrolyte, Glukose), mamilläre Stimulation (Oxytocinausschüttung), Massage, Atemtechniken, Fruchtblase eröffnen etc.
- **Seelisch-geistige Beeinflussung** durch persönliche Vertrauensbasis und angenehme Atmosphäre (Musik, Duftöle) unter Wahrung der Intimsphäre, durch Geburtsvorbereitung, individuelle, bedürfnisorientierte Begleitung und Betreuung sowie Beachten soziokultureller Faktoren.
- **Medikamentöse Beeinflussung** durch Oxytocin- und Prostaglandinpräparate zur Stimulation oder Betamimetika zur Hemmung (s. S. 392). Zur Koordination können anregende und hemmende Mittel kombiniert werden.

5.1.2 Kind unter der Geburt

Das normalentwickelte, reife Kind ist 49−52 cm lang und wiegt 3000−3500 g. Unter Einfluß der Kontraktionen tritt das Kind mit dem mütterlichen Geburtsweg in mechanische Beziehung.

Geburtsmechanische Begriffe

Alle Anpassungsvorgänge werden als *Geburtsmechanismus* bezeichnet (s. S. 167). Zum Verstehen dieser Vorgänge sind folgende Begriffe zu definieren (Abb. 5.1-8):

Abb. 5.1-8: Fünf Grundbegriffe zur Bezeichnung von Lage, Stellung, Poleinstellung, Haltung und Einstellung des Kindes im Uterus

Abb. 5.1-9: Möglichkeiten der kindlichen **Lage** und Poleinstellung im Uterus. a. Längslage, Poleinstellung Kopf (Schädellage), b. Längslage, Poleinstellung Steiß (Beckenendlage), c. Schräglage, keine Poleinstellung, d. Querlage, keine Poleinstellung

- Die **Lage** bezeichnet die Beziehung der Längsachse des Kindes zur Längsachse der Mutter (Abb. 5.1-9). Etwa 99% aller Kinder liegen in Längslage, ca. 1% in Quer- oder Schräglage. Die *Diagnose* erfolgt von außen mit dem 2. Leopold-Handgriff.
- Die **Poleinstellung** bezeichnet die Art des vorangehenden kindlichen Teiles (VT). Als regelrecht gilt die Poleinstellung des Kopfes, in der Praxis bezeichnet als Schädellage (SL, ca. 94%), alle anderen sind regelwidrig (Abb. 5.1-9). *Diagnostiziert* wird von außen mit 3. und 4. Leopold-Handgriff und von innen durch Abtasten des VT mit dem Finger (harter Schädelknochen, Fontanellen, Nähte *oder* Füße, Anus, weiches Gesäß *oder* leeres Becken).

Abb. 5.1-11: Möglichkeiten der kindlichen **Haltung** im Uterus bei Schädellage (Poleinstellung Kopf als VT) **a.** Hinterhauptshaltung (gebeugt), **b.** Vorderhauptshaltung (leicht gestreckt), **c.** Stirnhaltung (gestreckt), **d.** Gesichtshaltung (stark gestreckt)

Abb. 5.1-10: Möglichkeiten der kindlichen **Stellung** im Uterus bei Schädellage (Poleinstellung Kopf als VT): **Ia-Stellung:** Rücken links, Tendenz nach vorn, **Ib-Stellung:** Rücken links, Tendenz nach hinten, **IIa-Stellung:** Rücken rechts, Tendenz nach vorn, **IIb-Stellung:** Rücken rechts, Tendenz nach hinten

- Die **Stellung** bezeichnet die Beziehung des kindlichen Rückens (bei Querlage des kindlichen Kopfes) zur Seite der Mutter (Abb. 5.1-10): *I. Stellung* = Rücken links (a = vorn, b = hinten); *II. Stellung* = Rücken rechts (a = vorn, b = hinten). Die *Diagnose* erfolgt äußerlich mit dem 2. Leopold-Handgriff. Die innere Untersuchung kann Hinweise geben, da der Stand der kleinen Fontanelle der Stellung des Hinterhauptes und somit des kindlichen Rückens entspricht.

  Bei fortgeschrittener Geburt kann es jedoch zu einer Überdrehung des Kopfes kommen, dann trifft dies nicht zu!

- Die **Haltung** bezeichnet die Beziehung der kindlichen Teile zueinander. Bei SL ist das vorwiegend das Verhältnis des Kopfes zum Körper (Abb. 5.1-11), bei BEL und QL die Beziehung der Arme und Beine zum Körper. Bei Eintritt des Kopfes in das Becken ist die indifferente Haltung (große und kleine Fontanelle stehen auf gleicher Höhe) regelrecht, dann beginnt sich der Kopf zu beugen (kleine Fontanelle führt). Die *Diagnose* erfolgt durch innere Untersuchung, bei SL ist der Fontanellenstand ausschlaggebend (Haltungs- und Einstellungsanomalien s. S. 235).

- Die **Einstellung** bezeichnet die Beziehung des vorangehenden Teiles zum Geburtsweg (Abb. 5.1-12). Sie ist das Resultat aus Stellung und Haltung. Regelrecht ist die vordere *Hinterhauptseinstellung*, bei der das Hinterhaupt nach vorne, symphysenwärts in Führungslinie eingestellt ist. In der Praxis wird dies meist vordere Hinterhauptslage (voHHL) genannt. Die *Diagnose* erfolgt durch innere Untersuchung anhand des Pfeilnahtverlaufs bei SL, anhand des Analfaltenverlaufs bei BEL.

Kindlicher Kopf

Die **Nähte** stellen eine bindegewebige Verbindung der Schädelknochen dar (s. S. 342). Sie ermöglichen während der Geburt eine Konfiguration des Kopfes (Anpassung durch Übereinanderschieben der Schädelknochen, Abb. 5.1-13).

Fontanellen sind Knochenlücken am kindlichen Kopf, die durch das Zusammentreffen der Nähte entstehen.

Bei geburtshilflicher innerer Untersuchung dienen Nähte und Fontanellen dem tastenden Finger als Orientierung zur Bestimmung von Haltung, Einstellung und Konfigurierung des kindlichen Kopfes bei Schädellage (Abb. 5.1-14).

Die **Größe** des kindlichen Kopfes im Verhältnis zum mütterlichen Becken ist ausschlaggebend für den Ablauf der Geburt. Die geburtshilflich wichtigen Maße mit ihren durchschnittlichen Werten sind:

- **3 Kopfumfänge** (Abb. 5.1-15a). *Circumferentia suboccipito-bregmaticus* = kleiner schräger Umfang. Verlauf vom Nacken über die Mitte der großen Fontanelle, ca. 33 cm.

Circumferentia fronto-occipitalis = gerader Umfang (Hutmaß). Verlauf von der Glabella (unbehaarte Stelle zwischen den Augenbrauen) zum entferntesten Punkt des Hinterhauptes, ca. 35 cm.

Circumferentia mento-occipitalis = großer schräger Umfang. Verlauf über die Kinnspitze zum entferntesten Punkt des Hinterhauptes, ca. 39 cm.

Abb. 5.1-12: Einstellung des Kopfes bei Schädellage: Der Pfeilnahtverlauf wird in Bezug zum Durchmesser (Dm) des Beckens angegeben. Bei Ansicht des mütterlichen Beckens von unten verläuft der I. schräge Dm von rechts hinten nach **links** vorn, der II. schräge Dm von links hinten nach **rechts** vorn. Z. B.:
I. vordere HHL: Pfeilnaht im I. schrägen Dm, I. hintere HHL: Pfeilnaht im II. schrägen Dm, II. vordere HHL: Pfeilnaht im II. schrägen Dm, II. hintere HHL: Pfeilnaht im I. schrägen Dm

Abb. 5.1-13: Durch Konfiguration (durchgezogene Linie) wird die Kopfform (gestrichelte Linie) des Kindes dem Geburtsweg angepaßt, um den jeweiligen funktionellen Kopfumfang (rot) zu verringern, **a.** vordere Hinterhauptseinstellung, **b.** hintere Hinterhauptseinstellung, **c.** Vorderhauptseinstellung, **d.** Gesichtseinstellung, **e.** Stirneinstellung

Abb. 5.1-14: a. Tasten der großen Fontanelle: Der Finger wird in Pfeilnahtrichtung weitergeführt und gelangt über die Fontanelle hinweg wieder an eine Naht, die Stirnnaht, **b.** Tasten der kleinen Fontanelle: Der Finger wird in Pfeilnahtrichtung weitergeführt und gelangt über die Fontanelle hinweg auf *keine* Naht

- **3 schräge Durchmesser** (entsprechend den Umfängen). *Diameter suboccipito-bregmaticus* = kleiner schräger Durchmesser, ca. 10 cm. *Diameter fronto-occipitalis* = gerader Durchmesser, ca. 12 cm. *Diameter mento-occipitalis* = großer schräger Durchmesser, ca. 14 cm.
- **2 Querdurchmesser** (Abb. 5.1-15b). *Diameter biparietalis* = Entfernung der beiden Scheitelbeinhöcker = großer querer Durchmesser, ca. 10 cm. *Diameter bitemporalis* = Entfernung der beiden Schläfenbeine = kleiner querer Durchmesser, ca. 9 cm.
- **Der Schultergürtel** hat einen Umfang von ca. 34–35 cm und ist meist gut konfigurierbar. Der quere Schulterdurchmesser beträgt ca. 12 cm.
- **Die Hüftbreite** mit einem Umfang von ca. 25 cm ist bei SL-Geburt ohne geburtsmechanische Bedeutung. Bei BEL wird durch sie der Geburtsverlauf bestimmt (s. S. 247).

Das Kind paßt sich dem Geburtsweg durch Haltungsänderung in **Richtung des Biegungsfazillimums** (leichteste Abbiegbarkeit) an. Der Kopf läßt sich aus einer indifferenten Haltung heraus leichter nach vorne (Beugung bei Hinterhauptseinstellung) als nach hinten (Streckung bei Gesichtseinstellung) oder nach seitwärts (bei Scheitelbeineinstellung) bewegen. Auch die genetisch bestimmte **Kopfform** hat auf den Geburtsmechanismus Einfluß. Die Lendenwirbelsäule biegt sich besser zur Seite als nach vorne oder hinten.

Abb. 5.1-15: a. 3 Umfänge (*Circumferentia*) und 3 schräge Durchmesser (*Diameter*) des kindlichen Kopfes: s. b. = suboccipito-bregmatica, f. c. = fonto-occipitalis, m. o. = mento-occipitalis, **b.** 2 Querdurchmesser des kindlichen Kopfes: b. t. = Diameter bitemporalis, b. p. = Diameter biparietalis (s. S. 160)

5.1.3 Knöcherner Geburtsweg

Die Anatomie des weiblichen Beckens, seine Einteilung in Beckenräume und -ebenen und die dazugehörigen Maße sind auf S. 42 ausführlich beschrieben.

Der knöcherne Geburtsweg wird durch die inneren Knochenwände des **kleinen Beckens** bestimmt, die verschieden geformte, enge und weite Räume bilden. An diese versucht sich das Kind nach dem *Gesetz des geringsten Widerstandes* anzupassen.

Das große Becken hat für den Geburtsablauf keine Bedeutung.

5.1.4 Weicher Geburtsweg

Der weiche Geburtsweg liegt z. T. innerhalb des kleinen Beckens. Die Grenze zwischen dem sich kontrahierenden Uteruskörper und dem sich dehnenden weichen Geburtsweg wird als *Bandl-Kontraktionsring* bezeichnet (s. S. 154).

Der **innere weiche Geburtsweg** besteht aus unterem Uterinsegment (isthmischer Abschnitt des Uteruskorpus), Zervix, Vagina und Vulva (Abb. 5.1-16).

Der **äußere weiche Geburtsweg** wird von der dreischichtigen Beckenbodenmuskulatur gebildet (s. S. 57). Beim Passieren des Kindes wird innerer und äußerer weicher Geburtsweg maximal gedehnt und vor die Beckenausgangsebene geschoben. Die Führungslinie verläuft in engem Bogen um die Symphyse herum. Die stärker gebogene Vorderwand des weichen Geburtsweges kann sich von 3 auf 5 cm, die Hinterwand von 4 auf 15 cm verlängern. Bei intrauteriner Gefährdung des Kindes kann dieser Teil des Geburtsweges durch Episiotomie verkürzt werden.

Abb. 5.1.16: Völlig gedehnter weicher Geburtsweg am Ende der Austreibungsperiode in Seitenansicht, I: kontraktiler Teil des Uterus (Corpus), II: unteres Uterinsegment (Isthmus), III: Zervix, IV: gedehnte und vorgeschobene Beckenbodenmuskulatur, Vagina und Vulva

5.1.5 Vaginale und rektale Untersuchung

Kombiniert mit der äußeren ermöglicht die innere Untersuchung eine verfeinerte geburtshilfliche Diagnostik. Abb. 5.1-17 zeigt die dafür nötigen geburtshilflichen Richtungsbezeichnungen.

Abb. 5.1-17: Geburtshilfliche Richtungsbezeichnungen

- **Rektale Untersuchung.** Die Frau liegt in Rücken- oder Seitenlage, ihr Gesäß ist etwas erhöht, ihre Beine sind leicht gebeugt und abgespreizt. Die Hebamme zieht über die untersuchende Hand einen Gummihandschuh und fettet den Zeigefinger mit Vaseline ein. Langsam und vorsichtig führt sie den Zeigefinger in den After der Frau ein, wobei diese leicht entgegendrückt (bewirkt Öffnen des Afters). Vorteilhaft bei rektaler Untersuchung sind der geringe Aufwand und die bessere Höhenstandsdiagnostik, schwieriger sind Aussagen über Muttermundsweite und VT. Placenta praevia, Vorliegen oder Vorfall der Nabelschnur sowie Fuß oder Arm sind nicht mit Sicherheit erkennbar, Weite und Dehnbarkeit der Vagina können nicht beurteilt werden. *Kontraindiziert* ist diese Methode bei Hämorrhoiden.
- **Vaginale Untersuchung.** Sie hat sich unter Beachtung aseptischer Vorsichtsmaßnahmen bewährt. Die Frau kann verschiedene Positionen einnehmen bzw. beibehalten, wie Seiten- oder Rückenlage, Hockstellung oder Stehen. Die Hebamme zieht an beide Hände sterile Handschuhe an und spreizt mit einer Hand die Labien. Von der untersuchenden Hand führt sie sanft 1 oder 2 Finger in die Scheide ein, ohne Labien oder Klitoris zu berühren. Bei intakter Fruchtblase kann ein steriles Gel als Gleitmittel verwendet werden. Ist die Fruchtblase offen, wird vorher die Vulva mit einer Desinfektionslösung gereinigt. **Der Zeitpunkt** für eine Untersuchung liegt in den Kontraktionspausen.

Sollte es zur Diagnosestellung nötig sein, während der Kontraktion weiterzuuntersuchen, so geschieht dies sehr vorsichtig und mit ruhig gehaltenem Finger, um nicht zusätzliche Schmerzen zu verursachen.

Die Befunde werden in folgender Reihenfolge erhoben:

- **Aussagen zur Portio bzw. zum MM:** (1) Position, (2) Länge, (3) Konsistenz, (4) Weite.
- **Aussagen zum Kind:** (5) Art des VT, (6) Höhenstand des VT, (7) Haltung und Einstellung des VT.
- **Aussagen zum Geburtsweg:** (8) Fruchtblase bzw. Fruchtwasser, (9) Knöcherner und weicher Geburtsweg.

(1) **Position.** Innerhalb der Führungslinie kann sie sakral, medio-sakral oder zentriert sein.

(2) **Länge.** Sie verkürzt sich von 2 auf 0,5 cm, danach ist sie verstrichen.

(3) **Konsistenz** (Beschaffenheit). Sie kann derb, mittelweich, weich sein. Nach Verstreichen der Portio, beziehen sich die Angaben auf den MM. Zusätzlich sind die Begriffe straff, dünn, dehnbar, ödematös gebräuchlich.

(4) **Weite.** Sie wird in cm des erreichten Lumens (innerer Durchmesser) angegeben: MM geschlossen, Fingerkuppe einlegbar (0,5 cm), Fingerkuppe durchgängig (1 cm), 2–8 cm weit, bis auf Saum vollständig (9 cm), vollständig (10 cm).

(5) **Art des VT.** Was geht voran? Kopf, Gesäß, Fuß, Hand? Der Kopf ist an harten Schädelknochen, unterbrochen durch Nähte und Fontanellen, erkennbar. Das Gesäß ist klein, weich, rundlich. Den Unterschied zwischen Hand und Fuß zeigt Abb. 5.1-18).

Abb. 5.1-18: Unterscheidung zwischen Hand und Fuß bei vaginaler Untersuchung, a. *Fersenzeichen:* Die Ferse ist als Spitze zu tasten, da der Übergang vom Fuß zum Unterschenkel winklig ist. Bei der Hand ist der Übergang zum Unterarm flach, b. *Zehenzeichen:* Zehen sind kürzer als Finger. Da Zehen etwa gleichlang sind, ist die Zehenlinie gerade, die Fingerlinie bogenförmig, c. *Daumenzeichen:* Der Daumen ist abspreizbar, die große Zehe nicht

(6) **Höhenstand des VT.** Wo steht der VT mit seiner knöchernen Leitstelle (KLS) und seinem funktionalen Kopfumfang (FKU)? Die Angabe erfolgt in gedachter Zentimeterskala, ausgehend von der Interspinalebene als Nullinie (Abb. 5.1-19, 20).

Um von außen zu überprüfen, ob der VT den Beckenboden erreicht hat, stehen zwei Handgriffe zur Verfügung (Abb. 5.1-21).

(7) **Haltung und Einstellung des VT.** Haltung wird durch Tasten des Fontanellenstandes, Einstellung durch Pfeilnahtverlauf diagnostiziert (s. Abb. 5.1-12). Beide verändern sich während des Geburtsverlaufes, da das Kind Dreh- und Beugebewegungen vollzieht, um den Geburtsweg zu passieren.

(8) **Fruchtblase bzw. -wasser.** Die erhaltene Fruchtblase (FB) ist glatt, elastisch, weich tastbar. Sie kann sich als Vorblase vor den MM wölben. Mit Begriffen wie „FB erhalten, fraglich tastbar, prall, offen" wird der Befund beschrieben. Ist die FB offen, müssen Farbe, Menge, Geruch des Fruchtwassers beurteilt werden.

(9) **Geburtsweg.** Seine Weite kann durch Austasten des knöchernen Beckens abgeschätzt werden, ebenso die Dehnbarkeit von Beckenbodenmuskulatur, Bänder, Scheiden- und Dammgewebe (s. S. 101).

Die **prognostische Beurteilung einer Geburtsbereitschaft** erfolgt nach vaginaler Untersuchung mit dem „*Bishop-Score*" (Tab. 5.1-1). Es werden Punkte von 1−3 vergeben für den Zustand der Portio, die Muttermundsweite und den Höhenstand des VT. Eine Gesamtpunktzahl zwischen 10 und 15 deutet auf gute Oxytocinansprechbarkeit und Muttermundseröffnung hin.

Nachteil der summarischen Bewertung ist, daß einzelne, evtl. ungünstige Kriterien bei diesem biologischen Vorgang zu wenig Gewicht erhalten.

Abb. 5.1-19: Höhenstände des kindlichen Kopfes im mütterlichen Becken werden in Zentimetern über bzw. unter der Interspinalebene angegeben. Hier liegt der Zeigefinger auf der kindlichen Leitstelle, der Mittelfinger auf der Spina ischiadica. Befund: Leitstelle steht interspinal (I ± 0 cm)

5.1 Geburtsvorgang

1.
Kopf ist frei beweglich über BE und läßt sich von außen ballotieren (3. Leopold-Handgriff).
KLS wird bei vaginaler Untersuchung kaum erreicht.
Typischer Befund während der Schwangerschaft, selten zum Geburtsbeginn.

2.
Kopf hat Bezug zum Becken, ist noch beweglich aber ohne Ballotement (3. Leop.-Handgriff).
KLS vaginal schwer erreichbar, evtl. abschiebbar. FKU noch über BE.
Befund bei Erstgebärenden vor, bei Mehrgebärenden zum Geburtsbeginn.

3. i – 4 cm
Kopf ist schwer beweglich im BE (3. + 4. Leopold-Handgriff).
KLS ist vaginal 4 cm oberhalb der Interspinalebene erreichbar, Kreuzbeinhöhle noch leer.
FKU beginnt in den BE-Raum einzutreten.
Befund am Anfang der Eröffnungsperiode.

4. i – 2 cm
Kopf ist fest im BE (3. + 4. Leopold-Handgriff).
KLS 2 cm über der Interspinalebene, Kreuzbeinhöhle noch leer.
FKU befindet sich im BE-Raum.
Befund bei fortschreitender Eröffnungsperiode.

5. i ± 0 cm
Kopf ist tief und fest im BE (4. Leopold-Handgriff).
KLS auf gleicher Höhe wie Interspinalebene (s. Abb. 5.1-19), Kreuzbeinhöhle noch leer.
FKU steht auf Höhe der unteren BE-Ebene.
Befund Mitte bis Ende der Eröffnungsperiode.

6. i + 2 cm
Kopf in BM, äußerlich nicht mehr tastbar. KLS 2 cm unterhalb der (schwer erreichbaren) Spinae ischiadicae, also zwischen Interspinalebene und BB. Die Kreuzbeinhöhle beginnt sich zu füllen. FKU nahe der Interspinalebene.
Befund zum Ende der EP, bei Mehrgebärenden Beginn der AP.

7. i + 4 cm
Kopf auf BB, von außen mit Schwarzenbach- und de Lee-Handgriff feststellbar. KLS berührt den BB und ist 4 cm unterhalb der I-Ebene. FKU hat die I-Ebene passiert. Vaginal kann ein Finger bequem zwischen Kopf und Damm geschoben werden. Befund während der AP.

8.
KLS bleibt auch während der Wehenpause von außen sichtbar.
FKU passiert den knöchernen Beckenausgang.
Der Kopfaustritt erfolgt durch Deflexion (Streckung).

Abb. 5.1-20: Höhenstandsbeschreibung der kindlichen Leitstelle (KLS) und des funktionalen Kopfumfanges (FKU) bei innerer und äußerer Untersuchung (i = Interspinalebene)

Abb. 5.1-21: Der Kopf steht auf BB, wenn er von außen zu tasten ist (harter, breiter Widerstand fühlbar), **a.** Schwarzenbach-Handgriff: Tasten zwischen Steißbeinspitze und After, **b.** Handgriff nach de Lee: neben einer großen Labie etwas in die Tiefe tasten

Tab. 5.1-1: Geburtshilflicher Prognoseindex nach Bishop (sog. erweiterter Bishop-Score)

Befunde	1	2	3
Stand der Portio	kreuzbeinwärts (sakral)	nahe der Führungslinie (mediosakral)	in Führungslinie (zentriert)
Länge der Portio	2 cm und mehr	1 cm	verstrichen
Konsistenz der Portio	derb	mittel	weich
Muttermundweite	geschlossen	1–2 cm	2–3 cm
Höhe des vorangehenden Teiles	über Beckeneingang	zwischen oberem und unterem Schoßfugenrand	unterer Schoßfugenrand und tiefer

5.1.6 Blasensprung

Ulrike Harder

Der Begriff Blasensprung bezeichnet das spontane Zerreißen der Eihäute mit nachfolgend abfließendem Fruchtwasser. Je nach Amnion- und Chorionfestigkeit kommt es im Verlauf der Geburt zum spontanen Blasensprung, meist bei einer Muttermundsweite von 6–9 cm.

Bei Wehentätigkeit wird oft die Vorblase in den sich öffnenden Muttermund (MM) gedrückt. Dichtet der flektierte Kopf die Zervix gut ab, so wird der Wehendruck kaum vom hinter dem Kopf befindlichen Fruchtwasser zur Vorblase weitergeleitet, und diese kann lange erhalten bleiben (Abb. 5.1-22).

Das durch Ablaufen des Fruchtwassers (FW) verminderte Volumen im Uterus bewirkt meist innerhalb kurzer Zeit kräftigere und häufigere Wehen, die von der Gebärenden auch als schmerzhafter empfunden werden.

Eine *routinemäßig frühe Amniotomie* (Fruchtblasenöffnung) bei einer MM-Weite von 3–5 cm ist aus diesem Grund und wegen des erhöhten Infektionsrisikos nicht empfehlenswert, sie ist bei guter Wehentätigkeit unnötig. Dauert die Eröffnungsperiode sehr lange und hat die Frau nur schwache Wehen, kann durch Amniotomie die Geburt beschleunigt werden.

Folgende **Blasensprungarten** werden unterschieden:
- **Vorzeitiger Blasensprung:** Blasensprung vor Beginn zervixwirksamer Eröffnungswehen. Meist setzen danach, innerhalb von 24 Stunden, spontane Geburtswehen ein, es besteht jedoch die Gefahr einer *aufsteigenden Infektion* (s. S. 228).
- **Physiologischer Blasensprung:** Am häufigsten zu beobachtender Blasensprung während der Eröffnungsperiode (**frühzeitig**) oder bei vollständig eröffnetem Muttermund (**rechtzeitig**). Letzterer hat eine günstige, beschleunigende Wirkung auf die *Austreibungsphase*.
- **Verspäteter Blasensprung:** Blasensprung einige Zeit nach vollständiger Muttermunderöffnung. Oft wölbt nachfließendes FW die Vorblase weit vor den kindli-

Abb. 5.1-22: a. Keine Wehen, Kopf drückt nicht gegen den Muttermund, b. Bei Wehentätigkeit wölbt sich die Vorblase in den leicht geöffneten Muttermund, der Kopf liegt tief und trennt Vorblase vom Nachwasser, c. Muttermund fast vollständig eröffnet, Vorblase gesprungen

chen Kopf in die Scheide. Dies kann bei der Gebärenden frühen Preßdrang auslösen, zur Erleichterung wird dann die *Fruchtblase* von der Hebamme *eröffnet* (z. B. mit Kocherklemme).
- **Hoher Blasensprung:** Abgang von FW nach Zerreißen der Eihäute oberhalb des Muttermundbereichs. Die Vorblase bleibt erhalten und ist evtl. mit dem Finger tastbar. Ein zusätzlicher Blasensprung der Vorblase im weiteren Geburtsverlauf wird „*Doppelter Blasensprung*" genannt.
- **Falscher Blasensprung:** Abgang von Flüssigkeit, die sich zwischen den Eihäuten befindet (nicht mehr als 1–3 Eßlöffel). Der *Test mit Lackmuspapier* kann positiv sein, wird aber bei späterer Wiederholung negativ.
- **Caput galeatum, „Glückshaube":** (caput = Kopf, galea = Haube). In seltenen Fällen zerreißen die Eihäute überhaupt nicht. Entweder sind sie sehr derb, oder es befindet sich ganz wenig bis kein FW in der Vorblase, so daß die Eihäute eng am kindlichen Kopf anliegen. Bei Geburt ist der Kopf von Eihaut überzogen, die zum Freimachen der Atemwege sofort vom Gesicht entfernt werden muß. Die Hebamme kann mit ihrem Finger in den Mund eingehen und von hier aus die Eihaut entfernen, oder sie mit einer Klemme am Vorderhaupt einreißen und vom Gesicht abziehen.

5.1.7 Geburtsmechanik

In jeder Phase der Geburt stellt sich der kindliche Kopf so ein, wie er am günstigsten in die Form des Geburtskanals paßt (s. S. 42).

> Durch kontinuierliches **Tiefertreten (Progression)** sowie regelrechte **Drehung (Rotation)** und **Beugung (Flexion)** erreicht der Kopf den

Abb. 5.1-23: Geburt aus erster Schädellage (Rücken links), das Kind wird mit erster vorderer Hinterhauptshaltung geboren, **a.** Eintritt des Kopfes in den Beckeneingang, **b.** Durchtritt des Kopfes durch die Beckenhöhle, **c.** Beginn des Kopfaustrittes aus der Vagina, **d.** vollendeter Kopfaustritt, **e.** Beginn der äußeren Kopfdrehung, **f.** vollendete äußere Kopfdrehung, Beginn der Schultergeburt

> Beckenausgang zuerst mit seinem nach vorn (symphysenwärts) gerichteten Hinterhaupt. Etwa 94% der Kinder werden so, mit *vorderer Hinterhauptshaltung* aus *Schädellage* geboren.

Üblicher- aber unkorrekterweise wird dies als Geburt aus *vorderer Hinterhauptslage* bezeichnet.

Geburtsmechanik bei erster vorderer Hinterhauptshaltung

Abb. 5.1-23 zeigt ein Kind in erster Schädellage (Rücken links), welches aus I voHHL geboren wird. Die Beschreibung erfolgt analog der Bilder a−f (S. 167).

(a) Eintritt des Kopfes in den Beckeneingang. Der Kopf steht beweglich über BE, seine Haltung ist ungezwungen, weder gebeugt noch gestreckt, die Pfeilnaht verläuft quer oder leicht schräg. Diese Stellung nimmt das Kind bei Erstgebärenden in den letzten Schwangerschaftswochen, bei Mehrgebärenden mit Wehenbeginn ein. Der Kopf tritt nun in den querovalen BE-Raum ein, wobei die quergestellte Pfeilnaht in der Mitte zwischen Symphyse und Promontorium verläuft. Dies wird synklitische Einstellung genannt (Synklitismus = gleiche Neigung), da Pfeilnaht und Führungslinie achsengleich verlaufen. Nicht selten ist bei vaginaler Untersuchung ein leichtes Abweichen der Pfeilnaht nach hinten zum Kreuzbein (*Naegele-Obliquität*, Abb. 5.1-24) zu beobachten. Dieser physiologische Asynklitismus bringt das vordere Scheitelbein in Führung. Der Kopf weicht kreuzbeinwärts aus, da er so besser um die Symphyse herum tiefertreten kann (verstärkter Asynklitismus s. S. 240).

(2) Durchtritt des Kopfes durch die Beckenhöhle. Der Kopf ist **tiefergetreten**, hat sich leicht gebeugt und gedreht und mit seinem größten Umfang die BE-Ebene verlassen. Er steht jetzt in der Mitte der Beckenhöhle, die Pfeilnaht verläuft im ersten schrägen Durchmesser. Durch **Beugung** paßt er sich der runden Beckenhöhle an, dabei wird das Kinn auf die Brust gepreßt, und das Hinterhaupt mit seinem runden Umfang kommt in Führung. Die längsovale Trichterform des Beckenbodens führt den Kopf in eine **Drehung**, die ihn in eine günstige Position zur Überwindung des längsovalen Beckenausgangs bringt. Die längsovale Öffnung von Beckenboden und Vulva kann nur vom entsprechend eingestellten Kopf passiert werden, dazu muß die Pfeilnaht gerade stehen (s. Abb. 5.1-25,26).

(c) Austritt des Kopfes aus der Vagina (Beginn). Der Kopf steht jetzt gut flektiert (gebeugt) auf BB. Die Pfeilnaht verläuft im geraden Durchmesser, das Hinterhaupt führt mit seiner kleinen Fontanelle. Um aus der Vagina auszutreten, muß der Kopf jetzt das „Knie des Geburtskanals" überwinden. Dies geht nur durch eine bogenförmige Bewegung um die Symphyse herum. Der maximal flektierte Kopf hebt sich hierzu an bzw. deflektiert sich. Die Austrittsbewegung ist eine reine *Deflexion* des Kopfes.

(d) Austritt des Kopfes aus der Vagina (vollendet). Der Kopf ist geboren, unter Führung der kleinen Fontanelle hat sich der Bereich des Nackenhaaransatzes gegen den Unterrand der Symphyse gestemmt und eine Drehbewegung um diese herum ausgeführt (Nackenhaargrenze = *Stemmpunkt*). Nacheinander wurden Hinterhaupt, Vorderhaupt, Stirn, Gesicht und Kinn über den Damm geboren. Jetzt steht der Kopf gerade, das Gesicht zeigt nach hinten, die Schultern sind quer oder leicht schräg durch den BE-Raum getreten.

(e) Äußere Drehung des Kopfes (Beginn). Während der letzten Phase des Kopfaustrittes haben sich die Schultern schräg bis fast gerade gedreht, um den Längsspalt des BA passieren zu können. Jetzt, beim letzten Teil dieser Schulterbewegung, wird der Kopf mitgenommen. Durch äußere Drehung zeigt das Gesicht des Kindes zum rechten Oberschenkel der Mutter. Die vordere (rechte) Schulter legt sich nun in den Schambogen, um sich unter der Symphyse herauszuschieben.

(f) Schultergeburt. Die äußere Drehung des Kopfes ist vollendet. Zuerst wird die *vordere Schulter* sichtbar,

Abb. 5.1-24: Kopf in Beckeneingang, Führungslinie rot, a. *Synklitische Einstellung:* Pfeilnaht in Führung, b. *Physiologischer Asynklitismus* (Naegele-Obliquität): vorderes Scheitelbein in Führung

Abb. 5.1-25: Seitenansicht und Pfeilnahtverlauf bei I. voHHL, **a.** Kopf schwer beweglich in BE, Leitstelle etwa 4 cm über der Interspinalebene (I-4). Pfeilnaht verläuft quer, bei entsprechend geöffnetem Muttermund sind große und kleine Fontanelle auf gleicher Höhe tastbar (Haltung indifferent), **b.** Kopf tief und fest in BE, Leitstelle ist bei I±0. Pfeilnaht verläuft leicht im ersten schrägen Durchmesser, kleine Fontanelle ist besser erreichbar als große Fontanelle (leichte Flexion), **c.** Kopf in BM, Leitstelle ist bei I + 2 cm. Pfeilnaht verläuft steil im ersten schrägen Durchmesser, kleine Fontanelle in Führung (Flexion), **d.** Kopf auf BB, Leitstelle ist bei I + 4 cm. Pfeilnaht verläuft gerade, der Kopf ist maximal flektiert

Abb. 5.1-26: Seitenansicht und Pfeilnahtverlauf bei II. voHHL, **a.** Pfeilnaht quer, **b.** Pfeilnaht leicht im zweiten schrägen Durchmesser, **c.** Pfeilnaht steil im zweiten schrägen Durchmesser, **d.** Pfeilnaht gerade

dann kann auch die *hintere Schulter* über den Damm geboren werden. Der Körper des Kindes folgt nun leicht, meist von einem Schwall Fruchtwasser begleitet.

Die oben beschriebenen geburtsbedingten Änderungen der kindlichen *Haltung, Stellung* und des *Höhenstandes* bei erster vorderer Hinterhauptshaltung (Rücken links), sind leicht auf eine zweite vordere Hinterhauptshaltung (Rücken rechts) übertragbar.

Die Hebamme kann die Bewegung des Kindes während der Geburt von außen durch Anwendung der Leopold-Handgriffe (besonders dem 4. zur Höhenstandsdiagnose) und von innen durch vaginale Untersuchung verfolgen. Stellung, Haltung und Einstellung des Kindes können anhand des Pfeilnahtverlaufes und der Positionen von kleiner und großer Fontanelle bestimmt werden.

Abb. 5.1-25 zeigt in seitlicher Ansicht den Ein- und Durchtritt des Kopfes bei *erster vorderer Hinterhauptslage* mit dazugehörigem Pfeilnahtverlauf.

Abb. 5.1-26 zeigt den gleichen Vorgang bei *zweiter vorderer Hinterhauptslage*.

Geburt des Kopfes

Ist der Kopf auf BB, füllt er die Beckenhöhle ganz aus und drückt gegen die Beckenbodenmuskulatur. Der zunehmende Druck des Kopfes schiebt die BB-Muskeln nach außen und zur Seite. Dadurch wird der Damm vorgewölbt, der Sphincter ani leicht geöffnet, und das Hinterhaupt erscheint während der Wehe im Scheideneingang (Abb. 5.1-27).

Das **Sichtbarwerden des Kopfes** während einer Wehe wird in der Geburtshilfe auch „*Einschneiden des Kopfes*" oder *Kopf im BA* genannt. Durch weiteren Wehendruck tritt der Kopf noch tiefer, bis er auch außerhalb der Wehe in der Vulva stehenbleibt. Nun beginnt das eigentliche **Austreten des Kopfes** aus der Vulva, das auch „*Durchschneiden des Kopfes*" genannt wird (Abb. 5.1-28).

Da der Kopf die Vulva weder ein- noch durchschneidet, sondern diese oft unverletzt läßt, werden im Text nur die Bezeichnungen Sichtbarwerden und Austreten verwendet.

Abb. 5.1-28: Austreten des Kopfes, Beginn der Deflexion

Abb. 5.1-27: Sichtbarwerden des Kopfes bei vorgewölbtem Beckenboden

Dammschutz und Entwicklung des Kindes

Der Dammschutz wird beim **Austreten des Kopfes** begonnen und hat folgende Aufgaben:
- *Langsamer Kopfaustritt* im Verlauf mehrerer Wehen, damit das Dammgewebe Zeit hat, sich zu dehnen und um eine zu schnelle Dekompression des Kopfes (*intrakraniale Blutungen*) zu vermeiden
- *Austritt* des Kopfes mit seinem kleinsten Umfang, bei vorderer Hinterhauptslage ist dies das *Planum suboccipito-bregmaticum*
- *Vermeidung einer Rißverletzung* an Damm, Scheide oder Labien.

Dies wird erreicht durch gutes Zusammenspiel der rechten und linken Hand. Steht die Hebamme an der rechten Seite der Frau, übernimmt ihre linke Hand die Hauptfunktion (Abb. 5.1-29).

5.1 Geburtsvorgang 171

Abb. 5.1-29: Demonstration von Dammschutz und Entwicklung des Kindes am geburtshilflichen Phantom, **1, 2** Unterstützung der maximalen Beugung durch Zurückhalten des Vorderhauptes, **3** langsame Geburt des Gesichtes, **4** Abwarten der äußeren Rotation, **5** Herunterdrücken des Kopfes bis die vordere Achsel sichtbar wird, **6** Herausheben des Kindes in Führungslinie. **7** Dazu können auch die kleinen Finger von hinten unter die Achseln eingehakt werden

- **Linke Hand:** Sie liegt auf dem bereits geborenen Kopfteil und bremst durch Gegendruck den Kopfaustritt. Dabei wird mit den Fingern (nicht Fingerspitzen) das Vorderhaupt zurückgehalten bzw. mit der Handfläche das Hinterhaupt leicht dammwärts gedrückt, bis es ganz unter der Symphyse hervor geboren ist. Jetzt kann sich die Nackenhaargrenze am Symphysenunterrand anstemmen, und durch Deflexion (Streckung) des Kopfes werden ganz langsam erst Stirn, dann Gesicht und Kinn über den Damm geboren. Manchmal muß die Hebamme in der letzten Deflexionsphase mit ihrer am Kopf aufliegenden Hand erheblichen Gegendruck leisten, die Frau sollte in dieser Phase *nicht* mitdrücken.
- **Rechte Hand:** Sie liegt gestreckt mit abgespreiztem Daumen am Damm und unterstützt die Bemühungen der linken Hand, indem sie bei jeder Wehe mit ihren Fingern die dort zu fühlenden Stirnbeinhöcker des kindlichen Kopfes zurückhält, um so die Beugehaltung zu unterstützen. (Viele Hebammen erfassen den Damm mit einem sterilen Tuch, damit evtl. abgehender Stuhl ihre Hand nicht beschmutzt und ihre Finger nicht abrutschen. Das Tuch darf nicht den Rand des Dammes verdecken!) Die Stirn muß solange zurückgehalten werden, bis das Hinterhaupt vollständig unter dem Schambogen hervor geboren ist. Dann wird der Druck der rechten Hand gelockert, so kann der Kopf durch langsame Streckung vollständig geboren werden.

Nun vergeht etwas Zeit, in der die **äußere Drehung des Kopfes** abgewartet wird. Die Hebamme wischt derweil Augen und Mund des Kindes mit sterilem Tuch oder Tupfern von Blut und Schleim frei. Dann legt sie beide Hände flach an die Seiten des kindlichen Kopfes (*linke Hand vorne*, rechte *hinten*) und drückt diesen leicht dammwärts, bis die vordere Schulter unter dem Schambogen erscheint. Dann hebt sie den Kopf symphysenwärts an, damit die hintere Schulter über den Damm gleiten kann. Das ganze Kind wird durch Weiterführung dieser Bewegung in Führungslinie, Richtung Bauch der Mutter entwickelt.

5.1.8 Plazentalösung und -geburt

Die Nachgeburts- oder Plazentarperiode beginnt nach der Geburt des Kindes und endet mit der vollständigen Geburt von Plazenta und Eihäuten.

Plazentalösungsvorgang

Kurz nach der Geburt des Kindes setzen *Nachgeburtswehen* ein, welche die Uteruswand verdicken und ihre Oberfläche verkleinern. Der Fundus uteri sinkt herab und kann nun in Nabelhöhe gut durch die weiche Bauchdecke getastet werden. Die Verkleinerung der Uterusinnenfläche bewirkt eine *Verschiebung* an der Plazentahaftfläche. Die Plazenta wird erst zusammengeschoben und der *Haftflächenverkleinerung* angepaßt. Da dies nur begrenzt möglich ist, löst sie sich schließlich von der Haftstelle ab (Abscherung). Dabei werden plazentaversorgende Blutgefäße abgerissen, wodurch eine materne Blutung zwischen Plazenta und Uteruswand entsteht. Es bildet sich ein *retroplazentares Hämatom* (Blutansammlung hinter der Plazenta), welches durch nachfließendes Blut wächst und so das Abheben der Plazenta von der Uteruswand unterstützt.

Der *Blutverlust* durch diese Blutung beträgt normalerweise 100–300 ml.

Die Lösung erfolgt in der spongiösen (schwammigen) Schicht der Decidua basalis, die durch degenerative Veränderungen zum Schwangerschaftsende auf die Lösung vorbereitet ist. Die Ablösung beginnt entweder in der Mitte der Plazenta (nach B. Schultze, Jena 1827–1919) oder am Rand der Plazenta (nach J. Duncan, Edinburgh 1826–1890).

Die **Art der Lösung** kann nach dem Erscheinungsbild der Plazenta beim Herausgleiten aus der Vagina bestimmt werden:

- **Zentrale Plazentalösung** (Abb. 5.1-30): Bei Plazentasitz im Fundusbereich, beginnt die Lösung meist zentral, das retroplazentare Hämatom bildet sich in der Mitte der Plazenta. Diese gleitet mit der Nabelschnur voran durch die Eihautöffnung in die Vagina und erscheint mit fetaler Plazentaseite zuerst in der Vulva. Die sich von der Uteruswand ablösenden Eihäute legen sich umgestülpt über die materne Plazentaseite und die dort anhaftenden Blutkoagel des retroplazentaren Hämatoms. Noch flüssiges Blut sammelt sich im Eihautsack oder fließt nach vollständiger Lösung seitlich ab.
- **Laterale Plazentalösung** (Abb. 5.1-31): Die Lösung beginnt meist am unteren Plazentarand und setzt sich

Abb. 5.1-30: Zentrale Plazentalösung: Ablösung beginnt in der Mitte (Modus Schultze)

Abb. 5.1-31: Laterale Plazentalösung: Ablösung beginnt am Rand (Modus Duncan)

sind schwerer zu gewinnen. Während des gesamten Lösungsvorgangs *blutet* es aus den uterinen Blutgefäßen der bereits gelösten Bereiche. Meist ist der Blutverlust etwas höher als bei zentraler Lösung.

Dauer der Plazentarperiode

Gewöhnlich dauert die Plazentarperiode 5–20 Minuten. Eine Lösungszeit von bis zu 1 Stunde kann noch als normal angesehen werden, wenn keine verstärkte Blutung auftritt.

Als *Blutungsprophylaxe* injiziert man heute vielen Müttern direkt nach Kindsgeburt 3 I.E. Oxytocin i.v. Durch diese medikamentöse Nachgeburtsleitung verkürzt sich die Plazentarperiode, so daß nach Oxytocingabe schon eine Lösungszeit von länger als 30 Min. als *verzögerte Plazentalösung* bezeichnet wird.

5.1.8 Plazentalösungszeichen, -geburt

Eine abgelöst im unteren Uterinsegment, Zervixkanal oder Scheide gelegene Plazenta kann von der Hebamme durch folgende **Lösungszeichen** erkannt werden:

- Uteruskantungszeichen (Abb. 5.1-32): Der Fundus uteri zieht sich über der gelöst im unteren Uterinseg-

nach oben fort. Nach vollständiger Ablösung erscheint zuerst der untere Rand im Scheidenausgang, dann rutscht die Plazenta flach heraus. Die materne Plazentaseite ist nicht von Eihäuten bedeckt. (Leichter Zug an der Nabelschnur beim Herausgleiten der Plazenta kann jedoch eine Umstülpung bewirken, dann erscheint, wie bei zentraler Lösung, zuerst die fetale Seite).

Die Eihäute werden bei lateraler Lösung nicht gleichmäßig abgezogen, darum reißen sie oft ein und

Abb. 5.1-32: *Uteruskantungszeichen:* Der Fundus ist schmal und steht seitlich 2–3 Querfinger über dem Nabel (nach Schröder)

ment oder Zervixkanal liegenden Plazenta stark zusammen. Er wird schmal und kantig und steigt etwas höher. Der feste, schmale Fundus kann leicht von außen, etwa 2–3 Querfinger (meist rechts) oberhalb des Nabels, getastet werden (nach K. Schröder, Berlin 1838–1887).

- **Nabelschnurzeichen** (Abb. 5.1-33): Die Bauchdecke wird zwischen Symphyse und Nabel mit der Handkante eingedrückt, dadurch wird der Fundus uteri höhergeschoben (nicht direkt hinter der Symphyse eindrücken, da hier das Zeichen falsch negativ sein kann). Haftet die Plazenta noch fest, zieht sich die Nabelschnur in die Scheide zurück. Bleibt die Nabelschnur unbewegt liegen, so befindet sich die Plazenta gelöst unterhalb der eindrückenden Hand im Zervikalkanal. Ein einfaches und meist *zuverlässiges Lösungszeichen* (nach O. Küstner, Breslau 1849–1931).

Abb. 5.1-34: *Vorrücken der Nabelschnur* bei gelöster Plazenta (nach Ahlfeld).

Abb. 5.1-33: *Nabelschnurzeichen:* Beim Eindrücken der Bauchdecke zwischen Symphyse und Nabel, zieht sich die Nabelschnur bei gelöster Plazenta nicht mehr zurück (nach Küstner)

- **Vorrücken der Nabelschnur** (Abb. 5.1-34): Wird sofort nach Abnabeln des Kindes die Nabelschnur, nahe der Vulva, durch Klemme oder Bändchen markiert, so kann das Vorrücken der Nabelschnur während des Lösungsvorganges beobachtet werden, ca. 10 cm bei vollständiger Lösung (nach J. Ahlfeld, Marburg 1843–1929).
- **Kollabieren der Nabelschnur.** Während der ersten Lösungskontraktionen ist die abgeklemmte Nabelschnur prall mit Blut gefüllt. Tritt nun die gelöste Plazenta tiefer, wird sie den Kontraktionen weniger ausgesetzt. Vermindert sich hierdurch der Druck in den fetalen Blutgefäßen, erschlafft die Nabelschnur.
- **Afterbürde:** Liegt eine gelöste Plazenta bereits im Scheidengewölbe, bewirkt sie durch ihr Gewicht einen Druck auf das Rektum. Die Gebärende empfindet dann Stuhldrang, der von der Hebamme erfragt werden kann.
- **Lösungsblutung:** Eine beginnende Blutung aus der Vagina kann die Lösung der Plazenta begleiten. Dieses Zeichen ist *unsicher*, da es auch bei unvollständiger Lösung auftritt.

Plazentageburt. Sind ein oder mehrere Lösungszeichen positiv, wird die Frau gebeten mitzupressen. Die Plazenta gleitet in Führungslinie heraus, evtl. unterstützt durch leichten Zug an der Nabelschnur oder sanften Druck der flachen Hand auf die Bauchdecke. Es sollten keine äußerlichen Manipulationen am Uterus (z. B. Kneten, Quetschen, Ausdrücken wie beim Credé-Handgriff etc.) vorgenommen werden, da diese sehr schmerzhaft sind (s. S. 201)!

Blutstillung an der Haftstelle

Nach der Plazentageburt, z. T. auch schon während des Lösungsvorganges, setzt eine effektive Blutstillung an den eröffneten uteroplazentaren Gefäßen ein. Daran sind insbesondere zwei Faktoren beteiligt (Abb. 5.1-35):

(1) Kontraktion der Uterusmuskulatur: Durch Nachgeburtswehen und Dauerkontraktion kontrahieren sich die schlingenförmig um die Blutgefäße angeordneten Muskelfasern. Ihre Verkürzung und Verdickung drosselt die Blutzufuhr, es kommt zu einer *„lebenden" Ligatur* (Unterbindung) der Gefäße.

(2) Bildung von Thromben: Durch vermehrten Zerfall von Thrombozyten bilden sich *Gerinnungsthromben* in und an den aufgerissenen mütterlichen Gefäßen. Die Gefäßöffnungen im Bereich der Haftstelle werden damit verschlossen.

Eine verminderte uterine Durchblutung erleichtert die Blutstillung. Ausgelöst durch kindliche Atmung und Abklemmen der Nabelschnur wird der plazentare Kreislauf bereits vor der Plazentalösung unterbrochen, dies verursacht eine Abnahme der Gebärmutterdurchblutung.

Beide oben genannten Faktoren bewirken gemeinsam die Blutstillung! Aus einem schlecht kontrahierten Uterus wird es trotz guter Thrombenbildung ebenso verstärkt nachbluten, wie aus einem gut kontrakierten Uterus einer Frau mit Gerinnungsstörung.

Abb. 5.1-35: Blutstillung während und nach der Plazentalösung durch Ligatur (Unterbindung) der Blutgefäße im Myometrium, **a.** Ungelöste Plazenta, **b.** Beginn einer zentralen Lösung, **c.** Nach Plazentageburt

5.2. Leitung und Betreuung der Geburt

Ulrike Harder

5.2.1 Geburtsbeginn

Viele Schwangere beschäftigt gegen Ende der Schwangerschaft die Frage: *„Wann wird die Geburt meines Kindes erfolgen?"* Jede Hebamme wird in der Praxis mit dieser Frage konfrontiert, und es ist schwierig, darauf eine befriedigende Antwort zu geben. Da es bis heute keine sichere Möglichkeit gibt, den Geburtsbeginn vorauszusagen, ist es sinnvoll, wohlgemeinte Prognosen aufgrund erhobener Befunde zurückzuhalten und zuzugeben, daß er nicht vorherzusagen ist.

> Nur etwa 4% aller Kinder werden am errechneten Termin (E. T.) geboren, die anderen Geburten zum Termin finden zwischen der vollendeten 37. Schwangerschaftswoche (SSW 37/0) und dem Ende der 42. Woche (SSW 41/6) statt. Ab dem E. T. setzt eine intensivere Schwangerschaftsüberwachung ein (alle 2 Tage), um Gefährdungen früh zu erkennen.

Terminüberschreitungen von bis zu 13 Tagen sind keine Übertragung, diese beginnt erst mit der vollendeten 42. SSW (laut Definition 294 Tage oder mehr nach dem 1. Tag der letzten Regelblutung).

Wer je die Nervenanspannung werdender Eltern in den Tagen der Terminüberschreitung erlebt hat, wird stets in seiner Beratung darauf hinweisen, daß der errechnete Termin nur eine Orientierung ist. Freunden und Bekannten sollte dieses Datum nicht mitgeteilt werden, denn deren besorgte Anrufe in den fraglichen „Übertragungstagen" können eine starke seelische Belastung für die Schwangere darstellen.

Zeichen der baldigen Geburt

Folgende Symptome der Schwangeren kündigen eine baldige Geburt an:
- *Allgemeine Unruhe* (irgendwie ist alles anders), Überempfindlichkeit, Herzklopfen, Hitzegefühle, Kopfschmerzen
- Wiederholt ziehende *Schmerzen* im Kreuz oder im Unterbauch, vermehrt leichte, mehr oder weniger schmerzhafte *Wehen*
- *Appetitlosigkeit* oder *Heißhunger*, Erbrechen, Durchfälle, starke Blähungen
- zunehmendes *Druckgefühl* auf Vulva, Blase und Rektum, häufigeres Wasserlassen
- leichter *Rückgang des Körpergewichtes*, weniger oder schmerzhafter werdende Kindsbewegungen
- vermehrter *Vaginalausfluß*, Abgang des Zervix-Schleimpfropfes (zäher glasiger Schleim, Menge ca. 1 Teelöffel).

Diese Symptome werden zwar von vielen Frauen beschrieben, sind aber keine sicheren Vorboten der baldigen Geburt.

Der **Zervix-Schleimpfropf** geht meist 1–4 Tage ante partum ab, eine *leichte Blutbeimengung* wird als *normal* angesehen.

Das Blut kann von kleinen eröffneten Deziduablutgefäßen des unteren Unterinsegmentes oder von angerissenen Gefäßen der aufgelockerten Zervixschleimhaut stammen.

Oft fragen Frauen telefonisch im Kreißsaal an, ob sie wegen dieser Blutung kommen sollen. Hier ist es Aufgabe der Hebamme, durch gezieltes Nachfragen eine pathologische Blutung (regelstark, helles Blut: Verdacht auf vorzeitige Plazentalösung) von der physiologischen Zeichenblutung (bräunlich gefärbter, glasiger Schleim) zu unterscheiden. Ist die Frau unsicher oder sind ihre Angaben unklar, sollte sie unbedingt zur Kontrolle in die Klinik oder Praxis gebeten werden.

Aufnahme in die Klinik

> Die *Klinikaufnahme* wird empfohlen
> - bei Beginn **regelmäßiger Wehen**
> - bei **Abgang von Fruchtwasser**
> - bei **vaginaler Blutung**.

Fragt die Schwangere nach, wie oft die Wehen kommen müssen, sind die Antworten von Hebammen, Ärzten und Schwangeren-Informationsbroschüren sehr unterschiedlich. Die Empfehlungen variieren von *Wehen alle 10 Min.* über *eine halbe Stunde* lang bis zu *Wehen alle 5 Min.* über eine Stunde lang.

Dies zeigt, daß die Frage „Wann in die Klinik?" nicht pauschal beantwortet werden kann. Hier sollten Hebamme und Arzt *individuell beraten* und dabei folgendes berücksichtigen:

- Erst- oder Mehrgebärende, Verlauf der ersten (anderen) Geburt(en)
- ist der Partner zu Hause oder die Schwangere allein, der Anfahrtsweg kurz oder lang
- ist eine Hebammenbetreuung bei Wehenbeginn zu Hause möglich
- war der Schwangerschaftsverlauf normal oder liegen Risiken vor, ist die 37. SSW erreicht
- wie ist die Haltung der Frau, ängstlich oder gelassen?

Bei der Beratung wird die Schwangere bestärkt, sich selbst zu vertrauen, auf Vorboten der Geburt zu achten (Symptome s. o.) und bei Wehenbeginn in die Klinik zu fahren, sobald sie den Beistand einer Hebamme (und Ärztin) wünscht.

Körperliche Geburtsbereitschaft

Äußerer Befund zum Geburtstermin bei normalgewichtigen Kind:

- *Uterusfundus* steht 1–2 Querfinger unter dem Rippenbogen
- *Bauchumfang* beträgt mindestens 100 cm, *Symphysenfunduslänge* ca. 36 cm
- kindlicher *Kopf* hat *Bezug zum Becken*, beim 3. Leopold-Handgriff kein oder *wenig Ballotement*.

Das letzte Zeichen ist nicht immer vorhanden, denn bei einem Drittel aller Erstgebärenden und den meisten Mehrgebärenden nimmt der kindliche Kopf erst unter der Geburt festen Bezug zum Becken auf, so daß ein Ballotement zum Geburtsbeginn möglich ist.

Vaginaler Befund zum Geburtsbeginn:
- *Portio* liegt nicht mehr hinten sondern (fast) zentriert
- *Zervix* fühlt sich weich und aufgelockert an, ist aufgebraucht (Nullipara) oder in der Länge verkürzt (Multipara)
- *Muttermund* ist für einen Finger (Nullipara) oder bequem für 2 Finger (Multipara) durchgängig, evtl. etwas dehnbar (Abb. 5.2-1)
- am untersuchenden Finger haftet dicklicher, zäher evtl. leicht bräunlicher *Schleim*.

Alle genannten Befunde sind jedoch keine sicheren Hinweise, es gibt immer wieder Schwangere, die trotz geburtsbereiter Zervix erst nach einigen Tagen Geburtswehen bekommen, oder Frauen mit sehr unreifer Zervix, die im Verlauf eines Tages ihr Kind gebären.

> Die Geburt beginnt mit dem Einsetzen **regelmäßiger zervixwirksamer Wehen** oder mit einem **vorzeitigen Blasensprung**.

Abb. 5.2-1: Vaginaler Untersuchungsbefund zum Geburtsbeginn, a. Erstgebärende, b. Mehrgebärende

Geburtswehen treten in einem gewissen Rhythmus auf: Abstand von Wehenbeginn zu Wehenbeginn 4–7 Minuten, Dauer der Kontraktion 45–60 Sekunden.

Kürzere und seltenere Wehen wirken meist nicht muttermunderöffnend. Diese *Vor-* und *Senkwehen* hören oft nach einigen Stunden auf, die Schwangere kann wieder nach Hause gehen.

Nur selten begeben sich Frauen zu spät in die Klinik und gebären ihr Kind im Taxi oder an anderen ungewöhnlichen Orten. Ihre Geburtsgeschichte ist aber so spannend und interessant, daß gerne davon erzählt und manchmal sogar in der Presse darüber berichtet wird. Viele Frauen lassen sich aus Angst vor dieser seltenen schnellen Geburt dazu verleiten, sehr früh die Entbindungsklinik aufzusuchen.

Gründe für eine frühe Klinikaufnahme:

- *Risikoschwangerschaft* oder *vorzeitiger Blasensprung*
- frühe *Überwachung* der fetalen *Herzfrequenz*
- sehr *kurze Geburtsdauer* beim letzten Kind
- *ängstliche Frau*, die sich zu Hause unsicher fühlt
- *Hebamme* oder *Arzt* möchten sich forensisch (rechtlich) absichern.

Der letzte Grund hat wegen vieler Klagen und Schadenersatzansprüche von Patienten gegen Ärzte und Hebammen leider an Bedeutung gewonnen.

Beispiel: eine Schwangere wird mit leichten Wehen, unreifem Zervixbefund und unauffälliger fetaler Herzfrequenz nach Hause geschickt. Einige Zeit später kommt sie mit Geburtswehen wieder und bald stellt sich eine Komplikation ein. Wenn diese Komplikation durch eine frühere klinische Überwachung erkannt und evtl. vermeidbar gewesen wäre, kann die Mutter die Klinik auf Schadensersatz verklagen (bzw. die Person, die ihr zu dem früheren Zeitpunkt nicht zur Aufnahme geraten hat).

Nachteile der frühen Klinikaufnahme: Einige Frauen empfinden die Zeit der frühen Eröffnungswehen in der Klinik anstrengender und schmerzhafter als zu Hause. In vertrauter Umgebung können sie sich besser ablenken (Musik hören, baden, umhergehen, telefonieren) und ihren Bedürfnissen (Essen, Trinken, zur Toilette gehen, etc.) ohne Umstände nachkommen.

Nach der Aufnahme muß sich die Schwangere der Klinikroutine anpassen: Erst 30 Min. bei einer CTG-Kontrolle liegen oder sitzen, anschließend Untersuchungen, dann Besprechen des weiteren Vorgehens in Abhängigkeit von der Kreißsaalsituation; u. U. muß sie die Hebamme sogar fragen, ob sie ihre Körperposition ändern kann, trinken oder die Toilette benutzen darf. Diese Fremdbestimmung und Abhängigkeit vom Klinikpersonal empfinden einige Schwangere als belastend. Sie wünschen sich darum wohnliche Vorwehenbereiche im Krankenhaus, in denen sie die Zeit der Eröffnungswehen mit ihrem Partner selbständiger verbringen können. Ein Wunsch, der von vielen Hebammen und Ärzten unterstützt wird und in einigen Kliniken bereits verwirklicht wurde.

Hebammenaufgaben

Bei der Aufnahme ist es wichtig, schnell die Situation einzuschätzen und den werdenden Eltern ein Gefühl der Sicherheit zu vermitteln. Die Hebamme stellt sich namentlich vor und bittet die Frau mit ihrem Partner ins Untersuchungszimmer. Ein Aufnahmegespräch sollte nie im Stehen stattfinden.

Schon während der Begrüßung gewinnt die Hebamme einen ersten Eindruck (s. S. 441), den sie durch gezielte Fragen ergänzt:

– Warum kommen Sie? (Wehen, Fruchtwasserabgang, Blutungen, sonstige Gründe?)
– Wie oft kommen die Wehen und seit wann?
– Wievieltes Kind?

Der **Mutterpaß** muß sorgfältig angesehen werden (errechneter Termin, Schwangerschaftsverlauf, Risiken), ein evtl. angelegter Schwangeren-Ambulanz-Bogen wird herausgesucht. Bei Regelwidrigkeiten informiert die Hebamme den Arzt.

Nach einer kurzen **äußeren Untersuchung** auf der Liege (Fundusstand, Kindslage etc.) und einer 20–30minütigen Herzton-Wehenschreibung (CTG) wird die Frau vaginal untersucht. Hat sie sehr starke Wehen oder handelt es sich um eine

Mehrgebärende, sollte die *vaginale Untersuchung* zuerst erfolgen. Alle Maßnahmen werden ausreichend erklärt.

Während der *CTG-Kontrolle* mißt die Hebamme Blutdruck, Temperatur, Puls, beginnt mit der Anamnese und dokumentiert die erhobenen Befunde. Nachdem die Frau auf der Toilette war (*Urinprobe:* Eiweiß, Zucker) wird mit dem Paar das **weitere Vorgehen** besprochen. Je nach Wehenintensität und Befinden der Gebärenden bieten sich ihr nun mehrere Möglichkeiten:

- Spazierengehen, ein Entspannungsbad nehmen, Hinlegen um Kräfte zu sparen (besonders nachts) und evtl. nach einem Spasmolytikum noch etwas schlafen. Günstig ist ein Vorwehenzimmer mit bequemen Sitz- und Liegemöglichkeiten für das Paar.
- Sind die Wehen kräftiger und soll die Frau in den Entbindungsraum aufgenommen werden, wird sie vorbereitet. Dazu gehören die Rasur im Dammbereich (s. S. 458), bei vollem Rektum (Mastdarm) ein Reinigungseinlauf (s. S. 459) und ein Dusch- oder Wannenbad.

Da der kindliche Kopf in Beckenmitte das Rektum stark zusammendrückt, kann u. U. kurz vor der Geburt unwillkürlich Stuhl abgehen. Ein Stuhlabgang im Entbindungsbett ist vielen Frauen (aber auch Hebammen und Ärzten) unangenehm, darum wird oft versucht, diesen durch einen Reinigungseinlauf zu verhindern. Der Einlauf ist aber nur notwendig, wenn bei vaginaler Untersuchung harter geformter Stuhl in der Rektumampulle getastet wird (kann ein Geburtshindernis darstellen).

Hat die Frau in den letzten Stunden abgeführt oder gibt sie Durchfall an, sollte auf einen Einlauf verzichtet werden; denn dieser wird von vielen Gebärenden als sehr unangenehm empfunden, besonders wenn sie starke Wehen verspüren. Die Aussage „*Ein Einlauf ist das beste Wehenmittel*" wurde in einer Forschungsarbeit englischer Hebammen nicht bestätigt (Romney/Gordon s. Lit. S. 277).

Alle geplanten Maßnahmen muß die Hebamme mit der Frau besprechen und begründen. Während der Vorbereitung kann der Partner bei seiner Frau bleiben, ihm sollte aber die Möglichkeit angeboten werden, draußen zu warten, wenn ihm oder ihr dies angenehmer ist.

Vom Moment der Aufnahme ist die Hebamme eine wichtige Bezugsperon für die werdenden Eltern. Sie gibt Zuspruch, erkundigt sich nach den Bedürfnissen der Eltern, schlägt Möglichkeiten zur Wehenverarbeitung vor und bespricht den Geburtsablauf (z. B. während des Wannenbades). Bei Regelwidrigkeiten muß sie einen Arzt hinzuziehen, dann erfolgt die weitere Betreuung gemeinsam.

5.2.2 Dokumentation der Geburt

Der Geburtsverlauf muß von Hebamme und Arzt aus folgenden Gründen sorgfältig dokumentiert werden:

- *Berufsordnungen der Hebamme:* Die Hebamme ist zur Dokumentation ihrer Tätigkeit verpflichtet
- *ärztliche Berufsordnung:* Ärztliche Aufzeichnungen sind im Interesse der Patienten ordnungsgemäß zu machen, ein Beweismittel über den Behandlungsablauf muß vorliegen
- *die Klinik* ist an einer guten Dokumentation interessiert, da im Schadensfall eine Beweislastumkehr eintritt. Können die Angaben der Patientin nicht durch gute Dokumentation der Klinik (Arzt, Hebamme) widerlegt werden, gelten die Angaben der Patientin.

Eine vollständige Dokumentation enthält:

(1) Krankenblatt mit Anamnese
(2) Geburtsbericht, Partogramm, Kardiotokogramme
(3) Überwachungsprotokolle (z. B. Anästhesie), Laborbefunde etc.
(4) Kurve mit stationärem Verlauf
(5) Pflegedokumentation mit ärztlichen Anordnungen
(6) Zusammenfassender Bericht, Entlassungsbefund und -datum (z. B. „Arztbrief").

Die Dokumentation des Geburtsverlaufes wird am besten in der Nähe der Frau geführt. Jede Person, die etwas anordnet oder ausführt (Arzt, Hebamme, Schülerin), sollte dieses selbst niederschreiben. Die Dokumentation kann im fortlaufenden Text oder auf einem Partogramm (Abb. 5.2.2) erfolgen. Für beide Formen gelten dieselben Kriterien.

Inhalt der Geburtsdokumentation

(1) **Aufnahme**

- Datum, Uhrzeit, Aufnahmegrund, Alter, Parität
- errechneter Geburtstermin bzw. Schwangerschaftswoche nach Mutterpaß
- Vor- und Nachname der aufnehmenden Hebamme
- kindliche Herzfrequenz bzw. Beurteilung des Aufnahme-CTG
- Vitalzeichen (Temperatur, Puls, Blutdruck)
- Wehentätigkeit nach Angaben der Frau (seit wann) und eigene Beobachtung
- äußerer Untersuchungsbefund (Fundusstand, Lage) und innerer (MM, Fruchtblase, Höhenstand)
- Risikofaktoren aus der Anamnese (Uterusoperationen, Medikamentenallergien etc.)
- Arztinformation mit Uhrzeit (entfällt, wenn eine klinikinterne Absprache besteht, nur bei regelwidrigem Verlauf zu informieren)
- weiteres Vorgehen nach Absprache mit der Frau (Baden, Spazierengehen, Kreißbett) und ärztliche Anordnungen

(2) **Herzton- und Wehenüberwachung**

- Jedes CTG mit Datum, Uhrzeit, Vor- und Nachnamen der Frau beschriften (bei Geräten mit automatischer Zeitschreibung muß die Zeitangabe überprüft werden).
- Zu Geburtsbeginn sollte eine ausführliche CTG-Beurteilung im Geburtsbericht vermerkt werden (Baseline, Oszillation, Akzelerationen, Dezelerationen), später genügt ca. 2 stdl. eine Kurznotiz (z. B. CTG unauffällig) oder eine ausführliche Beschreibung der Pathologie (z. B. Baseline 140 spm, eingeengt undulatorisch, Dip I auf 100 spm mit schneller Erholung).
- Ohne Dauer-CTG sollte die fetale Herzfrequenz (FHF) in der Eröffnungsperiode ¼ stdl., in der Austreibungsphase nach jeder Wehe gehört und dokumentiert werden (z. B. FHF 140 spm).

Rechtssprechung und Gutachter sehen bei physiologischer Geburt regelmäßige CTG-Kontrollen alle 1–2 Std. von 20–30 Min. als ausreichend an, wenn ihre Auswertung unauffällig ist. Eine CTG-Dauerüberwachung wird für das letzte Geburtsdrittel empfohlen.

- Auf dem CTG-Streifen sind zu vermerken: Konsequenzen bei FHF-Abweichungen (Lagewechsel der Frau, Arztinformation, Partusistengabe); Begründung für schlechte Ableitung (z. B. Kindsbewegungen, Frau sitzt aufrecht); Oxytocintropfgeschwindigkeit (z. B. Syntocinontropf 12 ml/h). Es können auch Kurznotizen als Erinnerungsstütze (z. B. Preßbeginn, Blasensprung) für den späteren Geburtsbericht vermerkt werden.
- *Ein kontinuierlich beschrifteter CTG-Streifen wird nicht als alleinige Geburtsdokumentation anerkannt. Alle wichtigen Daten müssen im Geburtsbericht zusätzlich vermerkt werden!*
- Stärke und Häufigkeit der Wehen werden ca. stdl. im Geburtsbericht vermerkt (z. B. kräftige Wehen alle 3–4 Min.), da die Stärke bei externer Wehenableitung nicht eindeutig vom CTG ablesbar ist.

(3) **Medikamente**

- Jede Medikamentengabe muß mit ihrer Indikation aufgeführt werden (z. B. MM sehr straff: 1 Monzal supp. Dauerkontraktion: 2 × Berotec Spray, Verdacht auf Amnioninfektions-Syndrom: 1 g Clamoxyl i. v., Dr. F.).
- Wehenmittelgaben müssen ebenfalls mit Indikation begründet werden (z. B. Oxytocin: Wehen schwach, nur noch alle 4–6 Min. oder sekundäre Wehenschwäche; Prostaglandine: Verdacht auf Übertragung).
- Alle Medikamente werden mit Angabe von Uhrzeit und genauer Dosierung in mg (nicht ml oder Amp.) sowie Applikationsart (Supp., i. m., i. v., s. c.) vermerkt.
- Verordnungen sollten möglichst vom Arzt selbst eingetragen oder zumindest unterschrieben werden (z. B. Anordnung: 3 mg PGE_2 Vaginaltabl., Dr. F.). Telefonische Anordnungen werden dokumentiert und ausgeführt (z. B. Tel. Or-

Partogramm

Aufnahme Datum: 12.1.95 Uhrzeit: 1:50 Wehenbeginn: 11.1./23:30 Blasensprung: 12.1./6:35

Name: Anke Luther   Alter: 32j   Para: II   SSW: 40/2   Blutgr.: 0 Rh pos

Besonderheiten/Risiken: '92 Curettage p.p. bei unvollständ. Plazenta

Muttermund Weite	Höhenstand der Leitstelle	Uhrzeit 2-10
vollst.	über BE	(Kurvenverlauf)
9 cm	I-4 cm	
8 cm	I-3 cm	
7 cm	I-2 cm	
6 cm	I-1 cm	
5 cm	interspinal	
4 cm	I+1 cm	
3 cm	I+2 cm	
2 cm	I+3 cm	
1 cm	BB	
geschl.	BA	

Rechte Spalte (Ereignisse):
- 8:35 ♂ Spontangeburt, DR I°, 9-10-10
- 8:50 Plazentageburt vollständig, Heb. Beske
- 9:00 Naht Dr. Rat

	ca. 2:00	ca. 3:30	ca. 5:00	ca. 6:30	7:30	8:00	8:20
MM-Konsistenz	dickwulstig	dünn + weich	straff	weich	dehnbar		
Fruchtwasser	FB steht	FB steht	FB prall	FW klar mit Vernix			
CTG	extern KHT regelrecht	KHT o.B.	KHT gut	Dip I, KHT undulat. 130 spm	Dip I		
Wehen	alle 4-5 min. (mittel)	Kräftiger alle 3-4 min.	=	stark alle 3 min.	=		
Unterschrift	Ld	Ld	Ld	Ld	Bs	Rt	Bs
Wehentropf							
Tokolyse							
MBU							
Analgesie					Pudendus 20 ml Scand. 1%		
Temperatur	36.8	36.7	36.9				37.0
Puls	76	80	72				84
Blutdruck	110/60	120/70	120/70				130/70
Einfuhr		Mineralwasser	500 ml Gluc. 5%				
Ausfuhr	Spontanurin			Spontanurin 2x Erbrechen			
Medikamente			1 Monzal supp.				
Weitere Eintragungen	Fundus 2↓ Ribo I SL; Frau möchte umherlaufen	Vollbad	Lagerung Kreißbett li Seite	Sitzen auf Pezzi-Ball; 6:30 Info Dr. Rat wegen CTG	Kreißbett; 7:30 Ruf Dr. Rat Schmerzen BA		8:20 aktiver Preßbeginn im Vierfüßlerstand

Abb. 5.2-2: Partogramm mit dokumentiertem Geburtsverlauf. Die Muttermunderöffnung und das Tiefertreten der kindlichen Leitstelle sind anhand der Graphik leicht zu erkennen. Auf der Rückseite werden erhobene Befunde schriftlich ergänzt (z. B. CTG-Beurteilungen)

der Dr. F.: 6 IE Syntocinon in 500 ml Glukose 5%, starten mit 10 ml/h, steigern bis regelm. Wehen) und später vom Arzt unterschrieben.

(4) Arztinformation

• Alle Abweichungen vom regelrechten Geburtsverlauf müssen dem diensthabenden Arzt gemeldet werden, Zeitpunkt der Benachrichtigung und Ankunft des Arztes werden notiert (z. B. 17:20 Info Dr. F., 17:40 Eintreffen).
• Will die Frau bzw. das Paar den Arzt konsultieren, sollte dieser informiert werden, auch wenn die Hebamme keine Notwendigkeit dazu sieht.
• Bestehen Unstimmigkeiten zwischen Hebamme und Arzt bezüglich erforderlicher Maßnahmen, sollte die Situation von der Hebamme genau dokumentiert werden (z. B. Baseline 120 spm., eingeengt undulatorisch, ca. alle 3 Min. Dip II auf 80 spm. Um 18:10 Dr. F. tel. informiert, gebeten zu kommen. Tel. Order: Abwarten, Syntocinontropf zurück auf 5 ml/h).

(5) Beobachtungen an der Gebärenden

• Alle Beobachtungen an der Frau werden eingetragen (z. B. Frau B. ist erschöpft, erbricht, hat Preßdrang), ebenso Farb- und Geruchsveränderungen des abgehenden Fruchtwassers sowie vaginale Blutungen.
• Ein Blasensprung wird mit Angabe von Fruchtwasserfarbe und -menge und mit FHF notiert (z. B. 7:10 Blspr. reichl. klares FW, FHF 140 spm).
• Der Preßbeginn (Beginn der aktiven Austreibungsperiode) sollte mit Uhrzeit vermerkt werden. Dauert sie länger als 30 Min. bei Erstgebärenden oder 20 Min. bei Mehrgebärenden), empfiehlt sich eine Begründung (z. B. Pressen nur jede 2. Wehe, Wehenschwäche).

(6) Geburt

• Neben Uhrzeit, Geschlecht und Lage wird der Geburtsmodus (z. B. spontan mit Kristellerhilfe) vermerkt, ebenso schwere Schulterentwicklung, Nabelschnurumschlingung, Dammriß, Episiotomie.
• Der Zustand des Neugeborenen wird in Worten (z. B. lebensfrisch, lebend, schlaff) sowie mit Apgar- und pH-Wert aus dem Nabelschnurblut beschrieben.

(7) Nachgeburtsperiode

• Notiert werden Uhrzeit der Plazentageburt, -vollständigkeit und Besonderheiten, Lösungshilfen (z. B. Cord traction), Gesamtblutverlust, sowie Uteruskontraktion und Fundusstand p. p.
• Eine Schnitt- oder Rißversorgung muß mit Anästhesieart, Namen des Ausführenden und evtl. Nahttechnik dokumentiert werden.

(8) Entlassung aus den Entbindungsräumen

• Der Geburtsbericht schließt ab mit einer Zusammenfassung des Ist-Zustandes von Mutter und Kind sowie dem Zeitpunkt der Verlegung bzw. ambulanten Entlassung nach Hause. Die vollständigen Papiere werden an die Wochenstation weitergegeben.

(9) Aufbewahrungsfrist

Alle Dokumentationspapiere müssen mindestens 10 Jahre von der Klinik bzw. freiberuflichen Hebamme aufbewahrt werden, eine Aufbewahrungsfrist von 15–30 Jahren wird empfohlen. Die Möglichkeit, Rechtsansprüche für ein geschädigtes Kind geltend zu machen, verjährt erst 5 Jahre, nachdem die Eltern Kenntnis von evtl. geburtshilflichen Schäden erhalten haben.

Beispiel: Wenn Lernstörungen des 6jährigen Kindes auf Sauerstoffmangel bei der Geburt zurückgeführt werden, kann noch 11 Jahre post partum eine Klage eingereicht werden.

5.2.3 Überwachung von Wehen und kindlichen Herztönen

Regula Hauser/Ulrike Harder

Wehen

Für die Hebamme ist eine richtige Wehenbeurteilung von großer Bedeutung. Wehen werden *palpatorisch* mit den Fingerspitzen, durch *Beobachten* der Frau und mit apparativer Wehenregistrierung durch Kardiotokographie (CTG) kontrolliert (Technik der externen und internen Tokographie s. S. 416). Anhand der externen Tokographie kann die Wehenfrequenz und -dauer, aber nicht die -stärke beurteilt werden.

Wehenaufbau, -meßbarkeit und -empfindung sowie Wehentypen sind auf S. 155 ff. erläutert und dargestellt.

Kindliche Herztöne

Bei direktem Abhören der Herztöne mit dem *Pinard-Hörrohr* oder *Herztondetektor* muß die Hebamme die Herzschläge 15 Sekunden auszählen und pro Minute errechnen. Bei kontinuierlicher Aufzeichnung mit dem *CTG-Gerät* wird der Herzschlag pro Min. fortlaufend von Schlag zu Schlag ausgerechnet (Geräte zur fetalen Herztonüberwachung s. S. 412 ff.).

Das CTG bietet eine gute Überwachung des Feten während Schwangerschaft und Geburt. Die Herzaktionen werden in Bezug zur Wehentätigkeit beobachtet, dadurch ist eine intrauterine Gefährdung des Kindes früh zu erkennen. Beurteilung des antenatalen (vorgeburtlichen) CTG s. S. 110.

CTG-Nomenklatur

Die CTG-Interpretation muß jede Hebamme beherrschen! Die dazu notwendigen Beurteilungskriterien und Fachausdrücke werden nachfolgend vorgestellt (nach Hammacher, Fischer und Göschen).

Veränderungen der fetalen Herzfrequenz (FHF) betreffen 3 Hauptgruppen:

- *Langfristige FHF-Veränderungen* dauern länger als 10 min (Tachykardie) bzw. 3 min (Bradykardie).
- *Mittelfristige FHF-Veränderungen* sind kürzer als 10 min (Akzeleration) bzw. 3 min (Dezeleration).
- *Kurzfristige FHF-Veränderungen* sind Variationen von Herzschlag zu Herzschlag (Oszillationsamplitude, -frequenz und Mikrofluktuation).

Langfristige FHF-Veränderungen

Der über einen längeren Zeitraum beobachtete konstante Mittelwert der Herzfrequenz wird *Basalfrequenz* (oder Baseline) genannt und in Schlägen pro Minute (spm) angegeben (Abb. 5.2-3):

Normokardie	— Basalfrequenz 110–150 spm

Abb. 5.2-3: Baseline (Basalfrequenz) bezeichnet den Mittelwert der FHF über einen längeren Zeitraum, hier ewta 138 spm. Die Oszillationsamplitude (Bandbreite) grenzt die Höhe der Oszillationsausschläge ein, sie beträgt hier 25 spm

Tachykardie	– Basalfrequenz-Anstieg länger als 10 min
leichte:	FHF > 150 spm,
schwere:	FHF > 170 spm
Bradykardie	– Basalfrequenz-Abfall länger als 3 min
leichte:	FHF < 110 spm,
schwere:	FHF < 90 spm

- **Tachykardie.** Eine längere Erhöhung der Basalfrequenz über 150 spm muß immer ernst genommen werden. Je nach *Ursache* ist ihre Auswirkung auf die Geburt:

prognostisch günstig: nach Medikamentengabe (z. B. Partusisten), bei Streß der Frau, wenn keine Ursache ersichtlich ist (paroxysmale = anfallsweise Tachykardie)

prognostisch unklar: Fieber der Mutter (Verdacht auf Amnioninfektionssyndrom) Extrasystolie

prognostisch ungünstig: fetale Hypoxämie (niedriger O_2-Gehalt im arteriellen Blut) z. B. durch Plazentainsuffizienz oder fetale Anämie, Amnioninfektionssyndrom; nach vorzeitigem Blasensprung, bei protrahiertem Geburtsverlauf.

Dauert die Tachykardie an, so ist mit einer persistierenden *Hypoxämie* zu rechnen, die in eine *Hypoxie* (niedriger O_2-Gehalt im Körpergewebe) übergehen kann!

- **Bradykardie.** Eine länger als 3 min dauernde Verlangsamung der kindlichen Herztöne unter 110 spm ist immer ein Alarmsignal. Je nach *Ursache* wird sie bewertet:

prognostisch günstig: Vena-cava-Kompressionssyndrom, Dauerkontraktion, erhöhter Vagotonus des Feten (essentielle Bradykardie)

prognostisch ungünstig: akute mütterliche Hypovolämie (Blutvolumenmangel) oder Anämie, vorzeitige Plazentalösung, Nabelschnurkompression, uteroplazentare Minderdurchblutung, Vitium cordis (fetaler Herzfehler mit Reizleitungsstörung), persistierende Azidose (Abfall des arteriellen pH-Wertes).

Liegt eine **terminale Bradykardie** vor, d. h. die Bradykardie tritt als Folge von vorherigen pathologischen kurz- und mittelfristigen FHF-Veränderungen auf, besteht akute *hypoxische Gefährdung* des Feten!

Der Begriff terminale Bradykardie wird ebenfalls für eine anhaltende Bradykardie am Ende der Austreibungsperiode verwendet.

Mittelfristige FHF-Veränderungen

Diese sind, wie auch die langfristigen, an einer Zu- oder Abnahme der fetalen Herzfrequenz erkennbar. Sie werden definiert als:

Akzeleration	– Beschleunigung der FHF über Basalfrequenz-Niveau bis zu 10 min
Dezeleration	– Verlangsamung der FHF unter Basalfrequenz-Niveau bis zu 3 min

Akzelerationen

- **Sporadische Akzelerationen** sind kurze Herzfrequenzbeschleunigungen im Zusammenhang mit Kindsbewegungen und Berührungsreizen wie Palpatation der Bauchdecke oder vaginale Untersuchung. Da sie eine physiologische kindliche Reaktion auf Streß darstellen, sind sie ein günstiges Zeichen im CTG.
- **Periodische Akzelerationen** sind wiederholt auftretende FHF-Beschleunigungen, die bei mindestens 3 aufeinanderfolgenden Wehen auftreten. *Ursache* kann eine wehensynchrone uteroplazentare Minderdurchblutung oder eine Nabelschnurkompression sein. Periodische Akzelerationen sind ein Zeichen dafür, daß das fetale Kreislaufsystem den vorübergehenden Sauerstoffmangel bei jeder Wehe durch schnelleren Herzschlag kompensiert. Reicht diese Kompensation nicht mehr aus, können periodische Akzelerationen über stetige Basalfrequenzerhöhungen in eine Tachykardie übergehen.

Dezeleration bzw. Dip

- **Sporadische Dezelerationen** treten unabhängig von Wehen auf (Abb. 5.2-4). Es gibt 2 *Arten*:

Abb. 5.2-4: Dezelerationstypen im CTG, **a.** Dip 0 als Reaktion auf eine Kindsbewegung, **b.** Prolongierte Dezeleration beim Vena-cava-Kompressionssyndrom, **c.** Frühe Dezelerationen (Dip I) verlaufen spiegelbildlich zur Wehenkurve, **d.** Späte Dezelerationen (Dip II) verlaufen zeitlich versetzt zur Wehenkurve, **e.** Variable Dezelerationen können bei jeder Wehe eine andere Form zeigen, ihr zeitlicher Bezug zur Wehe wechselt

Dip 0 (Spikes) sind ein kurzes Wegtauchen (engl. to dip = eintauchen) der FHF bis zu 30 sec Dauer. Ursachen sind Kindsbewegungen, die zu einer kurzfristigen Nabelschnurkompression führen, oder rhythmische Zwerchfellkontraktionen bei fetalem Singultus (Schluckauf). Häufiges Auftreten von Dip 0 kann ein Hinweis auf eine Nabelschnurumschlingung sein.

Prolongierte Dezelerationen dauern länger als 1 min und haben ein definiertes auslösendes Ereignis. Wegen ihrer Form werden diese Dezelerationen als „wannenförmig" bezeichnet, der Übergang zu einer Bradykardie (länger als 3 min) ist fließend. Ursache ist eine Dauerkontraktion oder ein akuter mütterlicher Blutdruckabfall bedingt durch ein V.-cava-Kompressionssyndrom oder eine Epiduralanästhesie.

- **Periodische Dezelerationen** treten in regelmäßigen Abständen auf und stehen immer im Zusammenhang mit einer Wehe. Das Kurvenbild kann dabei gleichförmig oder ungleichförmig sein. 3 Arten werden unterschieden (Abb. 5.2-4):

Frühe Dezelerationen oder Dip I sind an einer spiegelbildlich zur Wehenkurve verlaufenden Herzfrequenzkurve zu erkennen. Die FHF fällt mit Wehenbeginn ab und kehrt bis Wehenende zur Basalfrequenz zurück. Bei einem Dip I verlangsamt sich die FHF meist um weniger als 30 spm, selten sinkt sie unter 100 spm ab. Ursache ist z. B. eine verstärkte Kopfkompression während der Wehen, darum treten frühe Dezelerationen oftmals in der Austreibungsperiode auf.

Spätere Dezelerationen oder Dip II sind an einer zur Wehenkurve phasenverschobenen Herzfrequenzkurve zu erkennen. Die Dezelerationen sind gleichförmig und treten in Bezug zur Wehe

Abb. 5.2-5: Ungünstige Zusatzkriterien zur Beurteilung variabler Dezelerationen (nach W. M. Fischer) mit einer Verzögerungszeit (*lag time*) auf. Späte Dezelerationen werden nach Größe ihres Frequenzabfalles (Dezelerationsamplitude) unterteilt in: *leicht*: Frequenzabfall < 15, *mittelschwer*: Frequenzabfall 15−45, *schwer*: Frequenzabfall > 45 spm.

Ursache später Dezelerationen ist immer eine ungenügende Sauerstoffversorgung des Feten, bedingt durch plazentare Mangeldurchblutung. Diese kann ausgelöst werden durch Plazentainsuffizienz, uterine Hyperaktivität, vorzeitige Plazentalösung oder fetale Blutungen. Späte Dezelerationen führen oft zu einer verminderten Sauerstoffsättigung im fetalen Blut und senken den pH-Wert. Zur Abschätzung der hypoxischen Gefährdung des Kindes kann eine Mikroblutuntersuchung (MBU) vorgenommen werden (Technik siehe S. 422).

Variable Dezelerationen haben meist bei jeder Wehe eine andere Form. Häufig sind sie eine Kombination von Dip I und Dip II. Ihr Tiefpunkt kann vor, während oder nach der Wehenspitze (Akme) liegen. Variable Dezelerationen zeigen meist einen schnellen Frequenzabfall, der oft unter 100 spm absinkt. Ursache ist eine plazentare Durchblutungsstörung, bedingt durch Plazentainsuffizienz oder Nabelschnurkomplikationen. Variable Dezelerationen werden nach ihrem Schweregrad unterteilt in:

leicht: entweder sinkt die FHF nicht tiefer als 80 spm (dauerunabhängig) ab, oder die Dauer der Dezeleration ist kürzer als 30 sec (frequenzunabhängig)

mittelschwer: FHF verlangsamt sich bis auf 70 spm und dauert 30−60 sec

schwer: FHF verlangsamt sich unter 70 spm und dauert länger als 60 sec.

Ungünstige Veränderungen der FHF-Kurve vor, während und nach den Dezelerationen zeigt Abb. 5.2-5.

Kurzfristige FHF-Veränderungen

Unter physiologischen Bedingungen wechselt die Länge des Intervalls zwischen 2 Herzschlägen von Schlag zu Schlag: Mal nimmt sie mehrere

Abb. 5.2-6: Kurzfristige FHF-Veränderungen im stark vergrößerten CTG-Ausschnitt. Die Oszillationsfrequenz wird pro min in Gipfelpunkten (hier 4) angegeben oder mit der Anzahl der Nulldurchgänge (hier 9 Punkte) durch die Floatingline (rot).

Schläge lang kontinuierlich zu, dann findet eine Umkehr statt, und sie nimmt über mehrere Schläge kontinuierlich ab, u.s.w. Diese *Mikrofluktuation* (beat-to-beat-variation) kann im vergrößerten CTG-Ausschnitt an den kleinen Punkten erkannt werden (Abb. 5.2-6). Wären alle Intervalle zwischen den Herzschlägen gleichlang, so wäre die FHF-Kurve eine Gerade.

• Die Fluktuation der FHF um einen Mittelwert (Floatingline) wird **Oszillation** genannt. Die Oszillation wird *nach 2 Kriterien beurteilt*.

• **Oszillationsfrequenz oder Makrofluktuation**: Physiologisch finden sich pro Minute 2−6 *Gipfelpunkte* (obere Umkehrpunkte) von schneller zu langsamer werdender Herzfrequenz. Dies entspricht 5−13 *Nulldurchgängen* durch die *Floatingline* (Schnittpunkte durch eine gedachte Mittellinie) (Abb. 5.2-6).

• **Oszillationsamplitude oder Bandbreite** bezeichnet die durchschnittliche Höhe der Oszillationsausschläge. Je nach Bandbreite werden *4 Oszillationstypen* unterschieden (Abb. 5.2-7):

Abb. 5.2-7: Oszillationstypen nach Hammacher. Veränderungen der Oszillationsamplitude bzw. Bandbreite bestimmen den Typus

- saltatorisch (Bandbreite über 25 spm): Zeichen für ein funktionstüchtiges Herz-Kreislauf-System, welches sich im Zustand der Kompensation befindet und kontrolliert werden sollte (z. B. bei starken Kindsbewegungen, Nabelschnurkomplikationen, erhöhtem Kopfdruck)
- undulatorisch (Bandbreite 10–25 spm): Ausdruck eines intrauterinen Wohlbefinden des Kindes
- eingeengt undulatorisch (Bandbreite 5–10 spm): Kann einen Schlafzustand des Kindes anzeigen (bis zu 40 min) oder durch Medikamente (z. B. Pethidin) hervorgerufen sein. Auch ein Sauerstoffmangel verursacht eine Einengung der Oszillationsamplitude!
- silent (Bandbreite unter 5 spm): Auch dies kann einen Ruhezustand des Kindes anzeigen. Man versucht, mit einem Weckreiz (Lageänderung der Mutter, Betasten des Kindes von außen, lautes Geräusch) eine Reaktion des Kindes (Akzeleration) hervorzurufen. Gelingt dies nicht, muß eine andere Ursache vorliegen: z. B. Medikamentenwirkung, Hypoxie oder zerebrale bzw. kardiale Fehlbildungen.

Anhaltender Sauerstoffmangel bewirkt neben silenter Bandbreite meist auch eine Abnahme der Oszillationsfrequenz (Gipfelpunkte). Dieses FHF-Muster (besonders in Kombination mit Tachykardie und Dezelerationen) ist Zeichen einer gefährlichen Hypoxie, die zu fetalen Schädigungen und intrauterinem Fruchttod führen kann!

Eine gute CTG-Interpretation muß in der Praxis geübt werden, zusätzlich empfiehlt sich das Studium spezieller Kardiotokographie-Bücher (s. S. 277, Literatur).

5.2.4 Geburtsleitung und Betreuung der Gebärenden

Ulrike Harder

Der Tag der Geburt ist für jede Frau (und ihren Partner) ein einzigartiges Erlebnis. Sie freut sich darauf, ihr Kind endlich im Arm halten zu können, gleichzeitig hat sie Angst vor der unbekannten Situation und den bevorstehenden Schmerzen.

Der Partner fühlt eine gewisse Unsicherheit in der fremden Klinikatmosphäre und macht sich Sorgen um seine Frau, die sich mit zunehmender Wehenintensität oft völlig anders verhält als sonst.

Beide sorgen sich um das Wohlergehen ihres Kindes und möchten, daß alles getan wird, damit es gesund zur Welt kommt. Die Verfügbarkeit aller klinischen Möglichkeiten zur fetalen Überwachung, operativen Entbindung und Reanimation sind darum für viele Eltern ein wichtiges Kriterium bei der Wahl des Entbindungsortes.

Ebenso wichtig ist ihnen aber auch die Qualität der Betreuung. Der zweckmäßig eingerichtete Klinik-Entbindungsraum verursacht schnell ein Gefühl der Angst und Hilflosigkeit, deshalb wünschen sich viele Paare eine individuelle Betreuung.

Während der Entbindung ist darum die Hebamme eine wichtige Bezugsperson. Ihre ständige Anwesenheit bzw. Erreichbarkeit, ihre Erfahrung und Fachkompetenz vermitteln den Eltern ein Gefühl der Sicherheit. Die Gebärende braucht regelmäßig beruhigenden Zuspruch, Unterstützung bei der Wehenveratmung, Hilfe, um eine bequeme Lage zu finden, Erklärungen zum Geburtsverlauf und Verständnis für ihre Schmerzen und Bedürfnisse.

Jede Frau hat ihre eigene Art, mit der Situation und dem Geburtsschmerz umzugehen. Es ist Aufgabe der Betreuenden, dieses so weit als möglich zuzulassen und der Frau keine „Vorschriften" zu machen.

Wenn Hebamme und ärztlicher Geburtshelfer auf Ängste, Wünsche und Erwartungen der Gebärenden eingehen, sie als mitentscheidende Persönlichkeit akzeptieren, können sie ein **Klima des Vertrauens und der Geborgenheit** schaffen, welches sich günstig auf den Geburtsablauf auswirkt.

Körperhaltungen

Während der Eröffnungswehen sollte die Gebärende unterschiedliche Positionen einnehmen können. Oft sind so die Wehenschmerzen leichter zu ertragen. Durch Bewegung kann die Wehentätigkeit angeregt, durch bestimmte Körperhaltungen die Wehenkraft unterstützt werden.

Abb. 5.2-8: Vornübergebeugtes Abstützen während der Wehenveratmung im Stehen

- Beim **Umherlaufen** lehnt sich die Frau während der Wehe leicht vornübergebeugt an ihren Partner, die Hebamme oder an einen Gegenstand an (Abb. 5.2-8). Langes Laufen kann die Frau sehr ermüden, sie braucht zwischendurch einen Platz zum Ausruhen. In den Ruhepausen wird das CTG geschrieben (*intermittierende Herztonüberwachung*).

Eine *kontinuierliche Herztonüberwachung* (z. B. bei suspektem FHF-Muster), ist mittels Telemetrie-Gerät (s. S. 415) auch beim Umherlaufen möglich. Die CTG-Überwachung mit Telemetrie empfinden viele Frauen als angenehmer (auch im Liegen), da sie nicht durch Überleitungskabel direkt an einem CTG-Gerät „angebunden" sind.

Bei allen folgenden Körperhaltungen kann eine CTG-Daueüberwachung auch ohne Telemetrie erfolgen (mit älteren CTG-Geräten fällt es der Hebamme u. U. schwer, die Herzfrequenz befriedigend abzuleiten).

- **Sitzende Positionen** (Abb. 5.2-9a, b) auf einem Stuhl oder großen Gymnastikball (Pezzi-Ball) sollten so gewählt werden, daß sich die Frau in jeder Wehenpause anlehnen und entspannen kann; gleiches gilt für den **Vierfüßlerstand**. Dient ein Gymnastikball als Oberkörperstütze (Abb. 5.2-9c), kann die Frau während der Wehe leicht hin und her schaukeln, was oft als angenehm empfunden wird. Liegt der Oberkörper tiefer auf dem Bett als das Becken (Abb. 5.2-9d), entlastet dies optimal den zervikalen Bereich, z. B. wenn sich durch sehr starken Druck des kindlichen Kopfes ein fester Muttermundssaum oder eine ödematös angeschwollene Muttermundslippe gebildet hat.

Tritt der kindliche Kopf nur langsam tiefer (z. B. bei hinterer Hinterhauptslage), können aufrechtes **Knien** (Abb. 5.2-9e) oder der **Fersensitz** (Abb. 5.2-9f) mit weit geöffneten Oberschenkeln das Tiefertreten des vorangehenden Teils beschleunigen.

Weitere Gebärpositionen für die Austreibungsphase siehe Abb. 5.2-12–19.

- Viele Frauen möchten von Beginn der Wehen an am liebsten liegen. Damit sie eine bequeme und entspannte **Seitenlage** einnehmen können, werden ihnen Lagerungskissen angeboten. Die Beine sollten nicht eng aufeinander liegen, son-

Abb. 5.2-9: Mögliche Körperhaltungen (a–g) während der Geburtswehen im und außerhalb des Entbindungsbettes

dern in Hüft- und Kniegelenken leicht gebeugt und mit Kissen abgestützt werden (Abb. 5.2-9g). Dies ist besonders zum Ende der Eröffnungsperiode günstig, damit sich der Beckenboden leichter dehnen kann.

In allen Geburtspositionen hält die Gebärende den Rücken möglichst gerade, denn eine *Lendenlordose* („Hohlkreuz"-Haltung) bewirkt eine stärkere Krümmung der Geburtslinie, die besonders in der Austreibungsperiode das Tiefertreten des Kopfes behindert.

Grundsätzlich sollte die Frau nicht flach auf dem Rücken liegen, da so der Uterus nach hinten Richtung Wirbelsäule sinkt und eine Vena-cava-Kompression begünstigt. Außerdem weicht die Uterusachse nach hinten ab, und das Kind steht ungünstiger zum Beckeneingang und zur Führungslinie (Abb. 5.2-10a). Liegt die Frau gerne auf dem Rücken, wird das Kopfteil höher gestellt, so daß sie eine halbsitzende Position einnehmen kann (Abb. 5.2-10b).

Abb. 5.2-11: Der kindliche Rücken steht rechts (II. Stellung), die Frau legt sich auf die rechte Seite. Jetzt sinkt der Steiß nach rechts, während der Kopf durch eine Art Hebelwirkung nach links gedrückt wird. Dadurch kommt das Hinterhaupt frei und kann tiefertreten (Lagerungsregel)

Abb. 5.2-10: Einfluß der Körperhaltung auf die Geburtslinie (Pfeil), **a.** In flacher Rückenlage sinkt der Uterus nach hinten, die Geburtslinie ist S-förmig gekrümmt, **b.** In abgestützter halbsitzender Position (oder in Seitenlage) wird die Lendenlordose ausgeglichen, die Geburtslinie begradigt

Für die *Seitenlagerung* gilt folgende Regel:

Lagerungsregel: Die Gebärende sollte sich stets auf die Seite legen, auf der der kindliche Teil ist, der die Führung übernehmen, tiefertreten und sich nach vorne drehen soll.

Beispiel: (Abb. 5.2-11) Liegt die Frau auf der *rechten Seite*, dann sinkt der Uterusfundus und mit ihm der Steiß nach rechts, gleichzeitig wird (durch eine Art Hebelwirkung) der entgegengesetzte Fruchtpol, also der Kopf, nach links verschoben. Steht wie bei Abb. 5.2-11 der kindliche Rücken rechts (*II. Stellung*), wird das Hinterhaupt frei von Gegendruck, es übernimmt die Führung, kann tiefer treten und nach vorne rotieren. Läge die Frau auf der *linken Seite*, würde der Steiß nach links sinken, und der Kopf verschöbe sich nach rechts. Das Hinterhaupt drückte somit gegen das Becken und könnte nur schwer tiefertreten.

Durch *Lagerung* der Gebärenden *auf die Seite des kindlichen Rückens* (I SL: li Seite, II SL: re Seite) kann also die Einstellung des vorangehenden Teiles günstig beeinflußt werden.

Was aber nicht bedeutet, daß die Frau während der ganzen Geburt strikt auf der Seite des kindlichen Rückens liegen soll. Die Lagerungsregel wird nur dann angewandt, wenn bei innerer Untersuchung eine Haltungs- oder Einstellungsanomalie des Kopfes festgestellt wird (s. S. 235).

Nahrungsaufnahme

Während der Geburtswehen haben die meisten Frauen keinen großen Appetit. Einige verspüren sogar Übelkeit und müssen im Verlauf der Geburt erbrechen (meist wenn der Muttermund 5–8 cm eröffnet ist).

Im Erbrochenen finden sich u. U. unverdaute Speisereste einer länger zurückliegenden Mahlzeit, denn mit zunehmender Wehentätigkeit verlangsamt sich die Magenpassage.

Ab Beginn regelmäßiger Wehen sollten darum keine schwer verdaulichen Speisen mehr gegessen werden. Hat die Frau Hunger, kann sie eine kleine leichte Mahlzeit zu sich nehmen (z. B. Suppe, Weißbrot, Joghurt, Zwieback). Günstig ist es, am Anfang viel zu trinken (z. B. Mineralwasser, Obstsaft, Kräutertee), denn während der Geburt wird durch Schwitzen und intensive Atmung viel Flüssigkeit verbraucht. Zur Energiezufuhr eignet sich Traubenzucker, als Kautablette oder in Tee aufgelöst.

> Eine Geburt fordert anstrengende körperliche Arbeit von der Gebärenden, durch gleichzeitiges Fasten und Dursten wird diese zusätzlich erschwert!

Besteht ein erhöhtes Risiko, im Geburtsverlauf eine Vollnarkose zu benötigen (z. B. Zustand nach Sektio, suspektes CTG, manuelle Plazentalösung beim letzten Kind), sollte die Frau ab Wehenbeginn nüchtern bleiben, um die Gefahr einer Nahrungsaspiration unter der Narkose zu verringern.

In diesem Fall muß die Gebärende regelmäßig (alle 3–4 Std.) parenteral 500 ml Infusionslösung (Glukose, Elektrolyte) erhalten, damit kein Flüssigkeitsmangel (Durstfieber) und keine Hypoglykämie (Unterzuckerung) entstehen. Letztere kann an dem nach Azeton riechenden Atem und Urin der Gebärenden erkannt werden.

Hebammen und Geburtshelfer erleben oft, wie erschöpft Frauen bei langsam verlaufenden Geburten mit absoluter Nahrungskarenz sind. Fast alle klagen über starken Durst, manche geben sogar Magenschmerzen aus Hunger an.

In einigen Kliniken werden **Gebärende pauschal als Risikogruppe** eingestuft und bleiben ab Wehenbeginn nüchtern. Mit anderen Worten: *100 Gebärende müssen hungern und dursten, um für 10–15 Frauen (je nach Narkosefrequenz der Klinik) das Aspirationsrisiko zu senken.*

Ein generelles Eß- und Trinkverbot während der Geburt wird unter *Anästhesisten* kontrovers diskutiert. Da eine Gebärende sowieso nie als absolut nüchtern einzustufen ist, befürworten einige sogar das Trinken, denn so wird das zähe Magensekret verflüssigt (der saure pH-Wert angehoben), was im Falle einer Aspiration günstiger sein kann.

Kontrolle des Allgemeinzustandes

Während der Geburt müssen folgende *Vitalzeichen* regelmäßig kontrolliert und dokumentiert werden:

- **Puls:** 2stündlich,
- **Temperatur:** 4stündlich, nach vorzeitigem Blasensprung oder Temperaturerhöhung 1–2stündlich,
- **Blutdruck:** 2stündlich, bei Hypertonie häufiger, je nach Anordnung.

Die Gebärende sollte alle 3–4 Stunden ihre **Harnblase entleeren**, denn eine volle Blase kann Wehenschwäche verursachen. Oft empfindet die Frau keinen Harndrang, wird sie aber von der Hebamme gebeten zur Toilette zu gehen, kommt es meist leicht zur spontanen Miktion. Eine Blasenentleerung zum Beginn der Austreibungsperiode schafft mehr Platz für den Durchtritt des Kindes.

Eine volle Blase kann auch zu unwillkürlicher Miktion während des Pressens führen.

Das *Katheterisieren der Blase* sollte vermieden werden (s. S. 461), es ist nur notwendig, wenn bei voller Harnblase keine Spontanmiktion möglich ist (z. B. wegen PDA) und die Wehen schwach sind.

Geburtsfortschritt

Eine erfahrene Hebamme kann schon an äußeren Zeichen das *Ende der Eröffnungsperiode* erkennen:

- zunehmende *Unruhe* der Gebärenden
- *häufige Wehen*, die als unerträglich empfunden werden
- starkes *Schwitzen*, evtl. Erbrechen
- zunehmendes *Druckgefühl* auf den Darm.

Durch äußere Untersuchung (4. Leopold-Handgriff) ist das Eintreten des Kopfes ins kleine Becken, durch Beobachten der langsam ansteigenden Bandl-Furche (s. S. 154, Abb. 5.1-4) die Retraktion der Zervix zu verfolgen. Letzteres ist nur bei schlanken Frauen möglich.

Achtung: Ein Hochsteigen der Bandl-Furche in kurzer Zeit bis auf Nabelhöhe oder darüber ist Zeichen einer drohenden Uterusruptur.

Gibt die Frau Preßdrang an, kann mit den äußeren Handgriffen nach De Lee oder Schwarzenbach (s. S. 165, Abb. 5.1-21) festgestellt werden, ob der Kopf auf Beckenboden steht.

Eine sichere Diagnose der Muttermundsweite und -beschaffenheit, des Höhenstandes sowie des vorangehenden Teils ist aber nur durch die **innere Untersuchung** möglich.

Vaginale und rektale Untersuchungsmethoden sind ausführlich auf S. 162 beschrieben.

Alle 1–3 Stunden ist eine innere Untersuchung angezeigt, um die Weheneffektivität zu überprüfen, einen Mut machenden Geburtsfortschritt festzustellen und die geburtsförderlichste Lagerung zu bestimmen.

Häufigeres Untersuchen befriedigt zwar die Neugierde aller Beteiligten, ist aber für die Gebärende unangenehm und nur selten nötig, z. B. bei sehr schneller Geburt oder bei *Haltungs-* und *Einstellungsanomalien.* Nach vorzeitigem Blasensprung sollte wegen Gefahr einer Amnioninfektion so selten wie möglich untersucht werden (s. S. 228)!

Austreibungsperiode

Die Austreibungsperiode beginnt mit der **vollständigen Eröffnung des Muttermundes**. Sobald die Frau aktiv mitpreßt wird dies *aktive Austreibungs- bzw. Preßperiode* genannt. Spätestens jetzt sollte alles zur Geburt vorbereitet sein:

- Die *Wärmelampe* über dem Wickeltisch ist angeschaltet, darunter liegen angewärmte *Handtücher* für das Kind.
- Die *Reanimationseinheit* ist überprüft und funktionsfähig.
- *Nabelset* (s. S. 423) und sterile *Handschuhe* liegen griffbereit auf einem Tischchen in unmittelbarer Nähe der Frau.
- In einer Schüssel mit *Desinfektionslösung* befinden sich ausreichend *Tupfer* bzw. *Tücher*, um evtl. Stuhl zu beseitigen.
- In der Klinik wird die *Ärztin informiert*.

Mit der Austreibungsperiode beginnt der anstrengendste Geburtsabschnitt für Mutter und Kind. Hat die Frau bei jeder Wehe unwillkürlichen Preßdrang, wird sie untersucht, um Einstellung und Höhenstand des Kopfes festzustellen.

Steht der Kopf mit **gerader Pfeilnaht** auf Beckenboden, kann eine Mehrgebärende bei der nächsten Wehe mitpressen. Bei einer Erstgebärenden sollte besser abgewartet werden, bis der Kopf durch weitere Wehen tiefertritt und auch außerhalb der Wehe in der Vulva sichtbar bleibt.

Solange die **Pfeilnaht schräg** steht, wird abgewartet. Die Gebärende braucht in dieser Phase viel Zuspruch und Anleitung zum Veratmen der Wehen, z. B. „Lokomotiv-Atmung" (kurzes tiefes Einatmen gefolgt von mehreren kurzen Ausatemschüben).

Empfindet die Frau das Mitpressen als große Erleichterung, kann sie auf dem Wehenhöhepunkt mit offener Glottis (Stimmritze) leicht mitdrücken (d. h. ohne die Luft anzuhalten), vorausgesetzt die kindlichen Herztöne bleiben dabei regelmäßig.

Während des Pressens wird die uterine Blutzirkulation durch den starken Druck unterbrochen, die kindliche Herzfrequenz sinkt ab. Dieses Absinken der KHF in der Wehe kann toleriert werden, wenn in der Wehenpause die Basalfrequenz wieder erreicht wird. Geschieht dies nicht, sollte die Frau 1–2 Wehen veratmen, damit sich das Kind erholen kann. Die *Herzfrequenz muß in der aktiven Austreibungsperiode konstant überwacht werden.*

> Geduld in dieser letzten Geburtsphase schont die Kräfte von Mutter und Kind. Wird lange genug abgewartet, kann das Kind mit nur **wenigen Preßwehen** geboren werden.

Die Entwicklung des Kindes (inkl. Dammschutz-Technik) bei Rückenlage der Mutter ist auf S. 170 beschrieben und abgebildet.

5.2.5 Geburt in unterschiedlichen Gebärpositionen

Frauke Lippens

Aufgaben des Dammschutzes sind:
- Den Kopf möglichst langsam und schonend durchtreten zu lassen,
- eine günstige Haltung des Kopfes zu unterstützen,
- Verletzungen der Frau zu vermeiden bzw. geringfügig zu halten.

Für die Hebamme gelten folgende **Regeln**:
- Unterstützung der Frau bei der Wahl einer *günstigen Geburtsposition*
- zurückhaltende Begleitung der Frau beim spontanen Mitschieben (*Pressen*)
- Führung der Frau durch *Atemkommandos*
- *manuelles Stützen* von Damm und Kopf.

Dammschutz wird also nicht nur durch die Hände der Hebamme geleistet!

Es ist zu bedenken, daß in anderen Ländern die Hebamme ihre Hände erst zur Schulterentwicklung einsetzt. Die Priorität der Hände hierzulande läßt sich evtl. mit der weit verbreiteten Rückenlage erklären.

Vorteile unterschiedlicher Positionen

Ähnlich wie in der **Eröffnungsphase** können verschiedene Geburtspositionen in der **Austreibungsphase** wichtige Hilfsfunktionen erfüllen:
- Bei **Bewegungsfreiheit** und freier Wahl der Haltung wird die Frau eine Position wählen, die ihr am ehesten den Umgang mit Wehen erleichtert. Sie kann sich besser entspannen und den Geburtsprozeß unterstützen. Die Entscheidungsfreiheit der Frau trägt zu einem **positiven Geburtserleben** bei.

Eine unerfahrene Erstgebärende bedarf meist der Unterstützung und Anregung durch die Hebamme.
- Die **Atmung** der Frau und damit die O_2-Versorgung des Kindes ist in *aufrechter Haltung* und meist auch im *Vierfüßlerstand* besser. Das Vena-cava-Kompressionssyndrom droht hierbei nicht.
- Eine **aufrechte Körperhaltung** unterstützt das Tiefertreten des Kopfes und verbessert zumeist die Empfindung, in welche Richtung geschoben werden soll, effektives Drücken fällt leichter. Dreimaliges, langanhaltendes Pressen in jeder Wehe nach energischen Kommandos kann vermieden werden, zumal dieses „Powerpressen" oft Mutter und Kind belastet und der Kopf letztlich zu schnell austritt. Insgesamt verkürzt sich die Austreibungsphase, eine Episiotomie wird seltener notwendig.
- Die starke **Belastung des Dammes** bei der Geburt in Rückenlage wird in aufrechten Haltungen und besonders im Vierfüßlerstand vermieden. Hat die Frau Bewegungsfreiheit auch am Ende der Austreibungsphase, so wählt sie oft intuitiv die für sie günstigste Haltung; diese muß nicht unbedingt symmetrisch sein!
- Auch bei **vaginalen Beckenendlagengeburten** sind die Vorteile der aufrechten Gebärhaltung nutzbar; zu diesem Zweck kann ein geeigneter Hocker (mit Kufen) auf das als Querbett vorbereitete Entbindungsbett gestellt werden.
- Gerade bei **schwierigen Geburtsverläufen** läßt sich durch den Wechsel zwischen verschiedenen Gebärhaltungen die Quote operativer Entbindungen senken bzw. die Voraussetzung für eine vaginal operative Entbindung schaffen.
- Bei **Periduralanästhesie** (PDA) sollte der Geburt auf einem Gebärhocker der Vorzug gegeben werden, um das Mitarbeiten zu erleichtern und eine aktive Geburt zu ermöglichen.
- Wird ein **sehr großes Kind** erwartet, empfiehlt sich eine Geburt im Vierfüßlerstand (auch hier auf dem mit Beinhaltern vorbereiteten Entbindungsbett), da in dieser Haltung eine Schulterdystokie weniger wahrscheinlich ist.

Für den **Geburtsablauf** und die **Aufgaben der Hebammen** gelten die nachfolgenden Hinweise in Abhängigkeit von der Gebärposition:

Geburt im Vierfüßlerstand

Hier geht es mehr um einen *Labien-* als um einen *Dammschutz*, da diese Position den Damm minimal belastet.

Die Frau kniet auf einer weichen Unterlage; die Knie sind so weit geöffnet, wie es ohne Anspannung oder Wegrutschen möglich ist. Kopf und Unterarme werden auf Kissen, einen Pezzi-Ball, einen Stuhl oder das hochgestellte Kopfteil des Entbindungsbettes gestützt. Es ist vorteilhaft, den Oberkörper höher als das Becken zu lagern (Abb. 5.2-12).

Abb. 5.2-12: Vierfüßlerstand: Auch die Hebamme kann es sich auf einem Gebärhocker bequem machen

Stützt sich die Frau auf die eigenen Hände, so kann sie einer Ermüdung vorbeugen, indem sie sich in den Wehenpausen in den Fersensitz oder Kniestand begibt. So wird zudem das Tiefertreten des Kopfes unterstützt.

Der Partner befindet sich links neben der Frau, so daß die Hebamme Blickkontakt zu ihm hat. Da der Blickkontakt zwischen Frau und Hebamme reduziert ist, kommt dem Partner eine Mittlerfunktion zu.

- **Variante:** Der Partner sitzt auf einem Stuhl, die Frau kniet vor ihm, Kopf in seinem Schoß und hält sich an ihm fest.

Die Hebamme befindet sich rechts neben der Frau, um in der ihr geläufigen Aufgabenverteilung der Hände agieren zu können. Hierbei kann die linke Hand den Kopf sanft Richtung Damm stützen, um eine zu starke Belastung von Labien und Klitoris zu vermeiden. Sollte die Frau sehr starke Schmerzen in diesem Bereich angeben, so kann eine kleine mediane Episiotomie Verletzungen im Labien-/Klitorisbereich verhindern.

Die *rechte Hand* hat vor allem die Aufgabe, das Gesicht vor etwaigen Verunreinigungen zu schützen und bei Bedarf nach der Geburt des Kopfes Fruchtwasser und Schleim von Mund und Nase zu entfernen, da in dieser Position die Fließrichtung weniger günstig ist.

Bei der *Entwicklung der Schultern* ist zu beachten, daß sich die vordere Schulter jetzt unten, die hintere Schulter oben befindet.

Nachdem die Schultern geboren sind, wird das Kind weiter in Richtung Führungslinie, also zum Bauch der Frau hin entwickelt. Es wird entweder auf ein warmes, saugfähiges Tuch gelegt oder der Frau bzw. dem Partner durch die Beine der Frau gereicht. Dabei wird das Kind mit dem Gesicht nach unten gehalten, damit es nicht etwa nachlaufendes Fruchtwasser oder Blut in die Atemwege bekomme.

Die Hebamme hilft der Frau in eine angenehme Position zur Begrüßung des Kindes; eine Mehrgebärende geht oft spontan in den Fersensitz, eine evtl. erschöpfte Erstgebärende zieht meist die Seitenlage vor.

Geburt im Stehen

Die Frau steht meist vornübergebeugt und aufgestützt, z.B. vor der Kindereinheit (Abb. 5.2-13).

Die Hebamme steht seitlich hinter der Frau. Der Dammschutz erfolgt analog zur Geburt im Vierfüßlerstand. Wichtig ist, daß die Frau nicht extra zum Pressen aufgefordert wird, damit der Kopf langsam durchtreten kann; dies geschieht meist erstaunlich schnell.

Ist der Kopf geboren, legt die Hebamme Daumen und Zeigefinger beider Hände sanft um den Hals des Kindes, um es sicher zu halten. Die anderen Finger stützen Schultern und Brustkorb, die meist mühelos herausgleiten.

Die Frau sitzt leicht zurückgelehnt mit weit geöffneten Oberschenkeln, die Füße in gutem Bodenkontakt. Sie kann mit den Händen die Knie umfassen (Abb. 5.2-14).

Der Partner sitzt etwas erhöht oder steht hinter der Frau, so daß je nach Bedarf die Frau sich an ihn lehnen, an ihm festhalten oder sich von ihm halten lassen kann (Abb. 5.2-15).

Die Hebamme sitzt seitlich vor der Frau auf einem Kissen oder Hocker und kniet sich erst hin, wenn der Kopf in der Scheidenöffnung sichtbar bleibt. Jetzt ist es wichtig, daß der Kopf möglichst langsam, *ohne forciertes Pressen* und *ohne Episiotomie* geboren wird, da diese Gebärhaltung den Austritt des Kopfes beschleunigt und der Damm evtl. nicht genügend Zeit zur Deh-

Abb. 5.2-13: Stehender Vierfüßler. Ideal für Mehrgebärende, die „bis zuletzt" laufen wollen

Hebammen, die noch wenig Erfahrung mit dieser Geburtsstellung haben, sollten sich nicht scheuen, die Ärztin um Unterstützung beim Halten des Kindes zu bitten.

Dann legt sich die Hebamme das Kind mit der Bauchseite sicher auf den Unterarm (ein Bein auf jeder Seite des Armes), so daß Fruchtwasser und Schleim gut ablaufen können.

Nachdem sie der Frau oder dem Partner das Kind durch die Beine der Frau hindurch gereicht hat, kann sich die Frau auf einen hinter ihr bereitstehenden Stuhl oder Hocker setzen und dann ihr Kind in Empfang nehmen. Zur *Plazentageburt* sollte sie ggf. wieder aufstehen.

• **Variation:** Steht die Frau ganz aufrecht, so wird sie von den Seiten oder von hinten gestützt. Die Entbindung erfolgt dann analog zur Geburt in abgestützter Hocke (s. Abb. 5.2-16).

Geburt auf dem Gebärhocker

Steht kein Gebärhocker zur Verfügung, so kann sich als Ersatz der Partner für eine kurze Zeit mit geöffneten Knien und flach aufliegenden Zehen in den Fersensitz begeben.

Abb. 5.2-14: Hockergeburt. Der Partner steht hinter der Frau. Auf einem Hocker kann die Frau den kindlichen Kopf auch in die eigenen Hände gebären

Geburt in abgestützter Hocke

Diese Position **forciert die Geburt maximal** und sollte deshalb besonders bei *protrahierter Endphase* der Geburt, *schlechten Herztönen* oder *Beckenendlage* vorgeschlagen werden.

Der Partner steht mit dem Rücken an der Wand, die Knie leicht gebeugt. Er faßt unter den Achseln seiner Frau durch, ballt Fäuste und bietet die aufgerichteten Daumen zum Festhalten an (Abb. 5.2-16).

Der Partner sollte die Hände nicht vor der Brust der Frau falten, da er deren Atmung behindern oder die Brüste quetschen könnte.

Wichtig ist auch, daß der Partner nicht den Rücken krümmt, sondern eher in den Knien nachgibt.

Nach der Wehe hilft er der Frau wieder in den Stand hoch. Sollte er sie nicht mehr halten können, so läßt er sich mit dem Rücken langsam

Abb. 5.2-15: Hockergeburt. Der Partner sitzt hinter der Frau, aktive Geburt in Geborgenheit

nung hat. Die Anfängerin kann von dem Tempo der Geburt überrascht werden!

Wird doch eine *Episiotomie* benötigt und ausgeführt, sollte in der nächsten Wehe nicht gepreßt, sondern abgewartet werden, was die Wehe selbst schafft, um ein Weiterreißen zu vermeiden.

Sitzt die Frau relativ steil, ist es völlig ausreichend, nur mit einer Hand den Kopf zu stützen und die Flexion zu erhalten. Besonders dann sollte das Kind aber nur mit der Eigenkraft der Wehen geboren bzw. hinausgeatmet werden.

Das Kind wird auf weiche, warme Tücher gelegt, so daß die Eltern es betrachten können; die Frau bestimmt selbst den Moment des Hochnehmens des Kindes. Natürlich kann ihr das Kind auch direkt gegeben werden. Bei einer Geburt auf dem Gebärhocker kann die Frau das Kind nach der Schultergeburt sogar selbst entwickeln. Die *Plazentageburt* kann auf dem Hocker abgewartet werden.

Abb. 5.2-16: Hohe abgestützte Hocke. Beschleunigt die Geburt maximal, z. B. bei schlechten Herztönen

198   5. Geburt

Abb. 5.2-17: Position zweier Schlittenfahrer. Der Mann hat die gleiche Perspektive wie seine Frau

Abb. 5.2-18: Tiefe abgestützte Hocke auf dem Gebärbett. Wird ein Spiegel benutzt, können beide die Geburt des Kopfes verfolgen

an der Wand zu Boden rutschen; beide kommen dann in die Position zweier Schlittenfahrer (Abb. 5.2-17).

Die Frau faßt mit Beginn der Wehe die Daumen des Partners und läßt sich mit weit geöffneten Knien abwärts sinken; die Füße bleiben dabei in gutem Bodenkontakt.

Die Hebamme verfährt wie bei einer Geburt auf dem Hocker. Ggf. hilft sie dem Paar in den Wehenpausen beim Hochkommen in den Stand. Läßt der Mann sich und seine Frau zu Boden rutschen, so stützt die Hebamme das Gesäß der Frau und zieht es etwas auf sich zu.

Eine abgestützte Hocke kann in allen Abstufungen zwischen Fast-Stehen und Fast-Sitzen eingenommen werden. Für Letzteres sitzt der Partner auf einem Stuhl oder dem erhöhten Kopfteil des Entbindungsbettes (Abb. 5.2-18).

Geburt in Seitenlage

Die Frau kann frei wählen, auf welcher Seite sie liegt. Liegt sie auf der *rechten Seite*, umfaßt sie mit der linken Hand das Knie des angewinkelten linken Beines (Abb. 5.2-19).

Abb. 5.2-19: Seitenlage. Die Hebamme befindet sich hinter der Frau, sie kann das Kind aber ebensogut von der Bauchseite her in Empfang nehmen

Es ist darauf zu achten, daß sie sich weit öffnet und nicht das Bein in Richtung Kopf zieht.

Der Partner stützt den Kopf der Frau oder das obere Knie und den Oberschenkel.

Die Hebamme kann nun von der Bauchseite der Frau aus mit der rechten Hand den Damm halten und mit der linken Hand den Durchtritt des Kopfes regulieren.

Hat die Frau eine *PDA*, so kann die Hebamme sich das obere Bein der Frau auf die Schulter legen.

Der *Dammschutz* kann ebenso von der Rückenseite der Frau her ausgeübt werden. Ob dabei ein Wechsel der „Kopfhand" – jetzt rechts – und der „Dammhand" – jetzt links – erforderlich wird, hängt davon ab, wie die Hebamme ihre Position wählt, entweder mit Blickrichtung zum Kopf oder zu den Füßen der Frau (Abb. 5.2-19).

Bei Entwicklung der Schultern wird sich am „vorn" und „hinten" der Frau und nicht am „oben" und „unten" des Raumes orientiert (s. Abb. 5.1-17, S. 163).

5.2.6 Abnabeln und Erstversorgung des Kindes

Ilse Steininger

Mit dem Abnabeln wird die körperliche Einheit von Mutter und Kind getrennt. Für viele Eltern ist dies ein symbolischer Akt, an dem sie aktiv teilhaben möchten. Man unterscheidet:

- **Sofortabnabelung:** Abklemmen der Nabelschnur, sobald diese greifbar wird, z.B. nach der Geburt des kindlichen Kopfes, bei *straffer Nabelschnurumschlingung* oder unmittelbar nach der Geburt, falls die Mutter **Rhesus-Antikörper** hat.

- **Frühabnabelung:** Findet etwa 1 min p. p. statt, nach Abtrocknen und evtl. Absaugen des Kindes, während die Nabelschnur noch pulsiert. Die Frühabnabelung ist bei *aktiver Leitung der Nachgeburtsperiode* (s. u.) angezeigt und deshalb weit verbreitet. Der **Hämatokrit** (HK) der Kinder liegt meist um den Wert von **50%** (HK gibt den Anteil der zellulären Blutbestandteile an).

- **Spätabnabelung:** Hat der Puls in der Nabelschnur aufgehört (nach ca. 3–5 Min.), wird sie abgeklemmt und durchtrennt. Diese Methode wird bei *abwartender Leitung der Nachgeburtsperiode* oft angewandt. Das Kind erhält zusätzlich bis zu **30 ml Blut** pro kg Körpergewicht aus dem fetalen Plazentakreislauf, der HK liegt meist über 50%. (Eine Anhebung des *postpartal physiologisch akzeptablen HK-Wertes* bis zu 60% wird derzeit diskutiert.) Der Lungenkreislauf eines anämischen Kindes kann so unterstützt und problematische Fremdbluttransfusionen evtl. vermieden werden.

> Es gibt keinen allgemein anerkannten „guten" oder „schlechten" Abnabelungszeitpunkt. Jede Methode hat Vor- und Nachteile.

Praktisches Vorgehen beim Abnabeln

Methoden des Abnabelns zeigt Abb. 5.2-20. Zuerst ist stets die Klemme an der kindlichen Seite

Abb. 5.2-20: Möglichkeiten der Abnabelung, **a.** Vorläufiges langes Abnabeln mit 2 stumpfen Klemmen, **b.** Abnabeln mit 4 stumpfen Klemmen, aus dem blutgefüllten Mittelstück wird der Nabelschnur-pH bestimmt, **c.** Sofortiges endgültiges Abnabeln mit Einmalklemme zu setzen, dann das Blut in Richtung Plazenta auszustreichen und die zweite Klemme zu schließen. Das Durchtrennen der nun blutleeren Nabelschnur erfolgt im Schutz der Hand, um nicht versehentlich das Kind zu verletzen (Abb. 5.2-21).

Abb. 5.2-21: Durchschneiden der Nabelschnur im Schutze der Hand

- Das **sofortige kurze Abnabeln** mittels Einmalklemme, ca. 2 cm über den Hautniveau, hat *2 Vorteile*: Es werden weder sterile Klemmen noch Scheren zum endgültigen Abnabeln benötigt, der Kontakt zwischen Mutter, Vater und Kind wird nicht durch eine sperrige Klammer behindert.
- **Risikoneugeborene** sollten nie kurz abgenabelt werden, da dies das Legen eines Nabelkatheters in Notfallsituationen erschwert.

Laboruntersuchungen: Zur Bestimmung von Nabelschnur-pH, kindlicher Blutgruppe, Rh-Faktor, HK und evtl. IgM etc. kann schon vor der Plazentageburt Blut aus der Nabelschnur entnommen werden. Vorher muß diese gründlich mit einem Tupfer von mütterlichem Blut gereinigt werden.

Absaugen des Neugeborenen

Ziel des Absaugens nach der Geburt ist das **Freilegen der Atemwege** des Kindes. Während einer Geburt am Termin reicht der Druck auf den Brustkorb im Scheidenkanal in der Regel aus, um vorhandene Flüssigkeit aus den Atemwegen zu pressen. Es kann genügen, dem Kind sanft mit einem Tupfer oder Tuch Gesicht, Nase und Mund zu reinigen. Bei großer Schleimsekretion hilft das Absaugen von Nase und Mund.

Ist das Fruchtwasser grün verfärbt, saugt die Hebamme, sobald der Kopf geboren ist, zur Aspirationsprophylaxe Mund und Nasenlöcher ab. Bei grünem Fruchtwasser sollte auch der Mageninhalt abgesaugt werden.

Einige Neonatologen empfehlen das routinemäßige Sondieren des Magens zum Ausschluß einer *Ösophagusatresie* (Speiseröhrenverschluß).

Nach vorzeitigem Blasensprung oder Verdacht auf Amnioninfektion wird eine Probe des Magensaftes zur Erreger- und Resistenzbestimmung entnommen.

Hat das Kind vor oder nach der Geburt aspiriert (Ansaugen von Fruchtwasser in die Atemwege), so ist ein *endotracheales Absaugen* durch den Arzt indiziert.

Unsachgemäßes Absaugen löst einen Vagusreflex aus, der beim Kind zur *Bradykardie* oder zum *Atemstillstand* führen kann.

Erstversorgung

Neugeborene brauchen p.p. Unterstützung, um ihren Wärmehaushalt zu regulieren. Die *Raumtemperatur* sollte zwischen 25–26 °C liegen, Zugluft ist streng zu vermeiden. Das Kind wird sofort nach der Geburt sorgfältig abgetrocknet. Je nach vorheriger Absprache wird es der Mutter erst gezeigt oder gleich auf den Bauch gelegt. Viele Frauen brauchen nach der Geburt Zeit, ihr Kind in Ruhe zu betrachten, es zu berühren, zu streicheln und Blickkontakt aufzunehmen, bevor sie es in die Arme nehmen wollen.

Frauen islamischer Religion lehnen es oft ab, ihr Kind blutig und naß in die Arme zu schließen, erst nach einem Bad oder sorgfältiger Reinigung des Kindes genießen sie den Hautkontakt mit ihrem Neugeborenen.

Die Bedürfnisse von Mutter und Kind bestimmen das Handeln! Nachdem die Frau ihr Kind in die Arme genommen hat, wird es mit warmen Tüchern zugedeckt, ohne den Körperkontakt zu behindern. Eine Wärmelampe ist hilfreich. Es ist Aufgabe der Hebamme, die wachsende Beziehung zwischen Mutter, Kind und Vater zu beobachten und nicht störend einzugreifen. Nach 1, 5 und 10 Min. wird das Kind kontrolliert, um seine Anpassung an die extrauterine Umwelt zu überwachen und den APGAR-Index zu bestimmen (s. S. 354 Vitalitätszustand).

In den ersten **2 Lebensstunden** wird das Kind
- nicht unnötig von der Mutter getrennt;
- gewogen, gemessen, falls nötig gebadet und endgültig abgenabelt;
- von Hebamme oder Arzt gründlich untersucht (U 1), gekleidet und im Beisein der Eltern mit einem Namensbändchen versehen, das diese vorher kontrolliert haben;
- mit Vit.-K-Tropfen und ggf. Augentropfen versorgt (s. S. 405).

In diese Maßnahmen sind Vater und Mutter einzubeziehen.

5.2.7 Leitung der Nachgeburtsperiode

Die Leitung der Nachgeburtsperiode kann *abwartend* oder *aktiv* sein. *Günstige Voraussetzungen* für einen physiologischen Verlauf sind eine leere Harnblase, eine kontraktionsfähige Gebärmutter und ein normaler Ausgangswert des Hämoglobins.

Abwartende Haltung

Ziel ist die Geburt einer *vollständigen Plazenta* bei möglichst *geringem Blutverlust* (< 500 ml). Sie sollte nicht länger als 60 Min. dauern.

Die **Aufgabe der Hebamme** ist es, aufmerksam zu beobachten und abzuwarten. Der Hautkontakt zwischen Mutter und Kind sowie das Saugen an der Brustwarze fördern die natürliche Ausschüttung von Oxytocin in den mütterlichen Blutkreislauf. Die Nabelschnur wird erst abgeklemmt, wenn sie aufgehört hat zu pulsieren.

Wo die Frau in *aufrechter Haltung* geboren hat, wird die gelöste Plazenta mit Hilfe der Schwerkraft in die Scheide sinken und geboren werden.

Bei einer *liegenden Geburt* ist die Schwerkraft nur bedingt hilfreich, hier muß die Hebamme die *Zeichen der Lösung und des Tiefertretens* der Plazenta erkennen. Alle Plazentalösungszeichen werden auf S. 173 ff. beschrieben.

Sobald 1–2 Zeichen positiv sind, wird die Frau ermuntert, die Plazenta durch sanftes Pressen zu gebären. Um ihr dabei zu helfen, legt die Hebamme eine Hand flach auf die Gebärmutter, damit die Gebärende einen Halt hat, gegen den sie drücken kann. Der *Handgriff nach Baer* (Abb. 5.2-22) ist bei ausgedehnter Bauchdecke hilfreich, da er den Bauchraum verkleinert und Halt verschafft.

Abb. 5.2-22: Handgriff nach *Baer* zur Unterstützung der Plazentageburt. Zur Verkleinerung des Bauchraumes wird die Bauchdecke in breiter Falte gefaßt und leicht angehoben

Wird die Plazenta im Scheideneingang sichtbar, assistiert die Hebamme, indem sie die Nabelschnur vulvanah umfaßt und unter leichtem Zug in Führungslinie anhebt. Mit der anderen

Hand wird die Plazenta aufgefangen, damit die Eihäute langsam folgen und nicht abreißen.

Nach der Plazentageburt wird die *Kontraktion des Uterus* und die *Vollständigkeit der Plazenta* unverzüglich geprüft.

> Im Vergleich zur aktiven ist die abwartende Gewinnung der Plazenta für die Frau **schmerzärmer**. Sie *dauert* im Durchschnitt etwas *länger*, und der *Blutverlust* ist etwas *größer*. Von der Hebamme erfordert sie Geduld und große Aufmerksamkeit.

Abb. 5.2-23: Cord traction. Handgriff zur Lösung und Gewinnung der Plazenta nach Oxytocingabe

Aktive Gewinnung der Plazenta und Eihäute

Ziel der aktiven Leitung ist es, die Plazenta so schnell wie möglich vollständig zu entwickeln (< 30 Min.) und den Blutverlust so gering wie möglich zu halten (< 300 ml).

Erreicht wird dies mit Hilfe von 2 Maßnahmen:

- **Oxytocingabe** (Syntocinon® 3–5 IE i. v.) zur *Blutungsprophylaxe* nach Geburt des Kopfes oder nach Geburt des Kindes. Als begleitende Maßnahme ist das Unterbrechen der Nabelschnurzirkulation durch *frühzeitiges Abklemmen* der Nabelschnur angezeigt, da die Oxytocingabe beim Kind zur Übertransfusion aus der Plazenta führen kann (verursacht durch medikamentös verstärkte Uteruskontraktionen).

- **Kontrollierter Zug an der Nabelschnur** (controlled cord traction) zur Gewinnung der ungelösten Plazenta nach Brandt (1933) und Andrews (1940).

Eine Hand liegt flach auf dem Uterusfundus und wartet die erste postpartale Kontraktion ab, ohne zu drücken oder zu massieren. Mit der anderen Hand wird die Nabelschnur vulvanah umfaßt. Sobald sich die Gebärmutter kontrahiert (ca. 5 Min. nach Oxytocingabe), wird kontinuierlich im Verlauf der Führungslinie gezogen, ohne die Lösungszeichen abzuwarten. Die auf dem Uterus liegende Hand drückt dabei die Bauchdecke oberhalb der Symphyse ein und schiebt den Uterus nach hinten und oben, wodurch die Geburtslinie für die Plazenta gestreckt und der Uterus gestützt wird (Abb. 5.2-23). Die aktive Plazentagewinnung ist für die Frau schmerzhafter, gelegentlich werden Erbrechen und Blutdrucksteigerungen in Folge der Wehenmittelgabe beobachtet. Sie ist eine weitverbreitete Routinemaßnahme, obwohl sie wegen möglicher Komplikationen umstritten ist.

Komplikationen: Ausbleiben der Lösung, unvollständige Lösung, Abreißen der Nabelschnur, Inversio uteri (Umstülpung des Uterus nach außen) und Placenta incarcerata (eingeklemmte Plazenta), verursacht durch Spasmen des unteren Uterinsegments besonders nach Gabe von Ergotaminen (Methergin®).

Um schweren Komplikationen vorzubeugen, ist es angezeigt (Levy u. Moore) den Handgriff nach Brandt/Andrews erst nach positiven Lösungszeichen, also an der gelösten Plazenta auszuführen.

Gewinnung der Eihäute. Die Eihäute folgen der Plazenta, indem sie bei deren Tiefertreten von der Gebärmutterwand gelöst werden. Drohen die Eihäute abzureißen, so werden sie mit 2 Klemmen gefaßt und mittels drehender Bewegung langsam entwickelt. Die Plazenta läßt sich auch mit beiden Händen fassen und so lange drehen, bis die Eihäute zu einem festen Strang geworden sind.

Vollständigkeitskontrolle der Plazenta

Nach der Geburt werden Plazenta und Eihäute sofort auf ihre Vollständigkeit geprüft. Die Hebamme geht systematisch und sorgfältig vor:

(1) Prüfung der kindlichen Plazentaseite:
- *Nabelschnur:* Vorhandensein von 3 Gefäßen (1 Vene, 2 Arterien), Länge (ca. 60 cm), Ansatz in der Plazenta (zentral, lateral, marginal, velamentös s. S. 73).
- *Vollständigkeit der Eihäute:* Durch Hochheben der Plazenta an der Nabelschnur werden die Häute im ganzen mit ihrem Einriß beurteilbar (Abb. 5.2-24a).
- *Aberriende (abirrende) Gefäße:* Enden von der Plazenta kommende Gefäße offen in den Eihäuten, ist dies ein Hinweis auf Nebenplazenten.

(2) Prüfung der mütterlichen Plazentaseite:
- Die Plazentaoberfläche wird, nach Abwischen von Blutgerinnseln, auf Vollständigkeit der Plazentalappen geprüft (Abb. 5.2-24b). Diese sind mit einer intakten perlmuttartigen Schicht überzogen. Es können Kalkspritzer und Fettinfarkte vorhanden sein (z. B. Plazentainsuffizienz). Fehlt ein mehr als bohnengroßes Stück, so muß eine Nachtastung veranlaßt werden, auch wenn es (noch) nicht blutet.
- Das *Gewicht* der reifen Plazenta beträgt im Durchschnitt 500–600 g (ca. $\frac{1}{6}$ des kindlichen Geburtsgewichtes).

> Die Plazenta soll unverzüglich sorgfältig geprüft werden, um bei Unvollständigkeit der Plazenta angemessen handeln zu können.

Beurteilen und Messen des Blutverlustes

Das *Schätzen* des Blutverlustes ist *immer ungenau.*

Studien belegen, daß „richtige" Schätzwerte nur bis zu einer Blutmenge von ca. 300 ml gegeben sind. Bei Blutungen über 500 ml wird der Blutverlust meist unterschätzt, darum ist ein erhöhter Blutverlust prinzipiell zu messen.

Wird das Blut in einer *Schüssel* (aufrechte Gebärposition) oder einem *Steckbecken* (liegende Position) aufgefangen, ist die Messung leichter.

Weil das Liegen auf dem Becken für die Frau unangenehm ist, wird es heute seltener benutzt, Blut und Fruchtwasser versickern größtenteils in Tüchern und Einmalunterlagen.

Nach vermehrter Blutung müssen alle Vorlagen und Koagel gewogen werden, um den Blutverlust ungefähr bestimmen zu können. Als übermäßige Blutung gilt der Verlust einer Blutmenge, die kardiovaskuläre Probleme verursacht.

5.2.8 Betreuung der Familie

Die **Postplazentarperiode** beginnt mit der Geburt der vollständigen Plazenta und umfaßt die ersten 2 Stunden nach der Geburt. Für die Frau

Abb. 5.2-24: Vollständigkeitsprüfung, a. der Eihäute, b. der mütterlichen Plazentaoberfläche ist dies eine Zeit der Erholung, der Freude über die Geburt des Kindes und des Stolzes über ihre Leistung. Muß eine Dammverletzung (Episiotomie, Riß) versorgt werden, sollte das Kind warm zugedeckt bei der Mutter bleiben.

Die **Betreuung** in den ersten 2 Stunden post partum ist individuell nach den Bedürfnissen der Familie zu gestalten, hängt aber auch von der Arbeitssituation der Hebamme ab. Gegenseitige Erwartungen müssen miteinander abgesprochen werden. Die meisten Kinder, die nicht von der Mutter getrennt und durch Medikamente schläfrig sind, beginnen spontan innerhalb der ersten Lebensstunde nach der Brustwarze zu suchen und finden diese selbständig. Zeigt das Kind Saugbewegungen oder streckt die Zunge heraus, sollte die Mutter Gelegenheit erhalten, das Kind an die Brust zu nehmen, um die Mutter-Kind-Beziehung und das **Stillen** (Motivation, Fähigkeit, Stilldauer) zu fördern; das Neugeborene erhält eine ideale Frühernährung mit Kolostrum.

Auch dem *Vater* muß nach der Geburt die Möglichkeit geboten werden, sein Kind zu betrachten, zu berühren und zu liebkosen.

Überwachung in den ersten 2 Stunden p. p.

- **Fundusstand:** Unmittelbar nach der Geburt zieht sich die Gebärmutter in einer Dauerkontraktion sehr stark zusammen, um die Blutung zu stoppen. Der Uterusfundus liegt zwischen Symphyse und Nabel, die Gebärmutter fühlt sich wie eine harte Kugel an. Hautkontakt zwischen Mutter und Kind, sowie erstes Saugen an der Brustwarze unterstützen die Uteruskontraktion. Fühlt sich die Gebärmutter weich an, ist sie nicht optimal kontrahiert. Es blutet in die Gebärmutterhöhle, in der sich Blutgerinnsel bzw. Koagel bilden.
- **Blutung:** Gleichzeitig mit den regelmäßigen Funduskontrollen (ca. alle 20–30 Min.) werden vorgelegte Binden auf Abgang von Blut und -gerinnseln kontrolliert. Bei stärkeren Blutungen bewirken Eispackungen, die Entleerung der Harnblase und die Verabreichung von Oxytocin eine bessere Uteruskontraktion.
- **Episiotomie:** Nach Versorgung der Verletzungen (s. S. 216) wird die Vulva mit lauwarmem Wasser oder leicht desinfizierender Lösung gespült. Danach erhält die Frau 2 Wochenbettbinden vorgelegt. Bei jeder Blutungskontrolle p. p. wird auch die Dammnaht überprüft. Hat die Frau *Schmerzen*, ist die Naht geschwollen oder verfärbt (rot, blau), so hilft die Auflage einer Eiskrawatte.

Beachte: Eis muß in trockene Tücher gewickelt und darf nie direkt auf die Haut gebracht werden (s. S. 473).

- **Ausscheidung:** Die Urinproduktion nimmt durch die Hormonumstellung im Frühwochenbett stark zu. Da eine gefüllte Harnblase die Uteruskontraktion behindert, sollte sie möglichst leer sein. Günstigenfalls kann die Frau noch vor der Verlegung Wasser lösen. Der Harndrang fehlt oft, da der Druck des Kindes auf die Blase entfällt und sie noch nicht tonisiert ist.

Zeichen einer **vollen Blase**:

- *Polster* oberhalb der Symphyse
- *hochstehender*, evtl. weicher *Uterus*
- vermehrte *vaginale Blutung*.

Besteht *Harnverhalten*, sollte eine Spontanmiktion unterstützt werden (s. S. 323, 463).

Vitalzeichenkontrolle und ihre Normwerte

Blutdruck:	110/60–135/85 mmHg
Puls:	60–80 spm
Temperatur:	36.1–37.0 °C axillar

Die Vitalzeichen werden vor dem ersten Aufstehen p. p., vor Entlassung aus dem Gebärsaal und bei Komplikationen kontrolliert. Ist der Kreislauf stabil und fühlt sich die Frau wohl, so kann sie vorsichtig aufstehen. Dies regt den Kreislauf an, beugt einer Thrombose vor und ermöglicht der Frau, Urin zu lösen und sich zu duschen. Hebamme oder Partner bleiben bei der

Frau. Pflegeartikel, Wäsche, frisches Bett sind vor der Mobilisation zu richten. Bei instabilem Kreislauf wird der Frau eine Ganzwaschung im Bett angeboten. Anschließend kann ihr eine leichte Mahlzeit serviert werden. Möchte die Mutter ihr Kind noch einmal stillen, unterstützt die Hebamme sie dabei. Paare haben meist ein großes Bedürfnis ihr Kind kennenzulernen, miteinander über die Geburt zu reden und Gefühlen Ausdruck zu verleihen. Deshalb zieht sich die Hebamme nun zurück, nachdem sie die Rufmöglichkeiten erklärt und deren Funktion überprüft hat.

Verlegung auf die Wochenbettabteilung

Ist die Blutung normal, der Kreislauf stabil und die Adaptation des Kindes problemlos, können Mutter und Kind frühestens 2 Stunden p.p. auf die Wöchnerinnenabteilung verlegt werden. Der Frau wird erklärt, daß sie Blutungen beobachten und melden soll, wenn eine Binde durchgeblutet ist oder Koagel abgehen. Auch bei fehlendem Harndrang soll sie zur besseren Rückbildung versuchen, alle 3–4 Stunden Wasser zu lassen. Vor der Verlegung müssen alle geburtshilflichen Daten dokumentiert sein. Der *Übergaberapport* hat alle wichtigen Angaben zur Schwangerschaft, Geburt und Nachgeburtsperiode, Adaptation des Kindes, Frühernährung und Ausscheidung, sowie die allgemeinen Daten des Kindes zu enthalten.

Ambulante Geburt

Verläßt die Frau das Krankenhaus nach einer ambulanten Geburt (frühestens 2 Std. p.p.), ist die Hebamme zu verständigen, die die Wochenbettbetreuung übernimmt. Die vollständigen Geburtsdokumente für Hebamme, betreuenden Arzt und Kinderarzt werden der Mutter mitgegeben.

5.3 Schmerzerleichterung während der Geburt

5.3.1 Geburtsschmerz

Gisèle Steffen

Der Schmerz bei Geburt gehört, wenn er in voller Stärke auftritt, zu den *intensivsten*, die ein Mensch verspüren kann.

Geburtsschmerz ist ein wichtiger Bestandteil der Geburt. Sein Einfluß auf den Geburtsablauf ist unterschiedlich, je nachdem, wie er von der Frau erlebt wird.

Leider wird er manchmal vom behandelnden Personal bagatellisiert, obwohl der Frau besser geholfen wäre, nähme man ihren Schmerz ernst. Wie jeder andere Schmerz ist auch der Geburtsschmerz eine subjektive Empfindung, die keine meßbare Größe der Wissenschaft ist. Dennoch gibt es eine etablierte Schmerzforschung, die nicht zuletzt durch Entdeckung der Opiat-Rezeptoren große Fortschritte zu verzeichnen hat.

Anatomische Grundlagen für Entstehung, Weiterleitung und Dämpfung des Schmerzes sind in Abb. 5.3-1 schematisch zusammengefaßt. Vom Entstehungsort des Schmerzes führen Nervenbahnen über eine erste Schaltstelle, den Spinalganglien (Nervenknoten), zur zweiten Schaltungsebene, der Substantia gelatinosa im Hinterhorn des Rückenmarks. In dieser kommen neben schmerzrelevanten Reizen auch alle anderen sensorischen Modalitäten (Tast-, Temperatursinn, Druckwahrnehmung) zusammen. Von hier aus kreuzen die „Schmerzfasern" auf die gegenüberliegende Körperseite und ziehen über Hirnstamm und Thalamus (Zwischenhirn) bis in die Großhirnrinde. Auf jedem Niveau der Verschaltung wird der Schmerz von absteigenden Nervenbahnen beeinflußt, die von Hirnrinde und Zwischenhirn kommend, gezielt auf die Schaltstellen der unteren Niveaus wirken. An diesen Schaltstellen werden körpereigene Botenstoffe (Endorphine, Enkephaline) freigesetzt, die die Weitergabe des Schmerzreizes „nach oben"

Abb. 5.3-1: Querschnitt durch das Rückenmark zur schematischen Darstellung der Schmerzbahn (rot) und der sie moderierenden Systeme. Vom Rezeptor Uterus kommend ziehen die Nervenfasern über das Spinalganglion in die Substantia gelatinosa (grau) des Hinterhorns. Bereits auf diesem Niveau wird der Schmerz über Querverbindungen zu anderen sensorischen Modalitäten (schwarz gestrichelt, z. B. Temperatur- und Druckwahrnehmung) unterschiedlich „getönt". Die aufsteigende Bahn (rot) zieht weiter zum Hirnstamm, dann über weitere Schaltstellen zum Thalamus und in die Großhirnrinde. Die absteigende Bahn (rot gestrichelt) kommt von Mittelhirn und Hirnstamm und endigt in der Substantia gelatinosa auf Neuronen; diese setzen Enkephalin frei, welches die Schmerzrezeptoren der aufsteigenden Bahn blockieren kann

vermindern, da sie morphinähnliche Wirkung haben.

Neben dieser wird heute auch eine Schmerzbeeinflussung durch direkte Interaktion konkurrierender Nervenbahnen der anderen Sinnesmodalitäten, wie Tast-, Temperatursinn und Druckwahrnehmung bereits auf dem Niveau des Rückenmarks (Hinterhorn) diskutiert.

Die alte Erfahrung, daß der Geburtsschmerz durch Grundbefindlichkeiten wie Angst, Streß, Müdigkeit mehr wahrgenommen und durch warmes Wasser, Massage, positive Ablenkung weniger intensiv erfahren wird, hat damit in jüngster Zeit wissenschaftliche Bestätigung gefunden.

Die Schmerztoleranz hängt auch von der Einstellung zum Schmerz ab. 2 **Grundeinstellungen** sind zu unterscheiden:

- **Schmerz ist ein Alarmzeichen:** Schmerz sagt mir, daß mit meinem Körper etwas nicht stimmt. Schmerz sollte nicht sein, bzw. muß vermieden werden. Diese Einstellung ist besonders in unserem Kulturkreis weit verbreitet, da Leid und Schmerz nur negativ besetzt sind. Folglich wird bei einer Geburt alles getan, um den Schmerz durch Anästhesie aus der Welt zu schaffen.

> Geburtsschmerz entsteht aber nicht aus einer pathologischen Situation, sondern ist Begleiterscheinung eines natürlichen, gesunden Vorgangs.

- **Schmerz ist Teil unseres Lebens,** Teil unseres Selbst, und es ist nicht immer ein Gewinn, ihn zu unterdrücken. Schmerz kann richtig aufgenommen und verarbeitet zu Neuem, Reiferem hinführen und Auslöser für inneres Wachstum sein. Dies gilt in besonderem Maße für den Geburtsschmerz, begleitet er doch ein physiologisches Ereignis, an dessen Ende neues Leben steht. So gesehen bekommt der Schmerz einen anderen Sinn, er ist natürlicher Begleiter jeden Wachstums. Diese Sicht ermöglicht es der Frau, sich ganz auf den Geburtsschmerz einzulassen, ihn zu durchleben. Die Erfahrung hat gezeigt, daß diese Haltung besser ist, als gegen den Schmerz zu kämpfen oder ihn gar durch allerlei Training beherrschen zu wollen. Durchlebter Geburtsschmerz kann in ein Glücksgefühl münden, das Außenstehende nicht nachvollziehen können. Es ist die Freude und der Stolz, es geschafft zu haben, ähnlich wie ein Bergsteiger, der endlich nach größten Strapazen den Gipfel erreicht hat. Es kann ein wichtiges Stück Selbstbestätigung für jede Frau sein, ihre Kräfte und ihr Durchhaltevermögen erfahren zu haben.

Diese Einstellung muß von vielen Frauen, bzw. Paaren erst erarbeitet werden, z.B. in einem Geburtsvorbereitungskurs (s. S. 124).

Abschließend sei betont, daß der Umgang mit Geburtsschmerz, so wie er hier dargestellt wurde, eine normale Geburt voraussetzt und nicht eine heroische Selbstkasteiung der Gebärenden fordert. Es kann bei jeder Geburt vorkommen, daß die Schmerzen unerträglich werden. Ein gesicherter Zugang und Wissen um die verschiedenen Möglichkeiten der Schmerzerleichterung sind daher in jedem Fall nötig.

5.3.2 Schmerzerleichterungen

Christl Rosenberger

Erstmals wurde eine theoretisch fundierte, **nichtmedikamentöse Schmerzerleichterung** von G. Dick-Read (Gynäkologe, London 1890–1950) vorgestellt. Er zeigte, daß der „Teufelskreis Angst–Spannung–Schmerz" (Abb. 5.3-2) durch **Aufklärung** über den Geburtsvorgang und **Entspannungsübungen** unterbrochen werden kann.

Abb. 5.3-2: Angst-Spannungs-Schmerz-Syndrom (nach Dick-Read)

Ebenso bilden Erkenntnisse aus der eigenen Schmerzbiografie eine Grundlage für Verständnis bei der Begleitung von Frauen bzw. Paaren während des Geburtsprozesses. Die Hebamme und alle beteiligten Personen können durch ihr Verhalten und mit Anwendung verschiedener Möglichkeiten zur Schmerzerleichterung beitragen.

Nachfolgend werden einige **Methoden zur Schmerzerleichterung** in alphabetischer Ordnung vorgestellt:

- **Aromatherapie:** Hier werden rein ätherische Öle verwendet, um einen Zustand der Entspannung herbeizuführen, das Energieniveau anzuheben und die Harmonie zwischen Geist, Körper und Seele herzustellen. Die Öle lassen sich (in Wasser verdampft) inhalieren, als Massagemittel (einige Tropfen in geruchlosem Mandel- oder Olivenöl), als Badewasserzusatz (einige Tropfen in einem halben Glas Milch verteilt dem Bad zugeben) und in Form von Kompressen und Zerstäubern verwenden. Bei der *Inhalation* stimulieren sie über die Geruchsnerven denjenigen Bereich des Gehirns, der für die Regulierung des autonomen Nervensystems und des Hormonhaushaltes zuständig ist. Über die Lungen und die Haut gelangen sie auch in den Blutkreislauf und zu den inneren Organen. Bei der Auswahl der Essenz gilt: Erlaubt ist, was der Frau gefällt. Zur Entspannung eignen sich vor allem *Lavendel, Salbei, Sandelholz, Orange, Rosenholz, Limone, Jasmin, Bergamotte* etc.

- **Akupunktur:** Erstmals vor mehr als 5000 Jahren in China angewandt, zur Prävention und in Akutsituationen, wird sie heute in vielen Ländern des Westens erfolgreich praktiziert.

Sie basiert auf der Theorie, daß in unserem Körper Lebenskräfte oder Energieströme (Chi) über bestimmte Bahnen (Meridiane) fließen, die den verschiedenen Organen zugeordnet sind. Die Energien müssen frei fließen können und ausgeglichen, d. h. gut verteilt sein.

Mit sehr feinen Nadeln werden bestimmte Punkte auf diesen Meridianen stimuliert, um Blockierungen und Unausgewogenheiten zu beseitigen und das natürliche Gleichgewicht wieder herzustellen. Zur Schmerzerleichterung und Behandlung von Müdigkeit während der Geburt sowie zur Anregung der Kontraktionstätigkeit sind bereits erstaunliche Erfolge erreicht worden.

Akupunkturpunkte können auch durch *Moxibustion* (Wärmebehandlung) mit einem darübergehaltenen, langsam brennenden Heilkraut (Beifuß, S. 143) oder mit *Akupressur* (Shiatsu) durch Fingerdruck stimuliert werden.

Shiatsu ist eine traditionelle Form der japanischen Massage. Die Hebamme führt eine Druckmassage bestimmter Punkte am Rücken (Abb. 5.3-3) durch kleine kreisende Bewegungen mit Daumen oder Handballen aus.

Bei der *lumbalen Reflextherapie* werden diese Punkte (evtl. zusätzlich die seitlichen Grübchen der Michaelis-Raute) mit sog. „Quaddeln" versehen, die eine anhaltende Stimulation der Punkte erzeugt: Intrakutane Einspritzung mit dünner Kanüle einer Mischung von Kochsalzlösung und Lokalanästhetikum oder reiner Kochsalzlösung, bis sich eine 1 cm große Quaddel gebildet hat. Bei Rückenschmerzen und straffem Muttermund hat sich diese Methode bewährt.

- **Atmung:** Es gibt kein Rezept für *die* Atmung zur Schmerzerleichterung. Jede Frau muß ihren eigenen Atemrhythmus finden. Deshalb ist es besonders wichtig, in Geburtsvorbereitungskursen verschiedene *Atemtechniken* anzubieten und zu üben. Prinzip dabei ist immer kurze Sauerstoffaufnahme und intensives Ausatmen.

Alle Versionen mit Luft anhalten oder Kurzatmen, bei dem die gleiche Luft nur hin und her bewegt wird, sind nicht geeignet, weil sie die optimale Sauerstoffzufuhr zum Kind verhindern.

Bewährt hat sich auch die Methode, beim Ausatmen verschiedene Töne abzugeben, vor allem offene Selbstlaute. Verbrauchte Luft wird so genügend abgeatmet und Hyperventilation (s. S. 447) vermieden.

- **Bach-Blüten:** Das System der 38 Blütenessenzen wurde um 1930 von dem walisischen Arzt Dr. Edward Bach entwickelt. Er nimmt an, daß Krankheiten und Schmerzen ihre Wurzeln in Stimmungen und Gefühlen haben und bei Besserung des seelischen Zustandes der Heilungsprozeß einsetzt. Die Essenzen sind verdünnt und in

Abb. 5.3-3: Schmerzreflexpunkte am Rücken zur Druckmassage oder lumbalen Reflextherapie

Alkohol gelöst, oft müssen sie über mehrere Wochen eingenommen werden, um eine Wirkung zu erzielen. Ausnahme bildet die Essenz „Rescue", die sog. Notfalltropfen.

Sie besteht aus Cherry plum (Kirschpflaume), Clematis (Weiße Waldrebe), Rock Rose (Gelbes Sonnenröschen), Impatiens (Drüsentragendes Springkraut) und Star of Bethlehem (Doldiger Milchstern).

Dosierung: 4 Tropfen in etwas Wasser in kleinen Schlucken der Frau während der Geburt oder 4 Tropfen direkt auf die Zunge dem Kind kurz nach der Geburt geben.

Rescue entfaltet unmittelbare Wirkung und hat sich bei Streß, Schmerzen, Schock o. ä. bewährt.

- **Berührung:** Eine Entspannung der Muskulatur wird durch Berührung erreicht und der Angst-Spannungs-Schmerz unterbrochen. Wesentlich sind der Austausch von Berührungen und Zärtlichkeit mit dem Partner, weil dadurch vermehrt körpereigene, schmerzblockierende Stoffe (Endorphine) freigesetzt werden.
- **Bewegung:** Die selbstgewählte Haltung der Frau und die Bewegungen, die sie sich aussucht, können den Geburtsschmerz vermindern. In verschiedenen Kulturen gibt es *rituelle Tänze* zur Geburt. Bewegungen lockern die Muskulatur und lenken vom eigentlichen Schmerzgeschehen ab.
- **Gefühle:** Freude- und Angstgefühle liegen in der Zeit der Schwangerschaft und während der Geburt dicht beieinander. Die im Geburtsverlauf zunehmenden Kontraktionsschmerzen lassen mentale Kräfte wie Intellekt und Gedächtnis zeitweilig in den Hintergrund treten, während Intuition und Emotionen an Stärke gewinnen. Ungelöste emotionale Konflikte (aus eigener Vergangenheit oder Partnerbeziehung) können zum Vorschein kommen und die Schmerzempfindlichkeit enorm verstärken. Ziel der Hebamme soll sein, daß die Gebärende das, was sie erlebt, akzeptieren und in ihr Selbstbild integrieren kann. Von den begleitenden Personen erfordert dies Respekt und Takt sowie einladende Angebote zum Erspüren und Zulassen ihrer Bedürfnisse.
- **Homöopathie:** Sie betrachtet das gesamte gesundheitliche Bild eines Menschen und sucht individuelle Wege zur Stärkung eigener Heilkräfte und damit besserer Schmerzakzeptanz. Das homöopathische Mittel muß individuell ausgesucht werden (s. S. 402).
- **Information:** Gute Geburtsvorbereitung (s. S. 124) kann Ängste abbauen und eine positivere Einstellung zum Geburtsschmerz bewirken. Während der Geburt tragen fortlaufende, verständliche Informationen über Geburtsfortschritt etc. wesentlich zur Beruhigung der Frau bei. Kann die Frau ihre Wünsche und Bedürfnisse äußern, trägt dies wesentlich zu ihrem Wohlbefinden und damit zur Schmerzbewältigung bei.
- **Ernährung:** Ausreichende Flüssigkeits-, Mineralstoff- und Glukosezufuhr während der Geburt steigert das Wohlbefinden und kann zur Erleichterung der Geburtsarbeit beitragen.
- **Kommunikation:** Verschiedene Ausdrücke in unserer Sprache können angst- und damit vermehrt schmerzauslösend sein. Werden häufig Begriffe wie *„Blasensprengung"*, *„Geburtsgeschwulst"*, *„fallenlassen"*, *„entspannen"*, *„pressen"* oder Fachlatein benutzt, wirkt dies oft schmerzbegünstigend. Beim Benutzen positiver Ausdrücke, wie *„Fruchtblaseneröffnung"*, *„sich öffnen"*, *„mitgehen"*, *„ausatmen"*, *„mitschieben"* etc., kann sich die Frau besser auf den Geburtsprozeß einlassen und mit dem Schmerz umgehen. In dem Wort *„angstfrei"* ist das Wort *„Angst"* enthalten, in *„Entspannung"* die *„Spannung"*. Durch Untersuchungen wurde festgestellt, daß der Mensch beim Hören solcher Worte mit massiv erhöhtem Muskeltonus reagiert. Auch das nonverbale Verhalten der Frau ist gut zu beobachten.
- **Kultur:** Besonders in westlichen Kulturkreisen existiert bei werdenden Müttern starke Angst vor Schmerzen. Schon mit dieser Vorstellung allein steigt das Schmerzempfinden. Menschen aus südländischen Kulturen haben durch ein bestimmtes Verhalten bei Schmerzen, das sie z. B. vor ihrem Partner zeigen müssen, erhöhten Muskeltonus und dadurch erhöhte Abwehr ge-

gen Schmerz. Frauen aus allen Kulturen wollen in ihrer Art der Schmerzverarbeitung vor allem verstanden und akzeptiert werden.

- **Massagen** ermöglichen dem Partner, innigen Kontakt und Nähe während der Geburt aufrechtzuerhalten (siehe Berührung). Die Hebamme vermag bei der Gebärenden nervöse Spannungen zu lösen und blockierte Gefühle freizusetzen. Massiert werden kann überall dort, wo es entweder weh tut oder ganz einfach angenehm empfunden wird. Das kann im Gesicht, am Kopf, an Armen und Händen, an Beinen und Füßen, am Rücken (besonders in der Kreuzbeingegend) oder im Dammbereich sein. Die Verwendung von geruchlosem *Mandelöl* oder mit ätherischem Öl versetztem *Massageöl* hat sich bewährt.

- **Mentale Entspannungstechniken:** Da Schmerzempfinden bei jedem Menschen verschieden ist, sind auch Reaktionen auf einzelne Methoden unterschiedlich. Das *autogene Training* ist eine Methode, bei der sich eine Person selbst durch willkürliche Muskelkontraktion und -entspannung in einen ruhigen, gelösten Zustand versetzt, in dem auch die Schmerzempfindlichkeit herabgesetzt ist. Wie der Name sagt, ist dies durch intensives Training erlernbar. Bei *klinischer Hypnose* wird durch eine geschulte Person ein Trance-Zustand ausgelöst. Das Bewußtsein wird angeregt, auf zu starke Kontrolle zu verzichten und damit Kräfte des Unterbewußten freizusetzen für Angst- und Schmerzverarbeitung. Durch *Yogaübungen* können sämtliche wichtige Körperfunktionen und der Energiehaushalt verbessert werden. Verspannungen werden abgebaut, gleichzeitig wächst das Vertrauen in die eigene Fähigkeit, den Geburtsschmerz verarbeiten zu können. Jeder Mensch in einem Schmerzzustand ist empfänglich für *Suggestionen*, seien es positive oder negative. Darum ist positive Unterstützung bei einer Geburt besonders wichtig. Geburtshelfer haben ihre Sinne durch Beobachten und Wahrnehmen ständig zu schulen und ihr Verhalten zu reflektieren.

- **Phytotherapie (Kräuterheilkunde):** Die Verwendung von Heilkräutern reicht viele Jahrtausende zurück. Sie basiert auf der Betrachtung vom Menschen als Ganzes. Arbeiten die Zellen eines Körperteiles nicht richtig, wirkt sich das als Störung in anderen Teilen aus. Ziel dieser Heilkunde ist es, die natürlichen Kräfte zu stärken und dem Menschen zu einem ausgeglichenen Gesundheitszustand zu verhelfen. Innerlich oder äußerlich werden ganze bzw. Teile von Pflanzen oder Früchten als Tee, Tinktur, Salbe, Sirup, Badezusatz, Kompresse oder Umschlag angewendet (s. S. 471 ff.). *Schmerzlindernd* wirken Kamille, Heublumen, Hamamelis und Verbena, *beruhigend* und *entspannend* Fenchel, Lindenblüten, Melisse und Pfirsichblätter.

- **Reflexzonentherapie:** An Füßen und Händen gibt es Zonen, die den Zustand verschiedener Teile des Körpers reflektieren. Mit gezielten Handgriffen werden diese Bereiche massiert und so Regenerationskräfte im Menschen aktiviert, so daß sich gestörte Funktionen wieder regulieren. Diese Erkenntnisse sind durch altes indianisches Wissen überliefert worden. Fuß- und Handreflexzonenmassage sind zur Begleitung physischer und psychischer Schmerzen vor, während und nach der Geburt gut geeignet.

- **Sexualität:** Sexualität ist Lebensenergie, biologische Emotionen drücken sich in reiner physikalischer Energie aus. Diese entsteht und verstärkt sich durch Lust- und Angstgefühle, die während der Geburt dicht beieinander liegen (s. S. 26). Können diese Gefühle bzw. Energien nicht frei fließen, begünstigen solche Blockaden das Schmerzempfinden.

Für die Wissenschaft bewiesen wurde dies von Dr. Wilhelm Reich, einem Psychoanalytiker des frühen 20. Jahrhunderts.

Für die Hebamme sind Kenntnisse und Erfahrungen über energetische Vorgänge im menschlichen Organismus von großem Nutzen, um Kräfte der Natur voll auszuschöpfen.

- **Wasser:** Wasser ist ein Energieleiter, es hilft Blockaden zu lösen, Bewegungen werden weicher und fließender. Schmerzempfindungen werden im warmen Wasser meist geringer, weil die gesamte Muskulatur sich lockert, es entsteht ein Gefühl der Geborgenheit und der Wärme.

Frauen, die während der Geburt teilweise oder ganz ihre Schmerzen im warmen Wasser verarbeiten können, bestätigen bessere Bewältigung dieser Arbeit und geringeres Schmerzempfinden.

- **Wärme:** Sie bewirkt durch Umschläge, Wärmflasche, warmes Bad oder Wärmelampe eine Lockerung der gesamten Muskeln (s. S. 469).

- **Zuwendung:** Vom Partner oder professionellen Geburtshelfern gegebene Zuwendung geben der Gebärenden Geborgenheit und Sicherheit. Weniger Ängste verringern auch den Bedarf an Analgetika.

5.3.3 Medikamentöse Schmerztherapien

Marion Lübke

Psychopharmaka, Spasmolytika, Analgetika

Grundsätzlich sollte unter der Geburt wie in der Schwangerschaft mit der Gabe von Medikamenten sehr zurückhaltend umgegangen werden. Da selbst mit guter psychischer und körperlicher Vorbereitung nur in etwa 15% eine schmerzarme Geburt erreicht werden kann, ist häufiger eine medikamentöse Schmerzerleichterung notwendig.

Eine Schmerzlinderung während der Eröffnungsperiode kann durch Psychopharmaka, Spasmolytika, Analgetika und deren Kombinationen erreicht werden. Vorteil dieser Medikamente ist ihre leichte Anwendbarkeit.

Spasmolytika und *nicht opiathaltige Analgetika* kann die Hebamme selbst verordnen.

Die genannten Medikamente passieren jedoch die Plazentaschranke und beeinflussen den Feten. Ihre Wirkung auf die Gebärende kann zu Veränderungen verschiedener Organfunktionen führen, vor allem zu Blutdrucksenkung, Zunahme der Atemfrequenz und des Atemzugvolumens. Auch Allergien insbesondere gegen Spasmolytika sind möglich.

- **Psychopharmaka** können bei unruhigen und ängstlichen Patientinnen zu Beginn der Eröffnungsperiode verabreicht werden. Sie setzen die subjektive Schmerzempfindung herab. Außerdem wird ihnen ein muskelentspannender Effekt zugeschrieben. Häufige Anwendung finden die Benzodiazepine (z. B. Valium®). Ihre Gabe kann eine Einengung der fetalen Oszillationsamplitude im CTG bewirken. Die gleiche Wirkung sowie ähnliche Nebenwirkungen hat Psyquil®, das zur Gruppe der Neuroleptika gehört.

- **Spasmolytika** (z. B. Buscopan®) haben nur eine gering lindernde Wirkung auf den Wehenschmerz. Ihnen wird ein krampflösender Effekt auf die Cervix uteri zugeschrieben, der jedoch schwer zu beweisen ist. Die Applikation erfolgt in Form von Suppositorien, i. m. oder, seltener, i. v. als Zusatz zu Infusionen. *Nebenwirkung* (s. S. 398) sind u. a. Akkomodationsstörungen (Doppelsehen, Schwierigkeiten zu fixieren). Dann verbietet sich eine erneute Gabe dieser Medikamente.

- Starke **Analgetika** bewirken die befriedigendste medikamentöse Schmerzlinderung während der Eröffnungsperiode. Das *ideale Analgetikum* sollte folgende Eigenschaften haben: Gute *Verträglichkeit*, guter *analgetischer Effekt*, keine wesentliche *Bewußtseinsbeeinflussung*, keine Beeinträchtigung *vitaler Funktionen* (Atmung, Kreislauf) bei Mutter und Kind.

> Das klassische Mittel in der Geburtshilfe ist **Pethidin (Dolantin®)**, das zur Gruppe der Opiate zählt und daher von Hebammen nicht selbständig eingesetzt werden darf.

Die Applikation erfolgt i. m. oder i. v.

Bei *i. m. Injektion* setzt die Wirkung erst nach einer halben Stunde ein, die Wirkungsdauer beträgt etwa 2 Stunden. Eine Einzeldosis von 50 mg sollte hierbei nicht überschritten werden, da bereits bei dieser Dosierung Undulationseinschränkungen im CTG zu beobachten sind.

Bei *i. v. Injektion* sollte die Einzeldosis nicht mehr als 25 mg betragen. Die Wirkung setzt sehr viel schneller ein, allerdings ist ihre Dauer gegenüber der i.m. Gabe verkürzt.

Eine **Nebenwirkung** des Pethidins ist vor allem die Beeinträchtigung des *mütterlichen Kreislaufs*. Beim Feten tritt eine leichte Azidose auf. Der Abstand zwischen letzter Pethidingabe und Geburt sollte nicht weniger als 2 Stunden betragen, da sonst eine Atemdepression beim Neugeborenen droht.

Kommt es doch zu einer schnelleren Geburt, ist ein Kinderarzt hinzuzuziehen, der dem Kind Naloxon (Gegenmittel zum Pethidin) verabreichen kann. Pethidin wird aus diesem Grund heute seltener angewendet.

Ein weiteres stark wirksames Analgetikum ist das **Tramadol** (**Tramal®**), anzuwenden als Suppositorium oder i.m. Die atemdepressive Wirkung ist gegenüber Pethidin viel geringer. Trotzdem sollte der Einsatz auch hier streng indiziert werden.

Inhalationsanalgesie mit Lachgas

Stickoxidul (N$_2$O, Lachgas) wurde 1880 von Klikowitsch in die Geburtshilfe eingeführt.

Wird es über ein Inhalationsgerät mit zuverlässiger Dosierung des Verhältnisses Lachgas/Sauerstoff appliziert, ist es gut steuerbar, für Mutter und Kind ungefährlich und hat wenig Nebenwirkungen. Allerdings ist die analgetische Wirkung nicht so effektiv, wie bei den vorher beschriebenen Schmerzmitteln. Der Sauerstoffanteil muß mindestens 30% betragen, da es sonst zur fetalen Hypoxie kommt (Einstellung am Manometer z.B. 2 Teile O$_2$ mit 4 Teilen N$_2$O).

Die Hebamme muß der Gebärenden rechtzeitig die Handhabung der Maske erklären und ihr klarmachen, daß der Apparat nur dann funktioniert, wenn sie die Maske beim Einatmen fest auf das Gesicht drückt. Außerdem wird die Frau informiert, daß die schmerzlindernde Wirkung erst nach 30 Sek. einsetzt und deshalb mit der Inhalation bereits bei Herannahen einer Wehe begonnen werden sollte. Nur so wird erreicht, daß Wehengipfel und größte Schmerzlinderung zusammenfallen.

Lokal- und Leitungsanästhesien

Zu den Lokal- und Leitungsanästhesien gehören vor allem die *Damminfiltration*, die *Blockade des Nervus pudendus* sowie die *rückenmarksnahen Leitungsanästhesien*. Die ersten beiden Anästhesieformen werden nur in der Austreibungsperiode angewandt.

• **Damminfiltration:** Vor einer notwendigen Episiotomie wird die Stelle, an der geschnitten werden soll, mit 10 ml eines lokalen Betäubungsmittels (z.B. Lidocain®) unterspritzt. Dazu wird mit 2 Fingern zwischen Kopf und Damm eingegangen, dann die Kanüle an der hinteren Kommissur in Schnittrichtung eingestochen und nach Aspiration unter kontinuierlicher Applikation des Lokalanästhetikums langsam wieder zurückgezogen (Abb. 5.3-4). Das Medikament tritt nicht auf das Kind über. Zur Naht des Schnittes muß eine erneute Infiltration erfolgen, weil die Wirkung nicht mehr ausreicht.

Abb. 5.3-4: Damminfiltration vor Episiotomie

• **Pudendusanästhesie:** Der Beckenboden wird vom Mons pubis bis in den Glutealbereich betäubt. Die Blockade des N. pudendus wird bei vollständigem Muttermund und Leitstelle I + 2 durchgeführt, wenn die Frau starke Schmerzen oder frühen Preßzwang hat oder eine vaginalope-

Abb. 5.3-5: Technik der Pudendusanästhesie mit Spezialkanüle

rative Entbindung zu erwarten ist. Durch eine Kanüle mit Führungsrohr werden jeweils 10 ml eines Lokalanästhetikums (z. B. Scandicain® 1%) 1 cm unterhalb (vulvawärts) der Spina ischiadica in das Gewebe der Scheide injiziert (Abb. 5.3-5). Um Herz-Kreislauf-Komplikationen bei Mutter und Kind durch Injektion in Blutgefäße zu vermeiden, muß vor dem Spritzen aspiriert werden. Eine gut sitzende Pudendusanästhesie reicht für die Naht eines Dammschnittes meist aus.

- Die *parazervikale Blockade*, eine Injektion von Lokalanästhetikum ins parazervikale Gewebe, bewirkt zwar eine gute Linderung des Dehnungsschmerzes, löst aber häufig fetale Bradykardien aus. Sie ist daher heute unter der Geburt kontraindiziert!

- **Rückenmarksnahe Leitungsanästhesien** sind sowohl in der Eröffnungs-, als auch Austreibungsperiode geeignet. Mit ihnen kann meist eine vollständige Schmerzfreiheit erreicht werden, so daß selbst operative Eingriffe wie eine Sectio caesarea möglich sind. Die Wehentätigkeit wird selten beeinflußt, eine evtl. auftretende Wehenschwäche kann mit Oxytocin-Infusion behandelt werden. *Nebenwirkungen* auf das Kind sind nicht bekannt. Die starke Schmerzverminderung bewirkt eine optimale Entspannung der Weichteile. Dies kann bei Einstellungsanomalien (z. B. hoher Geradstand) eine vaginale Geburt ermöglichen, andererseits aber u. U.

Haltungsanomalien (z. B. mangelnde Flexion) begünstigen. Aufgrund der starken Schmerzverminderung und der Herabsetzung des Preßreflexes sind operative Geburtsbeendigungen häufiger.

> Die *häufigste Methode* ist die kontinuierliche lumbale **Periduralanästhesie** (PDA).

Hierbei wird eine Punktion des peri- bzw. epiduralen Raumes zwischen den Lendenwirbelkörpern L3 und L4 oder L2 und L3 mit einer Tuohy-Kanüle durchgeführt. Durch die Kanüle wird ein dünner Katheter geschoben, über den (nach Entfernung der Kanüle) das Lokalanästhetikum (z. B. Carbostesin® 0,25–0,5%) injiziert wird (Abb. 5.3-6). Wenn sich die Substanz im Periduralraum (zwischen dem Zwischenbogenband der Wirbel und der harten Rückenmarkshaut gelegen, also nicht im Rückenmark selbst) verteilt hat, wirkt sie auf die aus dem Rückenmark austretenden Nerven, und es kommt zur

Abb. 5.3-6: Schmerzreizleitungen (rot) bei der Geburt und ihre Unterbrechungsmöglichkeiten

Schmerzausschaltung im gesamten Versorgungsbereich vom Brustwirbel TH10 bis zum Sakralwirbel S5.

Die kontinuierliche Applikation des Medikamentes erfolgt entweder über einen Perfusor oder in ca. zweistündlichen Einzelgaben von jeweils 10 ml 0,25%igem Bupivacain (Carbostesin®).

Die *Maximaldosis* während einer Geburt beträgt 2 mg/kg Körpergewicht der Schwangeren (z. B. 6 × 10 ml Carbostesin 0,25% bei einer 75 kg schweren Frau).

Bei rückenmarksnahen Leitungsanästhesien ist auf Sterilität zu achten, da es andernfalls zu schweren Infektionen kommen kann. Die Gebärende ist über die *Risiken* aufzuklären, insbesondere über Kopfschmerzen, die durch Punktion der harten Rückenmarkshaut (Liquorverlust) hervorgerufen werden können.

Während der Punktion sitzt die Frau oder liegt auf der Seite. Der Rücken muß bewußt „rund" gemacht werden. Die Hebamme hilft der Frau in die günstigste Position und achtet auf ruhige Haltung sowie richtige Atemtechnik.

Nach Katheterlegung und Applikation des Medikamentes soll die Gebärende etwa 10 Minuten mit hochgestelltem Bettoberteil auf dem Rücken liegen, um eine gleichmäßige Verteilung des Lokalanästhetikums zu gewährleisten. Anschließend wird meist Seitenlage eingenommen. Durch die Anästhesie kann es zu einem starken Blutdruckabfall und damit zur akuten Minderdurchblutung der Plazenta kommen. Deshalb muß vor der PDA eine Infusion mit Ringerlösung oder einem Plasmaexpander erfolgen (s. S. 400). Nach Spritzen des Medikamentes ist kurzfristig eine kontinuierliche Blutdruckkontrolle erforderlich: z. B. 20 Minuten lang alle 3–5 Min.

Kontraindikationen für die rückenmarksnahen Leitungsanästhesien sind:
- Erkrankungen des ZNS, Gerinnungsstörungen
- *Infektionen* im Punktionsbereich, *Allergien* gegen Lokalanästhetika, schwere *Hypotonie*.

Kurznarkose

Der früher allgemein übliche „*Durchtrittsrausch*" wird heute nicht mehr eingesetzt. Jedoch ist es in manchen Fällen nötig, die Gebärende mit einer Kurznarkose vollständig zu entspannen, um operative Eingriffe vornehmen zu können, z. B. Entwicklung einer Beckenendlage mit hochgeschlagenen Armen oder eine fetale Schulterdystokie. Durch starke Schmerzen und damit erhöhte Muskelspannung der Mutter kann sonst der Eingriff verlängert und das Kind gefährdet werden.

Eine Vollnarkose kann auch in der Nachgeburtsperiode zur manuellen Plazentalösung oder Nachtastung bei unvollständiger Plazenta notwendig sein.

Nach jeder Narkose ist eine sorgfältige Überwachung der Vitalfunktionen notwendig. Da Gebärende nie als nüchtern zu betrachten sind und jede Narkose zum Verlust von Schutzreflexen führt, besteht immer die Gefahr einer **Aspiration von Erbrochenem**.

Die Hebamme muß darum bei Erbrechen den Kopf der Frau zur Seite drehen und tiefer legen. Die Atemwege müssen freigehalten, d. h. abgesaugt werden. Erst wenn die Patientin vollständig wach ist, kann die Beobachtung gelockert werden.

5.4 Rißverletzungen, Episiotomien, Nahtversorgung

Anna Rockel-Loenhoff

5.4.1 Dammriß, Scheidenriß, Labienriß

Perineum (Damm) ist das Gewebe zwischen der hinteren Kommissur (Vereinigung der großen Labien) und dem Anus. Es besteht aus Muskeln, Faszien, Haut, Unterhautfett- und Bindegewebe sowie Nerven und Gefäßen. Im Damm finden sich Muskeln des Diaphragma pelvis, des Diaphragma urogenitale sowie der äußeren Muskelschicht (s. S. 57). Geburtshilflich ist interessant, daß keine wichtige nervale oder bluttragende Bahn die Mittellinie zwischen hinterer Kommissur und Anus kreuzt (s. Abb. 5.4-2).

Reißt der Damm bereits beim Sichtbarwerden und Austreten des Kopfes, beginnt dies häufig mit einem Scheidenriß, erkennbar an einer leichten Blutung nach außen, oder Blutspuren an Kopf und Nacken des Kindes (auch ein oberflächlicher Labienriß kann solche Blutspuren verursachen). Reißt der Damm beim Kopfaustritt, beginnt der Riß meist an der ausgezogenen, weißlich verfärbten hinteren Kommissur.

Je nach Ausdehnung des Dammrisses weichen entweder nur die Scheidenhaut und das Frenulum (Vereinigung der kleinen Labien) oder zusätzlich auch Anteile der darunterliegenden Muskeln auseinander, die in der Mitte des Dammes miteinander verbunden sind: M. bulbospongiosus, M. transversus perinei profundus und superficialis. Dadurch werden auch Haut, Fett und Faszien seitwärts gezogen.

Dammrisse (DR) werden in *4 Grade* unterschieden (Abb. 5.4-1):

- **DR I°.** Längs- oder querverlaufender Riß der Dammhaut und des Bindegewebes, meist auch Anteile der Scheidenhaut. Die Fasern des M. bulbospongiosus sind erhalten.
- **DR II°.** Der Riß geht mehr oder weniger tief in die Dammuskulatur, aber ohne Schädigung

Abb. 5.4-1: Einteilung der Dammrisse nach Schweregraden. DR I°: Einriß der Haut ohne Verletzung der Damm- und Scheidenmuskulatur. DR II°: Einriß aller Schichten der Dammuskulatur, meist mit Scheidenriß (zusätzlich sind 2 Labienrisse dargestellt). DR III–IV°: Einriß des gesamten Dammes mit M. sphincter ani und ausgedehnten Scheidenrissen. (Einige Autoren bezeichnen den DR III° als DR IV°, wenn wie hier auch die Rektumvorderwand eingerissen ist)

des M. sphincter ani (Afterschließmuskel), der oft in seinem oberen Anteil in der Wunde sichtbar wird. Bei einem medianen Riß ist der M. levator ani nicht betroffen, weil sich seine Fasern nicht in der Mitte des Dammes treffen, sondern dort den Levatorspalt bilden (Muskelvereinigung erst hinter dem Rektum).
- **DR III°.** Zusätzlich ist der M. sphincter ani erheblich verletzt bzw. ganz durchtrennt, die vordere Darmwand ist intakt.
- **DR IV°** (auch kompletter Dammriß genannt): Der M. sphincter ani ist zerrissen, die vordere Mastdarmwand verletzt.

Der DR IV° wird von einigen Autoren gesondert definiert, weil er eine andere Nahttechnik für den Darm erforderlich macht und Fisteln entstehen können. Auch die Zusammenstellung der Ernährung bedarf bei dieser Verletzungsart einer größeren Sorgfalt als beim DR III° (s. u.).
- **Zentraler Dammriß** (sehr selten): Hierbei platzt der meist besonders hohe Damm in der Mitte, während die hintere Kommissur zunächst oder überhaupt unbeschädigt bleibt. Bei einem solchen Ereignis ist die *Indikation für einen medianen Dammschnitt* gegeben, um ein diffuses Weiterreißen zu vermeiden und das Ausmaß der Verletzungen besser beurteilen zu können.
- **Isolierte Scheidenrisse:** Die hintere Scheidenwand ist unmittelbar hinter dem Introitus beidseits oder in der Mitte gerissen.
- **Labienrisse.** Sie finden sich oft doppelseitig auf der Innenseite der kleinen Labien, auch klitorisnah kommen Labienrisse vor (Abb. 5.4-1).
- **Rißverletzungen der Klitoris** sind sehr selten und bluten überaus stark (Sofortmaßnahme: Gegendruck mit Tupfer über einige Minuten).

Auf die Entstehung eines Dammrisses haben viele Umstände Einfluß: z. B. Vorschädigung des Dammes durch alte Narben, geburtshilfliche Operationen (rasche Dehnung des Dammes), Größe des Kindes (Kopf und Schultergürtel), Form und Haltung des kindlichen Kopfes, Festigkeit und Höhe des Dammes, Größe des Schambogenwinkels, Position der Gebärenden, psychische Faktoren (Ängste, Einstellung zur Geburt), Dammschutztechnik.

Selbst bei technisch perfektem Dammschutz kann eine Verletzung als „natürlicher Ausweg" nach maximaler Dehnung des Geburtsweges eintreten. Von der betroffenen Frau wird er darum oft leichter akzeptiert als ein Dammschnitt.

Anzunehmen, ein gerissener Damm sei Schuld der Hebamme, hieße der Technik des Dammschutzes (der in einigen Nachbarländern nicht praktiziert wird) zuviel Wichtigkeit beizumessen.

5.4.2 Episiotomie

Die **routinemäßige Episiotomie** läßt sich heute nicht mehr rechtfertigen, denn viele Angaben zum Sinn und Nutzen der Episiotomie sind bis heute nicht wissenschaftlich belegt (G. Steffen, s. S. 277).

Den Dammschnitt als „harmlos" zu bezeichnen und deshalb großzügig zu handhaben, heißt, die Probleme von 5–10% der Patientinnen, vor allem nach mediolateraler Episiotomie, zu ignorieren. Die Dammspaltung bewirkt eine Erweiterung des Scheidenausgangs und eine Verkürzung des weichen Geburtsweges.
- **Mütterliche Indikationen** können sein: Verkürzung der Austreibungsperiode wegen Preßverbot (z.B. bei Herzerkrankungen), Raumgewinn (z.B. für vaginal operative Entbindungen), unnachgiebiges Dammgewebe.
- **Kindliche Indikationen:** Sauerstoffmangel-Bradykardie (nicht zu verwechseln mit dem physiologischen „diving-reflex" = Dezelerationen in der Austreibungsperiode), Azidose, pathologisches CTG, Deflexionshaltungen mit ungünstigen Durchtrittsebenen.

Während der Dammriß ein spontanes Ereignis ist, das im Moment der größten Dammentfaltung den nötigen Raum schafft, ist der Dammschnitt ein vorsätzliches Geschehen, dessen Zeitpunkt und Schnittführung gewählt werden können (ein Weiterreißen ist jedoch nicht auszuschließen).

Mediane Episiotomie

Die mediane Episiotomie kopiert einen typischen Dammriß, sie verläuft von der hinteren

Mediolaterale Episiotomie

Die **mediolaterale Episiotomie** setzt genau wie die mediane an der Mittellinie der hinteren Kommissur an und verläuft dann in einem Winkel von 45° nach lateral (Abb. 5.4-2). Zeigt sich bei der nächsten Wehe eine Gewebebrücke im Wundwinkel bedeutet dies, daß der Beckenboden noch nicht genügend entfaltet war. Da der Schnitt bis in den pubischen Anteil (M. pubococcygeus) des M. levator ani hineinreicht, dessen Fasern in Richtung M. sphincter ani verlaufen, werden auch hier Weiterrisse bis zum DR III°–IV° beobachtet.

Für die Naht ist es unabdingbar, die zertrennten Levatoranteile und den M. sphincter ani externus gesondert aufzusuchen und zu versorgen.

Bei der Entscheidung zu einem Dammschnitt sollte die komplikationsärmere Möglichkeit für die Frau berücksichtigt werden. Selbst bei kindlicher Indikation bietet ein hoher Damm mit kleiner medianer Episiotomie (Abb. 5.4-3) meist genügend Platz (3 cm Schnitt ergibt ca. 6 cm mehr Umfang).

Leistet ein rigider Darm als runder straffer Ring dem normal eingestellten Kopf einen derartigen Widerstand, daß dieser über 6–8 Wehen immer an der selben Stelle erscheint, kann mit

Abb. 5.4-2: Versorgung des Beckenbodens mit Blutgefäßen (schwarz) und Nerven (weiß). Die Schnittrichtung der medianen und mediolateralen Episiotomie ist rot, die der obsoleten (veralteten) lateralen Episiotomie rot gestrichelt markiert

Kommissur (Schnittansatz) in Richtung Anus und durchtrennt keine größeren Gefäße oder Nerven (Abb. 5.4-2). Häufiger als beim Dammriß wird nach medianer Episiotomie neben dem M. bulbospongiosus auch der M. sphincter ani verletzt, weil durch den frühzeitigen Dammschnitt die stärkste Beanspruchung auf das Schnittende und den Restdamm verlagert wird. Es kann genau die Verletzung entstehen, die vermieden werden soll, nämlich der DR III°/IV°.

Dieses Problem und die eingeschränkte Erweiterungsmöglichkeit des medianen Dammschnittes waren (und sind) häufig aufgeführte Gründe, um eine mediolaterale oder laterale Episiotomie zu bevorzugen. Beide Schnittführungen bewirken jedoch ausgedehntere Strukturzerstörungen und einen höheren Blutverlust. *Laterale Dammschnitte* werden heute nicht mehr angewandt, da sie die meisten Komplikationen zur Folge hatten: Heilungs-, Funktions- und Empfindungsstörungen über lange Zeit bis zur Dyspareunie (Schmerzen beim Koitus).

Eine **komplette Perineotomie** (Durchtrennung von Damm und M. sphincter ani) wird trotz offenbar guter Heilungsergebnisse kontrovers diskutiert und soll hier nur der Vollständigkeit halber erwähnt werden.

Abb. 5.4-3: Schneiden einer medianen Episiotomie im Schutze der linken Hand einem kleinen medianen Schnitt (ca. 1–2 cm) multiplen Verletzungen vorgebeugt werden.

Auch der kleinste Dammschnitt bedarf einer Einwilligung der Patientin, weil es sich im juristischen Sinn um eine Körperverletzung handelt. Eine vorausgegangene Episiotomie ist keine Indikation für eine weitere. Das nächste Kind kann oft ohne Schnitt oder Riß geboren werden.

5.4.3 Nahtversorgung

Auch kleine Risse (DR I°, evtl. Labienrisse) sollten wegen Wundheilungsstörungen und zur Schmerzverminderung (Brennen beim Wasserlassen) möglichst bald, spätestens in den ersten 12 Stunden p.p. genäht werden. Bei angeschwollenem Wundgebiet kann es von Vorteil sein, nicht sofort zu nähen, weil später das Ausmaß der Wunde besser zu übersehen ist. Das zur Naht benötigte Instrumentarium wird auf S. 424 beschrieben.

Abb. 5.4-4: Lokalanästhesie durch subkutane Infiltration der Wundränder

Anästhesie, Nahtmaterial, Vorbereitung

Lokalanästhesie: Sie ist erforderlich, sobald mehr als 2 Muskel- oder Hautnähte nötig werden. Bei Labien- und Dammrissen (bis DR II°) genügt oft die Auflage eines reichlich mit Gel (z.B. Scandicain-Gel®) beladenen Tupfers auf die Wundflächen. Eine Einwirkzeit von etwa 10 Min. ist erforderlich!

Für die Infiltration des Wundgebietes mit einem Lokalanästhetikum hat sich folgende **Technik** bewährt:

Jeweils 1 cm seitlich vom oberen Wundrand des Dammes mit einer Injektionskanüle (Größe 1) eingehen und diese vorsichtig intrakutan bis an den unteren Wundwinkel vorschieben. Dann wird die Kanüle unter langsamer Instillation zurückgezogen (Abb. 5.4-4). Nach ca. 10 Min. ist durch Diffusion eine ausreichende Schmerzstillung des Wundgebietes erreicht.

Nahtmaterial: Es empfehlen sich resorbierbare synthetische Fäden, z.B. Polyglactin (Vicryl®):

- für die *Labien* 1,5–2 metric (= Fadendurchmesser 0,15–0,2 mm) mit kleiner scharfer angeschweißter Nadel (atraumatisch).

- für den *Damm* 2,0–3,0 (3,5) metric mit großer runder stabiler 3/8 bis 1/2 Kreisnadel, ebenfalls atraumatisch (z.B. Vicryl® rapid 3 metric, Nadel CT-1 rund = V 9450).

Dieses Material löst sich nach etwa 3 Wochen auf.

Vorbereitung: Zunächst müssen gute Sichtverhältnisse geschaffen werden. Am Anfang und bei schwierigen Rissen bedarf die Ärztin/Hebamme einer Assistenz, um das Licht optimal einzustellen und nötigenfalls sichtbehinderndes Gewebe wegzuhalten. Bei starkem Blutfluß aus dem Uterus sollte ein größerer Tupfer oder ein Tampon über das Rißende (innerster Wundwinkel) hinaus in die Scheide eingelegt werden.

> Bei der Naht kommt es darauf an:
> - die korrespondierenden Wundflächen in ganzer Ausdehnung aneinanderzubringen, so daß in der Tiefe des Wundgrundes keine größere Tasche entsteht, in der sich Blut ansammeln kann
> - so wenig Nahtmaterial und Knoten wie möglich in die Wunde zu bringen.

Fortlaufende Naht eines DR II°

Als erstes wird der **Scheidenriß** fortlaufend geschlossen. Während die eine Hand den Nadelhalter in etwa waagerechter Haltung führt, spreizen 2 Finger der anderen Hand die Scheide so, daß das obere Rißende deutlich sichtbar bleibt. Am Wundwinkel wird die 1. Naht gesetzt (s. Abb. 5.4-7a). Bei jedem Stich muß relativ viel Gewebe gefaßt werden. Seitlich je 1 cm, in der Tiefe bis zum Wundgrund (Abb. 5.4-5), damit eine bessere Durchblutung innerhalb der Naht gewährleistet und eine Taschenbildung verhindert wird. Der materialsparende Instrumentenknoten (s. Abb. 5.4-6) beendet die 1. Naht, die wie alle folgenden nicht in das Gewebe einschneiden darf.

Das kürzere Fadenende kann erst einmal zur weiteren Vorspannung der Naht dienen. Die 2. Naht erfolgt ca. 1–1,5 cm parallel zur ersten in Richtung hintere Kommissur. Der lange Nahtfaden wird nun leicht angespannt, damit sich die Wundränder aneinanderlegen; das kurze Fadenende auf ca. 1 cm gekürzt (Abb. 5.4-7b). Vor jeder Nahtlegung den Wundrand durch Tupfen übersichtlich und bluttrocken machen. Die Naht wird nun weitergeführt (der Faden ist stets nur so stark gespannt, daß die Ränder adaptieren), bis die hintere Kommissur wiederhergestellt ist (Abb. 5.4-7c).

Abb. 5.4-5: Fadenverlauf (rot) unterhalb des Wundgrundes, um Taschenbildung zu vermeiden

Abb. 5.4-6: Materialsparender Instrumentenknoten

Abb. 5.4-7: Naht eines DR II°, **a.** Beginn der Scheidennaht, erster Einstich am Wundwinkel, **b.** Nach der Verknotung fortlaufende Scheidennaht, **c.** Wiederherstellung der hinteren Kommissur durch einen zusätzlichen Einstich, **d.** Naht der Mm. bulbospongiosi, **e.** Beginn der intrakutanen Hautnaht, **f.** Ende der Intrakutannaht, Verknoten von Faden und Fadenschlinge auf der Scheidenhaut hinter dem Frenulum

In ähnlicher Weise wie die Scheidennaht wird jetzt mit demselben Faden die **Dammnaht** gelegt. Die Mm. bulbospongiosi und ein Teil des subkutanen Gewebes werden mit wenigen ausgreifenden Stichen (Abb. 5.4-7d) wieder zusammengefügt.

Aufgrund der unterschiedlichen Struktur, des Glanzes und der Farbe ist es oft erstaunlich einfach, die zusammengehörigen Gewebeanteile zu erkennen.

Der Nadelhalter wird jetzt überwiegend senkrecht gehalten. Auf die regelmäßige und nicht zu feste Nahtspannung des Fadens muß weiterhin geachtet werden. Auch hier sollten die Nähte nicht zu eng aufeinanderfolgen.

Klafft die Wunde danach noch, wird die Dammhaut intrakutan verschlossen (Abb. 5.4-7e). Wenn der Faden ausreichend lang ist, kann er weiter verwendet werden, die Nadel wird dann zur Hautnaht mittig in den Nadelhalter geklemmt, damit die Führung besser gelingt. Anderenfalls wird der Faden verknotet (s. u.) und die Hautnaht mit einem neuen Faden und kleiner Nadel genäht.

Vom unteren Wundrand ausgehend wird mit waagerecht gehaltenem Nadelhalter von jeder Seite abwechselnd je ½ cm der Haut auf die Nadel genommen. Den Abschluß bildet ein Knoten aus einer stehengelassenen Schlinge und dem Rest des Nahtfadens (Abb. 5.4-7f). Der Knoten sollte hinter dem Hymenalsaum in der Scheide liegen, da er hier weniger Beschwerden verursacht als auf der Dammhaut.

Tiefere Risse und Episiotomien werden in 3 Lagen genäht: Tiefe Dammnaht, Naht der Subkutis mit muskulären Anteilen und (falls notwendig) Intrakutannaht.

Labienrisse: Da in den Labien die Nerven- und Blutbahnen oberflächlich verlaufen, werden die Wundränder mit einer Pinzette leicht angehoben, mit der Nadel knapp gefaßt (2–3 mm) und durch Einzelknopfnähte adaptiert, so daß die darunterliegende Wundfläche wieder bedeckt ist.

5.4.4 Nachbehandlung

Bei geschwollenem Nahtgebiet kann eine Kühlung in den ersten 24 Stunden den Nahtschmerz und ein Hämatom verringern. Kleine bis mittelgroße Dammrisse heilen aufgrund der geringeren Gefäßverletzungen oft besser als Dammschnitte und verursachen allgemein weniger Probleme. Salben und desinfizierende Maßnahmen erübrigen sich meist.

Die erste Stuhlentleerung erfolgt in der Regel 2–3 Tage nach der Geburt. In dieser Zeit darf auch bei einem DR III° normale, nicht blähende Kost incl. Frischobst gegessen werden. Bei Angst vor der ersten Defäkation empfiehlt sich die Gabe eines kleinen Klistiers oder eines Glyzerinzäpfchens. Trotz verlangsamter Darmpassage ist der Stuhl bei ausreichender Flüssigkeitszufuhr (Tee und Wasser) meist weich.

Beim DR IV° kann eine große Stuhlansammlung in der Rektumampulle die Nahtstelle zu sehr belasten. Deshalb sollte durch Laxantien für täglichen dünneren Stuhl gesorgt werden (s. S. 397).

5.5 Hausgeburtshilfe

Frauke Lippens

Hausgeburten zu betreuen bietet der erfahrenen Hebamme eine ganzheitliche, selbstbestimmte und umfassende Tätigkeit. Verantwortungsbewußtsein, Belastbarkeit, Einsatzfreudigkeit, aktueller Wissensstand und Entscheidungsfähigkeit sind Voraussetzungen dafür.

Vorteile der Hausgeburtshilfe sind:
- *kontinuierliche Betreuung* in der Schwangerschaft, unter der Geburt, im Wochenbett und während der Stillperiode
- ein in der Schwangerschaft gewachsenes *Vertrauensverhältnis*, das für die Geburt Sicherheit und Geborgenheit bedeutet
- Konzentration in der Geburtsbegleitung auf eine Frau/ein Paar; dadurch *keine Geburtskomplikationen*, die z. B. durch Schichtwechsel oder gleichzeitige Betreuung mehrerer Frauen durch eine Hebamme in Kliniken hervorgerufen werden können
- Mitbetreuung durch eine frei gewählte, aus der Vorsorge bekannte Frauenärztin
- *kein Ortswechsel* bei Geburtsbeginn bzw. kurz nach der Geburt; niedrigeres Infektionsrisiko im häuslichen Milieu bei Frau und Kind
- *geringstmögliche Störung* der Geburt einer Familie: Integration der Geschwister oder Freundinnen. Ungestörter Aufbau der Stillbeziehung, geringerer Gewichtsverlust der Kinder.

Nachteile der Hausgeburtshilfe sind:
- begrenzte Möglichkeiten medikamentöser Schmerzlinderung

- Zeitverlust bei dramatischen Zwischenfällen: vorzeitige Plazentalösung, terminale Bradykardie, Fruchtwasserembolie, schwere Schulterdystokie, massive Atonie
- Leistungsdruck für die Schwangere durch festgelegte Voraussetzungen für eine Hausgeburt wie: terminnahe Geburt, schneller Wehenbeginn nach vorzeitigem Blasensprung
- Erschöpfung der Hebamme bei langer Geburtsdauer, Belastung des Privatlebens und der Gesundheit durch Rufbereitschaft, Nachtarbeit, unplanbare Arbeitszeiten
- kein Eingebundensein in ein Team (s. S. 16).

Säulen einer sicheren, ganzheitlichen Hausgeburtshilfe sind:

- genaue Auswahl der für eine Hausgeburt in Frage kommenden Schwangeren bzw. Familien nach klaren Kriterien
- kontinuierliche Betreuung und intensive Vorbereitung der Schwangeren bzw. der Eltern
- zeitgemäße Ausrüstung, Kenntnisse und Erfahrungen mit sanften Heilmethoden, die ohne ärztliche Verordnung angewandt werden können
- Zusammenarbeit mit Kolleginnen, Ärztinnen und Kliniken
- Bereitschaft, bei auftretenden Abweichungen vom regelrechten Geburtsverlauf in die Klinik zu verlegen.

5.5.1 Voraussetzungen für eine Hausgeburt

Die meisten Frauen oder Paare, die sich für eine Hausgeburt interessieren, bringen günstige Voraussetzungen mit:

- erwünschte Schwangerschaft, Inanspruchnahme der Vorsorgeuntersuchungen, guter Gesundheitszustand, überdurchschnittlicher Bildungsstand
- günstige Lebensverhältnisse (Ernährung, Wohnung, Arbeit, soziale Kontakte)
- kein oder geringfügiger Konsum von „Genußmitteln" aller Art (Nikotin, Alkohol, Kaffee, Drogen)
- Bereitschaft zu umfassender Vorbereitung und Übernahme von Eigenverantwortung
- gutes Körpergefühl und Selbstbewußtsein.

Besonders beim ersten Kind ist die Klärung der Motivation zur Hausgeburt wichtig: Massive Ablehnung einer Klinikgeburt, hinter der oft starke Geburtsängste stehen, ist eine schlechte Voraussetzung für eine Hausgeburt.

Als Orientierung über anamnestische Risiken kann der *Katalog A* im Mutterpaß dienen. Die Gewichtung der Risikofaktoren ist im Einzelfall ggf. in Absprache mit der Frauenärztin vorzunehmen unter Einbeziehung weiterer Kriterien wie z.B. Entfernung zur Klinik, Berufserfahrung der Hebamme etc. Im Verlauf der Schwangerschaft auftretende Risiken können nach *Katalog B* des Mutterpasses erfaßt werden.

- Besonderes Gewicht ist auf das Einhalten der für eine Hausgeburt **günstigen Zeitspanne** (2 Wochen vor bis 10 Tage nach dem errechneten Termin) zu legen. Hierzu muß eine sorgfältige Terminbestimmung nach allen Regeln der Hebammenkunst vorgenommen werden (s. S. 84)!
- Ebenso sollte nach **vorzeitigem Blasensprung** nicht länger als 12 Stunden auf den Wehenbeginn gewartet werden.

In beiden Fällen kann unter sorgfältiger Überwachung eine sanfte Wehenstimulation erfolgen (keine Kontraktionsmittel, sondern z.B. aufsteigende Fußbäder, Stimulation der Brustwarzen, Homöopatica etc.). Treten damit keine wirksamen Geburtswehen ein, ist häufiger ein protrahierter Verlauf mit dem Risiko einer Azidose oder Amnioninfektion zu erwarten (s. S. 227).

Wie wichtig es ist, diese beiden Kriterien konsequent einzuhalten, zeigt die Auswertung der Verläufe von Geburten, die als Hausgeburten geplant waren, aber wegen Terminüberschreitung über 10 Tage oder vorzeitigem Blasensprung in der Klinik stattfanden. Hier traten gehäuft Komplikationen auf.

5.5.2 Kontinuierliche Betreuung

Eine wesentliche Qualität der Hausgeburtshilfe ist die Betreuung der Schwangeren und ihrer Familie über weite Strecken der Schwangerschaft durch dieselbe Hebamme, so daß unter der Geburt ein Klima von Vertrauen und Geborgenheit besteht. Dieses Sicherheitsgefühl erhöht die Wahrscheinlichkeit eines komplikationslosen Geburtsverlaufes. Das Sichkennen erleichtert der Hebamme die psychologische Unterstützung bei der Geburt erheblich. Vorschläge zu medizinischen Interventionen oder einer Verlegung in die Klinik können von der Frau/dem Paar besser akzeptiert werden.

Die Hebamme hält sich von 2 Wochen vor bis 10 Tage nach dem ET Tag und Nacht in Rufbereitschaft für die Geburt.

Die Familie sollte für Ausnahmefälle (Krankheit, 2 gleichzeitige Geburten) die *Vertretungshebamme* kennen.

Intensive Vorbereitung: Ein Hausgeburtenwunsch beim ersten Kind sollte stets mit dem Besuch eines Geburtsvorbereitungskurses bei der entbindenden Hebamme verknüpft werden. Neben der Vertrauensbildung ist die intensive körperliche Vorbereitung (Schwerpunkte: Atmung und Entspannung, Verhalten während der Wehen) sowie Informationen über Geburtsablauf, evtl. Schwierigkeiten während der Geburt und deren Konsequenzen, Stillen und Wochenbett zuhause wichtig.

Hilfreich sind auch Gespräche über Ängste, den Umgang mit starken Wehen, möglicher Leistungsdruck, die Hausgeburt zu schaffen, eine evtl. Ablehnung der Hausgeburt durch die Umgebung.

Es empfiehlt sich, keine reinen Hausgeburtenkurse durchzuführen, sondern sowohl Frauen/Paare mit angestrebten Hausgeburten als auch mit geplanten Klinikgeburten im Kurs zu haben.

So kann „Scheuklappen" entgegengewirkt werden, und ein Paar, das nicht seine angestrebte Hausgeburt hatte, fällt nicht aus der Gruppe heraus.

5.5.3 Ausrüstung

- **Anrufbeantworter** (evtl. mit Fernabfrage), City-Ruf oder Eurosignal, Möglichkeit zur Instrumentensterilisation
- tragbares CTG-Gerät mit Zubehör, Gebärhocker
- **Hebammentasche oder -koffer** mit vielen Fächern (geeignet sind z. B. Leichtmetall-Notfallkoffer oder Werkzeugkästen) mit folgendem Inhalt:
  - Herztondetektor, Hörrohr, Säuglings-Ambu-Beutel, Masken, Sauerstoffflasche mit Druckminderer.
  - Fieberthermometer, Blutdruckmeßgerät, Stethoskop, Kinderstethoskop, Maßband, Federwaage mit Hängetuch, Eklampsiekeil oder Guedeltubus.
  - Eisblase, Irrigator, Arbeitskleidung.
  - Geburtenpäckchen (sterilisiert): 2 Klemmen, Nabelschere, Episiotomieschere.
  - Nahtpäckchen (sterilisiert): Nadelhalter, Pinzetten, Klemme.
  - Zusatzpäckchen (sterilisiert): Pinzette, Eihautfaßzange, kl. Nierenschale, Tuch, Tupfer, große Tampons („Mäuschen").
  - *Verbrauchsmaterial:* Nabelklemmen, Spritzen, Kanülen, Ampullensägen, Nahtmaterial, Blasenkatheter, Darmrohre, Klistiere, Kontaktgel, Einmal-Absauger, Blutgruppenröhrchen für Nabelschnurblut. Sterile und unsterile Handschuhe, Zellstoff.
  - *Für den Notfall:* Infusionssysteme, Braunülen, Butterfly, Elektrolytlösung und Plasmaexpander.
  - *Medikamente:* Syntocinon-®Amp., Methergin®-Amp., Syntometrin®-Amp. für Blutungen p. p. Berotec-Spray® und Partusisten Intrapartal® zur Wehenhemmung im Notfall, ggf. Bachblüten, insbesondere Rescue Remedy®-Tr. und Homöopatica. NaCl 0,9% Amp., spasmolytische/analgetische Zäpfchen (z. B. Buscopan®, s. S. 211), Silbernitrat-Tr., Konakion-Tr.® (Vit. K) Crataegus- und Effortil®-Tr. zur Kreislaufstabilisierung p. p., Haut-, Schleimhaut- und Flächendesinfektionsmittel.
- **Dokumentation:** Partogramm, Kinderuntersuchungsheft, Geburtsbescheinigung, Vornamenzettel, Bescheinigung über die Notwendigkeit einer Haushaltshilfe, Perinatalerhebungsbogen (enthält auch Kinder-Verlegungsbogen).

Die **Berufsordnungen** (s. S. 502) der einzelnen Bundesländer differieren in ihren Vorschriften zur Ausrüstung; einige enthalten keine diesbezüglichen Vorschriften.

Für einzelne Medikamente, die nicht von der Hebamme in eigener Verantwortung verabreicht werden dürfen, müssen Absprachen mit den betreuenden Ärztinnen getroffen werden.

5.5.4 Vorbereitungen im Hause der Schwangeren

Spätestens 14 Tage vor dem errechneten Geburtstermin (Beginn der Rufbereitschaft) wird ein Hausbesuch vorgenommen (Dauer 1–2 Std.). Er dient der weiteren Vertrauensbildung, der Abklärung noch offener Fragen und dem Kennenlernen von Geschwisterkindern oder Freundinnen, die bei der Geburt zugegen sein werden. Dabei sind zu klären:

- Anfahrtsweg, Hausnummer, Name an der Klingel und ob diese auch nachts für Ärztin und Rettungsfahrer erkennbar sind.
- Haben sich neue Risiken ergeben? Eintragungen im Mutterpaß (Ultraschallbefunde) überprüfen und eigene Untersuchungen ausführen, besonders Leopold-Handgriffe zur Größen- und Lagebestimmung des Kindes.
- Gibt es Anlaß, den betreuenden Gynäkologen um Zusatzuntersuchungen oder ein Rezept für die Anti-D-Prophylaxe zu bitten? Ist die Rufbereitschaft mit dem Arzt definitiv vereinbart?
- Welche Wünsche hat das Paar zur Geburt, welche Entscheidungen haben sie bezüglich der Prophylaxen (Augentropfen, Vit. K) getroffen? Liegt das Untersuchungsergebnis eines Vaginalabstriches vor?
- Sind alle wichtigen Rufnummern am Telefon fixiert: Hebamme, Arzt, Rettungsfahrzeug, Kliniken?
- Sind dem Partner die Kriterien einer Meldung an die Rettungsleitstelle bekannt?

  Wer meldet / Adresse mit Besonderheiten der Anfahrt / Ob Hebamme oder Arzt vor Ort sind / Grund des Rufes / Kind bereits geboren oder nicht / Zustand der Frau?

- Besteht die Möglichkeit, eine Frau liegend durchs Treppenhaus zu transportieren oder einen Inkubator?
- Weiß die Familie, wann und wie sie die Hebamme informieren soll: vorzeitiger Blasensprung, voraussichtlich schnelle Geburt, Telefon und Pieper?
- Besichtigung des Geburtsraums, ist für ausreichende (auch nachts!) Heiz- und Lichtmöglichkeiten gesorgt? Ist die Betreuung von Geschwistern während der Geburt, einer evtl. Verlegung in die Klinik und während des Wochenbettes gesichert?
- Sind alle notwendigen Besorgungen erledigt?

Ab Beginn der Rufbereitschaft sind in der Wohnung der Schwangeren vorrätig zu halten:

- *Heizradiator* oder Wärmestrahler (kein Heizlüfter, kein Rotlicht)
- reichlich *Bettwäsche* und Handtücher
- *dünne Malerfolie* zum Abdecken des Bettes (Laken–Folie–Laken) und/oder Fußbodens
- *Abwurfeimer*, Händewaschschüssel, Wärmflasche
- *Steißkissen*, z.B. stabiler Aktenordner in einer Plastiktüte mit Handtuch drumherum (festkleben oder -nähen)
- kleiner *Schemel* o. ä. zum Nähen, verstellbares und zu befestigendes Licht, ggf. Verlängerungsschnur
- *Kühlelemente* oder Eisblase im Eisfach
- *Vlieswindeln* als große Wöchnerinnenvorlagen.

Es empfiehlt sich, zusätzlich eine Geburts- und Wochenbettpackung im Hause zu deponieren. Dies gibt Sicherheit, falls doch etwas im Hausgeburtenkoffer fehlen sollte und entlastet das Gepäck zur Geburt. Die Frau hat das Gefühl, gut ausgestattet zu sein, z.B. falls die Geburt mit einem Blasensprung beginnt. Wir empfehlen, nicht auf genormte Packungen zurückzugreifen, sondern sie nach den eigenen Arbeitsgewohnheiten selbst zusammenzustellen.

Im folgenden werden nur die **zur Geburt benötigten Materialien** aufgelistet. Ein Vorschlag für eine Wochenbettpackung findet sich auf S. 335.

Beispiel einer Geburtspackung:

- 3 Einmalunterlagen 60 × 90 cm, 8 Einmalunterlagen 40 × 60 cm
- 2 Paar sterile Handschuhe (eines in Arztgröße!), einige unsterile Handschuhe
- 1 Einmalspritze 2 ml, je 1 Einmalkanüle Nr. 2 und Nr. 16
- 2 Plastikampullen 10 ml NaCl 0,9% (zum Quaddeln)
- 1 Amp. Syntocinon® 3 IE
- 1 × 5 Ammi Visnaga® Supp. (gegen starke Nachwehen der Mehrgebärenden)
- 30 ml Schleimhautdesinfektionsmittel
- 1 Blasenkatheter
- 1 Darmrohr oder Klistier

- 1× Silbernitrattropfen
- 1× Konakiontropfen
- sterile Tupfer und Kompressen
- 1 Nabelklemme

5.5.5 Einsatz sanfter Heilmethoden

Hausgeburtshilfe braucht eine aktive, wache Gebärende. Aus diesem Grunde und wegen der evtl. Nebenwirkungen auf das Kind verbietet sich der Einsatz starker Medikamente zur Schmerzreduzierung. Da die Hebamme in der Hausgeburtshilfe nur eine Geburt zur Zeit betreut und in aller Regel die Frau gut kennt, können homöopathische Medikamente sowie Mittel der Bachblüten-Therapie oder Akupunktur erfolgreich eingesetzt werden. Sehr effektiv zur Förderung des Geburtsfortschrittes läßt sich mit der Neural-Reflextherapie, dem „Quaddeln" arbeiten (s. S. 208).

Auch Massageformen wie Fußreflexzonenmassage oder Rebalancing können eingesetzt werden. An Blockaden kann mit Gestaltelementen oder Gedankenheilung herangegangen werden. All dies setzt natürlich eine qualifizierte Fortbildung der Hebamme voraus.

5.5.6 Verlegung der Geburt in die Klinik

Die Hebamme sollte bei *erkennbaren Risiken* im Interesse von Mutter und Kind die Geburt frühzeitig in die Klinik verlegen.

Die Qualität der Hausgeburtshilfe zeigt sich weniger an der Quote der abgebrochenen Hausgeburten, sondern am weiteren Verlauf der Entbindung in der Klinik, am Gesundheitszustand von Kind und Mutter und der Zufriedenheit der Frau/des Paares.

Risikoliste Geburtsbeginn:
- Terminunterschreitung: weniger als 38 vollendete Schwangerschaftswochen
- Terminüberschreitung: mehr als 10 Tage über den ET)
- Zwillinge, Beckenendlage, Querlage
- grünes Fruchtwasser
- suspekte bzw. pathologische Herztöne
- Hypotonie, Hypertonie, Fieber
- auffällige vaginale Blutung
- Nabelschnurvorliegen/-vorfall

Risikoliste Geburtsverlauf:
- Blasensprung ohne Geburtswehen mehr als 12 Stunden, protrahierter Verlauf nach Blasensprung mit Wehen
- Fieber, starker Blutdruckanstieg oder -abfall, stärkere Blutung
- Geburtsstillstand: mehr als 2–4 Stunden kein Geburtsfortschritt bei guten Wehen
- grünes Fruchtwasser ohne absehbares Ende der Geburt
- präpathologische Herztöne und zögerliche Eröffnung bei Erstgebärenden, pathologische Herztöne in der Eröffnungsphase bei Erst- und Mehrgebärenden
- ungünstige Einstellungen und Haltungen, je nach Verlauf und Herztönen, Gesichtslagen
- krankes Neugeborenes, Kind mit Anpassungsstörung
- Plazentaretention, unvollständige Plazenta, atonische Blutungen.

> Besonders sorgsam ist darauf zu achten, ob mehrere „kleinere" Risiken kummulieren, z. B.: Erstgeburt 9 Tage über ET, protrahierter Verlauf eingeschränkte Oszillation der FHF.

5.6 Abweichungen von der normalen Geburt

5.6.1 Einleitung der Geburt
Regula Hauser/Ulrike Harder

Bei einer Geburtseinleitung wird der Geburtsvorgang durch künstliche Wehenauslösung in Gang gesetzt. Da jede Einleitung einen Eingriff in natürliche Vorgänge darstellt, bedarf sie einer Indikation, die der geburtshilflichen Situation entspricht. Eine vaginale Geburt muß möglich sein.

- **Mütterliche Indikationen:**
- vorzeitiger Blasensprung und Amnioninfektionssyndrom
- Präeklampsie, HELLP-Syndrom
- primäre Wehenschwäche bei deutlicher Terminüberschreitung
- manifester Diabetes mellitus, andere Erkrankungen.
- **Kindliche Indikationen:**
- chronische Plazentainsuffizienz, grünes Fruchtwasser
- fetale Wachstumsstörung, Übertragung
- suspektes CTG, positiver Wehenbelastungs- bzw. Streßtest (ungünstige FHF-Veränderungen als Reaktion auf künstlich erzeugte Wehen)
- Rhesus-Inkompatibilität (-Unverträglichkeit)
- andere Erkrankungen, intrauteriner Fruchttod.

Eine Geburtseinleitung kann **mechanisch** durch Amniotomie (künstliche Eröffnung der Fruchtblase) erfolgen oder **medikamentös** durch die wehenauslösenden Hormone Oxytocin und Prostaglandin (Uterotonika s. S. 392).

Eine Einleitung gestaltet sich leichter, wenn die Zervix geburtsbereit ist. Bei unreifer Zervix kann der Geburtsverlauf langwierig sein, darum ist das Vorgehen verschieden.

Einleitung bei geburtsreifer Zervix

- **Amniotomie:** Mit Hilfe eines Amnihook® (ca. 20 cm langes Instrument mit Häkchen an der Spitze) oder einer Kornzange wird vaginal die Fruchtblase eröffnet (evtl. unter Sicht mit Amnioskop). Das Ablaufen des Fruchtwassers bewirkt eine Verkleinerung des Uterusvolumens, außerdem werden Prostaglandine ausgeschüttet. Beides löst günstigenfalls nach 1–2 Stunden regelmäßige Wehen aus.

Die Amniotomie ist ein einfacher aber definitiver Eingriff, da die Geburtseinleitung nicht mehr abgebrochen werden kann.

Komplikationen: Amnioninfektion nach protrahiertem Geburtsverlauf, Nabelschnurvorfall bei hochstehendem Kopf oder Fehleinstellungen des vorangehenden Teils.

- **Oxytocingabe:** Intravenöse Dauertropfinfusion von 6 IE Syntocinon in 500 ml Infusionslösung (Konzentration 12 mE/ml), die langsam gesteigert wird.

Beispiel: Beginn mit 5 ml/h (1,6 Tr./min), steigern alle 15 Min. um 5 ml, bis regelmäßige Geburtswehen eingesetzt haben.

Anfangsdosis und Zeitintervalle werden klinikintern festgelegt. Um einen *Wehensturm* zu vermeiden, sollte die Anfangsdosis nicht zu hoch sein und die Maximaldosis nicht höher als 30 Tr./min = 90 ml/h sein (bzw. 40 Tr./min = 120 ml/h, unterschiedliche Literaturangaben).

Die Oxytocininfusion erfolgt unter CTG-Dauerüberwachung; sie ist gut steuerbar und kann bei regelmäßigen Wehen reduziert oder abgebrochen werden.

Komplikationen: Pathologische Wehentätigkeit, suspekte bzw. pathologische FHF-Muster.

Die früher übliche Gabe von 1 IE Oxytocin i.m. zur Einleitung ist zwar für die Frau angenehmer (keine Bewegungseinschränkung durch Infusion), aber kaum steuerbar. Sie wird darum nicht mehr angewandt.

- **Intravaginale Prostaglandingabe:** Prostaglandine wirken nicht nur stimulierend auf das Myometrium und reifend (erweichend und erweiternd = priming) auf die Zervix, sondern auch auf die glatte Muskulatur von Magen-Darm-Trakt und Gefäßen (Wirkung: Übelkeit, Erbrechen, Kopfschmerzen, plazentare Minderdurchblutung), deswegen werden sie nicht i.v., sondern lokal verabreicht. Nach 30 Min. CTG-Kontrolle und vaginaler Untersuchung wird eine Tablette mit 3 mg Dinoproston (z. B. Minprostin® E$_2$) im hinteren Scheidengewölbe deponiert, anschließend 30–60 Min. Bettruhe mit CTG-Kontrolle. Danach kann sich die Frau frei bewegen, bei stärkeren Wehen muß eine weitere CTG-Kontrolle erfolgen. Sofern keine Wehen einsetzen, wird frühestens nach 6–8 Stunden eine zweite Tablette gegeben.

Komplikationen: Pathologische Wehentätigkeit, suspekte bis pathologische FHF-Muster, mütterlicher Blutdruckabfall.

Geburtseinleitung bei nicht reifer Zervix

- **Intrazervikale Prostaglandingabe:** Nach 30 Min. CTG-Kontrolle werden bei vaginaler Untersuchung mit Spritze und Katheter oder stumpfer Knopfkanüle 0,5 mg Dinoproston (z. B. 2,5 ml Prepidil® Gel Fertigspritze) in den Zervixkanal appliziert. Nach intrazervikaler Gabe setzt die Wirkung u. U. schneller ein als nach vaginaler, weiteres Vorgehen und mögliche Komplikationen sind ähnlich. Ist die Zervix gereift, kann bei ungenügenden Wehen die Geburtseinleitung mit Oxytocininfusion weitergeführt werden.

Indikationsstellung, Wahl der Methode und Dosierung des Medikamentes sind ärztliche Aufgaben.

Die Schwangere muß ihre Einwilligung geben, sie und ihre Begleitperson sind gut über die geplante Einleitung zu informieren. Sie sollten wissen, daß es bei einer Einleitung Stunden, bei geburtsunreifer Zervix sogar Tage dauern kann, bis richtige Geburtswehen einsetzen (viele werdenden Eltern denken, nach Wehenmittelgabe käme es sehr schnell zur Geburt).

Hebammenaufgaben

Der Hebamme obliegt die Kontrolle von Wehen und fetalen Herztönen, sowie Betreuung und Unterstützung der Frau.

- Während der **Oxytocininfusion** ist eine kontinuierliche CTG-Überwachung erforderlich, möglichst mit Telemetrie (s. S. 415), damit die Frau mehr Bewegungsfreiheit hat. Die Oxytocininfusion (bei regelrechtem FHF-Muster auch das CTG) kann zum Toilettengang, Entspannungsbad, Beine vertreten etc. jederzeit unterbrochen werden.
- Nach **Amniotomie** oder **Prostaglandingabe** genügt eine intermittierende CTG-Überwachung, vorausgesetzt das FHF-Muster ist regelrecht.

Sind regelmäßige Geburtswehen erreicht, erfolgt die Betreuung der Frau wie bei einem physiologischen Geburtsbeginn. Geburtseinleitungen (besonders bei nicht reifer Zervix) führen häufiger zu protrahierten Geburtsverläufen, die die Gebärende erschöpfen und darum eher Schmerzmittelgaben und öfter eine operative Geburtsbeendigung erfordern.

5.6.2 Vorzeitiger Blasensprung

Ein **spontaner Fruchtwasserabgang** vor Beginn zervixwirksamer Wehen wird als vorzeitiger Blasensprung bezeichnet (s. S. 166), *10–20% aller Geburten* beginnen auf diese Art.

Diagnose: Die Schwangere bemerkt Abgang von wenig bis viel farblos-wäßriger Flüssigkeit, die sie nicht zurückhalten kann. Fließt reichlich Fruchtwasser ab, ist die Diagnose einfach. Im Zweifelsfalle sind folgende Untersuchungen möglich:

(1) **Chemische Methode mit Lackmustest:** Ein am Scheideneingang befeuchteter rosa Lackmuspapierstreifen verfärbt sich blau (ein oranger pH-Teststreifen grün), da Fruchtwasser alkalisch ist (pH ca. 7,5). Vaginalsekret oder Urin sind normalerweise sauer (pH ca. 4–6) und führen nicht zur Verfärbung.

(2) **Vaginale Untersuchung:** Fließt während der Untersuchung Fruchtwasser ab und kann keine Vorblase getastet werden, ist die Diagnose gesichert. Wird eine Vorblase getastet, kann ein ho-

her Blasensprung vorliegen; zur Abklärung wird ein Lackmuspapier mit der am Handschuh verbliebenen Feuchtigkeit benetzt.

Wichtig: **Jede** vaginale Untersuchung erhöht das Risiko einer aufsteigenden Infektion, da Keime aus der Scheide nach oben in die Fruchthöhle geschoben werden. Hat die Frau noch keine Wehen, ist die dritte Methode vorzuziehen.

(3) **Makroskopische Methode:** Mit Spekulaeinstellung oder Amnioskopie wird kontrolliert, ob intakte Eihäute sichtbar sind. Ist der Muttermund noch geschlossen, kann ggf. abfließendes Fruchtwasser aus dem Zervikalkanal beobachtet werden.

Ursachen des vorzeitigen Blasensprungs sind:
- vaginale Infektionen, vorzeitige Zervixreifung
- Überdehnung des Uterus: Hydramnion, Mehrlingsschwangerschaft

Komplikationen:
- zu früher Wehenbeginn, Frühgeburt, Amnioninfektionssyndrom
- Nabelschnurvorfall: besonders bei Beckenend- und Querlagen, kleinen Kindern, noch hochstehendem Kopf
- Haltungs- und Einstellungsanomalien

Therapie: Die Vermeidung einer aszendierenden (aufsteigenden) Infektion steht immer im Vordergrund. Zur Therapiewahl muß das Schwangerschaftsalter berücksichtigt werden, da bei nicht vollendeter 37. SSW anders vorgegangen wird als danach (> SSW 37/0).

Blasensprung vor SSW 37/0

Je unreifer das Kind, um so erstrebenswerter ist die Erhaltung der Schwangerschaft (Bettruhe, evtl. i.v.-Tokolyse). Zur Vermeidung einer Infektion erhält die Mutter Antibiotika, entweder sofort (prophylaktisch) oder wenn Infektionszeichen (s. u. Amnioninfektion) auftreten. Vaginale Untersuchungen werden, wenn irgend möglich, unterlassen! Zur Lungenreifeförderung des Kindes wird der Mutter meist Celestan® i. m. appliziert (s. S. 401).

Blasensprung in der 37.–42. SSW

Meist kommt es innerhalb der folgenden Stunden zum gewünschten Wehenbeginn. Geschieht dies nicht, wird wegen Gefahr der aufsteigenden Infektion eine Einleitung notwendig. Der Zeitpunkt des künstlichen Eingreifens richtet sich nach dem Zervixbefund, evtl. auftretenden Infektionszeichen und nach der Tageszeit; es ist ungünstig nachts einzuleiten, da die Störung des Schlafrhythmus' eher einen protrahierten Geburtsverlauf erwarten läßt. Über die Zeit des Abwartens nach Blasensprung bestehen unterschiedliche Lehrmeinungen, 8–12–24 Stunden sind üblich.

Hebammenaufgaben

Bei der Aufnahme versucht die Hebamme durch Befragung, Beobachtung der Vorlage und Lackmustest den Blasensprung zu diagnostizieren. Eine vaginale Untersuchung ist nicht indiziert, wenn das Aufnahme-CTG keine Kontraktionen zeigt. Die Ärztin/der Arzt wird informiert und legt das weitere Vorgehen fest, Häufigkeit von Temperatur- und CTG-Kontrollen sowie notwendige Blutuntersuchungen werden abgesprochen. Die Frau muß über die Maßnahmen informiert werden, sie sollte auch wissen, daß ein vorzeitiger Blasensprung nicht von ihr verschuldet ist. Solange der Kopf oder Steiß keinen festen Bezug zum kleinen Becken hat (3. und 4. Leopold-Handgriff), droht ein Nabelschnurvorfall. Die Frau sollte deshalb möglichst liegen. Ist der vorangehende Teil fest im Beckeneingang und dichtet den Muttermundbereich gut ab, kann die Schwangere zur Wehenanregung umherlaufen.

Amnioninfektionssyndrom

Unter diesem Begriff werden alle vor und während der Geburt entstehenden **unspezifischen Infektionen** von *Eihäuten*, *Plazenta*, *Fruchtwasser* und *Kind* zusammengefaßt.

Ursache. Eine Amnioninfektion entsteht meist *nach Blasensprung* durch *aufsteigende Keime* aus der Scheide (oft anaerobe Streptokokken).

Selten wird eine Amnioninfektion bei intakter Fruchtblase beobachtet, in diesem Fall verläuft der Infektionsweg entweder aszendierend (aufsteigend) durch die Eihäute oder über Blut- bzw. Lymphbahnen.

Diagnostik:
- Leukozytose (Leukozytenanstieg > 18 000) mit Linksverschiebung
- C-reaktives Protein nachweisbar (CRP > 1 und steigend)
- mütterlicher Temperaturanstieg (axillar > 37,5 °C)
- fetale Tachykardie mit Oszillationsverlust im CTG.

Bei **massiver Infektion** sind oft Fruchtwasser und Nachgeburt *fötid* (übelriechend), die *Eihäute undurchsichtig* (weiß bis grünlich).

Die Infektion kann nach der Geburt weiterbestehen oder erst manifest werden. Dies äußert sich beim Neugeborenen durch Tachykardie, Atemdepression, Schlaffheit etc.; bei der Mutter durch Fieber, Verschlechterung der Blutwerte und schlimmstenfalls durch ein septisches Krankheitsbild.

Therapie: Antibiotikumgabe für die Mutter und schnelle Geburtsbeendigung. Vom Kind werden Abstriche (Rachen, Ohr, Mageninhalt etc.) zur Erregerresistenzbestimmung gewonnen und evtl. eine Blutkultur aus Nabelschnurblut angesetzt (s. S. 484). Das Neugeborene muß in den ersten Lebenstagen engmaschig überwacht werden (s. S. 360).

5.6.3 Grünes Fruchtwasser

Kommt es beim Kind vor der Geburt zur Darmentleerung, löst sich das grünschwarze Mekonium (Kindspech) im Fruchtwasser auf und verfärbt dieses je nach abgegebener Stuhlmenge **grünlich bis grün**. Ist nur wenig Fruchtwasser vorhanden, verdickt es sich *erbsbreiartig*.

Ursache ist ein Sauerstoffmangel des Feten (z. B. durch Nabelschnurkompression oder Plazentainsuffizienz), der durch eine Kreislaufdrosselung (Sparschaltung zugunsten lebenswichtiger Organe wie Herz und Gehirn) kompensiert wird. Der lokale Sauerstoffmangel führt am Darm zur Hyperperistaltik und so zum Mekoniumabgang.

Therapie: Grünes Fruchtwasser ist ein Warnsignal und bedeutet, daß das Kind innerhalb der letzten 24 Std. unter Sauerstoffmangel litt. Da sich dieser Gefahrenzustand wiederholen kann, wird eine kontinuierliche CTG-Überwachung und baldige Geburt empfohlen.

Beim Kind müssen bereits nach Geburt des Kopfes Mund und Rachen abgesaugt werden, um eine Mekoniumaspiration zu verhindern (Pneumoniegefahr!).

5.6.4 Suspektes und pathologisches CTG

Zeigen sich im CTG Abweichungen von der Norm (s. S. 184), ist sofort die Ärztin zu informieren. Hebammen sollten mit der gängigen CTG-Interpretation vertraut sein, und eindeutige Aussagen zu einem CTG machen können.

- Das **suspekte CTG** zeigt z. B. eine leichte Tachykardie oder Bradykardie, frühe Dezelerationen, periodische Akzelerationen, eine eingeengt undulatorisch bis silente Oszillation oder eine abnehmende Oszillationsfrequenz etc. Der Geburtsverlauf ist kontinuierlich mittels CTG zu überwachen, denn ein suspektes CTG kann jederzeit pathologisch werden.

- Das **pathologische CTG** zeigt z. B. schwere späte und variable Dezelerationen, eine Kombination von Tachykardie und silenter Oszillation, variable Dezelerationen mit ungünstigen Zusatzkriterien oder eine schwere Bradykardie etc. Bei hochpathologischem CTG muß schnell gehandelt werden (s. S. 267)!

Ersichtliche Ursachen werden behoben, z. B. durch Umlagerung bei Vena-cava-inferior-Syndrom und Nabelschnurkompression, durch Unterbrechung der Wehenmittelzufuhr und evtl. Tokolytika bei überstimuliertem Uterus. Bleibt die kindliche Herzfrequenz pathologisch, muß das Kind schnell geboren werden, je nach Befund per Vakuum- bzw. Zangenextraktion oder Sektio.

Zur Abklärung eines ungünstigen CTG kann eine **Fetalblutanalyse** (Mikroblutuntersuchung, MBU s. S. 422) ärztlicherseits vorgenommen werden. Dazu muß der Muttermund mindestens 1–2 cm eröffnet und die Fruchtblase offen sein.

Abweichende ph-Werte im Fetalblut (nach Saling)

7,24–7,20	präpathologischer Wert
7,19–7,15	leichte Azidose
7,14–7,10	mittelgradige Azidose
7,09–7,00	fortgeschrittene Azidose
≤ 6,99	schwere Azidose

5.6.5 Protrahierter Geburtsverlauf

Dorothée Eichenberger/Ulrike Harder

Die **Dystokie** (gestörter Geburtsverlauf) wird verursacht durch:

(1) Wehenanomalien
(2) Weichteilanomalien
(3) Anomalien des knöchernen Geburtsweges
(4) Relatives Kopf-Becken-Mißverhältnis
(5) Haltungs- und Einstellungsanomalien

(1) Wehenanomalien

Eine Wehenanomalie ist eine qualitative und quantitative Abweichung von normalen Wehen (s. S. 157). Sie kann auftreten als *Wehenschwäche*, *Wehensturm*, *erhöhter Uterusruhetonus* oder *diskoordinierte Wehen*.

• **Wehenschwäche**
Wehenschwäche wird gekennzeichnet durch eines oder mehrere der folgenden Symptome:
– *verminderte Druckstärke* der Wehen (unter 30 mmHg)
– *geringe Wehenanzahl* (weniger als 3 Wehen in 10 Min. = Wehenabstand länger 3,3 Min.)
– *kurze Wehendauer* (unter 30 Sek.)

Eine von Geburtsbeginn an bestehende Wehenschwäche wird als *primäre*, eine erst im Verlauf der Geburt auftretende als *sekundäre Wehenschwäche* bezeichnet.

Ursache der primären Wehenschwäche kann eine Überdehnung der Gebärmutterwand sein, z. B. bei Mehrlingsschwangerschaften oder Polyhydramnion. Bei Beckenendlagen übt der weichere Steiß, bei Querlagen der fehlende vorangehende Teil u. U. so geringen Druck auf das untere Uterinsegment aus, daß durch ungenügende Erregung der Rezeptoren im Myometrium keine ausreichende Wehentätigkeit ausgelöst wird (mangelnder Ferguson-Reflex).

Ursache der sekundären Wehenschwäche ist häufig ein Ermüdungszustand des Uterus infolge allgemeiner Erschöpfung. Sie kann auch nach schmerzstillenden und betäubenden Medikamenten auftreten. Oft ist eine *volle Harnblase* das „Wehenhindernis", darum sollte während der Geburt auf regelmäßige Miktion (alle 4 Std.) geachtet werden (Abb. 5.6-1)!

Abb. 5.6-1: Seitenansicht einer Schwangeren mit voller Harnblase, der häufigsten Ursache einer sekundären Wehenschwäche

Diagnose: Im Bereich des Uterusfundus tastet die Hebamme mit den Fingern Stärke und Dauer der Kontraktionen. Die Anzahl der Wehen in 10 Min. wird ausgezählt, sie sollte nicht unter 3–4 liegen. Meist wird die Frau spüren und mitteilen, wenn die Wehen kürzer, seltener oder schwächer geworden sind. Aus dem CTG können nur Dauer und Anzahl der Wehen abgelesen werden, nicht ihre Stärke (nur mit intrauteriner Druckmessung möglich).

Bei vaginaler Untersuchung zeigt sich ein sehr langsamer oder gar kein Geburtsfortschritt.

Therapie: Nach Abklärung der Ursache sollte zügig mit der Behandlung begonnen werden, da eine sich endlos hinziehende Geburt Mutter und Kind erschöpfen. Je nach Situation werden mit der Frau verschiedene Möglichkeiten der **Wehenanregung** abgesprochen:

– Spazierengehen, Bewegung
– Warmes bis heißes Bad oder Dusche
– Fruchtblaseneröffnung
– Fußreflexzonenmassage, Shiatsu
– homöopathische Medikamente
– bei erschöpfungsbedingter Wehenschwäche Kalorienzufuhr durch Traubenzucker (süßer Tee, Kautablette) oder Ernährungstropf (Elektrolyt-Infusion)
– eine volle Harnblase entleeren, wenn nötig mit Katheter, evtl. Einlauf zur Darmentleerung,
– Oxytocin-Infusion.

Der Oxytocintropf (6 IE Syntocinon in 500 ml Infusionsflüssigkeit = 12 mE/ml) muß wie bei einer Geburtseinleitung, unter kontinuierlicher CTG-Überwachung, mit niedriger Dosis (1–3 Tr./Min. = 3–10 ml/h) gestartet werden. Er wird regelmäßig gesteigert, bis eine ausreichende Wehentätigkeit erreicht ist (z. B. alle 5 Min. um 1 Tr./Min. oder alle 10 Min. um 1 ml/h steigern).

• **Hyperaktive Wehentätigkeit**
Sie ist durch eines/beide der folgenden Symptome gekennzeichnet:
– *Wehensturm* (Tachysystolie): mehr als 5 Wehen pro 10 Min. bzw. Wehenabstand < 2 Min. (Abb. 5.6-2)
– hohe *intrauterine Druckwerte* über 50–80 mmHg (unterschiedliche Literaturangaben).

Ursache ist meist eine Überstimulierung des Myometriums, ausgelöst durch Oxytocinüberdosierung oder Prostaglandingabe.

Weitere Ursachen sind: Mißverhältnis zwischen kindlichem Kopf und mütterlichem Becken, Zervix-

Abb. 5.6-2: Tachysystolie (Wehensturm) mit einer Wehenfrequenz > 5/10 min: hier 6 Wehen in 10 Min. bei normalem Basaltonus (10 mmHg)

dystokie, sehr verspannte unruhige Gebärende, vorzeitige Plazentalösung, Tumor im mütterlichen Becken (selten).

• **Hypertone Wehen**
Der Ruhetonus der Gebärmutter ist erhöht (Basaltonus über 12–15 mmHg), Wehenstärke und -frequenz sind meist normal (Abb. 5.6-3). **Ursache** kann eine Überdehnung der Gebärmutterwand oder eine Tachysystolie sein.

Abb. 5.6-3: Hypertone Wehenform mit einem Basaltonusanstieg > 12–15 mmHg: hier beträgt der Basaltonus 23 mmHg (intrauterine Druckmessung), Wehenstärke und -frequenz sind normal (3 in 10 Min.)

Hyperaktive und hypertone Wehenformen können auch spontan (ohne Anlaß) auftreten. Sie führen meist zu einer plazentaren Minderdurchblutung, welche an Veränderungen der FHF (Dezelerationen, Tachykardie, Bradykardie) zu erkennen ist. Für das Kind besteht *Hypoxiegefahr*!

Therapie: Dämpfung der hyperaktiven und hypertonen Uterusmuskulatur, um effektive Wehen mit besserer plazentarer Durchblutung zu erreichen. Dies geschieht durch Tokolytika, z. B.

2 Amp. Partusisten® (1 mg Fenoterol) auf 500 ml Elektrolytlösung. Eine Infusionsgeschwindigkeit von 3 Tr./min bzw. 9 ml/h reicht meist aus.

Bei akuter fetaler Gefährdung erfolgt sofortige Wehenhemmung mit schnell verfügbarem Tokolytikum (Berotec-Spray® oder Partusisten intrapartal® i. v.). Ein durch Prostaglandin-Einleitung verursachter Wehensturm ist mit Partusisten® schwer therapierbar.

- **Diskoordinierte Wehentätigkeit**

Infolge einer Übererregbarkeit des gesamten Myometriums verlagert sich der Entstehungsort der Wehen. Sie beginnen nicht wie üblich im Fundusbereich, sondern zum Teil tiefer am Uterus und verbreiten sich nicht nur geburtsfördernd von oben nach unten, sondern auch von unten Richtung Uterusfundus. Mehrere Kontraktionsabläufe, die an unterschiedlichen Stellen im Myometrium ausgelöst werden, können sich überlagern und in ihrer Wirkung aufheben. Die *fundale Wehendominanz* ist gestört (s. S. 153).

Diagnose: Wehen treten in wechselndem zeitlichen Abstand auf und sind unterschiedlich stark, was von der Frau erfragt, getastet oder im CTG abgelesen werden kann. Ein protrahierter Geburtsverlauf, trotz schmerzhafter Wehen, kann Hinweise auf diskoordinierte Wehen sein. Besonders ungünstige Wirkung auf den Geburtsfortschritt haben die sog. *Mutter-Kind-Wehen* (Abb. 5.6-4).

Abb. 5.6-4: Diskoordinierte Wehen: hier als Mutter-Kind-Wehen (Kamelwehen)

Therapie: durch Entspannung der Mutter (z. B. Bad) oder lumbale Reflextherapie (s. S. 208) kann die Übererregbarkeit des Myometriums gehemmt werden. Medikamentös wird eine Wehenkoordinierung durch niedrig dosierte i. v.-Tokolyse erreicht, die später mit einem Oxytocintropf kombiniert werden kann.

Eine wehenkoordinierende Wirkung von *Monzal®* (Supp./i. m.) ist umstritten.

(2) Weichteilanomalien

Eine weitere Ursache der Dystokie ist *mangelnde Dehnbarkeit* des weichen Geburtsweges. Meist handelt es sich um funktionelle Störungen, selten um anatomische Ursachen. *Zervix-* und *Weichteildystokien* werden unterschieden.

- **Eine Zervixdystokie** zeigt sich durch mangelhafte Dehnung des Muttermundes, Retraktion und Dilatation der Zervix sind im Verlauf der Eröffnung erschwert. Häufig tritt eine Zervixdystokie kombiniert mit einer Wehenschwäche oder -anomalie auf.

Ursache: Narben an der Zervix (z. B. nach Konisation oder Cerclage) und Myome im unteren Uterinsegment. Funktionell rigides Zervixgewebe kann bei besonders jungen und älteren Erstgebärenden auftreten oder bei innerlich sehr angespannten Frauen. Oft ist die Ursache nicht ersichtlich.

- **Eine Weichteildystokie** zeigt sich durch verlängerte Austreibungsperiode oder das Einreißen von Vaginalwand bzw. Damm, wenn die Wehenkraft das Hindernis mechanisch überwindet.

Ursachen: Verminderte Dehnbarkeit der BB-Muskulatur, hoher Damm, Operationsnarben im Bereich von Vagina und Damm.

Therapie: Warme Kompresse zur Entspannung des Gewebes auf den Damm halten, Vierfüßlerstand zur Dammentlastung oder Episiotomie, um Raum im BA zu schaffen.

(3) Anomalien des knöchernen Geburtsweges

Ein protrahierter Geburtsverlauf kann auch durch *Beckenformanomalien* und *Mißverhältnis* zwischen *kindlichem Kopf und mütterlichem Becken* verursacht sein:

Abweichende Beckenformen treten wegen besserer Ernährung, Rachitisprophylaxe etc. nur noch selten im deutschsprachigen Raum auf, sie werden darum nur kurz erläutert:

Die bei Beckenformanomalien auftretenden *Haltungs-* und *Einstellungsanomalien* des Kindes werden auf S. 235 ff. beschrieben.

- **Allgemein verengtes Becken:** Alle Beckendurchmesser sind verkleinert.
Merkmale: spitzwinkliger Schambogen, schmale, oben und unten spitzwinklig zulaufende Michaelis-Raute, alle äußeren Beckenmaße verkürzt, kleine zierliche Frau. *Geburt:* Roederer-Einstellung.

- **Plattes Becken:** verengter gerader Durchmesser des Beckeneingangs (z. B. nach Rachitis).
Merkmale: Stumpfer Schambogenwinkel, drachenförmig abgeflachte Michaelis-Raute, wenig oder gar keine Längendifferenz der Beckenmaße Distantia cristarum und Distantia spinarum, auffällige Weite des Beckenausgangs, abgeflachtes Kreuzbein. *Geburt:* In Beckeneingang führt das Vorderhaupt. Vordere oder hintere Scheitelbeineinstellung.

- **Langes oder Kanal-Becken:** Mangelnde oder keine Kreuzbeinhöhle.
Merkmale: Durch Verwachsung des 5. Lendenwirbels mit dem 1. Kreuzbeinwirbel steht der Beckeneingangsraum steiler. *Geburt:* hoher Geradstand. Hintere Scheitelbeineinstellung. Hintere Hinterhauptslage. Tiefer Querstand.

- **Trichterbecken:** Verengter Beckenausgang.
Merkmale: spitzwinkliger Schambogen, virile (männliche) Beckenform. *Geburt:* Nach leichtem Ein- und schnellem Durchtritt durchs Becken mangelnde Rotation des Hinterhauptes auf Beckenboden. Vorderhauptslage. Tiefer Querstand.

> Beckenform und -größe darf nie isoliert gesehen werden, sie wird immer in Bezug zum kindlichen Kopf betrachtet: Ein kleines Kind kann durchaus ein allgemein verengtes Becken überwinden, während ein großes Kind u. U. nicht durch ein normales Becken paßt.

(4) Relatives Kopf-Becken-Mißverhältnis

Ein relatives Mißverhältnis besteht, wenn der Kopf trotz guter Wehentätigkeit und fast vollständig eröffnetem Muttermund mit seinem größten Umfang den BE-Raum nicht überwindet.

Ursachen:
- großer kindlicher Kopf mit wenig Konfigurationsmöglichkeit
- mangelhafte Dehnbarkeit des weichen Geburtsweges
- Beckenanomalien, Wehenanomalien
- Haltungs- und Einstellungsanomalien.

Diagnose: Voraussetzung für die Verwertbarkeit folgender Handgriffe sind gute Wehentätigkeit und offene Fruchtblase:

- *4. Leopold-Handgriff:* Um die Beziehung des Kopfes zum Beckeneingang festzustellen (s. S. 103).
- *Zangemeister-Handgriff = 5. Leopold-Handgriff* (Abb. 5.6-5): Liegt die Kopfhand etwa fingerbreit tiefer als die Symphysenhand besteht kein Mißverhältnis. Liegen beide Hände auf gleicher Höhe, besteht ein mäßiges Mißverhältnis; bei guter Wehenkraft und günstiger Kopfeinstellung ist eine vaginale Geburt möglich. Liegt die Kopfhand höher als die Symphysenhand, kann mit dem Eintritt des Kopfes ins kleine Becken nicht mehr gerechnet werden.

Abb. 5.6-5: Technik des Zangemeister-Handgriffs (5. Leopold-Handgriff): Die linke Hand liegt auf dem Kopf des Kindes, die rechte auf der Symphyse. Liegt der Kopf tiefer als die Symphyse, besteht kein Mißverhältnis. Bilden Kopf und Symphyse eine Ebene, spricht man von einem mäßigen Mißverhältnis. Überragt der Kopf deutlich die Symphyse, liegt ein absolutes Mißverhältnis vor

Kopfhaltung	Vaginalbefund in Beckenmitte	Diagnose / Kopfumfang	Haltung / Leitstelle	Kopfaustrittsbewegung	Stemmpunkt = Hypomochlion	
		vordere Hinterhauptslage (voHHL) ca. 32 cm	maximale Beugehaltung / kleine Fontanelle	Streckung	Nackenhaargrenze	Flexionshaltungen
		hintere Hinterhauptslage (hiHHL) ca. 32 cm	maximale Beugehaltung / kleine Fontanelle bis Scheitelgegend	nach maximaler Beugung erfogt die Streckung	große Fontanelle bis Stirnhaargrenze	
		Scheitellage (SchL) ca. 34 cm	indifferente Haltung / Scheitel zwischen großer und kleiner Fontanelle	erst Beugung, dann folgt eine Streckung	Stirnhaargrenze	
		Vorderhauptslage (VoHL) ca. 34 - 35 cm	leichte Streckhaltung / große Fontanelle	erst Beugung, dann folgt eine Streckung	Stirnhaargrenze bis Nasenwurzel	Deflexionshaltungen
		Stirnlage (STL) ca. 35 - 36 cm	Streckhaltung / Stirn	erst leichte Beugung dann folgt weitere Streckung	meist Oberkiefer, seltener Jochbein	
		Gesichtslage (GL) ca. 34 cm	maximale Streckhaltung / Kinn	bei Austritt nur Beugung möglich	Zungenbein	

Abb. 5.6-6: Regelrechte (voHHL) und regelwidrige Einstellung (hiHHL) sowie regelwidrige Haltungen (Scheitel-, Vorderhaupt-, Stirn- und Gesichtslage). Die 5 Vaginalbefunde zeigen jeweils I. dorsoposteriore Schädellagen (Rücken links hinten)

- *Kombinierte äußere und vaginale Untersuchung:* Mit der äußeren Hand wird versucht, den Kopf der inneren Hand entgegenzuschieben. Gelingt dies nicht, ist ein Mißverhältnis wahrscheinlich.

Therapie: Lageveränderungen der Frau alle 10–15 Min. (wechselnde Seitenlage oder Vierfüßlerstand, Hocken, Stehen, Sitzen) bewirken evtl. eine günstigere Einstellung des kindlichen Kopfes.

Besteht ein relatives Mißverhältnis, folgt nach protrahiertem Verlauf oft ein Geburtsstillstand (2 Std. kein Geburtsfortschritt trotz guter Wehen). Hebamme und Arzt müssen dann die Diagnose sichern und die Frau über eine notwendige abdominale Schnittentbindung (Kaiserschnitt) aufklären.

(5) Haltungs- und Einstellungsanomalien
Ulrike Harder

Im Verlauf der Geburt ändern sich die Haltung des kindlichen Kopfes und seine Beziehung zum Geburtskanal (s. S. 168).

- Die **Haltungsanomalie** ist eine Abweichung von der im Geburtsverlauf physiologischen Beugehaltung des kindlichen Kopfes, dazu gehören alle Deflexionslagen wie *Vorderhaupts-*, *Stirn-* und *Gesichtslage*.
- Die **Einstellungsanomalie** ist eine Abweichung in der Beziehung zwischen vorangehendem Kindsteil und Geburtsweg, dazu gehören *hintere Hinterhauptslage*, *hoher Geradstand* und *tiefer Querstand*, *Roederer-Einstellung* sowie die asynklitische *vordere Scheitelbeineinstellung* und *hintere Scheitelbeineinstellung*.

Hintere Hinterhauptslage (hiHHL)

Bei dieser Einstellungsanomalie ist der Kopf zwar gebeugt, der Rücken des Kindes dreht sich aber nach hinten (dorsoposterior) statt nach vorn. Die Ursache hierfür ist unklar. Leitstelle ist die kleine Fontanelle oder der Scheitel (zwischen kl. und gr. Fontanelle).

Letzeres wird von einigen Autoren **Scheitellage** genannt. Eine Scheitellage ist weder gebeugt noch gestreckt (indifferent), beide Fontanellen sind auf gleicher Höhe zu tasten (Abb. 5.6-6).

Diagnose: Bei vaginaler Untersuchung in der Eröffnungsperiode ist die kleine Fontanelle seitlich hinten, die große seitlich vorn zu tasten. Die Pfeilnaht steht im „falschen", nicht der äußerlich ertasteten Lage entsprechenden schrägen Durchmesser (s. S. 160, Abb. 5.1-12).

Auf BB stellt sich die Pfeilnaht gerade. Jetzt wird die Diagnose schwierig, denn die hinten stehende kleine Fontanelle ist oft von einem Caput succedaneum (Kopfgeschwulst) bedeckt und nur schwer tastbar; auch vorne wird bei maximaler Beugehaltung die große Fontanelle kaum noch vom untersuchenden Finger erreicht.

Geburtsverlauf: Viele hiHHL drehen sich noch auf BB in eine vordere Hinterhauptslage, was durch Seitenlagerung (bei I. SL linke, bei II. SL rechte Seite) oder Vierfüßlerstand begünstigt werden kann.

Eine hiHHL löst oft schon in der Eröffnungsperiode Preßdrang bei der Frau aus, da das breite, ausladende Hinterhaupt stärker auf den Darm drückt. Die Austreibungsphase ist erheblich verlangsamt, da sich das Vorderhaupt schlechter in den Schambogen einpaßt als ein schmaler Nacken und das breite Hinterhaupt den Damm viel stärker dehnen muß als ein schmales Vorderhaupt.

Bei Kopfaustritt besteht darum *Dammrißgefahr*, für große Kinder ist oft eine *Episiotomie* notwendig. Ein Dammschutz in Rückenlage wird in Abb. 5.6-7 gezeigt, günstiger zur Geburt ist der Vierfüßlerstand, da er eine Dammentlastung bewirkt.

Deflexionslagen (VoHL, STL, GL)

Normalerweise wird der über BE zwanglos gehaltene Kopf mit Eintritt ins kleine Becken gebeugt, um so in zunehmender Flexionshaltung den Geburtsweg zu überwinden (ca. 94% aller Geburten).

Abb. 5.6-7: Dammschutz bei hinterer Hinterhauptslage, **a.** Zuerst wird das Vorderhaupt bis zur Stirnhaargrenze (Stemmpunkt) unter der Symphyse geboren, **b.** Das Hinterhaupt rutscht über den Damm, **c.** Umgreifen des Hinterhauptes, um das Gesicht unter der Symphyse hervorzubringen, **d.** Der Kopf ist geboren. Anschließend übliche Entwicklung des Kindes

Bleibt die Beugung aus, besteht eine *Haltungsanomalie*: Der Kopf streckt sich nach hinten und nimmt eine verschieden starke *Deflexionshaltung* ein: **Vorderhauptslage** (leichte Streckung), **Stirnlage** (mittlere Streckung), **Gesichtslage** (maximale Streckung).

Fast immer steht bei Deflexionslagen der Rücken hinten (dorsoposterior), so daß zur Geburt das Gesicht wie bei hiHHL nach vorne zur Symphyse zeigt (Abb. 5.6-7).

Ursachen: Deflexionslagen finden sich häufiger bei Frühgeburten und toten Kindern, infolge mangelnder Haltungsspannung durch Skelettunreife bzw. Verlust der Vitalspannung.

Ursache kann auch eine besondere Kopfform des Kindes sein (Rundkopf: Scheitellage, Kurzkopf: Vorderhauptslage, Spitzkopf: Stirnlage, Langkopf: Gesichtslage) oder ein platt verengtes Becken. Oft ist keine eindeutige Ursache für die Haltungsanomalie ersichtlich.

Geburtsverlauf: Meist dauern die Geburten sehr viel länger, da der Kopf mit einem größeren Durchtrittsplanum den Geburtsweg überwinden muß. Während der Austreibungsphase ist der Kopf oft lange in der Tiefe sichtbar, bevor die Frau ihn herauspressen kann.

Therapie: Nach früher Diagnose wird zuerst versucht, durch Lagerung auf die Seite des Hinterhauptes (= kleine Fontanelle) diese tiefer und nach vorn zu bringen (Lagerungsregel s. S. 191). Tritt das Hinterhaupt trotz guter Wehen nach einiger Zeit nicht tiefer und nach vorn, muß der Versuch aufgegeben werden, eine vordere HHL zu erreichen. Jetzt wird die Frau auf die andere Seite gelegt, damit sich auf Beckenboden die Pfeilnaht bzw. Gesichtslinie zum Kopfaustritt in den geraden Durchmesser dreht. Wegen der besonders hohen Dammbelastung sollte stets eine *Episiotomie* erfolgen.

Tastbefunde und Geburtsmechanik der Deflexionslagen s. Abb. 5.6-6, 8.

- **Vorderhauptslagen** werden meist *spontan* geboren. Bei entsprechender Indikation (z. B. pathologisches CTG) kann eine *Vakuumextraktion* notwendig sein, Zangengeburten werden möglichst vermieden.

- **Stirnlagen** sind geburtsmechanisch *am ungünstigsten*, da ihr Durchtrittsplanum den größten Umfang hat (35–36 cm).

Bei vaginaler Untersuchung sind auf einer Seite die große Fontanelle, auf der anderen Augenbrauen und Nasenwurzel zu tasten. Eine Spontangeburt ist nur bei sehr kleinem Kopf und geräumigem Becken möglich, meistens wird eine Sectio caesarea nötig.

| Vorderhauptslage | Stirnlage | Gesichtslage |

Abb. 5.6-8: Austrittmechanik von Deflexionslagen:
Vorderhauptslage, **a.** Pfeilnaht steht gerade, die Gegend zwischen Stirnhaargrenze und Nasenwurzel stemmt sich an der Symphyse an und fungiert als Drehpunkt (Hypomochlion), **b.** Durch zunehmende Beugung wird das Hinterhaupt geboren, es folgt eine Streckung zur Geburt des Gesichtes (nicht abgebildet).
Stirnlage, **a.** Der Austritt erfolgt meist mit schräg stehendem Kopf, der Oberkiefer oder das Jochbein fungieren als Drehpunkt, **b.** Durch Beugung wird erst das Hinterhaupt geboren, durch Streckung folgt das Gesicht (nicht abgebildet).
Gesichtslage, **a.** Die Gesichtslinie steht gerade, das Zungenbein fungiert als Drehpunkt, **b.** Nur durch Beugung des Kopfes werden Stirn, Vorder- und Hinterhaupt geboren

- **Gesichtslagen** beginnen oft mit einer *Stirnhaltung*, erst beim Eintritt ins Becken verstärkt sich die *Streckhaltung* zur Gesichtslage. Während des Beckendurchtritts steht die Gesichtslinie (Verbindungslinie von Stirnnaht, Nase und Kinn) meist quer, erst auf Beckenboden dreht sich das Kinn nach vorn, die Gesichtslinie steht gerade. Ist die Fruchtblase offen, können Kinn, Mund, Nase und Augenbrauen vorsichtig abgetastet werden. Bei Geburt ist das Gesicht oft bläulich verfärbt und angeschwollen. Die Eltern müssen informiert werden, daß das entstellte Aussehen ebenso wie die überstreckte Haltung des Kopfes in wenigen Tagen verschwindet.

- **Dorsoanteriore Deflexionslagen:** Extrem selten dreht sich bei Deflexionslagen der Rücken nach vorn (dorsoanterior). Eine Vorderhauptslage kann evtl. aus dieser Stellung vaginal geboren werden, z. B. mittels Vakuumextraktion.

  Anders die **dorsoanteriore Stirn- und Gesichtslage**, hier besteht keine Möglichkeit für eine Austrittsbewegung, darum werden beide als **geburtsunmöglich** eingestuft (Abb. 5.6-9).

Hoher Geradstand

Steht der Kopf in oder über Beckeneingang mit seiner Pfeilnaht im geraden (oder fast geraden)

Abb. 5.6-9: Die mentoposteriore Gesichtslage (Kinn zeigt nach hinten) = dorsoanteriore Gesichtslage (Rücken zeigt nach vorne) ist eine geburtsunmögliche Deflexionslage, da Richtung Kreuzbein kein Platz ist für die zum Austritt notwendige Beugung (Flexion) des Kopfes

Durchmesser, kann er nicht ins kleine Becken eintreten. Bleibt ein hoher Geradstand in BE bestehen, ist die Geburt unmöglich.

Man umschreibt 2 Formen dieser Einstellungsanomalie (Abb. 5.6-10), der *vordere hohe Geradstand* (Rücken vorn) ist häufiger als der *hintere hohe Geradstand*.

Ursache kann eine Beckenanomalie sein (langes, allgemein verengtes oder plattes Becken).

Diagnose: Wird während der Geburt bei vaginaler Untersuchung ein gerader Pfeilnahtsverlauf in BE getastet, sollte die Einstellung des Kopfes durch äußere Untersuchung oder mit Ultraschall abgeklärt werden:

– Beim *3. Leopold-Handgriff* fühlt sich der Kopf auffallend schmal an, da die Finger den biparietalen Kopfdurchmesser umfassen (sonst fronto-occipitaler Dm).
– Beim *Zangemeister-Handgriff* (s. S. 233, Abb. 5.6-5) liegt die Kopfhand gleich oder höher als die Symphysenhand.
– Kindliche Herztöne sind beim vorderen hohen Geradstand am deutlichsten in der Mittellinie, beim hinteren hohen Geradstand seitlich tief an den Flanken zu hören.

Abb. 5.6-10: a. Vorderer hoher Geradstand (dorsoanterior), **b.** Hinterer hoher Geradstand (dorsoposterior)

Geburtsverlauf: Liegt ein klares Kopf-Becken-Mißverhältnis vor, muß die Geburt durch Schnittentbindung beendet werden.

Anderenfalls wird zunächst abgewartet und durch Wechsellagerung versucht, den spontanen Ein- und Durchtritt des Kopfes zu ermöglichen (z. B. 10 Min. linke Seite, 10 Min. rechte Seite, 10 Min. Rückenlage evtl. Vierfüßlerstand u. s. w.). Bei sehr starken Wehen hilft u. U. eine Tokolyse und/oder eine Peridural-Anästhesie.

Ist der Muttermund bereits vollständig eröffnet, kann versucht werden, die Kopfdrehung mit dem **Kegelkugelhandgriff** (nach Liepmann) manuell zu korrigieren. Dazu wird mit der ganzen Hand in die Scheide eingegangen, der Kopf so gut es geht umfaßt und nach links oder rechts in den schrägen bis queren Durchmesser gedreht (wohin er sich am leichtesten drehen läßt).

Gelingt dieses, sollte eine zweite Person versuchen, den Kopf von außen ins Becken zu drücken. (Der Kegelkugelhandgriff ist u. U. sehr schmerzhaft und sollte nur bei optimal entspanntem Beckenboden ausgeführt werden, günstig ist eine PDA.)

Wird in absehbarer Zeit (ca. 2 Std.) nach der Diagnosestellung kein Geburtsfortschritt erreicht, muß eine Sektio erfolgen, denn ein persistierender (bestehenbleibender) hoher Geradstand kann zur Uterusruptur führen.

Tiefer Querstand

Bei dieser Einstellungsanomalie steht der Kopf über längere Zeit mit querverlaufender Pfeilnaht auf Beckenboden (ein *tiefer Schrägstand* ist ein persistierender schräger Pfeilnahtsverlauf des Kopfes auf Beckenboden). Da der Kopf quer zur längsovalen Beckenausgangsöffnung steht, kann er nicht geboren werden. Oft sind beide Fontanellen rechts und links auf gleicher Höhe zu tasten, da der Kopf zusätzlich ungenügend gebeugt ist.

Ursachen dieser ausgebliebenen Drehung können ein kleiner rundlicher Kopf, schlaffe Beckenbodenmuskulatur, sekundäre Wehenschwäche oder Beckenanomalien (plattes oder Trichter-Becken) sein.

Geburtsablauf: Bei tiefem Quer- oder Schrägstand kann zunächst abgewartet und die spontane Drehung des Kindes durch richtige Lagerung der Frau unterstützt werden. Auch hier sollte sich die Frau auf die Seite legen, auf der die kleine Fontanelle getastet wurde bzw. der Rücken des Kindes steht (bei I. SL linke Seite, bei II. SL rechte Seite). Die Wehen müssen kräftig und regelmäßig sein oder durch einen Oxytocintropf unterstützt werden. Ist die fetale Herzfrequenz regelmäßig und steht die Pfeilnaht nur noch leicht schräg, kann die Frau bei jeder Wehe leicht mitpressen. Die Geburt erfolgt dann u. U. in Seitenlage (s. S. 198).

Dreht sich der Kopf nicht, trotz Seitenlage und guter Wehen, muß die Geburt operativ beendet werden. Mittels Vakuumglocke oder Zange wird der Kopf gedreht und extrahiert, anschließend wird der Körper entwickelt.

Roederer-Einstellung

(Roederer: Geburtshelfer Göttingen 1727–1963)

Der Kopf ist bereits im Beckeneingang extrem gebeugt (kleine Fontanelle führt, Abb. 5.6-11). Dadurch verkleinert sich der Kopfumfang um ca. 2 cm, da er nun mit rundem (Circumferentia suboccipito-bregmatica) statt sonst ovalem Umfang (C. fronto-occipitalis) ins kleine Becken eintritt.

Abb. 5.6-11: Roederer-Einstellung: Extreme Beugung des Kopfes im Beckeneingang zur Überwindung eines allgemein verengten Beckens. Die kleine Fontanelle steht während der ganzen Geburt als Leitstelle in Führungslinie

Die kleine Fontanelle wird bereits im Beckeneingang zur Leitstelle. Darum ist die Roederer-Einstellung als Einstellungsanomalie einzustufen.

Einige Autoren ordnen sie wegen der frühen maximalen Beugehaltung als Haltungsanomalie ein.

Ursache ist meist ein allgemein verengtes Becken, z. B. bei einer kleinen zierlichen Frau.

Geburtsverlauf: Wird eine Roederer-Einstellung in BE diagnostiziert, ist mit einem sehr langsamen Tiefertreten des Kopfes zu rechnen. Wenn in absehbarer Zeit kein Geburtsfortschritt festzustellen ist, liegt ein Kopf-Becken-Mißverhältnis vor und das Kind kann nur durch Sektio entbunden werden.

Um den knöchernen Geburtsweg zu überwinden, muß sich der Kopf stark konfigurieren. Die

Scheitelbeine schieben sich übereinander, entlang der Pfeilnaht ist eine „Stufe" zu tasten. Bei weiterem Durchtritt wird der Kopf lang ausgezogen, so daß er sich durch weitere Verminderung seines Umfangs dem engen Becken anpassen kann.

Ein langer Kopf verlängert anschließend die Austreibungsperiode, da er sich nur schwer im Bogen um die Symphyse herum bewegen kann.

Asynklitische Einstellungen

Normalerweise ist die querverlaufende Pfeilnaht beim Eintritt ins kleine Becken in der Mitte, also in Führungslinie zu tasten. Bei Asynklitismus (= ungleiche Neigung) tastet der untersuchende Finger in Führungslinie die Fläche eines Scheitelbeines, da die Pfeilnaht entweder kreuzbeinwärts oder symphysenwärts abgewichen ist.

Leichte Abweichungen der Pfeilnaht sind als physiologische Anpassung des Kopfes an den Geburtsweg zu sehen (s. S. 168).

• Die **vordere Scheitelbeineinstellung** (Abb. 5.6-12a) oder verstärkte Naegel-Obliquität (Obliquität = Unregelmäßigkeit, Schrägstellung) kann durch ein plattes Becken verursacht werden. Der Druck auf den Kopf bewirkt ein seitliches Abbiegen. Dadurch wird erst die vordere Kopfhälfte tiefergebracht, während das vordere Scheitelbein führt und sich über das noch höher stehende hintere Scheitelbein schiebt. Der Kopf wird schmaler (Verringerung des queren Durchmessers), nun kann auch das hintere Scheitelbein tiefer treten (sog. Knopflochmechanismus).

• Die **hintere Scheitelbeineinstellung** (Abb. 5.6-12b) oder verstärkte Litzmann-Obliquität ist wesentlich seltener. Hier ist die Pfeilnaht dicht unter der Symphyse zu tasten, das hintere Scheitelbein führt und schiebt sich über das vordere. Dieser Anpassungsversuch führt nur selten zum Ziel, denn das vordere Scheitelbein wird von der Symphyse, die hintere Schulter vom Promontorium am Tiefertreten gehindert. Meist ist eine hintere Scheitelbeineinstellung geburtsunmöglich.

5.6.6 Erschwerte Kopfentwicklung

Ulrike Harder

Tritt der zum Teil sichtbare Kopf (z. B. wegen Haltungs- oder Einstellungsanomalie) in der aktiven Austreibungsphase kaum oder gar nicht tiefer, kann sein Austritt durch den *Kristeller-Handgriff*, den *Hinterdammgriff* oder durch eine Zangen- bzw. Vacuumextraktion unterstützt und beschleunigt werden.

Handgriff nach Kristeller

(Samuel Kristeller: Gynäkologe Berlin, 1820–1990)

Der Handgriff darf erst bei den *letzten Austreibungswehen* angewandt werden, da sonst das Kind durch O_2-Mangel gefährdet ist (keine plazentare Durchblutung bei Wehendruck *und* mütterlichem Pressen *und* Druck von außen).

Die Frau befindet sich in (halbsitzender) Rückenlage, die ausführende Person stellt sich neben das Kopfteil des Gebärbettes und informiert die Gebärende darüber, daß sie beim Pressen unter-

Abb. 5.6-12: Asynklitische Einstellungen: a. Vordere Scheitelbeineinstellung = vorderer Asynklitismus, b. Hintere Scheitelbeineinstellung = hinterer Asynklitismus stützt werden soll. Dann werden beide Hände flach auf dem Fundus aufgelegt (Abb. 5.6-13) und erst zum Höhepunkt der Wehe das Pressen der Frau durch Druck von außen verstärkt. Fundusdruck außerhalb der Wehe ist ineffektiv und kann eine vorzeitige Plazentalösung oder Schädigung der Uteruswand bewirken.

Abb. 5.6-13: Kristeller-Handgriff zur Unterstützung der Bauchpresse bei **gerade stehender Pfeilnaht**. Die „kristellernde" Person steht seitlich erhöht am Kopfende, ihre mittig am Fundus liegenden Hände drücken das Kind auf dem Höhepunkt der Wehe Richtung Beckenausgang

Die Lage des Kindes muß bekannt sein, um die Druckrichtung der Längsachse des Kindes anzupassen und Tiefertreten sowie evtl. Drehung und Beugung des Kindes optimal zu fördern.

- **Steht die Pfeilnaht gerade**, wird der Fundus uteri erst in die Mitte (Führungslinie) geschoben, der Druck erfolgt gerade in Richtung Beckenausgang.
- **Steht die Pfeilnaht schräg oder quer**, wird der Fundus leicht zur Seite der kleinen Teile geschoben, dann erfolgt der Druck von der Seite nach schräg unten (Abb. 5.6-14). Der äußere Druck trifft so die Längsachse des Kindes und überträgt sich auf die Schädelbasis; dies bewirkt zuerst eine bessere Beugung, dann tritt das Hinterhaupt tiefer und die kleine

Fontanelle dreht sich nach vorn. (Am geburtshilflichen Phantom kann die Wirkung des seitlichen Druckes gut demonstriert werden).

Wird die Expression wie von *Kristeller* beschrieben ausgeführt, ist sie meist effektiv und für die Frau wenig schmerzhaft. Um die erforderliche Kraft mit den Händen aufbringen zu können, sollte möglichst von oben gedrückt werden, z.B. stehend auf einer Fußbank oder kniend auf dem Bett neben der Frau.

Einige Geburtshelfer greifen über den Leib der Frau, halten sich mit einer Hand am Bettlaken fest und drücken mit ihrem Unterarm auf den Fundus, da so stärkerer Druck mit weniger Kraftaufwand möglich ist. Diese Technik ist nicht zu empfehlen, da die Druckrichtung nur schwer bestimmt werden kann und der Druck des Unterarmknochens starke Schmerzen bei der Frau verursacht (die daraufhin weniger oder gar nicht mehr mitpreßt!). Der harte Druck der Elle kann Verletzungen des Myometriums oder eine vorzeitige Plazentalösung bewirken, der seitlich eindrückende Ellenbogen schmerzhafte blaue Flecken, Rippenprellungen oder sogar Rippenfrakturen!

Indikationen: vaginal-operative Entbindung; fehlende oder ungenügende Bauchpresse der Mutter (z.B. wegen Erschöpfung, Rektusdiastase, PDA); akute fetale Hypoxie bei sichtbarem Kopf, Entwicklung des Kopfes bei Sektio;

I. Lage   II. Lage

Abb. 5.6-14: Druckrichtung des Kristeller-Handgriffes bei **schräg- oder querverlaufender Pfeilnaht**.
I. Lage mit Pfeilnaht im 1. schrägen Durchmesser: Hände liegen etwas rechts der Fundusmitte; der Druck erfolgt von oben rechts und führt zu weiterer Beugung des Kopfes, dadurch zu Drehung und Tiefertreten.
II. Lage mit Pfeilnaht im 2. schrägen Durchmesser: Druck erfolgt von oben links

nach Schulterdystokie, wenn der Schultergürtel sich in den richtigen Durchmesser gedreht hat; Kopfentwicklung bei Beckenendlage.

Kontraindikationen: hochstehender kindlicher Kopf, fehlende Kontraktion, drohende Uterusruptur, nach Uterusoperationen, hoher Schultergeradstand, tiefer Schulterquerstand, Fundusplazenta (Gefahr der vorzeitigen Lösung).

Hinterdammgriff nach Ritgen

(Ferdinand Ritgen: Geburtshelfer Gießen 1787−1867)

Ist das Hinterhaupt geboren, kann die Deflexion des Kopfes durch Druck auf das kindliche Kinn gefördert werden. Dazu ertastet die von einem Tuch bedeckte rechte Hand am Hinterdamm (Bereich zwischen Steißbeinspitze und After) das Kinn und schiebt es mit kräftigem Druck der Finger langsam nach vorn, bis das Kinn und damit der ganze Kopf geboren ist (Abb. 5.6-15).

Abb. 5.6-15: Hinterdammgriff nach Ritgen zur Beschleunigung des Kopfaustrittes. Zwischen Steißbeinspitze und Anus wird das Kinn ertastet und dann mit Druck der Finger hochgeschoben, bis es über die hintere Kommissur geboren ist

Vaginal-operative Entbindung

Dazu zählen *Zangen-* und *Vakuumextraktionen.*

Das notwendige Instrumentarium und dessen Anwendung wird auf S. 426 ff. beschrieben.

Indikationen und Vorbedingungen sind für beide Methoden ähnlich. Oft bestehen klinikspezifische Präferenzen. Allgemein gilt:

- **Zange (Forzeps)** ermöglicht bei drohender kindlicher Asphyxie eine schnelle Geburtsbeendigung, sie wird bei *tiefstehendem Kopf* (Beckenboden bis -ausgang) bevorzugt angewandt.
  Komplikationen: mütterliche Weichteil- und kindliche Kopfverletzungen wie Zangenmarken, Nervenläsionen, intrakranielle Blutungen (Hirnblutungen), Schädelfraktur.
- **Vakuum-Extraktion** wird bevorzugt, wenn der *Kopf noch nicht auf BB* steht und die Pfeilnaht schräg oder quer verläuft.
  Komplikationen: Mütterlicherseits besteht weniger Verletzungsgefahr, beim *Kind* können Kephalhämatom, intrakranielle Druckschwankungen, Netzhaut- oder Hirnblutungen und Schädelfraktur vorkommen.
  Kontraindikation: Frühgeburten und Gesichtslagen.

Vorbedingung

Eine vaginal-operative Entbindung kann unter folgenden Voraussetzungen erfolgen:

- Muttermund vollständig eröffnet
- Fruchtblase gesprungen bzw. eröffnet
- Beckenausgang nicht zu eng
- größter Kopfumfang in der Interspinalebene bzw. knöcherne Leitstelle mindestens I + 2 cm, am besten auf Beckenboden
- kein Becken-Kopf-Mißverhältnis
- Kopf liegt zangen- bzw. vakuumgerecht

Kindliche Indikationen: drohende intrauterine Hypoxie bei akuter Bradykardie oder pathologischem CTG; verlängerte Austreibungsperiode (länger als 2 Std.); evtl. Nabelschnurvorfall bei vollständig eröffnetem Muttermund.

Mütterliche Indikationen: Erschöpfung nach langem Geburtsverlauf; Erkrankungen wie Vitium cordis (Herzfehler), Lungentuberkulose, Präeklampsie, Gefahr der Netzhautablösung (wenn wegen starker Kurzsichtigkeit der Augenarzt vom Pressen abrät); Fieber unter der Geburt; Blutungen bei vorzeitig gelöster Plazenta; drohende Uterusruptur bei vollständig eröffnetem Muttermund.

Hebammenaufgaben und ärztliche Tätigkeit

Zuerst wird die Frau bzw. das Paar über die Notwendigkeit und den Ablauf der Zangen- oder Vakuumextraktion informiert, dann hilft die Hebamme der Frau in die Geburtsposition (Querbett: Beine auf den Beinhaltern in halbsitzender Rückenlage). Das Gebärset wird auf einem Extratisch gerichtet mit 2 Paar Handschuhen, Spritze zur Lokalanästhesie, Einmalkatheter und Zange bzw. Vakuumglocke. Vakuumgerät, Schleimhautdesinfektion, Lokalanästhetikum und ein Oxytocintropf werden bereitgestellt. Die Frau sollte vor dem Eingriff katheterisiert werden, um Platz zu schaffen und die Verletzungsgefahr herabzusetzen. Zur Extraktion müssen die Wehen kräftig sein (alle 2–3 min), kindliche Herztöne werden kontinuierlich gehört.

Nachdem die Zange oder Saugglocke angelegt ist, übernimmt meist die Hebamme die Anleitung der Gebärenden, während die Ärztin wehensynchron das Kind extrahiert, evtl. mit zusätzlicher Kristeller-Hilfe einer dritten Person. Schneiden der Episiotomie, Gegendruck am Damm (Dammschutz) und nach Kopfgeburt die Entwicklung des Kindes auf den Bauch der Mutter werden von Ärztin oder Hebamme ausgeführt, ebenso die Gewinnung der Plazenta.

Post partum müssen die Eltern über die von der Saugglocke verursachte ödematöse Anschwellung des Skalps (Kopfhaut) informiert werden, welche sich binnen weniger Stunden zurückbildet. Das Wort Geburtsgeschwulst ist möglichst zu vermeiden, da es eher Ängste erzeugt als nimmt.

Der forcierte Durchtritt des Kindes kann Zervix-, Scheiden- und Dammrisse verursachen. Eine genaue Inspektion wird nach jeder Vakuum- und Zangengeburt empfohlen (s. S. 425).

5.6.7 Schulterdystokie, erschwerte Schultergeburt

Diese *gefürchtete Komplikation* (O$_2$-Versorgung des Kindes ist während der langwierigen Schulterentwicklung nicht gewährleistet) tritt meist bei schweren Kindern mit breitem Schulterumfang auf.

Ursache einer Schulterdystokie ist entweder ein *hoher Schultergeradstand* oder ein *tiefer Schulterquerstand*.

Hoher Schultergeradstand

Es findet sich das typische Bild eines in die Vulva gezogenen Kopfes (Abb. 5.6-16), da sein Tiefertreten durch die über der Symphyse stehende Schulter behindert wird (s. Abb. 5.6-18). Der Versuch den Kopf durch Zug oder Fundusdruck von außen tiefer zu bringen, würde nur im Beckeneingang zur Einkeilung der im geraden Durchmesser stehenden Schultern führen!

Abb. 5.6-16: Bei hohem Schultergeradstand erscheint der Kopf „in die Vulva zurückgezogen", der Hals kommt nicht frei

Erste Maßnahme

(1) **Stellungsänderung der Symphyse** (nach Borell u. Fernström): Sofortige Streckung der Beine bewirkt eine leichte Absenkung der Symphyse und damit Vergrößerung des BE um ca. 0,5 cm. Durch die anschließende Beugung der Beine in den Hüftgelenken wird die Symphyse angehoben (Abb. 5.6-17) und kann so über die vordere Schulter gebracht werden, der Kopf tritt tiefer.

Abb. 5.6-17: Stellungsänderung der Symphyse bei Schulterdystokie: 1. Das Bett wird flachgestellt, die Frau streckt für einen Moment die Beine flach aus (mit Hilfe von Arzt bzw. Partner), damit sich die Symphyse senkt und der Beckeneingang (BE) vergrößert. 2. Anschließend werden die gestreckten Beine so weit als möglich von den Hilfspersonen in den Hüftgelenken nach oben gehalten, um die Symphyse über die Schulter zu „heben". Gleichzeitig erweitert dies den BA. Das Steißteil des Entbindungsbettes ist zur Schulterentwicklung schräggestellt

Die Hände der Hebamme bleiben während der Stellungsänderung am kindlichen Kopf, so spürt sie das Tiefertreten, während 2 Hilfspersonen die Beinbewegungen unterstützen. Die Endstellung mit maximal gebeugten Beinen bewirkt eine Vergrößerung des Beckenausgangs (BA) um ca. 1,5 cm.

Eine bessere Beckenbeweglichkeit und damit erleichterte Schultergeburt ermöglicht auch der Vierfüßlerstand.

Weitere Maßnahmen

(2) Episiotomie: In der Literatur wird bei schwieriger Schultergeburt immer das Anlegen bzw. Erweitern einer Episiotomie gefordert.

Dies kann u. U. in der Praxis schwer durchführbar sein, ist aber aus forensischen (rechtlichen) Gründen zu empfehlen: Erfolgte bei einer Schulterdystokie keine Episiotomie, gilt dies als **Kunstfehler**.

(3) Äußere Überdrehung (nach Martius): Wichtigste Voraussetzung für ein erfolgreiches Vorgehen ist die genaue Kenntnis der kindlichen Stellung (Rücken li. oder re.), die ohnehin bei jeder Geburt bestimmt werden sollte, z. B. durch Leopold-Handgriffe oder Sonographie zu Geburtsbeginn und im -verlauf.

Der geborene Kopf wird mit seitlich flach aufgelegten Händen gefaßt und *ohne* Zug am Kopf, *ohne* gleichzeitiges Kristellern in die, der physiologischen äußeren Kopfdrehung *entgegengesetzte* Richtung gedreht (Abb. 5.6-18). Diese „äußere Überdrehung" wird langsam fortgesetzt, bis die Schultern, der Kopfdrehung folgend, quer in den Beckeneingang eintreten.

Den Erfolg merkt die Hebamme am Tiefertreten des Kopfes, der Hals wird endlich sichtbar.

Nun wird der Kopf wieder zurückgeleitet und die physiologische äußere Kopfdrehung unterstützt, damit sich die Schultern gerade in den Beckenausgang stellen. Die Schulter- und Rumpfentwicklung erfolgt wie üblich, wenn nötig kann sie durch Kristellerhilfe beschleunigt werden.

Wird diese Manipulation nicht sachgerecht oder mit zu großem Kraftaufwand ausgeführt, kann es zu **Verletzungen des Plexus brachialis** (Arm-Nerven-Ge-

Abb. 5.6-18: Äußere Überdrehung des Kopfes beim hohen Schultergradstand: Die Hände seitlich am Kopf anlegen, dann langsame Drehung entgegen der eigentlich zu erwartenden physiologischen äußeren Kopfdrehung. Die Schultern folgen nun der „Überdrehung" des Kopfes, sie können quer in den Beckeneingang treten und der Kopf kommt tiefer (nach Martius)

flecht) kommen, schlimmstenfalls zur bleibenden Armplexuslähmung (*Erb-Lähmung*).

(4) Rütteln der vorderen Schulter (nach Rubin): Oberhalb der Symphyse wird von außen versucht, mit Handballen oder Faust die vordere Schulter durch rhythmischen Druck hinter die Symphyse zu drängen.

(5) Innere Rotation der Schulter: Auf der Seite des kindlichen Rückens wird mit 2 Fingern der entsprechenden Hand eingegangen (I. Stellung re. Hand, II. Stellung li. Hand) und die vordere Schulter ertastet. Nun wird durch Druck auf das Schulterblatt die Schulter in den queren Durchmesser geführt (Abb. 5.6-19). Gelingt auch dies nicht, muß die Clavicula (Schlüsselbein) mit Druck eines Fingers gebrochen werden.

Tiefer Schulterquerstand

Hierbei erscheint der Kopf nicht in die Vulva eingezogen, es unterbleibt aber die äußere Drehung. Die Schulter ist zwar quer ins kleine Becken eingetreten, dreht sich dann aber nicht zurück in den erforderlichen tiefen Schultergeradstand zur Überwindung des längsovalen Beckenausgangs.

Maßnahmen: zuerst Stellungsänderung der Symphyse und Episiotomie wie beim hohen Schultergeradstand. Dann wird nach leichtem Zug am Kopf nach hinten unten, die äußere Kopfdrehung mit den Händen unterstützt, damit sich die Schulter gerade dreht.

Diese Maßnahmen sind meist ausreichend, um das Kind zu entwickeln, evtl. ist zusätzlich *Kristellerhilfe* nötig.

Abb. 5.6-19: Innere Rotation der Schulter bei hohem Schultergeradstand

5.6.8 Sectio caesarea

Dorothée Eichenberger

Die abdominale Schnittentbindung (Kaiserschnitt) ermöglicht zu jedem Zeitpunkt eine rasche Geburt. Es wird zwischen *primär* und *sekundär* ausgeführter Sectio unterschieden.

Eine **primäre Sectio** wird meist *vor Geburtsbeginn* vereinbart und zu einem geplanten Zeitpunkt in Geburtsterminnähe ausgeführt.

Indikationen: Placenta praevia totalis (vorliegende Plazenta), Beckenendlage mit eindeutigem Kopf-Becken-Mißverhältnis, schwere Präeklampsie oder HELLP-Syndrom mit geburtsunreifem Zervixbefund u. a.

Eine **sekundäre Sectio** ist ein Kaiserschnitt nach Geburtsbeginn (zervixwirksame Wehen oder vorzeitiger Blasensprung). Die Sectiofrequenz im deutschsprachigen Raum liegt etwa bei 8–15%.

Indikationen z. B.:
- drohende intrauterine Hypoxie (pathologisches CTG)
- Geburtsstillstand, drohende Uterusruptur
- Kopf-Becken-Mißverhältnis
- Nabelschnur-, Armvorfall
- vorzeitige Plazentalösung, Blutungen bei tiefsitzender Plazenta
- Zwillinge, das erste Kind nicht in Schädellage
- Mehrlinge ab 3 Kindern
- evtl. Frühgeburten vor der 32. SSW
- schwere mütterliche Erkrankungen

> Eine Sectio ist die **gefährlichste Entbindungsart** für die Mutter mit *folgenden Risiken*: Narkosezwischenfall, Harnblasenverletzung, postoperative Harnwegsinfektion, Thromboembolie, Wundinfektion, Sepsis etc.

Prä- und postoperative Hebammenaufgaben werden auf S. 486 beschrieben, das Instrumentarium auf S. 430 vorgestellt.

5.6.9 Lageanomalien

Ulrike Harder/Anna Rockel-Loenhoff

Beckenendlage (BEL)

Vor jeder vaginalen BEL-Geburt muß ein Kopf-Becken-Mißverhältnis ausgeschlossen werden (Ultraschall, Beckenmaße), im Zweifelsfall wird eher zur Sectio geraten.

Einige Geburtshelfer empfehlen grundsätzlich für Erstgebärende eine primäre Sectio, um das kindliche Risiko zu verringern. Die Sectio stellt jedoch die gefährlichste Entbindungsart für die Mutter dar und birgt Risiken wie Narkosezwischenfall, verlängerte Wundheilung, Harnwegsinfekt, schmerzhafte Verwachsungen, Stillprobleme etc.

Die vaginale Entwicklung einer BEL ist heute in den meisten Kliniken ärztliche Tätigkeit, dies ist aber nicht gesetzlich festgelegt. Jede Hebamme muß in der Lage sein, im Dringlichkeitsfall ein Kind aus Beckenendlage zu entwickeln (EG-Richtlinie 154/1980, Art. 4). Sie sollte die Geburtsmechanik der BEL genau kennen und muß notwendige Handgriffe am geburtshilflichen Phantom üben.

Häufigkeit: Etwa 5% aller Kinder werden aus Beckenendlage (Steißlage) geboren. Bei Frühgeburten sind es etwas mehr, denn in der 20.–30. SSW befindet sich noch ungefähr jedes 3. Kind in BEL, in der 35. SSW noch jedes 10.

Die **Diagnose** durch Tastbefund, **Ursachen** der BEL (bei ca. 80% unbekannt) und **Betreuung** einer schwangeren Frau mit BEL werden auf S. 142 beschrieben, ebenso Möglichkeiten, eine Drehung des Kindes in Schädellage zu unterstützen. Das Ertasten von Steiß und Fuß bei vaginaler Untersuchung wird auf S. 164 erläutert.

Einteilung der Beckenendlagen: Je nach Haltung der unteren Extremitäten variiert der geburtshilflich relevante Umfang des vorangehenden Teils. BEL werden darum entsprechend unterschieden (Abb. 5.6-20). Zu Geburtsbeginn ist eine sichere Zuordnung oft nur mit Ultraschall möglich, da bei stehender Vorblase vaginal nur sehr vorsichtig nach dem VT getastet werden kann, denn der Erhalt einer gleichmäßig dehnenden Fruchtblase ist sehr hilfreich für den Geburtsverlauf. Ist die Fruchtblase gesprungen und der Muttermund entsprechend geöffnet, läßt sich der VT vaginal gut ertasten.

> Bei BEL-Geburten wird der *dickste Kindsteil (Kopf) zuletzt geboren*, dies birgt folgende **Risiken:**

- **Gefahr eines akuten Sauerstoffmangels** für das Kind, sobald Steiß und Teile des Rumpfes geboren sind und der Kopf nicht schnell folgt.

Ursachen: Die Gebärmutter ist jetzt zum größten Teil entleert und zieht sich über dem kindlichen Kopf zusammen. Dies bewirkt eine Minderdurchblutung der Plazenta durch Verkleinerung der Haftfläche.

Sobald der Kopf mit seinem größten Umfang ins kleine Becken eintritt, wird die neben dem Kopf zur Plazenta verlaufende Nabelschnur komprimiert, der Blutfluß vermindert. Zu er-

Abb. 5.6-20: Einteilung der Beckenendlagen und ihre geburtshilflich relevanten Umfänge (in Klammern):
a. *Reine (einfache) Steißlage* (ca. 27 cm): beide Beine sind an der Bauchseite des Kindes hochgeschlagen (extended legs), b. *Vollkommene Steiß-Fuß-Lage* (ca. 32 cm): die Knie sind gebeugt, neben dem Steiß sind auf gleicher Höhe 2 Füße zu tasten, c. *Vollkommene Fußlage* (ca. 24 cm): zuerst werden 2 Füße getastet, der Steiß liegt höher, d. *Unvollkommene Steiß-Fuß-Lage* (ca. 30 cm): 1 Fuß liegt auf gleicher Höhe neben dem Steiß, e. *Unvollkommene Fußlage* (ca. 25 cm): vorangehender Teil ist ein Fuß. (Ohne Abb. die extrem seltene Knielage, VT 1 oder 2 Knie)

kennen ist der Kopfeintritt am Sichtbarwerden vom unteren Rand des vorderen Schulterblattes.
- **Protrahierter Geburtsverlauf.** Der Geburtsweg (MM, Vagina, BB) wird vom kleineren, weichen Steiß langsamer gedehnt als vom Kopf. Dies kann besonders nach vorzeitigem Blasensprung der Fall sein.
- **Nabelschnurvorfall** bei Blasensprung, wenn der Steiß das untere Uterinsegment ungenügend abdichtet.
- **Erschwerte Armentwicklung.** Wenn die Arme neben den Kopf hochschlagen, müssen sie sofort gelöst werden, damit der Kopf folgen kann.
- **Erschwerte Kopfentwicklung.** Ist der Umfang des vorangehenden Teils deutlich kleiner als der des nachfolgenden Kopfes (besonders bei voll- und unvollkommener Fußlage), wird der Muttermund ungenügend gedehnt. Passieren nun Steiß und Rumpf den nicht vollständig eröffneten MM (selten), kann der Kopf schwer folgen.
- **Plexusverletzungen** meist als Folge von unsachgemäßem Zug am Körper des Kindes.
- **Intrakranielle Blutungen** als Folge eines Geburtstraumas, z.B. durch hypoxämische Gefäßschädigung oder sehr selten durch Tentoriumriß (Einriß des Kleinhirnzeltes). Hirnblutungen können zu Hirnschäden oder zum Tode führen. Sie sind bei reifen BEL-Kindern selten, bei Frühgeborenen u. U. häufiger.

Geburtsmechanik der BEL

Der Weg des Kindes durch das mütterliche Becken wird in Abb. 5.6-22 gezeigt und kommentiert. Meist tritt der Steiß schräg ins kleine Becken ein und rückt so bis zum BB vor. Geburtshilflich relevant ist die Einstellung der Hüftbreite, diese steht im BE schräg, auf BB gerade (analog der Pfeilnaht bei SL). Vaginal kann der schräge Verlauf der Analfalte getastet werden, sie steht bei I. BEL im ersten schrägen Durchmesser (Dm), bei II. BEL im zweiten schrägen Dm (Abb. 5.6-21). Auf BB steht die Hüftbreite gerade, die Analfalte quer.

Abb. 5.6-21: Vaginaler Tastbefund einer reinen Steißlage (weiblich) beim Durchtritt durchs Becken, **I. BEL:** Analfalte steht im 1., Hüftbreite (rot) im 2. schrägen Durchmesser, **II. BEL:** Analfalte steht im 2., Hüftbreite im 1. schrägen Durchmesser. Die Stellung des Rückens wird durch das Tasten von kleinen Knochenspitzen (Steißbein, Mittelleiste des Kreuzbeins) bestimmt

Eintritt des Steißes in den BE-Raum, Hüftbreite leicht schräg, Analfalte im 2. schrägen Dm

Erst auf BB stellt sich die Hüftbreite gerade, die Analfalte steht quer

Vordere Gesäßbacke ist sichtbar, vordere Hüfte stemmt sich am Schambogen an, Lateralflexion der Lendenwirbel

Der Steiß ist ganz geboren, Lateralflexion der Wirbelsäule nach vorne in Führungslinie

Rücken dreht sich nach vorn, Beine fallen heraus. Schultern gehen quer durch den BE (der untere Rand des Schulterblattes ist fast sichtbar)

Rücken dreht sich seitlich, Kopf tritt quer durch den BE. Die Schultern können geboren werden, die Arme fallen heraus.

Pfeilnaht steht gerade, Stemmpunkt ist der Nackenhaaransatz. Durch Anheben des Kindes kann der Kopf mit günstigerem funktionalen Umfang austreten.

Kind wird nach vorn hochgehoben, nacheinander werden Kinn, Nase, Vorder- und Hinterhaupt über den Damm geboren.

Abb. 5.6-22: Geburtsmechanik der BEL am Beispiel einer II. reinen Steißlage

Die Kurve (Knie) des Geburtsweges kann nun durch seitliches Abbiegen (Lateralflexion) der Wirbelsäule überwunden werden. Wenn die vordere Gesäßbacke sichtbar ist (oft mit bläulich verfärbtem Druckmal), stemmt sich die vordere Hüfte am Schambogen an und ist Drehpunkt für die nun über den Damm gleitende hintere Gesäßbacke und Hüfte. Ist auch die vordere Hüfte geboren, dreht sich der Rücken gerade, die Schultern können quer ins Becken eintreten.

Wenn der Rücken sich wieder seitlich dreht, treten die Schultern gerade aus dem Becken aus, der Kopf kann nun mit querem Pfeilnahtsverlauf den BE überwinden. Sind Schultern und Arme geboren, wird das Kind in Führungslinie zum Bauch der Mutter hin angehoben, damit sich der Nackenhaaransatz an die Symphyse anstemmen kann und der Kopf mit einem günstigeren funktionellen Umfang austritt.

Geburtsleitung

Etwa 60% aller Beckenendlagen sind *reine Steißlagen*. Die besondere Beinhaltung kann meist noch am Neugeborenen in den ersten Lebensstunden beobachtet werden. Reine Steißlagen sowie vollkommene und unvollkommene Steiß-Fuß-Lagen sind wegen ihres größeren Umfangs geburtshilflich günstiger als Fußlagen. Liegt ein Fuß vor, verursacht er häufig einen frühen Blasensprung und fällt vor den noch nicht vollständig eröffneten Muttermund. Er wird meist von der Frau in der Scheide gespürt und ist dort auch gut zu tasten.

> Die **häufigsten Fehler** bei Beckenendlagenentwicklung entstehen durch Unkenntnis, Angst und Ungeduld. Oberster Leitsatz lautet: Auch BEL-Geburten verlaufen spontan und brauchen meist wenig Unterstützung.

Erfahrene Hebammen und Ärzte achten besonders darauf, die Geburten *langsam* verlaufen zu lassen und nicht zu beschleunigen. Steht der Steiß auf Beckenboden und sind die kindlichen Herztöne regelmäßig, sollte die Frau selbst bei schwer unterdrückbarem Preßdrang die Wehen noch veratmen (hecheln), allenfalls ganz leicht mitschieben. Erst wenn der Steiß austritt, setzt die Gebärende ihre volle Kraft ein, um das Kind herauszudrücken. Sind Steiß und Rumpf geboren, müssen Arme und Kopf schnell folgen (max. 3–5 Min.), um einen akuten Sauerstoffmangel zu verhindern.

In vielen Kliniken sind bei einer vaginalen BEL-Geburt folgende Maßnahmen üblich:
- *venöser Zugang*, Narkosegerät bereitgestellt, *Anästhesie in Bereitschaft* (bei hochgeschlagenen Armen wird zur Armlösung evtl. eine Vollnarkose nötig, um den Beckenboden optimal zu entspannen)
- ausreichende *Analgesie* des Beckenbodens (Pudendusblockade, Periduralanästhesie)
- *Harnblase entleert* (mehr Platz!), bei Erstgebärenden Episiotomie, um für den nachfolgenden Kopf den Geburtsweg zu verkürzen und zu begradigen.

Ist der Steiß auf BB, wird die Frau im Querbett gelagert. Das Kopfteil ist leicht schräg gestellt, wenn dabei der Rücken nicht gerade aufliegt, wird auch das Beckenteil leicht hochgestellt (Vermeidung einer Lendenlordose, da sonst stärkere Krümmung des Geburtsweges!).

Es ist auch gut möglich, eine BEL auf dem Gebärhocker oder im Vierfüßlerstand zu gebären. Im *Vierfüßlerstand* gleitet das Kind von selbst in die Führungslinie, ein Bracht-Handgriff braucht nur noch unterstützend eingesetzt zu werden.

Dies wird deutlich, wenn Abb. 5.6-22 „verkehrt herum", also auf dem Kopf stehend, betrachtet wird.

Entwicklung der BEL

Am häufigsten wird der *Bracht-Handgriff* (E. Bracht, Gynäkologe, Berlin 1882–1969) ausgeführt, da hiermit Arme und Kopf des Kindes spontan geboren werden können.

Es bestehen unterschiedliche Lehrmeinungen zur Terminologie: Einige Geburtshelfer bezeichnen eine BEL-Geburt mit **Bracht-Handgriff** als *assistierte Spontangeburt*, andere wählen die Bezeichnung **Manualhilfe nach Bracht** und ordnen sie den *vaginal-operativen BEL-Geburten* zu.

Abb. 5.6-23: *Bracht-Handgriff* zur Entwicklung von Armen, Schultern und Kopf in einer Bewegung. Voraussetzung ist ein angepaßt kräftiger Druck von oben über die Bauchdecke, **a.** Gürtelförmiges Umfassen des Steißes mit beiden Händen, **b.** Rotation um die Symphyse, **c.** Bremsen des Kopfaustrittes mit den Unterarmen

- **Bracht-Handgriff** (Abb. 5.6-23)

Sobald der Nabel geboren ist, wird der Steiß mit beiden Händen gürtelförmig umfaßt: Mit den Daumen werden die Oberschenkel gegen die Bauchdecke des Kindes gedrückt, während die Finger flach im Bereich der Lendenwirbelsäule aufliegen (a). Die Hebamme drückt nun mit einer Hand durch die Bauchdecke der Mutter den Kopf ins Becken hinein, während der Geburtshelfer das Kind langsam anhebt, aber *niemals zieht* (Gefährdung der Halswirbelsäule!).

Nun wird der Steiß mit kontinuierlichem unterstützenden Druck von oben, langsam und gleichmäßig in Führungslinie zum Bauch der Mutter bewegt, die Arme fallen heraus (b), die Schultern werden geboren.

Durch Schub von oben und Andrücken des Steißes in Richtung auf den Bauch der Mutter wird der Kopf entwickelt. Damit dieser nicht plötzlich herausschnellt (schneller Druckwechsel am Kopf, große Dammbelastung) wird er von den Unterarmen des Geburtshelfers gebremst (c), evtl. leistet eine dritte Person mit einer Hand Dammschutz.

Gelingt der Bracht-Handgriff nicht, muß sofort eine **Manualhilfe zur Arm- und Kopfentwicklung** ausgeführt werden.

Hier sollen die *Armlösung nach Lövset* (J. Lövset, Gynäkologe, Bergen) und die *kombinierte Armlösung nach Bickenbach* (W. Bickenbach, Gynäkologe, München 1900–1974) vorgestellt werden.

Zur *Kopfentwicklung nach Armlösung* reicht oft eine *Kristeller-Hilfe* von oben aus, sonst wird der *Veit-Smellie-Handgriff* (G. von Veit, Gynäkologe, Bonn 1824–1903; W. Smellie, Gynäkologe, London 1697–1763) angewandt.

- **Armlösung nach Lövset** (Abb. 5.6-24)

(a) Entwicklung des **hinteren** Armes: Das Kind wird am Beckenring so umfaßt, daß die Daumen am oberen Gesäßrand liegen. Dann wird es symphysenwärts angehoben, um die hinten in der Kreuzbeinhöhle liegende Schulter vor den aufsteigenden Schambeinast zu bringen. Nun folgt eine 180°-Drehung des Kindes über seine Bauchseite, wobei es zunehmend gesenkt und zum Ende der Drehung nach hinten (abwärts) gelenkt wird. Dadurch kann der nach vorn kommende Arm unter der Symphyse herausfallen oder vom Rücken des Kindes her kommend mit 2 Fingern herausgestreift werden.

(b) Um den anderen, jetzt **hinten** stehenden Arm zu entwickeln, wird der gleiche Handgriff in die andere Richtung angewandt. Wieder wird das Kind schraubenförmig über seine Bauchseite um 180° gedreht.

Die „schraubenden" Drehbewegungen werden stets so ausgeführt, daß die Schulter des zu lösenden Armes diesen nach sich zieht (bei falscher Drehrichtung würde der Arm „blockieren"): Während der Drehung muß stets der kindliche Rücken nach vorn (symphysenwärts) zeigen!

- **Kombinierte Armlösung nach Bickenbach** (Abb. 5.6-25)

Diese Methode kommt ohne Drehen des Kindes aus und ist eine schonende Kombination der *klassischen Armlösung* mit der *Armlösung nach Müller*.

(a) Entwicklung des **hinteren** Armes aus der Kreuzbeinhöhle: Die Beine des Kindes werden mit der der Bauchseite des Kindes zugewandten Hand an den Knöcheln gefaßt und das Kind symphysenwärts angehoben. Der Rumpf wird dabei so weit es geht in die Schenkelbeuge der Frau gebracht. Dadurch wird ausreichend Platz

Abb. 5.6-24: *Armlösung nach Lövset*, **a.** Das Kind wird symphysenwärts angehoben, 180° über die Bauchseite gedreht und dabei gesenkt. Dadurch kommt die hinten stehende (linke) Schulter vor und (**b**) der (linke) Arm frei. Anschließend wird der Handgriff zur Lösung des jetzt hinten stehenden Armes in Gegenrichtung wiederholt, um den anderen (rechten) Arm zu lösen

Abb. 5.6-25: *Kombinierte Armlösung nach Bickenbach*, (**a**) Erst wird das Kind hochgehoben und (**b**) der hintere Arm gelöst (ähnlich klassischer Armlösung), dann das Kind nach unten gezogen (**c**), um den vorderen Arm zu lösen in der Kreuzbeinhöhle geschaffen, um mit Zeige- und Mittelfinger entlang des kindlichen Rückens einzugehen, den Oberarm aufzusuchen, diesen mit beiden Fingern zu schienen und über die Brustseite des Kindes herauszustreifen.

(b) Zur Entwicklung des **vorderen** Armes wird jetzt der kindliche Körper gesenkt und nach hinten gezogen, bis die vordere Schulter unter der Symphyse sichtbar ist. Nun kann der vordere Arm in gleicher Weise und mit derselben Hand wie der hintere über die Brust herausgestreift werden.

• **Veit-Smellie-Handgriff zur Kopfentwicklung** (Abb. 5.6-26)

Nach einer Armlösung steht der Rücken seitlich und der im Becken befindliche Kopf schräg. Um nun den Kopf schnell zu entwickeln, muß er in den geraden Durchmesser gebracht und gebeugt werden. Dazu wird die der Bauchseite des Kindes zugewandte Hand so zwischen die Extremitäten geschoben, daß das Kind auf dem Unterarm „reitet". Der Oberkörper liegt in der Handfläche, der Zeigefinger geht in die Scheide ein, um den rechts (I. BEL) oder links (II. BEL) stehenden Mund aufzufinden und einzugehen. Mit dem im Munde befindlichen Finger kann jetzt der Kopf in den geraden Durchmesser gebracht und gebeugt werden.

Die andere, dem kindlichen Rücken zugewandte Hand greift gabelförmig über die Schulter und zieht das Kind rasch nach hinten (abwärts), bis die Nackenhaargrenze sichtbar wird. Unter Beibehaltung der Zugkraft auf die Schultern wird nun der „Reitarm" ganz langsam angehoben, damit Kinn, Gesicht, Vorder- und Hinterhaupt langsam über den Damm treten können.

Extrem selten steht der kindliche *Rücken* nach der Armlösung hinten (*dorsoposterior*). In diesem Fall wird zur Kopfgeburt der **umgekehrte Veit-Smellie-Handgriff** angewandt (das Kind liegt dann mit dem Rücken auf der gabelförmig gehaltenen Hand und „reitet" rücklings auf dem Unterarm).

Querlage (QL)

Die seltene QL (etwa 1%) kann oft schon an der Leibesform erkannt werden und ist mit den *Leopold-Handgriffen* gut zu **diagnostizieren**:

— Uterusfundus steht auffallend tief, ca. 1–2 Querfinger über dem Nabel (*1. Handgriff*)
— auf beiden Seiten sind große Teile (Kopf und Steiß) zu tasten (*2. Handgriff*)
— Fehlen des vorangehenden Teils (*3. Handgriff*)

a b

Abb. 5.6-26: *Veit-Smellie-Handgriff* zur Kopfentwicklung, a. Das Kind „reitet" auf einem Arm, der Zeigefinger im kindlichen Mund bringt den Kopf in Beugehaltung. Die andere Hand greift gabelförmig über die Schulter, b. Mit gleichmäßiger Zugkraft auf den Schultern wird durch langsames Anheben des „Reitarmes" der Kopf geboren

- kindliche Herztöne sind in näherer Umgebung des Nabels am deutlichsten hörbar.

Eine vaginale Untersuchung sollte nach Möglichkeit unterbleiben, da sie leicht einen Blasensprung provoziert. Die Diagnose wird mit *Ultraschalluntersuchung* gesichert, dabei kann auch die exakte Lage des Kindes bestimmt werden.

> Die **Einteilung** orientiert sich an der Lage des Kopfes und der Stellung des Rückens:
>
> Kopf links: I. Querlage
> Kopf rechts: II. Querlage
> Rücken vorne: dorsoanteriore QL
> Rücken hinten: dorsoposteriore QL
>
> Liegt der Kopf deutlich tiefer als der Steiß, handelt es sich um eine Schräglage (s. S. 158, Abb. 5.1-9).

In *frühen Schwangerschaftsmonaten* ist eine QL unbedenklich, das Kind dreht sich meist bald spontan zur Längslage. In der 35.–37. SSW kann die spontane Wendung des Kindes in Längslage durch Übungen und Moxen begünstigt werden (s. S. 143), danach besteht die Möglichkeit, das Kind in der Klinik aktiv von außen zu wenden (unter CTG-Kontrolle und Tokolyse).

Gelingt dies nicht, wird heute immer zur **abdominalen Schnittentbindung** geraten, denn eine innere Wendung und ganze Extraktion des Kindes bei vollständig geöffnetem Muttermund ist extrem gefährlich für Mutter (Uterusruptur) und Kind (Hypoxie, Verletzungen).

Die Frau sollte 2–3 Wochen vor dem errechneten Geburtstermin in eine Klinik eingewiesen werden, denn mit Wehenbeginn und Blasensprung geraten Mutter und Kind oft in akute Gefahr (Abb. 5.6-27). Außerdem besteht zum Schwangerschaftsende bei QL häufiger eine Plazentainsuffizienz. Die Störung der Hämodynamik wird wahrscheinlich durch die besondere Lage von Plazenta und Fet verursacht.

5.6.10 Mehrlingsgeburten

Christl Rosenberger

Für eine Mehrlingsgeburt mit mehr als 2 Kindern wird in der Regel die *operative Geburt* (Sectio) der vaginalen Geburt vorgezogen, ebenso bei einer zu erwartenden Frühgeburt von Zwillingen. Die häufig auftretende Plazentainsuffizienz (ungenügende Plazentaleistung) vor der 40. SSW kann durch regelmäßige CTG- und Ultraschallkontrollen erkannt werden. Besteht eine fetale Gefährdung eines oder beider Kinder, wird die Geburt vorzeitig eingeleitet. Bei unreifer Zervix wird meist mit Priming (Weichmachen) durch lokale Prostaglandingabe begonnen (s. S. 226).

Abb. 5.6-27: Gefahren der Querlage (hier I. dorsoanteriore QL), **a.** Fruchtblase steht, noch keine akute Gefahr, **b.** Fruchtblase gesprungen, Gefahr von Schultereinkeilung (Pfeil), Nabelschnurvorfall, fetaler Hypoxie, Uterusruptur, **c.** Verschleppte Querlage mit Armvorfall und eingekeilter Schulter, höchste Gefahr der Hypoxie und Ruptur (besonders des überdehnten unteren Uterinsegmentes)!

254   5. Geburt

a   b

c   d

Abb. 5.6-28: Lage der Zwillinge zueinander und die Häufigkeit ihres Vorkommens. **a.** Beide Kinder in Kopflage (ca. 45%), **b, c.** Kopf- und Beckenendlage (ca. 35%), **d.** Beide Kinder in Beckenendlage (ca. 10%). Selten sind: Quer- und Kopflage (ca. 6%), Quer- und Beckenendlage (ca. 3%), beide Kinder in Querlage (ca. 1%)

Eine **vaginale Geburt** kann angestrebt werden, wenn:
- Sich der *1. Zwilling in Schädellage* befindet (Abb. 5.6-28)
- das Gestationalter *über der 32. SSW* oder das Schätzgewicht *über ca. 1800 g* liegt
- *weniger als 500 g* geschätzte Gewichtsdifferenz zwischen den Kindern besteht
- keine Hinweise auf *geburtsmechanische Probleme* vorliegen

- *keine*, auch bei Einlingen übliche, *Kontraindikationen* bestehen.

Bei Leitung einer vaginalen Zwillingsgeburt müssen einige typische, bei Gemini häufig vorkommende **Regelwidrigkeiten** berücksichtigt werden:

(1) Geburtsmechanische Anomalien: Die Notwendigkeit einer günstigen Raumausnutzung im Uterus kann regelwidrige Lagen, Poleinstellungen, aber auch Haltungs- und Einstellungsanomalien des Kopfes begünstigen.

(2) Vorzeitiger Blasensprung: Viele Zwillingsgeburten (ca. 35%) beginnen mit vorzeitigem Blasensprung. Es besteht die Gefahr eines Nabelschnurvorfalls oder der Vorfall kleiner Körperteile, wenn der 1. Zwilling das untere Uterinsegment nicht genügend ausfüllt.

(3) Wehenschwäche: Ursachen für *primäre Wehenschwäche* sind Überdehnung des Uterus und fehlender Druck auf die Zervix bei hochstehendem vorangehenden Kindsteil. Ursache einer *sekundären Wehenschwäche* ist die Ermüdung des überdehnten Uterus. Diese kann eine Uterusatonie in der Nachgeburtsperiode begünstigen.

(4) Lange Geburtsdauer: Die Infektionsgefahr steigt an, es kann zu Drucksymptomen durch Kompression der Beckenorgane (Vulvaödem) und zur Erschöfung der Mutter kommen.

(5) Erhöhte hypoxische Gefährdung der Kinder wegen einer Plazentainsuffizienz oder verminderten Durchblutung der überdehnten Uteruswand. Das 2. Kind ist besonders nach Geburt des 1. Kindes gefährdet. Durch die sehr schnell eintretende Verkleinerung der Uteruswand und damit der Plazentahaftfläche kommt es zur *Plazentamangeldurchblutung*, außerdem besteht die Gefahr einer vorzeitigen Plazentalösung. Fehlender Gegendruck des 1. Kindes begünstigt die Ablösung der Plazenta (Plazenten), darum bleibt nur *wenig Zeit* für die gefahrlose Geburt des 2. Kindes.

Vorbereitung des Gebärzimmers

Personen: Zur Geburt sollten *2 Hebammen* und *2 Ärzte* anwesend sein, evtl. ist noch *ein Pädiater* hinzuzuziehen. Der *Anästhesist* muß informiert und rufbereit sein.

Apparate: 2 CTG-Geräte oder ein Spezialgerät für Zwillinge zur kontinuierlichen FHF-Registrierung (s. S. 416), 2 Absauggeräte, Narkoseapparat, Ultraschall- und Vakuumgerät.
Infusionen: Venösen Zugang der Frau evtl. mit Basisinfusion offenhalten. Oxytocininfusion vorbereiten.

Geburtstisch: 2 Geburtensets mit 2 Absaugkathetern und genügend Nabelklemmen (Plastik u. Metall). Zur Unterscheidung wird Zwilling A mit Einmalnabelklemmen an Kind und Plazenta abgenabelt, ebenso das Nabelschnurstück für die pH-Bestimmung, Zwilling B mit Bändchen oder vorläufig mit Metallklemmen. Zwei beschriftete Schalen für die Materialien zur Bestimmung des Nabelschnur-pH und je ein Röhrchen für das Nabelschnurblut, mit Zwilling A und B bezeichnet.

Ein Instrument zum Öffnen der Fruchtblase, Kopfelektrode sowie Forzeps und Vakuumset müssen bereitgelegt werden.

Reanimationsplätze: Pro Kind einen Platz vorbereiten und für Zwilling A und Zwilling B beschriften. Versorgung mit Sauerstoff und Wärme sowie Absaugmöglichkeit müssen für beide Kinder gewährleistet sein. Zur Erstreanimation sind 2 Ambubeutel mit passenden Ansatzstücken und Absaugkatheter bereitzulegen.

Geburtsleitung

> Eine vaginale Zwillingsgeburt erfordert *interdisziplinäre Zusammenarbeit* von *Hebamme*, *Gynäkologe* und *Pädiater* und sollte grundsätzlich **in der Klinik** stattfinden. Bei etwa 50% aller Zwillingsgeburten verläuft die vaginale Geburt normal. Sie erfolgt unter *kontinuierlicher Herztonableitung* beider Kinder.

Eine häufig auftretende *Wehenschwäche* wird vorsichtig behandelt (s. S. 231). Durch äußere und innere Untersuchung sowie mit Ultraschall werden Lage und Haltung des vorangehenden Zwillings diagnostiziert.

Sehr selten ist die Komplikation der *Zwillingskollisionen* (Abb. 5.6-29). Ebenfalls selten sind miteinander *verwachsene Zwillinge*, die ein Geburtshindernis darstellen. Durch frühzeitige Diagnose und Entscheidung zur Sectio caesarea kann den Kindern die Gefahr der intrauterinen Hypoxie erspart werden.

Da bei der Geburt oft Manipulationen nötig sind (Episiotomie, Vakuum- bzw. Forzepsex-

Abb. 5.6-29: Zwillingskollisionen, a. Beide Kinder in Kopflage, der Kopf des 2. Kindes ist vor dem Rumpf des 1. Kindes ins kleine Becken eingetreten, der 1. Zwilling kann nicht tiefertreten, b. Verhakung der Köpfe, das 1. Kind kann nicht aus Beckenendlage entwickelt werden, da der Kopf des 2. Kindes bereits ins kleine Becken eingetreten ist

traktion, Eingehen mit der Hand), sollte vorher eine wirksame *Schmerzerleichterung* mit der Frau vereinbart werden, z.B. Pudendus- oder Periduralanästhesie. Außerdem ist es von Vorteil, die Frau zur Geburt primär im *Querbett* zu lagern, um hastiges Umlagern zur Geburt des 2. Zwillings zu vermeiden.

Sofort nach Geburt des 1. Zwillings sollte eine Person beide Uteruskanten schienen, damit der 2. Zwilling in Längslage bleibt oder zu liegen kommt. Das Wehenmittel kann jetzt nach Bedarf per infusionem gegeben bzw. gesteigert werden: Kein i.v.-Bolus! Nach Abnabelung des 1. Zwillings (auch zur Plazenta) mit gekennzeichneten Nabelklemmen muß eine vaginale Untersuchung erfolgen, um das Eintreten des vorangehenden Kindsteiles ins kleine Becken zu überprüfen. Bei Unklarheiten ist die Sonographie erforderlich.

Sobald der Kopf, bzw. das Beckenende des nachfolgenden Kindes fest ins Becken eingetreten ist, wird die Fruchtblase eröffnet (*Amniotomie*).

Der anzustrebende Zeitabstand zwischen der Geburt des 1. und 2. Zwillings beträgt 5, **max. 20 Minuten** bzw. 3–8 Kontraktionen.

Voraussetzung für eine Spontangeburt sind ein physiologisches Herzfrequenzmuster des 2. Kindes und keine verstärkte Blutung (Verdacht auf vorzeitige Plazentalösung).

Liegt der **2. Zwilling in Querlage**, kann eine äußere Wendung auf Kopf oder Steiß versucht werden. Gelingt dies nicht, wird in Vollnarkose eine innere Wendung auf den Fuß und ganze Extraktion oder gleich eine Sectio ausgeführt.

Bei jedem Hinweis auf **intrauterine Hypoxie** oder **vorzeitige Plazentalösung** muß die Geburt sofort *operativ beendet* werden, je nach Befund per Vakuum, Forzeps oder Sectio. Zu beachten ist, daß die Zervix zu einem Hindernis für die spontane Geburt des 2. Zwillings werden kann, da sich der Muttermund durch Tonuserhöhung nach Geburt des 1. Kindes verkleinert.

Leitung der Nachgeburtsperiode

Meist lösen sich die Plazenten beider Kinder erst nach Geburt des 2. Zwillings. Nachdem das 1. Kind den Uterus verlassen hat, kann jedoch durch Zunahme des Uterustonus eine Teillösung seiner Plazenta erfolgen. Selten wird die Plazenta des 1. Kindes schon vor Geburt des 2. Zwillings vollständig abgelöst und geboren.

Komplikationen für die Mutter ergeben sich meist durch Ermüdung des überdehnten Uterus. Der Ablösungsmechanismus ist verzögert, die Lösungsblutung meist verstärkt und eine Retention (Zurückbleiben) von Plazentateilen ist häufig. Es besteht über mehrere Stunden die Gefahr einer schweren *atonischen Nachblutung*. Um diesen Komplikationen vorzubeugen, wird meist unmittelbar nach Geburt des 2. Zwillings der Mutter über 1–2 Stunden ein Wehenmittel (Infusion) gegeben. Es gehört zu den *Aufgaben der Hebamme*, den Höhenstand des Uterus (steht meist etwas höher als nach Einlingsgeburten), dessen Festigkeit und die vaginale Blutung post partum zu kontrollieren. Bei Vollständigkeitskontrolle der Plazenten sollte auf die *Anzahl der Eihäute* geachtet werden.

Diagnose der Ein- oder Zweieiigkeit: Kinder mit unterschiedlichem Geschlecht müssen zweieiig sein. Viele Eltern gleichgeschlechtlicher Zwil-

Abb. 5.6-30: **a.** Nachgeburt dichorisch-diamnioter Zwillinge mit getrennten Plazenten. Die Trennwand besteht aus 2 Amnien und 2 Chorien (eineiig oder zweieiig), **b.** Nachgeburt monochorisch-diamnioter Zwillinge mit gemeinsamer Plazenta und 2 Amnionhäuten (fast immer eineiig) (aus Weibel: Lehrbuch der Frauenheilkunde)

linge möchten gerne wissen, ob ihre Kinder eineiig sind. Dies ist in einigen Fällen durch Betrachtung der Nachgeburt festzustellen: *Eineiigkeit* besteht, wenn eine gemeinsame Plazenta und gemeinsame Eihäute vorhanden sind. Entweder sind die Zwillinge durch keine oder durch 2 Eihäute (2 Amnien) getrennt (Abb. 5.6-30b).

Findet sich eine Plazenta mit 4 Eihäuten (2 Amnien, 2 Chorien, Abb. 5.6-30a) kann *Ein- oder Zweieiigkeit* bestehen, ebenso bei zwei Einzelplazenten (s. S. 80). Eine Bestimmung der kindlichen Blutgruppen aus Nabelschnurblut kann auch zur Klärung beitragen. Histochemische und gewebstypisierende Untersuchungen des Plazentagewebes führen mit hoher Wahrscheinlichkeit zur Diagnose der Eiigkeit der Kinder, sind aber sehr aufwendig.

5.6.11 Präeklampsie

Mareike Teich

Um einen eklamptischen Anfall während der Geburt zu verhindern, ist eine sorgfältige Beobachtung, Überwachung, Behandlung und Betreuung nötig (Beschreibung des Krankheitsbildes auf S. 134 ff.).

Bei leichter bis mittelschwerer Präeklampsie wird eine baldige vaginale Geburt angestrebt, da das Kind durch Plazentainsuffizienz gefährdet ist, die Geburt erfolgt unter CTG-Daueriiberwachung. Die Indikation zur Sectio wird großzügig gestellt, bei schwerer Präeklampsie oder Eklampsie ist eine Notsectio angezeigt (s. S. 487).

Symptomatik, Behandlungsziel, Eklampsie-Notfallkasten

Während der Geburt muß auf folgende *Symptome* geachtet werden:
- **Hypertonie:** Blutdruck > 140/90 oder: der systolische Wert liegt 30, der diastolische 15 mmHg über dem Ausgangswert zu Schwangerschaftsbeginn
- **Proteinurie:** über 3 g/l Eiweiß ist im Urin nachweisbar
- **Oligurie:** Urinmenge unter 400 ml/24 h
- **Ödeme:** aufgeschwemmtes Gesicht, generalisiert (Füße, Beine)
- **Zerebrale Störungen:** Kopfschmerzen, Sehstörungen, Augenflimmern, motorische Unruhe, Hyperreflexie

- **Oberbauchbeschwerden:** Magenschmerzen, Erbrechen, Übelkeit, Leberdruckschmerz.

Die Verschlimmerung eines oder mehrerer Symptome kann *Vorbote einer Eklampsie* (Krampfanfall) sein, dieser kann aber auch ohne vorherige Symptomatik auftreten.

> **Ziele der Behandlung sind:**
> - *antikonvulsive Therapie:* Verhinderung eines eklamptischen Anfalls durch zentrale Dämpfung
> - *antihypertensive Therapie:* Blutdrucksenkung
> - *Inganghalten und Steigerung der Diurese:* ausreichende Urinausscheidung und Ausschwemmung generalisierter Ödeme

Um im Notfall unnötige Wege zu vermeiden, sollte immer ein **Eklampsie-Notfallkasten** bereitstehen mit folgenden *Inhalt*:

- *Guedeltubus* (Pharyngealtubus) zum Freihalten der Atemwege
- *Reflexhammer:* Überprüfung eines gesteigerten oder medikamentös gedämpften Patellarsehnenreflexes am Knie
- *Intubationsbesteck:* Laryngoskop, Endotrachealtubus (verschiedene Größen), Beatmungsbeutel, Spritze zum Blocken der Tubusmanschette, Pflaster zur Tubusbefestigung
- Material zum Legen einer *Verweilkanüle*
- *zentraler Venenkatheter* zur Messung des zentralen Venendruckes (ZVD)
- *Medikamente:* Diazepam (Valium®) zur Unterbrechung eines Krampfanfalls; Hydralazin (Nepresol®) zur Blutdrucksenkung; Magnesium (Mg-5-Sulfat®, Magnorbin®) zur zentralen Dämpfung; Manit- oder Sorbitlösungen (osmotische Diuretika) zur Steigerung der Nierendurchblutung, Urinproduktion und Entwässerung der Ödeme, evtl. Furosemit (Lasix®) als stark wirkendes Diuretikum; Atosil® zur präoperativen Sedierung und mehrere Ampullen NaCL 9%.

Überwachungsmaßnahmen

Vorbereitende Maßnahmen zur Überwachung sind:

- Ruhiges abgedunkeltes Zimmer, Bett von allen Seiten zugänglich, Notfallkasten in Reichweite, CTG-Gerät mit leise gestellter FHF-Registrierung.
- Guedeltubus griffbereit im Wasserglas, Sedativum (z.B. 10 mg Valium®) aufgezogen in einer beschrifteten Spritze.
- Infusionen mit Infusionspumpe zur antikonvulsiven und antihypertensiven Therapie.
- Materialien zum Legen eines Blasenverweilkatheters und Urimeter (Urinbeutel mit feiner Meßskala).
- Blutdruckgerät zur kontinuierlichen RR-Kontrolle, evtl. zentraler Venenkatheter zum Messen des ZVD.
- Überwachungsbogen anlegen zur Dokumentation der Vitalzeichen, Urinausscheidung und Bilanzierung (Einfuhr/Ausfuhr).

Betreuung durch die Hebamme

- Alle Handlungen *ruhig und leise* ausführen, da jede Erregung der Kranken und jedes laute Geräusch einen Krampfanfall auslösen können.
- Anlegen und Überwachen der angeordneten *Infusionen*, strenge *Bettruhe* für die Frau, *OP-Hemd* anziehen.
- Ruhiges *Erklären aller Maßnahmen, Blasenverweilkatheter* legen, ggf. Entfernen von Kontaktlinsen und Zahnprothesen.
- *Dokumentation* aller Meßdaten, Beobachtungen und verabreichten Medikamente (ärztliche Anordnungen immer vom Arzt selbst dokumentieren lassen).
- Sorgfältige *fetale Überwachung* mit Dauer-CTG.
- Regelmäßige RR-, Puls-, Temperatur- und Atmungskontrollen (Häufigkeit wird individuell vom Arzt festgelegt), evtl. stdl. Messung des ZVD.
- *Beobachtung der Patientin* auf Zyanose und neurologische Symptome (motorische Unruhe, Kopfschmerzen, Augenflimmern).
- *Urinausscheidung* stündlich messen (sollte nicht unter 30 ml/h sein), 24 Std.-Urin für quantative Eiweißbestimmung sammeln.
- *8stündliche Bilanzierung* der Einfuhr (Infusionen) und Ausfuhr (Urin).

Bei jeder Verschlechterung des mütterlichen oder fetalen Zustandes muß unverzüglich der Arzt informiert werden!

Außerordentlich wichtig für die *Betreuung* von Frauen mit Präeklampsie ist die Beachtung ihrer **emotionalen Bedürfnisse**. Sie äußern Ängste um ihr eigenes und das Wohlbefinden ihres Kindes. Häufig entstehen Schuldgefühle bei der Frau, für ihr Kind nicht alles und das Beste getan zu haben. Hier ist eine gute Erklärung der Krankheit, moralische Unterstützung und Stärkung des Selbstwertgefühles der Frau durch die Hebamme notwendig. Die Mutter muß sicher sein, daß alle Maßnahmen zu ihrer Gesundheit und dem Wohlergehen des Kindes ergriffen werden.

Eklamptischer Anfall

Der Anfall verläuft in *2 Phasen*: Erst kontrahieren sich für etwa 15–20 Sek. alle Muskeln (*tonische Phase*), dann folgen rhythmische Zuckungen (*klonische Phase*) meist mit Atemstillstand. Die Atmung setzt nach ca. 60 Sek. spontan mit tiefen schnarchenden Atemzügen wieder ein. Es folgt eine tiefe Bewußtlosigkeit.

Hebammentätigkeit

(1) Arzt informieren lassen.
(2) Unterbrechung des Krampfanfalls mit Valium® (10–20 mg i. v.) oder einer Initialdosis Magnesium (langsam i. v.) je nach ärztlicher Anordnung.
(3) Guedeltubus zum Ende der tonischen Phase einlegen, um Zungenbisse zu verhindern und die Atemwege freizuhalten; Patientin festhalten, zur Vermeidung von Verletzungen während der klonischen Phase (Schüttelkrampf).
(4) Wenn nötig O$_2$-Gabe über Maske bzw. Intubation und Beatmung.
(5) Alles zur Notsectio richten, Op-Team informieren.

HELLP-Syndrom

Eine seltene, lebensgefährliche Variante der Präeklampsie ist das von Weinstein 1982 definierte HELLP-Syndrom (s. S. 137).

Leitsymptome sind:
– beschleunigter Abbau von Erythrozyten,
– niedrige Thrombozytenzahl,
– erhöhte Leberenzymwerte,
– Oberbauchschmerzen, Leberdruckschmerz.

Das HELLP-Syndrom erfordert die *sofortige Beendigung der Schwangerschaft*. Eine Sectio ist bei unreifem Geburtsbefund selten zu umgehen. Nach der Entbindung sollte die Frau auf einer Intensivstation überwacht werden, meist tritt baldige spontane Besserung ein.

Komplikationen bei Nichterkennung sind:
- *akute Plazentainsuffizienz* mit fetaler Gefährdung
- schwere *Gerinnungsstörung* mit atonischer Nachblutung
- *Leberschädigungen* (z. B. subkapsuläres Hämatom).

Beim HELLP-Syndrom gelten die gleichen Überwachungsmaßnahmen wie bei der Präeklampsie. Zusätzlich muß auf Zeichen einer **Gerinnungsstörung** geachtet werden:
– Urin oder Stuhl mit Blutbeimengungen
– blutiges Sputum (Auswurf) bei Lungenödem oder pulmonaler Blutung
– Zeichen eines Blutverlustes: Bewußtseinsveränderungen, Luftnot, ansteigender Puls, absinkender RR.

Der Blutverlust während und nach der Geburt muß genau gemessen werden, die Betreuung erfolgt analog derjenigen bei Präeklampsie.

5.6.12 Diabetes mellitus

Eine Schwangere mit Diabetes mellitus hat bei optimaler Einstellung des Blutzuckers (BZ) kein wesentlich erhöhtes Geburtsrisiko (s. S. 139). Ein spontaner Wehenbeginn in Terminnähe kann bei komplikationslosem Schwangerschaftsverlauf abgewartet werden. Eine Terminüberschreitung sollte wegen drohender Plazentainsuffizienz vermieden werden. Bei makrosomen (sehr

Abb. 5.6-31: Kind einer diabetischen Mutter (Riesenkind). Zweites Kind einer seit 4 Jahren insulinpflichtigen Diabetikerin. Geburtsgewicht: 4560 g, Länge: 57 cm (Foto des Zentralinstituts für Diabetes „Gerhard Katsch", Karlsburg).

großen) Kindern (Abb. 5.6.-31) muß mit einer erschwerten Schulterentwicklung gerechnet werden (s. S. 234). Die Indikation zur Sectio wird großzügiger gestellt.

Maßnahmen während der Geburt:

- Steuerung des Kohlehydratstoffwechsels mit 5%iger *Glukose-Infusion* (6−12 g Glukose/h = 120−240 ml/h).
- *Insulingabe* (Alt-Insulin) entsprechend bisheriger Tagesdosis und aktuellem BZ-Wert.
- 1−2stündliche *BZ-Kontrollen*, ein pathologischer Blutzucker wird korrigiert durch zusätzliche Glukose- oder Insulingabe.

Das Neugeborene wird zunächst wegen erhöhter Gefahr von Atemnotsyndrom, Hypoglykämie, Hypokalzämie und Hyperbilirubinämie als Risikokind eingestuft und sollte von einem Pädiater betreut werden.

Die erste BZ-Bestimmung kann aus dem Nabelschnurblut erfolgen, dann wird in den ersten Stunden regelmäßig der BZ bestimmt, er sollte nicht unter 40 mg/% absinken. Das Kind wird möglichst früh angelegt, anschließend erhält es prophylaktisch ein Fläschchen mit 15−20%iger Glukose.

Der Insulinbedarf der Mutter fällt nach der Entbindung stark ab (Abb. 5.6-32), eine Insulin-Neueinstellung ist deshalb erforderlich.

Abb. 5.6-32: Insulinbedarf während der Schwangerschaft und nach der Geburt

5.6.13 Polyhydramnion

Eine abnorm vermehrte Fruchtwassermenge wird Polyhydramnion oder kurz *Hydramnion* genannt, eine verminderte Fruchtwassermenge als *Oligohydramnion* bezeichnet.

Fruchtwassermenge zum Geburtstermin:

   unter 100 ml: Oligohydramnion
   100– 500 ml: wenig
   500–1000 ml: normal
   1500–2000 ml: reichlich/viel
   über 2000 ml: Polyhydramnion

Die Diagnose kann heute mit *Ultraschalluntersuchung* früh gestellt werden. In ca. 30% der Fälle hat das Kind Fehlbildungen, z. B. Ösophagusatresie, Gaumenspalte, Anenzephalus, Spina bifida oder Herz- und Nierenschäden. Über die Hälfte der Neugeborenen sind völlig unauffällig!

Symptome:
- übermäßig gedehnter kugeliger Bauch, schnelle Zunahme des Bauchumfangs
- Fundusstand höher als SSW entspricht, druckempfindlicher prallharter Uterus
- Kind leicht und frei beweglich, schlecht durchzutastende Kindsteile
- kindliche HT sind kaum hörbar und schwer abzuleiten.

Über die **Ursache** eines Hydramnions ist wenig bekannt. Entweder wird vom Amnionepithel zuviel Fruchtwasser produziert oder von Amnion und Feten zuwenig resorbiert. Ein Hydramnion tritt oftmals als Begleiterscheinung bei *Rhesusunverträglichkeit, Diabetes, Mehrlingsschwangerschaften* und *fetalen Infektionen* (Zytomegalie, Toxoplasmose, Listeriose) auf.

Komplikationen bei Geburt
- *Primäre Wehenschwäche* durch Überdehnung des Uterus mit verzögerter Eröffnungsperiode.
- *Lageanomalie, Nabelschnurvorfall* bei Blasensprung.
- Vorzeitige *Plazentalösung* durch starken Abfall des intraminalen Druckes nach Blasensprung mit viel Fruchtwasserabgang.
- Atonische *Nachblutungen* bei Wehenschwäche.

Geburtsleitung

Eine Schwangere mit einem Polyhydramnion ist neben der psychischen Belastung (Sorge um die Gesundheit ihres Kindes) auch einer hohen physischen Belastung ausgesetzt. Besonders zum Geburtstermin haben viele Frauen Atembeschwerden, damit verbunden auch Schlafstörungen. Sie wünschen sich das Einsetzen der Wehen, haben aber auch Angst davor. Zuspruch, Zuhören und Einfühlungsvermögen der Hebamme können das Selbstwertgefühl und Besinnen auf eigene Kräfte stärken.

Solange die Fruchtblase geschlossen ist, wird meist ein *unterstützender Wehentropf* nötig sein. Evtl. kann das Wasser vom Arzt durch kontrollierte *Amniotomie* (Fruchtblaseneröffnung) mit einer feinen Kanüle langsam abgelassen werden, während die Hebamme das Köpfchen von außen in den Beckeneingang schiebt. Hierzu sind Spekula oder ein Amnioskop, sowie eine Kornzange zum Halten der Kanüle notwendig. Wenn möglich wird das Fruchtwasser in mehreren Portionen abgelassen (je 500–1000 ml), um einer vorzeitigen Plazentalösung vorzubeugen. Der Wehentropf muß nach der Amniotomie abgestellt werden!

5.6.14 Frühgeburt

> Eine Frühgeburt ist eine Geburt **vor der vollendeten 37. SSW**. Bei internationalen Vergleichen wird auch ein **Geburtsgewicht unter 2500 g** als Frühgeburtskriterium verwendet.

Der Auslöser einer beginnenden Frühgeburt ist ebenso unklar, wie der einer termingerechten Geburt. Oxytocin, Östrogene, Progesteron und vor allem Prostaglandine spielen dabei eine Rolle (s. S. 151).

Leitung einer Frühgeburt

Ist eine drohende Frühgeburt nicht mehr aufzuhalten, oder sind schwangerschaftsverlängernde Maßnahmen auf Grund kindlicher bzw. mütterlicher Bedrohung (Plazentainsuffizienz bzw. Präeklampsie) nicht indiziert, muß mit der Mutter der *Entbindungsmodus* besprochen werden.

Ein unreifes Kind ist gegenüber Sauerstoffmangel, Geburtsverletzungen und Infektionen besonders empfindlich. Neben Lungenunreife (*Surfactantmangel*) ist die intrakranielle Blutung (*Hirnblutung*) die Hauptursache für bleibende kindliche Schäden und perinatale Mortalität. Eine **vaginale Geburt** wird nur versucht, wenn das Kind in Schädellage liegt, der Muttermund sich zügig öffnet und das CTG unauffällig ist. Die Indikation zur **Schnittentbindung** wird im Interesse des Kindes großzügiger gestellt.

Der Entbindungsort sollte möglichst eine Klinik mit Neugeborenen-Intensivstation sein, da ein längerer Transport im Inkubator für das Kind belastend ist. Darum ist die Verlegung einer Schwangeren mit drohender Frühgeburt (im Krankenwagen mit Hebammenbegleitung) in eine entsprechende Klinik zu erwägen (*In-utero*-Verlegung).

Maßnahmen bei einer Frühgeburt

- Externe CTG-Daueüberwachung.
- Fruchtblase möglichst nicht eröffnen, um die geburtstraumatische Belastung zu vermindern. (Sind jedoch die HT extern nicht befriedigend abzuleiten, muß die Fruchtblase zum Anlegen einer Kopfelektrode eröffnet werden.)
- Peridural- oder Pudendusanästhesie zur Relaxation der Geburtswege; plazentagängige und atemdepressiv wirkenden Analgetika vermeiden.
- Rechtzeitige Information eines Kinderarztes, Vorbereitung des Neugeborenen-Reanimationsplatzes (s. S. 361).
- Frühzeitige Episiotomie und evtl. Spekulumentbindung zur Erweiterung des Beckenausgangs, um eine starke Kopfkompression zu vermeiden (Hirnblutungsgefahr).
- Bei Geburtsstillstand oder drohender kindlicher Asphyxie in der Austreibungsphase kann eine Forzepsentbindung mit Parallelzange (s. S. 427) erfolgen. Eine Vakuumextraktion wird vermieden, wegen der erhöhten Gefahr intrakranieller Blutungen.

Die Erstversorgung des Frühgeborenen ist auf S. 368 beschrieben. Pädiater, Kinderkrankenschwester, Hebamme, Geburtshelfer sollten sich bemühen, den Eltern nach der Erstversorgung einen körperlichen Kontakt zu ihrem Kind zu ermöglichen, bevor es auf die Neonatologie verlegt wird. Dies erleichtert den Eltern, einen Bezug zu ihrem Kind zu bekommen.

5.6.15 Geburt eines toten Kindes

Clarissa Schwarz

In den letzten Jahren kommt es bei uns immer seltener vor, daß Kinder tot geboren werden: 1946 waren es in Deutschland 25 von 1000 Kindern, 1982 nur noch 5.

Mögliche **Ursachen** für eine *Totgeburt* (engl. stillbirth, stille Geburt) nach *intrauterinem Fruchttod* im letzten Schwangerschaftsdrittel sind: kindliche Fehlbildungen, Plazentainsuffizienz, Nabelschnurkomplikationen, intrauterine Infektionen, Blutgruppenunverträglichkeit und unbekannte Ursachen.

Oftmals hat die schwangere Frau eine Vorahnung und kommt zur Untersuchung, z. B. weil sie keine Kindsbewegungen mehr spürt. Einige Frauen fühlen sich auch körperlich unwohl, sie frösteln, ihnen ist übel. Brust und Bauch können sich weicher anfühlen (mögliche Auswirkungen der veränderten hormonellen Situation und abnehmender Fruchtwassermenge).

Selbst wenn die Schwangere vorher ahnungslos war, die Zeit, in der die Hebamme Herztöne sucht, zunehmend nervöser wird und evtl. eine Kollegin um Hilfe bittet, vermittelt ihr, daß etwas nicht in Ordnung ist. Hier ist es Aufgabe der Hebamme, offen und ehrlich mit der Situation umzugehen, ohne eine nicht gesicherte Tatsache vorwegzunehmen, z. B.:

„Ich höre jetzt auf zu suchen und sage Frau Dr. A. Bescheid, sie kann eine Ultraschalluntersuchung machen."

Die Frau oder das Paar sollten dabei begleitet werden, damit sie sich nicht alleingelassen fühlen. Ist auf dem Ultraschallbild keine Herzaktion zu sehen, ist die Diagnose sicher. Das Kind ist tot. Dies wird den Eltern sofort mitgeteilt.

Die **ersten Reaktionen** sind sehr unterschiedlich, und es erfordert sehr viel Fingerspitzengefühl, damit umzugehen. Manche Eltern haben sofort eine Menge Fragen, anderen fehlen völlig die Worte. Die Aussicht, Mutter und Vater zu werden, eine Geburt zu erleben, ohne ein Kind zu haben, ist ein Schock. Das ganze Leben, alle Vorstellungen werden durcheinandergewirbelt: Vorfreude, Liebe, und nun ist niemand da, der sie braucht. Dies gilt für Frauen, die dieses Kind zunächst nicht gewollt hatten, besonders. Sie sind zusätzlich einem Übermaß an Schuldgefühlen ausgeliefert.

Zeit geben. Nach der endgültigen Mitteilung besteht kein Grund zur Eile. Der Frau anzubieten, den Partner oder einen anderen Menschen zu verständigen (wenn sie allein gekommen ist), sollte genau so selbstverständlich sein, wie den Eltern zu signalisieren, daß Hebamme und Ärztin in der Nähe bleiben,

z.B.: „Wir lassen sie jetzt 10 Minuten alleine, dann besprechen wir alles weitere."

Diese Minuten können Hebamme und Ärztin nützen, um sich über das weitere Vorgehen abzustimmen. Auch sie sind mit eigenen Schockreaktionen konfrontiert, und fühlen sich erst einmal handlungsunfähig und hilflos. Nichts spricht dagegen, die Eltern spüren zu lassen, daß auch wir von ihrem Schicksal berührt und betroffen sind.

Bevor mit den Eltern weiteres besprochen wird, ist es notwendig zu erklären, daß das tote Kind keine Gefahr für die Mutter darstellt. Solange die Fruchtblase geschlossen ist, befindet sich das Kind in einer sterilen Umgebung, und es *verwest* nicht.

Ohne Bakterien können keine Verwesungsprozesse einsetzen und keine Gerüche entstehen (Ausnahme: bei intrauteriner Infektion).

Innerhalb von Stunden nach dem Kindstod beginnt jedoch ein Auflösungsprozeß der Zellen (Autolyse), der **Mazeration** (lat. macerare = einweichen) genannt wird:

- *Mazeration 1. Grades:* Die Haut sieht weißlich aus, ist aufgeweicht und sehr leicht verletzbar. Ist das Fruchtwasser grün, sind meist Käseschmiere, Nabelschnur und Eihäute grünlich verfärbt.

- *Mazeration 2. Grades:* Nach 1–3 Tagen bildet die Haut Blasen, die sich abzulösen beginnen. Das Fruchtwasser ist rosa gefärbt (durch Auslaugen des Blutfarbstoffs).
- *Mazeration 3. Grades:* Nach ca. 3–4 Wochen sieht das Kind graubraun aus, das Fruchtwasser braun. Die Gelenke verlieren ihre Festigkeit, der Kopf verformt sich unregelmäßig durch Aufweichen der Knochenverbindungen, innere Organe lösen sich auf.

Geburtsleitung

Auch wenn 90% der toten Kinder innerhalb der nächsten 14 Tage spontan geboren würden, ist es heute üblich, nach der Diagnose die Geburt bald einzuleiten. Oft ist dies auch der Wunsch der Frau, die nicht länger ein totes Kind im Bauch haben und die Geburt schnell hinter sich bringen möchte. Sie ist jedoch nicht akut gefährdet (erst nach 3–5 Wochen wird in 25% der Fälle eine Gerinnungsstörung beschrieben).

Mit der Geburtseinleitung kann bis zum folgenden Tag abgewartet werden, wenn kein medizinischer Grund dagegen spricht. So haben die Eltern Zeit, sich an die traurige Nachricht zu gewöhnen; manche werden dankbar sein für das Angebot, noch einige Stunden bzw. die Nacht zu Hause zu verbringen. Zu betonen ist, daß mit einer **normalen Geburt** gerechnet werden kann.

Im allgemeinen wird wegen unreifer Zervix mit Prostaglandinen eingeleitet, lokal als Gel oder Tablette, wenn Wehen nur schwer anzuregen sind auch als Infusion (s. S. 392).

Schmerzlinderung ist für die Frau, auch wenn sie ursprünglich eine möglichst natürliche Geburt angestrebt hatte, von großer Bedeutung. Unter den jetzigen Bedingungen ist sie selten bereit, mehr körperliche Schmerzen auf sich zu nehmen als unbedingt nötig. Naheliegend ist eine *Periduralanästhesie* (s. S. 213).

Viele Hebammen haben noch gelernt, daß die Frau während und nach der Geburt sediert werden muß.

Häufig wurden mit den Worten „Wenn sie wieder aufwachen ist alles vorbei!" Opiatgaben und Durchtrittsnarkosen zur Schonung der Frau gegeben. Dies schonte eher das Klinikpersonal, nämlich vor den ersten Trauerreaktionen der Frau.

Heute ist bekannt, daß die weitere Verarbeitung dieses Erlebnisses durch medikamentöse Behinderung der ersten Trauerausbrüche eher erschwert wird.

Während der Zeit der Wehen ist es wichtig, den Kontakt so offen und direkt wie möglich zu halten. Weiß die Hebamme selbst nicht, was sie sagen soll, ist es gut, still zu sein. Trostworte, obwohl gut gemeint, wirken eher peinlich und verletzend. Es gibt keinen Trost in dieser Situation. Einfach da zu sein wirkt wohltuend, Berührung und Körperkontakt können hilfreich sein; aber auch Raum zum Alleinsein ist notwendig, zumal auch wir diese Pausen brauchen. Wenn irgend möglich, sollte die Hebamme sich ausschließlich um diese Frau kümmern und nicht gleichzeitig noch andere Gebärende betreuen müssen.

Zur Geburt des Kindes kann sie sich weitgehend so verhalten wie sonst auch: Das Kind in Empfang nehmen, es abnabeln und abtrocknen. Sie ist den Eltern hier Vorbild. Wenn sie mit Selbstverständlichkeit, Respekt und ohne Scheu mit dem Kind umgeht, werden es die Eltern auch tun. Hat das Kind Fehlbildungen oder ist es mazeriert, kann es zunächst in ein Tuch eingehüllt und dann den Eltern gegeben werden. Die Eltern vertrauen darauf, daß Hebammen und Ärzte wissen, was in einem solchen Fall zu tun ist. Dies setzt natürlich voraus, daß diese sich vorher mit der Situation beschäftigt haben und wissen, was wünschenswert und hilfreich sein kann. Wir sollten die Eltern in ihren Wünschen und Vorstellungen unterstützen, und ihnen beratend zur Seite stehen, ohne sie zu etwas überreden oder ihnen die Entscheidung abnehmen zu wollen.

Fotos und andere Erinnerungsstücke

Eine Haarlocke, das Namensbändchen, eine Karte mit den Daten und vielleicht einem Fußabdruck des Kindes oder das Tuch, worin es eingehüllt war, können den Eltern mitgegeben werden. Besonders, wenn das Kind nicht gelebt hat, kann es ihnen später noch helfen, sich anhand von „Beweisen" von seiner Existenz überzeugen zu können — vor allem zu einer Zeit, wenn der Trauerprozeß in eine schwierige Phase tritt. Diese Erinnerungsstücke sind eine Möglichkeit, Freunden und Verwandten, die das Kind nie gesehen haben, darüber zu berichten. Fotos haben dabei eine besondere Funktion.

Mit einer Sofortbildkamera sollten erste Aufnahmen bald nach der Geburt gemacht werden, möglichst mehrere:

z. B. im Arm der Mutter, im Arm des Vaters, in ein Tuch gewickelt, unbekleidet ...

Wenn die Familie selbst noch Fotos macht, existieren Negative, von denen später noch Abzüge hergestellt werden können (Abb. 5.6-33).

Abb. 5.6-33: Mantao, tot geboren am 13. Mai 1990

Beispiele und viele Anregungen enthält die Broschüre „Ein sehr wichtiges Bild" der Initiative Regenbogen (Anschrift s. S. 277). Dem Kind einen Namen geben, es taufen, und dies bildlich festzuhalten, ist eine weitere Möglichkeit, es „wirklich" werden zu lassen. Hierzu kann ein Pfarrer oder Priester gerufen werden, auch jeder getaufte Mensch darf eine Nottaufe vornehmen.

Wie können Hebammen mit solchen Erfahrungen umgehen?

Wenn Geburt und Tod zusammenfallen, entsteht eine nur schwer faßbare Situation, die tief berührt und all jene Gefühle anspricht, die für uns ganz persönlich mit dem Tod verbunden sind: Die Angst vor dem eigenen Tod, die Angst, daß unsere eigenen Kinder sterben könnten, der Partner, die Eltern. Auch wir machen Trauerprozesse durch, von der Frage, *„warum muß das mir passieren"* über Versagens- und Schuldgefühle bis hin zum verletzten Selbstwertgefühl als Hebamme.

Zu wissen, daß es die eigene unverarbeitete Trauer ist, die uns den Schmerz der anderen so unaushaltbar erscheinen läßt, kann eine Hilfe sein, selbst einen Schritt weiter zu kommen. Dann können wir uns auch Ermutigung und Unterstützung holen z.B. im Gespräch mit einer Kollegin, durch Bücher, eine Supervisionsgruppe, ein Trauerseminar etc.

5.6.16 Geburt eines fehlgebildeten oder kranken Kindes

Hier ist wenig Allgemeingültiges zu sagen, da die Situation je nach Bedingung sehr unterschiedlich sein kann. Es gibt Fehlbildungen, die sofort behandelt werden müssen und solche ohne sofortige therapeutische Konsequenz.

Äußerlich sichtbare Fehlbildungen

Bei äußerlich sichtbaren Fehlbildungen handelt es sich am häufigsten um Fehlbildungen der Gliedmaßen, Spaltbildungen des Gesichts, Spina bifida, Fehlbildungen der Geschlechtsorgane.

Chromosomenanomalien (z.B. Trisomie 21) sind meist äußerlich sichtbar, die eigentliche Diagnose kann jedoch erst nach einer genetischen Untersuchung (aus dem Blut) gestellt werden.

Geht es dem Kind gut und sind keine sofortigen Maßnahmen notwendig, kann man sich zunächst so verhalten wie sonst auch. Sobald den Eltern etwas auffällt oder sie die unvermeidliche Frage stellen: „Ist es gesund?" – „Ist alles dran?" müssen wir wahrheitsgemäß antworten. Kurz und klar, was zu sehen ist, nicht mehr als wir im Moment wissen können. Spätestens bei der Neugeborenenuntersuchung werden die Eltern ausführlicher aufgeklärt.

Der weitere Verlauf hängt davon ab, ob eine sofortige Behandlung notwendig ist. Ist dies nicht der Fall, besteht die Hilfe der Hebamme vor allem darin, die vielen Fragen der Eltern bestmöglich zu beantworten. Es ist davon auszugehen, daß ähnliche Trauerprozesse einsetzen, wie sie für die Zeit nach dem Tod eines Kindes beschrieben sind (s. S. 320), denn die Eltern müssen sich von ihrem Wunschbild eines gesunden Kindes verabschieden. Dies ist ein Trauerprozeß, mit dem Ziel, das Kind so zu akzeptieren, wie es ist.

Schuldgefühle entstehen: „Hätte ich in der Schwangerschaft dies getan oder jenes nicht…" Es kann beruhigend für die Frau sein, zu hören, daß dies zwar eine normale Reaktion ist, daß die Mutter aber fast nie Einfluß auf die Entstehung von Fehlbildungen hat.

Ist eine **sofortige Behandlung** notwendig, wie z.B. bei *Spaltbildungen der Wirbelsäule*, wird das Kind verlegt (s. S. 366). Wenn es der Zustand zuläßt, sollte das Kind den Eltern in den Arm gelegt werden, während der Kinderarzt mit ihnen spricht. Die Eltern erhalten Informationen, auf welche Station ihr Kind gebracht wird, und wann sie es besuchen können.

Ein Foto mit einer Sofortbildkamera gibt der Mutter die Möglichkeit, wenigstens das Bild ihres Kindes betrachten zu können. Auch Stillen ist für die Mutter ein wichtiges Thema, das besprochen werden muß (s. S. 308).

Äußerlich nicht erkennbare Fehlbildungen

Bei äußerlich nicht erkennbaren Fehlbildungen handelt es sich hauptsächlich um Atresien des Magen-Darm-Trakts, Herz-, Gefäßfehlbildungen oder Fehlbildungen der inneren Organe vor allem der Lunge. Oft ist zunächst unklar, ob es sich um eine Anpassungsstörung (s. S. 362), eine Sepsis oder eine angeborene Fehlbildung handelt und welche Konsequenzen sie hat. Die Hebamme kann psychisch unterstützen, sie sollte da sein für Fragen der Eltern, ihre Hoffnungen, ihre Befürchtungen, ihre Angst vor einem Leben mit

Krankheit, Behinderung vielleicht auch Tod. Die wichtigste Hilfe ist zuhören zu können und Fragen ehrlich zu beantworten.

Vorgeburtlich bekannte Fehlbildung

Durch verbesserte Möglichkeiten der pränatalen Diagnostik kommt es zunehmend vor, daß Eltern bereits in der (frühen) Schwangerschaft erfahren, daß ihr Kind nicht gesund ist.

Bei der Geburt eines Kindes mit vorgeburtlich bekannter Fehlbildung ist entscheidend, ob die Fehlbildung behandelbar ist oder sich die Eltern mit dem Gedanken abfinden müssen, daß sie mit einem kranken oder behinderten Kind leben werden. Die Eltern hatten Zeit, sich darauf einzustellen, die Art der Geburt, die Erstversorgung und folgende Behandlungen oder Eingriffe konnten vorbereitet werden und bestimmen die Situation. Die Aufgabe der Hebamme beschränkt sich darauf, bereits getroffene Entscheidungen mitzutragen.

Nicht lebensfähiges Kind

Ein nicht lebensfähiges Kind zu erwarten, stellt uns Hebammen vor die Aufgabe, die Eltern bereits während der Schwangerschaft durch die Prozesse zu begleiten, die eine solche Information auslöst. Wir begegnen wieder den Trauerprozessen im Verabschieden vom Idealbild des gesunden Kindes. Bei der Geburt sind die Umstände ähnlich wie bei einer Totgeburt. Der große Unterschied besteht natürlich darin, daß das Kind bei der Geburt noch lebt und erst danach sterben wird. Die Eltern sollten die Entscheidung, ob und wann eingeleitet wird, selbst treffen können; manche entscheiden sich auch abzuwarten, bis die Geburt spontan beginnt.

> Unsere Aufgabe besteht darin, die Menschen in der Entscheidung, die sie getroffen haben, zu unterstützen.

Viel Einfühlungsvermögen ist nötig beim Umgang mit dem geborenen Kind. Wollen es die Eltern gleich sehen? Vielleicht später? Wo soll es sterben? Möchten sie es überhaupt sehen? In jedem Fall ist es gut, ein Foto zu machen. Die Gefahr, daß die Eltern sonst mit der Vorstellung leben, ein Monster zur Welt gebracht zu haben, ist groß.

Behandeln wir das Baby selbstverständlich und respektvoll, werden die Eltern das auch tun. Einige wollen ihr sterbendes Kind bis zu seinem Tod bei sich haben, andere trauen sich dies nicht zu.

5.7 Notfälle in der Geburtshilfe

Ilse Steininger

Notfallmaßnahmen erfordern die Kenntnis des Alarmsystems, klare Absprachen der Aufgabenbereiche innerhalb des Notfallteams, die zuverlässige Bereitstellung von Medikamenten und Wartung von Notfallinstrumenten (s. S. 435).

- Die **Hebamme** erkennt Notfälle, stellt eine Diagnose, ergreift Notfallmaßnahmen, holt Hilfe herbei und überwacht den Zustand von Mutter und Kind. Bei lebensbedrohlichen Notfällen für Mutter oder Kind bereitet sie die notfallmäßige Geburtsbeendigung vor, führt ärztliche Verordnungen aus und erstellt eine genaue Dokumentation.

Notfallsituationen sind bedrohlich und lösen immer Ängste bei den betroffenen Personen aus. Die Hebamme vermittelt Sicherheit indem sie präsent ist, angemessen informiert sowie ruhig, schnell und sicher handelt. Nach der Geburt ist meist eine intensive Betreuung und Überwachung von Mutter und Kind nötig sowie die Förderung der Mutter-Vater-Kind-Beziehung.

- Die **Ärztin** sichert die Diagnose, legt das Procedere fest, führt es aus und organisiert bei Bedarf interdisziplinäre Hilfe, ordnet diagnostische und therapeutische Maßnahmen an und dokumentiert diese. Sie informiert das Paar über Indikation, Durchführung, Prognose und Resultat eines Eingriffes.

5.7.1 Schwere kindliche Bradykardie

Besteht ein länger als 3 Min. andauernder Abfall der FHF (fetale Herzfrequenz) < 90 spm, muß sofort versucht werden, die Ursache zu beheben; eine baldige Geburt sollte angestrebt werden.

Ursachen der fetalen Bradykardie sind: *akuter Blutdruckabfall* bei der Mutter, *ungenügender O_2-Transport* zum Kind wegen Durchblutungsstörungen in Plazenta und Nabelschnur, akute *fetale Blutungen*.

> **Diagnosemöglichkeiten der Hebamme:**
> - Überwachung von *fetalen Herzaktionen* und *Kontraktionstätigkeit der Gebärmutter*
> - Kontrolle der mütterlichen *Vitalzeichen*: RR, Puls, Atmung, Hautfarbe
> - Beobachtung des *Verhaltens* und der *Schmerzäußerungen* der Frau
> - Kontrolle der Menge und Farbe von *Fruchtwasser-* und *Blutabgängen* aus der Vagina.

Notfallmaßnahmen

Die Maßnahmen richten sich nach der Ursache der Bradykardie und nach dem Zustand des Kindes:

(1) *Seitenlagerung* der Frau, evtl. Seitenwechsel, Kopftieflagerung.
(2) *Stoppen aller Wehenmittelverabreichungen.*
(3) *Vitalzeichenkontrolle* bei Mutter und Kind (CTG).
(4) *Venösen Zugang* schaffen, evtl. Volumengabe.
(5) *Notfalltokolyse* i.v. mit 2 ml Stammlösung. Stammlösung: 5 ml Spritze mit 4 ml NaCl 0.9% + 1 ml Partusisten® intrapartal (25 µg Fenoterolhydrobromid).
Achtung: Eine Notfalltokolyse ist kontraindiziert bei vorzeitiger Plazentalösung!
(6) Evtl. fetale *Mikroblutuntersuchung.*
(7) Vorbereitungen zur *Geburtsbeendigung* und primären *Reanimation des Kindes.*

> Normalisiert sich die fetale Herzfrequenz nicht, wird das Kind (bei MM vollständig, Kopfleitstelle ISP +2 cm, guten Wehen) per **Vakuumextraktion** oder **Forzeps** entwickelt. Anderenfalls muß sofort das Operations-, Anästhesie- und Neonatologieteam organisiert und eine **Notsectio** vorgenommen werden.

Vorbereitung s. S. 243 und S. 487.

5.7.2 Nabelschnurvorfall

Dichtet der vorangehende Teil (VT) des Kindes das untere Uterinsegment und den Muttermund ungenügend ab, kann bei Blasensprung eine Nabelschnurschlinge vor oder neben den VT geschwemmt werden (Abb. 5.7-1). Durch die Kompression der Nabelschnur wird die Blutzirkulation in den Nabelschnurgefäßen beeinträchtigt und das Kind gerät in einen akuten O_2-Mangelzustand.

> **Diagnosemöglichkeiten der Hebamme:**
> - plötzliches *Absinken der FHF* mit dem Blasensprung
> - *Tasten der Nabelschnur* neben oder vor dem VT bei vaginaler Untersuchung
> - *sichtbare Nabelschnurschlinge* vor der Scheide.

Notfallmaßnahmen

(1) Arzt alarmieren und extreme Beckenhochlagerung (Abb. 5.7-2).
(2) Eingehen der Hand in die Scheide, falls nötig *Hochschieben* und *Hochhalten des VT* zur Entlastung der Nabelschnur bis zur Geburt.
(3) *Venöser Zugang*, Sectiovorbereitung veranlassen.
(4) *Notfalltokolyse* i.v. (s.o.).

Abb. 5.7-1: a. Nabelschnurvorfall bei gesprungener Fruchtblase, b. Vorliegen der Nabelschnur bei intakter Fruchtblase

Abb. 5.7-2: *Beckenhochlagerung* bei Nabelschnurvorfall: a. Frau in Knie-Brustlage, Oberschenkel müssen senkrecht stehen. Der Druck wird von der Nabelschnur genommen, da das Kind Richtung Uterusfundus sinkt, b. Seitenlagerung, das Becken wird von einem großen Kissen angehoben

(5) *Harnblase* nicht katheterisieren, da eine volle Blase Wehen hemmt und das Tiefertreten des VT behindert. Die Ärztin muß vor Beginn der Operation auf den Füllungszustand der Harnblase hingewiesen werden.

(6) Eine sichtbar vorgefallene Nabelschnurschlinge wird mit einem sauberen, *feuchtwarmen* Tuch umhüllt, damit die Blutzirkulation nicht durch Unterkühlung herabgesetzt wird.
(7) Sollte eine sofortige vaginale Geburt nicht möglich sein, ist eine *Notsectio* angezeigt.

5.7.3 Akute Blutungen

Akut auftretende Blutungen sind lebensbedrohliche Situationen für Mutter und Kind. Bei starken Blutungen, vor und während der Geburt, muß eine sofortige Geburtsbeendigung sowie Stabilisierung des mütterlichen und kindlichen Kreislaufes angestrebt werden. Der Volumenmangelschock infolge hohen Blutverlustes ist eine schwere Komplikation (s. S. 271). Blutungen in der Schwangerschaft s. S. 130.

Vorzeitige Plazentalösung

Definition der **Abruptio bzw. Ablatio placentae**: Vollständige oder teilweise Ablösung der normal sitzenden Plazenta vor der Geburt des Kindes (s. S. 131, Abb. 4.7-1).

Als **Ursachen** kommen eine verminderte Haftung der Plazenta durch Gefäßveränderungen, sowie innere und äußere Traumen in Frage. Löst sich die Plazenta zu mehr als einem Drittel von der Haftfläche, treten schwere Komplikationen für Mutter und Kind auf.

5.7 Notfälle in der Geburtshilfe 269

Diagnosemöglichkeiten der Hebamme:

- vorsichtiges *Tasten der Gebärmutter*, diese fühlt sich gespannt bis bretthart an (Dauerkontraktion)
- Dauer- oder Berührungs*schmerzen des Uterus*
- CTG: steigender oder erhöhter Basaltonus im Tokogramm, schwere fetale Bradykardie oder fehlende kindliche Herzaktion im Kardiogramm
- schwere *Schocksymptome* bei der Frau, die in auffallender Diskrepanz zur äußerlichen Blutung stehen können. Bei zentraler vorzeitiger Lösung muß keine Blutung nach außen sichtbar sein.

Notfallmaßnahmen bis zum Eintreffen der Ärztin

(1) *Vitalzeichenkontrollen* bei der Frau.
(2) *Venösen Zugang* schaffen, Blutentnahmen, Volumenersatz und Schockbekämpfung.
(3) Kontinuierliche *CTG-Überwachung*.
(4) Legen eines *Blasenverweilkatheters*.
(5) Vorbereitung der Frau zur *Notsectio* bei lebensbedrohlichem Zustand für Mutter oder Kind.
(6) *Achtung:* Keine Tokolytika ohne Verordnung, da diese die Blutung verstärken können!

Ärztliche Aufgaben

(1) Schockbekämpfung.
(2) evtl. sonographische Diagnosesicherung.
(3) Geburtsprocedere festlegen: Notfallsectio bei akut eintretendem Ereignis und lebendigem Kind, evtl. Spontangeburt bei totem Kind und stabilem Zustand der Frau.

Placenta praevia

4 Stadien werden unterschieden:
(a) tiefer Sitz der Plazenta
(b) Placenta praevia marginalis
(c) Placenta praevia partialis
(d) Placenta praevia totalis.

Das Stadium kann sich im Verlauf der Eröffnung verändern. Die Stadieneinteilung wird definiert bei einer Muttermundsöffnung von 4–5 cm (Abb. 5.7-3).

Abb. 5.7-3: Stadien des tiefen Plazentasitzes mit zugehörigem MM-Befund: **a.** Tiefer Sitz, **b.** Placenta praevia marginalis, **c.** Placenta praevia partialis, **d.** Placenta praevia totalis

Blutungsursache ist ein fortschreitendes Uteruswachstum oder das Einsetzen von Wehen, welche eine Flächenverschiebung zwischen unterem Uterinsegment und Plazentahaftstelle bewirken. Durch Ablösung von muttermundsnahen Plazentazotten blutet es aus der mütterlichen Plazentahaftstelle, bei der Verletzung von Zotten aus der Plazenta (fetales Blut).

Diagnosemöglichkeiten der Hebamme:

- anamnestisch wiederholt *schmerzlose Blutungen* im 3. Trimenon

- akute Blutung *ohne Schmerzen*
- *Palpation:* Uterusfundus ist weich und schmerzfrei. Die Frau hat keine oder nur leichte Wehen, die Kindslage kann ertastet werden
- *Lage- und Einstellungsanomalien* sind häufiger
- *Kreislaufsituation* der Frau entspricht der äußerlich sichtbaren Blutung

Achtung: Bei vaginaler Blutung *nie digital untersuchen*!

Notfallmaßnahmen bei akuter Blutung

(1) *Vitalzeichenkontrollen* bei Mutter und Kind.
(2) *Venösen Zugang schaffen*, Blutentnahmen, Volumen- und/oder Blutersatz, Schockbekämpfung.
(3) Bei Wehen *Notfalltokolyse* i. v. (s. o.).
(4) Vorbereitung zur *Notsectio* und Reanimation des Kindes.

Ärztliche Aufgaben

(1) *Diagnosesicherung* mittels Ultraschall, bei unklarem Ultraschallbefund evtl. Spekula-Einstellung der Portio.
(2) Verordnungen zu *Tokolyse*, Blutentnahmen, Schockbekämpfung.
(3) Festlegen und Durchführen des Procederes, je nach Zustand von Frau und Kind, bei akuter Blutung *Notsectio*.

Nabelschnurgefäßriß

Der Einriß eines über die Eihaut verlaufenden Nabelschnurgefäßes, durch Blasensprung verursacht, löst eine **akute fetale Blutung** aus.

Diagnosemöglichkeiten der Hebamme:

- *Zustand der Frau ist unverändert* gut, trotz starker vaginaler Blutung
- *helle*, akute *Blutung*, die gleichzeitig mit dem Blasensprung einsetzt
- *schwere variable Dezelerationen*, übergehend in eine schwere fetale Bradykardie

Notfallmaßnahmen:

(1) *Alarmierung* der Ärztin, des Anästhesie-, Operations- und Neonatologieteams.
(2) Vorbereitung zur *sofortigen Geburtsbeendigung*, bei unvollständigem Muttermund unverzüglicher Transport in den Op!
(3) Vorbereitung der *primären Reanimation* und des Blutvolumenersatzes für das Kind.

Wird das Kind nicht binnen weniger Minuten geboren, verblutet es!

5.7.4 Uterusruptur

Definition: Zerreißen der Gebärmutterwand, meist im unteren vorderen Abschnitt.

Ursachen können Narben, unsachgemäße Gabe von Wehenmitteln und das Mißverhältnis des kindlichen VT zum Becken der Frau sein.

Eine Uterusruptur droht bei Hochsteigen der **Bandl-Furche** (s. S. 154) auf Nabelniveau und darüber, z. B. bei anhaltendem Geburtsstillstand in der Austreibungsperiode.

Diagnosemöglichkeiten der Hebamme:

- *plötzlicher Wehenstop*, nach einem Wehensturm oder einer Dauerkontraktion
- plötzlicher, heftiger Schmerz an der Rupturstelle (meist Unterbauch)
- *Angstzustände* und abdominale Druckempfindlichkeit (darauf folgt evtl. Schmerzfreiheit)
- schwere *fetale Bradykardie* oder fehlende FHF
- mütterliche *Schocksymptome* aufgrund einer Blutung nach innen
- äußerlich *sichtbare Blutung* nur in ca. 25% der Fälle
- *Kind* ist evtl. dicht unter der Bauchdecke *zu tasten*

Notfallmaßnahmen

(1) Schockbekämpfung, Vitalzeichenkontrollen bei Mutter und Kind.
(2) Vorbereitung zur Notfallsectio und Reanimation des Kindes.
(3) Diagnosesicherung, evtl. mittels Ultraschall.

Nach abdominaler Entwicklung des Kindes kann evtl. die Ruptur genäht werden, oft ist eine Entfernung des Uterus notwendig, um die Blutung zu stillen.

5.7.5 Schocksymptomatik bei der Mutter

Definition: Ein Schock ist eine akute Kreislaufstörung mit kritischer Verminderung des Herzminutenvolumens, sowie Störung der Durchblutung und damit des Stoffwechsels im Gewebe.

Beispiel: Eine verminderte Nierendurchblutung führt zur Oligurie bzw. Anurie (verminderte bzw. fehlende Harnproduktion).

Lebensbedrohliche Komplikationen sind Atem- und Herzstillstand, sowie irreversible Schäden an Hirn, Nieren und Herz.

Der *Schweregrad eines Schockes* wird beurteilbar durch Berechnung des

$$\text{Schockindex} = \frac{\text{Puls}}{\text{Systolischer RR}}$$

z. B. Puls 60 : RR 120 = 0,5 Schockindex.

Schockindex:

Wert	Bewertung	Bedeutung
0,5	normal	Blutverlust < 10%
1	drohender Schock	Blutverlust < 20–30%
1,5	manifester Schock	Blutverlust > 30%

Alle Werte ≥ 1 sind überwachungs- und ggf. therapiebedürftig.

Hämorrhagischer Schock (Blutvolumenmangelschock)

Ursachen sind akute Blutungen vor, während und nach der Geburt, verbunden mit einem hohen Blutverlust.

Symptome: schneller Puls, niedriger Blutdruck, schnelle oberflächliche Atmung, blaßkalte und feuchte Haut, Zyanose (Blauverfärbung) der Lippen und Nagelbetten, Unruhe, Angst, Bewußtseinstrübung, Oligurie/Anurie.

Sofortmaßnahmen

(1) Kopftieflagerung in Seitenlage.
(2) Venöser Zugang, Blutentnahme zu Hb, HK, Blutgerinnungsstatus, BG und Rhesusfaktor, Kreuzblut für Blutkonserven.
(3) Volumen- bzw. Blutersatz: z. B. Ringerlaktat®, FFP (fresh frozen plasma), Erythrozytenkonzentrat.
(4) Blutungsursache beheben.
(5) O_2-Zufuhr; bei Bewußtlosigkeit Freimachen der Atemwege.
(6) Blasenverweilkatheter mit Stundenzähler zur Kontrolle der Harnproduktion (Nierenfunktionsparameter).

Kardiogener Schock

Ursache ist eine Verlegung der Blutstrombahn durch einen Embolus, z. B. nach Lungenembolie.

Symptome: Plötzlich auftretender Schmerz hinter dem Sternum oder in den Flanken, gestaute Halsvenen, Atemnot, oberflächliche schnelle schmerzhafte Atmung, beschleunigter Puls, tiefer Blutdruck, Todesangst, Bewußtlosigkeit, Atemstillstand, Herzstillstand.

Sofortmaßnahmen bis zum Eintreffen der Ärztin

• Frau ist bei Bewußtsein, hat **keine Schockzeichen**:

(1) Alarmieren des Notfallteams.
(2) Oberkörperhochlagern zur Unterstützung der Atmung.
(3) Sauerstoffverabreichung über Maske.
(4) RR, Puls, Atmung, Hautfarbe kontrollieren.
(5) Venösen Zugang schaffen, infundieren.
(6) Patientin nicht alleine lassen, Sicherheit geben, ruhig bleiben.
(7) Reanimationsgeräte und Notfallmedikamente richten.

• Bei **Schockzeichen** zusätzlich: Beine hochlagern, Volumensubstitution.

• Bei **Bewußtlosigkeit** zusätzlich: Flache Seitenlagerung, Freimachen und Freihalten der Atemwege.

• Bei **Atem- oder Herzstillstand** zusätzlich: Flache, harte Lagerung evtl. auf dem Boden und **Reanimation**:

– *Atemwege freimachen* und *freihalten* durch max. Überstreckung des Kopfes, Halten des Unterkiefers, kräftiges Ziehen desselben nach vorne

- *Atemspende* (respiratorische Wiederbelebung) durch Mund-zu-Mund- oder Mund-zu-Nasenbeatmung
- *Herzmassage* (zirkulatorische Wiederbelebung) durch Drücken des Sternums (3–4 cm) senkrecht gegen Wirbelsäule (mechanische Kompression des Herzens).

> **Reanimationszyklus der allein agierenden Hebamme:** Jeweils 2 Atemstößen folgen 15 Herzmassagestöße (wiederholen bis zum Eintreffen des Arztes).
>
> **Reanimationszyklus bei 2 agierenden Personen:** 1 Atemstoß gefolgt von 5 Herzmassagestößen.

Anaphylaktischer Schock

Infolge allergischer Reaktionen, z. B., auf eine Bluttransfusion oder Medikamente, kommt es zu einer Antigen-Antikörper-Reaktion. Es werden Histamin und Bradykinin freigesetzt, die eine Gefäßerweiterung und eine erhöhte Durchlässigkeit der Gefäßwände bewirken. Das zirkulierende Plasmavolumen verschiebt sich in den Zwischenzellraum. Es entsteht ein relativer Volumenmangel in den Gefäßen. Gleichzeitig bewirkt das Anschwellen der Schleimhäute eine Verengung der Atemwege.

Symptome: juckende Hautausschläge, Ödeme (Gesicht, Lider, Kehlkopf), Erstickungserscheinungen, Schock.

Sofortmaßnahmen

(1) Allergen sofort absetzen (sofern möglich).
(2) Alarmierung des Notfallteams.
(3) Vitalzeichenkontrolle inkl. Atmung und Hautfarbe.
(4) Venenverweilkatheter legen, Volumenersatz mit NaCl 0.9%.
(5) Bei Schock Kopftieflagerung in Seitenlage.
(6) Unterstützung der Atmung, ggf. frühzeitige Intubation und Beatmung.
(7) Legen eines Blasenverweilkatheters.
(8) Medikamente nach ärztlicher Verordnung (s. S. 401).

5.8 Regelwidrigkeiten in der Nachgeburtsperiode

Ilse Steininger

5.8.1 Allgemeine Betreuungsaufgaben der Hebamme

Bei *Komplikationen* kann schnell eine Notfallsituation entstehen, da ein größerer Blutverlust der Mutter zu befürchten ist. Dies verlangt von der Hebamme schnelles und ruhiges Handeln, Überblick, Organisation, Delegation und Teamarbeit (sofern ein Team vorhanden ist). Neben der Diagnosestellung ist das Einleiten von Notfallmaßnahmen bis zum Eintreffen der Ärztin extrem wichtig. Prinzipiell gilt, daß die betreuende Hebamme die Frau und deren Familie nicht alleine läßt.

Sie muß die betroffenen Personen über Situation und Maßnahmen informieren, so können Ängste abgebaut werden. Die Kooperation von Frau und Partner mit der Hebamme ist in solchen Situationen wichtig, auch das Neugeborene darf nicht vergessen werden. Geht es ihm gut, kann es ins vorgewärmte Bett gelegt werden, aber nicht außerhalb der Sicht- und Hörweite von Eltern und Hebamme. Der Vater kann sein Kind im Arm halten (falls er dies möchte), wird aber nicht alleine gelassen, denn die Hebamme muß das Kind nach wie vor beobachten.

5.8.2 Definition der regelwidrigen Nachgeburtsperiode, Aufgaben

Die regelwidrige Nachgeburtsperiode wird nach *Dauer* und *Blutung* definiert.

- *Dauer:* > 30 Min. bei aktiver Leitung, > 60 Min. bei abwartender Leitung
- *Blutverlust:* > 500 ml

Obwohl weitverbreitet, wird diese Definition in der letzten Zeit kritisch hinterfragt.

Begley (1990) stellte in ihrer vergleichenden Studie zur abwartenden und aktiven Leitung der Nachgeburtsperiode fest, daß ein Blutverlust über 500 ml nicht zwangsläufig den Zustand einer Frau verschlechtern muß. Eine anämische Frau hingegen kann bei einer definitionsgemäß normalen Blutung bereits Anzeichen eines Blutvolumenmangelschockes zeigen.

Bei ca. 5% aller Geburten wird der geschätzte Blutverlust mit mehr als 500 ml angegeben. Die heute oft übliche Schätzung größerer Blutungen liegt bis zu 50% unter dem realen Blutverlust. Dies muß bei einer Situationsbewertung berücksichtigt werden (s. S. 203).

Aufgaben in der Nachgeburtsperiode
(1) Erkennen einer verstärkten Blutung vor Auftreten von Kreislaufkomplikationen
(2) Stabilität des mütterlichen Kreislaufes erhalten oder wiederherstellen
(3) Beschränken des Blutverlustes durch Beheben der Blutungsursache.

Ursachen für verstärkte Blutungen sind:
- Blutung aus der *Plazentahaftstelle*: Plazentalösungsstörung, -ausstoßungsstörung, Uterusatonie
- Blutung aus einer *Geburtsverletzung* an Zervix, Vagina, Damm oder Klitoris
- Blutung aufgrund einer *Gerinnungsstörung* aus Plazentahaftstelle oder aus Verletzungen.

5.8.3 Plazentalösungsstörungen

Die Lösung der Plazenta von der Uteruswand bleibt aus oder erfolgt unvollständig.

Ursachen der Placenta adhaerens (aus funktionellen Gründen fest haftende Plazenta):
- ungenügende Uteruskontraktion (z. B. durch volle Harnblase, ermüdete oder überdehnte Uterusmuskulatur)
- Sitz der Plazenta in einer Tubenecke oder am unteren Uterinsegment (mangelnde Wehenwirkung)
- Plazentaform- und -größenanomalien können den Lösungsvorgang erschweren (z. B. Placenta bipartita, s. S. 74)

Symptome der Lösungsstörung:

- *mangelnde Uteruskontraktion* p. p., ausbleibende Lösungszeichen, beginnende vaginale Blutung vor oder nach der Plazentalösung
- *unvollständige Plazenta*: fehlendes Plazentagewebe, unvollständige Deziduaschicht, am Rand abgerissene Eihäute sowie aberrante (abirrende) und offene Gefäße in den Eihäuten.

Sofortmaßnahmen:

(1) Legen einer venösen Verweilkanüle.
(2) Verabreichung von 3–5 IE Syntocinon® i. v.
(3) Syntocinoninfusion (5–10 IE Syntocinon® in 500 ml Glukose 5%).
(4) Vitalzeichenkontrollen: RR, Puls, Atmung.
(5) Harnblase entleeren, Ausscheidungskontrolle.
(6) Bei beginnender Blutung: Kopftieflagerung, Volumensubstitution, evtl. Blutersatz.
(7) Uterus halten, evtl. massieren (Eisblase auflegen).
(8) Vorbereitung zur manuellen Plazentalösung/Nachtastung.

Maßnahmen zur Plazentalösung

- **Credé-Handgriff:** Äußerliche Expression der nicht gelösten Plazenta während einer Kontraktion. Durch Druck des Daumens auf die Vorderseite des Uterus und der übrigen Finger auf der Rückseite wird der Fundus komprimiert (Abb. 5.8-1). Ähnlich einer Seife aus der nassen Hand, wird die gelöste Plazenta aus der Uterushöhle in die Vagina gepreßt.

Dieser Handgriff ist für die Frau extrem schmerzhaft und wegen der Einschwemmung von Gewebsthrombokinase in den mütterlichen Kreislauf umstritten. Kann die Plazenta nicht gewonnen werden, wird der Credé-Handgriff

Abb. 5.8-1: Credé-Handgriff zur Lösung und Expression der Plazenta

Abb. 5.8-2: Manuelle Lösung der Plazenta

in Vollnarkose oder nachgespritzter PDA wiederholt. Bleibt auch dies erfolglos, muß die Plazenta in Narkose manuell gelöst werden.

• **Manuelle Plazentalösung:** Nach Desinfektion der Labien und Vulva wird der Unterleib steril abgedeckt. Während die äußere Hand den Uterus umgreift und fixiert, löst die innere mit der Kleinfingerseite die Plazenta von ihrer Haftfläche (Abb. 5.8-2). Ist die Plazenta gelöst, wird sie an der Nabelschnur herausgezogen. Die innere Hand verbleibt im Uterus, um ihn nach seiner Entleerung sorgfältig auszutasten.

Kann die Trennschicht nicht gefunden werden, oder läßt sich die Plazenta nicht lösen, handelt es sich um eine anatomische Ursache (Implantationsfehler). Plazentazotten sind am Myometrium an-, ein- oder *hindurchgewachsen*. Dies wird bezeichnet als *Placenta accreta, increta* oder *percreta*.

Im Extremfall bleibt dann bei akuter Blutung nur noch die *operative Entfernung* der Gebärmutter.

Maßnahmen bei unvollständiger Plazenta

• **Nachtastung/Curettage:** Besteht der Verdacht auf zurückgebliebene, festhaftende Plazentareste, werden diese entweder per Nachtastung mit der Hand oder mit Hilfe einer stumpfen Curette (s. S. 425) entfernt.

5.8.4 Plazentaretention

Eine *Placenta incarcerata* liegt gelöst im Cavum uteri und kann nicht geboren werden (Plazentaretention).

Ursache kann eine volle Harnblase (Abb. 5.8-3) oder eine Überdosierung von Wehenmitteln, insbesondere von Ergotaminen (Methergin®) vor Lösung der Plazenta sein (Muttermundsspasmus).

Symptome der Placenta incarcerata:
- positive Lösungszeichen ohne Plazentageburt
- Verdrängung des Uterus nach oben
- vermehrte Blutung.

Abb. 5.8-3: Retention der gelösten Plazenta durch eine volle Harnblase

Prädisponierende Faktoren sind: Einleitung oder Beschleunigung der Geburt mit Hilfe von Fruchtblaseneröffnung und Wehenmittelinfusion, protrahierte Geburt, vaginal-operative Geburtsbeendigung, großes Kind, Mehrlingsgeburt, Vollnarkose.

> **Symptome der Atonie:**
> - *akute vaginale Blutung* nach Lösung oder nach Geburt der Plazenta
> - *weicher Uterus*, der immer wieder vollblutet, steigender Uterusfundus
> - Zeichen des *hämorrhagischen Schocks* (s. S. 271).

Sofortmaßnahmen:

(1) Entleerung der Harnblase.
(2) Bei fehlender Blutung abwarten, bis die Wirkung des Uterotonika nachläßt (ca. 40 Min.) und sich das untere Uterinsegment entspannt; dies sollte in Narkosebereitschaft geschehen.
(3) Bei einsetzender Blutung erfolgt die sofortige Vollnarkose, damit sich der Spasmus im unteren Uterinsegment durch die Wirkung der Narkotika löst. Die Gewinnung der Plazenta erfolgt durch *Cord traction*, *Credé-Handgriff* oder *manuelle Gewinnung*.

5.8.5 Uterusatonie

Definition: Mangelnde oder fehlende Kontraktion der Gebärmutter während oder nach der Plazentalösung. Es kommt zu einer Blutung aus offenen Gefäßen in der Plazentahaftstelle. Diese kann sowohl akut, wie auch kontinuierlich sikkernd sein.

Ursachen der Atonie:
- volle Harnblase
- unvollständige Plazenta, Plazentaretention
- übermüdeter, überdehnter oder zu schnell entleerter Uterus
- tiefer Plazentasitz oder Uterus myomatosus.

Sofortmaßnahmen

(1) Kontrollieren der Uteruskontraktion, Anreiben einer Kontraktion, Halten des Uterus (Abb. 5.8-4a).
(2) Vitalzeichenkontrollen: RR, Puls, Atmung.
(3) Kopftieflagerung, evtl. Seitenlage.
(4) Schnellstmöglich: venöse *Verweilkanüle* legen, evtl. zweiten venösen Zugang schaffen, *Volumenersatz* sowie *Kontraktionsmittel* (z. B. 20 IE Syntocinon® in 500 ml Infusionslösung) infundieren.
(5) Entleerung der Harnblase, Verweilkatheter, Überwachung der Urinausscheidung (Prüfung der Nierenfunktion).
(6) Auflegen einer Eisblase auf den Uterusfundus.
(7) Vorbereitungen zur manuellen Nachtastung und Zervixinspektion in Narkose: *Anästhesieteam* verständigen, *Blutentnahme* (inkl. Testblut und Gerinnung), Frau im *Querbett* lagern, *Zervixrevisionsset*, Curette, langen Handschuh, sterilen Mantel, sterile Lösung bereitlegen.

Ärztliche Aufgaben:

(1) Erstellen der *Diagnose*, Festlegen und Ausführen des geburtsmedizinischen Procederes.
(2) Bekämpfung der *Blutungsursache*.
(3) Verordnungen zur *Schockbekämpfung* (Volumensubstitution und Blutersatz).
(4) Wenn andere Uterotonika nicht wirken, Starten einer *Prostaglandin-Infusion* und gleichzeitiges Stoppen der Oxytocininfusion wegen Potenzierung der Nebenwirkungen.

a	b	c
Halten des Uterus	Aortenkompression	Hamilton-Handgriff

Abb. 5.8-4: a. Halten des atonischen Uterus zur Blutungsverminderung, b. Manuelle Aortenkompression, c. Handgriff nach Hamilton zur bimanuellen Stützung des atonischen Uterus

(5) Bei fehlendem Erfolg bleibt *manuelle Aortenkompression* (Abb. 5.8-4b), sowie bimanuelles Stützen des Uterus mit dem *Handgriff nach Hamilton* (Abb. 5.8-4c).
(6) Sind alle Maßnahmen erfolglos, bleibt nur noch die *Hysterektomie* (operative Uterusentfernung).

5.8.6 Rißblutungen

Definition: Blutung aus einer Geburtsverletzung bei gut kontrahiertem Uterus, sofern keine Blutgerinnungsstörung besteht.

Symptome:

- starke *vaginale Blutung* bei fest kontrahiertem Uterus (Zervixriß, Vaginalriß)
- *sichtbare Blutung* aus Episiotomie, Labien- oder Klitorisriß.

Hebammentätigkeit: Bei jeder Blutung p. p. tastet die Hebamme zuerst nach dem Uterus. Ist er gut kontrahiert, muß eine Rißverletzung angenommen werden.
Nach der Verständigung der Ärztin wird die Vulva unter Sicht abgetupft, sichtbare Blutungsquellen werden komprimiert und offene Gefäße abgeklemmt. Ist keine Blutungsquelle sichtbar, erfolgen die Lagerung der Frau im Querbett sowie das Richten zur Zervixrevision und Naht. Sind Schockzeichen vorhanden, wird das Volumen substituiert.

Ärztliche Aufgaben:

(1) Erstellen der Diagnose.
(2) Behebung der Blutungsursache durch Zervixeinstellung oder chirurgische Wundversorgung.
(3) Bei Bedarf Verordnungen zur Schockbekämpfung.

Verwendete und empfohlene Literatur

Alexander/Levy/Roch: Intrapartum care — a research-based approach. Midwifery practice, Macmillan 1992

Benett, v. Ruth: Myles Textbook for Midwives, 11th Edition, Churchill Livingstone, Edinburgh 1990

Bilek, K., K. Rothe (Hrsg.): Lehrbuch der Geburtshilfe für Hebammen, Johann Ambrosius Barth, Leipzig 1986

Begley, C. M.: A comparison of active and physiological management of third stage of labour, Midwifery 6 (1), 1990

Bumm, E.: Grundriß zum Studium der Geburtshilfe, 13. Aufl., J. F. Bergmann Verlag, München, Wiesbaden 1921

Cunningham et al: Williams obstetrics, 18th Ed., Predice Hall, London 1989

Davis, E.: Hebammenhandbuch, Kösel Verlag, München 1992

Enkin, M.: A guide to effective care in pregnancy and childbirth, Oxfort University Press 1992

Fischer, M. (Hrsg.): Kardiotokographie, 3. Aufl., Thieme Verlag, Stuttgart 1981

Friedberg, V., P. Brockerhoff: Geburtshilfe, 3. Aufl., Thieme Verlag, Stuttgart 1990

Göschen, K.: Kardiotokographie-Praxis, 4. Aufl., Thieme Verlag, Stuttgart 1992

Hirsch, H. A.: Episiotomie und Dammriß, Thieme Verlag, Stuttgart 1989

Lippens, F.: Hausgeburten — Eine Arbeitshilfe, E. Staude Verlag, Hannover 1994

Lottrop, H.: Gute Hoffnung — jähes Ende, Kösel Verlag, München 1991

Lutz, G., B. Künzer-Riebel (Hrsg.): Nur ein Hauch von Leben, Edition Kemper im Verlag Ernst Kaufmann, Lahr 1988

Martius, G.: Geburtshilflich perinatologische Operationen, Thieme Verlag, Stuttgart 1986

Martius, G., Lehrbuch der Geburtshilfe, 11. Aufl., Thieme Verlag, Stuttgart 1986

Myles, F. M.: Textbook for Midwives, 9th Edition, Churchill Livingstone, Edinburgh 1981

Pschyrembel, W., J. W. Dudenhausen: Praktische Geburtshilfe, 17. Aufl., de Gruyter Verlag, Berlin 1991

Pschyrembel: Klinisches Wörterbuch, 257. Auflage, de Gruyter Verlag, Berlin 1994

Regenbogen — Broschüre für verwaiste Eltern, Regenbogen Initiative Rosenstr. 9 D-73550 Waldstetten

Romney, M. L., H. Gordon: Is your enema really necessary? Br. Med. J. 1981 (Deutsche Veröffentlichung in der DHZ 6/90)

Schmidt-Matthiesen, H.: Gynäkologie und Geburtshilfe, 6. Aufl., Schattauer Verlag, Stuttgart 1985

Silverton, L.: The art and science of midwifery. Prentice Hall, London 1993

Steffen, G.: Ist der routinemäßig prophylaktische Dammschnitt gerechtfertigt? 2. Aufl., Mabuse Verlag, Frankfurt 1992

Sweet, Betty R.: Mayes' Midwifery, 11th Edition, Baillière Tindall, London 1988

6. Wochenbett

6.1 Gedanken zum Wochenbett

Sigrun Kahf

Die heutige Tabuisierung des Wochenbettes hat nicht immer stattgefunden. In der Vergangenheit nahm das Wochenbett einen großen Teil des Lebens der Frauen ein, oft den besten. Es war die einzige Möglichkeit, in der Frauen Ruhe und Zeit hatten an sich selbst zu denken, und Pflege durch die Familie zu genießen.

Bis etwa 1950 war es üblich, Kinder zu Hause zu gebären. Dann kam der Umschwung und Geburten fanden zu 95% in den Kliniken statt. Damit verlagerte sich das Wochenbett aus dem häuslichen Bereich in die Kliniken. *Sitten* und *Gebräuche*, als Schutzzone für die Wöchnerin, gingen verloren.

Als in den 60iger Jahren das ungeborene Kind als Patient entdeckt wurde, reduzierte sich das Geschehen in Schwangerschaft, Geburt und Wochenbett auf die Sicherung des kindlichen Wohlergehens. Die Bedeutung des Wochenbetts ging vollends verloren.

Dazu kam ein neues Verständnis der Hygiene. Es galt, das Neugeborene vor der „infektösen" Mutter zu schützen, die Lochien (Wochenfluß) wurden als hochinfektiös angesehen – ein Irrtum, der noch heute verbreitet ist! Das Wissen um die **Stillfähigkeit** der Frauen ging verloren, da immer verträglicher werdende Fertignahrungen auf den Markt kamen. Das größte Problem aber war und ist die Struktur der Krankenhäuser. **Zwei**, oft auch räumlich getrennte **Abteilungen**, versorgten Mutter und Kind. Der Mutter wurde die Fähigkeit abgesprochen, sich selbst um ihr Kind zu kümmern. Sie mußte selbst „gepflegt" werden und wurde dazu 5 oder sogar 10 Tage fest im Bett gehalten. Mit dem Erwachen eines neuen Selbstverständnisses um das Geschehen bei Schwangerschaft, Geburt und Wochenbett, ist das herkömmliche System der Wochenstation nicht mehr aufrecht zu erhalten. Herkömmliche Wochenstationen sind meist *organisierte* Verunsicherung der Mütter oder Eltern. Auch in den Kliniken muß es möglich werden, daß Mütter ihre Kinder ohne Verängstigung und Verunsicherung selbst versorgen können. Das gesamte Personal in den Geburtskliniken muß sich den neuen Anforderungen und Aufgaben stellen. Die Mutter muß wieder als **Einheit** mit ihrem Kind gesehen werden. Sie soll Vorbereitung auf das Leben mit dem Kind zu Hause erfahren, Vertrauen in die Mutterschaft gewinnen und Stärkung für ihre veränderte Situation (auch in beruflicher Hinsicht) erhalten.

Da die Betreuung der Frauen im Wochenbett zu den *vorbehaltenen Tätigkeiten der Hebamme* gehört, müssen Hebammen sich wieder auf das gesamte Spektrum ihres Berufes besinnen und dieses auch in den Kliniken ausüben! Gerade die ersten Tage nach der Geburt sind besonders wichtig für Mutter und Kind, es gilt Ruhe und Sicherheit im Umgang miteinander zu gewinnen.

Erst wenn das Personal auf den Wochenstationen aus einem *engagierten Team* von Ärzten, Hebammen, Kranken- und Kinderkrankenschwestern, Krankengymnasten und Sozialarbeitern besteht, die in vertrauensvoller Zusammenarbeit bei *gegenseitiger Akzeptanz* das gemeinsame Ziel, die einheitliche Betreuung von Mutter und Kind anstreben, erst dann werden die Frauen, Kinder und Väter auch auf Wochenstationen einen guten Start in die neue Lebenssituation haben.

> Die ursprüngliche **Aufgabe des Wochenbettes**, Schutzzone für Mutter und Kind zu sein und Fürsorge von Familie und Hebamme zu erhalten, muß wieder aufleben.

6.2 Physiologie des Wochenbettes mit Beratung der Mutter

Christine Geist

6.2.1 Dauer und Definition

Das **Puerperium** (Wochenbett) umfaßt die Zeit von Ausstoßung der vollständigen Plazenta bis 6–8 Wochen nach der Geburt.

Im Wochenbett bilden sich schwangerschafts- und geburtsbedingte Veränderungen oder Verletzungen zurück, jedoch entspricht der endgültige Rückbildungszustand weder anatomisch noch funktionell ganz den Verhältnissen vor der Schwangerschaft.

Man unterscheidet zwischen dem *Frühwochenbett* vom 1.–10. Tag und dem *Spätwochenbett* ab 11. Tag. Die jeder Frau zustehende Hebammenhilfe konzentriert sich hauptsächlich auf das Frühwochenbett.

Der Gesetzgeber räumt der erwerbstätigen Schwangeren und Wöchnerin eine Schutzfrist ein.

Der **Mutterschutz** beginnt 6 Wochen vor dem errechneten Entbindungstermin und endet 8 Wochen nach der Geburt des Kindes (12 Wochen nach einer Früh- oder Mehrlingsgeburt). Die Mutterschaftsrichtlinien empfehlen der Wöchnerin 6–8 Wochen post partum (p.p.) eine ärztliche Nachuntersuchung, da dann die Rückbildungsvorgänge meist abgeschlossen sind. Während der Schutzfrist nach der Geburt (8 Wochen = Wochenbett) besteht Arbeitsverbot (s. S. 521).

Beratung der Mutter: Information über Bundeserziehungsgeld, -urlaub und Kindergeld anbieten (s. S. 522). Auf die Säuglingsfürsorge hinweisen, z. B. sind Hilfen bei der Säuglingserstausstattung möglich.

Das Wochenbett ist durch 5 *Vorgänge* gekennzeichnet:
- Aufbau der *Mutter-Kind-Beziehung*
- Ingangkommen und Aufrechterhaltung der *Laktation*
- *Rückbildung* schwangerschafts- und geburtsbedingter Veränderungen
- *Wundheilung*
- *Wiederaufnahme der Ovarialtätigkeit*.

Die **psychische Situation der Wöchnerin** ist von besonderer Bedeutung. In den ersten beiden Tagen verdrängt eine eher *euphorische Stimmung* das Geburtserlebnis. Ängste vor der neuen Mutter-Kind-Beziehung, Verantwortung für das Kind und Veränderung in der Partnerschaft sind neben dem hormonellen Einfluß Ursachen für die Labilität der Wöchnerin.

Beratung der Mutter: Aufklärung über hormonelle Veränderung geben. Eine weinende Wöchnerin ist oft für die Erklärung dankbar, daß ihr Gemütszustand im Moment normal ist und ihr „zusteht". Der Partner, der oft ratlos oder verärgert vor seiner Frau steht, muß in diese Information einbezogen werden. Unsicherheiten, Ärger, Mißverständnisse kennzeichnen den sog. „Heultag" (s. S. 327). Aufgabe der Hebamme ist es, im klärenden Gespräch Sicherheit und Hilfe zur Selbständigkeit zu vermitteln.

6.2.2 Hormonelle Umstellung

Durch den plötzlichen Wegfall der von der Plazenta produzierten Hormone (Östrogen, Progesteron, HPL, HCG) treten Veränderungen im weiblichen Organismus auf. Die Serumkonzentration aller Hormone, besonders des Östrogens und Gestagens, nimmt rasch ab. Auch der Prolaktinspiegel sinkt zunächst, steigt aber durch den Saugreiz beim Stillen wieder an (s. S. 290). Der schnelle Hormonabfall p.p. ist Auslöser der Rückbildungsvorgänge.

6.2.3 Rückbildungsvorgänge

Extragenitale Rückbildung

- **Gewichtsverlust im Wochenbett:** Mit der Geburt verliert die Frau etwa 6 kg durch Kind, Plazenta, Fruchtwasser, Blut und Schweiß. In der 1.

Woche p.p. vermindert sich das Körpergewicht um 3–5 kg infolge erhöhter Diurese (Harnausscheidung) und durch extrarenale Ausscheidung (Transpiration), dazu noch ca. 1 kg durch Wochenfluß und Uterusinvolution. Der Gesamtgewichtsverlust bis zum Ende des Wochenbettes beträgt somit ca. 11–12 kg.

Beratung der Mutter: Jede Frau möchte möglichst schnell wieder das Gewicht vor der Schwangerschaft, also eine Gewichtsreduktion, erreichen. Eine Reduktionsdiät in der Stillzeit ist jedoch nicht angebracht (s. S. 295).

- **Atmung:** Die in der Gravidität (Schwangerschaft) vorhandene Brustatmung wird im Wochenbett wieder zur Bauch-Brust-Atmung.

Eine bei fast allen Frauen in der Spätschwangerschaft auftretende *Dyspnoe* (hier Kurzatmigkeit) verschwindet nach Geburt des Kindes durch die Vergrößerung des Atemvolumens.

- **Kreislauf:** Die in der Schwangerschaft physiologisch auftretende Hydrämie (erhöhter Wassergehalt des Blutes) normalisiert sich nach 2–3 Wochen p.p. Sie bleibt kurzfristig in den ersten Wochenbettstagen erhalten, da das zirkulierende Blutvolumen die interstitielle Flüssigkeit (Gewebsflüssigkeit) wieder aufnimmt. Außerhalb der Schwangerschaft haben Frauen einen Hk von 37–47 Vol.% (HK, Hämatokrit: Verhältnis der festen Blutbestandteile zum Blutplasma). Die Schwangerschaftshydrämie ist nur eine relative Blutverdünnung, da die festen Bestandteile (Erythrozyten, Leukozyten, Thrombozyten) fast konstant bleiben, während das Plasma an Menge zunimmt. Im Frühwochenbett erfolgt eine langsame Reduzierung des Blutplasmas um ca. 1,5 l.

Die physiologische Schwangerschaftsleukozytose (Vermehrung der Leukozytenzahl auf 12 000–20 000/mm^3) bildet sich nach 14 Tagen auf den Ausgangswert von ca. 7000/mm^3 zurück.

Die Thrombozytenzahl beträgt außerhalb der Schwangerschaft 150 000–450 000/mm^3. Im frühen Wochenbett können Werte bis zu 500 000/mm^3 gemessen werden. 2 Wochen p.p. sollten die Thrombozyten wieder prägravide Werte erreichen.

- **Herz:** Das in der Schwangerschaft hochgedrängte Herz nimmt nach der Geburt des Kindes wieder seine ursprüngliche Lage ein. Der Blutdruck verändert sich im Wochenbett kaum, er ist eher niedriger als in der Schwangerschaft. Die Normwerte liegen um 100/60–135/85 mm HG. Die Pulsfrequenz beträgt 60–80 spm (Schläge pro min.).

Ein Puls unter 60 spm wird als *Bradykardie* bezeichnet, tritt jedoch selten im Wochenbett auf. Eine erhöhte Pulsfrequenz ab 100 spm, *Tachykardie*, ist ein wichtiger Indikator für Regelwidrigkeiten, hauptsächlich in Verbindung mit einem Temperaturanstieg (s. S. 323).

- **Venöse Blutgefäßveränderungen:** Besonders die Venen an den Beinen sowie im Anogenital- und Beckenbereich verringern in der Schwangerschaft den Tonus. Dies begünstigt *Varizenbildung* (Krampfadern) in der Gravidität und im Wochenbett. Bei der Geburt können sich vorhandene Hämorrhoiden während der Austreibungsperiode stark vergrößern. Durch die verminderte Blutzirkulation ist die *Thromboemboliegefahr* erhöht. Der Gefäßtonus steigt zwar an, aber der Ausgangszustand wird nicht vollständig wiedererlangt. Viele Frauen haben mit zunehmenden Schwangerschaften mehr oder weniger ausgeprägte Varizen (s. S. 464).

Beratung der Mutter: Rückbildungsgymnastik wird in den meisten Entbindungskliniken von Krankengymnasten, im häuslichen Wochenbett von der Hebamme, angeboten. Die Übungen sollen täglich unter Anleitung ausgeführt werden. Kreislauf und Muskeltonus werden aktiviert und somit einer Thrombose vorgebeugt. Ein Übungsbeispiel für den 1. Tag p.p. enthält Abb. 6.2-1. Die oft schmerzhaften Hämorrhoiden können durch Kühlung (Eisbeutel) gelindert werden. Eine fetthaltige Salbe begünstigt die Rückbildung und erleichtert die Stuhlentleerung.

- **Darm:** Hauptsächlich durch Progesteron kommt es zu einer Tonusabnahme der Darmmuskulatur in der Schwangerschaft. Begünstigt durch falsche Ernährung und evtl. durch Einnahme von Eisenpräparaten kann eine *Obstipation* (Stuhlverstopfung) entstehen.

Abb. 6.2-1: Übungen zur Thromboseprophylaxe in Rückenlage (jeweils etwa 0,5 Min.), a. Füße im Knöchel auswärts und einwärts gegeneinander rollen, b. Zehen einkrallen und strecken – einkrallen – strecken, c. Abwechselnd rechte und linke Fußspitze nach oben ziehen und wieder durchdrücken

Im Wochenbett ist jedoch eine „echte" Obstipation selten. Die Wöchnerin hatte meist ante partum einen Einlauf oder auch Durchfall und unter der Geburt kaum Nahrung zu sich genommen. Es ist normal, wenn sie in den ersten beiden Tagen keinen Stuhlgang hat. Zudem ruhen die Frauen nach den Anstrengungen der Geburt anfänglich viel, die fehlende Mobilisation vermindert die Darmperistaltik ebenfalls. Hinzu kommt Angst vor dem ersten Stuhlgang nach Rißverletzung oder Episiotomie. Rechtzeitige *Aufklärung* (der Schnitt ist woanders, die Naht wird nicht aufgehen) können diese Ängste beseitigen.

Die erste Defäkation (Stuhlentleerung) sollte spätestens am 3. Tag p.p. erfolgen, da sonst der Stuhl durch Wasserentzug fester wird. Durch Tonuszunahme der Muskulatur stellt sich die Darmperistaltik in 3–4 Wochen wieder auf den nichtschwangeren Zustand um.

Beratung der Mutter: Die Eßgewohnheiten müssen durch die Hebamme erfragt werden, um eine sinnvolle Ernährungsberatung geben zu können. Schlackenreiche Kost (Salat, Rohgemüse, Vollkornprodukte, Leinsamen, Müsli mit Yoghurt etc.) regen die Darmtätigkeit an. Voraussetzung sind 2–3 l Flüssigkeit/Tag in Form von Kräutertee, Mineralwasser, ungesüßten Obstsäften, Suppen, Saucen und Obst. Trinkt die Wöchnerin zu wenig, werden die Speisereste im Darm eingedickt. Wenn trotz richtiger Ernährung und Mobilisation der Erfolg ausbleibt, kann er mit nicht blutgängigen Laxantien unterstützt werden (s. S. 398).

- **Harnblase:** Die schwangerschaftsbedingte Tonusverminderung (Progesteronwirkung) von Harnleiter, -blase und -röhre bildet sich in etwa 3–4 Wochen zurück. Die Miktion (Harnentleerung) sollte im Frühwochenbett alle 3–4 Std. erfolgen, damit sich der Uterus zurückbilden kann. Bei postpartaler Harnverhaltung, reflektorisch bedingt und hervorgerufen durch Geburtsverletzungen (Quetschungen, Ödemisierung der Harnröhre), füllt sich die Blase übermäßig. Dies kann zur Fehlinterpretation des Uterushöhenstandes und zu Atonien führen.

Beratung der Mutter: Die Wöchnerin sollte tagsüber alle 3–4 Stunden zur Toilette gehen, auch wenn sie keinen Harndrang verspürt. Die Urinmenge muß beobachtet werden, nur „einige Tröpfchen" reichen nicht aus, um die Harnblase zu entleeren (s. S. 323, 449).

- **Niere:** Die glomeruläre Filtrationsrate beträgt in der Gravidität 145 ml/min (außerhalb 100 ml/min) und bleibt in der ersten Woche p.p. bestehen. Dadurch kommt es zu einer täglichen Urinausscheidung von bis zu 3000 ml. Nach 3–4 Wochen hat sich die Nierenfunktion wieder umgestellt.

- **Haut:** Die vermehrte Hautpigmentierung an Gesicht, Mamillen und Anus verblaßt langsam im Wochenbett. Die *Linea fusca* wird wieder zur

Linea alba. Die *Striae gravidarum* (Schwangerschaftsstreifen) an Brust, Bauch, Hüften und Oberschenkel, welche durch hormonellen Einfluß (Kortisol) und die mechanische Dehnung des Bindegewebes der Subkutis ab dem 5. Schwangerschaftsmonat entstehen können, verändern sich im Wochenbett. Sie werden kleiner, heller und sehen wie gut verheilte Narben aus.

Weder durch Massage mit Öl noch durch Gymnastik sind die Striae zu verhindern, sie bleiben als weiße „Striche" bestehen (s. S. 91).

- **Bauchmuskulatur:** Durch die Ausdehnung des Uterus in der Schwangerschaft weichen häufig die beiden Mm. recti abdominis (geraden Bauchmuskeln) in der Mitte auseinander. Es entsteht die *Rektusdiastase* (rectus lat. = gerade, Diastase gr. = Auseinanderstehen). Abhängig von Parität und Konstitution (schwaches Bindegewebe) der Frau ist die Rektusdiastase mehr oder weniger breit (ca. 1–4 Querfinger). Durch Tonuszunahme der Muskulatur und Training (s. u.) der Mm. obliqui interni abdominis (innere schräge Bauchmuskeln) bildet sie sich langsam, aber manchmal nicht vollständig in 6 Monaten zurück.

Beratung der Mutter: Da der Bauch sich nicht vorwölben soll, grundsätzlich über eine Seitendrehung aus dem Bett aufstehen und zum Stand kommen. Eine Übung, beginnend am 2. Tag p.p. zur Aktivierung des Unterbauches zeigt Abb. 6.2-2.

- **Beckengürtel:** Zwischen den Knochen des Beckengürtels (Kreuzbein und Hüftbeine) sind Knorpelverbindungen (Symphyse und Iliosakralgelenk), die in der Schwangerschaft eine geringe Auflockerung erfahren. Der Beckengürtel wird etwas weiter und bleibt auch so.

Die Wöchnerin bemerkt dies erst, wenn enge Röcke, die vor der Gravidität gepaßt haben, trotz altem Gewicht nun nicht mehr sitzen. Sie ist „breiter um die Hüften" geworden.

Genitale Rückbildung

Die **Involution** des Uterus geschieht auffallend schnell, sie kann von der Hebamme leicht verfolgt werden, weil der *Uterushöhenstand* von außen tastbar ist. Kurz nach Geburt der Plazenta steht der Uterusfundus 2–3 Querfinger (QF) unterhalb des Nabels, um kurzfristig (innerhalb von 24 Std.) wieder in Nabelhöhe zu steigen.

Dieses „Größerwerden" erklärt sich durch Nachlassen der Uteruskontraktion, Straffung von Beckenboden und Scheide, evtl. durch eine gefüllte Harnblase.

Nach 24 Std. soll sich der Uterus täglich um 1 QF senken. Am 5. Tag p.p. ist er in der Mitte zwischen Nabel und Symphyse, am 10.–12. Tag p.p. von außen über der Symphyse nicht mehr tastbar.

Nach der Geburt wiegt der Uterus ca. 1000–1500 g, er ist ca. 19 cm lang und 12 cm breit (Abb. 6.2-3). Das Gewicht beträgt am Ende der 1. Woche 500 g, nach der 2. Woche 350 g und nach 6 Wochen 70–90 g (Abb. 6.2-4,5).

Lage des Uterus. Der Uterus ist im Wochenbett *anteflektiert*, d. h. die Uteruskörperachse liegt spitzwinklig zur Zervixachse nach vorne zum Bauchraum. Schlaffe und von der Schwangerschaft gedehnte Bänder können eine *Reflexion* des Uteruskörpers (nach hinten zur Kreuzbeinhöhle) nach 3–4 Tagen zur Folge haben, was mit einer Abflußbehinderung des Lochialsekretes (Wochenfluß) verbunden sein kann.

Beratung der Mutter: Täglich ca. 2 × 30 Min. Bauchlage einnehmen, um die Uterusfehllage auszugleichen.

Abb. 6.2-2: Aktivierung der Bauchmuskulatur: Rückenlage, dann nacheinander Füße aufstellen und hochziehen, Beckenboden und Bauchmuskeln anspannen, Kopf und Schultern anheben und beide Arme diagonal zum rechten Fuß schieben, Position halten, dann Ablegen und Spannung lösen. Seitenwechsel

Abb. 6.2-3: Lage und Gewicht des Uterus p.p. 1000–1500 g, Fundusstand 1 Querfinger unter Nabel. Innerer und äußerer MM sind offen, die Scheide ist noch geweitet

Abb. 6.2-4: Lage des Uterus Ende der 1. Woche p.p. 500 g, 5 Querfinger über Symphyse wird die Uterushinterwand getastet (unkorrekterweise in der Praxis Uterusfundus genannt). Der innere MM ist fast geschlossen

Abb. 6.2-5: Lage des Uterus Ende der 2. Woche p.p., 350 g, Uterus von außen nicht zu tasten. Die Zervix hat sich formiert, die Vaginalwände liegen fast wieder aneinander

Formierung der Zervix: In den ersten 3 Tagen p.p. beginnen sich Zervix und Portio zu formieren. Nach 8–10 Tagen p.p. ist der innere Muttermund (MM) nur noch so weit geöffnet, daß die Lochien abfließen können. Der äußere MM ist für Fingerkuppe einlegbar, der Finger kann jedoch nicht mehr in den Zervikalkanal eingeführt werden.

Die Portio einer *Nullipara* ist rund, der MM *grübchenförmig* zu tasten. Nach einer Geburt verformt sich der MM zu einem *queren Spalt*, erst jetzt kann man von Muttermundslippen sprechen.

Die Querspaltung gilt als wahrscheinliches Zeichen einer durchgemachten Schwangerschaft.

2 Hauptfaktoren sind für die Uterusinvolution verantwortlich:

- *Hormonelle Veränderung:* Nach Geburt der Plazenta endet die Stimulierung des Uterusmuskels durch Östrogen, Progesteron, HPL, HCG, welche in der Schwangerschaft wachstumfördernd wirken.
- *Wochenbettwehen:* Es werden 3 Arten unterschieden: *Dauerkontraktion, Nachwehen* und *Reizwehen.*

Die **Dauerkontraktion** beginnt mit Geburt der Plazenta und dauert 4–5 Tage p.p. **Nachwehen** sind rhythmische Kontraktionen, sie beginnen ca. 2–3 Std. p.p. und dauern etwa 48–72 Std. Sie sind der Dauerkontraktion „aufgesetzt", d. h. sie treten zusätzlich auf. Erstgebärende spüren sie selten, bei Mehrgebärenden können sie große Schmerzen verursachen. **Reizwehen sind Kontraktionen, welche durch Reize wie Reiben am Uterus oder Wehenmittel ausgelöst werden.**

Die durch das Stillen angeregten Wehen sind auch Reizwehen, werden jedoch als *Stillwehen* bezeichnet.

Das durch das Stillen vermehrt ausgeschüttete Oxytocin bewirkt einen Uterusmuskelabbau, Stillen fördert also die Uterusinvolution.

Wirkung der Wochenbettwehen:

- *Uterusischämie* (Blutleere oder Minderdurchblutung des Gebärmuttermuskels)
- Blutstillung und Verkleinerung der Plazentahaftstelle
- Abfluß des Lochialsekretes.

Die uteroplazentaren Gefäße verlaufen quer zur Uterusmuskulatur. Dadurch werden bei Kontraktion dieser Muskulatur die Gefäße komprimiert und abgeschnürt (lebende Ligatur, s. S. 175). Es kommt zur Thrombenbildung in den Gefäßen und somit zur Blutstillung. Durch Kompression und sehr geringe Blutversorgung des Muskels entsteht ein O_2-Mangel, welcher eine Autolyse der Zellen (Muskelzellauflösung) und Hypotrophie (Muskelzellverkleinerung) bewirkt.

Ob die Verkleinerung des Uterus durch Autolyse oder durch Hypotrophie verursacht wird, ist nicht eindeutig geklärt. Wahrscheinlich wirkt beides.

Die Ausstoßung des Lochialsekretes erfolgt mittels Muskelkontraktion des Uterus.

Vagina. Die Scheide ist p.p. überdehnt, ödematös und hat kleinste Einrisse. Sie regeneriert sich schnell und problemlos durch Abflachung des Vaginalepithels und Rückgang der Gewebsauflockerung innerhalb der ersten Woche. Nach 3–4 Wochen ist der Scheidentonus gut, auch die Rugae (Runzeln, Querfältelung der Vagina) formieren sich in dieser Zeit. Der prägravide Zustand wird nicht ganz erreicht.

Vulva. Nach der Geburt sind die Labien (Schamlippen) geöffnet. Durch Tonuszunahme schließt sich der Scheidenvorhof am 1. Tag p.p., die Labien liegen wieder aneinander.

Beckenboden. Bei der Geburt erfährt er Veränderungen und Verletzungen. Er ist ödematös, gedehnt und z. T. können Hämatome auftreten. Das perineale Gewebe heilt gut, es verbleiben jedoch Narben nach Rissen oder Episiotomie. Die Muskelspannung nimmt langsam wieder zu und sollte durch regelmäßige Rückbildungsgymnastik unterstützt werden.

Die Haltefunktion des Beckenbodens (BB) ist zur Verhinderung eines Descensus vaginae in späteren Jahren wichtig (führt meist zur Harninkontinenz).

Beratung der Mutter: Die Wöchnerin braucht Information über die Aufgabe des Beckenbodens (Halte- und Stützfunktion der darüberliegenden Organe). Gerade die BB-Gymnastik ist prophylaktisch wichtig und jederzeit „nebenher" durchführbar. 2 Übungen, beginnend am 2. Tag p.p.:

- *Darmschließmuskel* anspannen, bis 10 zählen und wieder lockerlassen. *Blasenschließmuskel* anspannen und lockerlassen (gut bei der Miktion durchzuführen).

Wenn diese beiden Muskeln „beherrscht" werden, zur nächsten Übung wechseln:

- *Rücken- oder Seitenlage*, Beine angebogt: BB-Muskeln anspannen, „hochziehen" und halten, dann weiter anspannen und festhalten. Anschließend „etagenweise" abwärts: Muskelspannung lockern, festhalten, weiter lockern und ganz entspannen. Diese Übung wird auch „BB-Fahrstuhl" genannt.

6.2.4 Wundheilungsvorgänge

Epithelisierung

Die Epithelisierung (Wundheilung) der Geburtsverletzungen findet an der Uterusinnenfläche und dem *weichen Geburtsweg* statt, er besteht aus Zervix, Vagina, Perineum und Vulva. Hier entstehen bei jeder Geburt kleinste Einrisse, Schürfungen und Verletzungen. Diese heilen durch Verklebung und darauffolgende Granulation (hier: Neubildung) des Gewebes.

Größere Geburtsverletzungen wie Zervix-, Scheiden-, Damm-, Labienrisse und Episiotomie verheilen auffällig schnell nach fachgerechter operativer Versorgung.

Nicht zu sehen ist die große Wundfläche im gesamten *Uteruskavum* (Gebärmutterhöhle). Sie entsteht bei der Ablösung der Plazenta in der Decidua basalis spongiosa und zwar nicht nur an der Plazentahaftstelle, welche p.p. etwa 7 × 10 cm groß ist, sondern auch im Bereich der abgelösten Eihäute. Die Plazentahaftstelle ist im Gegensatz zur übrigen Uterusinnenfläche rauh, uneben und höckrig. Diese Unebenheit entsteht durch zurückgebliebene Reste der Decidua basalis spongiosa und die maximal komprimierten Uterusgefäße, die an ihren offenen Enden mit Thromben gefüllt sind (Abb. 6.2−6,7). Die ebenso verbliebenen Drüsenreste (Epithelinseln) bilden den Grundstock für das sich neu aufbauende Endometrium, wenn die überflüssigen Gewebsreste abgestoßen sind. Dies geschieht durch Enzyme und Leukozyten (Granulozyten, Phagozyten, Lymphozyten), die zahlreich über den Blutweg zur Wundfläche gelangen, sowie durch große Mengen Fibrin. Es bildet sich ein Wundschutzwall, der zusammen mit der Muskelkontraktion die große Wundfläche gegen pathologische Keime schützt. 2 Wochen p.p. ist die Plazentahaftfläche noch 3 × 4 cm groß, nach 3 Wochen beginnt die Proliferation (Aufbau) des Endometriums.

Die Wundheilung dauert insgesamt 4−6 Wochen und beinhaltet die folgenden parallel ablaufenden 4 Schritte:

- **Säuberung:** Einwanderung von Leukozyten, Gewebsreste werden fermentativ verarbeitet, verflüssigt und als Lochien abtransportiert.
- **Wundschutzwall:** gebildet aus Leukozyten und Fibrin, in den Bindegewebssepten der Uteruswand, antibakterielle und antitoxische Wirkung.

Abb. 6.2-6: Plazentaablösung, Trennung erfolgt in der Decidua basalis spongiosa

Abb. 6.2-7: Eihautablösung: Rechts oberflächliche Abtrennung, die Decidua basalis spongiosa verbleibt im Uterus. Links Abtrennung in tieferer Schicht: Es verbleiben nur Reste der Decidua basalis spongiosa im Uterus. Beide Lösungsarten kommen vor

> - **Muskelkontraktion:** Verkleinerung der Wundfläche, Abfluß der Lochien, Schutz vor pathogenen Keimen.
> - **Epithelisierung:** ausgehend von Drüsenresten (Epithelresten) bildet sich neues Endometrium.

Lochien

Die Lochien (gr. lochios, zur Geburt gehörend, Wochenfluß) sind ein wichtiges Zeichen der Wundheilung. An Menge, Farbe, Geruch und Konsistenz kann die Hebamme von außen den Heilungsprozeß verfolgen.

Bestandteile der Lochien sind hauptsächlich *verflüssigte Gewebsreste* der Decidua basalis spongiosa. Hinzu kommen *Blut* (Serum, Erythrozyten, Leukozyten), *Lymphe*, *Zervixschleim*, abgestoßenes *Vaginalepithel* und *Bakterien* (Streptokokken, E. coli, wenig Staphylokokken und andere Keime).

Bei fortschreitender Wundheilung verändern sich die Lochien in ihrer Zusammensetzung (Tab. 6.2-1). Aussehen und Menge können bei jeder Wöchnerin individuell verschieden sein.

Für die Beurteilung der Lochien sind zu berücksichtigen: zeitgerechte Rückbildung (*Uterushöhenstand*), die Dauer der Geburt (*Wehenschwäche*), eine evtl. *Infektion* und eine Überdehnung des Uterus (*Gemini, Makrosomie*).

> Beobachtungen im Wochenbett sind nie punktuell, sondern immer als Ganzes zu erfassen.

Tab. 6.2-1: Veränderungen von Uterus, Lochien, Uteruswunde

Zeit	Gewicht des Uterus	Lochien Aussehen	Menge	Zusammensetzung	Uteruswunde
1.–3. Tg.	1000 g	Lochia rubra rein blutig	1. Tg. reichlich ca. 300 ml 2.–3. Tg. weniger	Blut, Blutgerinnsel Lymphe	Blutstillung noch unvollkommen, Aufbau des Wundschutzwall
4.–8. Tg.	500 g	Lochia fusca rot, bräunlich dünnflüssiger	rasch weniger gesamt ca. 100 ml	wenig Erythrozyten, viele Leukozyten, Lymphe, Gewebsreste, viel Deziduazellen, Bakterien	Blutstillung, da Gefäßverschluß durch Thromben u. Dauerkontraktion
9.–15. Tg.	350 g	Lochia flava gelblich, weiß	spärlich ca. 50 ml	reichlich verflüssigte Dezidualreste, Lymphe, Leukozyten	Abstoßung nekrotischer u. verflüssigter Zellen
16.–21. Tg.	250 g	Lochia alba weiß, klar	ausflußartig	Leukozyten, Zervixschleim	zunehmende Epithelisierung
4–6 Wo.	70–90 g				abgeschlossene Wundheilung Endometrium ist aufgebaut

Beurteilungskriterien der Lochien

- **Menge:** Die Lochien müssen fließen! Bei einem dreistündlichen Vorlagenwechsel (2 normale oder 1 Wöchnerinnenbinde) sollte die Vorlagenmitte in den ersten 3 Tagen p.p. durchtränkt sein.

Um eine möglichst genaue Beurteilung abgeben zu können, muß die Hebamme bei jedem Wöchnerinnenbesuch nach der Wochenflußmenge fragen und die letzte Vorlage ansehen.

Viele Frauen benötigen ab dem 4./5. Wochenbettstag nur noch eine normale Vorlage pro Wechsel. Die Lochialmenge nimmt kontinuierlich ab, um in der Regel zwischen der 3. und 4. Woche p.p. zu versiegen. Die Gesamtmenge der Lochien wird mit 400–1000 ml angegeben!

- **Geruch:** Lochien riechen fade, ähnlich dem Menstruationsblut. Fötide Lochien dagegen sind übelriechend, sehr unangenehm, sie stinken regelrecht.

Wer einmal fötide Lochien gerochen hat, wird diesen Geruch sofort als solchen wiedererkennen.

- **Farbe, Konsistenz:** Am Tag nach der Geburt ist der Wochenfluß rein blutig (*Lochia rubra*). Die Blutmenge nimmt um den 2. Tag p.p. rasch ab und das blutigseröse Sekret wird heller und flüssiger (*Lochia fusca*). Diese Phase dauert recht lange, meist bis zum 8./9. Tag. Danach sind die Lochien gelblich (*Lochia flava*) und später weißlich-klar (*Lochia alba*) ähnlich einem leichten Ausfluß. Sporadische Blutbeimengungen innerhalb der ersten 10 Tage sind normal, spätere Blutungen sollten gynäkologisch abgeklärt werden.

- **Sind Lochien wirklich „hochinfektiös"?**

Das aus dem Uteruskavum kommende Sekret enthält p.p. keine pathogenen Keime. Diese stammen aus der Vagina und finden im Lochialsekret einen idealen Nährboden zur Vermehrung. Wochenfluß ist deshalb nicht keimfrei, enthält aber keine hochpathogenen Keime. Bei regelmäßiger Intimhygiene ist die Keimverbreitung nicht anders als z. B. während der Menstruation.

Die Gebärmutterhöhle wird normalerweise nicht durch Keime infiziert (siehe Wundschutzwall), da das Sekret nach außen abfließt.

Hochinfektiöse Lochien scheinen ein deutsches Problem zu sein, im Ausland werden sie nicht beschrieben.

Beratung der Wöchnerin: Veränderungen der Lochien erklären, leichte Blutbeimengungen bis zum 10. Tag p.p. brauchen nicht zu beunruhigen, bei Blutungen, die mehr als regelstark sind und länger als 24 Stunden andauern, sollte der Arzt aufgesucht werden. Die Menge des Wochenflusses ist in den ersten 5 Tagen p.p. etwa regelstark, stinkende Lochien können auf eine Infektion hinweisen, deshalb sollte die Körpertemperatur täglich kontrolliert werden.

Nach jedem Vorlagenwechsel (6–8/Tag) das Bidet benutzen oder mit klarem warmen Wasser aus einer Spülkanne die Vulva abspülen, anschließend mit einer frischen Vorlage trocken tupfen. Immer eine neue Vorlage nehmen und wenn nötig Slip wechseln, Hände waschen und in der Klinik nach Rückkehr ins Zimmer die Hände desinfizieren. Nachthemd und Bettwäsche sollten großzügig gewechselt werden.

Trotz Ruhebedürftigkeit sollte die Frau nicht nur im Bett liegen. Täglich 2 × 30 Min. Bauchlage, Reiben am Uterus und regelmäßiges Anlegen des Kindes fördert die Uterusmuskelkontraktion und somit den Wochenfluß. Häufiger Vorlagenwechsel unterstützt die Wundheilung der Geburtsverletzungen am Damm, der immer trocken sein sollte.

Bei *Hämatomen, Ödemen, Schmerzen* ist Kälteanwendung hilfreich, bei klaffenden Wundrändern Sitzbäder. Diese physikalischen Maßnahmen werden auf S. 471 erläutert.

Die Heilung von Dammverletzungen kann auch durch Aufstreuen von Traubenzucker (auf Wundränder oder Vorlage) gefördert werden. Die Erklärung hygienischer Maßnahmen ist besonders für die Zeit im Krankenhaus wichtig. Die Krankenhauskeime machen eine Händesinfektion vor Berühren der Brust und des Kindes, sowie nach jedem Toilettengang und Vorlagenwechsel, notwendig. Zu Hause genügt das Händewaschen.

6.2.5 Laktation

Hormonelle Beeinflussung des Brustdrüsengewebes

Nach der Konzeption (Befruchtung) wirken steigende Mengen von **Östrogenen** und **Progesteron**, welche zuerst im Ovar, dann in der Plazenta gebildet werden, auf die Brust ein. Sie wird größer und breiter, die Milchgänge werden vollständig kanalisiert, und es kommt zur diffusen Schwellung der Brust. An der Haut können bei ausgeprägter Brustvergrößerung blaurötliche *Striae* (Streifen) als Dehnungseffekt entstehen. Das Binde- und Fettgewebe wird vom Drüsengewebe verdrängt.

> Der Aufbau der Brustdrüse während der Schwangerschaft wird im wesentlichen den *Östrogenen* und *Gestagenen* zugeschrieben, es wirken jedoch auch die Hormone *HPL* (humanes Plazentalaktogen) und das *Prolaktin*.

- Das **HPL** ist nur in der Schwangerschaft vorhanden und wird in der Plazenta gebildet. Es bewirkt die *Differenzierung des Epithels* in den Alveolen (Milchbläschen) und hat Einfluß auf die *Milchsynthese*. Am Ende der Gravidität ist seine Blutserumkonzentration viel höher als die des Prolaktins. Das HPL *hemmt* dadurch, zusammen mit Östrogenen und Gestagenen, die *Prolaktinwirkung* (Abb. 6.2-8).
- Das **Prolaktin** wird im Hypophysenvorderlappen (HVL, Teil der Hirnanhangsdrüse) gebildet, seine Aufgabe ist die *Milchsynthese* in den Alveolen. Während der Schwangerschaft steigt der Prolaktinspiegel im Blutserum kontinuierlich an, er liegt am Geburtstermin ca. 10–20 mal höher als vor der Konzeption.

Bildungsort:	Plazenta	Hypophysen-VL	Hypophysen-HL
	↓	↓	↓
Hormon:	HPL	Prolaktin	Oxytocin
	↓	↓	↓
Aufgabe:	Differenzierung des Endothels in den Alveolen	Milchbildung in den Alveolen	Kontraktion der myoepithelialen Zellen

Abb. 6.2-8: Wirkung der Hormone auf die Brustdrüse

Prolaktin kann nach der Geburt voll wirksam werden und die Brustdrüse auf ihre Milchproduktion vorbereiten (*Laktogenese*), da mit dem Wegfall der Plazentahormone (HPL, HCG, Östrogene, Gestagene) auch der „Gegenspieler", das Prolactin-inhibiting-Hormon (PIH), eliminiert ist.

Neben der hormonellen Auslösung der Milchproduktion nach der Geburt spielt die Stimulierung der Mamille eine wichtige Rolle. Durch Saugen des Kindes steigt der Prolaktinspiegel, die Milchbildung (*Galaktogenese*) wird gefördert. Ohne diese Berührungsreize ist dieser Vorgang erschwert und verzögert.

Abb. 6.2-9: Hormonale Reflexe durch den Saugreiz

Kann das Kind nicht an der Brust saugen, z. B. wegen Verlegung in ein Kinderkrankenhaus, können mit einer Milchpumpe regelmäßig Reize gesetzt werden. Dadurch wird die Milchbildung angeregt, wenn auch mühsamer und weniger ergiebig.

Die Aufrechterhaltung der Milchproduktion (*Galaktopoese*) ist also entscheidend vom Kind und dessen angeborenen Reflexen abhängig.

• **Oxytocin**, das im Hypophysenhinterlappen (HHL) gespeichert wird, wirkt nicht nur *wehenfördernd* unter der Geburt, sondern auch auf die *Myoepithelien* der Alveolen und Milchsammelkanälchen: Durch Kontraktion der Muskelzellen wird die Milch von den Alveolen über die Sammelkanälchen in die Hauptmilchgänge, die Milchseen und schließlich zu den Ausführungsgängen gepreßt. Diesen Transport der Milch zum Kind nennt man *Laktokinese*. Eine zusammenfassende Darstellung findet sich in Abb. 6.2-9.

Stillreflexe

Kindliche Reflexe. Ein gesundes Neugeborenes, das weder von der Geburt noch von Medikamenten beeinträchtigt ist, hat die Fähigkeit, Nahrung zu suchen, zu saugen und zu schlucken.

• Das Kind dreht seinen Kopf suchend von einer Seite zur anderen (**Suchreflex**).

• Bietet ihm die Mutter ihre Brust (Mamille und Areola) an, werden durch den Berührungsreiz an Zunge oder Mundschleimhaut der **Saugreflex** und der **Schluckreflex** ausgelöst. Der Saugreflex ist 30–60 Min. p.p. am stärksten und läßt dann für ca. 40 Stunden an Intensität nach.

Die 3 kindlichen Reflexe sind Grundlage für die folgenden 3 **Reflexe der Mutter:**

• **Warzenerektionsreflex.** Durch Lippenberührung und Saugen des Kindes kontrahieren sich die Muskeln um die Mamillen und richten sich auf. Somit kann das Kind die Brustwarze besser fassen und trinken. Thermische und mechanische Reize (Kälte, Reiben an der Brustwarze) haben den gleichen Effekt, bei Flachwarzen sind sie hilfreich vor dem Anlegen des Kindes.

- **Prolaktinreflex.** Der afferente (zuführende) Schenkel dieses Reflexes verläuft von der Mamille, welche mit vielen sensiblen Nervenendigungen ausgestattet ist, über Spinalnerven zum Hypothalamus. Von dort wird durch ein Releasing-Hormon (RH, Freisetzungshormon) der HVL zur Ausschüttung von Prolaktin angeregt. Das Prolaktin kommt über die Blutbahn zu seinem Erfolgsorgan, den Alveolen der Brustdrüse, in denen die Milch produziert wird. Aus diesem Kreislauf ergibt sich die folgende Konsequenz:

> Je öfter das Kind an der Brust saugt, desto mehr Prolaktin wird ausgeschüttet und umso mehr Milch wird produziert. Die Nachfrage regelt das Angebot.

Bekommt das Kind nun zwischendurch Flaschennahrung, saugt es weniger häufig an der Brust, folglich wird weniger Prolaktin ausgeschüttet und weniger Milch produziert. Der erste Schritt zum Abstillen ist getan!

Erwiesen ist, daß sich der Prolaktinspiegel im Serum verdoppelt, wenn das Kind bei einer Mahlzeit an beiden Brüsten saugt. Auch körperliche Nähe des Kindes (Sehen, Hören, Fühlen, Riechen) steigert die Prolaktinsekretion.

Mütter mit Rooming-in haben mehr und früher Milch als Frauen, die von ihren Kindern getrennt sind.

Streß, Ärger und Ängste wiederum bewirken eine Senkung des Prolaktinspiegels: Katecholamine (Streßhormone, z. B. Adrenalin, gefäßverengende Wirkung) hemmen die Prolaktinausschüttung. Vereinfacht ausgedrückt kann man sagen, daß die positive oder negative seelische und körperliche Verfassung einer stillenden Frau den Milchfluß fördern oder hemmen kann. Dies gilt gleichermaßen für den Prolaktin- und den Oxytocinreflex.

- **Milchflußreflex (MFR)** (Synonyme: Let-Down-Reflex, Oxytocinreflex, milk-ejection-reflex, Milchspendereflex). Dieser Stillreflex ist vom Saugen des Kindes und als psychosomatischer Reflex in hohem Maße von der seelischen Verfassung der Mutter abhängig. Wie beim Prolaktinreflex wird der Hypothalamus durch den Saugreiz stimuliert und regt den HHL zur Oxytocinausschüttung an. Das Oxytocin erreicht über die Blutbahn die Myoepithelien im Brustdrüsengewebe und bewirkt durch Muskelkontraktion den Transport der Milch (= Laktokinese).

Ohne den MFR könnte das Kind die Brust nicht leertrinken. Es würde nur ein Drittel der Milchmenge erhalten. Das Kind trinkt zuerst die Milchseen leer; in dieser Zeit wird Oxytocin ausgeschüttet und die Milch, die sich noch in Sammelkanälchen und Alveolen befindet, nach „vorne" zum Kind transportiert. Diese sog. Spät- oder Nachmilch ist besonders fett- und vitaminreich und sättigt das Kind. Wird es nur kurzzeitig (unter 10 Min.) an beiden Brüsten angelegt, erhält das Kind zwar eine ausreichende Menge, aber nicht die nährstoffreichere Nachmilch. Solche Kinder haben kurze Stillintervalle und machen einen unzufriedenen Eindruck.

Zwischen der Auslösung des Prolaktinreflexes und des MFR liegen etwa 1–3 Min. Funktioniert der Reflex gut, so beginnt die Milch schon zu laufen, wenn die Mutter das Kind sieht, hört oder fühlt. Manchmal bekommt das Kind Probleme mit der Milchmenge, die ihm buchstäblich in den Mund spritzt und es kann sich verschlucken. Ein guter MFR ist vorhanden, wenn das Kind an der ersten Brust saugt und die zweite Brust bereits Milch absondert.

Der **MFR ist störanfällig**. Besonders Erstgebärende benötigen hier die Unterstützung von Hebamme, Kinderkrankenschwester, Krankenschwester und Familie. Unsicherheit, Schmerz, Angst, Ärger und Trauer sind nur einige Hemmfaktoren. Es ist die Aufgabe des medizinischen Personals durch Hilfestellung und Beratung die Psyche der Mutter zu festigen. Von besonderer Bedeutung ist, daß alle Beratenden die gleiche Meinung und Auffassung vertreten und von denselben Grundlagen ausgehen können. Fortbildung zur Stillförderung ist dringend nötig. Viele unterschiedliche Meinungen verunsichern die Wöchnerin und beeinträchtigen die Laktation.

Ein nur schwach ausgeprägter MFR kann von der Mutter durch Training verbessert werden,

z. B. durch eingespielte Abläufe wie ein Glas Saft hinstellen, das gleiche Kissen im Sessel, Musik, die gleichen Worte zum Kind sprechen oder ähnliches.

Eine Blockierung des MFR (z. B. durch das Streßhormon Adrenalin) wird evtl. durch ein Oxytocinpräparat (Syntocinon-Nasenspray®) aufgehoben.

Ein dauernd gestörter MFR kann zu einem Milchstau und damit zu einer Mastitis führen (Abb. 6.2-10).

```
1. Prolaktinreflex                    2. MF-Reflex
┌─────────────────────┐      ┌─────────────────────┐
│ Nähe des Kindes     │      │ Saugreiz an der Mamille│
│ Saugreiz an der Mamille│    │ Ausgeglichenheit der Mutter│
└──────────┬──────────┘      └──────────┬──────────┘
           ↓                             ↓
Prolaktinausschüttung ←──→ Oxytocinausschüttung
           ↓                             ↓
Milchbildung in den Alveolen   Milchtransport in die Milchgänge
                   ↓          ↓
            ┌─────────────────────┐
            │ Hemmung durch       │
            │ Ärger, Angst, Unruhe, Streß│
            └─────────────────────┘
```

Abb. 6.2-10: Stillreflexe: fördernde und hemmende Faktoren bei der Laktation (Let-Down-Reflex = MFR)

Erstes Anlegen

Da der Saugreflex des Kindes in den ersten 60 Min. p.p. am stärksten ausgeprägt ist, sollte die Hebamme diese Zeit nutzen und den Müttern ein Anlegen ermöglichen. Manche Frauen sind zu erschöpft, die Mehrzahl ist jedoch fähig zu stillen und tut dies gerne. Fällt der Hebamme eine ablehnende Haltung auf, sollte sie nach den Gründen suchen und über die Vorzüge des Stillens informieren. Bleibt die Mutter nach der Beratung bei der Ablehnung, muß die Einstellung akzeptiert werden. Es wäre falsch, eine unwillige Frau zum Stillen überreden zu wollen, denn ist der Stillwille nicht da, so wird die Frau wenig Milch bekommen.

Beim ersten Stillen im Kreißsaal sollte die Mutter liegen, um den Beckenboden weniger zu belasten, auch kann eine evtl. Dammnaht beim Sitzen Schmerzen bereiten. Das wichtigste beim Stillen ist eine bequeme, unverkrampfte Haltung von Mutter und Kind. Beide liegen Bauch an Bauch auf der Seite, der Mund des Kindes in Brustwarzenhöhe. Die Mutter bietet dem Kind die Brust an und achtet darauf, daß die Nase frei bleibt (s. S. 301). Einwände der Mutter wie „da kommt noch keine Milch" können im Gespräch erklärend beseitigt werden. Beim ersten Anlegen geht es nicht nur um die Nahrungsaufnahme, sondern vielmehr um die Auslösung der Stillreflexe durch das Saugen des Kindes an der Brust und um den ersten direkten Kontakt zwischen Mutter und Kind.

Beratung der Mutter: Die Brust sollte einmal am Tag (nicht vor jedem Stillen) mit lauwarmen Wasser ohne Seifenzusätze gewaschen werden. Nach dem Stillen können Muttermilch und kindlicher Speichel an der Brustwarze trocknen, da der Speichel Immunglobuline enthält und der Milchzucker entzündungshemmend wirkt. Die Stilleinlagen (Zellstoff, Baumwolle, Wolle, Seide) müssen immer trocken sein, sie werden gewechselt, sobald sie feucht sind, spätestens nach jedem Anlegen. Zum Befestigen der Einlagen genügt ein Bustier oder BH. Bei großen, schweren Brüsten ist ein Still-BH sinnvoller, da er besser stützt. Er sollte aus Baumwolle und kochfest sein und 2 Nummern größer als normal gekauft werden.

Muttermilch

Muttermilch ist die optimale Ernährung für das Kind. Sie verändert in den ersten Wochen ihre Zusammensetzung (Tab. 6.2-2) und wird den Phasen entsprechend unterschiedlich benannt:

- *Kolostrum* (Vormilch) 1.–5. Tag p.p.
- *transitorische Milch* (Übergangsmilch) 6.–14. Tag p.p.
- *reife Frauenmilch* ab dem 15. Tag p.p.

Reife Frauenmilch unterliegt nur im Fettgehalt geringen Schwankungen, je nach Eßgewohnheit der Frau.

Tab. 6.2-2: Zusammensetzung der Muttermilch im Vergleich zur Kuhmilch. EW = Eiweiß, F = Fett, KH = Kohlenhydrate, Min. = Mineralien

in 100 ml	EW g	F g	KH g	Min. g	kcal
Vormilch	2,7	1,9	5,3	0,33	65
Übergangsmilch	1,6	2,8	6,5	0,24	70
reife Frauenmilch	1,2	3,5	7,0	0,21	70
Kuhmilch	3,3	3,5	4,8	0,72	66

Stillen nach Bedarf (ad libitum)

Das Kind trinkt nach Bedarf und bestimmt somit die Stillabstände, die in den ersten 8 Tagen 4 Std. nicht überschreiten sollten (7–8 Mahlzeiten/24 Std.)

Bei einer Mahlzeit werden beide Brüste angeboten und im Wechsel (re/li–li/re) angelegt. Damit ist die gleichmäßige Entleerung beider Brüste gewährleistet. Eine Brustmahlzeit dauert ca. 10–20 Min. pro Seite.

Tägliche Milchmenge

Die folgenden Angaben sind nur Anhaltszahlen, da die Milchmenge bei jeder Frau verschieden ist. Am 1. Tag p.p. sondert die Brustdrüse etwa 20 ml Kolostrum ab, die Menge nimmt stetig zu und erreicht ca. am 4. Tag p.p. 100 ml. Danach rechnet man pro Tag mit einer Steigerung von 50 ml (beide Brüste). Etwa ab dem 11. Tag p.p. erreicht die Milchproduktion ihr Maximum von etwa 500–1000 ml pro Tag.

> Eine stillende Frau benötigt zusätzliche Kalorien: Um 100 ml Muttermilch zu produzieren, braucht sie etwa 80 kcal = 320 Joule. Als *Faustregel* gilt: Die Menge Milch in ml, die abgegeben wird, muß in Kalorien zusätzlich zugeführt werden.

Beispiel: Stilleistung/Tag 500 ml = 500 kcal
täglicher Nahrungsbedarf = 2100 kcal
Bedarf einer stillenden Frau = 2600 kcal

Zusammensetzung der Muttermilch

- **Wasser:** Muttermilch besteht zu 87% aus Wasser, in dem die anderen Stoffe gelöst sind. Der hohe Wassergehalt löscht den Durst des Kindes, so daß das Zufüttern von Tee in der Regel überflüssig ist.
- **Eiweiß:** (EW) Reife Frauenmilch enthält etwa 1,2% EW aufgeteilt in 65% Laktalbumin und 35% Casein. Muttermilch-EW wird im Gegensatz zum Kuhmilcheiweiß fast vollständig resorbiert. Ein gesundes, reifes Neugeborenes hat in den ersten Tagen die Fähigkeit, ganze EW-Moleküle durch die Dünndarmschleimhaut aufzunehmen. Diese Fähigkeit geht später verloren.

Gibt man in den ersten Tagen p.p. Kuhmilchnahrung, so besteht die Gefahr der Sensibilisierung auf Fremdeiweiß.

Die Sensibilisierungsneigung wird durch das Füttern von Hydrolysaten, in einem besonderen Verfahren industriell hergestellte Säuglingsnahrung aus Kuhmilch, verringert (Hydrolyse: chem. Spaltung einer Verbindung durch Wasser, z. B. Eiweißkörper in Aminosäuren = Eiweißabbau).

- **Fett**: Das Neugeborene erhält pro Tag und Kilogramm Körpergewicht ca. 5 g Fett durch die Muttermilch (MM). Die Resorption des MM-Fettes beträgt 90% und ist damit viel besser als beim Kuhmilchfett (ca. 70%). MM enthält eine hohe Konzentration von fettspaltenden Enzymen und Lipasen. Die Fettverdauung ist somit optimal. Der Energiebedarf eines Neugeborenen wird zu 50% vom Fett gedeckt.
- **Kohlenhydrate** (KH): Die Laktose (Milchzucker) ist das wichtigste KH der Muttermilch. Es gibt jedoch noch ca. 30 andere Zuckersorten, die aber eine untergeordnete Rolle spielen. Laktose fördert im Dickdarm das Wachstum von Laktobazillen, welche die Vermehrung pathogener (krankmachender) Keime verhindern, ein wesentlicher Grund, weshalb muttermilchernährte Kinder weniger an Dyspepsien (schwere Durchfälle) erkranken.
- **Mineralien, Spurenelemente, Vitamine** sind in notwendiger Konzentration vorhanden, sie werden vom Kind optimal resorbiert.

Schutzfaktoren der Muttermilch

Früher wurde den Müttern empfohlen, das Kolostrum zu verwerfen. Heute weiß man, daß gerade die erste Muttermilch wegen ihres hohen Schutzstoffgehaltes besonders wertvoll ist. Neben allen anderen wichtigen Gründen zum Stillen (s. S. 299) sind es gerade diese Schutzstoffe, die die Muttermilch einzigartig machen.

Auch in der *Kuhmilch* sind Schutzstoffe, die aber artspezifisch nur beim Kalb, nicht beim Menschen wirken. Mit der Muttermilch haben wir eine „artgerechte" Nahrung.

Die Konzentration der Schutzstoffe nimmt rasch ab. In reifer Frauenmilch befinden sich noch etwa 5–19% der ursprünglichen Menge. Da das Kind jetzt aber mehr Milch trinkt, nimmt es weiter genügend Antikörper zu sich, bis es dieselben ca. 2–3 Monate p.p. in ausreichender Menge selbst bilden kann.

- **IgA (Immunglobulin der Gruppe A)** ist nicht plazentagängig und deshalb nur bei gestillten Kindern im Stuhl nachweisbar. IgA ist zu 80% für die immunologische Abwehr zuständig und macht 50% des Gesamteiweißes in der MM aus. Es wirkt hauptsächlich als *sekretorisches IgA* in Sekreten des Intestinaltraktes (Darmtrakt), im Tracheobronchialtrakt (Atemtrakt) und ist in Nasensekret und Tränenflüssigkeit vorhanden. Seine Hauptaufgabe ist die Bindung von Mikroorganismen an der Oberfläche von Schleimhäuten. Die IgA-Konzentration der MM sinkt mit der steigenden Fähigkeit des Kindes, eigenes sekretorisches IgA zu bilden (etwa ab 2. Lebensmonat).
- **IgD** ist nicht plazentagängig. IgD ist in der Muttermilch vorhanden, seine Wirkung ist noch unbekannt.
- **IgE** ist nicht plazentagängig, es kommt im Serum und in Sekreten vor. Untersuchungen haben gezeigt, daß bei einem erhöhten IgE-Titer im Nabelschnurblut eine erhöhte Allergiedisposition wahrscheinlich ist. In der MM hat das sekretorische IgE ähnliche Bedeutung wie das sekretorische IgA.
- **IgG**. Da IgG plazentagängig ist, hat ein reifes Neugeborenes bei der Geburt den gleichen IgG-Titer wie die Mutter (Nestschutz). In der MM ist es nur in geringer Menge vorhanden, es wirkt infektionsverhütend (lokal begrenzt im Darm).
- **IgM** ist nicht plazentagängig und als Antikörper zur Abwehr wichtig, wird vorwiegend vom Organismus selbst gebildet und ist systemisch wirksam. Ein erhöhter IgM-Titer wird als Hinweis für eine intrauterine oder perinatal erworbene Infektion des Kindes gewertet. Mit der MM gelangen relativ geringe IgM-Mengen in den kindlichen Darm. Dort wirken sie wie das IgG als lokaler Schutz.
- **Leukozyten** (weiße Blutkörperchen) sind in der Muttermilch in großer Zahl vorhanden: 2000 Leukozyten in 1 ml Kolostrum und 1500 in 1 ml reifer Frauenmilch. Mit anderen Abwehrstoffen stellen die Leukozyten (Granulozyten, Makrophagen und Lymphozyten) einen wirksamen Schutz gegen das Eindringen von Fremdstoffen in die Schleimhäute dar. Ein Teil der B-Lymphozyten (Plasmazellen) bildet Immunglobulin.
- **Lysozym** ist ein biologisch hochaktives Protein, welches zusammen mit sekretorischem IgA Bakterien abtötet. Alexander Fleming (Bakteriologe 1888–1955) entdeckte dieses Enzym, das in der Muttermilch 300–400mal höher konzentriert ist als in Kuhmilch. Das Lysozym gehört zu den unspezifischen Abwehrstoffen.
- **Laktoferrin** hat einen bakteriostatischen Effekt, d. h. vorhandene Bakterien können sich nicht vermehren. Das Laktoferrin ist hauptsächlich wirksam gegen *Staphylokokken* und *Escherichia coli*. Es entzieht den Bakterien Eisen, das sie für den Stoffwechsel benötigen.

Seine Wirksamkeit ist sehr abhängig von der Eisensättigung, mit zunehmender Eisenzufuhr geht der antibakterielle Effekt verloren. Deshalb sollte man gesunden gestillten Kindern in den ersten 4–6 Lebensmonaten kein Eisen in Form von Obst, Gemüse oder Medikamenten zuführen.

- **Lactobacillus bifidus** ist ein physiologischer Keim, der bei gestillten Kindern in der Darmflora dominiert. Zum Wachstum benötigt er Substanzen, die in der MM, jedoch nicht in der Kuhmilch zu finden sind. Er produziert große Mengen Essig- und Milchsäure, die ein saures Milieu im Darm hervorrufen, ca. pH 5 (pH = pondus oder potentia hydrogenii). Bei Kuhmilch und sonstiger Nahrung liegt der pH-

Wert im Darm bei 6–8. Das saure Milieu im Darm eines gestillten Kindes unterdrückt das Wachstum von E. coli, Pseudomonas, Klebsiellen und anderen Keimen. Die Infektionsgefahr für muttermilchernährte Kinder ist damit wesentlich geringer.

Beratung der Mutter

- **Ernährung.** Eine stillende Frau kann essen und trinken, wozu sie Lust hat. Blähende Speisen, Zitrusfrüchte und säurehaltige Getränke können, müssen aber nicht, zu Reaktionen beim Kind führen.

Auch „Flaschenkinder" haben Blähungen und gelegentlich einen wunden Po. Die Mutter kann die genannten Speisen in kleinen Mengen essen und abwarten, wie ihr Kind reagiert.

Ausgewogene Kost setzt sich zusammen aus: Milchprodukten, Obst, Gemüse, Vollkornprodukten, Eier, Fisch und Fleisch. Einseitige Ernährung der Mutter führt nicht zu minderwertigerer Muttermilch (MM), wohl aber dazu, daß die Frau sich unnötig müde fühlt. 5 kleine Mahlzeiten sind besser verträglich als 3 große, dies gilt nicht nur für die Stillende. Von einer Diät zur Gewichtsreduktion ist abzuraten. Im Fettgewebe sind Schadstoffe gelagert, die bei Fettabbau (Gewichtsabnahme) frei werden und vermehrt in die MM gelangen.

- Der **Flüssigkeitsbedarf** ist auf ca. 2–3 l/Tag gesteigert. Es gibt kein Getränk, dem man einen Einfluß auf die Milchbildung nachweisen kann, auch dem Malzbier nicht.
- Wirkstoffe von **Kaffee, Schwarztee** und **Alkohol** gehen sofort in die MM über und sollten nicht vor oder während des Stillens getrunken werden. 2–3 Tassen Tee oder Kaffee pro Tag sind nach dem Stillen erlaubt, ebenso ist gegen ein gelegentliches Glas Wein/Bier/Sekt nichts einzuwenden.
- **Nikotin:** Die Schadstoffe gelangen sofort in die MM, eine stillende Frau sollte nicht rauchen! Ist ihr dies nicht möglich, kann sie direkt nach dem Stillen rauchen. Für das Kind muß ein rauchfreies Zimmer vorhanden sein. Starken Raucherinnen (> 10 Zigaretten/Tag) kann zum Abstillen geraten werden, der Nutzen des Stillens muß dann gegenüber den Risiken der schadstoffbelasteten MM abgewogen werden. (Stillen gilt als höherwertig!)
- **Medikamente** gehen in die MM über, sie sollen grundsätzlich nie ohne ärztlichen Rat eingenommen werden (s. S. 391). Die Wöchnerin muß dem behandelnden Arzt mitteilen, daß sie stillt.

6.2.6 Ingangkommen der Ovarialtätigkeit

Zu Beginn der Schwangerschaft produziert das Ovar Östrogene und Gestagene, später übernimmt dies die Plazenta. Während der Gravidität wirken Östrogene und Gestagene hemmend auf die gonadotropen Hormone (Gonaden = ausgebildete Geschlechtsdrüsen), welche im HVL produziert werden:

- *FSH* (follikelstimulierendes Hormon), *LH* (luteinisierendes Hormon) und LTH (luteotropes Hormon = *Prolaktin*).

Follikelreifung und Ovulation werden somit in der Gravidität unterdrückt.

Nach dem Wegfall der Plazentahormone (durch die Geburt des Mutterkuchens) und dem damit verbundenen Absinken der Östrogen- und Gestagenkonzentrationen im Blut wird langsam die Hemmung des HVL beendet. Er beginnt wieder FSH und LH zu bilden, welche erneut die Ovarien stimulieren. Das Zusammenspiel von HVL und Ovarien ist also ausschlaggebend für die in Gang kommende Ovarialfunktion (Reifung der Follikel, Eisprung und Gelbkörperbildung s. S. 50). Der Beginn des ersten Ovulationszyklus p.p. ist von dieser Wechselbeziehung und vom Stillverhalten der Frau abhängig (Tab. 6.2-3). Die

Tab. 6.2-3: Erste Ovulation p.p. bei stillenden und nichtstillenden Frauen (nach Kyank/Schwarz/Frenzel).

Wochen p.p.	1. Ovulation stillender Frauen	1. Ovulation nichtstillender Frauen
bis 6 Wochen	5%	15%
bis 12 Wochen	25%	40%
bis 24 Wochen	65%	75%

Ovarien können ihre Funktion 4–6 Wochen p.p. wieder aufnehmen, so daß die erste ovulatorische Blutung frühestens 6 Wochen p.p. auftritt.

Die erste Blutung p.p. kann auch eine anovulatorische Blutung sein, d. h. es hat kein Eisprung stattgefunden. Das Endometrium (Gebärmutterschleimhaut) wird zwar aufgebaut, durch relativen Östrogenmangel kommt es jedoch zur Abbruchblutung.

Haben Frauen während der ganzen Stillzeit keine Blutung, spricht man von *Laktationsamenorrhoe*.

Diese Form der Amenorrhoe (Ausbleiben der Regelblutung) ist durch Hyperprolaktinämie (vermehrte Prolaktinausschüttung beim Stillen) induziert. Erst wenn die Stillintervalle vergrößert werden und weniger Prolaktin im Blut ist, nimmt das Ovar seine Tätigkeit wieder auf.

Die *Fertilität* (Fruchtbarkeit) ist im Wochenbett für 3–6 Wochen herabgesetzt (differierende Literaturangaben). Abhängig von der Stilldauer (15 Min.) und der Stillfrequenz (5–6/Tag) besteht ein relativer Schutz vor einer erneuten Schwangerschaft. Da der erste Eisprung meist unbemerkt vor der ersten Menstruationsblutung stattfindet, kann eine Wöchnerin schon vor der ersten Regelblutung wieder schwanger werden.

Bei der notwendigen Kontrazeptionsberatung im klinischen sowie häuslichen Wochenbett sollte betont werden, daß Stillen allein kein sicherer Verhütungsschutz ist.

6.2.7 Weitere Beratungen

- **Stationsablauf.** Die Vorstellung der Räume wie z. B. Bad mit WC/Bidet, Stillzimmer, Aufenthaltsräume, Dienst- und Sprechzimmer erleichtern der Wöchnerin die Eingewöhnung. Zur Erklärung des Stationsablaufes gehören Essens-, Besuchs- und Sprechzeiten, sowie Visite, Badezeiten des Kindes unter Anleitung einer Hebamme oder Kinderkrankenschwester und Termin der Kinderarztvisite. Diese Informationen machen den Arbeitsablauf transparenter und verbessern die Zusammenarbeit von Personal und Wöchnerin.
- Das **Entlassungsgespräch** sollte nicht kurz vor der Entlassung zwischen Tür und Angel stattfinden, sondern am Tag davor. Die Mutter ist weniger aufgeregt und kann die Informationen besser aufnehmen. Häufig ist das Entlassungsgespräch eine Zusammenfassung und Ergänzung der Beratungen, die während des Aufenthaltes auf der Wochenstation stattgefunden haben. Hierzu gehören:

Haushaltsführung: Hilfe von Familienmitgliedern annehmen (z. B. Einkaufen, Saubermachen), schweres Heben vermeiden, einfache Gerichte kochen, Besucher „einteilen" (wer zu Kaffee und Kuchen kommen will, sollte diesen mitbringen und den Abwasch machen!). Bedürfnisse von Mutter und Kind berücksichtigen, z. B. Ruhe beim Stillen und Schlafpausen am Tage. Bei erhöhter Pflegebedürftigkeit wird von den Krankenkassen eine Haushaltshilfe bezahlt. Der behandelnde Arzt stellt die nötige Bescheinigung aus (s. S. 332).

Körperpflege der Mutter: Täglich einmal duschen, dabei keine oder pH-neutrale Seife benutzen. Creme, Parfum und andere Pflegemittel nach Wunsch, jedoch müssen Brustwarze und Warzenhof ausgespart werden. Intimpflege: Nach Abheilen der Geburtsverletzungen kann gelegentlich ein Tampon benutzt werden, auf häufigen Wechsel ist zu achten.

Geschlechtsverkehr: Es gibt keine zeitliche Einschränkung, wenn man beachtet, daß Rißverletzungen und Episiotomie nach 8–10 Tagen, eine Sectionarbe nach ca. 3 Wochen verheilt sind. Anderslautende Beratungen, z. B. erst nach Versiegen des Wochenflusses, gehen an der Realität vorbei. Der Hinweis auf Verhütungsmittel (s. S. 37) ist selbstverständlich.

Besuch beim Gynäkologen: Abhängig vom Befinden der Mutter wird ein Besuch nach 6–8 Wochen p.p. empfohlen. Eine Inspektion der Brust, vaginale Untersuchung, Gewicht, Blut- und Urinkontrolle schließen das Wochenbett ab. Die Anwendung von Verhütungsmitteln wird besprochen.

Besuch beim Kinderarzt: Er sollte für die Eltern leicht erreichbar sein und Hausbesuche machen. Der Kinderarzt wird spätestens zur U3 (4—6 Wochen p.p.) aufgesucht.

Erster Spaziergang mit dem Kind: Grundsätzlich kann jedes Kind an die frische Luft, wenn es der Jahreszeit entsprechend gekleidet ist. Es muß vor Zugluft und zu starker Sonnenbestrahlung geschützt werden. Volle Kaufhäuser, Hauptverkehrszeiten und große Menschenansammlungen sind für die ersten Spaziergänge nicht geeignet, ebensowenig naßkalte Wetterlage, Smog und starker Frost.

- **Sport**. Während der Zeit der Laktation sollte der Organismus nicht überfordert werden. Nach Wiederaufnahme der Ovarialtätigkeit und damit Einsetzen des hormonellen Regelkreises kann mit einem aufbauenden Trainingsprogramm für Breiten- und Leistungssport begonnen werden. Vor Beginn des Trainings sollten die Rückbildung des Genitales sowie Hb- und Eisenwerte im Blut überprüft werden. Die Milchbildung ist bei Sportlerinnen mit ausgewogener Ernährung und ausreichender Flüssigkeitsaufnahme nicht herabgesetzt, Flüssigkeitsverlust durch Schwitzen wird vom Organismus durch geringere Urinsekretion teilweise ausgeglichen.

6.2.8 Regelmäßige Beobachtungen an Wöchnerin und Neugeborenem

Bei einem Wochenbettbesuch geschehen alle Untersuchungen an Mutter und Kind (Tab. 6.2-4) behutsam und zügig. Sie werden von der Hebamme verständlich erklärt und protokolliert. Abb. 6.2-11 auf S. 298 stellt einen ausgefüllten *Wochenbett-Dokumentationsbogen* bis zum 6. Tag p.p. vor. Neben der *beratenden Tätigkeit* ist die *praktische Anleitung der Wöchnerin* die Hauptaufgabe der Hebamme in der Nachsorge.

Tab. 6.2-4: **Checkliste.** Beim Wochenbettbesuch werden folgende Kontrollen durchgeführt, aus hygienischen Gründen in der der Reihenfolge *„von oben nach unten"*:

Mutter	Kind
• **Allgemeinbefinden:** Wie geht es Ihnen? Temperatur, Puls, Blutdruck • **Brust:** (1) *mit den Augen:* Hautbeschaffenheit der Mamille, Areola, Gefäßzeichnung Farbe, Druckstellen des BH (2) *mit desinfizierten Händen:* Konsistenz im Vergleich zum Vortag Abtasten der Drüsensegmente und Achselhöhlen auf versprengtes Drüsengewebe • **Gebärmutter:** Uterushöhenstand, Konsistenz, Nachwehen, Schmerzen: Kanten- oder Leistenschmerz • **Wochenfluß:** Menge, Farbe, Geruch, Konsistenz • **Geburtsverletzungen:** Schürfungen, Naht oder Riß oder Episiotomie auf Rötung, Schwellung, Adaptation der Wundränder, Hämatome, Hämorrhoiden sowie Pflegezustand • **Beine:** Ödeme, Varizen	• **Gesamteindruck:** Hautfarbe, -spannung, -beschaffenheit u. -veränderungen, Atmung, Temperatur Tonus und Bewegung • **Kopf:** Schädelnähte, Fontanellen Geburtsverletzungen, Geburtsgeschwust Kephalhämatom, VE-Forcepsmarkierungen, MBU-Stellen, Stauungen • **Brustdrüsen:** Rötung, Schwellung, Absonderung • **Nabel:** Farbe, Geruch, Mumifizierungsgrad • **Genitale/Windelbereich:** Hautzustand, Rötung, Wundsein, Mädchen: Ausfluß, Blutung — Junge: Hodenschwellung, Penisrötung • **Fragen an die Mutter:** Ausscheidung von Urin und Stuhl: Farbe, Häufigkeit, Geruch, Konsistenz Schlaf/Wachverhalten, wann, wie, wie lange • **Trinkverhalten:** was wie oft, wie lange, wieviel, Spucken.

Wochenbettbetreuung:

Frau __Elke Schwarz__ geb. __20.6.62__

Errechneter Termin __10.1.95__ Alter __32__ Para __I__ Blutgruppe __O Rh pos__

Schwangerschaftsverlauf __Blutung 9. SSW, sonst komplikationslos__

Geburtsverlauf __11 Std. Dauer, grünliches FW, Spontangeburt__

Entbindungstag __13.1.95__ Zeit __16⁴⁴__ Damm __med. Epi.__ Geschlecht __♂ Simon__

Gewicht __3850 g__ Länge __52__ Kopfumfang __34__ Apgar __9/10/10__ pH __7,29__

Datum	Fr. 14.1.	Sa 15.1.	So 16.1.	Mo 17.1.	Di 18.1.
Tag p.p.	1.	2.	3.	4.	5.
Temp. / Puls	37°/76	36⁸/72	37¹/76	36⁹	36⁸
Blutdruck	100/60	90/60	100/60	/	/
Mammae	weich	wärmer Mamillen gerötet	fest + heiß Mamillen besser	weicher/äußerer Quadrant knotig	nach dem Stillen weich
Uterus	fest 1 Qf ↓ Nb.	2 Qf ↓ Nb	fest 2 Qf ↓ Nb	4 ↓ Nb	3 ↑ Sym.
Lochien	blutig	hellrot	wässrig-rosa	wenig, bräunlich	dito
Stuhl	∅	∅ abends	ja	ja	ja
Damm	leicht geschwollen	unauffällig	heilt gut	dito	dito
Gewicht	3770 g	3720 g	3700 g	3720 g	3770 g
Trinkmenge	oft angelegt abends 15 ml Tee	7x angelegt 40 ml Tee	170 mL MM ∅ Tee	Stillt voll	dito
Erbrechen	spuckt viel	besser	∅	∅	∅
Stuhl	Mekonium ++	Übergangsstuhl	grün-gelb	dito	dito
Nabel	trocken	trocken	dito	mumifiziert	fast ab
Haut + Bilirubin	rosig	rosig, trocken z.Tl. gerötet	rosig, leicht ikterisch	ikterisch Bili 12,3	weniger gelb trocken
Besonderes + Beratung	Stillanleitung Intimhygiene Eispack für Epischwellung	Traubenzucker für Mamillen evtl. Mandelöl zur Sgl.-Haut-Pflege	Kühle Brustwickel nach Stillen Baby-blues erklärt	Stillposition „Rückengriff" Warme Brustauflage vorm Stillen Info Milchstau	Ernährung im Wo-Bett Sgl. Pflege

Abb. 6.2-11: Dokumentationsbogen (Muster) für die Wochenbettbetreuung von Mutter und Kind

6.3 Stillen und Muttermilchernährung

Jule Friedrich

Seit Menschengedenken ist Stillen das erfolgreichste Mittel, um das Überleben und die Bedürfnisse des Säuglings zu sichern. Dennoch war und ist das Stillen zahlreichen *sozialen, religiösen* und *medizinischen* Einflüssen unterworfen. So durften Neugeborene im Mittelalter erst nach der Taufe das erste Mal an der Brust saugen, weil man fürchtete, daß das Kind die „Sünden" der Mutter mit aufnehmen würde. Es gab Tierammen, Ziegen oder Esel, wenn die Mutter nicht selbst stillen wollte oder konnte und keine menschliche Amme zur Verfügung stand. Im 18. Jahrhundert war das *Ammenwesen* vor allem in Frankreich so weit verbreitet, daß nur noch wenige Kinder der Ober- und Mittelschicht von der eigenen Mutter genährt wurden.

Mit der Entwicklung *künstlicher Säuglingsnahrung* gegen Ende des letzten Jahrhunderts nahm die Stillhäufigkeit rapide ab. Obwohl auch damals wie in den Jahrhunderten zuvor der Wert von Muttermilch bekannt war und nichtgestillte Kinder doppelt so häufig starben wie gestillte.

Die Existenz der Flaschennahrung ist nicht die einzige Ursache für den Rückgang des Stillens hierzulande. Die mit der *Institutionalisierung der Geburtshilfe* einhergegangene *Trennung von Mutter und Neugeborenem* sowie das *Stillen in regelmäßigen Zeitabständen* haben dazu ebenfalls beigetragen. Aggressive Vermarktungsstrategien der Babynahrungsmittelhersteller führten in den Ländern der Dritten Welt zur Substitution von Muttermilch durch Ersatznahrung und damit zu einer so hohen Säuglingssterblichkeit, daß die Weltgesundheitsorganisation (WHO) 1981 den „Internationalen Kodex zur Vermarktung von Muttermilchersatzprodukten" verabschiedete, der den Herstellern vor allem *Werbung für Kunstmilch* und Geschenke für Mütter und Gesundheitspersonal *verbietet*.

Deutschland hat diesen Kodex noch nicht ratifiziert, muß aber abgeschwächte EG-Richtlinien bis 1994 in nationales Recht umwandeln.

6.3.1 Bedeutung des Stillens für Mutter und Kind

Das Stillen bietet viele ernährungsphysiologische, entwicklungspsychologische, immunologische, antiallergische, kontrazeptive, ökonomische und ökologische Vorteile. Sie sind in zahlreichen Studien in den letzten Jahren erforscht worden, die in wissenschaftlicher Literatur und Ratgebern veröffentlicht wurden. Das Wissen um die Bedeutung des Stillens führt jedoch nicht dazu, daß Säuglinge **4–6 Monate** voll gestillt werden, wie es von WHO, Deutscher Gesellschaft für Kinderheilkunde und vielen anderen empfohlen wird.

Vielmehr stillen nach 3 Monaten nur noch etwa 25% der Frauen, obwohl fast alle damit beginnen und auch vorhaben, lange zu stillen.

Die Gründe, die zu vorzeitigem Teil- oder Abstillen führen, sind komplex. Durch Aufklärungsarbeit in Geburtsvorbereitungskursen, durch Unterstützung des ersten Stillens im Kreißsaal, ganzheitlicher Betreuung auf den Wochenstationen, sowie in der häuslichen Nachsorge können Hebammen einen wichtigen Beitrag zur Stillförderung leisten.

Stillen ist eine Kombination aus **Instinkten, Reflexen** und **Lernen**. Sind Mutter und Kind nicht sediert und läßt man sie nach der Geburt ungestört zusammen, nimmt jede Mutter ihr Neugeborenes in die Arme und jedes Neugeborene findet instinktiv innerhalb der ersten Stunde die Brust. Milchbildung und -ausschüttung unterliegen einer reflektorischen Steuerung, ebenso wie das Suchen, Saugen und Schlucken des Kindes.

Stillen ist wie *tanzen* lernen; wichtig sind Körperkontakt, die Liebe zueinander und den gemeinsamen Rhythmus finden. Am Anfang sind beide manchmal noch unbeholfen, doch wenn sie die Schritte können, werden sie eine Einheit.

Eine solche Einheit (Symbiose) während des Stillens zu erleben, ist für Mutter und Kind gleichermaßen befriedigend. Dabei muß jedes Mutter-Kind-Paar eine *individuelle Stillbeziehung* entwickeln. Die Frau gibt dem Kind die bestmögliche Nahrung, fühlt sich ihm nah und verbunden und erlebt dabei ihre Fähigkeit, unmittelbar die Bedürfnisse des Säuglings zu befriedigen. Sie fühlt sich kompetent und potent, wenn ihr Nachwuchs wächst und gedeiht und mit einem Ausdruck satter Zufriedenheit von der Brust „abfällt". Endorphine, die beim Stillen ausgeschüttet werden, bewirken eine psychische Ausgeglichenheit, die das Familienleben positiv beeinflußt.

Das Zustandekommen einer erfolgreichen Stillbeziehung ist von vielen *psychischen* und *äußeren* Faktoren abhängig und damit auch anfällig für Störungen.

> Auf die Disposition, die eine Frau mitbringt wie Bindungsfähigkeit, Körperbild, vorangegangene Stillerfahrungen usw. hat das Betreuungspersonal keinen Einfluß.

Sensibilität und Beobachtungsvermögen seitens des Personals sind nötig, um Hindernisse zu erkennen, die oft trotz großer Anstrengungen und verbalem Stillwillen zum Scheitern führen.

> Das Verhalten und die positive Einstellung des medizinischen Personals sowie der sozialen Umgebung der Frau (vorrangig Kindsvater und Großeltern) ist entscheidend für den **Stillerfolg**:
> - Förderung des ersten Anlegens im Kreißsaal
> - Möglichkeit und Befürwortung von 24 Stunden Rooming in
> - Übereinstimmende Ratschläge von Hebammen, Kinderkrankenschwestern und Ärzten (z. B. bei Stillkrisen)
> - Gute emotionale und praktische Unterstützung in der Wochenbettzeit.

Wenn die Bedingungen in den ersten Stunden und Tagen für das Stillen förderlich sind, kann auch eine ambivalent eingestellte Frau anfängliche Schwierigkeiten überwinden.

Ein Kind, das ein halbes Jahr voll gestillt wird, hat in dieser Zeit etwa *400–600 Stunden Hautkontakt* mit der Mutter. Damit wird eine frühe Mutter-Kind-Bindung gefördert, die so außerordentlich wichtig ist zur Entwicklung von *Urvertrauen und Sicherheit*. Die oralen Bedürfnisse des Kindes werden durch das Stillen ebenso befriedigt wie das Bedürfnis der Mutter, ihrem Kind Zärtlichkeit und körperliche Wärme zu geben. Neben diesen entwicklungspsychologischen Vorteilen hat Stillen auch *gesundheitsfördernde* und *prophylaktische* Wirkungen.

- **Vorteile für die Mutter.** Stillen ist billig und praktisch. Die Milch ist jederzeit in richtiger Zusammensetzung und Temperatur verfügbar. Durch das Saugen wird Oxytocin ausgeschüttet (s. S. 291), regelmäßiges Stillen begünstigt die Uterusinvolution. Das Risiko, an Brustkrebs zu erkranken, reduziert sich mit jedem Monat, den eine Frau stillt.

Seltenere Ovarial- und Zervixkrebsraten werden bei länger stillenden Frauen ebenfalls beschrieben.

- **Vorteile für das Kind.** Gestillte Kinder werden deutlich weniger krank. Schon in den ersten Tagen zeigt sich dies in bezug auf den Neugeborenenikterus. Das Kolostrum hat eine stark abführende Wirkung, dadurch wird Mekonium schneller ausgeschieden. Erhält das Kind zusätzlich Tee oder Glukoselösung, wird der Bedarf an Vormilch eingeschränkt und damit die Darmtätigkeit. Das nachgeburtlich anfallende Bilirubin wird langsamer ausgeschieden und die Gefahr der Rückresorption ist gegeben.

Das Saugen an der Brust ist ein differenzierter Vorgang, der sich positiv auf die *Kieferentwicklung* und *Zahnstellung* auswirkt.

Das IgA (s. S. 294), das den Magen ungespalten passiert und die kindliche Darmwand auskleidet, hat 2 Aufgaben: *Infektabwehr* und *Allergieprophylaxe*. Der Schutzfilm auf der Darmoberfläche setzt sich aus Abwehrstoffen zusammen, die die Mutter im Laufe ihres Lebens gebildet hat.

Während der Schwangerschaft wandern Lymphozyten (weiße Blutzellen, die im mütterlichen Darm Abwehrstoffe gegen Krankheitserreger gebildet haben) in die Brustdrüse und gehen, zusammen mit Makrophagen (Freßzellen) in die Milch über.

Die **erhebliche Zunahme von Allergien** macht eine genaue Anamnese in der Schwangerschaft erforderlich, um Kinder aus Atopikerfamilien (Atopie, gr., Ungewöhnlichkeit, Überempfindlichkeit) vor einer frühen Sensibilisierung mit Kuhmilcheiweiß zu schützen. Ausschließliches Stillen, ohne jede Zufütterung in den ersten 6 Monaten, sowie allergenarme Ernährung der Mutter sind keine Garantien, aber der größtmögliche Schutz vor einer allergischen Erkrankung des Kindes.

Mittelohrentzündungen, Darm- und Atemwegsinfektionen treten bei gestillten Kindern signifikant weniger auf. Der Infektionsschutz der Muttermilch hält über die Stillzeit hinaus an.

Neuere Untersuchungen haben ergeben, daß langkettige ungesättigte Fettsäuren in der Muttermilch für die **neurologische Entwicklung**, besonders bei Frühgeborenen, von Bedeutung sind.

Die Vorteile des Stillens für die Umwelt liegen in der Vermeidung von Abfall und Energieverbrauch.

6.3.2 Stilltechniken, Stillpositionen

Stilltechniken

Korrektes Anlegen und die *richtige Stillposition* spielen eine wichtige Rolle, um das Stillen erfolgreich zu beginnen, aufrechtzuerhalten und wunde Brustwarzen zu vermeiden. Ein gesundes Neugeborenes kennt die richtige Saugtechnik, wenn es nach der Geburt ununterbrochen auf dem Bauch der Mutter liegen kann, bis es bei den ersten Suchreflexen angelegt wird. Die U 1 kann auf dem Bauch der Mutter erfolgen, wiegen und messen sollte erst nach dem ersten Saugen stattfinden. Routinemäßiges Absaugen von Mund und Nase verändern das kindliche Verhalten und können zu einem gestörten Saugverhalten führen.

Grundregeln für das Anlegen in *jeder Stillposition* sind:

- Eine bequeme Haltung, unterstützt von Kissen, fördert die Entspannung und verhindert, daß das Kind von der Brustwarze abrutscht.
- Das kindliche Köpfchen möglichst nicht mit der Hand berühren, da dies den Suchreflex stören kann.
- Den Körper des Kindes der Mutter voll zuwenden (Bauch an Bauch), Ohr, Schulter und Hüfte sollen eine Linie bilden, ein zur Seite gedrehter Kopf oder abgewinkelter Hals erschweren das Schlucken.
- Das Baby zur Brust bringen, nicht die Brust zum Baby, da die Brust „angewachsen" ist.
- Mit der *Brustwarze die Mundregion des Babys streicheln* und warten, bis es den Mund weit aufmacht. Dann mit einer schnellen Armbewegung das Kind an die Brust ziehen und darauf achten, daß die Brustwarze und ein guter Teil des Warzenhofes (je nach Größe) in die Mundhöhle gelangen.
- Die Brust wird mit *4 Fingern* von unten gestützt, der Daumen liegt locker oben auf, ohne die Milchkanäle abzudrücken. Die Finger dürfen nicht zu nah am Warzenhof liegen (Abb. 6.3-1). In der Regel bekommt das Kind so genügend Luft, falls nicht, muß der Po noch dichter an den Körper der Mutter herangezogen werden.
- Wenn das Kind richtig angelegt ist, liegt die *Brustwarze am Übergang vom harten zum weichen Gaumen*, die Milchseen liegen zwischen Oberkiefer und der über dem Unterkiefer liegenden Zunge. Die Lippen stülpen sich um den Warzenhof.

Bei längerem Saugen entstehen *Milchbläschen auf den Lippen*, die weißlich aussehen, dem Kind aber keine Beschwerden machen. Im Mundwinkel ist oft der Zungenrand zu sehen.

Das Kind bildet im Mund ein *Vakuum*, es saugt sich richtig fest. Soll es von der Brust abgenommen werden, darf die Mamille nicht einfach herausgezogen werden, sondern das Vakuum muß mit Hilfe eines Fingers im Mundwinkel gelöst werden (Abb. 6.3-2).

Die Form der Brustwarze ist nicht entscheidend für den Stillerfolg. Wichtig ist, daß an der Warze keine Reibung entsteht, die zu wunden Brustwarzen führt. Bevor die Mamillen wund werden, tun sie weh. Schmerzen sind immer ein Warnsignal und zeigen der Mutter, daß ihr Kind nicht korrekt angelegt ist (s. Abb. 6.3-1). Sie sollte dann das Kind von der Brust lösen und neu beginnen.

Stillpositionen

Stillen im Liegen, seitlich (Abb. 6.3-3). In den ersten Wochenbettagen, nachts und wenn sich die Mutter ein wenig ausruhen will, ist das Stillen im Liegen zu empfehlen. Dabei liegen Mutter und Kind auf der Seite, Bauch an Bauch, so daß der kindliche Mund auf der Höhe der Brustwarze ist. Arm und Schulter der Mutter liegen flach auf der Unterlage, nur der Kopf wird von einem Kissen gestützt. Das Kind kann mit einer Rolle im Rücken gehalten werden.

Abb. 6.3-1: a. *richtig*: Das Kind umfaßt mit den Lippen den Warzenvorhof, die Hand stützt die Brust, b. *falsch*: Das Kind hat nur die Warze im Mund zwischen den harten Zahnleisten. Es drückt die Milchkanäle zu, die Warze wird beschädigt

Abb. 6.3-3: Stillen im Liegen auf der Seite

Stillen im Sitzen (Abb. 6.3-4). Der „Wiegengriff" ist die übliche, auf vielen Bildern zu sehende Position. Der kindliche Kopf liegt in der Armbeuge, mehr zum Oberarm hin, die Hand stützt den Po. Das Kind ist mit dem Bauch der Mutter zugewandt und hat dadurch guten Körperkontakt. Der Arm der Mutter wird durch Kissen oder Armlehne gestützt, eine Fußbank trägt zur entspannten Haltung bei.

Rückengriff im Sitzen (Abb. 6.3-5). Das Kind liegt unter dem Arm der Mutter, Hüfte an Hüfte, durch Kissen gestützt. Zum Anlegen beugt sich die Mutter vor, saugt das Kind, kann

Abb. 6.3-2: Abnehmen des Kindes von der Brust: Vakuum wird mit Hilfe eines Fingers gelöst

Abb. 6.3-4: Stillen im Sitzen mit Wiegegriff

Abb. 6.3-5: Stillen im Sitzen mit Rückengriff

sie sich zurücklehnen. Diese Position ist Frauen mit großen Brüsten, nach einem Kaiserschnitt, wenn die Bauchnarbe empfindlich ist, zu empfehlen, und um die äußeren, unteren Bereiche der Brust gut zu entleeren.

Stillen in Rückenlage (Abb. 6.3-6). Direkt nach der Geburt, während der Versorgung des Dammes und in den ersten Tagen nach einer Sectio,
wenn die Wöchnerin sich nicht drehen kann, liegt das Kind quer über dem Bauch, der Oberkörper der Mutter wird von Kissen gestützt leicht aufgerichtet.

6.3.4 Stillprobleme

Dorothea Tegethoff

Stillprobleme treten oft zu Beginn der Stillzeit auf und können eine unsichere Frau rasch entmutigen. Schon in der Schwangerenberatung müssen mögliche Stillprobleme und ihre Vorbeugung besprochen werden.

Probleme bei der Mutter

- Der **Milcheinschuß** tritt um den 3. Wochenbettag auf. Durch starke Durchblutung und vermehrt einsetzende Milchproduktion schwellen die Brüste an. Sie können schmerzen und stark gespannt sein. Folge: Der Milchflußreflex (MFR) kommt nur schwer in Gang. Er kann

Abb. 6.3-6: Stillen in Rückenlage

durch Wärme (Rotlicht, heiße Kompressen usw.) oder Brustmassage ausgelöst bzw. unterstützt werden. Auch eine entspannte, stillfreundliche Atmosphäre fördert den MFR (s. S. 291). Ruhe für die Wöchnerin und regelmäßiges Anlegen sind wichtig. Die Brüste können durch sanftes Ausstreichen entlastet werden. Nach dem Anlegen wird die Brust mit Quarkwickeln oder Eisbeuteln gekühlt (s. S. 316). Die Beschwerden dauern selten länger als 24 Stunden.

> Die beste Vorbeugung ist *regelmäßiges Anlegen* in den ersten Lebenstagen.

Hat eine Frau nach den ersten Tagen *zuviel Milch*, wird diese durch nur einseitiges Anlegen des Kindes reduziert. Zusätzlich kann die Mutter ihre Trinkmenge einschränken und *Salbeitee* trinken, der die Milchbildung hemmt.

- Das Auslaufen der Milch, **Galaktorrhoe**, wird durch einen leicht auslösbaren MFR verursacht. Die Milch fließt z. B. bereits, wenn die Mutter nur an ihr Kind denkt. Vorsichtiger Druck mit dem Handballen auf die Mamille kann den Milchfluß stoppen. Benutzung und häufiger Wechsel von Stilleinlagen sind aus hygienischen Gründen wichtig, die Mamillen sollen trocken gehalten werden.

Meist tritt die Galaktorrhoe nur in den ersten Wochen der Stillzeit auf.

- Beim **Milchstau** ist der Abfluß aus den Brüsten oder aus einzelnen Milchgängen behindert, wobei *klassische Entzündungszeichen* auftreten: Beide Brüste können hart und druckschmerzhaft sein, oder es treten umgrenzte rote Flecken auf, unter denen Knoten, also gestaute Milchgänge, zu tasten sind. Eine Frau mit Milchstau hat grippeähnliche Allgemeinsymptome wie Fieber und fühlt sich abgeschlagen.

Ursache ist meist eine Störung des MFR durch psychische Faktoren wie Angst oder Anspannung. Auch mechanische Behinderungen (eng sitzender BH, ungünstige Stillhaltung) können einen Stau auslösen. Hat eine Frau mehr Milch, als das Kind trinkt, kann dies ebenfalls zu einem Milchstau führen.

Behandlung. Die Mutter soll Bettruhe einhalten und die Brust regelmäßig durch Anlegen des Kindes entleeren. Vor dem Stillen wird der MFR durch *Wärme, Massage* oder (im Extremfall) Oxytocin-Nasenspray ausgelöst, einzelne gestaute Milchgänge können beim Stillen ausgestrichen werden. Da jeweils die Seite der Brust am besten entleert wird, an der der Unterkiefer des Kindes „melkt", sind wechselnde Stillpositionen sinnvoll (Abb. 6.3-7, s. 6.3-3,4,5,6). Nach dem Stillen wird die betroffene Stelle gekühlt.

a   b

Abb. 6.3-7: Wechselnde Stillpositionen beim Milchstau: a. Stillen im Liegen, das Kind liegt vor dem Gesicht der Mutter, b. Stillen im Vier-Füßler-Stand, das Kind liegt unter dem Gesicht der Mutter, hier hilft zusätzlich die Schwerkraft, die Milch zum Fließen zu bringen

Pumpen ist nicht günstig, die Brust kann durch Ausstreichen entlastet werden.

Bei frühzeitiger und konsequenter Behandlung dauert der Milchstau nicht länger als 1–2 Tage. Prolaktinhemmer oder Antibiotika sind nicht erforderlich. Jeder Milchstau kann in eine *Mastitis* übergehen. Es ist nicht einfach, das eine vom anderen abzugrenzen. Eine Faustregel lautet: Klingen die Symptome trotz Therapie nicht innerhalb von 24 Stunden deutlich ab, muß eine *infektiöse Mastitis* angenommen werden (s. S. 314).

Damit diese Komplikation vermieden wird, sollte jede stillende Mutter in der Lage sein, einen Milchstau sofort zu erkennen und erste Maßnahmen zu ergreifen, bis sie ihre Hebamme zuziehen kann.

- **Milchmangel** (selten). Viele Frauen haben Angst, zuwenig Milch zu haben. Durch mangelnde Stillinformation deuten sie z. B. das Weichwerden der Brüste nach dem Milcheinschuß als Versiegen der Milch oder häufige Stillmahlzeiten als „Hungern" des Kindes. „Zuwenig Milch" kann auch die Schutzbehauptung einer Mutter sein, die eigentlich nicht stillen will.

Anzeichen für einen echten Milchmangel sind indes:

- *Gewichtsabnahme* des Neugeborenen um mehr als 10% seines Geburtsgewichtes, Gewichtsverlust nach dem 6. Lebenstag, schleppende oder fehlende Gewichtszunahme beim Säugling,
- *weniger als 5 nasse Windeln* am Tag, konzentrierter Urin, schlaffer Tonus, schlechter Hautturgor,
- wenige und kurze Stillmahlzeiten.

Behandlung. Ist die Gewichtsentwicklung des Kindes noch akzeptabel, kann auf Zufüttern zunächst verzichtet werden. Die **Milchmenge wird gesteigert**, indem das Kind häufiger, z. B. zweistündlich angelegt wird. Gegebenenfalls wird das Kind auch nachts zum Trinken geweckt. Für die Stillmahlzeiten soll sich die Mutter Ruhe und Zeit nehmen. Beim Stillen wird die Brust öfter gewechselt, so daß der Milchflußreflex optimal ausgenutzt wird. Wenn das Kind nicht so häufig trinken will, kann die Mutter zusätzlich pumpen. Um das Stillen möglichst wenig zu stören, füttert sie die abgepumpte Milch am besten mit einem Brusternährungsset (s. S. 307). Sie muß mindestens 2 l am Tag trinken, z. B. Milchbildungstee aus Fenchel, Kümmel, Anis und Brennessel.

Gedeiht der Säugling dennoch schlecht, muß in Absprache mit der Kinderärztin zugefüttert werden. Bevor die Hebamme einer Mutter zu künstlicher Säuglingsnahrung und Abstillen rät, müssen alle Vor- und Nachteile abgewogen und mit den Eltern besprochen werden.

- **Wunde Brustwarzen** werden meist durch falsches Anlegen verursacht. Die sehr schmerzhaften Rhagaden (kleinste Einrisse in der Haut) entstehen am Übergang von der Mamille zur Areola oder an der Spitze der Brustwarze. Die Schmerzen können den *MFR hemmen* und einen *Milchstau* zur Folge haben. Außerdem können durch die Wunden Keime eindringen, die eine *Mastitis* verursachen.

Behandlung. Die wichtigste Maßnahme ist eine richtige Technik beim Anlegen. Zur Linderung der Schmerzen wird das Kind zuerst an die weniger betroffene Seite angelegt und die andere Brustwarze mit einem Eiswürfel „vereist". Um langes Ansaugen des Kindes zu vermeiden, kann der MFR schon vor dem Anlegen ausgelöst werden.

Damit die Brustwarzen zügig abheilen, müssen sie durch häufiges Wechseln der Stilleinlagen trocken gehalten werden. Viele Frauen finden Baumwolltaschentücher oder Einlagen aus Wolle und Seide angenehmer als Zellstoffeinlagen. Wird die Mamille mit *Traubenzuckerpulver* bestäubt oder mit *Johanniskrautöl* abgetupft, unterstützt das die Heilung; beides kann auch vorbeugend angewandt werden, ebenso wie das „Lufttrocknen" der Brustwarzen nach dem Stillen.

Brusthütchen sollten nur im Notfall verwendet werden.

Werden die Brustwarzen später in der Stillzeit wund, so handelt es sich oft um *Soor* (Pilzinfektion durch Candida albicans). Die Mamillen der Mutter und die Mundhöhle des Kindes können (im Einvernehmen mit dem Kinderarzt) mit Natron, Myrrhen- oder Ratanhiatinktur behandelt werden.

- **Flach- oder Hohlwarzen** müssen in der Schwangerenvorsorge erkannt und behandelt werden. Durch Tragen von Brustschilden können die Brustwarzen hervorgeholt werden (s. Abb. 6.3-8). In der Stillzeit wird die Warzenerektion durch Kältereiz oder Anpumpen vor dem Anlegen unterstützt.

Probleme beim Kind

- Ein „hausgemachtes" Stillproblem bei vielen Kindern ist die **Saugverwirrung**. Sie kann durch *Flaschenfütterung* und durch Benutzung von *Saughütchen* ausgelöst werden.

An der Brust sind differenzierte Saug-, Kau- und Schluckbewegungen erforderlich. Einmal an den Gummisauger gewöhnt, verlernen manche Kinder das Trinken an der Brust, sie sind dann beim Anlegen unwillig und wehren sich. Die Mutter braucht viel Geduld und starke Nerven, um ihr Kind wieder an das Stillen zu gewöhnen. Nicht immer gelingt das, manche Frauen stillen darum vorzeitig ab.

- Die sog. **Trinkfaulheit** mancher Kinder ist meist auf unangemessene Behandlung zurückzuführen. Vorgeschriebene Stillzeiten und Zufütterung verderben dem Säugling den Appetit.

Rooming in und Stillen nach Bedarf des Kindes ist hier die Lösung.

Neugeborene mit **starker Gelbsucht** sind häufig zu müde und schläfrig, um zu trinken. Da sie besonders auf Flüssigkeits- und Kalorienzufuhr angewiesen sind, müssen sie häufig angelegt werden. Um dem Kind das Trinken an der Brust zu erleichtern, kann der MFR schon vor dem Stillen ausgelöst werden.

6.3.5 Hilfsmittel beim Stillen

Die verschiedenen Hilfsmittel beim Stillen sind von unterschiedlichem Nutzen. Die Hebamme muß die stillende Mutter über Anwendung, Vor- und Nachteile beraten.

Brustschilde (Warzenformer)

Brustschilde bestehen aus 2 gewölbten Halbschalen, die miteinander verschraubt werden (Abb. 6.3-8). Die untere Halbschale hat ein großes Loch für die Brustwarze, die obere oft mehrere kleine Löcher zur besseren Luftzirkulation.

Indikationen: Zur *Behandlung von Flach- und Hohlwarzen* werden sie in der Schwangerschaft im BH getragen, zunächst nur minutenweise, später bis zu 8

a   **b**

Abb. 6.3-8: Hohlwarzen und Behandlung mit Brustschilden: a. Die rechte Brustwarze ist unauffällig, die linke eine Hohlwarze, b. bei der selben Frau stellt sich die zuvor eingezogene Warze beim Aufsetzen des Brustschilds

Stunden täglich (z. B. über Nacht). Brustschilde richten die Brustwarze durch Druck auf den Warzenhof auf, deswegen dürfen sie in der Stillzeit nur einige Minuten vor dem Anlegen getragen werden. Längeres Tragen kann einen Milchstau verursachen.

Schutz für die Brustwarze bei Wundsein oder *Auffangen auslaufender Milch*. Die so gesammelte Milch ist nicht zum Verfüttern geeignet. Diese beiden Indikationen sind umstritten, da der Nutzen der Brustschilde oft geringer ist als der Schaden, den sie anrichten (**Milchstau, Verstärken der Galaktorrhoe**).

Brusternährungsset/Stillhilfe

Indikation: schwaches Kind, Mutter hat keine oder zuwenig Milch, z. B. kann ein Frühgeborenes oder sogar ein Adoptivkind so gestillt werden.

Die Stillhilfe besteht aus einer Flasche, die der Mutter um den Hals gehängt wird, und dünnen Schläuchen, die von der Flasche zur Brust reichen. Hier werden sie mit Pflaster so aufgeklebt, daß die Schlauchenden die Brustwarze leicht überragen. Saugt das Kind an der Brust, bekommt es über das Schlauchende die Milch aus der Flasche. Stillen und Zufüttern geschehen also gleichzeitig. Wird das Kind kräftiger bzw. hat die Mutter mehr Milch, kann die Zusatzfütterung durch Abklemmen der Schläuche reduziert werden. Der Einsatz einer Stillhilfe erfordert viel Geduld und eine hohe Motivation der Mutter.

Milchpumpen

Indikation: Kind kann nicht angelegt werden, z. B. bei Verlegung in eine Kinderklinik. Milchpumpen setzen die Laktation in Gang bzw. erhalten sie.

Bei Handpumpen unterscheidet man *Ballon-* und *Kolbenpumpen*.

Die Handhabung von Ballonpumpen kann anstrengend sein, ihr Vakuum ist nicht sehr gut zu dosieren.

Einfacher anzuwenden sind Kolbenpumpen, sie sind außerdem leichter zu reinigen. Einige haben eine angeschraubte Trinkflasche, in die die Milch abfließt. Sie muß dann nicht über den unsterilen Ansaugtrichter abgegossen werden.

Muß die Frau über längere Zeit abpumpen, empfiehlt sich die Verwendung einer elektrischen Pumpe. Das Vakuum wird durch das Gerät auf- und abgebaut. Bei den meisten Pumpen kann die Saugstärke reguliert werden.

Einige Übung erfordert das gleichzeitige Abpumpen beider Brüste. Hierfür gibt es *Doppelpumpsysteme*. Der Vorteil dieser Methode liegt in der Zeitersparnis und der Erzeugung besonders hoher Prolaktinspiegel durch die beidseitige Stimulation.

Stillhütchen/Brusthütchen

Indikation: Schutz oder Schmerzlinderung bei wunden Brustwarzen, gelegentlich auch Hilfe zum Anlegen bei Flach- und Hohlwarzen. Sie sind geeignet, *kurzfristig Krisensituationen* beim Stillen zu *überbrücken*.

Stillhütchen bestehen aus Silikon, Latex oder Glas mit einem Gummisauger. Die „Krempe" des Hütchens wird auf die angefeuchtete Brust aufgesetzt, so daß die Brustwarze beim Ansaugen in die gelochte Spitze gezogen wird. Das Hütchen muß auf der Mitte der Mamille sitzen, damit es nicht scheuert.

Nachteile: Die Milch kann zurückgehen, weil die Hütchen den Hautkontakt und damit die Stimulation der Mamille verringern; das Kind kann eine Saugverwirrung bekommen und die Brust ohne Hütchen ganz ablehnen. Es muß dann mühsam wieder umgewöhnt werden (Latexhütchen können mm-weise zurückgeschnitten werden).

Saughütchen müssen nach jedem Gebrauch gereinigt und sterilisiert (z. B. ausgekocht) werden, andernfalls können sie Infektionen an den wunden Brustwarzen begünstigen.

6.3.6 Besondere Stillsituationen

In den folgenden Situationen haben Mutter und Kind durch spezielle Umstände körperliche und seelische Probleme zu überwinden. Die Erfordernisse des Kindes und die der Mutter müssen gegeneinander abgewogen werden. Volles Stillen ist wünschenswert, aber auch jeder Teilerfolg verdient Anerkennung.

Kaiserschnitt

Mütter nach einem Kaiserschnitt können ebenso stillen wie Frauen nach einer Spontangeburt. Stillprobleme werden durch spätes Anlegen des Kindes oder gar Trennung von Mutter und Kind sowie durch fehlende praktische und psychische Unterstützung der Mutter verursacht. Das „Kaiserschnitt-Kind" kann und soll angelegt werden, sobald die Mutter nach der Op. wach ist, dies gilt unabhängig von der Art der Narkose.

> Wegen der Bauchwunde ist Stillen im Liegen günstig (s. Abb. 6.3-6).

Die Mutter bedarf in den ersten Tagen der Hilfe beim Anlegen, das Stillen muß ihr so bequem und einfach wie möglich gemacht werden. Neben der Hebamme spielt der Vater des Kindes eine wichtige Rolle, ist er anwesend, kann schon frühzeitig mit Rooming in begonnen werden. Frühe Mobilisierung ist günstig für den Stillerfolg. Ein geglückter Beginn der Stillzeit hilft der Mutter, eine mögliche Enttäuschung über die Kaiserschnittentbindung zu überwinden.

Frühgeburt

Je kleiner und unreifer ein Frühgeborenes ist, desto problematischer ist das Stillen. Die erforderliche Intensivbehandlung und die Trinkschwäche machen das Anlegen oft unmöglich. Die Mutter kann zunächst nur abpumpen. Die Muttermilch soll dem Frühgeborenen gefüttert werden, denn sie ist den Bedürfnissen des Babys angepaßt; es profitiert besonders vom guten Infektionsschutz der Muttermilch. Der Übergang von Pumpen und Flaschenfütterung zum Stillen ist schwierig, ein Brusternährungsset kann helfen. Auch die Unterstützung des MFR ist für das saugschwache Kind eine Hilfe. Damit Frühgeborene sich an der Brust nicht verschlucken, werden sie in möglichst *aufrechter Haltung* angelegt. Mutter und Kind kommen leichter miteinander zurecht, wenn ihnen die *„Känguruhmethode"* (s. S. 361) ermöglicht wird, was bisher nur in wenigen Kinderkliniken der Fall ist.

Mehrlinge

Beim Stillen von Zwillingen treffen oft die zuvor genannten Situationen zusammen. Mit jedem weiteren Mehrling wird die Situation schwieriger. Eine ausreichende Milchproduktion für 2 oder mehr Kinder ist grundsätzlich möglich.

Oft kann zunächst nur ein Zwilling angelegt werden, das andere (trinkschwächere) Kind wird durch Abpumpen und Flaschen- bzw. Sondenfütterung versorgt. Solange nicht beide Kinder voll gestillt werden, muß eine praktikable und „gerechte" Zwischenlösung gefunden werden. Werden beide Kinder angelegt, entscheidet die Mutter zwischen getrenntem und gleichzeitigem Stillen. Getrenntes Stillen ermöglicht der Mutter intensivere Zuwendung zum einzelnen Kind. Gleichzeitiges Anlegen beider Kinder ist praktisch schwieriger durchzuführen, fördert aber die Milchbildung besonders gut (hoher Prolaktinspiegel!) und spart, wenn eine gewisse Routine gewonnen ist, viel Zeit (z. B. beide Kinder im „Rückengriff", s. Abb. 6.3-5).

Behindertes Kind

Besonderheiten beim Stillen eines behinderten Kindes sind die manchmal erforderliche Trennung von Mutter und Kind, der Schock, den die Eltern erleben und die Unsicherheit der betreuenden Personen. Die Eltern benötigen eine Beratung, die dem Einzelfall gerecht wird.

- **Lippen-Kiefer-Gaumen-Spalte**: Entscheidend für den Stillerfolg sind Ausprägung der Spalte und Behandlung. *Lippenspalten* sind kein Stillhindernis. Eine *Gaumenspalte* kann mit einer

Trinkplatte abgedeckt werden, die ein erfahrener Kieferchirurg anpaßt.

Informationen dazu gibt die „Wolfgang-Rosenthal-Gesellschaft", 35625 Hüttenberg.

Sollte das Anlegen nicht gelingen oder das Kind schlecht gedeihen, dann ist Abpumpen der Muttermilch und Fütterung durch Sonde oder Flasche mit großem Sauger sinnvoll. So kann die Zeit bis nach der operativen Behandlung der Spalte überbrückt werden. Danach ist Stillen oft problemlos möglich.

- **Down-Syndrom**: Kinder mit Down-Syndrom sind oft trinkschwach und haben insgesamt einen geringen Muskeltonus. Die Mutter muß den Stillrhythmus bestimmen, sonst trinkt das Kind zu selten. Stillen ist von großem Vorteil wegen der relativ zu großen Zunge sowie Infektionsanfälligkeit dieser Säuglinge. Speziell für Kinder mit Down-Syndrom wurde der DanCer-Handgriff (Abb. 6.3-9) entwickelt: Die Brust und das Kinn des Kindes werden mit einer Hand von unten gehalten. Daumen und Zeigefinger liegen an den Wangen. Das Kind wird so an der Brust festgehalten und kann gleichzeitig zu Saug- und Schluckbewegungen angeregt werden.

Der DanCer-Handgriff kann auch bei anderen Behinderungen und Frühgeburten hilfreich sein.

6.3.7 Ausdrücken und Abpumpen von Muttermilch

> Muttermilch wird aus der Brust ausgedrückt oder abgepumpt, um die **Laktation anzuregen** oder **Milch zu sammeln**, niemals jedoch um die Brüste „ganz leer" zu machen. Beim *Milchstau* oder beim *Abstillen* können die prallen Milchgänge durch Ausdrücken von etwas Milch entlastet werden (s. Abb. 6.3-10).

Nach Anleitung durch die Hebamme führt die Mutter Pumpen und Ausdrücken am besten selbst aus. Sie ist dadurch unabhängiger, und die Maßnahme ist angenehmer.

In der Regel kommt der Milchflußreflex beim Pumpen oder Ausdrücken schwerer in Gang als beim Anlegen des Kindes. Auch die abgepumpte Milchmenge ist geringer, als die, die durch Saugen des Babys erreicht werden könnte. Der enge Kontakt zwischen Mutter und Kind, insbesondere die Stimulation der Brustwarze durch den Mund des Säuglings, können durch die Pumpe nicht nachgeahmt werden.

- Das Fehlen dieser Zweisamkeit hemmt den MFR, der auf andere Art und Weise, z. B. durch **Brustmassage**, unterstützt werden muß. Dabei

a   **b**

Abb. 6.3-9: DanCer-Handgriff: **a**. Die Brust wird von unten umfaßt, **b**. das Kinn des Kindes auf der einen Seite mit dem Daumen, auf der anderen mit Zeige- und Mittelfinger gehalten (Bild b aus Sicht der Mutter) wird die Brust mit einer Hand von unten gehalten, die andere Hand massiert mit 2 oder 3 Fingern in kreisenden Bewegungen vom Ansatz der Brust zur Warze hin. Die Finger liegen fest auf der Haut und rutschen nicht hin und her. Auf diese Weise werden beide Brüste rundherum massiert und von der jeweils anderen Seite gestützt.

Es gibt auch andere Methoden, die Brust zu massieren; entscheidend ist, daß die Frau die Massage bequem und entspannt durchführen kann.
- Zum **Ausdrücken** der Milch werden beide Daumen und je 2 oder 3 Finger an den Rand der Brustwarze gelegt und zum Körper hin gedrückt. So werden die Milchseen umfaßt. Nun werden

Abb. 6.3-10: Ausdrücken der Muttermilch: a. Umfassen der Brust am Rand des Warzenhofes, b. Zurückdrücken der Hand, c. Zusammendrücken und Vorziehen der Hand die Daumen und Finger zusammengedrückt und vom Körper weggezogen, ohne dabei auf der Haut zu verrutschen. Durch diese Bewegung wird die Milch herausgedrückt. Die Position der Hände muß mehrmals wechseln, damit die Brust rundherum entleert wird. Die Milch kann bei gleicher Technik auch mit einer Hand ausgedrückt werden. Die zweite Hand bleibt frei zum Halten des Sammelgefäßes (Abb. 6.3-10).

- Beim **Abpumpen** der Milch (Abb. 6.3-11) muß darauf geachtet werden, daß der Ansaugtrichter der Pumpe nicht zu eng ist und exakt auf der Mitte der Mamille aufgesetzt wird. Sonst kann die Brustwarze am Trichter scheuern und wund werden, das Pumpen wird schmerzhaft und der Milchflußreflex versagt. Ebenso wichtig ist die Stärke des Unterdrucks, denn das Vakuum soll die rhythmischen Saugbewegungen des Kindes möglichst nachahmen. Zu starker Unterdruck kann die Brustwarze verletzen.

Beim Pumpen wie beim Ausdrücken fließt die Milch zunächst nur tropfenweise. Um die Brust ausreichend zu entleeren, muß wenigstens die Dauer einer normalen Stillmahlzeit, also 10–15 Minuten pro Seite, kalkuliert werden.

Wenn Milch für spätere Abwesenheit der Mutter gesammelt werden soll, ist es sinnvoll, während des Stillens die freie Seite auszudrücken oder abzupumpen. Wie beim gleichzeitigen Stillen von Zwillingen werden so besonders hohe Prolaktinspiegel erreicht. Außerdem kann der durch den Säugling ausgelöste Milchflußreflex ausgenutzt werden. Pumpen oder Ausdrücken während des Stillens sind einfach durchzuführen, wenn das Kind durch Kissen so sicher abgestützt wird, daß die Mutter beide Hände frei hat.

6.3.8 Aufbewahren der Muttermilch

Wenn Muttermilch aufbewahrt werden soll, muß die Mutter vor dem Sammeln ihre Hände und die Brust mit klarem Wasser waschen. Pumpe und Sammelgefäß werden sterilisiert.

> Die Milch muß umgehend gekühlt oder eingefroren werden:
> - Muttermilch ist im *Kühlschrank (4°C) 24 Stunden haltbar*
> - in der *Tiefkühltruhe (−18°C) bis zu 6 Monaten.*
>
> Eingefrorene Milch wird am schonendsten im Kühlschrank aufgetaut und muß dann zügig verwertet werden. Die Milch darf nicht wieder eingefroren werden, darum besser in *vielen kleinen Portionen* sammeln!

Zur Schonung der empfindlichen Inhaltsstoffe soll die Milch nicht über 37°C erwärmt werden, im Wasserbad oder im Flaschenwärmer läßt sich die Temperatur gut regeln.

Mikrowellengeräte sollen nie zur Milcherwärmung verwendet werden, da sie die Eiweißstruktur verändern.

Wird die Muttermilch transportiert, muß auf ununterbrochene Kühlung geachtet werden (Kühltasche!).

6.3.9 Abstillen

Sekundäres Abstillen (Beendigung der bestehenden Laktation). Bis zum Alter von 4 bis 6 Monaten kann ein Kind voll gestillt werden. Danach

Abb. 6.3-11: Gewinnung von Muttermilch mit einer Ballonpumpe. Entweder wird mit dem Ballon gepumpt oder ein stetiges Vakuum an der Mamille erzeugt und per Hand ausgestrichen beginnt die Zufütterung und damit das Abstillen. Werden Stillmahlzeiten durch Beikost ersetzt, geht die Milch durch das seltenere Anlegen langsam zurück. Ein Milchstau ist bei allmählichem Abstillen nicht zu befürchten, wenn dem Körper genügend Zeit für die Umstellung gelassen wird. Wird das Kind schließlich gar nicht mehr angelegt, kann die Restmilch resorbiert werden.

Mutter und Kind bestimmen das Tempo des Abstillens, es kann mehrere Wochen oder Monate dauern. Manche Kinder wehren sich sehr gegen das Abstillen und können nur mit viel Geduld entwöhnt werden. Möchte eine Mutter zu einem bestimmten Zeitpunkt endgültig abgestillt haben, muß sie rechtzeitig vorher mit der Umstellung beginnen.

Stillen als Beruhigung für das Kind, z. B. beim abendlichen Einschlafen, ist beim Abstillen besonders zu berücksichtigen. Hier müssen die Eltern andere Formen der Zuwendung finden, um das Kind zu „stillen".

Wird dem Kind der Zeitpunkt für das Abstillen ganz überlassen, kann die Stillzeit bis ins Kleinkindalter dauern. Soziale und psychische Aspekte des Stillens überwiegen dann gegenüber der Nahrungsaufnahme; das Kind „stillt sich" nur noch gelegentlich.

Bereits im Wochenbett soll die *Hebamme* mit den Eltern über die Stilldauer und das Abstillen sprechen.

Abruptes Abstillen ist möglichst zu vermeiden, da es für Mutter und Kind körperlich und psychisch sehr belastend sein kann. Sollte es doch einmal unumgänglich sein, wird die Milchproduktion durch folgende Maßnahmen beendet:

- Hochbinden und Kühlen der Brust durch Eis oder Quarkwickel, Reduktion der Trinkmenge, Trinken von Salbeitee

- **Medikamentöses Abstillen.** Die Hemmung der Prolaktinsynthese durch *Bromocriptin* oder *Lisurid* (Pravidel®/Dopergin®) ist wegen ihrer erheblichen Nebenwirkungen auf Kreislauf und Psyche umstritten, zudem kann es nach ihrem Absetzen zu einem erneuten Milcheinschuß kommen (medikamentöses Abstillen muß durch die bereits genannten physikalischen Maßnahmen unterstützt werden).

Eine weitere Möglichkeit zum Abstillen bietet die *homöopathische Arznei Phytolacca* (s. S. 404).

Auch wenn beim Abstillen die Brust sehr prall wird, darf das Kind nicht mehr angelegt werden. Zur Entlastung kann etwas Milch ausgestrichen werden, bis die Beschwerden nachlassen. Alkoholgenuß muß gemieden werden.

Primäres Abstillen. Die Laktation wird von vornherein unterdrückt, weil die Mutter nicht stillen will (unterschiedliche Gründe) oder kann (z. B. Totgeburt). Die Maßnahmen sind die gleichen wie beim sekundären Abstillen.

Auch nach dem Abstillen kann die Milchproduktion durch erneutes Anlegen wieder in Gang gebracht werden: *Relaktation* erfordert viel Einsatz von Mutter und Hebamme und ist nicht immer erfolgreich. Noch schwieriger ist die sog. *induzierte Laktation*, also das Stillen ohne eine vorhergegangene Schwangerschaft (z. B. Adoptivkind).

6.3.10 Stillhindernisse

- **Beim Kind.** *Absolute Stillhindernisse* sind Ausnahmen, wie z. B. Galaktosämie (Stoffwechselstörung mit Milchunverträglichkeit) *Relative Stillhindernisse* sind Frühgeburt, Mehrlingsgeburt oder Behinderung des Kindes. Hier ist die Stillsituation schwierig, jedoch profitieren gerade diese Kinder vom Stillen.
- **Bei der Mutter** sind *absolute Stillhindernisse* ebenfalls selten.

Beispiele sind schwere Wochenbettkomplikationen (Intensivtherapie), Infektionskrankheiten wie AIDS, Hepatitis B oder Tuberkulose, Zytostatika-Therapie oder Drogenabhängigkeit.

Relative Stillhindernisse sind Herz- oder Nierenerkrankungen, psychische Krankheiten, Krampfleiden, Infektionskrankheiten, Zustand nach Brustoperation, usw. In jedem Einzelfall muß geprüft werden, ob die Mutter stillen kann.

6.3.11 Schädliche Stoffe in der Muttermilch

Wie die Schwangere soll auch die stillende Mutter auf eine ausgewogene, vollwertige **Ernährung** achten. Die Grundbestandteile der Muttermilch bleiben zwar von der aktuellen Ernährung der Mutter unbeeinflußt, für ausreichende Versorgung mit Mineralien und Vitaminen muß jedoch durch die Nahrung gesorgt werden. *Abmagerungskuren* während der Stillzeit sind unangebracht, mit dem *abgebauten Fettgewebe* werden gespeicherte Umweltgifte frei und gehen in die Muttermilch über.

Einige Kinder reagieren empfindlich auf die Kost der Mutter: z. B. mit Blähungen, wenn die Mutter *Hülsenfrüchte* oder Kohl ißt, oder mit Wundsein bei Genuß von *Zitrusfrüchten*. Allergische Hautreaktionen und Koliken treten gelegentlich auf, wenn die Mutter viel *Kuhmilch* trinkt, denn Kuhmilcheiweiß kann in die Muttermilch übergehen. Im Einzelfall hilft nur konsequentes Meiden der betreffenden Nahrungsmittel.

Medikamente sollen in der Stillzeit besonders streng indiziert sein. Das gilt auch für *Vitaminpräparate, pflanzliche Substanzen* und andere scheinbar harmlose Pharmaka. Jedes Mittel kann in die Muttermilch übergehen. Da die Stoffe mehr oder weniger schnell aus der Muttermilch abgebaut werden, muß ggf. eine angemessene Stillpause eingehalten werden. Manchmal genügt dafür schon die Nachtpause des Kindes, oft muß die Milch längere Zeit abgepumpt und verworfen werden.

Alkohol erreicht in der Muttermilch die gleiche Konzentration wie im Blut. Geringe Mengen kann die Frau direkt nach dem Stillen trinken, ein Teil des Alkohols wird dann bis zur nächsten Stillmahlzeit abgebaut. Alkoholgenuß als Entspannungshilfe beim Anlegen ist abzulehnen.

Stillende Mütter sollen nicht rauchen (oder passiv rauchen), denn **Nikotin** reichert sich schnell in der Muttermilch an, ebenso seine Abbauprodukte und andere Gifte aus dem Zigarettenrauch. Wenn die Mutter doch rauchen will, ist die Zeit direkt nach dem Stillen am wenigsten gefährlich.

> Als letztes Glied der Nahrungskette ist die Muttermilch erheblich mit *landwirtschaftlichen und industriellen Giften* belastet. Diese Verseuchung kann durch individuelle Ernährungsgewohnheiten kaum beeinflußt werden. Wirksam auf lange Sicht ist dagegen das Verbot der Herstellung und Vertreibung der betreffenden Stoffe: Organochlorpestizide, polychlorierte Biphenyle, Dioxine und Furane.

Bereits das Neugeborene hat diese Stoffe in seinem Fettgewebe gespeichert. Trotz der Schadstoffbelastung ist deshalb volles Stillen in den ersten 4–6 Monaten zu empfehlen. In diesem Zeitraum ist eine Untersuchung der Muttermilch auf Schadstoffe nur bei direktem Kontakt zu den betreffenden Chemikalien sinnvoll. Die Meßergebnisse sind selbst für Fachleute schwer zu bewerten, bei der Mutter lösen sie nur Unsicherheit aus (Tab. 6.3-1).

Tab. 6.3-1: Analyse von Muttermilch auf Organochlorpestizide und polychlorierte Biphenyle. Untersucht wurden Muttermilchproben von 100 in Berlin lebenden Frauen 1990–1991 (Aus dem Sachbericht: „Analyse von Muttermilch auf Organochlorpestizide und polychlorierte Biphenyle und darauf aufbauende Beratung", Hrsg. Beratung und Analyse, Verein für Umweltchemie e. V. Berlin 1991)

Werte in mg/kg Milchfett	α-HCH	β-HCH	γ-HCH (Lindan)	HCB	Dieldrin	Ges.-DDT	Ges.-PCB
Mittelwert	n.n.*	0,15	0,01	0,30	0,02	1,07	1,04
Minimalwert	n.n.	n.n.	n.n.	n.n.	n.n.	0,02	0,31
Maximalwert	0,06	0,61	0,20	2,06	0,28	8,40	2,95
Höchstmengen für Kuhmilch**	0,1	0,075	0,2	0,25	0,15	1,0	***

* n. n.: < 0,01
** laut Pflanzenschutz-Höchstmengen-Verordnung
*** unterschiedlich festgelegt

6.3.12 Stillgruppen und Informationsmaterial

Stillgruppen können heute die Funktion der früheren Großfamilien erfüllen: Die Erfahrungen mit dem Stillen werden hier in persönlicher Atmosphäre von Frau zu Frau weitergegeben.

Kontakt zu Stillgruppen kann über folgende Anschriften geknüpft werden:

Arbeitsgemeinschaft freier Stillgruppen (AFS), Postfach 11 12, 76141 Karlsruhe;
La Leche Liga (LLL) Deutschland, Postfach 65 00 96 81214 München

Werdende Eltern können sich auch durch Bücher und Broschüren über das Stillen informieren. Die Hebamme muß sich einen Überblick über die verschiedenen Stillratgeber verschaffen, um den Eltern Literatur empfehlen zu können (s. S. 335).

6.3.13 Mastitis puerperalis

Christine Geist

> Die **Häufigkeit** der Brustdrüsenentzündung im Wochenbett wird mit 0,5–2,0% angegeben. Sie tritt meist zwischen dem 8. und 16. Tag oder um den 28. Tag p.p. auf. Erstgebärende sind häufiger betroffen als Mehrgebärende.

Nach Hausentbindungen und ambulanten Geburten kommt es seltener zu Mastitiden als nach Klinikentbindungen, da die Mutter keinen oder nur kurzzeitigen Kontakt mit Hospitalkeimen hat. In den ersten 3 Wochen spricht man von *Früh-*, danach von *Spätmastitis*.

Die Entzündung beginnt meist *einseitig* und bevorzugt in einem der *äußeren Quadranten* der Brust (Abb. 6.3-12). Dies könnte an der herkömmlichen Stillposition (s. Abb. 6.3-4), dem Wiegegriff, liegen. Dabei liegt der Unterkiefer des Kindes dem inneren unteren Quadranten an und erzeugt dort die größte Saugwirkung. An

Abb. 6.3-12: Lokalisation der Mastitis nach der Häufigkeit (in Prozent)

den äußeren Quadranten kann somit eher ein Milchstau entstehen.

Der **Krankheitserreger** ist in 90–94% der *Staphylococcus aureus*.

Streptokokken, E.coli, Pneumokokken und Klebsiellen spielen eine untergeordnete Rolle.

Abb. 6.3-13: Übertragungswege der Mastitis via Nasen-Rachen-Raum und Hände von Kind, Mutter, Personal

Die **Übertragung** der Keime erfolgt über den Nasen-Rachen-Raum und die Hände von Mutter und Kind sowie überwiegend durch das Krankenhauspersonal. Staphylokokken sind „Krankenhauskeime" und überall zu finden (z. B. Betten, Türklinken, Nachttische) (Abb. 6.3-13). Die Händedesinfektion von Personal und Mutter vor dem Stillen oder Berühren der Brust ist in der Klinik eine unumgängliche Hygienemaßnahme zur Prophylaxe der Mastitis. Bei einem grippalen Infekt ist das Tragen eines Mundschutzes zur Vermeidung von Tröpfcheninfektionen zu empfehlen.

Die sog. Schmierinfektion durch die *Lochien* spielt so gut wie keine Rolle, da diese kaum Staphylokokken enthalten.

Formen: Stauungsmastitis, interstitielle, parenchymatöse Mastitis

- Die **Stauungsmastitis** entsteht durch eine Behinderung des Milchflusses. Die Ursache können abgeknickte Milchgänge einer zu schweren Brust oder ein zu eng sitzender Büstenhalter sein. Auch eine mangelhafte Entleerung der Brust, z. B. bei schwachem Milchflußreflex, kann zu einem Milchstau führen. Die Stauungsmastitis läßt sich von einer infektiösen Mastitis mittels eines bakteriologischen Abstrichs von Mamille und Muttermilch differenzieren (Erreger- und Resistenzbestimmung): Muttermilch ist nicht steril, sie enthält immer Keime, ist jedoch die Bakterienzahl höher als 10^3/ml und die Leukozytenzahl höher als 10^6/ml, handelt es sich um eine infektiöse Mastitis. Man unterscheidet *2 Infektionswege*:

- Die **interstitielle Mastitis** (Interstitium = Bindegewebe) entsteht durch Rhagaden, kleinste Gewebsdefekte an der Mamille oder der Areola. Sie sind Eintrittspforte für Staphylokokken, die sich über die Lymphgefäße flächenhaft ausbreiten. Bleiben die Keime dicht unter der Areola, kann sich ein subareolärer Abszeß bilden. Entwickelt sich die Infektion bis zur Pektoralisfaszie (kollagene Umhüllung des Brustmuskels), ist ein retromammärer Abszeß möglich (Abb. 6.3-14).

Abb. 6.3-14: Interstitielle (rot) und parenchymatöse (rosa) Mastitisformen

- Bei der **parenchymatösen Mastitis** (Parenchym = organspezifisches Gewebe) sind die offenen Milchgänge Eintrittspforte für Keime. Erst kommt es zur *Galaktophoritis* (Entzündung der Milchgänge), dann zur *Infektion des Drüsengewebes*, und bei Fortschreiten der Erkrankung zum *intramammären Abszeß* (Abb. 6.3-14).

Dauert die interstitielle oder parenchymatöse Infektion an, geht eine Mastitisform in die andere über. Bildet sich durch die Infektion Eiter, muß die Milch abgepumpt und verworfen werden. Viele Kinder verweigern von sich aus die infizierte Muttermilch, da sie eine Geschmacksveränderung durch erhöhten Natriumgehalt aufweist.

Klinik

Symptome und **Verlauf** der Erkrankung werden von den Frauen sehr unterschiedlich erlebt.

> **4 Hauptsymptome** deuten auf eine Mastitis: *Schmerzen, Rötung, Schwellung, Fieber.*

Als erstes Symptom wird von den meisten Frauen ein *Berührungsschmerz* angegeben, ohne daß eine Veränderung an der Brust zu sehen ist. Viele Frauen fühlen sich krank und „grippig", andere sind auch bei *Fieber* kaum beeinträchtigt. *Rötung* und *Schwellung* der infizierten Brust treten mit einer Latenz von bis zu 14 Stunden ein. Fieberanstieg über 38 °C und Schüttelfrost können folgen.

Therapie

Bei der Behandlung der Mastitis wird zwischen *Frühstadium* und *Spätstadium* unterschieden. Die Stauungsmastitis wird wie eine infektiöse Mastitis im Frühstadium behandelt.

Therapie im Frühstadium: Physikalische Maßnahmen stehen im Vordergrund, um einen Rückgang der Überwärmung und eine gute Entleerung der Brust zu erreichen:

- **Warme Umschläge** vor dem Anlegen des Kindes oder dem Abpumpen bzw. Ausstreichen, unterstützen das Entleeren.

Kühlen der Brust erfolgt nach dem Anlegen/Abpumpen. Gute Wirkung zeigen *Quarkwickel*: kalter Quark wird ca. 1 cm dick auf die Haut gestrichen, dabei Mamille und Areola ausgespart. Ein feuchtes Tuch verhindert das zu schnelle Austrocknen. Den Wickel wirken lassen, bis er erwärmt ist, dann abnehmen. Die Molke im Quark wirkt entzündungshemmend. Der Wickel kann beliebig oft und nach Befinden der Frau wiederholt werden. Eine andere Möglichkeit der Kühlung sind *feucht-kalte Umschläge*: eine Windel wird zu einem etwa 10 cm breiten Schal gelegt und in kaltem Wasser (evtl. mit Eiswürfeln) naß gemacht. Den Schal legt man um die erkrankte Brust und achtet darauf, daß die Areola und die Mamille nicht bedeckt werden. Dieser Umschlag wird solange erneuert, bis Spannung und Erwärmung nachlassen und Linderung eintritt.

Weniger effektiv sind *Kühlelemente*, sie sind schlecht formbar und wirken nur auf einen kleinen Bereich. Kühlelemente müssen immer in ein Tuch gewickelt werden, sonst sind sie zu kalt!

Praktikabel ist auch ein mit Wasser angefeuchtetes Einmal-Windelhöschen, welches anschließend im Gefrierfach gekühlt wird. Es ist größer und paßt sich der Brustform besser an, Mamille und Areola können auch ausgespart werden.

Das *Ruhigstellen* der Brust durch Hochbinden geschieht am besten mit einem Stillbüstenhalter. Sollte keiner vorhanden sein, kann man sich mit 3–4 Windeln behelfen.

> Das Ruhigstellen der Brust darf nicht mit einem Stillabbruch verwechselt werden: **Weiterstillen ist die beste Entleerungsmethode** der Brust und verkürzt den Krankheitsverlauf.

Die physikalischen Maßnahmen werden durch unbedingte *Bettruhe* unterstützt.

Die Gabe von *Prolaktinhemmern* (Pravidel®, s. S. 394) in niedriger Dosierung zur Verringerung der Milchmenge wird kontrovers diskutiert.

Sollte es 12–24 Stunden nach Behandlungsbeginn nicht zu einer Besserung kommen (Fieberrückgang, Schmerzlinderung), beginnt eine hochdosierte *antibiotische Behandlung* unter Fortführung der physikalischen Maßnahmen und evtl. Gabe von *Prolaktinhemmern*.

Der Behandlungserfolg einer Mastitis hängt sehr von der Erfahrung der Behandelnden ab! Die enge Zusammenarbeit von Arzt und Hebamme sind hier für die Stillende und ihr Kind unerläßlich.

Therapie im Spätstadium: Hat sich ein mastitisches Infiltrat gebildet, so versucht man dieses durch *Wärme* (Umschläge: Technik wie beim feucht-kalten Wickel, Kurzwelle, Rotlicht) zu konzentrieren, d. h. einzuschmelzen, um das infizierte Gebiet gegen das gesunde Gewebe abzugrenzen. Abszesse werden *chirurgisch* behandelt.

6.4 Spezielle Betreuung

Clarissa Schwarz

6.4.1 Betreuung verwaister Mütter

Der Begriff „*verwaiste Mütter*" geht auf die Initiative „*Regenbogen*" zurück, die 1983 von Betroffenen gegründet wurde, um Eltern zu unterstützen, deren Kind vor, während oder kurz nach der Geburt gestorben ist. Sie bieten Beratung und Vorträge für betroffene Eltern wie auch für Krankenhauspersonal an. Weitere Hinweise finden sich in der Schrift (s. S. 335) „*Broschüre für verwaiste Eltern*".

Der Terminus „*glücklose*" Schwangerschaft ist keine treffende Bezeichnung, denn die Mutter behält möglicherweise die Schwangerschaft wie auch die Geburt als positive Erfahrung in Erinnerung, die zu einer wichtigen Kraftquelle werden kann, vor allem wenn sie ein weiteres Kind erwartet.

Neben den schmerzhaften Nachwehen, der ungenügenden Rückbildung, dem Abstillen und der Dammpflege erfordert die Begleitung des beginnenden Trauerprozesses die ganze Aufmerksamkeit der Hebamme. Zunächst benötigen die verwaisten Eltern Unterstützung bei den anstehenden Entscheidungen, die u. a. die Begegnung mit dem Kind, die Namensgebung, die Obduktion und die Beerdigung betreffen.

Die Eltern unterstützen heißt, ihre Wünsche ernstzunehmen, ihre kulturellen und religiösen Hintergründe zu respektieren, auch wenn sie uns gelegentlich fremd erscheinen. Diese Entscheidungen beeinflussen den Trauerprozeß nachhaltig, dessen Verlauf für die körperliche wie auch die psychische Gesundheit der Trauernden von großer Bedeutung ist. Manche Eltern haben eine im anfänglichen Schock getroffene Entscheidung später bereut.

Personenstandsrecht, Obduktion

Nach dem **Personenstandsrecht** bekommen nur lebend geborene Kinder eine *Geburtsurkunde* und damit einen beurkundeten Namen. Totgeborene über 500 g erhalten nur eine *Sterbeurkunde* ohne Namen. Alle Eltern sollten ihr totes Kind benennen können, und nicht immer nur vom „toten Baby" sprechen müssen.

Für manche wird es ein Trost sein, dem Kind im Rahmen einer Taufe oder, wenn dies nicht mehr möglich ist, mit einem Segen einen Namen zu verleihen. Wir sollten sie fragen, ob sie Kontakt zu einem Pfarrer oder Priester wünschen, und diesen vermitteln. Manche Eltern hatten keinen Kontakt mehr zur Kirche, empfinden ihn aber jetzt als hilfreich.

Für eine **Obduktion** wird die Einwilligung der Eltern benötigt.

Dies gilt nicht für unklare Todesursachen, z. B. plötzlichen Kindstod. Der Arzt ist dann verpflichtet, die Polizeibehörde zu benachrichtigen, die eine Obduktion anordnet und kriminalpolizeiliche Ermittlungen führt.

Manche Eltern sind gefühlsmäßig gegen eine Obduktion, weil ihnen dieser Gedanke unerträglich ist. Evtl. hilft die Vorstellung, daß es sich dabei um eine Operation handelt, wenn auch an einem toten Körper. Die daraus gewonnenen Informationen über die Todesursache können wichtig werden, um einzuschätzen, ob bei einem weiteren Kind eine Wiederholung zu erwarten ist. Auch die Klinik könnte ein Interesse daran haben.

Der Pathologe darf mit der Obduktion erst 12 Stunden nach Einlieferung beginnen. Da hierbei nur die Stunden von 6–18 Uhr relevant sind, kann die Obduktion innerhalb von ca. 24 Stunden widerrufen werden.

Die **Realität begreifen** braucht Zeit. Es sollte möglich sein, das tote Baby noch einige Stunden bei der Mutter zu lassen, dann haben auch andere Angehörige (Geschwister, Großeltern) eine Chance, es zu sehen. Die ganze Familie kann so gemeinsam Abschied nehmen.

Fast alle Mütter betrachten ihr Neugeborenes in den ersten Tagen sehr ausgiebig. Eine verwaiste Mutter braucht ebensoviel Zeit, ihr totes

Abb. 6.4-1: „Dein Körper braucht meinen Körper nicht mehr. Braucht mein Körper, meine Hände, Deinen Körper?"

Kind anzusehen, zu berühren und die Realität zu begreifen. Die Eltern sollten den Zeitpunkt der Trennung selbst bestimmen können. Meist haben sie dann einen gewissen inneren Frieden mit der Situation gefunden (Abb. 6.4-1).

Wollen die Eltern ihr totes Kind noch einmal sehen, ist dies in der Leichenhalle wie auch in der Pathologie möglich, wenn man sich vorher anmeldet.

Selbst nach der Obduktion kann das Kind noch angeschaut werden; die Schnitte sind vernäht wie nach einer Operation. Es empfiehlt sich, Windel, Hemdchen, Mützchen oder ein Tuch mitzunehmen, um das Kind anzuziehen, bevor es die Eltern sehen. Auch an den Fotoapparat sollte man denken. Kurz vor der Beisetzung kann das Kind noch einmal angeschaut werden, wenn der Bestatter informiert ist, der dann mit dem endgültigen Verschließen des Sarges wartet.

Bestattung

Die *Bestattung* ist ein wichtiger Schritt auf dem Weg der Trauer; ein sehr schmerzhafter, zugleich auch ein sehr heilsamer durch das Ritual der Verabschiedung und das Nennen des Namens. Die Vorstellung, daß der Körper der Erde zurückgegeben wird, hilft die Realität zu akzeptieren.

Der Bestattungstermin sollte nicht zu früh gewählt werden, damit die Mutter dabei sein kann. Es ist auch möglich, eine Trauerfeier später nachzuholen und dazu andere Menschen einzuladen; vor allem, wenn die Eltern beim Begräbnis alleine sein wollten.

Auf jeden Fall ist es gut für alle Betroffenen, einen *Ort für die Trauer* zu haben. Viele sind daran verzweifelt, daß sie nicht wußten, wo der Körper ihres Kindes geblieben ist (Abb. 6.4-2).

Bei all diesen Entscheidungen kann die Hebamme Unterstützung bieten, vielleicht auch einen Bestatter empfehlen, der den Eltern Raum zur Mitgestaltung läßt, soweit sie dies wünschen.

Viele Bestatter sind reine Geschäftsleute und überlassen den Eltern nur ungern Tätigkeiten, die sie in Rechnung stellen könnten.

Manche Eltern wollen ihr totes Kind selbst anziehen oder in ein Tuch einschlagen, es in den

Sarg legen und ihm gewisse Dinge mitgeben. Auch Geschwisterkinder können einbezogen werden. Einige Väter wollen den Sarg selbst tragen. Andere überlassen gerne alles dem Bestatter und wählen nur Kleidung und Beigaben aus. Erlaubt sind alle Materialien, die einen natürlichen Zerfallsprozeß durchmachen.

Das **Bestattungsgesetz** ist Landesrecht. Dies bedeutet, daß es unterschiedliche Bestimmungen in den Bundesländern gibt bezüglich Leichenschau, Aufbewahrungsort, Behandlung und Beförderung von Leichen, Anforderungen an Särge, Bestattungsarten und Bestattungsorte. Vor allem die jeweiligen Fristen können sehr unterschiedlich sein.

Allgemeingültig ist: Der Körper eines Toten muß nach einer gewissen Zeit (in Hessen und Berlin nach 36 Stunden) an einen dafür genehmigten Ort gebracht werden. Dies ist häufig die Pathologie, auch wenn keine Obduktion vorgenommen wird. Der Körper muß auf einem Friedhof bestattet werden; das Begräbnis darf nicht früher als 48 Stunden nach Eintreten des Todes stattfinden.

Kinder, die als **Fehlgeburt** (< 500 g) gelten, müssen nicht bestattet werden, es ist aber auf Wunsch der Eltern möglich.

Der *Transport* darf nur in dafür genehmigten Fahrzeugen und in einem Sarg stattfinden. Ausnahmegenehmigungen kann die zuständige Polizeibehörde erteilen.

Die Möglichkeit einer *Erd-* oder *Feuerbestattung*, die Wahl des Friedhofs, der Grabstelle und die entsprechenden Kosten müssen mit dem zuständigen Bestatter bzw. Friedhofsamt besprochen werden. Manche Friedhöfe haben ein Gräberfeld für Totgeborene.

Finanzielle und gesetzliche Bedingungen gelten wie üblich, wenn das Kind gelebt hat. Die Mutter erhält für einen Monat Kinder- und Erziehungsgeld. Arbeitnehmerinnen steht der übliche Mutterschutz (8 bzw. 12 Wochen) und das Mutterschaftsgeld zu, auch wenn das Kind totgeboren ist. Frauen, die keinen Anspruch auf Krankengeld haben, erhalten kein Mutterschaftsgeld, sondern nur Entbindungsgeld als einmalige Pauschale. Die Krankenkassen zahlen kein Sterbegeld mehr. Eine Sozialarbeiterin kann zur Klärung der Ansprüche hilfreich sein.

Gilt das Kind als *Fehlgeburt*, steht der Mutter weder Mutterschutz noch Geld zu. Es ist in diesem Fall eine großzügige Krankschreibung durch den Arzt wünschenswert.

Die **stationäre Betreuung** sollte den Frauen günstige Bedingungen ermöglichen, z. B. ein Einzelzimmer, damit der Partner so oft und lang die beiden es wollen bleiben kann, auch über Nacht. Es sollte möglichst weit weg vom Kinderzimmer sein, damit die verwaiste Mutter keinen Müttern mit Baby begegnen muß; viele können Babygeschrei kaum ertragen.

Tränen und Wut sind Ausdruck eines gesunden Trauerprozesses und richten sich nicht gegen die Betreuer. Die Frau braucht besondere Zuwendung, damit sie sich nicht gemieden fühlt. Sie wird sehr viele Fragen haben. Spätestens bis zur Entlassung sollten diese soweit als möglich geklärt sein. Es ist gut, wenn die Eltern über die wichtigsten Merkmale des Trauerprozesses aufgeklärt werden.

Evtl. hilft hier auch die Broschüre der Initiative „Regenbogen" und Hinweise auf entsprechende Bücher (s. Literaturhinweise), wie auch Adressen von Betroffenen oder Selbsthilfegruppen.

Viele Mütter wollen so schnell wie möglich nach Hause, auch wenn sie keine ambulante Ge-

Abb. 6.4-2: Ort der Erinnerung

burt geplant hatten. Dann sollte sich das Kreißsaalteam um eine Hebamme zur Nachbetreuung kümmern. Diese Wochenbettbesuche sind wie üblich abrechenbar.

6.4.2 Trauerprozeß

Eine Hebamme, die regelmäßig Hausbesuche bei einer verwaisten Mutter macht, hat eine Schlüsselposition was Außenkontakt, Kontinuität und Vertrauen anbelangt. Um diese schwere Aufgabe als eine wichtige und wertvolle Erfahrung in unser Leben zu integrieren, sind Informationen über den normalen Verlauf von Trauerprozessen erforderlich:

Meist werden **4 Gefühlsstadien** auf dem Weg der Trauer unterschieden; nicht jeder trauernde Mensch durchlebt sie in dieser Reihenfolge. Trauer ist etwas sehr persönliches und hat ihren ganz individuellen Verlauf.

Diese Trauerstadien entsprechen weitgehend den Phasen, die todkranke und sterbende Menschen durchleben wie sie Elisabeth Kübler-Ross in ihrem ersten, 1969 erschienenen Buch, beschrieben hat.

(1) Schock und Nicht-wahrhaben-Wollen. Der Schock ist eine Erstreaktion auf die Nachricht, egal ob es sich um eine lebensbedrohliche Diagnose oder bereits um die Todesnachricht handelt. Dazu gehören auch Betäubungsgefühl, Lähmung, die scheinbare Abwesenheit von Gefühlen und das Nicht-Glauben-Können. Dieser Zustand kann von mehreren Stunden bis zu mehreren Wochen dauern.

Elisabeth Kübler-Ross spricht vom „Puffer", der sich zwischen den Menschen und sein Entsetzen schiebt und wohltuende Wirkung hat, da er Zeit gibt, dem Unglaublichen ins Auge zu sehen.

Weinenkönnen zeigt gewöhnlich das Ende dieses Stadiums an. Dämpfende Medikamente können eine Stagnation in dieser Phase bewirken.

(2) Suchen und Wechselbad der Gefühle. Phasen des Grübelns und tiefster Depression wechseln sich ab mit intensivsten Gefühlen wie Wut, Haß, Neid, Verzweiflung, Sehnsucht, Zorn und nicht zuletzt Versagens- und Schuldgefühlen, die Verwirrung hinterlassen und auch große Angst auslösen können. Heilsam sind jetzt Begegnungen und Beschäftigung mit anderen Menschen, Büchern, Gott, der Natur. Dies alles kann 4–6 Monate dauern.

(3) Desorientierung und Verwandlung. Dieses Stadium ist das schwerste; es kann monatelang dauern und zur Isolation führen. Der Familien- und Freundeskreis bietet jetzt nicht mehr viel Verständnis und Unterstützung. Viele Frauen ziehen sich zurück, weil sie sich in diesem Zustand niemandem zumuten wollen. Der innere Dauerstreß kann sich körperlich bemerkbar machen durch Kopfschmerzen, Schwindelgefühl, Zittern, Anfälligkeit für Infektionskrankheiten. Viele reagieren mit Eß- und Schlafstörungen, können sich nicht konzentrieren, sind nicht entscheidungsfähig und fühlen sich lustlos und depressiv. Es besteht die Gefahr, Erlösung bei Medikamenten oder Alkohol zu suchen und – vorübergehend – auch zu finden. Der Trauerprozeß wird dadurch unterbrochen und muß nach Absetzen der Drogen wieder an diesem Punkt einsetzen.

Eigene Bedürfnisse zu beachten ist wichtig und sich nicht an den Erwartungen anderer zu orientieren. Dazu gehören kreative Beschäftigung mit Farben, Formen, Musik, Bewegung usw.; Schreiben, Malen, Tanzen, jeder Ausdruck hilft, die Gefühle zu heilen.

Wer noch keinen Kontakt zu anderen Betroffenen gesucht hat, wird jetzt evtl. das Bedürfnis dazu verspüren. Auch Beten oder Meditieren können dazu beitragen, die abhandengekommene innere Ruhe wieder zu finden.

In diese Phase fällt der erste Jahrestag des Todes, der mit intensiven Schmerzgefühlen verbunden ist. Mit der Zeit wird der Trauerweg weniger steil und kann schließlich in das letzte Stadium übergehen.

(4) Integration und neue Wirklichkeit. Das verlorene Kind ist nicht mehr verloren. Man entdeckt, daß die Liebe nicht mit dem Kind gestorben ist. Nun kann eine Phase der Erholung beginnen. Die Konzentrations- und Denkfähigkeit kehrt zurück, Schlaf- und Eßstörungen verschwinden.

Die Erfahrung durch den Tod dieses Kindes und die Trauer werden nie vergessen sein, aber sie kann jetzt ins Leben integriert werden. Es wird immer wieder Momente der Trauer geben, vor allem an Jahrestagen. Eine veränderte Haltung dem Tod und dem Leben gegenüber ist entstanden, man kann sich anderen Lebensaspekten wieder ohne Schuldgefühle zuwenden. Bei vielen Paaren entsteht Bereitschaft für ein weiteres Kind. Manche wenden sich auch Lebensaufgaben zu, die sie sich vor dieser Erfahrung nicht zugetraut hätten. Meist dauert es 1–2 Jahre bis dieser Zustand der Normalität eintreten kann.

Männer trauern anders als Frauen. Dies müssen die Eltern wissen, da Partnerschaften durch die Trauerbelastung in eine Krise geraten können. Diese kann zu einer Vertiefung der Beziehung oder zur Entfremdung und vielleicht Trennung führen, je nachdem, ob sich die Partner in ihren unterschiedlichen Trauerreaktionen akzeptieren können. Viele Männer haben Probleme, ihre Gefühle zu zeigen; es kann die Frauen zur Verzweiflung treiben, wie distanziert und gleichgültig sie sich zeigen. Die Männer dagegen können die Gefühlsausbrüche ihrer Partnerinnen oft nicht ertragen, vor allem nicht über längere Zeit. Unterstützung von außen wird beiden helfen, Geduld und Verständnis füreinander aufzubringen, um mit den entstehenden Mißverständnissen und Problemen konstruktiv umgehen zu können.

Im **Umgang mit Geschwisterkindern** ist Offenheit und Unbefangenheit das wichtigste. Da sie Unsicherheit und Halbwahrheiten spüren, kann man ihnen nichts vormachen.

Es ist Vorsicht bei Formulierungen geboten, da kleine Kinder alles wörtlich nehmen. Z. B. bei: „Mutter hat das Baby verloren" könnten Kinder darauf warten, daß sie es wiederfindet. „Gott hat es zu sich genommen, weil es so lieb war", kann zur Folge haben, daß sie nicht lieb sein wollen, um nicht das gleiche Risiko einzugehen.

Wichtig ist auch, ihnen zu versichern, daß sie den Tod nicht mitverschuldet haben. Ältere Kinder und Jugendliche haben manchmal große Schwierigkeiten, mit ihren Gefühlen zurechtzukommen. Außenstehende Erwachsene können evtl. eine größere Hilfe sein als die Eltern.

Pathologische Trauerreaktionen

Trauer ist keine Krankheit, sondern die natürliche Reaktion auf einen Verlust. Der natürliche Trauerprozeß ist heilsam und es ist wichtig, ihn in seinem Verlauf zu unterstützen. Zurückgehaltene, vermiedene, nicht ausgedrückte Trauer kann zu pathologischen Körperreaktionen führen wie chronische Schmerzen, Atem-, Herz-, Verdauungsbeschwerden, Inappetenz und Schlafstörungen. Durch Schwächung des Immunsystems kann die Anfälligkeit für Infektionskrankheiten, Allergien und Krebserkrankungen gesteigert sein. Die Psyche leidet auch unter verdrängter Trauer; neben tiefen Depressionen können Selbstmordgefährdung, Unfallneigung und dauernde Angstgefühle entstehen bis hin zu Wahnbildern von dem verlorenen Kind. Auch übermäßiger Gebrauch von Alkohol, Nikotin, Medikamenten und Drogen bis zur Suchterkrankung kommen vor. Bei Zeichen von chronischer Trauer (länger als 1–2 Jahre), beim Gefühl des Steckenbleibens, wie auch bei anhaltenden Partnerproblemen können Hilfen in Form von Einzel-, Partner-, Familientherapie und Trauerseminaren (lebens-)notwendig werden.

6.4.3 Betreuung der Mutter eines fehlgebildeten oder kranken Neugeborenen

Da Neugeborene mit Fehlbildungen oder Krankheitssymptomen zumeist in eine Kinderklinik verlegt werden, geht es zunächst darum, den Kontakt zwischen Mutter und Kind so intensiv wie möglich zu gestalten. Eine frühe Mutter-Kind-Bindung ist für die geistige und körperliche Entwicklung des Neugeborenen von hohem Stellenwert:

Nach der Entlassung von der Neugeborenen-Intensivstation gediehen die Kinder wesentlich schlechter, deren Mütter nur wenig Zugang zu ihnen hatten, z. B. wenn sie ihre Babys nur durch die Scheibe sehen durften wegen der Infektionsgefahr. *M. H. Klaus* und *J. H. Kennell* beobachteten, daß Mütter, die die erste Zeit völlig von ihren Kindern getrennt wurden, zögernd und ungeschickt im Umgang waren und manchmal das Gefühl hatten, es sei nicht ihr Kind. Zeitweise vergaßen sie sogar, daß sie ein Kind haben und waren völlig überfordert mit seiner Versorgung. Dies kann zur Vernachlässigung bis hin zu Kindesmißhandlungen führen.

Sowohl für eine gesunde Entwicklung der Kinder, als auch für die psychische Gesundheit der Mütter ist der frühe Kontakt wichtig, dabei können Hebammen und Kinderkrankenschwestern während eines Klinikaufenthaltes des Kindes viel Unterstützung geben und Mut machen bei der Pflege des Kindes und beim Stillen.

> **Die Verabschiedung von den Lebensvorstellungen mit einem gesunden Kind** fällt den Eltern schwer. Ihr Kind ist anders als sie es erwartet hatten, bei der Verarbeitung machen sie ähnliche Stadien durch wie verwaiste Eltern.

Der wesentliche Unterschied besteht natürlich darin, daß das Kind lebt, Pflege und Zuwendung braucht:

(1) Schock und Nicht-Wahrhaben-Wollen. Die Eltern brauchen Zeit, ihr Baby anzuschauen.

Interessant ist, daß viele Eltern die Erstinformation über mögliche Fehlbildungen in der Schwangerschaft erschreckender fanden als das Erlebnis, das Kind zum ersten Mal zu sehen. Die meisten waren beim Anblick des Kindes erleichtert, denn Vorstellungen und Phantasien waren bei weitem schlimmer, nun sehen die Eltern auch die liebenswerten Aspekte ihres Kindes.

(2) Suchen und Wechselbad der Gefühle. Schuld- und Versagensgefühle stehen im Vordergrund, Haß und Wut gegen sich und andere, auch gegen das Baby, verwirren und machen Angst. Die Suche nach möglichen Ursachen und Hilfen kann zum „Ärzte-Abklappern" führen. Gleichzeitig durchlaufen die Eltern 2 gegensätzliche Prozesse: Bindung an das reale Baby, das Liebe, Pflege und Zuwendung braucht, und Sich-Gewöhnen an ein Leben mit behindertem Kind, welches noch von der Angst vor seinem frühen Tod geprägt sein kann.

(3) Desorientierung und Verwandlung. Depressionen bestimmen diese Phase. Manche Mütter sind kaum zu den einfachsten Verrichtungen bei der Pflege des Kindes fähig, was vorher kein Problem war. Sie fühlen sich nur noch überfordert, leiden unter Gedächtnisstörungen und haben immer wieder die gleichen Fragen. Die Belastung der Partnerschaft kann zur ernsten Beziehungskrise führen, da beide unterschiedliche Entwicklungen in verschiedenem Tempo durchleben. Um dafür Verständnis aufzubauen, brauchen sie guten Kontakt zueinander, was meist an mangelnder Zeit füreinander scheitert.

Ganz allmählich setzt dann ein Prozeß des Sich-Abfindens mit der Realität ein. Ein Gefühl von Normalität und Alltag entwickelt sich; gleichzeitig lernen die Eltern mit der Unsicherheit der Zukunft zu leben, da Entwicklungsprognosen in den ersten Lebensmonaten nur vage gegeben werden können. Spätestens jetzt werden Selbsthilfegruppen oder Kontakt zu anderen Eltern, die durch ihr Vorbild Mut machen können, ausgesprochen wichtig.

(4) Restabilisierung und neue Wirklichkeit. Die Eltern können sich nun der Verantwortung für die Probleme des Kindes stellen, die Mütter akzeptieren, daß sie keine Schuld an dem Zustand haben. Es stellt sich heraus, ob Zusammenleben im Alltag möglich und welche Unterstützung dazu notwendig ist, oder ob die Eltern andere Lösungen in Betracht ziehen.

Das Leben mit der Behinderung ist zwar immer wieder schmerzhaft, aber man ist in der Lage, sie ins Leben zu integrieren. Dadurch entsteht eine völlig veränderte Haltung dem Leben gegenüber. Wie bei anderen Krisensituationen gilt auch hier, daß eine erfolgreiche Bewältigung die Menschen in ihrer Fähigkeit bestärkt, auch in anderen Lebensbereichen schwierige Situationen zu meistern. Dies gilt natürlich auch für Hebammen!

6.5 Abweichungen vom normalen Wochenbettverlauf

Edith Kimmerle

6.5.1 Miktionsstörungen

Postpartale Harnverhaltung: unvollständige Blasenentleerung oder vollständiges Zurückhalten des Urins bedingt durch Krampf des Schließmuskels. Ursachen können Schmerzen, Angst vor Brennen bei der Miktion, Ödem oder Druckschädigung nach langer Geburtsdauer sein.

Unwillkürlicher Harnabgang: spontanes Wasserlassen, das nicht kontrolliert werden kann infolge eines mangelhaften Tonus des Blasenschließmuskels.

- **Hebammenaufgaben:** Aufklärung der Wöchnerin, daß Störungen bei Blasen- und Darmentleerung nach der Geburt häufig und meist vorübergehend sind. Wichtig ist regelmäßiger Toilettengang auch ohne Harndrang etwa alle 3–4 Stunden, um eine übervolle Blase zu vermeiden. Die Miktion kann ausgelöst werden durch Klopfen auf die Blasengegend oder Abspülen des Genitals mit warmen Wasser (Bidet, Dusche, Toilette). Warmes Wasser entspannt, der Urin wird verdünnt und evtl. Brennen beim Wasserlassen entfällt. Die Frau ist möglichst alleine zu lassen, sie muß sicher sein, daß ihr Kind in der Zwischenzeit betreut wird und sie sich Zeit nehmen kann.

Katheterismus erfolgt nur bei voller Blase und hochstehendem Uterus, wenn alle anderen Maßnahmen versagt haben.

6.5.2 Obstipation (verzögerte Kotentleerung)

Eine Stuhlverhaltung hat ihre Ursache meist in Angst vor Schmerzen und Verletzungen, insbesondere nach einer Episiotomie. Auch der herabgesetzte Darmmuskeltonus und eingedickter Stuhl durch großen Flüssigkeitsverlust führen zur Obstipation. Für eine verzögerte Kotentleerung können der Einlauf ante partum, wenig Bewegung und die veränderte Kost, sowie sanitäre Bedingungen im Krankenhaus mitverantwortlich sein.

- **Hebammenaufgaben:** Für Ingangkommen der regelmäßigen Stuhlentleerung sorgen, zu ballaststoffreichen Speisen und 2–3 l Flüssigkeitsaufnahme pro Tag raten. Mit leichtem Gegendruck auf die Vulva (Vorlage in der Hand) kann die Frau den Narbenschmerz an der Episiotomie verringern und damit die Darmentleerung erleichtern. Wenn der Nahrung Leinsamen oder Weizenkleie zugefügt wird, oder ein Vaselinezäpfchen die Entleerung unterstützt, muß sehr selten nach dem 3. Tag mit Abführmitteln nachgeholfen werden (s. S. 397).

6.5.3 Fieber als Leitsymptom

Ein *fieberhafter Prozeß* im Wochenbett (z. B. grippaler Infekt, Pyelonephritis, Mastitis) muß vom *Wochenbettfieber* unterschieden werden.

> Man unterscheidet axillar gemessen *subfebrile Temperaturen* (37,1–38,0 °C), *mäßiges* (38,1–38,5 °C) und *hohes Fieber* (über 39 °C).

Um eine Allgemeininfektion von lokalen Ereignissen (z. B. sog. Milcheinschuß) abgrenzen zu können, muß axillar, rektal und sublingual gemessen werden. Jede deutliche Temperaturerhöhung sollte dem Arzt gemeldet werden.

Puerperal- oder Wochenbettfieber

Die Temperaturerhöhungen gehen aus von einer Infektion der Geburtswunden, z. B. Verletzungen des weichen Geburtsweges (unteres Uterinsegment, Zervikalkanal, Scheide, Vulva) oder der Innenfläche der Gebärmutter. Sie kann sich über die Schleimhaut auf Adnexe und Bauchfell ausbreiten, über den Lymphweg entsteht eine *Myometritis* und *Parametritis*, über den Blutweg eine *Allgemeininfektion*, die *Puerperalsepsis*. Je nach Ausbreitung und Schweregrad können subfebrile Temperaturen oder plötzliche Fieberzakken auftreten. Weitere Symptome sind: schlechte Uterusrückbildung, fötide Lochien, Kantenschmerz des Uterus, Störungen des Allgemeinbefindens, Übelkeit, Stirnkopfschmerz, Brechreiz, ausstrahlende Schmerzen in ein Bein, sehr hohes Fieber, Pulsbeschleunigung über 130 spm, Unruhe, trockene, rissige Zunge, schweres Krankheitsgefühl, Stimmungsschwankungen.

● **Hebammenaufgaben:** Alle Beobachtungen müssen an den Arzt weitergegeben werden. Lokal begrenzte Infektionen sind evtl. mit dem Arzt zusammen zu Hause zu behandeln, ansonsten ist Klinikeinweisung erforderlich. Je nach Ausbreitung der Infektion werden Wehenmittel und Antibiotika eingesetzt, evtl. ist die Eröffnung eines Abzesses nötig. Bei Sepsis erfolgt eine Intensivüberwachung. Lokale Infektionen (z. B. infizierte, belegte Nähte) werden mit Rivanolkompressen und Sitzbädern mit Kaliumpermanganat oder Meersalz behandelt. Für Ruhe, ausreichende Flüssigkeitszufuhr, Blasen- und Darmfunktion ist zu sorgen.

Lochialstau

Den Lochialstau erkennt man daran, daß kein Wochenfluß abgeht oder er fötide riecht. *Ursache* kann ein Muttermundskrampf sowie die Verlegung des inneren MM durch Koagel oder Eihautreste sein. Schon die Raumluft kann übelriechend sein, die Lochien sind es bestimmt. Das Allgemeinbefinden ist leicht gestört, es kommt zu Stirnkopfschmerz und evtl. zu einer Temperaturerhöhung. Der Uterus ist wenig kontrahiert, größer als der Zeit entsprechend und schlecht zu tasten (retroflektiert). Die Nachwehen können schmerzhaft sein. Wird der Lochialstau nicht behandelt, kann sich daraus eine *Endometritis* (Entzündung der Gebärmutterschleimhaut) entwickeln.

● **Hebammenaufgaben:** Vaginale Untersuchung, um die Durchgängigkeit der Zervix zu sichern, Bauchlage mit erhöhtem Becken auf feuchter Wärme, Gabe von Spasmolytika, dann z. B. Hirtentäscheltee. Danach Mobilisation der Frau anregen, Uterusmassage und evtl. Kontraktionsmittel geben. Stillen (nach Bedarf des Kindes) ist hier besonders zur besseren Uteruskontraktion angezeigt. Blasen- und Darmfunktion beobachten, Dokumentation und Arztinformation.

Milchstau, Mastitis

Eine weitere Fieberursache kann ein Milchstau oder eine Mastitis sein. Diese sind auf S. 314 ff. ausführlich beschrieben.

Gestörte Wundheilung

Bei sekundär heilenden Scheiden- und Dammverletzungen, häufig nach Hämatomen, geht die Naht meist von innen nach außen auf, die Wundränder können ganz oder teilweise dehiszent (klaffend) sein. Mögliche Ursachen sind eine Infektion, die fehlerhafte Nahttechnik oder Unverträglichkeit des Nahtmaterials.

● **Hebammenaufgaben:** Für Ruhe sorgen, reinigen und desinfizieren der Wundränder, Zucker zur besseren Granulation auf die Wunde streuen, mit Rotlicht bestrahlen. Sehr selten ist eine Sekundärnaht erforderlich, die klaffende Naht heilt „von unten" her.

Thrombophlebitis

Ursache ist die Entzündung oberflächlicher Venen als Folge einer Thrombose (Blutpfropfbildung). Am häufigsten ist sie in den *Bein-* und tiefen *Beckenvenen* lokalisiert. Symptome sind Spannungs- und Schweregefühl in den Beinen, Krämpfe, Fußsohlen- und Wadenschmerz. Druckschmerz der betroffenen Vene, Stauungsödem, bläuliche Verfärbung oder entzündliche

Rötung, subfebrile Temperaturen und Pulserhöhung (s. S. 464).
- **Hebammenaufgaben:** Anlegen von Kompressionsstrümpfen oder -verbänden, Hochlagerung der Beine, Beinumfänge messen, evtl. Quarkauflagen oder Blutegelsalbe. Auf Harnblasen- und Darmfunktion achten. Alle Maßnahmen geschehen in Absprache mit dem Arzt, meist erfolgt eine Krankenhauseinweisung (s. S. 466).

6.5.4 Involutionsstörungen

Rückbildungsstörungen werden begünstigt durch Überdehnung des Uterusmuskels (Polyhydramnion, Mehrlingsschwangerschaft, Makrosomie), lange Geburtsdauer und Wehenschwäche, Uterusfehlbildung, bei Vielgebärenden und allgemeiner körperlicher Erschöpfung. Der Fundusstand ist höher als normal, die Zervix formiert sich langsamer, der Wochenfluß ist vermehrt und bis über den 4. Tag hinaus blutig.
- **Hebammenaufgaben:** Die Behandlung ist wie beim Lochialstau, eine vaginale Untersuchung ist nicht nötig. Wichtig sind regelmäßige Temperaturkontrollen, da das Infektionsrisiko erhöht ist. Zumindest in der Klinik wird der Arzt informiert.

6.5.5 Sectio caesarea

Bei der abdominalen Schnittentbindung werden die Bauchdecken und das untere Uterinsegment mittels Querschnitt eröffnet. Nach Entwicklung des Kindes und der Plazenta werden die einzelnen Schichten wieder vernäht.
- **Hebammenaufgaben:** Kontrolle der Vitalfunktionen, der Ausscheidung und einer Blutung aus dem Wundgebiet, Überwachung der Infusionstherapie und Drainagen, Mobilisation und Körperpflege (s. S. 488). Nach der Klinikentlassung, etwa zwischen dem 7.–14. Tag, wird oft Hebammenhilfe zu Hause nötig, weniger wegen der immer verzögerten Uterusinvolution, sondern wegen der Unselbständigkeit durch den längeren Klinikaufenthalt, insbesondere beim Stillen und dem Umgang mit dem Kind (s. S. 308).

6.5.6 Blutungen im Wochenbett

Postpartale Blutungen werden meist verursacht durch unvollständige Uterusentleerung (Tab. 6.5-1). Diese Blutungen treten häufig sehr stark und plötzlich auf, oft am Ende der 1.–2. Wochenbettwoche. Auch die mäßig starke Blutung in den ersten Wochenbettagen ist ernst zu nehmen, es kann sich um eine Endometritis oder Atonie handeln. Ebenfalls für eine Wehenschwäche spricht die starke Blutung nach der Geburt. Der Uterus steht hoch, ist weich, es gehen meist große Blutkoagel ab. Selten kommt es auch zu Blutungen aus nicht erkannten Rißwunden. Im späten Wochenbett treten verstärkte

Tab. 6.5-1: Zeitpunkte, Stärke und Ursachen von Blutungen im Wochenbett

Wann?	Wie?	Warum?
nach der Geburt	stark bis mäßig-stark	Atonie des Uterus (Wehenschwäche), nicht erkannte Rißwunden
6–24 Std. p.p.	stark	Wehenschwäche (Uterus steht hoch, ist weich, Abgang v. Blutkoagel)
1.–5. Tag p.p.	mäßig-stark	Endometritis, Atonie des Uterus (Wehenschwäche)
Ende d. 1.–2. Woche p.p.	stark	unvollständige Uterusentleerung durch Plazentareste, Plazentapolypen, Eihautreste
Spätwochenbett	regelstark und mehr	Funktionstörungen des Endometriums

Blutungen bei Funktionsstörungen der Gebärmutterschleimhaut auf.

- Hebammenaufgaben:
  Grundsätzlich den *Arzt informieren* bzw. rufen lassen.
  - Bei starken Blutungen evtl. *Aortenkompression* (s. S. 276).
  - Uterus halten.
  - Harnblase entleeren.
  - Eisblase auf den Uterus, dahinter einen Sandsack, um das Höhersteigen des Uterus zu erschweren.

Vitalfunktionen überwachen und alle Maßnahmen dokumentieren. Die Vorlagen sollen zur besseren Beurteilung des Gesamtblutverlustes zunächst aufgehoben werden.

Die Kontraktionsmittelgaben (Oxytocin, Methergin, Prostaglandine i. m., i. v. oder per Tamponade) richten sich nach dem Schweregrad der Blutung, ebenso die Art der Kreislaufstabilisation (Infusionstherapie, sehr selten Blutersatz oder Blut) und geschieht auf Anordnung des Arztes. Im Hause der Wöchnerin wird die Hebamme die gleichen Erstmaßnahmen ergreifen. Bei der medikamentösen Therapie bleibt ihr nur die i. m.-Gabe von Kontraktionsmitteln. Sie muß eine Klinikeinweisung veranlassen und die Frau ggf. dorthin begleiten.

6.5.7 Präeklampsie, HELLP-Syndrom

Das Krankheitsbild und die Behandlung werden auf den Seiten 134 ff. und 259 beschrieben.

- Hebammenaufgaben: Wenn eine Frau nach Krampfanfall oder HELLP-Symptomatik einige Tage auf der Intensivstation überwacht wird, sollte die Hebamme dafür sorgen, daß Mutter und Kind nicht völlig getrennt werden. Ob sich die Medikamentengabe oder der Zustand der Frau mit dem Stillen vereinbaren lassen, liegt im Entscheidungsbereich der Ärzte. Steht dem Stillen jedoch nichts im Wege, ist das in der Wochenbettbetreuung unerfahrene Intensivpflegepersonal sicher froh, Unterstützung zu haben. Wenn nicht so häufig angelegt werden kann, ist

der Einsatz einer Milchpumpe evtl. sinnvoll (s. S. 307).

Wichtig ist die psychologische Betreuung, die Vermittlerfunktion zwischen Kinderzimmer und Intensivstation und die kompetente Beurteilung der Wochenbettvorgänge. Hebammenhilfe nach Klinikentlassung sollte unbedingt folgen.

6.5.8 Symphysenlockerung

Man versteht darunter die Läsion der Symphyse bzw. des Beckenringes durch funktionelle (Östrogene) und traumatische (enges Becken, Zangenentbindung) Ereignisse. Die betroffenen Frauen haben Schmerzen in der Symphysengegend, die sich bei Belastung verstärken, evtl. in die Oberschenkel oder das Kreuzbein ausstrahlen. Die Frauen können sich nicht auf die Seite legen, haben Gehbeschwerden, insbesondere beim Treppensteigen (s. S. 283).

Wahrscheinlich sind diese Schwierigkeiten schon aus der Schwangerschaft bekannt.

- Hebammenaufgaben. Zur körperlichen Schonung und Ruhe raten, auf die Möglichkeit des Tragens einer Leibbinde bzw. Korsetts hinweisen. Hauptaufgabe der Hebamme ist die psychologische Betreuung und Unterstützung des Stillens.

6.5.9 Steißbeinverletzungen

Bei großem Kind oder vaginal operativen Entbindungen kann ein in den Beckenausgangsraum einspringendes Steißbein verstaucht, angebrochen oder gebrochen werden (oft von der Frau bemerkt, aber in der Symptomatik nicht einordnen könnend). Die Frau hat Schmerzen im Bereich des Steißbeins oder auch des Dammes.

- Hebammenaufgaben. Die psychische Betreuung ist wichtig, da der Heilungsprozeß länger dauern wird und kaum gefördert werden kann. Evtl. Kontakte mit Krankengymnasten vermitteln.

6.5.10 Wochenbettdepression

Gabriele Schippers

Neben den körperlichen und hormonellen Umstellungen ist das Wochenbett auch die Zeit des Hineinwachsens in die neue Rolle als Mutter. Mit dieser neuen Rolle sind oft radikale Veränderungen des bisherigen Lebens verbunden. Viele Frauen hören zumindest zeitweilig auf, in ihrem Beruf zu arbeiten und müssen sich nun in völlig neuen Lebensumständen zurechtfinden. Auch ihre Beziehung zum Partner hat sich für immer geändert. In dieser Zeit des Umbruchs kann es zu seelischen Konflikten kommen, die unterschiedliche Ausmaße annehmen. Es treten leichte Beeinträchtigungen auf wie der *Baby-Blues*, langwierige Belastungen wie *postnatale Depressionen* oder auch schwere psychische Störungen wie *Wochenbettpsychosen*.

Baby-Blues oder „Heultag"

Dies ist ein relativ harmloses und kurzlebiges Syndrom, unter dem etwa 80% der Wöchnerinnen leiden:

> Zwischen dem 3. und 15. Wochenbettag tritt ein zeitweiliger Verstimmungszustand mit Ängsten, Unruhe, vielem Weinen, Verletzlichkeit, Reizbarkeit und vorübergehenden Schlafstörungen auf.

Dieser Zustand hält manchmal nur wenige Stunden an, maximal dauert er etwa 1 Woche. *Ursachen* sind die großen Umstellungen im Körper der Frau und soziale Faktoren. Der Baby-Blues ist nicht therapiebedürftig. Die Frauen haben aber ein Recht darauf, einfühlsam und verständnisvoll behandelt zu werden. Die Aufforderung, sich zusammenzunehmen und sich über das gesunde Kind zu freuen, hilft nicht! Schonung der Betroffenen und Aufklärung ihres Partners über dieses vorübergehende Phänomen des Baby-Blues können hingegen hilfreich sein.

Wochenbettdepression, Symptomatik

> **Definition.** „Die *postnatale, post partum Depression* oder *Wochenbettdepression* ist das, was zwischen dem Extrem der schweren Wochenbettpsychose mit dem Risiko des Selbstmordes oder Kindermordes und der trivialen Weinerlichkeit des *Baby-Blues* liegt. Sie kommt häufig vor (7–30% der Mütter), verläuft sehr viel weniger dramatisch als die Psychose und sehr viel schwerer als der Baby-Blues." (P. Romito)

Der Beginn der Wochenbettdepression liegt meist zwischen dem 20. und 40. Tag nach der Geburt. Im Gegensatz zum dramatischen Anfang einer Wochenbettpsychose tritt die Depression langsam und schleichend in Erscheinung. Sie hat die klassischen Symptome eines depressiven Verstimmungszustandes, die leicht, gemäßigt oder auch schwerwiegend sein können. Im Unterschied zur Melancholie im Wochenbett (s. u.), ist das Befinden morgens besser als abends. Die Frauen leiden unter Energieverlust und unbegründeter Traurigkeit, Versagensängsten und Unzulänglichkeitsgefühlen. Sie verlieren alles Interesse an früheren Aktivitäten und Hobbys. Sie verspüren keinerlei sexuelle Wünsche. Ihre Gedanken konzentrieren sich auf das Gefühl, eine schlechte Mutter zu sein, unfähig ihr Kind genug oder überhaupt zu lieben. Manche entwickeln Verletzungsideen für sich selbst oder das Baby und leiden dann unter starken Schuldgefühlen. Vielfältige, aber vage körperliche Beschwerden ohne erhebbaren organischen Befund sind ein deutliches Warnsignal für Depressionen. Es treten auch Angstattacken mit Herzrasen, Zittern und Brustschmerzen auf. Ebenso kommt es zu Eßstörungen mit Appetitlosigkeit oder „Freßanfällen" und schweren Schlafstörungen.

Ursachen und Erklärungsmodelle

Bei den Ursachen für eine Wochenbettdepression kommen immer mehrere Faktoren zusammen. *Körperliche Ursachen* spielen genauso eine

Rolle wie *psychische* und *soziale Faktoren*, Erwartungen der Frau und ihrer Umgebung an die Mutterrolle und das individuelle Geburtserlebnis.

- *Körperliche Ursachen.* Durch die plötzlichen, tiefgreifenden Veränderungen im Hormonsystem tritt eine erhöhte Störungsbereitschaft auf.

Allerdings fehlen bis heute eindeutig belegte Unterschiede in den Hormonwerten zwischen Frauen mit und ohne Depression.

- Welch große Rolle **psychosozialen Faktoren** zukommt, zeigt sich daran, daß auch 15% der nicht von Hormonumstellungen betroffenen Väter in den ersten Wochen und Monaten nach der Geburt unter Depressionen leiden. Typische Probleme der Männer sind Streßsymptome am Herz-Kreislauf-System oder auch Alkoholprobleme. Ebenso können sich bei Adoptiv- und Stiefeltern depressive Verstimmungszustände zeigen.

In manchen Kulturen treten Wochenbettdepressionen nicht auf, obwohl die körperlichen Prozesse post partum weltweit gleich ablaufen. Dort gibt es gesellschaftlich verbindliche Ausruhperioden für Mutter und Kind, deren Einhaltung bei uns verloren gegangen ist.

Vorbeugung und Hilfen durch die Hebamme

Ganz wichtig ist eine *Ansprechpartnerin für die Frau* in der Zeit der Schwangerschaft bis ins Wochenbett. Hebammen müssen bereit und fähig sein, Probleme anzusprechen und Hilfen anzubieten. Viele Frauen sprechen seelische Probleme in dieser Zeit nicht an, da das nicht ihren eigenen und gesellschaftlichen Erwartungen an Mütter entspricht. Deshalb sollten die Frauen erfahren, daß Wochenbettdepressionen relativ häufig auftreten, daß jede Frau davon betroffen sein kann und daß geholfen werden kann.

Außerdem sollen Hebammen bei den Frauen das Vertrauen in sich selbst und ihren Körper stärken. Unbefriedigende Geburtserlebnisse erhöhen die Depressionsneigung. Frauen, die gut auf die Geburt vorbereitet sind, können unter der Geburt eher die Kontrolle über sich und über das, was mit ihnen geschieht, behalten. Dabei ist es nicht wichtig, ob die Geburt ohne Schwierigkeiten verläuft, sondern ob die Mutter das Gefühl hat, an Entscheidungen beteiligt und ernst genommen zu werden. Wann immer möglich, sollte die betreuende Hebamme in den ersten Wochenbettagen noch einmal die Geburt mit der Mutter durchsprechen. Die Bestätigung, daß ein schwieriger Geburtsverlauf nicht durch sie verschuldet ist, ist eine wichtige Entlastung für die Frau.

Außerdem sollte die Hebamme schon in der Geburtsvorbereitung und Schwangerenvorsorge über die Belastungen in der ersten Zeit nach der Geburt sprechen. Sie kann realistisch schildern, wie körperlich erschöpft sich eine Frau gerade in der ersten Zeit fühlen kann. Ein kleines Kind beansprucht in den ersten Wochen etwa 6 Stunden täglich für Ernährung und Pflege, ohne die andere anfallende Arbeit im Haushalt. Wie sehr dies auch die Partnerschaft belastet, sollte angesprochen und vielleicht auch schon über Entlastungsmöglichkeiten nachgedacht werden. Postnatale Depressionen sind fast immer auch mit schlechten Beziehungen zum Partner verbunden!

Therapie

Bei leichten bis mäßigen Symptomen können Gespräche mit der Frau und ihrer Familie schon eine große Erleichterung bedeuten. Auch Mütter- oder Stillgruppen, in denen diese Probleme wirklich angesprochen werden, sind hilfreich. Ganz wichtig sind Hilfen, die die Mutter im Haushalt und bei der Kinderpflege entlasten, so daß sie auch Zeit für sich selbst hat, ohne dabei ein schlechtes Gewissen haben zu müssen. Die Frauen sollten darin unterstützt werden, Interessen und Aktivitäten außerhalb der Mutterrolle wieder aufzunehmen oder neu zu entwickeln. Körpertraining wie Schwimmen, Laufen oder Gymnastik wirkt positiv auf den Hormonhaushalt.

Bei anhaltenden und schweren Beschwerden ist die Hinzuziehung einer Psychiaterin oder Psychotherapeutin, die Erfahrung mit postnatalen Depressionen hat, erforderlich.

Die ärztliche oder psychotherapeutische Hilfe ist z. B. nötig beim Äußern von *Selbstmordgedanken* oder anderen Symptomen ei-

> ner depressiven *Wochenbettpsychose* (s. u.), bei Unfähigkeit oder starkem Widerwillen mit dem Kind umzugehen, schweren *Ängsten* und *Panikattacken*, anhaltenden schweren *Eß-* und *Schlafstörungen*.

Manchmal ist eine Klinikeinweisung für einige Zeit nötig. Dabei sollten Mutter und Kind immer gemeinsam aufgenommen werden.

6.5.11 Wochenbettpsychosen

Bei 1–3 Müttern auf tausend Lebendgeburten kommt es nach der Geburt zu einer schweren, immer behandlungsbedürftigen psychiatrischen Erkrankung im Wochenbett: *postnatale Psychose, Puerperal-* oder *Postpartumpsychose, Wochenbett-* oder *Stillpsychose*. Der Beginn der Erkrankung liegt meist zwischen dem 4. und 10. Wochenbettag. Manchmal entwickelt sie sich aber auch schleichend aus einer postnatalen Depression.

Symptomatik. Diese **Psychosen** (Geistes-, Gemütskrankheiten) sind Erkrankungen, in denen die Beeinträchtigung der psychischen Funktionen ein so großes Ausmaß erreicht, daß es den Frauen nicht mehr möglich ist, den normalen Lebensanforderungen zu entsprechen. Ihr Realitätsbezug ist erheblich gestört. Diese Wochenbettpsychosen beginnen oft mit einem plötzlichen und dramatischen Geschehen. Typische *Frühsymptome* im Wochenbett sind: schwere Schlaflosigkeit, plötzliche Umtriebigkeit, starke innere und äußere Unruhe, Verwirrtheit, scheinbare Abstumpfung und psychomotorische Erstarrung. Stationäre Betreuung in einer psychiatrischen Fachabteilung ist fast immer unumgänglich. Idealerweise sollten Mutter und Kind gemeinsam aufgenommen werden.

Eine zeitweilige Trennung ist nur notwendig bei Eigen- oder Kindsgefährdung. Aber auch dann sollte die Mutter so weit wie möglich ihr Kind unter Aufsicht selbst versorgen dürfen.

> 65–75% der Frauen erkranken an **schizophrenen** oder **schizoaffektiven Psychosen** (auch Misch- oder Emotionspsychose genannt). 15–25% leiden unter **affektiven Psychosen** mit *melancholischen, manischen* oder *beiden Phasen*, und bis 10% der Frauen erkranken an körperlich begründbaren Psychosen, d. h. vorübergehenden **organischen Psychosen**, z. B. bei hohem Fieber oder Infekten.
>
> • Trotz der Schwere dieser psychischen Erkrankungen sind die **Heilungschancen gut**.

In fast allen Fällen erholen sich die Mütter innerhalb einiger Monate und haben dann gute Beziehungen zu ihren Kindern. Allerdings erkranken viele Frauen später wieder.

In Langzeituntersuchungen zeigt sich, daß etwa 50–60% der Patientinnen noch etwa 5 weitere Krankheitsepisoden durchlaufen. Nach weiteren Geburten erkranken etwa 25% von ihnen noch einmal, ein weiteres Viertel der Frauen erkrankt erstmals wieder in den Wechseljahren. Etwa jede vierte dieser betroffenen Frauen hat auch außerhalb der Krankheitsepisoden psychische Veränderungen leichterer Ausprägung. Sie leiden z. B. unter Störungen im Gefühlsleben oder haben Konzentrationsstörungen.

Der Langzeitausgang ist damit psychiatrisch gesehen günstig. Den betroffenen Frauen sollte deshalb auch nicht pauschal von weiteren Schwangerschaften abgeraten werden, sondern sie sollten zusammen mit ihren Familien über das Rezidivrisiko im späteren Leben und im Wochenbett aufgeklärt werden.

Schizophrene Psychosen im Wochenbett

Definition. *Schizophrenie* (wörtlich Spaltungsirresein) ist eine Psychose mit tiefgehender Persönlichkeitsstörung und charakteristischen Veränderungen des Denkens, Gefühls und Antriebs. Das **Denken** ist zerfahren, bizarr und alogisch. Die **Gefühle** sind instabil und ambivalent. Gegensätzliche Gefühle und Gedanken stehen gleichzeitig und gleichwertig nebeneinander. Die

Patientinnen können gleichzeitig lachen und weinen oder ihr Kind lieben und ablehnen, ohne daß sie diese Gegensätze bemerken oder für sich klären können. Bei den **Antriebsstörungen** kommt es zur Ich-Versunkenheit und Verlust der Realitätsbeziehungen (Autismus). Die Betroffenen wirken abwesend und von ihrer Umwelt isoliert, es ist ganz schwer, an sie heranzukommen.

Neben diesen Grundstörungen kann es zu **akzessorischen** (zusätzlichen) **Symptomen** kommen, die oft nur vorübergehend auftreten: Wahnvorstellungen, Halluzinationen und katatone (starre) Störungen. Der *Wahn* ist eine Fehlbeurteilung der Realität, an der die Kranke unbeirrbar festhält. In den Wahninhalten der Wochenbettpsychosen geht es oft um eine Bedrohung ihrer Beziehung zu ihrem Kind von außen. *Halluzinationen* sind Sinneswahrnehmungen ohne physikalische oder physiologische Reize. Sie treten in allen Sinnesbereichen auf, besonders aber im akustischen und optischen Bereich. Die Frauen hören z. B. Stimmen, die sie beschimpfen oder ihnen auch befehlen, ihrem Kind etwas anzutun. *Katatone* Symptome sind Störungen der Motorik und des Antriebs, wie die Katalepsie. Dabei kommt es zu bizarren, über lange Zeit eingehaltenen Körperhaltungen und Bewegungsverharren. Außerdem treten Stupor (völlige Bewegungslosigkeit) und Stereotypien wie automatenhaftes, zweckloses Wiederholen von Worten, Sätzen oder Bewegungsvorgängen wie Klatschen, Kopfnicken, Grimassieren und Reiben der Hände auf. Plötzliche, wilde *Erregungszustände* mit großer Verletzungsgefahr sind möglich.

Affektive Psychosen im Wochenbett

Definition: Psychische Krankheiten, bei denen eine ausgeprägte Affektstörung (Störung im Gefühlserleben) vorliegt. Auch kommt es in den phasisch auftretenden Krankheitsepisoden zu Wahnerleben und -ideen, gestörter Selbsteinschätzung und Verhaltensstörungen.

- Bei der ersten Form der Affektpsychosen, der *Melancholie* oder **endogenen Depression** ist das Gefühlsleben insgesamt blockiert. Die Betroffenen fühlen sich versteinert, leer und gleichgültig. Häufig ist ihre Aktivität total herabgesetzt. Der *Antrieb* ist gelähmt, die Patientinnen sind teilnahmslos und bewegen sich kaum. Im schwersten Fall tritt ein depressiver *Stupor* auf. Bei quälender innerer Unruhe zeigen sich aber auch unproduktive, hektische Bewegungen wie unstetes „Auf der Stelle treten" (*Agitiertheit*). Das formale Denken ist einförmig und unproduktiv, ohne daß die intellektuellen Funktionen oder das Bewußtsein gestört sind. Als inhaltliche Denkstörung kann es auch bei der Melancholie zum *Wahn* kommen. Themen sind u. a. Angst vor Schuld, schwerer Erkrankung, Versagen und Wertlosigkeit.

Morgens fühlen sich die Kranken besonders schlecht, abends geht es ihnen etwas besser. Typisch sind *ständige Müdigkeit, Schlaf-* und *Appetitlosigkeit* und *Verstopfung*. Alle depressiv Erkrankten sind stark *selbstmordgefährdet*.

25–30% von ihnen nehmen sich irgendwann das Leben.

- Die zweite Form der affektiven Psychose ist die *Manie*. In manischen Phasen kehren sich die Symptome um: Die Betroffenen sind ausgelassen, witzig und fröhlich, aber auch gereizt, anspruchsvoll, streitsüchtig und aggressiv, ohne daß all diese Stimmungslagen mit ihren realen augenblicklichen Verhältnissen in Einklang stehen. Ihr Denken ist ideenflüchtig, sie reden viel und ohne Pausen (Logorrhoe). Gedächtnis und Denkfähigkeit sind erhalten, ihr Bewußtsein ist klar. Im inhaltlichen Denken ist ihre Urteilsfähigkeit allerdings stark beeinträchtigt. Es kommt zu Selbstüberschätzungen und Größenideen, die aber meist nicht lange anhalten. Affekt und Antrieb sind gesteigert, die Handlungen völlig unkontrolliert und die sozialen Folgen deshalb oft gravierend. Die Patientinnen haben einen großen Bewegungsdrang und sind ebenso schlaf- und appetitlos wie Depressive, leiden aber nicht darunter. Ihre gesteigerte Lebhaftigkeit kann sich bis zu fast unkontrollierbarer Erregung steigern.

> Melancholien (in 65% der Fälle) und Manien (5%) können als *monopolare* (einzelne) *phasische Erkrankungen* auftreten. Es gibt aber auch in 30% der Fälle *bipolare manisch-depressive Erkrankungen*, **Zyklothymien**, bei denen beide Formen sich abwechseln: Manische und depressive Phasen liegen dabei entweder direkt hintereinander oder es kommt zu längeren Pausen zwischen beiden Phasen.

Schizoaffektive Psychosen im Wochenbett

Definition. Diese Psychosen, auch *Misch-* oder *Emotionspsychosen*, sind Erkrankungen mit schizophrenen und affektpsychotischen Merkmalen. Die Frauen zeigen manische und depressive Symptome neben schizophrener Zerfahrenheit des Denkens, Katatonien, Halluzinationen und Wahnvorstellungen.

Therapie der Wochenbettpsychosen

Die **medikamentöse Therapie** richtet sich nach den Symptomen. Bei überwiegend schizophrenen und manischen Zustandsbildern wird mit *Neuroleptika* behandelt, bei depressiven Symptomen mit *Antidepressiva*. Bei unzureichendem Effekt dieser Therapien wird auch *Elektrokrampftherapie* empfohlen. Nach Abklingen der akuten Krankheitszustände sollte mit einer **psychotherapeutischen Behandlung** der aktuellen Konflikte und Belastungen begonnen werden, bei der auch die Familie mit einbezogen wird. Die durchschnittliche Verweildauer in der Fachklinik beträgt 2 Monate. Nach Ausheilung sollte die Patientin aber noch 3 Monate nachbetreut werden.

6.6 Häusliches Wochenbett

Susanna Roth

Definition. Das häusliche Wochenbett beginnt mit der Abfahrt der Hebamme nach einer Hausgeburt bzw. mit Ankunft der Wöchnerin zu Hause (nach Klinikgeburt). Von **ambulanter Geburt** wird gesprochen, wenn die Mutter die Klinik ohne stationären Aufenthalt frühestens 2 Stunden, meist 4–8 Std. post partum verläßt. Nach einer Geburt zu Hause, in einem Geburtshaus oder einer Praxis führt in der Regel die entbindende Hebamme auch die Nachsorge durch (s. S. 332). Bei einer Klinikgeburt ist das eher selten der Fall, hier sucht sich die Frau in ihrer Schwangerschaft eine Hebamme für das Wochenbett. Sobald sich eine Hebamme bereit erklärt hat, für den angegebenen Zeitraum die Nachsorge zu übernehmen, wird ein Vorbesuch im Hause der Schwangeren vereinbart. Für diesen Termin sollten sich alle Beteiligten genügend Zeit nehmen. Die Schwangere fühlt sich in ihren eigenen Räumen selbstbewußter und ist meist offener als in der Praxis. Der Hebamme ermöglicht dieser Besuch einen Einblick in häusliches und familiäres Umfeld der Schwangeren. Sie kann besser auf die individuellen Umstände eingehen und beraten. Dabei sollten Wünsche und Erwartungshaltungen der Schwangeren an die Zeit des Wochenbettes, an sich selber, ihr Kind und ihre Umgebung angesprochen werden. Stichpunktartige Notizen über den Gesprächsinhalt dienen der eigenen Dokumentation.

> Bezüglich der Wochenbettplanung sind folgende Themen zu besprechen:
> - Haushaltshilfe, Auswahl eines Kinderarztes,
> - Wochenbettzimmer und Besucher,

> • Betreuung nach ambulanter oder Klinikgeburt,
> • Hebammenhilfe, Nachsorge durch Hebammen,
> • Wochenbettasche, „Wochenbettpackung".

6.6.1 Haushaltshilfe

Das häusliche Wochenbett hat seine Tradition in der Großfamilie, wo Mutter und Kind in einem Haushalt mit mehreren Familienmitgliedern versorgt werden. Derzeit ist die Kleinfamilie die häufigste Form des Zusammenlebens in unserer westlichen Welt. Somit sind die Familien, die sich für ein Wochenbett zu Hause entscheiden, auf **Hilfe von außen** durch Verwandte, Freunde, Nachbarn oder auf professionelle Kräfte angewiesen.

> Die Hebamme muß den Eltern im Vorgespräch klarmachen, wie *notwendig Ruhe und Erholung und ein gut funktionierender Haushalt* in dieser besonderen Zeit ist.

Diese Tatsache wird besonders von Erstgebärenden unterschätzt. Erfahrungen zeigen, daß viele Ursachen für Brustentzündungen, Stillschwierigkeiten, Heilungsstörungen und unruhige Kinder in einer Überbelastung von Mutter oder Vater liegen. Eine Haushaltshilfe kann bei den gesetzlichen Krankenkassen beantragt werden.

Die Versicherte sollte im Laufe ihrer Schwangerschaft bei der jeweiligen **Krankenkasse** Informationen einholen und Anträge einreichen. **Private Krankenversicherungen** verfahren je nach Vertragsbedingungen.

Kinderarzt. Die Eltern müssen möglichst noch vor der Geburt einen Kinderarzt finden, der die U2 zu Hause oder in der Praxis vornimmt.

6.6.2 Wochenbettzimmer und Besucher

Die Ruhebedürftigkeit von Mutter und Kind kann nicht genug betont werden. Es ist anzuraten, Besucher in den ersten 10 Tagen sorgsam auszuwählen und nicht lange bleiben zu lassen. Die Mutter sollte sich zum Stillen zurückziehen.

6.6.3 Betreuung nach der Geburt

Ambulante Geburt

Nach einer regelrecht verlaufenen Geburt erlebt sich die Mutter sehr wach und euphorisch. Das klingt mit den Stunden langsam ab. Daher sind 2 Stunden post partum ein günstiger Zeitpunkt, um nach Hause zu fahren. Die Entbundene profitiert noch von den Energien der Geburt. Nicht immer ist dieser Zeitpunkt einzuhalten.

Sind die Eltern und ihr Kind zu Hause angekommen, findet der erste Wochenbettbesuch innerhalb von 14 Stunden statt. Die Eltern erleben sich daheim verantwortlicher und eigenständiger. Notwendige medizinische Hinweise erhält die Hebamme aus dem Mutterpaß und dem gelben Kinderheft, einem Begleitschreiben sowie der Mutter. Neben den täglichen *Körperkontrollen* (s. S. 297) und *pflegerischen Anleitungen* sollte über folgende *Themen gesprochen werden*: den erlebten Geburtsverlauf, Stillhäufigkeiten, ältere Geschwister, Rolle des Partners bzw. Vaters, Schlafplatz des Kindes und vieles mehr.

Die Hebamme hilft den Eltern, das Erlebte zu verarbeiten und Entscheidungen zu treffen. Die neue Situation bringt die Eltern häufig an die Grenzen ihrer körperlichen und seelischen Belastbarkeit, dadurch entwickeln sich Selbstzweifel und Ängste. Durch Zuhören und Weitergabe notwendiger Informationen kann die Hebamme die Eltern unterstützen, eigene Lösungswege zu entwickeln. Die tägliche Rückmeldung ist in diesem Prozeß besonders wichtig.

> Hilfe zur Selbsthilfe ist ein zentrales Thema in der Nachsorge, sie stärkt das Selbstwertgefühl und die innere Sicherheit aller Beteiligten.

Klinikgeburt

Nach einem mehrtägigen Aufenthalt auf der Wochenstation beginnt nun zu Hause eine Zeit der Eingewöhnung. Es gilt zu überdenken, welche Regeln von der Klinik zu Hause gültig sind. Das Selbstwertgefühl von Erstgebärenden erleidet häufig in der Klinik einen Einbruch. Hinzu kommt eine Art Wiederholung der ersten 3 postpartalen Tage: am 1. Tag große Freude und Euphorie, am 3. Tag Stimmungstief. Es ist Aufgabe der Hebamme, darauf hinzuweisen, daß die Zeit des Wochenbettes nicht zu Ende ist, und Alltagspflichten von der Wöchnerin noch nicht voll übernommen werden können.

6.6.4 Hebammenhilfe: Umfang, zeitliche Begrenzung

Für Vorgespräche zum Wochenbett wird mindestens ein Hausbesuch bei der Schwangeren vereinbart. Für weitere Beratungs- bzw. Vorsorgetermine sind die Privaträume der Hebamme weniger geeignet, denn Vermischung von Privatem und Beruflichem belastet die Hebamme und mindert ihre Objektivität. Ein extra dafür vorgesehener Praxisraum ist empfehlenswert.

Die Zeit der Bereitschaft zur *Nachsorge* beginnt ca. 3 Wochen vor dem E.T. und kann bis über 2 Wochen nach dem E.T. gehen.

Diese Variable muß die Hebamme bei Abwesenheit und Urlaubsterminplanung miteinkalkulieren und Kolleginnen zur Vertretung nennen.

Für die Kalkulation des **täglichen Arbeitspensums** sollte die Hebamme berücksichtigen:

- An Wochenenden und Feiertagen müssen auch Wochenbettbesuche gemacht werden, das verlängert die Arbeitswoche auf 7 Tage.
- Wie groß ist das Einzugsgebiet, wie weit wohnen die Wöchnerinnen voneinander entfernt, wie lang sind die Fahrzeiten?
- Wieviel Erstgebärende (längere Besuchsdauer), wieviel Mehrgebärende? Ein Wochenbettbesuch dauert ca. 1 Stunde, die zusätzlichen telefonischen Beratungen kosten mehr Zeit als man denkt.
- Organisatorisches muß erledigt werden z. B. Wochenbettpackungen, Arzneimittel und Praxisbedarf aus der Apotheke holen und Bestellungen aufgeben; Wochenbettasche auffüllen und aktualisieren.

- Schriftliche Arbeiten fallen an, z. B. Dokumentationen und Rechnungen schreiben.
- Die unvorhersehbaren Geburtstermine verursachen immer „Stoß- und Wartezeiten".

Nach der **Hebammenhilfe-Gebührenverordnung** (HebGV, s. S. 508) führt die Hebamme 10 Tage p.p. täglich einen Wochenbettbesuch durch. Bei einem 2. Wochenbettbesuch am gleichen Tag innerhalb der ersten 10 Tage ist der Grund auf der Gebührenrechnung anzugeben. Ebenso bei Wochenbettbesuchen nach dem 10. Tag, welche bis 8 Wochen p.p. aber nur max. 8mal berechnungsfähig sind. Als Gründe (ohne ärztliche Anordnung), werden nur folgende **Indikationslagen** anerkannt:

- Verzögerte Abheilung des Nabels und schwere Stillstörungen,
- verzögerte Rückbildung, Sekundärnaht oder Dammriß 3. Grades,
- Beratung, Anleitung der Mutter zur Versorgung des Säuglings nach stationärer Behandlung des kranken Säuglings.

Besonders Erstgebärende benötigen eher eine Betreuung über den 10. Tag hinaus. Häufig ersuchen die Eltern zwischen der 4. und 6. Woche p.p. nochmal um Hebammenhilfe.

Wochenbettbesuche sind auch dann wichtig, wenn die Mutter als Begleitung ihres Kindes in der Kinderklinik im Mutter-Kind-Zimmer mit aufgenommen wird. Da sich die Kinderkrankenschwestern und Ärzte hauptsächlich um das Kind kümmern, kommt die Wöchnerin bezüglich ihrer eigenen Gesundung meist zu kurz.

Die **Vergütung** hierfür ist kein Problem, wenn die Kinderklinik nicht der Entbindungsabteilung angeschlossen ist oder die Geburt woanders stattfand.

Wochenbettbesuche nach einer ambulanten Fehl- und Frühgeburt liegen ebenfalls im Aufgabenbereich der Hebamme. Die bayerische Privatgebührenverordnung z. B. hat dazu eine eigene Leistungsgebührenziffer. Bis jetzt handhaben die Krankenkassen dies regional noch unterschiedlich.

6.6.5 Organisation der Hebammennachsorge

Die Hebammennachsorge umfaßt:

- *Anmeldung* beim Gesundheitsamt bzw. Amtsarzt entweder schriftlich oder persönlich,

mit Vorlage der Anerkennung zur Führung der Berufsbezeichnung. Tätigkeitsbereich angeben und Adresse mit Telefonnummer und eventuellen Telefonsprechzeiten hinterlassen.
- Eine *Liste aller Nachsorgehebammen* in der Region beim Landesverband des BDH oder BfHD anfordern. So kann der Austausch mit Kolleginnen organisiert werden.
- *Versicherungen* für freiberufliche Hebammen abschließen (s. S. 525).
- *Nebentätigkeitsbescheinigung* beim Arbeitgeber einholen, wenn ein festes Anstellungsverhältnis besteht.
- *Geschäftskonto* einrichten, sämtliche Belege sammeln, Rechnungsbuch über alle Einnahmen und Ausgaben führen.
- *Formulare* besorgen:

„Hebammentagebuchblätter" für das jeweilige Bundesland, „Nachsorgedokumentationsbögen", „Bescheinigung zur Aushändigung einer Wochenbettpackung" (dient als Rezept bei der Apotheke), Hebammenrechnungsformulare (erhältlich beim Elwin Staude Verlag), Stillprotokolle (z. B. Tab. 6.6-1), gültige Berufsordnung beim Landesverband.

Hebammenzeitung abonnieren, um u. a. über Gebührenverordnungen und Gesetzesänderungen informiert zu sein, Anschaffung der Bücher: „Das Krankenkassengebührenrecht der Hebamme" von Horschitz und „Das Hebammengesetz" von Horschitz/Kurtenbach
- *Weitere Utensilien:* Kartei-, Visitenkarten, Stempel, Adreßbuch zusammenstellen.
- Evtl. einen *2. Telefonanschluß* beantragen, er erleichtert den Versuch, Privat- und Berufsleben zu trennen. Telefonsprechzeiten anbieten, empfehlenswert ist ein Anrufbeantworter.
- Eintragung in das amtliche *Branchenfernsprechbuch* unter Rubrik „Hebamme" (kostenlos).
- *Wochenbettasche* zusammenstellen und eine Apotheke zur Zusammenarbeit suchen.
- Kontakte herstellen und *Adressen hinterlassen* bei: Mütterberatungsstellen, Familienbildungsstätten, Kliniken mit ambulanten Geburten, Kinder-, Frauenärzte.
- *Kontakt mit Kolleginnen* pflegen für Erfahrungsaustausch, Zusammenarbeit und Vertretungen. Dies dient dem Abbau von Konkurrenzverhalten.

Tab. 6.6-1: Stillprotokolle erleichtern die Einschätzung der ersten Lebenstage

Stillprotokoll für Phillip Schwarz					geboren am 19.1.95 7²⁰	
Datum Uhrzeit	Stillen	Tee	Sgl.-Milch	Urin	Stuhl	Bemerkungen
19.1. 13⁰⁰	beide Seiten je 10 min.	10 ml		I	✓	unruhig
15³⁰	re. Seite 10 min. li. Seite 5 min.			I	I	an der Brust eingeschlafen
19⁰⁰	li. Seite 10 min. re. Seite 10 min.					hat gut geschlafen
20¹⁵			20 ml	I	I	
20.1. 1⁰⁰	re. Seite 10 min. li. seite 5 min.			I	I	schläft gut
etc.						

6.6.6 Wochenbettasche

Die Wochenbettasche sollte enthalten:
– Blutdruckapparat und Stethoskop
– Babywaage (Federwaage mit Wiegebeutel)
– Ikterometer und Polacek-Diagramm zur Kontrolle des NG-Ikterus (s. S. 348)
– Fieberthermometer, Kindernagelschere
– Höllenstein-Ätzstift für den Nabel
– 50 ml Alkohol 76% zum Desinfizieren vor Guthrietest, Anti-D-Prophylaxe und zur Nabelpflege
– Einmallanzetten zur Blutentnahme, Guthrie-Test-Karten
– Einmalspritze 2 ml und Kanüle 0,90 × 40 mm, Syntocinon® und Methergin® Ampullen
– Dextro-neonat-Fläschchen oder ein Paket Traubenzucker
– Einmalhandschuhe, Händedesinfektionsmittel
– 1 Paar Brustschalen zur Behandlung von wunden Brustwarzen oder 2 kleine Plastiksiebe (mit abgeschnittenen Griffen)
– Heil- und Wundsalbe
– Informationsmaterial über Stillgruppen, Beratungsstellen, Selbsthilfegruppen, usw.
– Adreßbuch, Stempel, Telefonkarte, Stadtplan
– div. individuell zusammengestellte Hausmittel.

6.6.7 Wochenbettpackung

Ein guter Kontakt zur Apotheke hilft bei der Zusammenstellung der Wochenbettpackung. Die **Kosten** der Packung für eine *ambulante Geburt* sollte 80,– DM, die für eine *Hausgeburt* ca. 120,– DM nicht überschreiten. Der Inhalt liegt im persönlichen Ermessen der Hebamme. Als **Rezept** dient die „Bescheinigung zur Aushändigung einer Wochenbettpackung", sie wird auf den Namen der Schwangeren ausgestellt. Die Schwangere selbst oder die Hebamme holt damit die Packung ohne Unkostenbeitrag ab. Bei Privatversicherten wird das Rezept bezahlt und anschließend der Hebammenrechnung beigefügt. Die Wochenbettpackung sollte enthalten (**Klinikgeburt**):
– 20 Kompressen 5 × 5 cm
– unsterile Einmalhandschuhe
– Wund- und Heilsalbe z. B. für Brustwarzen
– 76%iger Alkohol zur Nabeldesinfektion
– Sitzbadzusätze, z. B. Calendula, Kamille, Eichenrinde, Kaliumpermanganat

Für eine **Hausgeburt** sind weitere Utensilien erforderlich (s. S. 223).

Verwendete und empfohlene Literatur

Arbeitsgemeinschaft freier Stillgruppen AFS, Stillen und Stillprobleme. 1. Auflage, 1993, Enke Verlag, Stuttgart

Brökelmann, J., Akut-Entscheidungen in Gynäkologie und Geburtshilfe, 1989. Thieme Verlag, Stuttgart

Bundesministerium für Gesundheit, Stillen und Muttermilchernährung. Bonn 1992

Gros, R., Die weibliche Brust, 1. Auflage, 1987. de Gruyter Verlag, Berlin, New York

Initiative Regenbogen, Broschüre für verwaiste Eltern und weitere Veröffentlichungen zu beziehen über: Initiative „Regenbogen", Rosenstr. 9, 73550 Waldstetten

Klaus, Marshall, H. und Kennel, John, H., Mutter-Kind-Bindung. Über die Folgen einer frühen Trennung, 1983, Kösel-Verlag, München

Kübler-Ross, E., Interviews mit Sterbenden. Kreuz-Verlag, Stuttgart, Berlin 1969

Kyank, H., Schwarz, R., Frenzel, J. Geburtshilfe. 5. Auflage, 1987, Thieme Verlag, Leipzig

Leidenberger, A., Klinische Endokrinologie für Frauenärzte. 1. Auflage, 1992, Springer Verlag, Berlin

Livingsone, C., Successful Breastfeeding. Royal College of Midwives, second Edition, London 1991, ISBN-443-0

Lothrop, H., Gute Hoffnung – jähes Ende. Kösel Verlag, München 1991

Peters, F., Laktation und Stillen. 1. Auflage, 1987, Enke Verlag, Stuttgart

Peters, F., FLick-Filiés, D., Ebel, S., Die Händedesinfektion ist ein zentraler Schritt in der Prophylaxe der puerperalen Mastitis. Zeitschrift: Die Hebamme, Heft 6/1993, Seite 19 ff

Pschyrembel, W., Dudenhausen, J. W., Praktische Geburtshilfe. 16. Auflage 1989, de Gruyter Verlag, Berlin

Renfrew, M., Fisher, C., Arms, S., Bestfeeding: Getting Breastfeeding right for you. Berkeley 1990

Romito, P., Unhappiness after Childbirth. In Chalmers, I., Enkin, M., Keirse, M.: Effektive Care in Pregnancy and Childbirth Oxford, New York, Toronto: Oxford University Press 1989

Schneider, J., Kaulhausen, H., Lehrbuch der Gynäkologie und Geburtsmedizin. 1. Auflage, 1986, Kohlhammer Verlag, Stuttgart, Berlin

Schriftenreihe Gesundheit des Bundeskanzleramtes, Stillen – Ein guter Beginn. Band 10, Wien

Schriftenreihe der Bundesvereinigung Lebenshilfe e.V., Raiffeisenstr. 18, 35043 Marburg/Lahn

Storm, W., Muttermilchernährung und Ikterus des Neugeborenen. 9. Jg., 1990, Nr. 2

7. Neugeborenes und Säugling

7.1 Anatomie und Physiologie

Andrea Stiefel

7.1.1 Fetaler Kreislauf

> Der **fetale Kreislauf** weist *Besonderheiten* im Vergleich zu dem des Neugeborenen auf. Drei „Kurzschlüsse" gewährleisten einen schnellen Transport sauerstoffreichen Blutes zu den Organen Herz, Gehirn, Nieren (Abb. 7.1-1).

(1) **Ductus venosus Arantii**[1] (ductus, lat.: Gang, Kanal): Sauerstoffreiches Blut aus der Plazenta gelangt durch die Nabelvene in den Körper des Feten. Durch den Ductus venosus wird der größte Teil, unter Umgehung der Leber, direkt in die Vena cava inferior (untere Hohlvene) umgeleitet und fließt in den rechten Vorhof des Herzens. Das restliche Blut vermischt sich mit Blut aus der V. portae (Pfortader) und durchströmt die Leber.

(2) **Foramen ovale** (ovales Fenster): Das Foramen ovale besteht aus 2 dünnen Häuten: Septum[2] primum und Septum secundum, die eine Öffnung in der Trennwand zwischen rechtem und linkem Vorhof bilden. Der Hauptstrom des Blutes gelangt durch dieses „Fenster" direkt aus dem rechten in den linken Vorhof, von dort in die linke Herzkammer. Diese pumpt es in die Aorta ascendens (aufsteigende Schlagader) und versorgt so zuerst über die Aa. coronariae (arterielle Herzkranzgefäße) und A. carotis (Kopfschlagader) Herzmuskulatur und Gehirn mit sauerstoffreichem Blut. Ein geringer Anteil sauerstoffreichen Blutes mischt sich im rechten Vorhof mit sauerstoffarmem Blut aus dem Kopf- und Armbereich, welches über die V. cava superior (obere Hohlvene) einfließt. Vom rechten Vorhof gelangt es in die rechte Kammer und wird in den Truncus[3] pulmonalis (Stamm der Lungenarterien) gepumpt. Die Hauptmenge dieses Blutes (90%) erreicht über den dritten Kurzschluß die A. descendens (absteigende Schlagader).

(3) **Ductus arteriosus Botalli** (Arteriengang) verbindet den Stamm der Lungenarterie mit dem Aortenbogen. Der hohe Gefäßwiderstand in der Lunge bewirkt, daß sie nur von der für Wachstum und Reifung notwendigen Blutmenge durchflossen wird. (Atemfunktion übernimmt die Plazenta.) Abgehend von den 2 Beckenarterien gelangt das sauerstoffarme, schlackenreiche Blut über die beiden Nabelarterien in die Plazenta zur Wiederaufbereitung.

> Die Sauerstoffsättigung in den Nabelarterien beträgt nur 58% gegenüber 80% in der Nabelvene.

7.1.2 Kreislauf des Neugeborenen

Umstellung und Adaptation post partum

Intrauterin wurde das Kind ausschließlich über den Plazentakreislauf mit Sauerstoff versorgt.

---

[1] Aranzio: Anatom, Bologna 1530–1589.
[2] Septum, lat.: Scheidewand, Trennwand.
[3] truncus, lat.: Stamm, Rumpf.

Abb. 7.1-1: Fetaler Kreislauf: sauerstoffreiches Blut (rot), sauerstoffarmes Blut (grau), Mischblut (rot/grau). Der Pfeil gibt die Fließrichtung des Blutes an

Mit Einsetzen der Lungenatmung und Wegfall der Plazentafunktion beginnt beim Neugeborenen ein getrennter Körper- und Lungenkreislauf. Die Kurzschlüsse des fetalen Kreislaufs werden nicht mehr benötigt, sie verschließen sich (Abb. 7.1-2).

- *V. umbilicalis* (Nabelvene) und *Aa. umbilicales* (Nabelarterien): Kurz nach Kollabieren der Nabelarterien (wenige Minuten nach der Geburt) versiegt auch der Blutstrom in der Nabelvene. Dies bedeutet, daß nach der Geburt noch zusätzliches Blut zum Kind gelangen kann, bevor der Plazentakreislauf ganz endet (ca. 1–4,5% des kindlichen Gewichtes). Dies macht man sich bei der Spätabnabelung zunutze (s. S. 199). Nach dem Verschluß verödet die Nabelvene zum bindegewebigen *Ligamentum teres*[4] *hepatis* (rundes Leberband). Ein funktioneller Verschluß der Nabelarterien tritt wenige Minuten post partum durch Kontraktion der glatten Muskulatur in den Gefäßwänden ein, der anatomische in den ersten Lebenswochen. Die Nabel-

---

[4] teres, lat.: länglichrund.

arterien veröden zum *Lig. umbilicale mediale* (mittleres Nabelschnurband).

- Der *Ductus venosus* verschließt sich gleichzeitig mit der Nabelvene und wird zum *Lig. venosum* (Venenband), welches wie die anderen Ligamente keine spezifische Funktion hat.
- *Foramen ovale:* Die plötzliche Belüftung der Lungen bewirkt eine drastische Abnahme des pulmonalen Gefäßwiderstandes. Sofort fließt viel Blut aus der rechten Herzkammer über die Lungenarterien zur Lunge. Das sauerstoffangereicherte Blut strömt durch die Lungenvenen zurück in den linken Vorhof, dadurch steigt hier der Druck an und preßt das Foramen ovale zu. Die Beendigung des plazentaren Kreislaufes läßt kein Blut mehr durch die Nabelvene fließen. Der Blutdruck in der V. cava und damit im rechten Vorhof sinkt und unterstützt den durch Blutdrucksteigerung im linken Vorhof eingeleiteten Verschluß des Foramen ovale. Das Septum primum preßt sich beim ersten Atemzug des Kindes gegen das Septum secundum. Das andauernde Aneinanderpressen läßt die Septen miteinander verschmelzen, nach 3−12 Monaten sind sie meist fest verwachsen.
- *Ductus arteriosus:* Infolge einer erhöhten Sauerstoffspannung des Blutes nach der Geburt kontrahiert sich die Wandmuskulatur des Ductus arteriosus. Nach 10−15 Stunden ist er funktionell, nach etwa 4−8 Wochen anatomisch verschlossen, er verödet zum *Lig. arteriosum* (Arterienband).

Abb. 7.1-2: Kreislauf des Neugeborenen nach der Umstellung post partum

Herz und Blutdruck

Lage des Herzens: In den ersten 4 Lebensjahren befindet sich die Herzspitze (tiefster Punkt des Herzens) in Höhe des 4. Interkostalraumes (Zwischenrippenraum), links seitlich der Medioklavikularlinie, (MCL = Senkrechte von der Mitte des Schlüsselbeines abwärts), später im tieferen 5. Zwischenrippenraum auf Höhe der MCL, also mehr zur Mitte.

Herzfrequenz, Puls: Die *Normalfrequenz* des Neugeborenen beträgt etwa 100–140 Schläge pro Minute (spm). Im Alter von 6 Monaten sinkt sie langsam ab auf ca. 110 spm, mit 1 Jahr auf ca. 100 spm (s. S. 443).

Blutdruck: Der systolische Blutdruck entwickelt sich ebenfalls in Abhängigkeit vom Alter, steigt im Gegensatz zur Herzfrequenz jedoch an. *Normalwerte* liegen beim Neugeborenen zwischen 60–80 mmHg systolisch und ca. 35 mmHg diastolisch.

Blut

Erythropoese (Blutbildung): Intrauterin werden Erythroblasten[5] (kernhaltige Zellen, die durch Teilung und Reifung zu roten Blutkörperchen werden) in Leber, Milz und ab 7. Schwangerschaftsmonat im Knochenmark gebildet. Nach der Geburt findet die Erythropoese fast ausschließlich im Knochenmark statt.

Das **Hämoglobin** (roter Blutfarbstoff) des Neugeborenen besteht zu 82% aus *HbF* (F = fetal) und zu 18% aus *HbA* (A = adult = erwachsen). *HbF* ist gekennzeichnet durch erhöhte Sauerstoffaffinität, die intrauterin die Sauerstoffaufnahme des Kindes begünstigt, post partum aber nicht mehr notwendig ist. *HbF* wird abgebaut und bis zum 6. Lebensmonat weitgehend durch *HbA* ersetzt (nur noch 6% gegenüber 82% p. p.).

Im 1. und 2. Lebensjahr wird häufig eine *hypochrome*[6] *Anämie* (Eisenmangel) beobachtet.

---

[5] blastos, gr.: Sproß.
[6] chroma, gr.: Farbe.

Ursache ist eine Erschöpfung der bei der Geburt vorhandenen Eisenvorräte. Dieser Eisenmangel gesunder Säuglinge kann durch die Nahrung ausreichend gedeckt werden.

Normwerte des kindlichen Blutes werden auf S. 454 Tab. 10.2-5 angegeben; das *Blutvolumen* beträgt beim *Neugeborenen* 80–110 ml/kg Körpergewicht, beim *Säugling* 75–90 ml/kg Körpergewicht.

7.1.3 Lunge und Atmung

Im Verlauf der fetalen Entwicklung bilden bestimmte Zellen der Lunge Flüssigkeit, die die Alveolen füllt. Bei Geburt wird der Thorax komprimiert und ein Drittel der Flüssigkeit aus den Atemwegen gepreßt.

Dieser Kompression folgt die postpartale Dekompression und damit das Ansaugen von Luft, die Alveolen entfalten sich. *Surfactant* (Gemisch aus Phospholipiden, hauptsächlich Lezithine) vermindert beim reifen Neugeborenen die Oberflächenspannung der Lungenbläschen, erleichtert deren Entfaltung und verhindert einen Kollaps der Alveolen während der Ausatmung. Auslöser des ersten Atemzuges sind vorwiegend sensorische Reize wie Kälte, Helligkeit, Berührungen. Verbliebene intraalveoläre Flüssigkeit wird über Lymphwege und Pulmonalgefäße aufgenommen. Wachstum und Reifung der Lunge sind bei Geburt noch nicht abgeschlossen.

Die endgültige Ausreifung der Alveolen vollzieht sich bis zum 8. Lebensjahr. Die Lunge ist somit ein „Spätentwickler".

Atembewegungen vollzieht der Fetus bereits ab der 11. SSW. Sie sind wichtig für ein normales Lungenwachstum.

Die Atemfrequenz beträgt beim Neugeborenen etwa *40 Atemzüge pro Minute*, sie sinkt mit zunehmendem Alter.

Atemmechanik: In den ersten Jahren atmen die Kinder mit Hilfe der *Zwerchfell-* oder *Bauchatmung*, der Bauch wölbt sich vor. Ab dem 7. Lebensjahr überwiegt die *Rippen-* oder *Brustkorbatmung*.

Atemsteuerung erfolgt über das Atem- und Kreislaufzentrum in der Medulla oblongata (verlängertes Rückenmark) (s. S. 446).

7.1.4 Magen-Darm-Trakt, Leber, Niere

Der **Magen** des Neugeborenen und Säuglings liegt im ersten Lebensjahr in transversaler (querverlaufender) Richtung. Mit zunehmendem Alter geht er in die senkrechte Lage über.

Der Unterrand der **Leber** ist ca. 2 cm unterhalb des Rippenbogenrandes im Bereich der Medioklavikularlinie zu tasten. Die Leber des Neugeborenen ist groß (4–5% des Körpergewichtes) im Vergleich zu der des Jugendlichen und Erwachsenen (2%). Verschiedene Stoffwechselfunktionen der Leber sind zum Zeitpunkt der Geburt nicht voll ausgereift, erst nach 2–3 Monaten erreicht sie ihre volle Leistungsfähigkeit. Die Zufuhr von Nährstoffen über die Pfortader regt zahlreiche Stoffwechselfunktionen an (Kohlenhydrat, Fett, Eiweiß) und beschleunigt sie.

Während des ersten Lebensjahres ist die **Niere** noch unreif, ihre Konzentrations- und Filterleistung vermindert (s. S. 349).

7.1.5 Nervensystem

Die Hirnentwicklung ist zum Zeitpunkt der Geburt noch nicht abgeschlossen. Das Stützgewebe des Zentralnervensystems und die Fortsätze der Nervenzellen proliferieren bis ins erste Lebensjahr. Die Ausbildung des Rückenmarks dauert bis in das 10. Lebensjahr, dabei steigt zunehmend die Nervenleitgeschwindigkeit. Die Primitivreflexe des Neugeborenen (Abb. 7.1-3) verschwinden im Laufe des ersten Jahres. Mit der Entwicklung des ZNS (Zentralnervensystems) werden sie durch komplexere Reaktionen wie Gleichgewicht, Aufstellen, Stützen abgelöst.

Die Durchlässigkeit der Barriere zwischen Blut und Hirn (Blut-Hirn-Schranke) ist noch groß, neurotoxische (nervenschädigende) Substanzen können sie durchdringen. Sie wird jedoch täglich stabiler, weshalb z. B. eine Bilirubinkonzentration von 10 mg/dl am ersten Tag gefährlich, am 4. Tag p. p. jedoch nicht mehr relevant ist.

7.1.6 Skelett und Knochenaufbau

Die Proportionen des Körpers ändern sich im Laufe der Kindheit. Neugeborene haben einen relativ großen Kopf (¼ der Körperlänge), langen

Suchreflex   Umklammerungsreflex   Greifreflex

Rückgratreflex   Schreitphänomen

Abb. 7.1-3: Frühkindliche Reflexe

Abb. 7.1-4: Schädel eines reifen Neugeborenen im Vergleich zum Erwachsenenschädel (rot = Schädelbasis)

Abb. 7.1-5: Schädelnähte und Fontanellen am kindlichen Kopf

Rumpf und verhältnismäßig kurze Beine. In den ersten Lebensjahren des Kindes wachsen dagegen die Extremitäten schneller als Kopf und Rumpf.

Die Skelettreifung erfolgt durch *Ossifikation* (Verknöcherung). Sie verläuft in den verschiedenen Knochen unterschiedlich schnell, entweder als *desmale Ossifikation* (direkte Umwandlung des Bindegewebes durch knochenbildende Zellen, ausgehend von den Knochenkernen) oder *chondrale Ossifikation* (Knochenbildung über eine knorpelige Zwischenstufe). So bestehen beim kindlichen Skelett noch knorpelige Verbindungen zwischen einzelnen Knochen, die im Erwachsenenalter verknöchert sind.

Knöcherner Schädel

Der Schädel wird unterteilt in *Neurocranium* (Hirnschädel) und *Viscerocranium* (Gesichtsschädel) (Abb. 7.1-4). Der **Hirnschädel**, aus *Calvaria* (Schädeldach oder Kalotte) und *Basis cranii* (Schädelbasis) zusammengesetzt, bildet die Hülle für das Gehirn, der **Gesichtsschädel** beherbergt Seh- und Riechorgan, Gehör, obere Teile der Atemwege. Beim Neugeborenen ist das Verhältnis Hirnschädel zu Gesichtsschädel 8 : 1 überproportional, was sich durch das relativ große Gehirn und die noch unvollständige Ausbildung des Kauapparates erklärt.

Die Schädelknochen des Kindes sind durch bindegewebige **Suturen** (Nähte) miteinander verbunden:

- *Sutura sagittalis* (Pfeilnaht) verläuft zwischen den beiden Scheitelbeinen
- *Sutura coronaris* (Kranznaht) zwischen Stirn und den beiden Scheitelbeinen
- *Sutura frontalis* (Stirnnaht) zwischen den beiden Stirnbeinen
- *Sutura lambdoidea* (Lambdanaht) zwischen den Scheitelbeinen und dem Hinterhauptsbein (Abb. 7.1-5).

Die Schädelnähte, die unter und nach der Geburt als kleine Vertiefungen am Kopf tastbar sind, können nach 6–7 Monaten nicht mehr gefühlt werden. Endgültig verknöchern sie erst im Erwachsenenalter (zwischen 30.–50. Lebensjahr).

Als **Fonticuli** (Fontanellen = frz. kleine Quellen) werden die 6 Knochenlücken am kindlichen Kopf bezeichnet:

- *Fonticulus anterior* (Stirnfontanelle oder große Fontanelle) begrenzt durch Pfeilnaht, Stirnnaht und die beiden Schenkel der Kranznaht. Vierzipflig, in Form einer Raute, mißt sie etwa 1,5–2,5 cm in der Diagonalen.
- *Fonticulus posterior* (Hinterhaupts- oder kleine Fontanelle), dreizipflig, ist die Vereinigung von Pfeilnaht und beiden Schenkeln der Lambdanaht.
- *Fonticulus sphenoidalis* (Keilbeinfontanelle) zwischen Stirnbein, Scheitelbein und großem Keilbeinflügel, auf beiden Seiten des Schädels vorhanden.
- *Fonticulus mastoideus* (hintere Seitenfontanelle) zwischen Schläfenbein, Scheitelbein und großem Keilbeinflügel, ebenfalls beidseitig (Abb. 7.1-4).

Die Knochenlücken verkleinern sich kontinuierlich. Zuerst verschließt sich die kleine Fontanelle (1.–3. Monat), dann die Seitenfontanellen (12.–18. Monat) und zuletzt die große Fontanelle.

Dentition (Zahnentwicklung)

Der **Zahndurchbruch** beginnt meist im 6.–8. Lebensmonat und verläuft beim gesunden Kind in fast konstanter Reihenfolge (Abb. 7.1–6, s. S. 344). Im Alter von zweieinhalb Jahren sind nahezu alle Milchzähne sichtbar. Das **bleibende Gebiß** ersetzt die Milchzähne ab etwa 6. Lebensjahr.

Milchgebiß

Verlust der Milchzähne (Jahre)

(6-7) 7-8
(7-8) 8-9
(9-11) 11-12
(10-12) 10-11
(11-13) 10-12

Durchbruch der Milchzähne (Monate)

6-8 (5-7)
8-11 (7-10)
16-20 (16-21)
10-16 (10-16)
20-30 (20-30)

bleibendes Gebiß

Durchbruch der bleibenden Zähne (in Jahren)

7-8
8-9
11-12
10-11
10-12
6-7
12-13
17-22

Abb. 7.1-6: Altersabhängige Entwicklung der Milchzähne (oben) und bleibenden Zähne (unten). Die Werte in Klammern geben Verlust und Durchbruch der Milchzähne im Unterkiefer an

7.2 Besonderheiten der frühen Neugeborenenperiode

Heike Polleit

7.2.1 Anpassung

> Die Neugeborenenperiode umfaßt die Zeit der Anpassung an das extrauterine Leben. Sie erstreckt sich vom **1.–28. Lebenstag**:
> - *frühe* NG-Periode: 1.–7. Tag
> - *Späte* NG-Periode: 8.–28. Tag

Unter Anpassung oder Adaptation versteht man die Aufnahme und Regulation der Körperfunktionen, die vorher der mütterliche Organismus über die Plazenta geleistet hat: Atmung, Stoffwechsel, Nahrungsaufnahme, Verdauung, Ausscheidung, Aufrechterhalten der Körpertemperatur und Infektabwehr. Die Organsysteme des NG sind unterschiedlich schnell in der Lage, ihre Aufgaben optimal zu übernehmen. Sie reifen nach. Viele der in der frühen Neugeborenenperiode auftretenden Phänomene sind Ausdruck dieser Organreifungsprozesse. Sie haben keinen Krankheitswert, werden aber sorgfältig beobachtet.

7.2.2 Magen-Darmfunktion

Der **Magen** hat am 1. Lebenstag ein Fassungsvermögen von etwa *10 ml pro Mahlzeit* und paßt sich dem wachsenden Nahrungsangebot an. Die Menge des Kolostrums (Vormilch) und dessen Übergang zur reifen Frauenmilch entspricht exakt den Bedürfnissen des NG. Die sich entfaltenden Verdauungsfunktionen (Saugen, Schlucken, Enzymausreifung, Peristaltik, Keimbesiedlung) werden nicht nur durch Inhaltsstoffe des Kolostrums (z. B. legt sich Immunglobulin A wie ein Schutzfilm über die Darmschleimhaut), sondern auch durch seine geringe Menge vor Überlastung geschützt. Bei Ernährung mit Muttermilchersatz wird die Trinkmenge in den ersten 2 Tagen langsam gesteigert. Der noch verminderte Magentonus führt zwar dazu, daß zuviel aufgenommene Nahrung relativ leicht wieder ausgespuckt wird, trotzdem darf Füttern *ad libidum* (nach Bedarf) nicht zu Überfüllung und Überdehnung der Magenmuskulatur führen. Wenn das Saugbedürfnis des Flaschenkindes größer ist als sein Nahrungsbedarf, sollte es auf andere Weise befriedigt werden, z. B. mit einem Schnuller oder Saugen am Finger der Mutter.

In den ersten 2 Lebenstagen spucken NG häufig intrauterin geschlucktes Fruchtwasser (FW). Hat das Kind bei Geburt mütterliches Blut geschluckt, ist das FW mit roten oder bräunlichen Schlieren durchsetzt. Ein FW-gefüllter Magen kann das Saugbedürfnis verringern. Damit hochgewürgtes FW nicht aspiriert (eingeatmet) wird, lagert man NG stets auf der Seite (Seiten abwechseln, Rückenrolle).

Der **Darm** ist vor der ersten Nahrungsaufnahme noch keimfrei und zum Zeitpunkt der Geburt mit Mekonium gefüllt. Mekonium besteht aus Mucopolysacchariden (besonders fest verbundene Zucker), abgeschilferten Epithelzellen, eingedickter Galle, verschluckten Lanugohaaren und Vernix caseosa. Wegen seiner zähen Konsistenz wird es *„Kindspech"* genannt, denn *„es klebt wie Pech"* und ist von der Haut schwer abzuwaschen. Mekonium wird in den ersten 48 h in größerer Menge abgesetzt (ca. 50–100 g).

Mit Aufnahme von Nahrung wird der Darm von Verdauungskeimen besiedelt, es entsteht die Darmflora. Muttermilch erzeugt Bifidusflora (mit Lactobacillus bifidus), Muttermilchersatz die Besiedlung mit Escherichia coli-Bakterien, wie bei Erwachsenen.

> Der **Stuhl** verändert sich abhängig von der zugeführten Nahrung:
> *Mekonium:* grünschwarz, klebrig, zäh, geruchlos
> *Übergangsstuhl:* grüngelb mit weißen Einsprengseln, cremig, weich, milder Geruch

Muttermilchstuhl: goldgelb, cremig, weich, typischer, angenehmer Geruch, wird unterschiedlich häufig entleert (1mal wöchentlich bis mehrmals täglich), variierend von Kind zu Kind und der Menge aufgenommener Nahrung

Neugeborenenstuhl bei Flaschenernährung: braungelb, cremig bis pastig, strenger Geruch, sollte täglich erfolgen.

Hebammenaufgaben

- Information der Mutter/Eltern über die Veränderungen von Muttermilch und Kindsstuhl
- Information zum Nahrungsaufbau bei Flaschenernährung
- Beobachtung von Verdauung und Ausscheidung
- Durchführung des BM-Test aus dem Mekonium (wird häufig nicht mehr gemacht, da unzuverlässig).

7.2.3 Leberfunktion und -stoffwechsel

Die **Leber** ist noch unreif hinsichtlich ihrer Enzymsysteme (z. B. Transportfunktionen), Stoffwechselfunktionen und Speicherkapazität. Vitamin-K-Mangelblutung und Hyperbilirubinämie können als Folgen dieser Leberunreife auftreten.

Vitamin-K-Mangel

Vit. K (fettlöslich) ist wie jedes Vitamin eine essentielle (unentbehrliche) Substanz und muß dem Körper vollständig oder in seinen Bausteinen zugeführt werden. Es wird mit der Nahrung aufgenommen (Vit. K_1) oder von Darmbakterien gebildet (Vit. K_2), durch Gallensäuren resorbiert und in der Leber gespeichert. Dort dient es der Synthese vier verschiedener Blutgerinnungsfaktoren, die unter dem Begriff *Prothrombinkomplex* zusammengefaßt sind.

Vorkommen, Zufuhr, Bildung, Resorption und Speicherung von Vit. K sind in den ersten Lebenstagen noch vermindert. Die Speicherkapazität der NG-Leber ist gering, der Darm wenig keimbesiedelt und Muttermilch enthält verglichen mit Kuhmilch wenig Vit. K. Eine Vit.-K-Mangelblutung tritt meist am 2.–3. Lebenstag auf, kann aber bei gestillten Kindern (Ersatznahrung ist „vitaminisiert") noch bis in den 3. Lebensmonat vorkommen. Frühgeborene, gefährdete und kranke NG sind häufiger betroffen. Die Vit.-K-Mangelblutung (Morbus hämorrhagicus neonatorum) äußert sich als: Melaena neonatorum (blutiger Stuhl nach Darmblutung), Nabelblutung, weiter einblutendes Geburtshämatom, Organblutung, Gehirnblutung (50%!). Die Prothrombinzeit ist verlängert, der Quickwert (Gerinnungsparameter) < 70% (Normwert: 100%).

Spuckt ein NG Blut, handelt es sich meist um verschlucktes mütterliches Blut, das es bei der Geburt oder aus blutigen Brustwarzen aufgenommen hat.

Therapie: 1 mg Vit. K pro kg Körpergewicht als orale, s. c. oder i. m. Gabe, je nach Schweregrad der Blutung und Allgemeinzustand.

Prophylaxe: s. S. 359.

Hebammenaufgaben

- Eigene Fortbildung zum jeweils neuesten wissenschaftlichen Erkenntnisstand
- sachliche Informationsweitergabe an die Mutter/Eltern zur Entscheidungshilfe
- ggf. Verabreichung von Vitamin K
- gezielte Beobachtung des NG, bei Blutungsverdacht Kinderärztin hinzuziehen.

Hyperbilirubinämie

Hyperbilirubinämie ist eine Erhöhung der Bilirubinkonzentration im Blut.

Bilirubin entsteht, wenn Erythrozyten (rote Blutkörperchen) abgebaut werden.

Zum Ende der Schwangerschaft bildet das Ungeborene vermehrt Erythrozyten, um die niedrigere Sauerstoffbindungsfähigkeit des fetalen Hämoglobins (HbF) mit einem entsprechend höheren Hämoglobingehalt zu kompensieren. Nach der Geburt hämolysieren (zerfallen) die nicht mehr benötigten, fetalen Erythrozyten. Bestandteile des Hämoglobins werden zu *freiem*

Bilirubin, welches sich mit Eiweißen zu fettlöslichem *indirekten Bilirubin* verbindet. In der Leberzelle wird es mit Hilfe des Enzyms Glucuronyltransferase weiter gebunden, d. h. zu wasserlöslichem *direkten Bilirubin* konjugiert. Direktes Bilirubin wird über weitere Umbauschritte zu *Urobilinogen* reduziert und als Gallenfarbstoff über den Darm ausgeschieden. Etwa 20% resorbiert die Darmschleimhaut. Fällt mehr Bilirubin an, als die Leber verstoffwechseln kann, erhöht sich die Konzentration des indirekten Bilirubins. Es lagert sich aufgrund seiner fettlöslichen Eigenschaft im Unterhautfettgewebe ab und sorgt für die *Gelbfärbung der Haut (Ikterus)*.

> Übersteigt die Konzentration einen bestimmten Wert (bezogen auf Alter, Reifegrad, Gewicht und Allgemeinzustand des Kindes), kann eine Bilirubinenzephalopathie (**Kernikterus**) entstehen: Bilirubin überwindet die Blut-Hirnschranke und kann Nervenzellen schädigen.

Begünstigt wird eine Hyperbilirubinämie mit Neugeborenenikterus durch das Zusammenspiel verschiedener Faktoren:

- Die große Anzahl zerfallender Erythrozyten (Abbau von HbF, Resorption geburtstraumatischer Hämatome) führt zu erhöhtem Anfall freien Bilirubins. Der physiologisch niedrige Gehalt an Bluteiweißen mit geringer Bindungsfähigkeit verhindert ausreichende Umwandlung von freiem in indirektes Bilirubin.
- Die Leberunreife (Enzymmangel) behindert den Umbau von indirektem zu direktem Bilirubin.
- Die Darmunreife (unvollständige Keimbesiedlung, durchlässige Darmschleimhaut) und geringe Nahrungs- und Flüssigkeitsaufnahme sorgen bei langsamer Darmpassage für hohe Rückresorption.

Hyperbilirubinämie bei NG wird unterschieden in:

- Physiologischer Neugeborenenikterus
- Icterus praecox (verfrüht in den ersten 24 h)
- Icterus gravis (schwerwiegend)
- Icterus prolongatus (verlängert > 10 Tage)

„**Muttermilchikterus**" bezeichnet einen verzögert einsetzenden, prolongierten Ikterus. Seine Genese ist ungeklärt, es wird angenommen, daß der hohe Gehalt an freien Fettsäuren in der Muttermilch die Eiweißanbindung des Bilirubins mindert oder mütterliche Hormone die Glucuronidierung hemmen. Zur Diagnostik kann eine Muttermilchpause von 48 h eingelegt werden. Sinkt der Wert daraufhin nicht ab, sind andere Erkrankungen für die anhaltende Hyperbilirubinämie verantwortlich.

Handlungsbedarf bei physiologischem Neugeborenenikterus

Nahezu alle NG werden mehr oder weniger gelb. Der physiologische Neugeborenenikterus beginnt am 2.–4. Lebenstag, erreicht am 5.–6. Tag sein Maximum und wird nach dem 7.–10. Tag mit zunehmender Organreife und ausreichendem Angebot an MM unerheblich. Die Hebamme diagnostiziert den Ikterus zunächst am nackten Kind. Die Gelbfärbung wird an Körperteilen mit reichlich Unterhautfettgewebe sichtbar. Sind bevorzugte Stellen wie Bauch, Gesicht, Skleren (Augenweiß), Speckpölsterchen an Armen und Beinen deutlich gelb und verhält sich das NG schläfrig bei andauerndem Gewichtsverlust, ist eine kapilläre Blutentnahme zur Bestimmung des Gesamtbilirubingehalts angeraten.

Die Überprüfung mittels transkutaner Messung (durch die Haut) mit einem Bili-Meter oder durch Vergleich der Hautfarbe mit den Nuancen eines speziellen Glasspatels ergeben keine genauen Werte. Beide sind jedoch gute Hilfsmittel, um zu entscheiden, wann Blut abgenommen wird.

Vorgehen bei nicht therapiepflichtigem NG-Ikterus

- *4stündliches Stillen* zur ausreichenden Eiweiß- und Flüssigkeitszufuhr (Kind notfalls wecken!)

- zusätzlich *ausreichend Flüssigkeit* anbieten (abgekochtes Wasser, Tee, 5% Glukoselösung)
- *stoffwechselstabilisierende Maßnahmen* ergreifen: Ruhe für Mutter und Kind, Temperaturschwankungen vermeiden, Kind warmhalten (Mütze, Schaffell, evtl. Wollauflagen auf die Leber), Gabe geeigneter homöopathischer Mittel, indirekte Sonnenbestrahlung, z. B. Spazierengehen, etc.

Phototherapie

Bestrahlung mit sichtbarem Licht des Spektralbereichs 410–530 nm. Durch Einwirken von Licht dieser Wellenlänge wird direktes Bilirubin in der Haut in sog. *Photobilirubin* gespalten, eine für das Gehirn nichttoxische Substanz, die ohne weitere Glucuronidierung ausgeschieden werden kann. Die Phototherapie ist nur bei bereits vorhandenem Hautikterus wirksam und als Prophylaxe ungeeignet.

Die Richtwerte zur Induktion einer Phototherapie werden in der pädiatrischen Fachliteratur unterschiedlich diskutiert. Zur Orientierung wird das häufig verwendete Diagramm mit Therapieempfehlungen nach Polaček vorgestellt (Abb. 7.2-1).

Hebammenaufgaben

- Gründliche Anamnese, bezogen auf ikterusbegünstigende Faktoren
- Beobachtung des NG im Verlauf der ersten Lebenstage auf Hautfarbe, Gewichtsveränderungen, Trink-, Schlaf- und Wachverhalten
- Empfehlung geeigneter Prophylaxen (s. o.)
- Veranlassen oder ggf. Durchführen der Serumbilirubinbestimmung
- Veranlassen oder Durchführen der Phototherapie (in Absprache mit der Kinderärztin)

Abb. 7.2-1: Diagramm zur Beurteilung der Hyperbilirubinämie bei Neugeborenen mit Therapieempfehlungen nach Polaček. **Waagerecht:** Alter p. p. in Stunden/Tagen. **Senkrecht:** Serumbilirubinkonzentration in mg/100 ml (gebräuchlich) bzw. umol/l (internationale Einheit). **ABO:** Austauschtransfusionsgrenze bei ABO-Unverträglichkeit. **Rh:** Austauschtransfusionsgrenze bei Rh-Unverträglichkeit. **R:** Phototherapiegrenze für Reifgeborene. **F:** Phototherapiegrenze für Frühgeborene

- Begleiten, Informieren und Unterstützen der Mutter/Eltern während der Phototherapie
- Da ein NG-Ikterus meist zeitgleich mit dem „Milcheinschuß" auftritt, richtet sich ihre besondere Aufmerksamkeit auf Stillberatung und -hilfe.

Hyperbilirubinämie des gefährdeten NG

Ein besonders hohes Risiko, an einer Hyperbilirubinämie zu erkranken und Schäden davonzutragen, haben gefährdete und kranke NG: Frühgeborene (allgemeine Unreife), Diabetikerinnenkinder (verminderte Glucuronidierungsfähigkeit), Neugeborene mit anatomischen Defekten des Verdauungstraktes (z.B. Gallengangsverschluß), Infektionen oder Sepsis und Grunderkrankungen wie Hypothyreose, Galaktosämie etc.

Auch eine **Hypoxie mit Azidose** kann eine Hyperbilirubinämie begünstigen, denn die Verschiebung des Blutmetabolismus vermindert die Eiweißbindungsfähigkeit und erhöht die Durchlässigkeit biologischer Membranen.

Kinder mit *M. haemolyticus neonatorum* können aufgrund ihrer immunologisch verursachten Hämolyse (wegen Blutgruppen-, seltener wegen Rhesus-Unverträglichkeit) eine Anämie sowie Hyperbilirubinämie entwickeln.

Bei schweren Verläufen wird eine Blutaustauschtransfusion vorgenommen.

Hebammenaufgaben

- Schwangerschaft: bei Verdacht festgestellter intrauteriner Rh-Erythroblastose (Nachweis durch Bilirubin im FW) ist sie Ansprechpartnerin der Mutter/Eltern im Rahmen der Vorsorge
- Geburt: Vorbereitung und Assistenz der Erstversorgung/Verlegung des NG in eine Kinderklinik
- Wochenbett: Betreuung der Mutter bei verlegtem Kind.

7.2.4 Niere

Das Ungeborene läßt regelmäßig Urin ins Fruchtwasser. Harnpflichtige Substanzen werden jedoch über die Plazenta und nicht über die fetale Niere ausgeschieden. Bei NG sind Nierendurchblutung, Filtrationsrate der Nierenkörperchen und Fähigkeit zur Harnkonzentration noch erheblich vermindert. Die Ausreifung der Niere ist erst im 2. Lebensjahr abgeschlossen.

NG und Säuglinge brauchen etwa doppelt so viel Flüssigkeit wie Erwachsene, um die gleiche Menge harnpflichtiger Substanzen auszuscheiden. Wasserbedarf und -umsatz (täglich 10–20% des Körpergewichts) liegen 3–4 mal höher. Bei der Zubereitung von Muttermilchersatz ist das angegebene Wasser-Pulver-Mischungsverhältnis einzuhalten. Zusätzlich zugeführte Nähr- und Mineralstoffe bei entsprechend geringerer Flüssigkeitszufuhr belasten die kindliche Niere. In 24 Stunden sind 10–20 Miktionen (Harnentleerungen) zu beobachten. Die erste Miktion sollte innerhalb von 48 h p. p. erfolgen.

Während der ersten Tage findet sich in der nassen Windel manchmal ein *orange-rosa-roter Fleck*, das harmlose *Ziegelmehlsediment* (s. S. 450).

Hebammenaufgaben

- Beobachten des NG: Urinausscheidung mindestens 5 nasse Windeln pro Tag, Haut glatt, große Fontanelle im Niveau, Kind erscheint insgesamt zufrieden
- Beratung der Mutter: Das Kind löscht beim Stillen den Durst, selten braucht es zusätzlich Wasser oder Tee
- ggf. Anleitung zur korrekten Zubereitung von Muttermilchersatz.

7.2.5 Geschlechtsorgane

Vor der Geburt wurden die zum Kind übergetretenen mütterlichen Hormone durch die Plazenta wieder „entsorgt" und von der mütterlichen Leber abgebaut. Post partum muß der neugeborene Organismus verbliebene mütterliche Hormone selbst verstoffwechseln. Da die Leber noch unreif ist, kreisen mütterliche Geschlechtshormone im kindlichen Blut. Bei beiden Geschlechtern kann dies eine Brustdrüsenschwellung mit vormilchähnlicher Sekretion („Hexenmilch") bewirken. Sie beginnt etwa am 3. Tag und kann mehrere Wochen andauern. (Evtl. Abpolstern mit Watte oder Heilwolle, Kühlen mit Quark. Nicht ausdrücken!)

- **Mädchen:** In den ersten Lebenstagen sind manchmal eine Schwellung der großen Schamlippen, Klitorisvergrößerung und weißlicher oder rötlicher Ausfluß aus der Scheide zu beobachten. Letzteres ist eine menstruationsähnliche Abbruchblutung proliferierter Gebärmutterschleimhaut. Die durch den Einfluß mütterlicher Östrogene vergrößerte NG-Gebärmutter verkleinert sich nach Absinken des Hormonspiegels auf ihre normale Größe.
- **Jungen:** Beim Neugeborenen ist die *Vorhaut* noch *mit der Eichel* verklebt. Jeder Versuch, die Vorhaut hinter die Eichel zurückzuschieben, birgt die Gefahr einer Verletzung mit Narbenbildung und kann eine echte Vorhautverengung verursachen!

Kryptorchismus (Hodenhochstand): Bei 2–4% der männlichen Neugeborenen sind ein oder beide Hoden noch nicht aus der Bauchhöhle in den Hodensack deszendiert (heruntergewandert). Der Descensus testes erfolgt i. d. R. spontan bis zum 2. Lebensjahr. Danach wird ein verbleibender Hochstand operiert (Gefahr von Unfruchtbarkeit infolge Überwärmung der Hoden).

Hydrozele (Wasserbruch): Ansammlung wäßriger Flüssigkeit im Hodensack (weich bis prall, rötlich schimmernd, schmerzunempfindlich). Man wartet die spontane Rückbildung ab, wenn die Hydrozele nicht mit einem Leistenbruch o. ä. einhergeht.

7.2.6 Nabel

Der Nabel trocknet bei hygienischer Pflege (s. S. 376) in den ersten 2 Tagen ein, so daß Klemme oder Bändchen gelöst werden kann, mumifiziert weiter und fällt meist am 5.–10. Tag ab. Aus der entstandenen Nabelwunde kann bis zum endgültigen Wundverschluß Wundsekret oder tröpfchenweise Blut abgesondert werden. Näßt der Nabel noch 1–2 Wochen nach Abfallen des Nabelrestes, muß beim Kinderarzt eine diagnostische Abklärung erfolgen.

Hautnabel: von Haut überzogener Ansatz der Nabelschnur. Nach Abfallen des Nabelrestes wird die Haut in den Nabelgrund gezogen.

Nabelgranulom: überschießendes Granulationsgewebe kann mit Silbernitrat (Höllenstein) verätzt werden.

Nabelgangrän: faulige, stinkende Zersetzung des Nabelschnurrestes, heilt nach konsequentem Trockenhalten.

Die Nabelheilung ist abgeschlossen, wenn sich der als Aussparung der Linea alba (Verflechtungslinie der Bauchmuskelsehnen) angelegte Nabelring bindegewebig verschlossen hat. An diesem Prozeß sind Haut, Unterhaut, Gefäßreste der Nabelschnur und Muskelhaut beteiligt, nicht aber das Unterhautfettgewebe, was zur Bildung der typischen Nabelgrube führt (Abb. 7.2-2).

Abb. 7.2-2: Darstellung der an der Nabelheilung beteiligten anatomischen Strukturen (Medianschnitt)

Hebammenaufgaben

- Anleitung der Mutter/Eltern zur Nabelpflege
- tägliche Kontrolle der Nabelheilung.

7.2.7 Haut

Bei der Geburt ist die Haut des reifen NG noch von einer dünnen, kaum sichtbaren Schicht Vernix caseosa (Käseschmiere) überzogen. Diese hat bakterizide Eigenschaften und bietet Schutz, solange die Haut noch nicht mit den physiologischen Hautkeimen (vorherrschend Staphylococcus aureus) besiedelt ist. Zunächst weist die NG-Haut einen neutralen pH-Wert auf, der mit Abschluß der Keimbesiedlung nach etwa 1 Woche eine saure Reaktion zeigt. Die Hautfarbe ist je nach Aktivität rosig bis rot, schlafende Kinder sind blasser. Vor allem polyglobule NG (Hämatokrit und Erythrozytenzahl erhöht) neigen aufgrund verminderter Durchblutung kapillärer Gefäße zu bläulichen, kalten Händen und Füßen. Bei diesen Kindern kann das gelegentliche Auftreten eines *blauen Munddreiecks* bei Anstrengung (Saugen, Schreien) toleriert werden.

Ein guter Hautturgor (Hautspannung) läßt die Haut glatt erscheinen, bei Flüssigkeitsmangel bleiben Hautfalten stehen. In den ersten Lebenstagen können folgende **vorübergehende Erscheinungen** auftreten:

- *Abschuppen der Haut* (Desquamatio neonatorum): Besonders bei untergewichtigen, reifen und bei übertragenen NG schuppt sich die obere Hautschicht stark ab (s. S. 370).
- *Lanugohaare* (Flaumbehaarung des Ungeborenen): Bei Reifgeborenen finden sich manchmal noch Reste auf Oberarmen, Schultern und Ohren; sie fallen in der Neugeborenenperiode aus.
- *Fingernägel:* Bei reifen NG ist der obere Fingernagelrand z. T. noch mit der Nagelhaut verwachsen. Überstehende Ecken sollten wegen Verletzungsgefahr (eingerissene Nägel können zu Nagelbettzündung mit Abszeßbildung führen) in den ersten 3–4 Wochen nicht geschnitten werden. Nagelüberstände schilfern in den ersten Tagen ab. Wenn sich das Kind kratzt, werden die Ärmel über die Hände gezogen oder die Finger mit fetthaltiger Creme (z. B. Ringelblumensalbe) eingecremt.
- *Petechien* (kleine Hautblutungen) sind isolierte Gefäßschäden infolge des starken Drucks bei der Geburt, z. B. subkonjunktivale Blutungen in der Augenbindehaut. Sie werden in kurzer Zeit resorbiert.
- *Neugeborenenexanthem:* Unterschiedlich ausgedehnter Hautausschlag mit roten, unregelmäßigen, etwas erhabenen Flecken (oft mit zentraler Pustel sterilen Inhalts), der im Gesicht und am Körper auftritt und meist spontan abheilt.
- *Neugeborenenakne* (Acne neonatorum) ist eine pubertätsähnliche Schwangerschaftsreaktion auf verbliebene mütterliche Hormone, sie betrifft häufig nur die Talgdrüsen der Wangen.
- *Milien* (Talgzysten) zeigen sich als winzige weiße Pünktchen im Gesicht; es sind verstopfte Poren, die sich nach einiger Zeit öffnen.
- *„Storchenbiß"* (Naevus Unna-Politzer): Kleineres, rotes Muttermal (Hautgefäßfehlbildung), meist im Stirn- und Nackenbereich, verblaßt im Kleinkindalter durch Dickerwerden der Haut.
- *„Mongolenfleck"* (Überpigmentierung): Dieser fragwürdige Begriff bezeichnet eine dunkle, graubraune bis bläuliche, über der Steißregion gelegene Hautstelle. Er ist typisch für Kinder dunkleren Teints und verblaßt im Kleinkindalter.
- *Ödeme* (Wassereinlagerungen im Gewebe) zeigen sich als Schwellungen an Augenlidern, Genitalien, Hand- und Fußrücken. Mit zunehmender Stabilisierung des Stoffwechsels werden sie nach einigen Tagen ausgeschwemmt.

Hebammenaufgaben

- Anleitung der Mutter/Eltern zur Haut- und Körperpflege des Kindes
- Erklärung von Hauterscheinungen
- tägliche Beobachtung der Haut.

7.2.8 Temperaturregulation

Die normale Körpertemperatur beträgt 36,5–37,5 °C. NG erzeugen Wärme noch nicht durch Muskelzittern, sondern durch chemische Spaltprozesse, die Energie verbrauchen (Glukose,

Sauerstoff). Sie sind nicht in der Lage, den Temperaturhaushalt in dem Maße zu regulieren, wie ältere Kinder oder Erwachsene. Sie kühlen leicht aus, bzw. überhitzen schnell. Statt Überwärmung mit Schwitzen auszugleichen, steigt ihre Körpertemperatur. Auch Flüssigkeitsmangel kann eine Temperaturerhöhung (Durstfieber) erzeugen. NG brauchen eine temperaturstabile Umgebung und sind nahe dem Körper der Mutter am besten aufgehoben. Ehe man ausgekühlte Kinder wärmer anzieht oder zudeckt, muß ihnen Wärme zugeführt werden (Körperwärme, Wärmflasche, Wärmebett). In den ersten Tagen sind Temperaturkontrollen sinnvoll, um auf Temperaturschwankungen zu reagieren und Infektionszeichen nicht zu übersehen.

Hebammenaufgaben

- Beratung der Mutter/Eltern hinsichtlich des Wärmebedürfnisses von NG
- Anleitung zu Temperaturkontrollen.

7.2.9 Gewicht

Nahezu jedes NG nimmt in den ersten Lebenstagen an Gewicht ab. Es verliert vor allem Flüssigkeit durch Mekonium- und Urinentleerung, Abatmen und Verdunsten (perspiratio insensibilis) sowie Ödemausschwemmung.

> Beim gesunden, reifen, normalgewichtigen NG gilt ein **Gewichtsverlust von bis zu 10%** als physiologisch. Am 14. Tag p. p. sollte es sein Geburtsgewicht wieder erreicht haben.

Die meisten Kinder nehmen weniger ab und erreichen schneller wieder ihr Geburtsgewicht. Die Anhaltszahlen dürfen in Ausnahmefällen (unter Ausschluß akuter Gefährdung oder Belastung des NG) auch unterschritten werden. Es ist sinnvoller, eine Stillbeziehung langfristig zu stützen, als durch voreiliges Zufüttern das Vertrauen der Mutter in ihre Stillfähigkeit zu stören. Die Betreuung durch die Hebamme ist in einem solchen Fall erst beendet, wenn das Kind zunimmt!

Hebammenaufgaben

- Aufklärung der Mutter/Eltern über die zu erwartende Gewichtsentwicklung
- gelassene, optimistische Stillunterstützung
- gezielte Beobachtung des NG: Wie oft trinkt es, wie lange, wieviel (Stillprotokoll s. S. 334, Stillproben bei Unterschreitung der Richtwerte), wie ist der Allgemeinzustand: Hautbeschaffenheit, Einnässen, Stuhlgang, Ikterus, Zufriedenheit des Kindes?

7.3 Versorgung des gesunden Neugeborenen
Andrea Hübel/Andrea Stiefel

7.3.1 Erstversorgung

Hierunter fallen alle Maßnahmen, die direkt nach der Geburt des Kindes erforderlich sind. Die Reihenfolge der Durchführung richtet sich nach dem Zustand des Kindes und differiert nach Klinik und Hebamme. **Erstversorgung** eines unauffälligen, gesunden Neugeborenen umfaßt:

- *Abtrocknen* des Kindes, um Auskühlen zu vermeiden, evtl. *Absaugen* der oberen Luftwege
- *Abnabelung* vorläufig oder endgültig (s. S. 199)
- Entnahme von *Nabelarterienblut zur Blutgasanalyse*, ggf. Blutentnahme aus den Nabelschnurgefäßen für weitere Untersuchungen (Blutgruppenbestimmung)
- gleichzeitige Beobachtung des Vitalitätszustandes des Neugeborenen (s. S. 353).

Während dieser Maßnahmen oder kurz danach Kind auf Bauch/Brust der Mutter legen und in vorgewärmte Tücher (Handtuch, Molton) einhüllen.

Umgang mit dem Neugeborenen

Häufig schließt sich an die Erstuntersuchung die weitere Versorgung (Wiegen, Messen, Waschen, Anziehen) unmittelbar an. Besser ist jedoch, das Kind zunächst bei der Mutter zu lassen, damit sich beide „kennenlernen". Die Adaptation an die neue Umgebung fällt leichter, das Neugeborene kann den Zeitpunkt des ersten Anlegens durch eigene Äußerungen, wie Suchen mit dem Mund, oder Saugen an den Fingern signalisieren.

Günstig ist auch, die Eltern den Zeitpunkt der ersten Kontaktaufnahme selber wählen zu lassen. Sie können entscheiden, wann und wie sie ihr Kind berühren, hochnehmen, streicheln, ganz nach eigenem Empfinden. Voraussetzung dafür ist ein vitales, unauffälliges Neugeborenes.

Waschen, Baden, Anziehen

Das Kind kann vor oder nach Untersuchung und Feststellung von Maßen und Gewicht gebadet bzw. gewaschen werden.

Um einen *Wärmeverlust* des Neugeborenen zu vermeiden, muß der Bade- oder Wickelplatz warm und frei von Zugluft sein. Vorgewärmte Handtücher und Kinderwäsche werden bereitgelegt. Die Wassertemperatur sollte 37 °C betragen, Badezusätze sind unnötig. Das Bad dient dem Wohlbefinden, weniger der Reinigung. *Blut- und Sekretreste* am kindlichen Kopf lassen sich, durch das Wasser aufgeweicht, gut entfernen. Verbleibende Reste können vorsichtig mit einem feinen Kamm entfernt werden (nach Gebrauch säubern und desinfizieren). Anschließend werden Haare und Kopf sorgfältig *abgetrocknet*, ebenso der Körper, besonders die Hautfalten an Hals, Armen, Beinen und im Genitalbereich. Dem Neugeborenen wird nun die bereits vorgewärmte Wäsche angezogen, und es erhält ein Namensbändchen, falls dies nicht schon am Entbindungsbett vorgenommen wurde.

Baden und Anziehen kann auch der *Vater* unter Anleitung der Hebamme übernehmen und damit erste Kontakte zu seinem Kind knüpfen.

7.3.2 Vitalitätszustand

Hierfür hat sich die Zustandsbewertung nach dem **Apgar-Schema** bewährt.

5 einfach zu beschreibende Parameter, *Herztätigkeit, Atmung, Muskeltonus, Reizbeantwortung* und *Hautfarbe* werden mit den Ziffern 0 = schlecht, 1 = bedenklich, 2 = gut bewertet. Das Ergebnis wird zusammengezählt. Eine Bewertung erfolgt 1, 5, und 10 Minuten post partum und muß dokumentiert werden (Tab. 7.3-1).

(1) Die **Herzfrequenz** Neugeborener variiert postpartal stark und hängt ebenso wie die Atemfrequenz von äußeren Einflüssen ab. Jeder Reiz (laute Geräusche etc.) wird in der Regel mit einem Frequenzanstieg beantwortet.
Normale Herzfrequenz: 100–140 spm.
Pathologische Erscheinungen: (s. S. 360).

(2) Der **erste Atemzug** sollte innerhalb 20 Sekunden post partum erfolgen. Die einsetzende Atmung des Neugeborenen ist zunächst diskontinuierlich (Pendelatmung) und von geringer Frequenz (ca. 15 Atemzüge/Min.). Spätestens nach 90 Sekunden wird sie frequenter (40–60 Atemzüge/Min.). In der Ausatemphase schreien viele Neugeborene, auch Husten und Niesen sind normale Reaktionen auf die veränderte Umgebung. Die Atmung wird von zahlreichen äußeren Reizen, meist im Sinne einer Frequenzsteigerung beeinflußt.
Pathologische Erscheinungen: Tachypnoe: über 60 Atemzüge/Min., *Dyspnoe* (erschwerte Atmung): Einsatz der Atemhilfsmuskulatur. Bei der Inspiration kommt es zu Einsenkungen am Thorax (zwischen den Rippen = interkostal, am Brustbein = sternal, im Oberbauchbereich = epigastrisch), evtl. auch Nasenflügeln, expiratorisches Stöhnen (grunting, knorksen = stöhnender Laut in der Ausatemphase).

(3) Der **Muskeltonus** ist erhöht (hyperton), die Reflexe gesteigert und das Neugeborene bewegt sich meist sehr lebhaft. In Rückenlage werden die Beine in Hüft- und Kniegelenk gebeugt gehalten, die Oberarme leicht vom Körper abgespreizt, mit angewinkelten Unterarmen. Die Hände sind zur Faust geballt.

Tab. 7.3-1: **Apgar-Schema,** Parameter und Bewertung

Kriterien	0 Punkte	1 Punkt	2 Punkte	1 min.	5 min.	10 min.
Herzfrequenz	nicht hörbar	< 100 spm	> 100 spm			
Atmung	keine	unregelmäßig, flach, langsam	regelmäßig, schreiend			
Muskeltonus	schlaff	träge, wenig Bewegungen	aktiv, voller Beugetonus			
Reflexerregung z.B. Absaugen	keine Reaktion	vermind. Reaktion, Grimasse	Schrei, Abwehr			
Hautfarbe	zyanotisch oder blaß	Körper rosig, Extremitäten blau	rosig			
Gesamtpunkte:						

Bewertung:	APGAR	Bezeichnung des klinischen Zustands
	9 - 10	optimal lebensfrisch
	7 - 8	noch lebensfrisch
	5 - 6	leichter Depressionszustand
	3 - 4	mittelgradiger Depressionszustand
	0 - 2	schwerer Depressionszustand

Pathologische Erscheinungen: Bewegungsarmut bis Verlust aktiver Beweglichkeit, hypotone (schlaffe) Muskulatur, Streckhaltung der Extremitäten, asymmetrische Spontanbewegungen, Krämpfe.

(4) Die **Hautfarbe** ist direkt p. p. oft bläulich-rosa, innerhalb 1 Minute sollte sie an Kopf, Rumpf, Beinen und Armen rosig bis rot sein.

Hände und Füße können noch einige Zeit eine bläuliche Färbung aufweisen, eine wesentliche Bedeutung hat dieser Befund nicht, da es sich um eine *lokale Zyanose* (nicht kardial, pulmonal oder zerebral bedingt) handelt, die bei herabgesetztem venösen Rückstrom auftritt.

Pathologische Erscheinungen: Blässe bei Neugeborenen ist stets bedrohlich und Zeichen für schwere Asphyxie, stärkere fetale oder neonatale Blutungen, Unterkühlung.

(5) Die **Bestimmung des pH-Wertes** aus Nabelarterienblut gibt Auskunft über den Säure-Basen-Haushalt und stellt ein zusätzliches Kriterium zur Erfassung des Vitalitätszustandes von Neugeborenen dar (Tab. 7.3-2).

Tab. 7.3-2: pH-Werte und Säure-Basen-Haushalt bei Neugeborenen

pH	Bezeichnung der Azidität
$\geq 7{,}30$	Normazidität
7,29 – 7,20	gering bis mittelgradig erhöhte Azidität
7,19 – 7,10	leichte bis mittelgradige Azidose
7,09 – 7,00	fortgeschrittene Azidose
< 7,00	schwere Azidose

7.3.3 Klassifikation der Neugeborenen

Die Entwicklung zum reifen Neugeborenen (NG) erfordert eine bestimmte Schwangerschaftsdauer (Tragzeit), und eine ungestörte plazentare Funktion. Abweichungen von der normalen Tragzeit, sowie Störungen des intrauterinen Stoffwechsels, die sich bei Geburt durch Unter- oder Übergewicht des Kindes zeigen, sind wesentliche Kriterien für die Klassifikation Neugeborener.

> Jedes Kind wird also nach seinem *Schwangerschaftsalter* und nach seinem *Geburtsgewicht* eingruppiert (s. S. 368 ff.).

Normalgewichtige, reife Kinder haben die besten Voraussetzungen für Geburt, postnatale Anpassungsphase und weitere Entwicklung.

Da die Schwangerschaftsdauer nicht immer exakt zu errechnen ist, kann das Gestationsalter oft nur nach sichtbaren Reifezeichen am geborenen Kind (*Reifeschemata*) bestimmt werden.

7.3.4 Meßbare und sichtbare Reifezeichen

3 Maße sind dokumentationspflichtig: *Gewicht, Länge und Kopfumfang*. Sie gelten (nach einer Empfehlung der WHO) als bei der Geburt erhoben, wenn sie innerhalb der ersten Lebensstunde gemessen werden, bevor der physiologische Gewichtsverlust beginnt.

Das **Geburtsgewicht** wird in der Regel auf 10 g auf- oder abgerundet. Größere Genauigkeit ist bei „runden" Gewichten zu fordern (z.B. 2000 g, 3500 g), da für Vitalstatistiken 500 Gramm-Gewichtsklassen gebildet werden.

Allein die Änderung der Grenze für Kinder mit niedrigem Geburtsgewicht von 2500 g auf 2499 g senkt deren Häufigkeit von 7 auf 6%).

Körperlänge ist die Distanz zwischen Scheitel und Fußsohle. Wichtig ist, die Kinder nicht an den Füßen hängend zu messen. Extreme Streckung der Hüftgelenke kann die Gelenkkapseln schädigen und eine Hüftdysplasie verursachen. Die Körperlänge wird schonend für das Kind mit dem Bandmaß abgenommen, ebenso der **fronto-occipitale Kopfumfang** (Hutmaß, Abb. 7.3-1).

Abb. 7.3-1 Circumferentia fronto-occipitalis = großer Kopfumfang (Hutmaß)

7.3.5 Reifeschemata

Die Reifebestimmung erfolgt anhand der geburtshilflichen Daten (Gewicht, Länge, Kopfumfang) sowie morphologischer und neurologischer Kriterien.

Morphologisch (die äußere Gestalt betreffend): *Leicht zugängliche körperliche Merkmale* werden untersucht und je nach Ausprägung bestimmten Gestationswochen zugeordnet und mit Punktziffern versehen. Die Sicherheit der Bestimmung erhöht sich, je mehr Merkmale einer Beurteilung unterzogen werden. Die Punktsumme ergibt einen sog. morphologischen Reifeindex, ausgedrückt in Gestationswochen, z.B. nach Petrussa (Tab. 7.3-3).

Neurologisch (das Nervensystem betreffend): Hier erfolgt die Reifebestimmung anhand des *Tonus*- und *Reflexverhaltens*.

Die Problematik dieser Klassifikation besteht in ihrer Störanfälligkeit durch perinatale Erkrankungen, Anpassungsschwierigkeiten, äußere Reize (Kälte), besondere Stoffwechselsituationen (Hypoglykämie) und medikamentöse Einflüsse (Sedativa).

Tab. 7.3-3: Reifeschema nach **Petrussa**

Merkmal	Wertepunkte			Summe
	0	1	2	
Ohr	„formlos" weich	äußerer Rand nur oben umgeschlagen	volle Form fest	
Brust	roter Punkt	Warzenhof eben erkennbar	Warzenhof $\varnothing > 5$ mm	
Haut	dünn, rot, glasig	rot oder ödematös	rosig	
Sohlenfalten	distal 1−2	distale Hälfte	bis Ferse	
Hoden	in der Leiste	halb deszendiert	im Skrotum	
Große Labien	kaum vorhanden	auf Höhe der kleinen Labien	überdecken kleine Labien	

Reifealter in SSW: 30 + Punktesumme

7.3.6 Fehlbildungsdiagnostik

Susanne Rettenegger-Wagner

Obwohl angeborene Fehlbildungen selten sind, muß jedes Kind im Rahmen der Erstversorgung sorgfältig und systematisch untersucht werden.

Kopf

Der Kopf wird abgetastet und beschaut. Festzuhalten sind das Caput succedaneum (Geburtsgeschwulst) und das Kephalhämatom (Kopfblutgeschwulst siehe S. 364), auffällige Kopfformen, Hämatome (blaue Flecken), Inzisionsstellen und andere Verletzungen wie z.B. Vakuum- und Zangenmarkierungen. Die *große Fontanelle* (etwa 2,5 mal 1,5 cm) ist offen, weich und nicht gespannt.

Augen: Überprüft wird der Wachheitsgrad des Neugeborenen. Form und Größe der *Pupillen* werden betrachtet. Auffällig sind *Strabismus* (ständiges Schielen), *Nystagmus* (Augenzittern), das *Sonnenuntergangsphänomen* (Abb. 7.3-2) und Augenfehlbildungen wie z.B. ein *Katarakt* (Trübung der Linse). Das Augenweiß darf nach der Geburt nicht gelb sein, Sklerenblutungen (Blutung in die Augenlederhaut) lösen sich meist innerhalb weniger Tage von selbst auf.

Abb. 7.3-2: Sonnenuntergangsphänomen

Ohren: Untersucht werden Sitz, Form und Festigkeit der Ohren, sowie die Anlage des Gehörganges.

Nase: Sehr enge Nasenlöcher oder eine schiefe Nasenscheidewand (Abb. 7.3-3) führen zum typischen *Schniefen des Neugeborenen*. Der Pädiater kann die Nasenscheidewand wieder aufrichten und mit einem schmalen Pflasterstreifen in gerader Linie fixieren. Diese einfache Methode erspart dem Kind spätere chirurgische Korrekturen. Die *Choanalatresie* (knöcherner oder membranöser Verschluß der hinteren Nasenöffnung) kommt meist einseitig vor; ist sie doppelseitig, muß die Mundatmung durch einen Rachentubus sichergestellt werden.

Im **Mund** wird der Gaumen mit dem Finger abgetastet, um so eine gedeckte *Kiefer-Gaumen-*

Abb. 7.3-3: Geburtsbedingte Dislokation des Nasenseptums

Spalte auszuschließen, die auch ohne zusätzliche Lippenspalte vorkommt. Ein verkürztes Zungenbändchen an der Unterseite der Zunge stellt häufig eine Stillschwierigkeit (wunde Mamillen) dar und kann durch einen kleinen Eingriff durchtrennt werden. Der *Saugreflex* wird durch leichten Druck auf den Gaumen getestet. Fehlt er und liegt zugleich eine *Makroglossie* (große Zunge) vor, besteht der Verdacht einer Gehirnfehlbildung.

Fehlbildungen am Hals

Ursachen einer einseitigen Kopfhaltung sind entweder der muskulöse oder der knöcherne *Schiefhals* (Knochenverschmelzungen mehrerer Halswirbel).

Ein *Neugeborenenstruma* (Drüsenschwellung am Hals) ist sehr selten, kann aber in schweren Fällen zur lebensbedrohlichen Atembehinderung führen.
Lymphangiome (erweiterte Lymphgefäße) finden sich meist im Hals-, Achsel-, Mediastinal- und Brustwandbereich.

Die Abklärung der *Ösophagusatresie* (angeborener Verschluß der Speiseröhre mit oder ohne Verbindung zur Luftröhre) erfolgt vor der ersten Nahrungsaufnahme durch Sondieren des Magens mit einem Einmalabsauger. Erste Hin-

weise hierfür sind eine anhaltende Zyanose und Heraufwürgen von schaumigem Speichel.

> Die **Claviculae** (Schlüsselbeine) können bei erschwerter Schulterentwicklung brechen und stellen die *häufigste Geburtsverletzung* dar.

Bauch

Der Betrachtung der Brust und des Bauches auf auffällige Auswölbungen, Einziehungen oder Spaltbildungen folgt das Abtasten der Leber (bis 2,5 cm unter dem re. Rippenbogen) und der Milz (im li. Oberbauch unter dem Zwerchfell). In der Nabelschnur sollten *3 Gefäße* (1 Vene, 2 Arterien) sein.

Eine *singuläre Nabelarterie* ist oft kombiniert mit Herz- und Gefäßfehlbildungen.

Eine *Nabelhernie* (Nabelbruch, fehlender Verschluß des Ringmuskels) mit einem Durchmesser bis zu 1,5 cm macht dem Kind kaum Beschwerden und bildet sich mit zunehmender Stärke des Ringmuskels zurück.

Nur 1 von 4000 Kinder hat eine schwere Fehlbildung der Bauchdecke. Bei der *Omphalozele* liegen die Baucheingeweide innerhalb der Nabelschnurhaut. Sie wird wie die *Gastrochisis* (freiliegende Baucheingeweide neben dem Nabel) meist in der Schwangerschaft durch Ultraschall festgestellt. Die Hebamme deckt den Bauchinhalt steril ab und sorgt für Wärmezufuhr bis zur Verlegung in die Kinderklinik.

Zu den schwerwiegendsten Spaltbildungen am Unterbauch gehört die *Blasenekstrophie* (Spaltblase). Die Blase ist vorne offen, zusätzlich besteht eine Spaltung von Bauchwand, Symphyse, Klitoris, Penis (Epispadie = obere Harnröhrenspaltung).

Fehlbildungen der Genitalien

Jungen: Die *Hydrocele paratestis* ist eine Flüssigkeitsansammlung im Skrotum (Hodensack) und bildet sich spontan zurück. Bei einem *Kryp-

torchismus sind einer oder beide Hoden nicht im Skrotum tastbar. Sie können fehlen, in der Bauchhöhle, inguinal (in der Leistenbeuge) oder hoch im Skrotum sein, eine Kontrolle ist nötig. Komplikationsreich ist die *Hodentorsion* (Achsendrehung). Das Kind schreit vor Schmerzen, die Hoden sind gerötet und geschwollen. Um die Nekrotisierung des Gewebes zu verhindern, muß innerhalb von 4 Stunden operiert werden.

Eine *Phimose* (Vorhautverengung) ist bei Neugeborenen nicht relevant, die Vorhaut darf bei der Erstuntersuchung auf keinen Fall zurückgeschoben werden. Gelegentlich wird eine *Hypospadie* (untere Harnröhrenspaltung) festgestellt. Harnwegsanomalien sind durch pränatale Ultraschalluntersuchungen meist bekannt.

Mädchen: Fehlbildungen der Vulva sind *Synechie* (Verwachsung der kleinen Schamlippen) und *Hydrokolpos* (Ansammlung von Vaginal- und Zervixsekret durch Scheiden- oder Hymenalverschluß).

Hinweise auf *intersexuelles Geschlecht* (Zwitterbildung) sind Klitorisvergrößerung bei sonst normalem weiblichen Genital und ein sehr enger Scheideneingang oder kleine Öffnungen an der Penisbasis. Eine Geschlechtszuordnung erfolgt später durch chromosomale und endokrinologische Untersuchungen.

Fehlen der Analöffnung wird als *Analatresie* bezeichnet, sie ist oft mit einer *Rektumatresie* (Mastdarmverschluß) verbunden.

Rücken

Die *Spina bifida* ist die häufigste Spaltung der Wirbelsäule. Unter diesen Oberbegriff fallen die *Spina bifida occulta* (Spaltwirbel unter der verschlossenen Haut), die *Meningozele* (Spaltbildung mit Austritt der Rückenmarkshäute) oder *Myelomeningozele* (Spaltbildung mit Austritt von Rückenmark und dessen Häuten, s. S. 367). Hinweise auf eine Spina bifida occulta sind Haarbüschel, Feuermale, kleine Grübchen oder Kanäle in der Sakralregion. Myelomeningozelen sind oft mit neurologischen Defekten, Fehlbildungen wie Herzfehler, Blasenektopie und einem Hydrozephalus verbunden.

Arme und Beine

Fehlbildungen der Extremitäten können sehr verschieden sein. Während bei der *Amelie* Gliedmaßen fehlen, sind sie bei der *Mikromelie* verkürzt. Das Vorhandensein von überzähligen Fingern oder Zehen wird als *Polydaktylie* (Abb. 7.3-4) bezeichnet, bei der *Syndaktylie* (Abb. 7.3-5) verwachsen Finger oder Zehen miteinander.

Abb. 7.3-4: Polydaktylie der Hand (6 Finger)

Vierfingerfurche, Kurz- und Langfingrigkeit sind oft Hinweise für chromosomale Fehlbildungen.

Überprüft wird zunächst der *Reflexstatus* (s. S. 341). Angeborene Nerven- oder Muskelerkrankungen zeigen sich in extremer Beugung bzw. Streckung der Extremitäten oder dem Fehlen von Bewegungen. In Bauchlage kann das gesunde Neugeborene den Kopf auf die Seite drehen. Schlaffes Kopffallen oder verkrampftes Überstrecken mit überkreuzten Beinen sind verdächtig.

Häufig diagnostizierte Fußanomalien wie *Kletterfuß* und *Sichelfuß* bilden sich unter fachgerechter Massage meistens zurück. *Klumpfüße* oder *Hackenfüße* sind Fehlbildungen, die in den ersten Wochen orthopädisch behandelt werden

Abb. 7.3-5: Syndaktylie der Füße, bindegewebige Verwachsung der 1. und 2. Zehe

müssen (s. S. 368). Einschränkungen in der Beweglichkeit der Hüfte, unterschiedlich lange Oberschenkel sowie Faltenasymmetrie am Gesäß und den Oberschenkeln weisen auf eine *Hüftgelenksdysplasie* hin.

Eine *Hüftluxation* (ausgekegelte Hüfte) ist sehr selten.

Herz, Kreislauf, Atmung und Haut

Unnötige Handhabungen unmittelbar nach der Geburt stören die Anpassung des Neugeborenen. Noch während das Kind bei der Mutter warm gehalten wird, kann die Atmung und Hautfarbe beobachtet werden. Mit einem vorgewärmten Stethoskop werden sowohl die *Herztöne* als auch die *Belüftung der Lunge* auskultiert. Die Haut ist bzgl. Farbe, Turgor und Gefäßzeichnung zu überprüfen.

7.3.7 Prophylaxen und Vorsorgeuntersuchungen

Prophylaxen. Hebammen ist die Anwendung von prophylaktischen Arzneimitteln, die nach aktuellem Stand der medizinischen Wissenschaft und Erfahrung von Gesundheitsbehörden empfohlen werden, ohne ärztliche Verordnung erlaubt:

- Die **Gonoblenorrhoeprophylaxe** nach Credé mit 1–2 Trpf. einer 1%igen Argentum nitricum-Lösung (Silbernitratlösung) kann eine Augenentzündung durch Gonokokken (Erblindungsgefahr) und andere Erreger verhindern (s. S. 405). Diese Prophylaxe wird kontrovers diskutiert und in einigen Bundesländern nicht mehr angewandt.

- Die **Blutungsprophylaxe** mit *Vit. K* vermindert das Risiko einer erhöhten Blutungsneigung bei Mangel an Vit. K.
  Derzeit wird 1 mg Konakion (1 Trpf. Vit. K) nach der Geburt (U1), die zweite Gabe bei der U2 (3.–10. Lebenstag) und die dritte Gabe in der 4.–6. Lebenswoche (U3) oral verabreicht (s. S. 405).

- Die **Rachitisprophylaxe** mit *Vit. D* (Dosierung 500 IE/Tag = 1 Tabl.) beginnt nach der ersten Lebenswoche und wird über mindestens ein Jahr fortgesetzt. Die Tabletten lösen sich schnell mit Tee auf und werden dem Kind vor der Mahlzeit mit dem Löffel gefüttert.

- Als **Kariesprophylaxe** kann eine tägliche *Fluoridgabe* von 0,25 mg (zusammen mit Vit. D) zu einer Verbesserung der Zahnfestigkeit führen (unterschiedliche Lehrmeinung). Die Tabletten sollten 5 Jahre genommen werden.

Vorsorgeuntersuchungen dienen der Früherkennung von Anomalien, Entwicklungs- und Stoffwechselstörungen.

- Eine Routinemaßnahme ist die **Neugeborenenuntersuchung (U1)**, die von Hebamme oder Arzt durchgeführt wird. Die U2 ist ausschließlich Aufgabe des Pädiaters.

- Im Screening-Verfahren (Suchtest) werden Stoffwechselerkrankungen wie z. B. Phenylketonurie (Guthrietest), Ahornsiruperkrankung, Biotinidasemangel, Galaktosämie und Hypothyreose erfaßt (Blut- und Urinuntersuchung am 5. Tag p. p.).
- Der **Coombs-Test** (Antiglobulintest) gehört bei Kindern Rh-negativer Mütter zur Routine.
- **Ultraschalluntersuchungen** vom kindlichen Kopf, Oberbauch und Hüfte werden in den meisten Kliniken regelmäßig durchgeführt, in einigen nur nach Indikationsstellung.

7.4 Versorgung gefährdeter und kranker Neugeborener

Heike Polleit

7.4.1 Risikofaktoren

Die Wahrscheinlichkeit, daß ein Kind vor, während oder nach der Geburt erkrankt oder stirbt, erhöht sich statistisch mit dem Auftreten von Risikofaktoren.

Risikofaktoren in der Schwangerschaft (SchS) sind:

- Anamnestische Risiken, z. B. mütterliche Grunderkrankungen, in der SchS erworbene mütterliche Erkrankungen, problematische familiäre, soziale oder psychische Ausgangssituation der Frau.
- Abweichungen vom normalen Schwangerschaftsverlauf, z. B. vorzeitige Wehen, diagnostizierte Fehlbildungen oder Mangelentwicklung des Kindes, Oligo-/Polyhydramnion, BEL, Mehrlinge, Placenta praevia, Übertragung > 2 Wochen u. a.

Risikofaktoren während der Geburt sind:

- Mangelhafte Überwachung und Betreuung von Mutter und Kind.
- Abweichungen vom normalen Geburtsverlauf, z. B. Geburtseinleitung, lange Geburtsdauer, Fieber der Mutter, pathologisches CTG, grünes oder fötides (stinkendes) Fruchtwasser, Einstellungsanomalie, Schulterdystokie, schwierige Entwicklung des Kindes aus BEL, Frühgeburt, operative Geburtsbeendigung u. a.

Risikofaktoren unmittelbar nach der Geburt sind:

- Pathologische Apgar- und pH-Werte (5-Minuten-Apgar < 6, Nabelarterien-pH-Wert < 7,15).
- Anpassungsstörungen, Fehlbildungen, erhebliche Geburtsverletzungen, unter- oder übergewichtiges Neugeborenes (NG) etc.

Liegen Risikofaktoren vor, muß die Hebamme mit Komplikationen rechnen und organisatorisch darauf eingestellt sein, eine situationsangepaßte Erstversorgung durchzuführen oder dabei zu assistieren. Ausschlaggebend für weiteres Handeln ist der klinische Zustand des NG, der anhand der Parameter Herzfrequenz, Atmung, Körpertemperatur, Hautfarbe, Tonus, Gesamteindruck beurteilt wird. Als *gefährdet* gelten NG mit Risikoanamnese. Sie werden sorgfältig beobachtet. Als *krank* gelten NG, die ohne Behandlung Schäden davontragen oder sterben würden.

7.4.2 Beobachtungen

Vitalzeichenkontrolle

- **Herzfrequenz:** Der Ruhepuls des Neugeborenen beträgt 100–140 spm. Eine Herzfrequenz < 80 spm wird als *Bradykardie* bezeichnet, eine Frequenz > 140 spm als *Tachykardie*. Mit einem angewärmten Säuglingsstethoskop werden die Herzschläge im Bereich des Brustbeins eine ganze Minute ausgezählt.
- **Atmung:** Normalwerte 40–60 Atemzüge/min in Ruhe. Durch Auflegen der Finger oder Hand auf den Thorax oder Rücken des NG werden eine Minute die Atembewegungen (Heben oder Senken des Thorax) ausgezählt. Man beobach-

tet, ob das NG beim Einatmen die Nasenflügel bläht (Nasenflügeln), die Thoraxmuskulatur unter das Niveau des Rippenbogens einzieht oder beim Ausatmen stöhnende Geräusche erzeugt (Knorksen). Diese Symptome entstehen beim Versuch, eine ungenügende Sauerstoffversorgung zu kompensieren.
- Temperatur: Normalwerte (rektal) 36,5–37,5 °C. Üblicherweise wird bei gesunden Neugeborenen die Temperatur rektal gemessen. Schonender ist die axillare Temperaturkontrolle mit einem Digitalthermometer (Meßdauer ca. 2 Min.).

Allgemeinbefinden

Hautfarbe, Muskeltonus und Gesamteindruck des NG müssen beobachtet und die erhobenen Befunde (mit genauer Uhrzeit) in einem Verlaufsprotokoll dokumentiert werden. Auffälligkeiten und Verschlechterungen sind der Ärztin mitzuteilen. Die Mutter (Eltern) wird über die Gründe einer intensivierten Beobachtung informiert. Die Beobachtung gefährdeter NG ist ebenso möglich, während die Mutter das Kind bei sich hat. Droht eine Verlegung, ist dies vielleicht für lange Zeit die letzte Gelegenheit zum innigen Kontakt.

Untersuchungen mit der in Bogota (Kolumbien) aus Mangel an Inkubatoren entwickelten *„Känguruhmethode"* (ein nur mit einer Windel bekleidetes Frühgeborenes wird der Mutter/Pflegeperson auf die nackte Brust gebunden) ergaben, daß sich unmittelbarer Hautkontakt stabilisierend auf Atmung und Kreislauf auswirkt.

7.4.3 Reanimation in der Klinik

Vorbereitung des Reanimationsplatzes

Benötigte Geräte, Instrumente, Materialien
- Wärmelampe mit Lichtquelle
- Absaugvorrichtung mit Auffangbehälter, Absaugkatheter verschiedener Stärke (CH 4–8), Verbindungsschläuche und Adapter
- Sauerstoffquelle, Beatmungsbeutel mit PEEP-Ventil, Neugeborenen- und Frühgeborenenmasken, Verbindungsschläuche und Adapter
- Kinderlaryngoskop, gerader Laryngoskopspatel, Magillzange für Säuglinge, Intubationstubi verschiedener Stärke (innerer Durchmesser = ID 2,0–3,5) und Adapter (s. S. 435)
- Säuglingsstethoskop, Thermometer, Blutzuckerteststäbchen, Magensonden, Alufolie, Nabelkatheterset
- Perfusor mit Systemen, Perfusorspritzen
- evtl. Überwachungsmonitor, Klebeelektroden
- Spritzen, Kanülen, Butterfly, Lanzetten, Schere, Skalpelle, Ampullensägen, Blutgaskapillare, Hautdesinfektionsmittel, Pflaster, Abwurfbehälter u. a.

Benötigte Medikamente
- Glukose 5%, 10% (10 ml Ampullen)
- NaCl 0,9% als Infusion
- Natriumbikarbonat
- Calciumgluconat
- Morphinantagonist (z. B. Narcanti® neonatal)
- Adrenalin (z. B. Suprarenin®)
- relaxierendes Medikament (z. B. Luminal®)
- Vitamin-K-Präparat (z. B. Konakion®)
- Plasmaproteinlösung (z. B. Humanalbumin).

Überprüfung und Wartung der Geräte s. S. 435.

Vorbereitung der Reanimation

- Wärmelampe einschalten, Türen schließen, Raumtemperatur erhöhen, Luftbewegung vermeiden (kein Durchzug!)
- Alufolie und mehrere weiche Tücher vorwärmen
- Instrumente bereitlegen und vorwärmen
- Medikamente aus dem Kühlschrank holen, Infusionslösung im Wasserbad anwärmen
- Pflasterstreifen zurechtschneiden (0,5 × 8 cm, zum Fixieren von Tubus, Magensonde etc.).

Vorgehensweise bei der Reanimation

- Abtrocknen und Warmhalten
- Absaugen, Herzfrequenz feststellen
- zunächst: O_2-Dusche oder Maskenbeatmung

- falls erforderlich: Intubation, Nabelvenenkatheter legen, Volumen- Medikamentenzufuhr, Herzmassage.

Im geburtshilflichen Team muß Einigkeit über das Vorgehen herrschen. Es empfiehlt sich, für die verschiedenen potentiell eintretenden Notfallsituationen Abläufe zu formulieren, Medikamentenzubereitungen schriftlich festzuhalten und in Stichworten neben dem Reanimationsplatz auszuhängen. Eine rasche Informationsweitergabe an die Eltern ist wichtig. Nichts ist für Eltern schlimmer, als das schweigsame Vor-sich-hin-Arbeiten des geburtshilflichen Teams in Notfallsituationen!

Hebammenaufgaben

- täglich Funktionsprüfung der Geräte, Kontrolle von Instrumenten, Materialien, Medikamenten
- Vorbereitung des Reanimationsplatzes bei zu erwartender Notfallsituation
- Assistenz bei der Reanimation.

7.4.4 Anpassungsstörungen

Die Anpassung an das extrauterine Leben (Lungen-, Kreislaufadaptation und deren Regulation) geschieht in den ersten Minuten nach der Geburt. Vollziehen sich diese Vorgänge nicht oder unvollständig, spricht von von *respiratorischer Anpassungsstörung*. Sie äußert sich in insuffizienter (ungenügender, gestörter) Atmung.

Verlängerte primäre Apnoe

Die Spontanatmung setzt nicht innerhalb der ersten 1–2 Min. ein.

Ursachen können ungenügender Atemreiz sein, Atemdepression durch Medikamente, Mekoniumaspiration, gestörte Lungenentfaltung, etc.

Solange die Nabelschnur pulsiert, das Kind rosig ist und sich spontan bewegt, genügt es, durch Stimulation den Atemreiz zu verstärken (Mutter auffordern, ihr Kind zu berühren, sanftes Frottieren des Rückens und Druck im Bereich des Kreuzbeins). Sind Zeichen einer akuten Sauerstoffmangelsituation erkennbar (Apgar < 7), wird reanimiert.

Atemnotsyndrom

Der Begriff faßt die Symptome insuffizienter Atmung zusammen, wie sie auch bei Infektion, Herz- oder Lungenerkrankung zu beobachten sind:

- Tachypnoe (> 60 Atemzüge/min in Ruhe) und Thoraxeinziehung beim Einatmen
- Stöhnen/Knorksen beim Ausatmen und Nasenflügeln
- Apnoen (Atemunterbrechung > 20 sec) und Zyanose (Blauverfärbung der Haut)
- Bradykardie, Tachykardie
- marmorierte oder blasse Haut.

Anpassungsstörungen können sich in den ersten 24 h spontan bessern bzw. verschwinden oder lebensbedrohlich werden. Die Vitalzeichen werden zunächst engmaschig (viertel- bis halbstündlich) kontrolliert, außerdem Blutgase, -bild und Differentialblutbild. Hilfreich ist eine Ruhephase im warmen Inkubator für das NG. Es kann dabei gut beobachtet werden. Ein 37 °C warmes Erholungsbad und unmittelbarer Hautkontakt mit der Mutter („känguruhen") können den Kreislauf stabilisieren. Bei Verschlechterung ist pädiatrische Weiterbehandlung notwendig.

7.4.5 Infektionen

Infektionen in der frühen Neugeborenenperiode (bis 7. Tag p. p.) können lebensbedrohlich sein, da die Abwehrsysteme unreif sind. Aus einer lokalen Infektion kann innerhalb von Stunden eine Sepsis (Überschwemmung des Organismus mit Erregern über den Blutweg) werden. Bereits bei Sepsisverdacht, noch vor Identifikation der Erreger, wird antibiotisch therapiert.

Die **Symptome der Frühsepsis** (bis 7. Tag p. p.) sind unspezifisch, was eine Diagnose erschwert:

- graublasse, marmorierte Hautfarbe
- schlaffer Tonus, Untertemperatur, Temperaturschwankungen
- Tachykardie, Bradykardie, Ateminsuffizienz
- Krampfbereitschaft, Trinkunlust, geblähter Bauch, kein Stuhlabgang
- Blutungsneigung (Gerinnungsstörung)
- Hyperbilirubinämie.

Die **Spätsepsis** (> 7. Tag p. p.) zeigt sich als Infektion eines bestimmten Organs. Die Symptomatik entspricht dann dem Krankheitsbild, z. B. einer Hirnhaut- oder Lungenentzündung.

Unter der Geburt erworbene Infektionen

Die Erreger stammen entweder aus dem Geburtskanal (dort physiologisch z. B. Escherichia coli, Enterobacter, Staphylococcus aureus) oder sind Keime, mit denen die Mutter zwar infiziert ist, die aber nicht zu symptomatischer Erkrankung führten (z. B. Steptokokken, Clamydien, Herpes simplex-Viren) und deshalb vorher oft nicht bekannt sind.

Kind: Infektionszeichen im Blutbild sind Leukozytenanstieg/-abfall und Thrombozytenabfall. Das Differentialblutbild weist eine Erhöhung der Granulozyten und die sog. Linksverschiebung (Erhöhung der Frühformen weißer Blutkörperchen) auf. CRP (C-reaktives Protein) steigt über 1 mg/dl. Die Blutgase verschieben sich (BE niedrig, PCO_2 erhöht), Gerinnungsparameter können erniedrigt sein. Blutkultur und Abstriche (z. B. von Nasen-Rachen-Raum, Ohr, Nabelrest, Augen, Plazenta, Eihäuten) dienen dem Nachweis spezifischer Erreger, histologische (feingewebliche) Untersuchungen (Eihäute, Plazenta) dem Nachweis von Entzündungsprozessen.

Mutter: Hilfreich bei der Behandlung des Kindes ist eine gründliche Anamnese der Mutter bzgl. der Infektionsparameter (Blutbild, CRP, Abstriche, Urinuntersuchung).

Das **Amnioninfektionssyndrom** ist eine unspezifische Infektion der Fruchthöhle während Schwangerschaft oder Geburt (s. S. 228).

Therapie: schnelle Geburtsbeendigung, antibiotische Behandlung

Aus pädiatrischer Sicht ist eine Antibiotikatherapie vor der Geburt umstritten, da sie die Infektionssymptomatik beim Kind p. p. verwischt.

Hebammenaufgaben

- Beobachtung des NG auf Infektionszeichen
- Überwachung bei Infektions-/Sepsisverdacht
- Durchführung von Abstrichen und Vorbereitung der Blutuntersuchungen
- Schutz des NG vor zusätzlichen Belastungen: wenn Kreislauf und Atmung stabil. Kind zur Mutter geben, bzw. wärmestabile Umgebung.

Lokale Infektionen in den ersten Lebenstagen

Augenbindehautentzündung

- Sie kann auftreten als Irritation des Auges nach Credé-Prophylaxe. Das verklebte Auge wird mit sauberem Tuch und klarem Wasser von außen nach innen gesäubert.
- Die eitrige Bindehautentzündung entsteht durch Erreger aus dem Geburtskanal, Krankenhauskeime, etc. Sie wird mit geeigneter Augensalbe (-tropfen) nach ärztlicher Anordnung behandelt.

Nabelentzündung

- Infektion des schlecht versorgten, nässenden Nabelrests, erkennbar durch: schmierigen, roten Hof auf der Bauchhaut und fötiden Geruch. Der Nabel wird sorgfältig gepflegt (s. S. 376), die Infektion ggf. pädiatrisch abgeklärt.

„Schnupfen" äußert sich

- als Naselaufen und Ausniesen von Fruchtwasser oder Schwellung der Nasenschleimhäute
- als Virusinfektion durch Ansteckung bei erkälteten Angehörigen, Pflegepersonen (sehr selten). Er kann zunächst mit isotoner Kochsalzlösung oder Muttermilch behandelt werden (alle 4 h 1 Tropfen in die Nase geben, hält die Schleimhäute feucht), falls keine Besserung eintritt, alle 6–8 h Nasentropfen.

7.4.6 Geburtsverletzungen

Verletzungen unter der Geburt entstehen durch Einwirken mechanischer Kräfte im Geburtsverlauf als Folge ungünstiger intrapartal herrschender Druckverhältnisse oder können bei Hilfeleistungen durch Ärztinnen oder Hebammen zugefügt werden.

- **Caput succedaneum** (Geburtsgeschwulst) (Abb. 7.4-1). Schwellung der Kopfhaut: Ödematöse, gallertige, weiche, weiß-blau schimmernde Blut-Lymph-Stauung zwischen Haut und Knochenhaut. Es breitet sich über die Begrenzung der Schädelnähte aus (manchmal mit kleinen Hauteinblutungen) und wird spontan innerhalb der ersten 48 h resorbiert.

Abb. 7.4-1: Caput succedaneum

Abb. 7.4-2: Kephalhämatom

- **Kephalhämatom** (Abb. 7.4-2): entsteht durch Gefäßrisse zwischen Knochen und Periost (Knochenhaut). Es bildet sich ein prall-elastischer Bluterguß, der auf den Bereich eines Schädelknochens begrenzt bleibt und im Gegensatz zum Caput succedaneum die Schädelnähte nicht überlappt. Eine Therapie ist nicht erforderlich, wichtig sind behutsamer Umgang und Lagerung auf der dem Hämatom abgewandten Seite, sowie genaue Beobachtung, ob es sich vergrößert (Blutungsneigung). Das Kephalhämatom wird in den ersten 6 Lebenswochen langsam resorbiert.
- **Stauungsverletzungen nach BEL:** Ödematöse Schwellung von Schamlippen/Vulva bzw. Penis/Hoden bis zu tief rotblauen Blutergüssen mit kleinen Hautrissen und pergamentartiger Ablösung der oberen Hautschicht, sowie Gesäßhämatome können auftreten. Das NG wird druckfrei gewickelt, die Haut mit geeigneter Salbe gepflegt.

Der Muskeltonus der Beine kann schlaffer sein und die Haut bläulich verfärbt. Wird das gestaute Bein druckfrei gelagert, evtl. mit Heparin- oder Arnicasalbe eingerieben und zur Tonusanregung sanft massiert, normalisiert es sich in einigen Tagen.

- **Klavikulafraktur** (Schlüsselbeinbruch): tritt nach schwerer Schulterentwicklung oder spontan bei großem Kind auf, meist an der symphysenwärts gelegenen (vorderen) Schulter. Beim Abtasten gibt das gebrochene Schlüsselbein nach. Der Oberarm wird nach lockerem Anwinkeln an den Thorax ruhiggestellt: z.B. großen Strampler anziehen und Hand durch seitlichen Armausschnitt auf die Brust legen. Kind auf der gesunden Seite lagern. Die Fraktur heilt spontan in 1–2 Wochen.
- **Faszialisparese** (Gesichtsnervenlähmung): entsteht durch starken Druck auf periphere Nervenenden im Bereich vor dem Ohr, z. B. bei vaginaloperativen Entbindungen. Die gesamte Mimik vollzieht sich nur auf der unverletzten Seite, auf der verletzten ist der Lidschluß unvollständig. Das Auge wird vor Austrocknen mit geeigneter Salbe geschützt. Meist erfolgt eine spontane Besserung nach 4–6 Wochen.
- **Plexuslähmung** (Plexus = Nervenverflechtungspunkt): Die *obere Armlähmung* (nach Erb-Duchenne, Abb. 7.4-3) kann nach Armlösung bei BEL, energischer Schulterlösung nach Schulterdystokie oder dem Versuch, der Außenrotation des Kopfes nachzuhelfen, auftreten. Der Arm hängt schlaff herab, die Hand ist nach in-

Abb. 7.4-3: Obere Armlähmung (nach Erb-Duchenne) rechts

nen gedreht, die Finger können vom Kind bewegt werden. Das NG wird zunächst so gelagert, daß die fehlenden Bewegungsmöglichkeiten gefördert werden. Oberarm z. B. mit gerollter Windel abstützen, Ellenbogen locker anwinkeln, Hand nach außen drehen. Die Fixierung mit nach oben abgewinkeltem Arm ist umstritten. Später wird der Arm geschient und krankengymnastisch behandelt. Die Lähmung kann vollständig heilen, oder der Arm bleibt bewegungseingeschränkt.

Unterarmlähmung (nach Klumpke, Abb. 7.4-4): Die Ursachen sind die gleichen wie bei Oberarmlähmung. Die Schulter wird bewegt, der Unterarm hängt herab, die Hand ist in Pfötchenstellung, die Finger können nicht bewegt werden. Es wird keine spezielle Erstversorgung vorgenommen. Später wird der Arm geschient und krankengymnastisch weiterbehandelt, er bleibt häufig bewegungseingeschränkt.

- **Epiphysenlösung/-lockerung** des Oberarms: Eine schwierige Armlösung aus BEL kann die Lockerung oder Lösung der Epiphyse (Gelenkende der Röhrenknochen) des Oberarms verursachen. Die Symptomatik ähnelt der der Oberarmlähmung, das Kind empfindet jedoch Schmerzen. Es wird zunächst wie bei der Oberarmlähmung gelagert, eine endgültige Diagnosestellung erfolgt durch Röntgen. Der Arm wird ruhiggestellt, er heilt entweder vollständig oder unter Beeinträchtigung des Knochenwachstums.

- **Punktionsverletzungen:** Durch intrauterine Herztonableitung mit Kopfhautelektrode oder Mikroblutentnahmen werden zusätzliche Eintrittspforten für Keime geschaffen. Sie können nachbluten. Bei sauberer Umgebung (Luft dranlassen, kein Pflaster!) verheilen sie rasch, gelegentlich mit Narbenbildung. Abszesse können nach Infektion der Punktionsstelle entstehen.

- **Verletzungen durch Zangengeburt** entstehen durch Druckmarken an den Greifstellen der Zangenlöffel. Wurde der Knochen durch den Druck nach innen gewölbt erfolgt eine chirurgische Korrektur. Spontanheilung ist die Regel.

- **Verletzungen durch Saugglockengeburt** setzen VE-Marken, die dem Caput succedaneum ähneln, selten bildet sich ein Kephalhämatom (z. B. durch abruptes Lösen der Glocke). Die Kopfhaut kann aufgeplatzt sein und sezernieren (Wundsekret). Das Kind wird behutsam behandelt, ggf. auf ein Reinigungsbad verzichten. Die Schwellung klingt nach 2–4 Tagen ab.

NG nach Zangen- oder Saugglockengeburt haben in den ersten Tagen deutlich „Kopfschmerzen", sind berührungsempfindlich, weinen mehr und sind weniger saugfreudig.

- **Verletzungen nach Kaiserschnitt:** Durch zu tiefes Ansetzen des Skalpells bei Durchtrennen des unteren Uterinsegments wird die Haut des Kindes angeritzt. Bei tieferen Schnitten können die Wundränder mit einem strammen Pflaster aneinandergelegt werden, ggf. sind einige Stiche Hautnaht mit feinem Nahtmaterial nötig. Die Verletzungen heilen in der Regel schnell.

7.4.7 Fehlbildungen

Etwa 2–3% aller Kinder werden mit Fehlbildungen unterschiedlicher Ausprägungen und Schweregrade geboren. Einige Fehlbildungen verlangen nach der Geburt eine spezielle Erstversorgung.

Down-Syndrom

Das **Chromosom 21** tritt dreifach auf. *Vorkommen:* 1 : 650 Geburten.

Die Kinder haben häufig ein „flaches" Gesicht, schräggestellte Lidachsen, tief angesetzte, wenig modellierte Ohren, eine große Zunge, kurze Finger und eine Vierfingerfurche in der Handfläche. Der Muskeltonus ist schlaff bei überbeweglichen Gelenken. Zwischen großem und zweitem Zeh findet sich eine „Sandalenlücke". 30% der Kinder haben weitere Fehlbildungen, vor allem Herzfehler. Die Ausprägung des Down-Syndroms ist individuell verschieden.
Erstversorgung: Organfehlbildungen ausschließen.

Lippen-Kiefer-Gaumenspalte (LKG)

Die LKG ist eine *Hemmungsfehlbildung*: vorzeitiger Stillstand der Entwicklung paariger Organe aus ungeklärter Ursache. Bei der LKG bleibt die Verschmelzung der beiden Gesichtshälftenfortsätze aus oder ist gestört. *Vorkommen:* 1 : 2000 Geburten.

Sie kann in verschiedener Ausprägung von der kaum sichtbaren einseitigen Einkerbung der Oberlippe, bis zur kompletten beidseitigen Spaltung von Lippe, Kiefer und Gaumen vorliegen.
Erstversorgung: Bauchlage, damit die Zunge nicht in die Spalte nach hinten fällt und die Atemwege verlegt. Anpassung einer Gaumenplatte in den ersten 72 h, die das Trinken (Stillen oder Flasche mit Spezialsauger) ermöglicht. Stufenweise operative Korrekturen im 4. Monat bis 3. Jahr.

Ösophagusatresie

Vorkommen: 1 : 4000 Geburten. In 90% der Fälle besteht ein Verschluß der Speiseröhre mit Fistel (Verbindungsgang) zur Luftröhre, wodurch Nahrung in die Lunge gelangt und eine Lungenentzündung verursachen kann. Das NG zeigt vermehrtes Speicheln, Würgen und Husten, beim Trinken Erbrechen und Zyanose. Bei Verdacht auf Ösophagusatresie wird die Speiseröhre sondiert und ihre Durchgängigkeit überprüft.
Erstversorgung: Nahrungskarenz, Oberkörper erhöht lagern, Mund- und Rachenraum absaugen. Nach Röntgendiagnose umgehend operative Korrektur.

Herzfehler

Je nach Art und Schweregrad werden Herzfehler oft erst in den ersten Lebenstagen erkannt. Sie fallen auf durch anhaltende Tachy- oder Bradykardie, Zyanose, Lebervergrößerung, Ödeme, abgeschwächte oder fehlende Pulse, Trinkschwäche, schnelle Ermüdung, Herzgeräusche.
Erstversorgung: Intensive Beobachtung, Vitalzeichenkontrolle, EKG, Röntgen. Nach pädiatrischer und kardiologischer Abklärung operative oder konservative Behandlung.

Omphalozele

Nabelschnurbruch. *Vorkommen:* 1 : 3500 Geburten. Bauchwanddefekt mit Ausstülpung eines Bruchsacks, der von Nabelschnurhaut überzogen wird und mit verlagerten Eingeweiden gefüllt sein kann.
Erstversorgung: Trockene sterile Abdeckung, Seitenlagerung, um Gefäßabknicken zu vermeiden, offene Magenablaufsonde, Vitalzeichenkontrolle, Warmhalten, umgehend Operation. Bei größeren Defekten wird die Bauchdecke chirurgisch erweitert und die Eingeweide schrittweise reponiert.

Spina bifida

Vorkommen: 1 : 2000 Geburten (Abb. 7.4-4). Bezeichnung für verschiedene Formen der Wirbelsäulenspaltbildung. Je nach Schweregrad und Sitz der betroffenen Wirbel treten z. B. Lähmungen der Beine, des Beckenbodens auf.
- *Spina bifida occulta:* Offener Wirbelbogen. Keine Ausstülpung der Hirnhäute. Kann äußer-

Spina bifida occulta	Meningozele	Meningomyelozele	Meningomyelozele
(unter behaarter Stelle)	(liquorgefüllter Bruchsack)	(Rückenmark im Bruchsack)	(offenliegendes Rückenmark)

Abb. 7.4-4: Formen der Spina bifida (sog. Spaltwirbel)

lich unter einem Leberfleck oder einer behaarten Stelle verborgen sein.
- *Meningozele:* Ausstülpung der Hirnhäute mit Bruchsack.
- *Meningomyelozele:* Ausstülpung der Hirnhäute und des Rückenmarks mit Bruchsack oder offenliegendes Rückenmark.

Erstversorgung: Trockene sterile Abdeckung, Bauch- oder Seitenlage, Vitalzeichenkontrolle.

Analatresie

Analverschluß. *Vorkommen:* 1 : 1500 Geburten. Die Afteröffnung fehlt oder man spürt einen Widerstand bei rektaler Temperaturkontrolle. Häufig treten Fisteln ober- oder unterhalb der fehlenden Analöffnung auf. Symptomatisch ist *ausbleibender Mekoniumabgang* in den ersten 2 Tagen.

Erstversorgung: Trockene sterile Abdeckung der Fisteln, Abklärung weiterer Atresien. Umgehend Operation wegen der Gefahr von Darmnekrosen.

Hüftgelenksdysplasie

Vorkommen: 1 : 200 Geburten (Abb. 7.4-5). Die Hüftgelenkspfanne ist zu flach, beim Spreizen/Beugen besteht daher die Gefahr der Luxation

Abb. 7.4-5: a. Ortolani-Zeichen: Zurückschnappen („klicken") des Hüftkopfes in die Hüftgelenkspfanne beim Abspreizen. (Kann den Hüftkopf schädigen, wird nur noch selten angewandt); b. Abduktionshemmung (Abspreizhemmung) als Erkennungszeichen einer Hüftdysplasie; c. Asymmetrische Oberschenkelfalten bei Hüftdysplasie

(Auskugeln) des Gelenkkopfes. Sie tritt in unterschiedlichen Schweregraden auf und kann schlimmstenfalls als *vollständige Hüftluxation* vorliegen. Die Hüftgelenksdysplasie ist erkennbar an asymmetrischen Oberschenkel- und Gesäßfalten.

Erstversorgung: Breit wickeln. Diagnosestellung mit Ultraschall. Orthopädische Weiterbehandlung.

Hand- und Fußfehlbildungen, -haltungen

Handfehlbildungen. *Vorkommen:* 1 : 1500 Geburten. Fehlende, überzählige oder zusammengewachsene Finger (s. S. 358). Wegen Störungen der frühen Extremitätenentwicklung (z. B. durch Strahlen oder Medikamente) oder lagebedingt durch Abschnürung und daraus resultierender Wachstumsbehinderung.

Erstversorgung: Keine. Später funktionsunterstützende und kosmetische Operationen.

Fußfehlbildungen/-haltungen

- *Klumpfuß* (Abb. 7.4-6). Entwicklungshemmung der Wadenmuskulatur, die lagebedingt, genetisch bedingt, nach Nervenlähmung oder Infektion auftreten kann. Häufige Begleiterscheinung einer Spina bifida.

Erstversorgung: Ausschluß einer Spina bifida. Umgehend orthopädische Behandlung, beginnend mit Gipsverband zur Stellungskorrektur.

Abb. 7.4-6: Klumpfuß, Korrektur durch Gipsverband

- *Sichelfuß* (Abb. 7.4-7b): Genetisch bedingte Fehlbildung.

Erstversorgung: Umgehend orthopädische Behandlung, beginnend mit Gipsverband.

- *Hackenfuß* (Abb. 7.4-7a): Lagebedingte Fehlhaltung, die durch gezielte Fußgymnastik rasch behoben wird.

Abb. 7.4-7: a. Hackenfuß, b. Sichelfuß

Viele NG halten ihre Füße lagebedingt nach innen gedreht. Durch Bestreichen der äußeren Fußkante und des vorderen Fußballens können zur Stärkung der Muskulatur die Zehengreif- und Streckreflexe ausgelöst werden.

7.4.8 Frühgeborene

Die allgemeingültigen Definitionen beziehen sich auf *Schwangerschaftsalter* (SSW gerechnet vom 1. Tag der letzten Menses) *und Geburtsgewicht.*

WHO-Definition zum Schwangerschaftsalter:

- **frühgeboren** (pre-term): < vollendete 37. SSW
- **reifgeboren** (at-term): 1. Tag der 38. SSW bis vollendete 42. SSW
- **übertragen** (post-term): > 42. SSW

WHO-Definition zum Geburtsgewicht:

- der SSW entsprechend untergewichtig: **hypotroph.**

   Synonyme: mangelgeboren, retardiert, small for date (s. f. d.), small for gestational age (SGA), intrauterine growth retardation (IUGR).

- der SSW entsprechend normalgewichtig: **eutroph.**

7.4 Versorgung gefährdeter und kranker Neugeborener

– der SSW entsprechend übergewichtig: **hypertroph**.

Synonyme: large for date (l. f. d.), large for gestational age (LGA), „Riesenkind".

In vielen Teilen der Welt ist das Schwangerschaftsalter aus Mangel an Vorsorge nicht genau zu ermitteln. Deshalb gibt es aus Gründen der statistischen Vergleichbarkeit eine davon unabhängige Einteilung:

- low birth weight infants: < 2500 g
- very low birth weight infants: < 1500 g
- very very low birth weight infants: < 1000 g

Der Gewichtsentwicklung werden Normkurven zugrundegelegt. Die Angaben erfolgen in Perzentilen (Abb. 7.4-8).

Perzentilen sind Häufigkeitsangaben bezogen auf ein definiertes Kollektiv. Normwerte leiten sich von der 50. Perzentile ab, d. h., daß z. B. 50% aller mitteleuropäischen NG am errechneten Termin etwa 3400 g wiegen. Abweichungen nach oben und unten werden toleriert, solange sie innerhalb eines bestimmten Bereichs liegen (Standardabweichung).

Die Toleranzgrenze für das Geburtsgewicht nach unten ist die 10., nach oben die 90. Perzentile. Die Gruppe der Frühgeborenen wird entsprechend eingeteilt in:

– *hypotrophe Frühgeborene* (< 10. Perzentile), z. B. nach Präeklampsie
– *eutrophe Frühgeborene* (10.–90. Perzentile), z. B. nach vorzeitigem Blasensprung
– *hypertrophe Frühgeborene* (> 90. Perzentile), z. B. diabetische Mutter.

Die **Probleme Frühgeborener** (etwa 7% aller Geburten in Europa) resultieren aus der anatomischen und funktionellen Unreife ihrer Or-

Abb. 7.4-8: Perzentilenkurve für die Gewichtsentwicklung von Jungen und Mädchen in Mitteleuropa gane, insbesondere von Lunge, Gehirn und ZNS. Je früher ein Kind geboren wird und je untergewichtiger es in Bezug auf sein Schwangerschaftsalter ist, desto größer ist das Risiko von Sterblichkeit und bleibender Schädigung. Frühgeborene neigen zu:

- Wärmeverlust, Sauerstoffmangelzuständen und Infektionen
- Stoffwechselentgleisungen, z. B. Hypoglykämie (Unterzuckerung), Hypokalzämie (Abfall des Kalziumspiegels)
- insuffizienter Atmung und Beatmungsfolgeschäden
- Hirnblutungen und Hyperbilirubinämie.

Die Prognose wird verschlechtert, wenn die Mutter pränatal erkrankt ist, die Geburt pathologisch verläuft und die Erstversorgung mangelhaft war. Droht eine Frühgeburt, sollte sie sorgfältig vorbereitet werden. Die Schwangere wird, wenn möglich, zur Geburt in ein Perinatalzentrum gebracht. Die intrauterine Verlegung erspart den belastenden Inkubatortransport und verhindert eine räumliche Trennung von Mutter und Kind. Ist eine Verlegung nicht mehr möglich, wird rechtzeitig eine Kinderärztin benachrichtigt und die Geburt, falls vertretbar, bis zu deren Eintreffen verzögert.

Für eine regelrechte **Erstversorgung** gelten *zwei Grundsätze*:

a) keine Unterbrechung der Wärmekette: Die Sterblichkeit Frühgeborener steht in direktem Zusammenhang mit *Unterkühlung*. Diese erhöht Sauerstoffverbrauch und Energieumsatz, verursacht metabolische Azidosen, begünstigt Hirnblutungen, Infektionen und provoziert Apnoen.

b) „minimal handling": Je kleiner das Frühgeborene, desto größer sind Gefäßzerbrechlichkeit und Blutungsneigung. Alle unnötigen Manipulationen sollten vermieden, notwendige koordiniert werden.

Hebammenaufgaben

- Reanimationsplatz vorbereiten (s. S. 361)
- langes Abnabeln (Möglichkeit zur Nabelvenenkatheterisierung erhalten)
- sofort abtrocknen und unter der Wärmelampe in weiche vorgewärmte Tücher und Folie hüllen
- Assistenz bei der Reanimation
- Überwachung (Dokumentation!) bis zur Verlegung auf die Säuglingsstation oder Kinderklinik
- Nachsorge der Wöchnerin bei verlegtem Kind und nach Entlassung aus der Kinderklinik

7.4.9 Hypotrophe Reifgeborene

Nach **WHO**: Untergewichtige NG mit einem Gewicht < 3. Perzentile (40. SSW < 2500 g). Allerdings zeigen europäische NG, deren Gewicht unterhalb der 10. Perzentile liegt (40. SSW < 2800 g) schon deutlich Zeichen **intrauteriner Mangelentwicklung**:

- niedriges Gewicht bei altersentsprechenden Maßen oder niedriges Gewicht bei verminderten Maßen (frühes Einsetzen der Mangelversorgung!)
- fehlende Käseschmiere
- blasse, trockene, faltige, schuppende Haut
- wenig Fettgewebe, schlaffer Hautturgor

Abb. 7.4-9: Hypotrophes NG

- greisenhafter, „besorgter" Gesichtsausdruck mit wachem Blick
- große Fontanelle eingesunken (Wasserverlust)
- Nägel, Nabelschnuransatz, Eihäute gelb verfärbt durch länger zurückliegenden Mekoniumabgang (Abb. 7.4-9).

Die Glykogenreserven der Leber sind vermindert, Hämatokrit und Erythrozytenzahl aufgrund des Wasserverlusts erhöht (Polyglobulie). Die Plazenta ist klein, überaltert, verkalkt, kann Fibrinniederschläge, Infarkte und alte retroplazentare Hämatome aufweisen.

Nach der chronischen Mangelversorgung in der Schwangerschaft haben hypotrophe NG wenig Reserven, die dem einsetzenden Stoffwechsel zur Verfügung stehen. Sie neigen zu Wärmeverlust, Hypoglykämie, Hypokalzämie, Zyanose und Hyperbilirubinämie. Hypoglykämie und Hypokalzämie erhöhen die Erregbarkeit der neuronalen Reizleitung (und somit die Krampfbereitschaft), die Kinder werden zittrig.

Die Gewichtsabnahme in den ersten Tagen ist aufgrund der sowieso erschöpften Flüssigkeitsvorräte nur gering. Hypotrophen NG muß verstärkt Flüssigkeit und Energie zugeführt werden, um Entgleisungen des Stoffwechsels vorzubeugen.

Die Entscheidung, ein hypotrophes reifes NG in eine Kinderklinik zu verlegen, sollte ausschließlich vom klinischen Zustand des Kindes abhängen. Solange eine Betreuung durch Hebamme oder Kinderkrankenschwester gewährleistet ist, müssen Mutter und Kind nicht getrennt werden.

Hebammenaufgaben

- bei mekoniumhaltigem FW Kind absaugen
- Wärmezufuhr gewährleisten durch Körperwärme, Wärmflasche, Wärmebett, Mütze, Socken, Handschuhe (Temperaturkontrollen)
- frühzeitig und häufig anlegen (2–3stündlich). Zusätzlich 10% Glukoselösung oder Tee mit Traubenzucker nachfüttern
- auf Zittrigkeit achten, ggf. Blutzuckerkontrollen.

7.4.10 Hypertrophe Reifgeborene

Übergewichtige NG mit einem Gewicht > 97. Perzentile (40. SSW > 4300 g). Sehr oft liegen eine genetische Disposition und eine familiäre Häufung vor. Gefährdet sind NG, deren Hypertrophie (auch: Makrosomie) auf einen manifesten oder latenten Diabetes der Mutter zurückzuführen ist (Fetopathia diabetica, 2–3 : 1000 Geburten). Sie haben dicke Wangen, rote bis violette Gesichtsfarbe und einen großen, gedrungenen Körper. Durch das größenbedingte Mißverhältnis treten gehäuft Geburtsverletzungen auf. Die Leber ist aufgrund der erhöhten Speicherleistung vergrößert zu tasten. Sie neigen p.p. zu Hypoglykämie, da die Insulinproduktion noch auf das mütterliche Glukoseüberangebot eingestellt ist und der verbliebene Blutzucker rasch verbraucht wird, sowie zu Hypokalzämie und respiratorischer Atemstörung. Die Fehlbildungsrate ist mit 6–18% erhöht. Weil latenter Diabetes (Gestationsdiabetes) oft erst retrospektiv, aufgrund eines erhöhten Geburtsgewichts diagnostiziert wird, gelten vorsorglich alle NG > 4000 g als gefährdet und werden entsprechend beobachtet. Kinder manifester Diabetikerinnen werden bis zur Stabilisierung des Stoffwechsels und zur Abklärung von Fehlbildungen pädiatrisch betreut.

Hebammenaufgaben

- Inspektion auf Geburtsverletzungen
- Vitalzeichenkontrolle
- frühzeitiges, häufiges Anlegen unterstützen, Gaben von 10% Glukose/Tee mit Traubenzucker
- Beobachtung auf Zittrigkeit, ggf. Blutzuckerkontrollen.

7.5 Umgang mit Neugeborenen und Säuglingen

Antje Schoppa-Remm

Im Rahmen der Wochenbettbetreuung zeigt die Hebamme der Mutter den Umgang mit ihrem Kind, leitet sie beim Wickeln, Baden und der Nabelversorgung an und beantwortet viele Fragen bezüglich der häuslichen Versorgung.

7.5.1 Heben, Wickeln, Lagerung, Anfassen, Tragen

Zum richtigen Umgang mit Neugeborenen werden im folgenden *wichtige Handgriffe* vorgestellt:

- **Anheben:** Der Oberkörper des Neugeborenen wird mit beiden Händen umfaßt, das Kind leicht zur Seite gerollt und angehoben. Auf diese Weise kann es seinen Kopf selbst halten, die Nacken- und Schultermuskulatur wird gestärkt.
- **Wickeln:** Zum Öffnen und Schließen der Kleidung wird das Neugeborene ohne es hochzuheben auf dem Wickeltisch hin- und hergerollt. So können Knöpfe, Bändchen und Träger am Rücken bequem erreicht werden. Zum Anheben des Gesäßes die Beine des Kindes nicht an den Füßen hochziehen, sondern hüftschonend mit einem speziellen Handgriff arbeiten (Abb. 7.5-1).
- **Lagerung:** In den ersten 1–2 Lebenstagen empfiehlt sich die *Bauch-* oder *Seitenlage*, um einer Aspiration von Fruchtwasser vorzubeugen. Danach sollte das Neugeborene in wechselnder Seitenlage schlafen, mit einer Rückenrolle zum Abstützen (Abb. 7.5-2). Nach 3–4 Wochen ist die *Rückenlage* zu empfehlen, in die sich der Säugling natürlicherweise dreht.

    Von der *Bauchlage* ist abzuraten, da sie mit dem *plötzlichen Kindstod* in Verbindung gebracht wird. Unter Aufsicht und im Wachzustand kann der Säugling auf den Bauch gelegt werden, um seine motorische Entwicklung zu fördern.
- **Anfassen und Tragen:** Neugeborene und Säuglinge werden gerne fest angefaßt und gehalten, da sie dadurch ein Gefühl von Sicherheit vermittelt bekommen. Beim Tragen müssen Kopf und Rücken abgestützt werden. Gerne werden sie zum Beispiel an oder über der Schulter liegend, oder bäuchlings auf dem Unterarm im „Fliegergriff" gehalten. Diese Position ist besonders bei Blähungen empfehlenswert (Abb. 7.5-3).

Abb. 7.5-1: Hüftschonendes Hochheben des Unterkörpers beim Wickeln. Die rechte Hand umgreift den rechten Oberschenkel des Kindes (oder li. Hand li. Oberschenkel) und läßt das andere Bein über dem Unterarm „reiten"

Abb. 7.5-2: Seitenlage mit Stoffrolle (Handtuch, Windel)

Abb. 7.5-3: „Fliegergriff"

7.5.2 Lagerstätten

- **Wiege:** Die Wiege sollte mit einer festen Matratze aus Stroh, Roßhaar oder Seegras ausgestattet sein, auf die nach Bedarf ein Lammfell gelegt werden kann. Als Bettdecke eignet sich eine leichte Wolldecke oder ein Daunenfederkissen. Bei allergiegefährdeten Kindern sollten weder Fell noch Daunen, sondern spezielle Synthetikdecken verwendet werden. Ein leichter Stoffhimmel über der Wiege schafft ein Geborgenheitsgefühl, besonders in hellen Räumen.
- **Korb:** Statt Wiege kann in den ersten Wochen auch ein Wäschekorb benutzt werden. Dieser ist einfach in jedes Zimmer mitzunehmen. Wenn er mit 2 Seilen sachgemäß an der Decke angebracht wird, kann das Kind sanft geschaukelt werden.
- **Bett:** Kinderbetten können, entsprechend ausgepolstert, von Anfang an benutzt werden. Um die Liegefläche etwas zu verkleinern, werden z. B. aufgerollte Badelaken als Kopf- und Seitenbegrenzung verwendet. Neugeborene lieben es „höhlenartig".
- **Wippe:** Die Wippe sollte als Aufenthaltsort immer nur kurzfristig genutzt werden (max. eine halbe Stunde), da sie den Säugling in eine Zwangshaltung bringt und seine motorische Entwicklung behindert.
- **Tragetasche:** Die Tragetasche muß leicht zu transportieren sein und ersetzt bei einer Fahrt mit dem Auto nicht die sichere Baby-Schale.
- **Tuch:** Das Tragen im Tuch ist für den Säugling die behaglichste und vertrauteste Form gehalten und transportiert zu werden, da es seine Bedürfnisse nach Körperkontakt, Wärme und Bewegung befriedigt. Hierfür gibt es verschiedene Techniken. In den ersten 4 Wochen wird der Säugling in einer „Wiege", das heißt fast waagerecht, vor dem Körper getragen. Später kann er in aufrechter Haltung fest vor den Körper oder auf den Rücken gebunden werden.

7.5.3 Raumausstattung/Bekleidung

- **Wickeltisch:** Der Wickeltisch muß hoch genug sein, um entspannt arbeiten zu können. Über der Wickeleinheit kann ein Wärmestrahler befestigt sein (kein Rotlicht). Die optimale Raumtemperatur für den nackten Säugling beträgt 32 °C. Die zum Wickeln notwendige Ausstattung muß sich in greifbarer Nähe befinden. Dies spart Zeit, vermeidet Auskühlung, und das Kind liegt nicht unbeaufsichtigt auf dem Wickeltisch während die benötigten Utensilien geholt werden. Zur Pflege des Säuglings genügen klares Wasser, Waschlappen, Öl (z. B. Olivenöl) und eine Wundsalbe (z. B. Ringelblumensalbe). 2 große Plastikeimer mit Deckeln stehen zur Entsorgung von Windeln und Schmutzwäsche bereit.
- **Schlafplatz:** Der Schlafplatz sollte sich an einem hellen, nicht zugigen Ort befinden. Die optimale Raumtemperatur beträgt 20–22 °C. Ein normaler Geräuschpegel stört den Säugling beim Schlafen nicht, er fühlt sich im Gegenteil nicht alleingelassen. Zur Gewöhnung an einen Tag-Nacht-Rhythmus sollte nachts das Licht gelöscht werden.

Babyphone in unmittelbarer Nähe des Kindes sind zu vermeiden, da sie Elektrosmog verursachen, der für das Entstehen verschiedener Erkrankungen verantwortlich gemacht wird: Defekte im Immunsystem, erhöhtes Krebsrisiko, plötzlicher Kindstod.

- **Bekleidung:** Die Kleidung des Neugeborenen besteht nur aus Naturfasern (Wolle, Seide, Baumwolle). Strampler, dünne Jäckchen und Hemdchen müssen einfach zu öffnen und zu schließen sein. Modischer „Schnick-Schnack" wie zum Beispiel Hosen ohne Träger oder Jeans mit Metallschnallen sind unpraktisch und unbequem für den Säugling. Mehrere dünne Schichten übereinander getragen wärmen besser als eine dicke. Anfangs sollte das Neugeborene stets ein dünnes Seiden- oder Baumwollmützchen tragen (der spärlich behaarte, unbekleidete Kopf gibt viel Wärme ab) und zusätzlich in eine Decke gehüllt werden, zur Stabilisierung seiner Körpertemperatur.

7.5.4 Körperreinigung

Christine Bludau

Die tägliche Körperreinigung des Neugeborenen beschränkt sich auf das Waschen von Gesicht, Hautfalten und Windelbereich mit *klarem Wasser* und Waschlappen von oben nach unten. Badezusätze sind überflüssig.

Gesicht

Augen: Findet sich angetrocknetes oder feuchtes Sekret, wird eine vorsichtige Reinigung von außen nach innen mit klarem Wasser oder 0,9% NaCl-Lösung vorgenommen.

Ohren: Es wird nur die äußere Ohrmuschel gereinigt, die Innenohrreinigung mit Wattestäbchen ist nicht nur unnötig, sondern auch gefährlich.

Nase: Zähes Sekret wird mit zusammengedrehten, evtl. angefeuchteten Papiertaschentücherecken entfernt, da Neugeborene Nasenatmer sind. Auch hier sind Wattestäbchen gefährlich!

Mund: Treten im Mund nicht wegwischbare Beläge an den Wangeninnenseiten auf, ist ein *Soorbefall* anzunehmen. Für diese Pilzerkrankung gibt es verschiedene Behandlungsarten, das Antimykotikum Nystatin oder schleimhautstabilisierende Pinselungen mit einem getränkten Watteträger (z. B. Ratanhia-Myrrhen-Tinktur 50% verdünnt, in der Apotheke zubereiten lassen). Zeigt sich keine Besserung, sollte das Kind dem Arzt vorgestellt werden.

Hautfalten, Windelbereich

Hautfalten: Tägliche Inspektion auf Hauteffloreszenzen: Pickel, wunde gerötete Stellen, Veränderungen, die z. B. durch Haut-auf-Haut-Kontakte entstehen können, u. a.

Hals: Entfernen von Milchresten und abgeschilferten Hautzellen.

Achseln und Leisten: Entfernen klebriger Beläge aus Hautabschilferungen und Pflegeprodukten.

Hände und Füße: Hier bilden sich in den Beugestellen bei sehr trockener Haut oft Hautrisse. Die Haut kann z. B. mit Ringelblumensalbe oder Mandelöl geschmeidig gehalten werden.

Windelbereich: Bei Mädchen wird von der Vulva in Richtung After gereinigt, da sonst Darmkeime in Urethra oder Vagina verschleppt werden können. Falls Schleim oder Ausfluß aus der Scheide tritt, wird dieser nur äußerlich abgetupft. Nach dem Waschen ist die Haut gut abzutrocknen, bei bereits geröteter Haut bietet sich lauwarmes Fönen an. Der Abstand sollte mindestens 20 cm betragen und die niedrigste Wärmestufe gewählt werden. Um zu vermeiden, daß ein Urinstrahl in den Fön gelangt, liegt das Kind auf dem Bauch.

Ein stark verschmutzter Po läßt sich gut mit einem Öl-Wasser-Gemisch säubern.

> Praktischer ist die sog. **Babydusche:** Das Kind liegt bäuchlings auf einer Hand, wobei die Finger unter dem Brustkorb liegen, der Daumen umfaßt den Oberarm. Der Po kann so direkt unter den 37 °C warmen Wasserstrahl gehalten werden. So fällt das bei gereizter Haut unangenehme Reiben mit dem Waschlappen weg.

Reinigungsbad

Höchstens ein- bis zweimal pro Woche ist ein **Ganzkörperbad** zu empfehlen, es sei denn, das Baby badet ausgesprochen gern. Mag es nicht baden, wird es nur gewaschen. Die Wassertemperatur sollte 37 °C betragen, da das Kind sonst auskühlt. Praktisch ist die Benutzung von Plastikbadewannen mit einem Ausguß am Boden oder eines Waschbeckens, wenn sich das Kind darin gut ausstrecken kann. Die Raumtemperatur liegt bei 28 °C.

Ablauf (Abb. 7.5-4). Zunächst liegt das Kind mit dem Nacken auf dem linken Handgelenk des haltenden Armes, Daumen und Zeigefinger umfassen den linken Oberarm, die rechte Hand wäscht. Um dem Kind Rücken und Po waschen zu können, wird es vorsichtig auf den Bauch gedreht. Dazu wird die rechte Hand auf die Brust gelegt, das Gesicht des Kindes auf die Seite gedreht und vom Handballen gestützt; Daumen und Zeigefinger umfassen den linken Arm. Das Gesicht des Kindes sollte immer oberhalb des Wassers sein, der Körper im Wasser. Zum Herausheben wird das Kind wieder in Rückenlage gedreht.

Badezusätze sind nicht nötig, oder nur in Maßen zu verwenden. Kostengünstig und sowieso im Haushalt vorhanden sind Sahne, Vollmilch oder Salz, wovon ein Eßlöffel pro Bad zugesetzt werden kann. Kleie, Kamille- oder ölhaltige Bäder sind auch empfehlenswert.

7.5.5 Körperpflege

Die Haut des Neugeborenen hat nach Abschluß der Keimbesiedlung (nach ca. 1 Woche) den pH-Wert 5,5, was einem intakten Säureschutzmantel entspricht. Der massive Einsatz von Cremes, Öl, Milch, Lotion etc. stört das physiologische Hautmilieu und kann durch Duft- und Konservierungsstoffe *allergen* wirken. Beim Waschen mit klarem Wasser bleibt der Rückfettungsmechanismus intakt. Ist die Haut trocken, kann mit Pflanzenöl (Sonnenblumen-, Mandel-, Olivenöl etc.) gepflegt werden, was auch im Ver-

Abb. 7.5-4: a. Hineinheben des Kindes in das Badewasser, b. Halten des Kindes in Rückenlage, c. Halten des Kindes zur Reinigung von Rücken und Gesäß

gleich zu den im Handel erhältlichen Babylotionen kostengünstiger ist.

Babyöle sind meist auf Mineralölbasis hergestellt und dienen lediglich der Reinigung im Windelbereich, da sie mit feinsten Mineralkristallen die Poren verstopfen und die Haut austrocknen können.

Salben und **Pasten** werden nur im Windelbereich verwendet, um die wunde Haut durch Abdecken vor Urin und Stuhl zu schützen. Ist die Haut intakt und werden die Windeln regelmäßig gewechselt, sind sie überflüssig. Bei Wundsein helfen Heilsalben (Panthenol-, Calendulacreme), Traubenzucker, Muttermilch und abdeckende Zinkpasten. Die *Alternativen* zu Salben sind **Luftbad oder Bestrahlung** mit Rotlicht (zweimal täglich in Bauchlage, 1–2 min, Abstand 1,5 m). Ein wunder Po bedarf einer konsequenten Behandlung, da eine *Superinfektion* droht (Soor).

Windelsoor tritt am Anus als punktförmige nässende Knötchen mit Schuppenkranz auf. Der Po wird zuerst nur mit Öl (z. B. Sonnenblumenöl) gereinigt, danach ein ätherisches Öl (z. B. 10% Lavendelöl) aufgetragen und mit einer abdeckenden Paste (z. B. Zinkpaste) eingecremt.

Plastikfolien zum Windelfixieren sollten weggelassen werden, da sie eine feuchtwarme Kammer bilden, besser sind Schafswollhosen.

Eine Gesichtscreme kann bei trockener Haut oder vor dem Spaziergang, besonders im Winter, verwendet werden, sie sollte ohne Konservierungsstoffe und unparfumiert sein. Die Benutzung von Puder ist lediglich bei Hitzepickeln auf Bauch und Rücken sinnvoll. Puder darf nicht in die Atemwege gelangen, da sonst Husten ausgelöst wird.

Das früher häufig empfohlene Pudern der Hautfalten wird heute vermieden, da Puder leicht verklebt, scheuert und Wundsein verursacht.

7.5.6 Nabelpflege

Ziel der Nabelpflege ist eine schnelle Mumifikation des Nabelrestes durch hygienisches Trokkenhalten. Da der Nabelschnurrest Eintrittspforte für Keime sein kann, wird er nur mit sauberen, desinfizierten Händen berührt. Verschiedene Methoden der Nabelpflege werden angewandt:

(1) **Offene Nabelpflege** bietet den Vorteil guter Luftzirkulation, dadurch heilt der Nabelschnurrest schneller ab. Er sollte immer außerhalb der Windel liegen, trocken und sauber sein. Sekrete, Borken oder Puderreste können mit lauwarmem Wasser entfernt werden, danach wird der Bereich mit einem sauberen Tuch (Kompresse, Tupfer) sorgfältig abgetrocknet. Ein Bad ist jederzeit möglich, vorausgesetzt der Nabelschnurrest, oder später der Nabelgrund werden sehr gründlich getrocknet.

• **Reinigung mit Alkohol** (80% aus der Apotheke) **oder Calendulaessenz**: Wattestäbchen einmal in die Flüssigkeit tauchen und ringförmig um den Nabelschnuransatz säubern, neues Wattestäbchen nehmen.

• **Pudern** (z. B. Arnikapuder) des Nabelschnurrestes ist nicht zwingend notwendig, kann die Mumifikation aber beschleunigen. Wird Puder angewandt, muß der Nabelschnurrest und nach Abfallen des Nabels auch der Nabelgrund gereinigt werden, bevor neuer Puder aufgetragen wird. Das Überhäuten des Nabelgrundes dauert ca. 3–5 Tage.

Die Benutzung von *triple-dye* (3-Farblösung aus Riboflavin, Methylblau, Beryllgrün) zum Desinfizieren und Austrocknen des Nabelrestes kann nicht empfohlen werden, da Beryllgrün im Verdacht steht, kanzerogen zu wirken.

(2) **Nabelbinde** oder **Fixierschlauch** mit steriler Kompresse werden nur noch vereinzelt angewendet. Sie müssen regelmäßig nach Durchfeuchtung (Urin, Stuhl) erneuert werden, da sonst eine feuchte Kammer entsteht und der Nabelschnurrest nicht abheilen und austrocknen kann.

Rötungen, Schwellungen der Bauchhaut im Bereich des Hautnabels oder fötide riechender, schmieriger Nabelschnurrest weisen auf eine Entzündung hin und müssen pädiatrisch abgeklärt werden.

7.5.7 Wickeltechniken

Ina Mailänder

Windeln sollen Urin und Stuhl aufnehmen und einen relativen Nässe- und Wärmeschutz bieten. Die nasse Windel stört den Säugling nicht, so-

7.5 Umgang mit Neugeborenen und Säuglingen

lange sie noch warm ist und das Kind nicht unter Wundsein leidet.

> Die Windeln werden (zu jeder Mahlzeit) ca. **5–7mal täglich** gewechselt, und nur Kinder, die wund sind, müssen nachts gewickelt werden. Die wirkungsvollste Maßnahme gegen Wundsein ist **Luft- und Wärmezufuhr** an die wunden Stellen.

Dabei sollte zusätzlich eine Wickeltechnik gewählt werden, die den Luftaustausch begünstigt und bei der das Kind nicht auskühlt, z. B. Stoffwindeln mit Wollvlieseinlage und Schafwollhose.

Wolle hat die Eigenschaft, 30% ihres Gewichts an Feuchtigkeit aufnehmen zu können, ohne sich feucht anzufühlen.

Es gibt verschiedene Möglichkeiten, ein Kind zu wickeln. Praktisch und einfach zu handhaben sind *Einwegwindeln*, besonders für unterwegs. Sie sind jedoch für das Hautklima ungünstiger (Luftabschluß), teurer und ökologisch umstritten (Herstellung, Entsorgung). Mittlerweile gibt es waschbare Fertigwindeln, die genauso leicht anzulegen sind. Sie bestehen innen aus Baumwollvlies, außen aus Nylon mit einem Klettverschluß.

Ein **Windelpaket** baut sich von innen nach außen aus 3 Teilen auf, die miteinander kombiniert werden:

- **Windeleinlage:** Vlieseinlage aus Zellstoff oder dünnes Vlies zur einfachen Entfernung des Stuhls (Tissue), Bourretteseiden- oder Wollvlieseinlage bei Wundsein oder einfach eine als Längsstreifen gefaltete Mullwindel.
- **Stoffwindel:** Viereckwindel (Baumwolle) als Dreieck oder Drachen gefaltet, Binde- oder Strickwindel, Baumwollwindelhose mit Klettverschluß ohne Nylon (Abb. 7.5-5, 6, 7).

Abb. 7.5-5: Viereckwindel als Dreieck mit Einlage, **a.** Die Windel zu einem Quadrat zweimal falten, **b.** Oberen offenen Zipfel nach links ziehen, bis ein Dreieck entsteht, **c.** Das Ganze wenden (Dreieck liegt unten), das obenliegende Quadrat zweimal zur Mitte hin als Einlage falten, **d.** Bei häufigem Stuhlgang kommt auf die Einlage noch eine Vlieseinlage

Abb. 7.5-6: Viereckwindel als Drachen, **a.** Die Windel wie einen Drachen falten, den oberen Zipfel darüberlegen, **b.** Unteren Zipfel auf passende Länge umschlagen

- **Nässe-, Wärmeschutz:** Wickelfolie (mit Höschen darüber), Plastik-, Mikrofaserhose oder Schafwollhose (gestrickt, gewalkt), Baumwollwindelhose mit Nylon.

Jede Wickeltechnik muß die Knie freilassen und ausreichende Beweglichkeit der Beine in den Hüftgelenken erlauben, um die Entwicklung der Hüftpfanne nicht zu behindern.

Abb. 7.5-7: Wickeln mit Viereckwindel und Wickelfolie, **a.** Gefaltete Windel auf eine Wickelfolie legen, **b.** Das Kind mit hochgezogenem Oberteil darauflegen und mittleren Zipfel der Windel über Gesäß und Bauch nach oben klappen, **c.** Beide Seitenzipfel nacheinander um den Rumpf führen und seitlich einstecken, **d.** Mittelstück der Wickelfolie zwischen den Beinen hochführen und die vorderen Seitenteile nach hinten um den Rumpf legen, **e.** Hintere Seitenteile nach vorne auf dem Bauch mit einem leichten Knoten verknüpfen, **f.** Das Oberteil über die Windel streifen und eine Strampelhose oder **g.** „Pucksäckchen" überziehen

7.6 Ernährung des Neugeborenen und Säuglings
Heike Polleit

Stillen ist die beste Ernährungsart eines Neugeborenen. Sie entspricht allen psychischen und ernährungsphysiologischen Bedürfnissen eines Säuglings.

Das Thema Stillen wird im Kapitel 6 auf S. 290 ff. ausführlich behandelt.

7.6.1 Flüssigkeitssubstitution

Die Frage, ob es notwendig ist NG in den ersten Lebenstagen zusätzlich zum Stillen Flüssigkeit zuzuführen, wird unter den in der Nachsorge tätigen Berufsgruppen sehr kontrovers diskutiert. Zusammenfassend kann als Richtlinie gelten: die Gabe zusätzlicher Flüssigkeit *muß nicht prophylaktisch* geschehen, sondern ist sinnvoll bei Kindern mit:

- Übertragungszeichen und sehr trockener Haut
- Polyglobulie, Hypoglykämie, Durstfieber
- Neugeborenenikterus
- starkem Saugbedürfnis und wunden Brustwarzen der Mutter
- Unzufriedenheit.

Flüssigkeit verabfolgt man *nach* dem Anlegen an beiden Brüsten mit einer Teeflasche oder ei-

7.6.2 Muttermilchersatznahrung

nem Teelöffel. Gefüttert wird zimmertemperiert: abgekochtes Wasser (zur Säuglingsernährung geeignet, wenn Gehalt von Nitrat < 10 mg/l, Natrium < 20 mg/l, Fluorid < 1,5 mg/l), dünner Fencheltee oder 5% Glukoselösung.

Höherprozentige Glukoselösung (15%, 25%) ist eher als Medikament zu betrachten, das einen akut niedrigen Blutzucker stabilisieren kann oder durch seine abführende Wirkung Mekoniumabgang beschleunigt.

Instanttees enthalten als Trägersubstanz ein Kohlenhydrat (z. B. Maltose = Malzzucker), was durch die irreführende Aufschrift „nicht süß" oft vergessen wird. Das Füttern von sog. *Energiesupplementen* ist meist überflüssig.

Der Maßstab zur Beurteilung einer Ersatznahrung ist Muttermilch (MM) in ihrer quantitativen und qualitativen Zusammensetzung. Kuhmilch muß aufbereitet werden, ehe sie zur Säuglingsernährung geeignet ist (Tab. 7.6-1, 2).

Industriell gefertigte Säuglingsnahrung

- **Adaptierte Nahrung (Pre-Nahrung)** ist der MM in ihrer Zusammensetzung quantitativ und, soweit möglich, qualitativ angeglichen

Tab. 7.6-1: Muttermilch und Kuhmilch im Vergleich (Durchschnittswerte)

Qualitative Analyse	MM	Kuhmilch
Eiweiß		
Lactalbumin: Kaseinverhältnis[1]	66% : 33%	20% : 80%
	Lactoferrin[2]	–
	Lysozym	–
	–	Lactoglobulin[3]
Fett	ungesättigte[4] Fettsäuren: 53%	ungesättigte Fettsäuren: 30%
	Lipase[5]	Lipase wird bei der Aufbereitung zerstört
Kohlenhydrate	Lactose	Lactose
	Lactase[6]	Lactase wird bei der Aufbereitung zerstört

[1] *Lactalbumin*: feiner, leichter verdauliches Eiweiß. *Kasein*: grobes, ausflockendes Eiweiß
[2] *Lactoferrin* und *Lysozym* sind Proteine zur Unterstützung der Eisenresorption und Infektionsabwehr
[3] wahrscheinlich das *allergene* Protein
[4] *ungesättigte Fettsäuren* sind unentbehrlich für den Zellmembranaufbau
[5] *Enzym* zur Fettspaltung
[6] *Enzym* zur Kohlenhydratspaltung

Tab. 7.6-2: Muttermilch, industriell veränderte Milch und Kuhmilch im Vergleich (Durchschnittswerte)

Inhaltsstoffe/100 ml	MM	adaptierte	teiladaptierte	Kuhmilch
Eiweiß	1,2%	1,7%	1,9%	3,3%
Fett	3,5%	3,6%	3,8%	3,8%
Kohlenhydrate	7,0%	7,5%	8,1%	4,7%
Mineralstoffe	0,2%	0,3%	0,4%	0,7%
kcal	67	67	72	66

(Tab. 7.6-2). Das Lactalbumin-Kaseinverhältnis entspricht mit 60 : 40 ungefähr dem von MM. Die Kuhmilchfette wurden ausgetauscht und in Form linolsäurehaltiger Pflanzenöle zugesetzt (gesättigte zu ungesättigten Fettsäuren im Verhältnis 1 : 1). Als einziges KH ist Lactose zugelassen. Sie ist ausreichend vitaminisiert. Adaptierte Nahrung ist für die Ernährung vom 1. Lebenstag an geeignet, wird wie MM ad libidum gefüttert und wie MM entsprechend schnell verdaut (schnelle Resorption von Lactose, das Kind schläft nicht früher durch als ein Stillkind).

Ernährungsaufbau: Nach der Geburt zunächst 2–3 Gaben 5% Glukoselösung/Tee, danach ein 1 : 1 Gemisch aus 10 ml Tee und 10 ml adaptierter Nahrung, wovon das NG soviel trinkt, wie es mag. Bei guter Akzeptanz können die folgenden Mahlzeiten vollständig aus adaptierter Nahrung bestehen, zusätzliche Flüssigkeit ist nicht erforderlich. Adaptierte Nahrung kann solange beibehalten werden, wie das Kind Milchmahlzeiten aus der Flasche erhält (ganzes 1. Jahr).

Beispiele: Pre-Humana, Pre-Aponti, Pre-Aptamil, Pre-Beba, etc.

- **Hypoallergene Nahrung** ist adaptiert. Ihre Eiweiße sind durch Wärmebehandlung und Enzymspaltung (Hydrolyse) in kleinere Moleküle aufgespalten. Der kindliche Organismus erkennt diese Eiweißbruchstücke nicht als „fremd", womit die Möglichkeit einer allergischen Reaktion wesentlich verringert, aber nicht ausgeschlossen wird. Eine Restmenge intakter Eiweiße bleibt nachweisbar (nicht zum Füttern bei diagnostizierter Milcheiweißunverträglichkeit geeignet). Hypoallergene Nahrung ist in der Regel teurer als adaptierte Nahrung.

Beispiele: Humana H. A., Aponti Erstnahrung, Aptamil hypoantigen, Beba H. A.

- **Teiladaptierte Nahrung** ist quantitativ dem Fett- und Eiweißgehalt der MM angeglichen (Lactalbumin-Kaseinverhältnis ist nicht zwingend verändert). Der Kohlenhydratanteil ist höher und qualitativ schlechter als bei Muttermilch. Neben Lactose (Milchzucker) als 1. KH ist Maltose (Malzzucker) oder die billigere Sacharose (Kochzucker) zugesetzt. Beigefügte Stärke kann der Säugling erst ab dem 4. Monat verdauen, da die stärkespaltenden Enzyme Amylase und Trypsin noch nicht ausreichend zur Verfügung stehen. Der Mineralstoffgehalt liegt höher. Um einer Nierenüberbelastung vorzubeugen, sollte zusätzlich Flüssigkeit (Tee oder Wasser) gefüttert werden. Teiladaptierte Nahrung ist ausreichend vitaminisiert und suggeriert mit ihrer sämigen Konsistenz einen höheren Sättigungsgrad (tatsächlich verweilt die unverdaute Stärke länger im Darm!). Sie ist höherkalorisch und birgt die Gefahr von *Überernährung*. Teiladaptierte Nahrung ist preiswerter und kann laut Hersteller ab der 1. Flasche zugefüttert werden, ist jedoch erst ab dem 4. Monat empfehlenswert.

Beispiele: Humana babyfit, Aponti 1, Beba 1, Aptamil 1.

- **Folgenahrung** (Folgemilch) entfernt sich in ihrer Zusammensetzung noch weiter von den Vorgaben der MM. Wegen des vergleichsweise hohen Mineral-, Eiweiß- und Kohlenhydratgehalts (mehrere KH) sind sie keinesfalls vor dem 6. Monat zu empfehlen (lt. Hersteller ab dem 4. Monat), stellen jedoch eine Alternative zur Vollmilchmahlzeit dar, die das Kind ab dem 8. Monat zu sich nehmen kann.

Beispiele: Humana Folgemilch, Aponti 2, Beba 2, Hippon 2, Aptamil 2.

- **Heilnahrung** ist teiladaptiert und entspricht in ihrer Zusammensetzung speziellen Erfordernissen.

Beispiele: Höherkalorische fettreduzierte oder vollhydrolysierte Frühgeborenennahrung, Nahrung auf Sojaproteinbasis bei Milchzuckerunverträglichkeit, Aufbaunahrung nach Erkrankungen des Verdauungstrakts etc.

Neue Richtlinien

1979 wurde von der Ernährungskommission der Deutschen Gesellschaft für Kinderheilkunde die Zusammensetzung industriell gefertigter Neugeborenen- und Säuglingsnahrungen genau festgelegt. Kontrolliert durch das Lebensmittel- und Bedarfsgegenständege-

setz, der Verordnung über Diätetische Lebensmittel und weiteren Rechtsverordnungen (z. B. zur Nährwertkennzeichnung) galt die Einteilung:
a) Adaptierte Nahrungen
b) Teiladaptierte Nahrungen
c) Folgenahrungen

Mit der Angleichung an den europäischen Markt wurden von der Kommission der Europäischen Gemeinschaft inzwischen neue Richtlinien verabschiedet. Die Klassifikation industriell gefertigter Säuglingsnahrungen lautet ab 1. 6. 1994 wie folgt:

a) **Säuglingsanfangsnahrungen:** Alle auf Kuhmilch- oder Sojaproteinbasis hergestellten Nahrungen, die vor dem 4. Monat gegeben werden können. Damit werden adaptierte und teiladaptierte Nahrungen unter einen Begriff zusammengefaßt.
b) **Säuglingsmilchnahrungen:** wie a), nur ausschließlich auf Kuhmilchbasis.
c) **Folgenahrungen:** Alle auf Kuhmilch- oder Sojaproteinbasis hergestellten Nahrungen, die nach dem 4. Monat gegeben werden können.
d) **Folgemilchen:** wie c), nur ausschließlich auf Kuhmilchbasis.

Teiladaptiert und adaptiert entfallen als Deklarationen im bisherigen Sinne. *Adaptiert* bezieht sich seitdem nur auf den Eiweißkomplex. Die Auswahl und Empfehlung dürfte nach der zu erwartenden Produktvervielfältigung noch schwieriger werden. Der beratenden Hebamme wird nichts anderes übrigbleiben, als die Inhaltsstoffe der MM exakt zu kennen und jede Nahrung im Einzelfall daraufhin zu überprüfen. Aufschluß über die genaue Zusammensetzung einzelner Produkte gibt die *„Grüne Liste"* (s. Literaturliste S. 388).

Selbst zubereitete Milch

Diese Milch kann nur die Qualität einer teiladaptierten Nahrung erreichen und ist nicht zu empfehlen.

Bevorzugt eine Mutter jedoch Nahrungsmittel aus kontrolliert biologischem Anbau, kann ihr die Zubereitung einer **Halbmilch** erläutert werden, die durch Kohlenhydrate und Keimöl ergänzt wird (ab 6. Woche Zusatz von Vitamin C + A durch Obstsäfte und Karottenpüree). Die Selbstzubereitung erfordert genaue Einhaltung der Zutatenmengen und absolut hygienisches Vorgehen.

Rezeptur (Tab. 7.6-3): Milch 1 : 1 mit Wasser verdünnen, mit dem Zucker und der Stärke aufkochen, danach Öl mit dem Schneebesen einrühren, Saft und Karottenbrei erst unmittelbar vor dem Füttern in die warme Milch geben (Vitaminerhalt!), vor der Mahlzeit entsprechende Menge entnehmen, im Wasserbad auf Körpertemperatur erwärmen und füttern, Milchreste

Tab. 7.6-3: Rezeptur für die Selbstherstellung von Säuglingsmilchnahrung. Halbmilch mit Zusatz von Kohlenhydraten und Öl nach *Droese* und *Stolley*

Gesamtmenge	Milch[1]	Wasser	Stärke[2]	Zucker oder Milchzucker	Öl[3]	Karottenpüree[4]	Obstsaft[5]
			(2,5%)	(4%)	(1,5%)		
(g)	(g)	(g)	(g)	(g)	(g)	(g)	(g)
400	200	200	10	16	6	10	40
600	300	280	15	24	9	15	70
800	400	380	20	32	12	20	90

aus: Der Kinderarzt, 22. Jg. (1991) Nr. 7, S. 1218 (Zeitschrift)

[1] *Vollmilch*, 3,5% Fett, pasteurisiert oder homogenisiert
[2] zunächst *Maisstärke* oder *Reisschleim*, ab 5. Monat *Vollkornprodukte*
[3] kaltgepreßte *Keimöle*
[4] **nur** aus kontrolliert biologischem Anbau oder aus dem Gläschen
[5] ab der 6. Woche

verwerfen. Die Milch kann jeweils für einen Tag vorgekocht werden, wenn sie sofort wieder abgekühlt und im Kühlschrank portioniert bei max. 4 °C aufbewahrt wird. Die Ernährungskommission der Deutschen Gesellschaft für Kinderheilkunde empfiehlt die Verwendung von 3,5 % pasteurisierter Vollmilch und hält Rohmilch, Vorzugsmilch (Keimbelastung, hohe Allergenität) und teilentrahmte H-Milch (fettreduziert, daher zu geringe Nährstoffdichte) für ungeeignet, während einige Vertreterinnen der Vollwerternährung Rohmilch als „naturbelassen" den Vorzug geben.

Kostformen aufgrund Ernährungsgewohnheiten aus philosophischen, ethischen, religiösen oder gesundheitspräventiven Gründen (z. B. vegane Kost, Sonnenkost, Makrobiotik, Ernährung nach Bruker/Gutjahr, Schnitzer etc.) sind zur Säuglingsernährung umstritten.

7.6.3 Zwiemilchernährung: Stillen und Zufüttern

Es gibt wenig gute Gründe, einer Mutter, die stillen möchte, zum Zufüttern zu raten. Frühes Zufüttern fördert die allergische Sensibilisierung des Kindes und hemmt den Stillerfolg. Der Brust wird von einem nach Nahrungsergänzung satten Kind kein zu erhöhender Bedarf signalisiert (*Zufüttern stillt ab!*). Der Mutter wird suggeriert: „Du bist nicht in der Lage, für dein Kind zu sorgen …".

Mögliche **Indikation zum Zufüttern** sind: Wunsch der Mutter, Icterus praecox, wunde Brustwarzen, die eine Stillpause brauchen, Mutter nimmt vorübergehend stillkontraindizierte Medikamente (pumpt ab und verwirft die Milch), stark untergewichtige reife NG, Frühgeborene und gefährdete NG vor dem sog. „Milcheinschuß", frühe Gewichtsabnahme über 10 %.

In diesen Fällen sollte, nach dem Anlegen an beiden Brüsten, nachgefüttert werden: *hypoallergene Nahrung*, wenn das Stillen weiterhin angestrebt wird oder *adaptierte Nahrung*, wenn die Mutter mittelfristig abstillen will und keine Allergieanamnese vorliegt.

Ist Zufüttern ein Mittel zur „Krisenintervention" (z. B. sehr unzufriedenes Kind bei verzögertem sog. „Milcheinschuß" und völlig übermüdeter Mutter), wird nach Stabilisierung der Situation das Zufüttern beendet und *milchsteigernde Maßnahmen* ergriffen: Ruhe, Rückkehr in die häusliche Umgebung, häufiges Anlegen, ausreichendes Trinken der Mutter, Ausschalten von Streßfaktoren, evtl. Oxytocin-Nasenspray (fördert Milchfluß), geeignete homöopathische Mittel, aufklärendes Gespräch mit den die Mutter umsorgenden Personen (Vater, Großmutter).

7.6.4 Hinweise zur Flaschenernährung

Aufbereitung der Hilfsmittel: Alle Hilfsmittel, die bei der Zubereitung in direkten Kontakt mit der Nahrung kommen (Flaschen, Sauger, Schneebesen etc.), müssen keimfrei sein. Im Haushalt bieten sich 2 Arten der Sterilisierung an:

- *Heißsterilisation* durch Auskochen (10 Min. in sprudelndem Wasser) oder Dampfbad (spezielle Sterilisationsgeräte für Flaschen und Sauger)
- *Kaltsterilisation* durch Einlegen in geeignete Desinfektionslösung (z. B. Miltonbad, *Nachteil:* Desinfektionsmittelrückstände).

Die Sauger müssen vorher mit Salz gereinigt werden, um alle Milchreste (ideales Nährmedium für Keime!) zu entfernen.

Zubereitung: Beim Zubereiten ist unbedingt die angegebene Dosierung einzuhalten: Meßlöffel mit dem Messerrücken glattstreichen, abgekochte Wassermenge an der Flaschenskala nachprüfen (Verdunstung!). Es kann die Tagestrinkmenge (nach Abkühlen sofort in den Kühlschrank) oder jede Mahlzeit einzeln zubereitet werden, die *Trinktemperatur beträgt 37 °C*. Milch und Brei nie zweimal aufwärmen!

Aufbewahrung: Im *Kühlschrank*: portionierte Tagesration bei 4 °C 24 h haltbar. Im *Gefrierschrank*: sofort nach Zubereitung eingefroren 6 Monate haltbar, nur einmal auftauen (Keimbesiedlung, Vitaminverlust, steigender Nitratgehalt). Die Nachtmahlzeit kann, frisch zubereitet, auf Trinktemperatur abgekühlt (in einer vorher kochend heiß ausgespülten Thermoskanne) neben dem Bett stehend warmgehalten werden.

Füttern: Auch beim Füttern mit der Flasche erhält das Kind ungeteilte Aufmerksamkeit und liebevolle Zuwendung. Man nimmt es dazu in den Arm, den Kopf leicht erhöht und hält die Flasche so, daß der Sauger stets gefüllt ist und keine Luft geschluckt werden kann. Ab und zu wird die Flasche zum Bäuerchen machen abgesetzt.

> Die **Saugerlochgröße** wird so gewählt, daß höchstens *1 Tropfen/Sekunde* bei umgedrehter Flasche herausläuft und das Kind mindestens *10 Min.* an einer Mahlzeit trinkt.

7.6.5 Tagestrinkmenge

Für die ersten Lebenstage berechnet sie sich nach der *Finckelstein-Regel* (Tab. 7.6-4): Die Tagestrinkmenge steigert sich täglich, bis sie $\frac{1}{6}$ des kindlichen Körpergewichtes entspricht, z. B. kindliches Gewicht 3600 g : 6 = 600 ml Tagestrinkmenge (100 ml bei 6 Mahlzeiten).

Tab. 7.6-4: Trinkmengenberechnung nach **Finckelstein**

Tagestrinkmenge = (Lebenstag − 1) × 60 ml
Menge/Mahlzeit = (Lebenstag − 1) × 60 ml : 6

1. Tag = (1-1) × 60 ml : 6 = 0 ml
2. Tag = (2-1) × 60 ml : 6 = 10 ml/Mahlzeit
...
7. Tag = (7-1) × 60 ml : 6 = 60 ml/Mahlzeit

Dieses Verhältnis wird bis zum 4. Monat beibehalten, dann reduziert sich die Tagestrinkmenge auf $\frac{1}{7}$ des Körpergewichts.

Dieses sind selbstverständlich nur Richtwerte.

7.6.6 Beikost

Mit der Beikost beginnt man im 5.−6. Monat (frühestens im 4. Monat bei selbstzubereiteter Anfangsnahrung) zu einem Zeitpunkt, an dem das Kind von sich aus Interesse für den Löffel und das Geschehen am Familientisch zeigt.

> Alle 2−4 Wochen (Gewöhnungszeit) wird eine *Brust/Flaschenmahlzeit* nach der anderen *durch Breimahlzeit* ersetzt in der Reihenfolge: 1. Gemüsebrei, 2. Obstzwiebackbrei, 3. Getreidemilchbrei (Abb. 7.6-1). Püriertes Fleisch kann ab dem 6.−8. Monat gegeben werden, die Eisenversorgung ist aber auch bei ausgewogener Getreide-Gemüse-Milchzufuhr gewährleistet.

Weiterführende Literatur dazu im Anhang.

Abb. 7.6-1: Empfehlenswerter Beikostaufbau. Säuglingsanfangsnahrung und Beikostbeginn. Die gestrichelten Linien zeigen den früheren Beikostbeginn bei selbstzubereiteter Säuglingsanfangsnahrung (s. S. 381)

7.7 Entwicklung des Säuglings im 1. Lebensjahr

Ina Mailänder

Als Säugling wird das Kind im 1. Lebensjahr bezeichnet, ab dem 2. gilt es als Kleinkind. Seine Entwicklung wird beeinflußt von den Bedingungen, unter denen es aufwächst. Am wichtigsten ist die *Bindung zu* mindestens *einer konstanten Bezugsperson*, die das Kind in seinen elementaren Bedürfnissen nach Nahrung, Körperkontakt, Wärme, Schlaf und Zuwendung ernst nimmt und nicht über längere Zeit abwesend ist. Über diese Zuneigungsperson(en), über Fürsorge und Befriedigung seiner Bedürfnisse entwickelt das Kind im ersten Lebensjahr Vertrauen in seine Umwelt und in sich selbst.

7.7.1 Größe und Gewicht

Ein Säugling wächst im ersten Jahr ca. 25 cm (50% der Geburtsgröße). Sein Gewicht hat sich nach etwa 5 Monaten verdoppelt (früh- und mangelgeborene Kinder nach 4 Mon.) und nach einem Jahr verdreifacht. Neben einer relativ gleichmäßigen Gewichtszunahme (150–200 g/Wo. bis 5. Mon., danach ca. 100 g/Wo., Tab. 7.7-1) gibt es **Wachstumsschübe**: Typische Zeiträume, in denen ein Mehrbedarf an Nahrung auffällt, sind der 6.–10. *Lebenstag*, die 6. *Woche* und *Ende des 3. Monats*.

Tab. 7.7-1: Anhaltszahlen zur Gewichtsentwicklung im 1. Lebensjahr

1. Jahr	pro Woche	pro Monat
1. Quartal	200 g	800 g
2. Quartal	150 g	600 g
3. Quartal	100 g	400 g
4. Quartal	80 g	320 g

7.7.2 Schlaf- und Wachverhalten

Beim Neugeborenen verteilen sich Schlaf- und Wachperioden über den ganzen Tag, sie pendeln sich nach einigen Tagen bis Wochen auf einen Rhythmus ein (etwa 3–4stündlich). Kindern, die sofort einen Nachtrhythmus miterleben (24-Std.-Rooming in, zu Hause), fällt es leichter, einen Tag-Nacht-Zyklus zu erlernen, als Kindern, die nachts in beleuchteten, geschäftigen Räumen schlafen (Kinderklinik, Säuglingszimmer). Durchschlafen, d. h. eine Nachtruhe von ca. 8–10 Std. einhalten, können die meisten Säuglinge erst nach mehreren Monaten.

Ein Neugeborenes schläft ca. 16 Std. innerhalb eines Tages, ein 1jähriges Kind noch etwa 12 Std.

7.7.3 Sinne und Wahrnehmungen

Neugeborene können sehen, hören, riechen, schmecken und empfinden Berührung, Positionsveränderung und Schmerz. Gesichter werden bevorzugt gegenüber anderen Stimuli (bunte Bilder, Spielzeug). Der optimale Sehabstand beträgt 20–30 cm. Obwohl Neugeborene gut hören, zeigen sie eine *Reaktion* erst bei 80 dB (Einjährige ab 40 dB, Vierjährige ab 10 dB). Der Frequenzbereich menschlicher Sprache und Geräusche höherer Frequenzen werden bevorzugt.

7.7.4 Motorik

Der grob- und feinmotorischen Entwicklung wird große Bedeutung für die allgemeine Entwicklung eines Kindes beigemessen („Begreifen durch Greifen"). Wichtiger als das Erreichen bestimmter „Meilensteine" zu vorgegebenen Zeitpunkten ist die Qualität der Bewegung (Symmetrie, Tonus etc.) und die Möglichkeit, Bewegungen ausreichend lange üben zu dürfen. Das bedeutet z. B. für das Aufrichten: Kinder nicht mit Hilfsmittel zum Spielen in Sitzposition bringen, bevor sie sich nicht selbständig aufsetzen können. Die Rückenlage (RL) wird als Ausgangslage

Drehen aus Rückenlage in Bauchlage. Wälzen und Rollen, sowie Aufstützen.

Entwicklungsverlauf vom Kriechen auf dem Bauch zum Krabbeln auf Knien und Händen.

Entwicklungsverlauf vom Aufstützen zum Sich-Aufsetzen.

Abb. 7.7-1: Verlauf der selbständigen Bewegungsentwicklung aus eigener Initiative

empfohlen. Das Kind ist mobiler, hat Hände und Füße zum Bewegen, Tasten und Anschauen frei und auch der Kopf hat größeren Bewegungsspielraum als in der Bauchlage (BL). So trainiert es ausgiebig Rumpf- und Nackenmuskulatur, ohne zusätzlich Gleichgewicht halten zu müssen. Nachdem es gelernt hat, sich vom Rücken auf die Seite zu drehen (etwa 4.–6. Monat), legt sich das Kind häufiger in BL.

Abb. 7.7-1 zeigt anschaulich den Verlauf des Sich-Aufsetzens.

7.7.5 Sozialverhalten

Ein reifes und gesundes Neugeborenes ist mit einem Verhaltensrepertoire ausgestattet, das ihm die überlebenswichtige Zuwendung eines Erwachsenen sichert. Sein Aussehen und Verhalten hat für Erwachsene Signalcharakter. Das Kind „belohnt" sie mit seinen Handlungen (z. B. Beobachten des Gesichts, Lächeln, Verfolgen mit den Augen, Reaktionen auf Sprache und Sprachrhythmus, Anschmiegen, Sich-Beruhigen-Lassen usw.). In ständiger **Wechselwirkung** lernen das Kind und seine soziale Umwelt den Umgang miteinander.

> Im **1. Lebensjahr** kann es durch die Befriedigung seiner Bedürfnisse nicht „verwöhnt" werden.

Bewußtes *Gedächtnis* und *Warten-Können* entwickeln sich erst langsam während der ersten 2 Lebensjahre.

Tab. 7.7-2: Entwicklungstabelle (modifiziert nach Flehmig und Pikler): BL = Bauchlage, RL = Rückenlage, ↓ = verschwindet, • = 50% aller Säuglinge

Alter

Monate	1	2	3	4	5	6	7	8	9	10	11	12
Wochen	1 2 3 4	5 6 7 8	9 10 11 12	13 14 15 16	17 18 19 20	21 22 23 24	25 26 27 28	29 30 31 32	33 34 35 36	37 38 39 40	41 42 43 44	45 46 47 48	49 50 51 52

Sozialer Kontakt

- Betrachtet Gesicht (• um Woche 3)
- Erwidert Lächeln
- Lächelt spontan
- Zeigt freudige Erwartung beim Aufnehmen
- Widersteht der Wegnahme des Spielzeugs (•)
- Spielt verstecken (•)
- Unterscheidet fremde von vertrauten Gesichtern
- Anfangs Scheu bei Fremden (50%)
- Klatscht in die Hände / Winkt
- Macht Wünsche deutlich (ohne Schreien)
- Trinkt aus der Tasse (•)

Geistige Entwicklung

- Kann die Stimme der Mutter innerhalb der ersten 12 Stunden von anderen unterscheiden
- Erkennt die Mutter am Geruch
- Untersucht mit den Augen eine neue Umgebung
- Interesse am Essen anderer
- Löffelsensible Phase
- Reagiert, wenn es gerufen wird
- Versteht „Nein"
- Sucht/Findet verstecktes Spielzeug (Objektpermanenz)

Biologische Entwicklung

- Greif-, Schreit-, Such-, Schluckreflex, Saugreaktion ↓
- Erster Zahn
- Greifreflex plantar ↓ Fünf Zähne

Feinmotorik

- Folgt mit Augen zu Mittellinie
- Gleichseitige Bewegungen (Kopf in Mitte)
- Folgt mit Augen über die Mittellinie
- Folgt mit Augen 180°
- Hände zusammen
- Übt Handbewegungen
- Betastet Hände und Füße (RL)
- Ergreift Klapper
- Langt nach Spielzeug
- Betrachtet Rosinen
- Nimmt sitzend zwei Klötzchen
- Greift nach Rosine
- Greift nach Klötzchen
- Gibt Klötzchen von einer Hand in die andere
- Greift zu / Läßt fallen
- Daumen-Finger-Griff
- Schlägt zwei Klötzchen zusammen
- Pinzettengriff

7.7 Entwicklung des Säuglings im 1. Lebensjahr

Alter

Monate	1	2	3	4	5	6	7	8	9	10	11	12
Wochen	1 2 3 4	5 6 7 8	9 10 11 12	13 14 15 16	17 18 19 20	21 22 23 24	25 26 27 28	29 30 31 32	33 34 35 36	37 38 39 40	41 42 43 44	45 46 47 48	49 50 51 52

Sprache

- Reagiert auf Glocke
- Lauscht merklich
- Vokallaute a, ä, ähä
- Gurrlaute errrrhe
- Lacht
- Quietscht
- rrr-Ketten
- Wendet sich nach Stimme / ungewohnten Geräuschen
- Juchzt
- Doppellaute da-da, ba-ba, ma-ma
- Flüstert
- Imitiert Sprachlaute, „plaudert"
- Deutliche Silbenketten bei wechselnder Lautstärke und Tonhöhe
- Blasreiblaute
- „Papa" oder „Mama" gerichtet

Grobmotorik

- Hebt Kopf in BL
- Hebt Kopf in BL 45°
- Hält Kopf im Sitzen
- Hebt Kopf in BL bis 90°
- Hochgezogen zum Sitzen (Kopfkontrolle)
- Oberkörper in BL auf Arme gestützt
- Beine tragen etwas Körpergewicht
- Dreht sich um
- Sitzt ohne Hilfe
- Steht mit Festhalten
- Zieht sich hoch zum Stehen
- Setzt sich auf
- Läuft an Möbeln entlang
- Setzt sich auf
- Erhebt sich in die Vertikale
- Steht kurze Zeit
- Steht auf

SELBSTÄNDIGE ENTWICKLUNG AUS EIGENER INITIATIVE

- Strampelt
- Dreht den Kopf
- Zunehmend freie Bewegungen von Kopf, Armen und Beinen in RL
- Spielt mit Händen und Füßen in der Luft
- Dreht sich auf die Seite
- Dreht sich auf den Bauch
- Streckt sich
- Verbringt Tage auf dem Bauch liegend
- Rollt sich
- Kriecht auf dem Bauch
- Kriecht auf allen Vieren

7.7.6 Entwicklungstabellen

Entwicklungstabellen sollen als Orientierung dienen und im Rahmen der Früherkennungsuntersuchungen Abweichungen aufzeigen (mögliche Hinweise auf zerebrale Schädigung). Das Gehirn kann in diesem Alter Ausfälle oft noch kompensieren. Auf dieser Erkenntnis basiert die Forderung nach Früherkennung und Behandlung (Frühförderung) vor dem 5. Lebensmonat.

Entwicklungstabellen stellen damit auch Normen auf und setzen Kinder und Eltern unter Leistungsdruck.

> Bei der Forderung nach Früherkennung und Frühförderung muß immer die Frage gestellt werden: Dient sie dem Kind als Unterstützung zur **Erweiterung seiner individuellen Fähigkeiten** oder soll es angepaßt werden an eine normierte, ihm nicht gemäße Welt?

Die Literaturangaben über erstes Auftreten einer Fähigkeit oder Handlung sind sehr unterschiedlich. Tab. 7.7-2 (s. S. 386/87) berücksichtigt die Übereinstimmungen und führt die grobmotorische Entwicklung aus eigener Initiative gesondert auf.

Verwendete und empfohlene Literatur

Amato, M. (Hrsg.): Manual der Neonatologie, Thieme, Stuttgart 1992
Baerlocher, K.: Aktuelle Aspekte der Säuglingsernährung, in: Pädiatrie und Päderlogie, 26 (1991), 5—12, Berlin: Springer 1991
Berg, D. (Hrsg.): Schwangerschaftsberatung und Perinatologie, 3. Aufl. Thieme, Stuttgart 1988
Betke, K., Lampert, F., Riegel, K. (Hrsg.) Elementare Pädiatrie. 4. Aufl. Thieme, Stuttgart 1991
Bilek, K., K. Rothe, K. E. Ruckhäberle, L. Schlegel: Lehrbuch der Geburtshilfe für Hebammen, Verlag J. Ambrosius Bath, Leipzig 1985
Damman, R. (Hrsg.): Ökotest Ratgeber Kleinkinder, vollst. über. Neuausgabe Hamburg: Rowohlt 1992
Deutscher, S.: Das Wickelbuch, Rapunzel-Verlag, Ludwigsburg 1990
Ernährungskommission der Deutschen Gesellschaft für Kinderheilkunde, Ratschläge für Eltern zur Säuglingsernährung, in: Der Kinderarzt, 7 (1991)
Flehmig, I.: Normale Entwicklung des Säuglings und ihre Abweichungen: Früherkennung und Frühbehandlung, 4. Aufl. Thieme, Stuttgart 1990
Gahr, M. (Hrsg.): Lehrbuch der Pädiatrie, de Gruyter Verlag, Berlin, New York 1993
GEO Wissen: Kindheit und Jugend. Heft Nr. 2 Hamburg: Gruner u. Jahr 1993/9
Goebel, W., M. Gloeckler: Kindersprechstunde. 1. u. 2. Aufl., Urachhaus, Stuttgart 1984
Graf, F. P.: Homöopathie für Hebammen und Geburtshelfer, in: Das Neugeborene, 3. Aufl. E. Staude Verlag, Hannover 1992
Grüne Liste Bundesverband der diätetischen Lebensmittelindustrie e. V., 1989, Bad Homburg: ECV Editio Cantor 1989
Harnack von, G.-A., Heimann (Hrsg.): Kinderheilkunde, 8. Aufl. Springer, Berlin, Heidelberg 1990
Haupt, H.: Das Neugeborene, Thieme, Stuttgart 1971
Jones, S.: Schreiende Babys — schlaflose Nächte. Maier, Ravensburg 1988
Klaus, M. H.: Neugeboren: Das Wunder der ersten Lebenswochen. Kösel, München 1988
Kitzinger, S.: Wenn mein Baby weint. Kösel, München 1990
Klaus, M. H., J. H. Kenell: Mutter-Kind-Bindung, dtv, München 1987
Koletzko, B.: Milchnahrungen für gesunde reifgeborene Säuglinge, in: Monatsschrift Kinderheilkunde, 140 (1992) F71—F81
Kommission der Europäischen Gemeinschaften, Amtsblatt: Richtlinie der Komission über Säuglingsanfangsernährung und Folgenahrung, 4. 7. 1991
Langmickel, D., H. Gunschera: IX. Bremer Perinatologisches Fortbildungsseminar, hrsg. v. Milupa 1985
Lothrop, H.: Gute Hoffnung — jähes Ende. Kösel, München 1991
Martius, G.: Hebammenlehrbuch, 5. Aufl. Thieme, Stuttgart 1990
Moore, K. L.: Embryologie, 2. Aufl. Schattauer, Stuttgart 1985
Niessen, K.-H. (Hrsg.): Pädiatrie Kurzlehrbuch, 2. Aufl. Verlag Edition Medizin, Weinheim 1989
Obladen, M. (Hrsg.): Neugeborenenintensivpflege, 4. Aufl. Springer, Berlin 1989, S. 60
Oerter, R., L. Montada: Entwicklungspsychologie. 4. Aufl. Urban u. Schwarzenberg, München 1986
Palitzsch, D. (Hrsg.): Pädiatrie, 3. Aufl. Enke Verlag, Stuttgart 1990
Pschyrembl, W., J. W. Dudenhausen: Praktische Geburtshilfe, 15. Aufl. de Gruyter, Berlin 1986
Pikler, E.: Laßt mir Zeit: Die selbständige Bewegungsentwicklung des Kindes bis zum freien Gehen. Pflaum, München 1988
Pikler, E.: Friedliche Babys — zufriedene Mütter. 2. Aufl. Herder, Freiburg i. Brg. 1982
Püschel, W.-W.: Pädiatrieskript für Hebammen, erw. Fassung, Selbstverlag, Gießen 1989

Riegel, K., in: G. Martius: Hebammenlehrbuch, 4. Aufl. Thieme, Stuttgart 1983, S. 533, 554

Rohen, J. W.: Funktionelle Anatomie des Menschen, 5. Aufl. Schattauer, Stuttgart 1987

Rossi, E.: Pädiatrie, 2. Aufl. Thieme, Stuttgart 1989

Schlesinger, H. (Hrsg.): Ernährung der stillenden Mutter und Beikost für das gestillte Kind, in: Informationsbroschüren

Schmidt, R. F., G. Thews (Hrsg.): Physiologie des Menschen, 27. Aufl. Springer, Berlin 1987

Schmid, R. (Hrsg.): Eltern Selbsthilfegruppen, Schmidt/Römhild 1992

Schulte, F. J., J. Spranger: Lehrbuch der Kinderheilkunde, 26. Aufl. Gustav-Fischer Verlag, Stuttgart, Jena 1988

Schwarz, R.: Gynäkologie und Geburtshilfe, 5. Aufl. Verlag Volk und Gesundheit, Berlin 1989

Sichtermann, B.: Leben mit einem Neugeborenen, einm. Sonderausg. Frankfurt a. M.: Fischer 1993

Simon, C.: Klinische Pädiatrie, 5. Aufl. Schattauer, Stuttgart 1986, S. 11

Waldeyer, A., A. Mayet (Hrsg.): Anatomie des Menschen Bd. 1, 14. Aufl. de Gruyter, Berlin 1980

8. Medikamente in Geburtshilfe und Neonatologie

8.1 Allgemeine Arzneimittellehre

Josepha Rodriguez

Die **Pharmakologie** (Arzneimittellehre) gibt Auskunft über Stoffe, die Krankheiten verhüten, lindern oder heilen können oder zur Diagnosefindung beitragen. Ihr Ursprung ist die *Heilkräuterlehre*.

Arzneimittel, die direkt aus der belebten oder unbelebten Natur gewonnen werden, sind *Drogen*. Chemische Reinsubstanzen werden entweder aus Drogen isoliert oder halbsynthetisch, d. h. durch chemische Abwandlung natürlich vorkommender Verbindungen hergestellt oder vollsynthetisch aufgebaut. Solche Reinsubstanzen garantieren eine genaue Angabe des Wirkstoffgehaltes in g, mg oder µg.

Ist eine gewichtsmäßige Bestimmung nicht möglich, wird der Wirkstoff durch Vergleich mit einem international einheitlichen Standardpräparat in I.E. (internationale Einheiten) bzw. I.U. (international units) angegeben.

Die Wirkstoffangabe braucht man für die Dosierung (gewünschte Wirkstoffmenge pro Gabe) der Medikamente.

Fabrikmäßig hergestellte Arzneimittel haben stets gleiche Zusammensetzung und tragen einen gesetzlich geschützten Namen (R = registriertes Warenzeichen).

8.1.1 Darreichungsform und -art, Applikation

Heilmittel können in verschiedener Form zubereitet und verabreicht werden: Salben, Tinkturen, Tropfen, Säfte, Tabletten, Kapseln, Zäpfchen, Aerosole und Lösungen. Je nach Bedarf werden sie *lokal* oder *systemisch* angewendet.
- **Lokal** wird das Medikament als Salbe, Tropfen, Zäpfchen direkt zum Wirkort gebracht, z. B.: Haut, Augen, Vagina.
- Die meisten inneren Organe können nur **systemisch**, also über den Gesamtorganismus erreicht werden. Dazu wird das Medikament an einen Ort gebracht (z. B. Darm, Muskel), von dem es in den Blutkreislauf aufgenommen werden kann. Über den Blutweg gelangt es zum Wirkort. Manche Medikamente lassen sich nur durch Spritzen oder Infusionen applizieren, weil sie bei der Magen-Darm-Passage zerstört oder nicht resorbiert (aufgenommen) werden.
- Der **Wirkungseintritt** ist abhängig von der *Applikationsart*: Bei direkter Gabe ins Blut (i.v. *Injektion*) oder Einatmung (*Inhalation*) von Aerosolen tritt die Wirkung am schnellsten ein. Bestimmte Stoffe im Medikament können die Resorption beschleunigen oder verlangsamen (z. B. Depotpräparate).

Medikamente sind unterschiedlich empfindlich gegen Licht und Wärme, dies ist bei ihrer **Lagerung** zu beachten, ebenso das **Verfallsdatum**.

8.1.2 Medikamentenwirkung

Abhängig von Molekülgröße, Fett- oder Wasserlöslichkeit, Eiweißbindung und elektrischer Ladung, verteilen sich die Medikamente unterschiedlich im Körper. Einige reichern sich bevorzugt in bestimmten Geweben an, andere gelangen überall hin. Viele Medikamente erreichen das Kind über die Plazenta oder die Muttermilch.

Elimination. Medikamente werden als körperfremde Substanzen vom Organismus eliminiert, sie werden entweder direkt am Wirkort abgebaut oder zum Abbau bzw. zur Ausscheidung abtransportiert. Dies geschieht unterschiedlich schnell und bedingt die Wirkdauer eines Stoffes. Diese wird als **Halbwertzeit** (Zeit, in der die Konzentration eines Pharmakons auf die Hälfte des Anfangswertes sinkt) angegeben.

Die **Wirkdauer** bestimmt die Zeitintervalle der Applikation. Die meisten Medikamente oder ihre Abbauprodukte werden über die Nieren ausgeschieden oder in der Leber abgebaut und mit der Galle in den Darm abgegeben. Ist durch Erkrankung dieser Ausscheidungsorgane die Elimination gestört, verlängert sich die Wirkdauer und es kommt u. U. zur **Kumulation** (Anreicherung im Organismus) mit der Gefahr der Überdosierung. Zur Kumulation neigen auch Medikamente, die sehr langsam abgebaut oder ausgeschieden werden.

Als **Antidot** bezeichnet man ein Medikament, das die Wirkung eines anderen Medikamentes aufhebt.

Verabreichungsdauer. Abhängig von Krankheit und Situation werden Medikamente unterschiedlich lange verabreicht, meist bis zum Abklingen der Symptome, bzw. bis zum Verschwinden der Erkrankung ohne Rezidiv (Wiederkehr). Kann keine Heilung erzielt werden, muß das Medikament unter Umständen dauerhaft gegeben werden (z. B. Antiepileptika). Dies kann auch zur Prävention (Verhinderung einer drohenden Erkrankung) nötig sein.

8.1.3 Medikamentenverträglichkeit

Ein Medikament kann selten das erkrankte Organ oder Organsystem isoliert erreichen. Muß es dem Gesamtorganismus zugeführt werden, führt dies oft an anderer Stelle zu **Nebenwirkungen**.

In der Schwangerschaft ist der Einsatz von Arzneimitteln besonders sorgfältig zu erwägen, da hier 2 Organismen eng zusammenhängen. Es stellt sich die Frage, ob Mutter oder Kind oder beide behandelt werden müssen. Das Medikament darf den Fortbestand der Schwangerschaft sowie die gesunde Entwicklung des Kindes nicht gefährden. Wirkung und Nebenwirkungen können bei Mutter und Kind verschieden sein.

> Die Embryonalperiode ist als Organentwicklungsphase Medikamenten gegenüber besonders empfindlich (s. S. 78).

Medikamente, die Fehlbildungen beim Kind erzeugen, sind **Teratogene**. Diese und Medikamente, die zu Entwicklungsstörungen beim Kind führen, sind für die Dauer oder eine bestimmte Zeit der Schwangerschaft kontraindiziert. Unter der Geburt können Pharmaka die Adaptation (Anpassung) des Neugeborenen an seine neue Lebenssituation behindern.

Vor jeder Medikamentengabe muß nach **Allergien** gefragt werden. Substanzen, die häufiger allergische Reaktionen hervorrufen, sollten nicht, oder erst nach einer *Testdosis* verabreicht werden.

8.2 Medikamente in der Geburtshilfe

8.2.1 Uterotonika (kontraktionsfördernde Medikamente)

Uterotonika sind *Prostaglandine, Oxytocin* und *Mutterkornalkaloide*.

Prostaglandine (PG)

PG sind an vielen Stoffwechselprozessen beteiligt und kommen in fast allen Geweben vor. Im Uterus werden PG-E und PG-F gebildet.

Gegen Ende der Schwangerschaft bewirken Prostaglandine in der Zervix eine Auflockerung (Reifung) und damit die Möglichkeit der Zervixdehnung und -eröffnung. An der Uterusmuskulatur wirken sie wehenfördernd, sowohl Wehenbeginn als auch Fortdauer der Wehentätigkeit sind PG-abhängig. PG-E wird in der Geburtshilfe zur Zervixreifung und Wehenauslösung eingesetzt.

Sehr viel stärker wirksam sind synthetische PG wie Gemeprost Vaginalzäpfchen (Cergem®)

oder Sulproston Infusionslösung (Nalador®). Sie dürfen **nur** bei nicht lebensfähigem Kind angewendet werden.

Indikationen:

- *Abortauslösung* bei fehlgebildetem oder totem Feten. Anwendung: Lokal zur Zervixreifung und i.v. zur Wehenauslösung.
- *Geburtseinleitung am Termin* bei unreifer Zervix, z. B. bei Schwangerschaftsrisiken, Übertragung oder vorzeitigem Blasensprung ohne nachfolgenden Wehenbeginn.

PG-E wird dazu als Gel in den Zervixkanal appliziert oder als Vaginalzäpfchen an die Portio gebracht. Da die Resorption des PG-E individuell verschieden und nicht steuerbar ist, darf es nur unter stationärer Beobachtung und häufigen CTG-Kontrollen angewandt werden (s. S. 226).

- *Postpartale Atonie*. Dinoproston (Minprostin E2®) oder Sulproston (Nalador®) werden als Dauertropfinfusion verabreicht.

Kontraindikation: pathologisches CTG, Placenta praevia, vorzeitige Plazentalösung.

Anwendungsbeschränkungen: Vorausgegangene Uterusoperationen, Asthma bronchiale, fieberhafte Infektionen, erhöhter Augeninnendruck.

Nebenwirkungen: Übelkeit, Erbrechen, Durchfall, Kopfschmerzen, Schwindel, hyperaktive Wehentätigkeit, Dauerkontraktionen.

Oxytocin

Oxytocin ist ein Hormon, das im Hypothalamus gebildet, im Hinterlappen der Hirnanhangsdrüse gespeichert und von dort zu den Erfolgsorganen Uterus und Brust transportiert wird. Es erregt die Uterusmuskulatur und führt zu Kontraktionen. In der Brust bewirkt es die Milchentleerung. Oxytocin wird heute als Reinsubstanz chemisch hergestellt und in I.E. angeboten. Es kann i.m., i.v., als Nasenspray und Lutschtablette (Pitocin®) verabreicht werden.

Indikationen und Applikationsform

- *Wehenbelastungstest* (OBT): Spray, Infusion
- *Geburtseinleitung* bei reifer Zervix: Infusion
- *Wehenunterstützung* bei Wehenschwäche: Infusion, bei leichter Wehenschwäche: Lutschtablette
- aktive Leitung der *Nachgeburtsperiode:* i.v.
- *Blutungen* in der Plazentaperiode, Plazentalösungsstörungen, postpartale Atonie: i.m., i.v., Infusion
- *verzögerte Uterusrückbildung, Milchstau*: Spray

Nebenwirkungen: Oxytocin zeigt als körpereigenes Hormon in üblicher Dosierung keine Nebenwirkungen.

Eine mögliche Überstimulation des schwangeren Uterus mit damit verbundener Gefährdung des Kindes macht eine kontinuierliche **CTG-Kontrolle** notwendig.

Mutterkornalkaloide

Mutterkornalkaloide werden aus dem von einem Getreidepilz befallenen Roggenkorn (Mutterkorn = *Secale cornutum*) gewonnen und führen am Uterus zur Dauerkontraktion. Am bekanntesten ist das Methylergometrin (Methergin®).

Indikationen: Als klassisches Mittel zur Therapie der Uterusatonie p.p. wird es heute zunehmend durch Prostaglandine verdrängt. Geeignet ist es zur Unterstützung der Uterusrückbildung nach Spätaborten oder Totgeburten.

Nebenwirkungen: Blutdrucksteigerung, Übelkeit, Kopfschmerzen. Methergin kann die Milchbildung hemmen und tritt in die Muttermilch über (daher bei stillenden Müttern ungeeignet).

Kontraindikation: Hypertonie.

8.2.2 Tokolytika (wehenhemmende Medikamente)

Als wehenhemmende Mittel werden Beta-2-Sympathomimetika (bewirken über β_2-Rezeptoren eine Muskelerschlaffung des Uterus) eingesetzt, das bewährteste ist **Fenoterol (Partusisten®)**. Da Fenoterol schnell im Körper abgebaut wird (Halbwertszeit 22 Min.), ist eine sichere

Wehenhemmung nur durch Dauertropfinfusion zu erreichen. Bei der *oralen Tokolyse* muß die Tabletteneinnahme in kurzen Zeitabständen erfolgen, bezüglich ihrer Wirksamkeit bestehen unterschiedliche Lehrmeinungen.

Als weiteres Beta-2-Sympathomimetikum ist **Ritodrin (Pre Par®)** im Handel. Es ist dem Fenoterol strukturell sehr ähnlich und zeigt vergleichbare Wirkung und Nebenwirkungen.

Indikationen: vorzeitige Wehen, Blutung bei Placenta praevia, Wehensturm, diskoordinierte Wehen, Dauerkontraktionen, fetaler O_2-Mangel.

Nebenwirkungen: Herzklopfen, Zittrigkeit, Schwitzen, Unruhe, verminderte Glukosetoleranz (Diabetikerin!). Eine bessere Verträglichkeit und Wirkungsergänzung wird bei gleichzeitiger Gabe von Magnesium angenommen. Eine *Herzfrequenzerhöhung* kann anfänglich auch beim Feten beobachtet werden, nach einiger Zeit tritt meist ein Gewöhnungseffekt und damit eine Normalisierung ein. Negative Auswirkungen auf das Kind konnten auch in Langzeitstudien nicht festgestellt werden.

In Kombination mit Kortikosteroiden zur fetalen Lungenreifeförderung ist bei hochdosierter i.v. Applikation vereinzelt ein Lungenödem (Überwässerung der Lunge) beobachtet worden, darum ist eine genaue klinische Überwachung der Frau erforderlich: Flüssigkeitsbeschränkung, Ein- und Ausfuhrkontrollen.

Kontraindikationen: schwere Herzerkrankungen, Amnioninfektionssyndrom.

8.2.3 Laktationshemmung

Die wichtigsten Methoden zur Laktationshemmung (Abstillen) sind physikalische Maßnahmen (s. S. 311). Auch Salbeitee verringert die Milchbildung. Zum medikamentösen Abstillen kann **Bromocriptin (Pravidel®)** tägl. 4× 1/2 Tabl. oder 2× 1 Tabl. für insgesamt 14 Tage gegeben werden, es wirkt prolaktinhemmend.

Nebenwirkungen: Übelkeit, Kopfschmerzen, Müdigkeit, Schlaf- und Kreislaufstörungen, Psychosen u. a.

Kontraindikationen: Hypertonie, psychische Störungen, koronare Herzkrankheit.

8.2.4 Antihypotonika (blutdrucksteigernde Medikamente)

Hypotonie (zu niedriger Blutdruck) ist behandlungsbedürftig, wenn Symptome wie Schwindel, Müdigkeit und Ohnmachtsneigung auftreten. Zur Therapie gilt **Dihydroergotamin (Dihydergot®, DET MS®)** nach der 16. SSW als unbedenklich. Obwohl den Mutterkornalkaloiden verwandt, zeigt es bei oraler Gabe keine uterustonisierende Wirkung und ist gut verträglich. Die parenterale Gabe ist kontraindiziert.

Etilefrin (Effortil®) sollte in der Schwangerschaft nicht verwendet werden, da eine reduzierte Uterusdurchblutung beobachtet wurde.

8.2.5 Antihypertensiva (blutdrucksenkende Medikamente)

Die Behandlung des arteriellen Hypertonus (zu hoher Blutdruck) ist besonders im Rahmen der Präeklampsie (Gestose) von Bedeutung.

- **Beta-1-Rezeptoren-Blocker (Beloc®, Prent®)**

Beta-1-Blocker sind plazentagängig; embryo- oder fetotoxische Eigenschaften sind nicht bekannt.

Sie werden nach oraler Gabe vollständig resorbiert und eignen sich zur oralen Langzeittherapie (Halbwertszeit: 4 Std.), gelegentlich beobachtet man eine leichte fetale Herzfrequenzsenkung. Werden bei vorzeitiger Wehentätigkeit gleichzeitig Beta-2-Mimetika und Beta-1-Blocker gegeben, behindern diese sich nicht, Blutdrucksenkung und Tokolyse sind unvermindert wirksam.

Nebenwirkungen: Beeinflussung des Blutzuckers (Diabetikerin), Mundtrockenheit, Magen-Darm-Störungen, Lustlosigkeit.

Kontraindikation: Asthma bronchiale.

- **Alphamethyldopa (Presinol®)**

Alphamethyldopa wird im Körper zum wirksamen Alphamethylnoradrenalin umgewandelt, das durch Verdrängung von Noradrenalin in der Peripherie gefäßerweiternd wirkt, ohne die Herzfunktion zu beeinflussen. Es ist plazenta-

gängig und geht in die Muttermilch über. Presinol® kann als Langzeittherapeutikum nach der 20. SSW oral eingesetzt werden. Die Wirkung beginnt 60–90 Min. nach Einnahme (auch bei parenteraler Zufuhr) und hält ca. 8–10 Std. an.
Nebenwirkungen: Mundtrockenheit, herabgesetztes Reaktionsvermögen, Lustlosigkeit.

Als seltene Überempfindlichkeitsreaktion kann bei Mutter und Kind eine hämolytische Anämie auftreten.
Kontraindikationen: schwere Depression (Anamnese), akute Lebererkrankungen (HELLP-Syndrom).

- **Dihydralazin (Nepresol®)**

> Dihydralazin ist das klassische und *besterforschte Antihypertonikum in der Schwangerschaft* und eignet sich besonders bei hypertonen Krisen. Es wirkt direkt entspannend auf die Gefäßmuskulatur und zeigt daher einen schnellen Wirkungseintritt. Günstig ist auch die Zunahme der uterinen Durchblutung.

Nepresol® wirkt sicher und schnell, um Überdosierungen zu vermeiden (starker Blutdruckabfall mit Kollaps), wird es bevorzugt als Dauertropfinfusion gegeben. Zur oralen Langzeittherapie eignet es sich weniger.
Nebenwirkungen: Wasser- und Natriumeinlagerung, Herzklopfen, Hautrötung.
Kontraindikation: schwere Herzerkrankung.

- **Nifedipin (Adalat®)**

Nifedipin ist ein Calciumantagonist (Gegenspieler) und darf erst nach der 16. SSW eingesetzt werden. Es geht sowohl auf den Feten als auch in die Muttermilch über und gilt als Mittel der 2. Wahl. Adalat zeigt einen tokolytischen Effekt bei vorzeitiger Wehentätigkeit.
Nebenwirkungen: Kopfschmerzen, Müdigkeit, Übelkeit, Hautrötung, verminderte Glukosetoleranz.

> **Kontraindizierte Antihypertensiva.** Für die Schwangerschaft *ungeeignet* oder *kontraindiziert* sind: Diazoxid, Clonidin, Reserpin, ACE-Hemmer, Nitroprussid-Natrium, Propranolol.

8.2.6 Antibiotika, Chemotherapeutika

Antibiotika und Chemotherapeutika können Mikroorganismen wie Bakterien, bakterienähnliche Organismen, Pilze, sowie Parasiten und Tumorzellen schädigen oder zerstören. Antibiotika wurden ursprünglich aus Pilzen gewonnen. Chemotherapeutika werden nur synthetisch hergestellt.

Indizierte Präparate

- **Penizilline** und seine Derivate (Abkömmlinge) sind die ältesten und nach wie vor gebräuchlichsten Antibiotika (Isocillin®, Amoxypen®, Baypen®), da sie sehr viele verschiedene Bakterien abtöten (*breites Wirkungsspektrum*). Sie sind gut verträglich und zeigen keine negativen Wirkungen auf Embryo oder Feten.

> Penizilline können in der **gesamten Schwangerschaft** und beim **Neugeborenen** eingesetzt werden. Sie sind im Fruchtwasser und im kindlichen Blut nachweisbar.

Kontraindikation: Penizillinallergie.
- **Cephalosporine** (Ceporexin®, Spizef®) haben ein ähnliches Wirkspektrum wie Penizilline und können ebenfalls in der gesamten Schwangerschaft gegeben werden. Auch sie sind im kindlichen Blut und im Fruchtwasser in bakterienabtötender Konzentration nachweisbar. Sie stehen als Ersatz bei Penizillinallergie zur Verfügung. Wegen der Ähnlichkeit sollte eine Kreuzallergie ausgeschlossen werden.
- **Makrolid-Antibiotika: Erythromyzin** (Erythrozin®) wird bei Infektionen bakterienähnlicher Mikroorganismen (Chlamydien, Ureaplasmen) gegeben, da diese wegen fehlender Zellwand von Penizillinen und Cephalosporinen nicht erfaßt werden. Es ist gut verträglich und kann in der gesamten Schwangerschaft und beim Neugeborenen eingesetzt werden.

Bei Penizillinallergie steht es zur Bekämpfung grampositiver Keime und der Lues zur Verfügung.

- **Spiramycin** (Rovamyzine®) ist das Mittel der Wahl bei *Toxoplasmose* in der Schwangerschaft bis zur 20. SSW.
- **Clindamycin** (Sobelin®) und **Lincomycin** (Albiotic®) sind wegen der größeren Nebenwirkungen (Diarrhoe) nur als Reservemedikamente anzusehen und nur gezielt bei Infektionen mit *anaeroben Bakterien* einzusetzen.
- **Nitrofurantoin** (Furadantin®) ist ein *Harnwegsantiseptikum* mit breitem Wirkspiegel. Es darf im 1. und 2. Schwangerschaftsdrittel eingesetzt werden, in Nähe des Entbindungstermins jedoch nicht, da es beim Neugeborenen zur hämolytischen Anämie führen kann.

Kontraindizierte Präparate

- **Metronidazol** (Clont®) ist in der Schwangerschaft wegen möglicher toxischer (giftiger) Wirkung auf das Kind als orale und i.v. Gabe kontraindiziert. Bei lokaler Behandlung wird es nicht resorbiert und kann als Vaginalzäpfchen zur Behandlung der Trichomonadenkolpitis verwendet werden.

Folgende Medikamente sind in der Schwangerschaft zu meiden:

- **Tetrazykline** (z. B. Doxycyclin®) werden während des Wachstums in *Zähne* und *Knochen* eingelagert und führen zu Wachstumshemmung und Zahnverfärbung.
- **Aminoglykoside** (Gentamycin, Kanamycin, Streptomycin) führen zu Schäden des Gehörs (*ototoxisch*).
- **Chloramphenicol** kann beim Kind *kummulieren* und schwere Nebenwirkungen zeigen. Beim Neugeborenen führt es zum *Grey-Syndrom*, einem Krankheitsbild, das meist tödlich endet.
- **Sulfonamide** und *Co-Trimoxazol* hemmen die Synthese der Folsäure und wirken im Tierversuch teratogen. Folsäuremangel kann Neuralrohrdefekte (Spina bifida) verursachen. Bei Behandlung gegen Ende der Schwangerschaft kann ein Kernikterus auftreten. Bei dringender Notwendigkeit (z. B. Toxoplasmose) werden sie im 2. Schwangerschaftsdrittel eingesetzt.

Da Antibiotika die Vaginalflora (Döderlein-Bakterien) zerstören, sollte während der Antibiotikagabe und bis zu 5 Tagen danach das vaginale Säuremilieu durch entsprechende Zäpfchen (Vagiflor®, Döderlein med.®) erhalten werden.

8.2.7 Weitere Chemotherapeutika

- **Antimykotika** (**pilzwachstumshemmende Mittel**). Pilzinfektionen treten beim gesunden Menschen nur lokal auf und werden mit Salben oder Zäpfchen behandelt. Bei der Schwangeren steht die vaginale Candidainfektion (Soor) im Vordergrund, die mit Clotrimazol (Canesten®) oder Miconazol (Daktar®) als Salbe oder Vaginalzäpfchen behandelt werden kann. Bei Soorbefall von Mundhöhle oder Darmschleimhaut kann Nystatin (Moronal®) eingesetzt werden, auch beim Säugling.
- **Anthelminthika** (**Wurmmittel**). Bei geringem Wurmbefall (meist Oxyuren) kann zunächst das alte Hausmittel: 3× tägl. frischer Knoblauch für 5 Tage versucht werden. Darüber hinaus ist das am besten verträgliche Mittel gegen *Nematodeninfektionen* (Oxyuren, Askariden) *Mebendazol* (Vermox®), gegen *Bandwürmer, Niclosamid* (Yomesan®). Da sie nicht aus dem Darm resorbiert werden, können sie in der Schwangerschaft eingenommen werden.
- **Antiparasitika** (**Läusemittel**). Kopf-, Filzläuse und Krätzmilben (Skabies) sind Parasiten, die lokal behandelt werden. Daher können die gebräuchlichen Mittel verabreicht werden.

Kopf- und Filzläuse: Pyrethrum (Goldgeist forte®), Allethrin (Jacutin N®). Skabies: Lindan (Jacutin®), Benzylbenzoat (Antiscabiosum Mago®).

8.2.8 Malariaprophylaxe, Tuberkulose

- **Malariatherapie und Prophylaxe**. Chloroquin (Resochin®) kann in der Schwangerschaft bis 500 mg pro Woche zur Malariaprophylaxe eingenommen werden. Bei höherer Dosierung (mehr als 1 g pro Woche) wurden Frühaborte sowie Augen- und Ohrenschäden beim Neugeborenen beobachtet.

In Malariagebieten mit Resistenzen gegen Chloroquin wird zusätzlich Proguanil (Paludrin®) empfohlen.

Bei akuter Malariaerkrankung ist die Gefährdung für Mutter und Kind hoch. Ein mögliches embryotoxisches Risiko tritt daher in den Hintergrund. Bewährte Medikamente sind: Methoquin (Lariam®), Pyrimethamin plus Sulfadoxin (Fansidar®).

- **Tuberkulose.** Die Tb wird mit einer Kombination mehrerer Medikamente behandelt (Kombinationstherapie). Mittel der Wahl sind: Isoniazid (INH), Ethambutol und Rifampicin.

INH muß in der Schwangerschaft zusammen mit Vitamin B_6 (Pyridoxin) gegeben werden. Ethambutol ist in der gesamten Schwangerschaft einsetzbar. Rifampizin sollte man erst nach dem 1. Schwangerschaftsdrittel verwenden.

8.2.9 Magen-Darm-Medikamente

- **Antazida (säurebindende Mittel).** Sodbrennen tritt in der Schwangerschaft häufiger auf, bedingt durch die Herabsetzung der Muskelspannung von Kardia (Mageneingang) und Ösophagus (Speiseröhre). *Gut säurebindend* wirken *zerkaute Haselnüsse, Mandeln* und *Milch*. Reicht dies nicht aus, oder ist ein Ulkus (Magen- oder Zwölffingerdarmgeschwür) aus der Vorgeschichte bekannt, können Antazida gegeben werden.

Unbedenklich im 2. und 3. Trimenon erscheinen: Aluminiumphosphat (Phosphalugel®), Magnesiumverbindungen (z. B. Gelusil®), Sucralfat (Ulcogant®) speziell bei bestehendem Ulkusleiden.

- **Antiemetika (Mittel gegen Erbrechen).** Übelkeit und morgendliches Erbrechen sind zu Beginn der Schwangerschaft häufig. Ein Keks oder trockenes Brot vor dem Aufstehen sowie kleinere Mahlzeiten über den Tag verteilt können helfen. Nur das übermäßige Erbrechen (*Hyperemesis gravidarum*), das zu Elektrolytstörungen führt, muß mit Antiemetika behandelt werden. Mittel der Wahl sind Antihistaminika: Meclozin (Bonamine®) und Dimenhydrinat (Vomex A®). Bei schweren Formen der Hyperemesis sind Psychopharmaka aus der Phenotiazinreihe (Prometacin: Atosil®) gut antiemetisch wirksam.

- **Meteorismus (Blähungen)** ist mit Kümmel-, Anis- oder Pfefferminztee wirksam zu behandeln. Auch Dimethylpolysiloxan (Sab simplex®, Lefax®) wird in der Schwangerschaft und beim Neugeborenen erfolgreich angewendet.

- **Laxantien (Abführmittel).** Darmanregende Medikamente werden bei Obstipation (Verstopfung) und nach Geburtsverletzungen des Anus (DR III) eingesetzt. Sie verflüssigen den Stuhl und regen die Darmtätigkeit an.

Bei Frauen, die wegen vorzeitiger Wehentätigkeit liegen müssen, sollte frühzeitig mit entsprechender Kost (s. S. 120) einer Obstipation vorgebeugt werden.

Sind Laxantien notwendig, ist vorsichtige Dosierung wichtig, da zu heftige Darmperistaltik Wehen auslösen kann.

Laxantien in der Schwangerschaft

- *Sennoside* (Extrakte aus Sennesblättern oder -früchten (Agiolax®, Liquidepur®) werden als Dragees, Tees oder Säfte angeboten.
- *Milchzucker* (Laktulose) muß mit viel Flüssigkeit eingenommen werden, er wird nicht resorbiert.
- *Salinische* (salzhaltige) *Abführmittel* wie Natriumsulfat (Glaubersalz) und Magnesiumsulfat (Bittersalz) dürfen angewendet werden.
- *Rektalzäpfchen* (Glycerol®, Lecicarbon®) sind bei hartem Stuhl sowie Stuhlgangsbeschwerden wegen Hämorrhoiden oder Analfissuren geeignet.

Kontraindiziert sind Extrakte aus Aloe, da sie plazentagängig sind.

Laxantien zur Wehenanregung und Geburtseinleitung

- *Rizinusöl* ist ein altbewährtes Mittel, der unangenehme Geschmack kann mit Nuß-, Mandelmus oder Fruchtmark überdeckt werden (3 Eßl. Rizinusöl + 2 Eßl. Nußmus + 1 Tasse Kirschsaft). Bei wehenbereitem Uterus tritt die laxierende Wirkung zugunsten der wehenanregenden Wirkung in den Hintergrund. Wirkungseintritt nach ca. 1–2 Stud.

- Die wehenunterstützende Wirkung des *Klistiers* (Einlauf) konnte in einer Forschungsarbeit englischer Hebammen nicht nachgewiesen werden.

Laxantien im Wochenbett

- Wenn nach Kaiserschnitt oder DR III° notwendig, können die gleichen Mittel wie in der Schwangerschaft verwendet werden.
- *Laktulose* (Bifiteral®) und *Bisacodyl* (Dulkolax®) werden nicht resorbiert, sie erscheinen daher nicht in der Muttermilch und zeigen keine Durchfälle beim Neugeborenen.

Antidiarrhoika (Durchfallmittel)

Durchfall kann wehenfördernd wirken und ist wegen des schnellen Wasser- und Elektrolytverlustes besonders in der Schwangerschaft therapiebedürftig. Neben Flüssigkeits- und Elektrolytersatz sind infektiöse Ursachen zu ermitteln und mit entsprechenden Antibiotika zu behandeln. Bei akuten, schweren Durchfällen kann Loperamid (Imodium®) zur Hemmung der Darmmotilität eingesetzt werden, da es kaum resorbiert wird.

8.2.10 Vitamine, Mineralien, Spurenelemente

Sie werden dem Körper bei ausgewogener Ernährung auch in der Schwangerschaft ausreichend zugeführt (s. S. 117).

Eine Ausnahme macht das **Eisen**, es wird vom Kind zur Blutbildung in größerer Menge gebraucht. Dazu werden die Eisenvorräte der Mutter genutzt, was bei ihr zur *Anämie* (Blutarmut) führen kann. Deshalb sind Hb-Kontrollen notwendig.

> Eine **Anämie** (*Hb unter 11,2 g/dl*) sollte durch orale Zufuhr von zweiwertigem Eisen vermieden werden. Empfohlen wird 200 mg 3wertiges Eisen pro Tag in 3 Dosen.

Magnesium setzt in erhöhter Dosierung den Muskeltonus (Muskelspannung) herab.

Indikationen in der Schwangerschaft

- Vorzeitige Wehentätigkeit: Mg kann zusammen mit Tokolytika oral oder per Infusion gegeben werden.
- Präeklampsie: Mg wirkt krampflösend, setzt die Krampfbereitschaft herab und wird per Infusion parallel mit Antihypertensiva gegeben. Um Überdosierungen zu vermeiden, müssen bei der Patientin Reflexe und Atemzüge pro Minute geprüft werden. *Antidot*: Calciumglukonat.

8.2.11 Antikoagulantien (gerinnungshemmende Medikamente)

Zur Thromboseprophylaxe und bei akuten bzw. chronischen thrombembolischen Prozessen werden Antikoagulantien in Schwangerschaft und Wochenbett eingesetzt.

Heparin (Liquemin®) ist ein körpereigener Stoff, der in den Gewebsmastzellen gebildet wird und für die Blutgerinnung wichtige Enzyme hemmt. Da es aus dem Magen-Darm-Trakt kaum resorbiert wird, muß es s.c., i.m. oder i.v. appliziert werden. Es ist nicht plazentagängig, die Halbwertszeit beträgt 6 Std.

Indikationen in der Schwangerschaft und im Wochenbett

- *Akuttherapie* bei Thrombose, Embolie: Gabe hochdosiert per Infusor (1300 I.E./h)
- *Dauertherapie* z. B. bei Herzklappenersatz: Gabe niedrigdosiert s.c. (2× tgl. 7500 I.E.)
- *Prophylaxe*. Bei anamnestischen Thrombembolien, strenger Bettruhe: Gabe niedrigdosiert s.c. (2× tgl. 7500 I.E.)

Kontraindikation: Blutungen. *Antidot*: Protaminsulfat.

8.2.12 Schmerzmittel: Analgetika, Spasmolytika

Zur medikamentösen Erleichterung des Wehenschmerzes werden Analgetika eingesetzt. Zur Erleichterung der Muttermundseröffnung sind Spasmolytika hilfreich. Die intensive Betreuung der Gebärenden ist jedoch die effektivste und sicherste Schmerzerleichterung.

Analgetika (schmerzlindernde Medikamente)

- **Paracetamol** (Tablette, Zäpfchen) ist ein bewährtes und in der gesamten Schwangerschaft verträgliches Analgetikum, das auch antipyretisch (fiebersenkend) wirkt. Bei Infekten, Kopf- und Zahnschmerzen ist es das Mittel der Wahl. Beim Säugling wird es zur Fiebersenkung eingesetzt.
- **Acetylsalicylsäure** (ASS, Aspirin®) ist wohl das bekannteste Analgetikum mit fiebersenkender Eigenschaft. Es zeigt keine negativen Wirkungen auf den Embryo oder Feten, ist jedoch schlechter magenverträglich als Paracetamol. Da es die Thrombozytenaggregation (Thrombozytenhaftung) vermindert, wird es auch zur Thromboseprophylaxe eingesetzt. Diesen Effekt macht man sich zunutze bei Schwangerschaften mit beginnender oder anamnestischer Plazentainsuffizienz.

Es konnte gezeigt werden, daß die Hemmung der Thrombozytenaggregation die Kapillardurchblutung verbessert und damit der Ausbildung einer schweren Plazentainsuffizienz vorbeugt.

Hierzu reicht die tägliche Gabe geringer Dosen (100 mg) ASS, so daß Nebenwirkungen kaum beobachtet werden. In Nähe des Geburtstermines sollte ASS wegen der Gefahr verstärkter Blutungen nicht gegeben werden.

Kontraindikationen: Thrombozytopenie (HELLP-Syndrom), Magen-Darm-Ulzera (Geschwüre).

> Pyrazolonderivate (Pyramidon®, Novalgin®), Indometacin (Amuno®) und Mischpräparate (Gelonida®, Spalt®) sollten in der Schwangerschaft nicht genommen werden.

- **Opiate** sind zentral wirksame, starke Analgetika, die wegen Suchtgefahr nur kurzzeitig bei sehr starken Schmerzen oder im Finalstadium von Krebserkrankungen eingesetzt werden. Wegen seiner guten schmerzlindernden und entspannenden Wirkung wurde der Opiatabkömmling **Pethidin** (Dolantin®) gern zur Wehenerleichterung gegeben. Da er beim Neugeborenen zur Atemdepression führen kann, besonders wenn zwischen Gabe und Geburt weniger als 2 Std. liegen, sollte Pethidin nicht oder nur in der frühen Eröffnungsphase angewendet werden. Andere Opiate sind wegen ihrer vergleichsweise stärkeren Nebenwirkungen kontraindiziert.

Zur **Geburtsleitung beim toten Kind** kann Pethidin (Dolantin®) in Kombination mit einem Spasmolytikum und evtl. einem niedrigdosierten Sedativum (Atosil®) als Dauertropf angeboten werden. Eine zu starke Sedierung wird durch individuelle Dosierung vermieden.

- **Spasmolytika** (Spasmex®, Buscopan®) können unter der Geburt bei rigidem Muttermund als Rektalzäpfchen verabreicht werden. Die i.v. Gabe sollte man vermeiden, da sie zu kindlicher Herzfrequenzerhöhung führen kann, was die Beurteilbarkeit des CTG einschränkt. Beim Muttermundspasmus in der Plazentaperiode ist die i.v. Gabe indiziert.

Mischpräparate (Buscopan plus®, Spasmo-CibalginS®) sind in der Geburtshilfe grundsätzlich zu meiden.

8.2.13 Sedativa (Beruhigungsmittel)

Nervöse Reizzustände oder Schlafstörungen sind zwar unangenehm, aber in der Regel keine Krankheiten. Deshalb sollten sie in der Schwangerschaft nicht medikamentös behandelt werden. Natürliche, unbedenkliche Mittel wie Kräutertees aus Hopfen, Melisse oder Baldrian sind hilfreich. Bei medikamentenbedingter Übererregbarkeit und Schlafstörungen (z. B. Tokolyse mit Beta-Mimetika) kann ein niedrigdosiertes Barbiturat (Luminalette®) die Tokolyse unterstützen.

Barbiturate (Luminal®), **Benzodiazepine** (Valium®), und **H1-Antihistaminika** (Atosil®), führen bei längerer Anwendung zur Atemdepression und zu Entzugserscheinungen beim Neugeborenen. Eine embryotoxische Wirkung kann man bei hoher Dosierung nicht ausschließen. Daher sollten diese Medikamente nur bei Krampfleiden (Epilepsie) oder Psychosen (Depressionen) unter fachärztlicher Betreuung verabreicht werden.

8.2.14 Anästhetika (Betäubungsmittel)

Lokalanästhetika sind Mittel, die an ihrem Wirkort die Schmerzleitung unterbinden. Sie werden deshalb direkt an den Ort gegeben, der schmerzfrei gemacht werden soll. Weiterhin werden sie in der **Leitungsanästhesie** eingesetzt, z. B. plaziert man sie in Nähe der aufsteigenden Schmerzfasern im Wirbelkanal (Periduralanästhesie) oder an einen bestimmten Nerven (Pudendusanästhesie) (s. S. 212). Als **Nebenwirkung** führen sie zu einer Gefäßerweiterung, weshalb sie oft zusammen mit gefäßverengenden Mitteln (Adrenalin, Noradrenalin) appliziert werden, dies soll den Abtransport vom Wirkort verlangsamen. Eine intravenöse Gabe muß streng vermieden werden!

Da Lokalanästhetika nach ihrer Resorption auf das Kind übergehen und zu Anpassungsschwierigkeiten nach der Geburt führen können, wird für die Leitungsanästhesie unter der Geburt *Bupivacain (Carbostesin®)* gewählt, da es die höchste Eiweißbindung (95%) und damit schlechteste Plazentapassage zeigt.

Zur **Infiltrationsanästhesie** bei Riß- oder Schnittverletzungen nach der Geburt können Lidocain (Xylocain®) oder Mepivacain (Scandicain®) verwendet werden, da sie wesentlich preiswerter sind. Bei oberflächlichen Verletzungen reicht meist ein Spray (Xylocain®-Pumpspray) aus.

Zur **Allgemeinanästhesie** (Narkose) stehen Inhalationsnarkotika (Enfluran, Halothan, Lachgas) und Injektionsnarkotika (Tiopental, Etomidate u. a.) zur Verfügung. Beim Kaiserschnitt muß die Narkose bis zur Entwicklung des Kindes möglichst flach gehalten werden, damit das Kind nicht durch Narkotika beeinträchtigt wird. Danach wird die Narkose vertieft. Ein geplanter Kaiserschnitt kann auch in Leitungsanästhesie (Periduralanästhesie) erfolgen.

8.2.15 Infusionen, Diuretika

Infusionen

Elektrolytlösungen (BAS®, Ringer®, Jonosteril®, Sterofundin®) dienen dem Flüssigkeits- und Elektrolytersatz oder als Trägerlösung für Medikamente. Je nach Bedarf stehen sie in verschiedenen Konzentrationen zur Verfügung.

Volumenersatzlösungen dienen der Prophylaxe und Therapie des Volumenmangelschocks. Hochmolekulare Dextrane: Dextran 60 (Macrodex®) und Dextran 40 (Rheomacrodex®), Gelatinelösungen (Gelifundol®) und Hydroxyäthylstärke (Plasmasteril®) binden Wasser im Gefäßsystem. Da anaphylaktische (allergische) Reaktionen vorkommen, muß vor der Infusion eine Testdosis gegeben werden.

Polyhydroxyäthylstärke (Elohäst®, HAES steril®) wird bei Hämokonzentration (Bluteindickung) zur *Hämodilution* (Blutverdünnung) eingesetzt.

Diuretika (harntreibende Mittel)

Bei Schwangeren werden Diuretika kaum, und meist nur unter intensivmedizinischer Betreuung verabreicht.

Zur Behandlung der Ödeme bei Präklampsie sind sie nicht geeignet, weil sie das Plasmavolumen vermindern. Da das Krankheitsbild meist mit einer Bluteindickung einhergeht, würden Diuretika zur Verschlechterung der Mikrozirkulation und damit zur Plazentainsuffizienz beitragen.

Läßt bei Präklampsie die Harnproduktion nach, gibt man Humanalbuminlösungen per Infusion.

Diuretika werden u. a. bei Vergiftungen, Hirnödem, Nierenversagen, Lungenödem und Herzinsuffizienz eingesetzt. Man unterscheidet **osmotische Diuretika** (Mannit®, Sorbit®), die in der Niere filtriert, aber nicht rückresorbiert werden und so Wasser mit sich ziehen, **Saluretika** (Lasix®), die durch vermehrte Salzausscheidung (NaCl) entwässern und **Aldosteronantagonisten** (Aldactone®), die durch Verdrängung eines Hormons wirken.

8.2.16 Insuline

Insulin ist ein körpereigenes Hormon, das in den B-Zellen der Langerhans-Inseln (Bauchspeicheldrüse) gebildet wird. Es ist notwendig zur Einschleusung von Glukose aus dem Blut in die Körperzellen. Beim Diabetes mellitus fehlt Insulin und muß dem Körper parenteral zugeführt werden, meist wird es s.c. gespritzt. Insulin wird heute synthetisch hergestellt, wir unterscheiden *Altinsulin* von *Depotinsulin* (Verzögerungsinsulin).

- **Altinsulin** wird schnell resorbiert (Wirkungseintritt nach ca. 1/2 Std., Wirkmaximum nach ca. 2 Std.). Es kann auch direkt i.v. gegeben werden.
- **Depotinsulin** ist an einen Stoff gebunden, der das Insulin aus dem subkutanen Fettgewebe erst nach und nach zur Resorption freigibt. Es darf nur s.c. appliziert werden.

Die schwangere Diabetikerin kombiniert in der Regel Depot- und Altinsulin, indem sie Depotinsulin in einer abendlichen und morgendlichen Dosis und Altinsulin zu den Hauptmahlzeiten spritzt. Die Dosis wird durch häufige Blutzuckerkontrollen ermittelt. Wichtig ist die Einhaltung der **Diabetesdiät**.

Bei schwer einzustellendem Diabetes gibt es die Möglichkeit, Insulin kontinuierlich über eine *Insulinpumpe* s.c. zuzuführen.

Unter der Geburt erhält die Diabetikerin Altinsulin und 5%ige Glukose über 2 getrennte Infusionen i.v. (s. S. 259).

Orale Antidiabetika sind in der Schwangerschaft kontraindiziert.

8.2.17 Herzglykoside

Digitoxin (Digimerk®), gewonnen aus dem Fingerhut (Digitalis purpurea) und sein Stoffwechselprodukt Digoxin (Novodigal®) sind die ältesten und potentesten herzstärkenden Medikamente. Sie werden zur Behandlung der Herzinsuffizienz und bei tachykarden Herzrhythmusstörungen auch beim Feten eingesetzt. Bei sehr langer Halbwertszeit neigen sie zur Kummulation. Sie sind plazentagängig und im fetalen Plasma in ähnlicher Konzentration wie bei der Mutter nachzuweisen. **Nebenwirkungen** wie Übelkeit, Erbrechen und Farbensehen zeigen eine Überdosierung an.

Antidot: Phenytoin

8.2.18 Glukokortikoide

Kortisol und Kortison werden als körpereigene Hormone in der Nebennierenrinde gebildet. Pharmakologisch hergestellte Glukokortikoide sind sehr viel stärker wirksam und können Entzündungsprozesse sowie allergische Reaktionen hemmen.

- **Lungenreifeförderung.** Glukokortikoide sind plazentagängig. Zur Lungenreifeförderung des Feten gibt man 2 × in 12stdl. Abstand 8 mg Betamethasonphosphat (Celestan solubile®) i.m. Um den Wirkungseintritt zu ermöglichen, muß die Geburt für mindestens 24 Std. verzögert werden. Ist eine schnelle Schwangerschaftsbeendigung notwendig, kann die Lungenreifung nicht durchgeführt werden, eine einmalige Gabe kurz vor der Entbindung ist sinnlos. Die Stimulation reicht ca. 7 Tage, danach muß sie ggf. wiederholt werden. Da fetale Lungenzellen frühestens ab der 25. SSW Surfactant bilden können und ihre Eigenproduktion ab der 36. SSW ausreicht, ist die Lungenreifeförderung zwischen 25. und 36. SSW sinnvoll.

Ambroxol (Mucosolvan®) wird ebenfalls zur Lungenreifeförderung eingesetzt, hat sich aber als nicht so effektiv erwiesen, da es hauptsächlich die Surfactantausschüttung fördert.

- **Allergie** (Überempfindlichkeitsreaktion) und **Anaphylaxie** (akute allergische Allgemeinreaktion) werden mit einer hochdosierten Glukokortikoid i.v.-Gabe behandelt. Bei Hautreaktionen werden Kortikoidsalben verabreicht, bei bronchospastischer Ausprägung sind kortikoidhaltige Aerosole hilfreich.

Nebenwirkungen: Infektanfälligkeit, Stimmungsschwankungen, Blutzuckererhöhung, Knochenabbau.

Kontraindikationen: Magen-Darm-Geschwüre, Virusinfekte, 1. Schwangerschaftsdrittel (relativ).

8.2.19 Grundlagen der Homöopathie

Ulrike Harder

Viele Hebammen empfehlen und verwenden homöopathische Arzneimittel für Frauen mit Schwangerschaftsbeschwerden, bei Problemen im Wochenbett, sowie zur Erleichterung der Geburt.

Homöopathie und ihre Anfänge

Begründer der Homöopathie war der Arzt, Chemiker und Pharmakologe **Samuel Hahnemann** (1755–1843).

Bei der Übersetzung der Heilmittellehre des Schotten William Cullen stieß Hahnemann 1790 auf die Behauptung, Chinarinde sei wegen ihrer adstringierenden (zusammenziehenden) Bitterstoffe bei der Behandlung von Wechselfieber (z. B. Malaria) wirksam. Hahnemann zweifelte diese Aussage an und unternahm einen Selbstversuch mit Chinarinde. Nach Einnahme der Rinde stellten sich bei ihm Symptome ein, die denen des Wechselfiebers ähnlich waren. Nach einiger Zeit verschwanden die Symptome, um sich wieder einzustellen, sobald er die Einnahme wiederholte.

Angeregt durch das schon bei Hippokrates und Paracelsus erwähnte Ähnlichkeitsprinzip stellte Hahnemann folgende Hypothese auf:

> Ein Stoff, der beim Gesunden typische Symptome erzeugt, vermag diejenigen Krankheiten zu heilen, welche genau diese Symptome beim Kranken hervorrufen (*Resonanzprinzip*).

In den folgenden Jahren führte Hahnemann Arzneimittelprüfungen mit den verschiedensten Substanzen durch. Es waren Einfachblindversuche mit großen Gruppen Gesunder, wobei die Testpersonen jedes auftretende Symptom, sei es geistiger, seelischer oder körperlicher Art, genau aufzeichneten. Durch Vergleichen der Symptomenreihen mit der Symptomatik von Krankheiten erhielt er Arzneimittel für eine große Anzahl von Krankheitserscheinungen. Ihre erfolgreiche Anwendung bestätigte Hahnemanns Hypothese. Er formulierte den Leitsatz der Homöopathie: **Similia similibus curentur**, d. h. „Ähnliches werde durch Ähnliches geheilt".

Hier steht die *Homöopathie* (gr.: homoios = ähnlich, pathos = Leiden) im Widerspruch zur *Allopathie*, die Krankheiten mit „Gegensätzlichem" bekämpft (z. B. Antibiotikatherapie), und zur *Isopathie*, die „Gleiches" anwendet (z. B. Impfungen).

Potenzierung. In seiner ärztlichen Praxis erzielte Hahnemann mit seinen nach dem Ähnlichkeitsprinzip gewählten Arzneien zwar gute Heilungserfolge, jedoch verursachten die Mittel oft eine Verschlimmerung der Krankheitssymptome.

Hahnemann verringerte daraufhin die Dosis, indem er die Arzneien verdünnte. Dadurch nahmen die Nebenwirkungen ab, aber auch die erwünschte Heilwirkung. Nun kam er auf die geniale Idee, den Verdünnungsvorgang mit heftigen Schüttelschlägen zu begleiten. Verdünnte und verschüttelte Arzneien erwiesen sich in der Praxis als wesentlich milder und, selbst in hohen Verdünnungen, als heilkräftiger. Hahnemann nannte das von ihm entwickelte normierte Verdünnen und Verschütteln von Substanzen *potenzieren* (lat.: potentia = Kraft, Wirksamkeit).

Das **potenzierte Mittel** vermag auch bei der Arzneimittelprüfung am gesunden Menschen eine weit größere Zahl von Krankheitssymptomen zu verursachen als der grobe, rohe Stoff. Seine arzneiliche Kraft ist stärker, die Bandbreite seiner Anwendungsmöglichkeiten entsprechend größer. Selbst bis dahin für nicht arzneilich gehaltene Stoffe können durch Potenzierung Heilwirkung entfalten. Substanzen aus dem gesamten Mineral-, Pflanzen- und Tierreich finden in der Homöopathie Anwendung.

Potenzierung einer Arznei

> 1 Teil einer flüssigen Ursubstanz (Urtinktur) wird mit 99 Teilen 40%igen Alkohols (Trägersubstanz) durch 10 kräftige, abwärtsgeführte Schüttelschläge vermischt. So entsteht die erste **Centesimalpotenz (1 + 99), die C1** genannt wird.

Die nächsthöhere Potenz C 2 wird aus einem Teil C 1 und 99 Teilen Trägersubstanz auf gleiche Weise verschüttelt. So kann schrittweise jede beliebig hohe Potenz hergestellt werden.

Feste und wasserunlösliche Stoffe werden zunächst durch Verreibung mit Milchzucker (Trägersubstanz) potenziert und ab C 6 mit 40%igem Alkohol weiterverarbeitet.

Arzneien können auch in **Dezimalpotenzen** (1 + 9 wird D 1), hergestellt werden. Diese D-Potenzen wirken etwas anders als C-Potenzen und können öfter verabreicht werden. Klassische Homöopathen verwenden außer den C-Potenzen noch die von Hahnemann später entwickelten Q- bzw. LM-Potenzen (1 : 50 000), die noch milder wirken und bei chronischen Krankheiten eingesetzt werden. Die oft unerwünschte Erstverschlimmerung bleibt aus.

Die Arzneistoffe werden rezeptiert und verabreicht als:

Dilutio = dil. (flüssig)
Trituratio = trit. (trocken, Pulver)
Tabuletta = tabl. (Tablette)
Globuli = glob. (Streukügelchen).

Wirkungsweise und Anwendung homöopathischer Medikamente

Krankheit wird von Hahnemann als Störung der Lebenskraft definiert. Durch Einnahme des richtig gewählten ähnlichsten Mittels (Simillimum), wird im Kranken eine der seinen ähnliche (Kunst-)Krankheit erzeugt. Diese überstimmt durch Resonanz die ursprüngliche Krankheit und heilt sie. Es handelt sich hier um eine medikamentöse Regulationstherapie, die in krankhafte Prozesse steuernd eingreift.

Sie steht im Gegensatz zu anderen medikamentösen Therapien wie **Substitution** (Ersatz fehlender Stoffe), **Kompensation** (Ausgleich und Unterstützung defekter Systeme) und **Suppression** (Unterdrückung krankhafter Reaktionen).

Wie findet man nun das Medikament, welches die Resonanz und damit die Heilwirkung gewährleistet? Sorgfältig werden Stimmung, Empfindungen, Beschwerden usw. der Kranken erfragt und beobachtet und dann mit den Symptomenreihen von Medikamenten verglichen, die diese in Arzneimittelprüfungen erzeugt haben. Das Mittel mit dem ähnlichsten Symptomenkomplex ist das Heilmittel (s. u.).

Bei der Anwendung homöopathischer Mittel geht es nicht darum, Symptome zu unterdrücken oder zu „beseitigen", sondern die darunterliegende Störung der Vitalität zu heilen. Die Gesamtheit der Symptome in jedem einzelnen Fall zeigt den Weg zum Arzneimittel, das die von Hahnemann geforderte „sanfte, schnelle und dauerhafte Wiederherstellung der Gesundheit" bewirkt. Die falsch gewählte Arznei heilt nicht die Krankheit, sondern lindert oder unterdrückt nur ihre Symptome (*Palliativwirkung*). Sie kann auch Nebenwirkungen (*Arzneimittelkrankheit*) erzeugen.

Klassische Homöopathen lehnen Prophylaxe und Routinebehandlung mit homöopathischen Arzneien ab, da hier mit der Verschreibung nicht die Gesamtheit der bestehenden Symptome des einzelnen Kranken berücksichtigt wird.

Anwendung durch Hebammen

Homöopathie ist eine schonende Therapiemöglichkeit in Schwangerschaft, Geburt und Wochenbett. Richtig angewandt treten keine Nebenwirkungen auf, die Beschwerden können durch eine bzw. wenige Arzneimittelgaben geheilt werden.

In der Geburtshilfe findet sich eine verhältnismäßig kleine Gruppe von Beschwerden und Symptomen, darum ist die Anzahl der anzuwendenden homöopathischen Mittel überschaubar.

Erlernen von Homöopathie

Homöopathie kann nicht nur aus Büchern oder an einem Wochenende erlernt werden. Als Einstieg eignen sich Seminare, wie sie z. B. in der Hebammenzeitung angeboten werden. Für ein richtiges Verständnis ist der Besuch von weiteren Lehrgängen an Instituten, die klassische Homöopathie lehren, zu empfehlen. Wichtig ist auch der Erfahrungsaustausch mit homöopathisch praktizierenden Hebammen und Ärzten.

Anleitung für die Praxis sind zu finden u. a. in der Schriftenreihe von F. P. Graf und dem Handbuch von W. A. Yingling.

Repertorium (Symptomenverzeichnis) und **Materia Medica** (Arzneimittellehre) sind wichtige Hilfsmittel für die Auffindung der richtigen Arzneien (s. Literaturverzeichnis, S. 407).

Mittelfindung für ein akutes Problem am Beispiel Mastitis puerperalis:

Etwa 15 Arzneimittel sind für eine Mastitisbehandlung geeignet. Um die richtige Arznei für den Einzelfall zu finden, bedarf es der gründlichen Kenntnis ihrer Leitsymptome. Im folgenden werden 3 der Arzneien vorgestellt, um zu veranschaulichen, nach welchen Symptomen die Mittelwahl (Vergleich der Symptome der Frau mit den Leitsymptomen der Arzneien) erfolgen kann. Es werden nicht immer alle Symptome bei jeder Frau auftreten.

Nach der Einnahme kann es u. U. zu einer kurzfristigen Verschlimmerung (Erstverschlimmerung) der Symptome kommen.

Typische Symptome von Phytolacca (Kermesbeere):

- Knoten in der Brust, entzündlich und hart, die Haut darüber gerötet bis tief rot, der Rest der Brust ist weich.
- Beim Stillen ein durchschießender Schmerz von der Brust in den Rücken.
- Milch sieht bläulich aus.
- Schwellung von Achsel- und Halslymphknoten.
- Hohes Fieber mit heftigen Kopf- und Rückenschmerzen, u. U. steifer Hals.
- Wundes, schmerzhaftes Zerschlagenheitsgefühl am ganzen Körper (fühlt sich wie „durchgeprügelt").
- Eingesunkenes blasses Gesicht mit bläulichen Augenringen.
- Rote Zungenspitze.
- Frau ist sehr unruhig und erschöpft.
- Bewegung verschlechtert.
- Beschwerden ausgelöst durch starke Angst, Streß, Streit, Erkältung oder kaltes Wetter.

Typische Symptome von Bryonia (Zaunrübe):

- Die Brust ist im ganzen hart und schwer wie ein Stein.
- Brust ist heiß, blaß oder leicht gerötet und gespannt.
- Jede kleinste Bewegung und Berührung schmerzt, selbst vom Luftholen tut die Brust weh.
- Schmerzen sind scharf und stechend.
- Linke Brust ist häufiger betroffen.
- Die Frau stützt die Brust mit den Händen, um Erschütterungen zu vermeiden.
- Schmerzen verschlimmern sich gegen 21 Uhr.
- Heftige Kopfschmerzen, als ob der Kopf zerspringen würde.
- Trockenheit der Haut und Schleimhäute; rissige, aufgesprungene Lippen.
- Große Unruhe, die Frau ist überreizt, will allein sein, am liebsten allein im abgedunkelten Zimmer liegen.
- „Alles ist zu viel", erträgt keine Fragen.
- Extremer Durst, Verlangen nach viel kaltem Wasser.
- Jegliche Wärme verschlechtert.

Typische Symptome von Belladonna (Tollkirsche):

- Starke Schwellung der Brust.
- Brust ist heiß und tiefrot.
- Einige Milchgänge sind verstopft, harte Bereiche sind tastbar.
- Klopfende pulsierende Schmerzen.
- Extrem empfindlich gegen Berührung.
- Rotes heißes Gesicht, aber kalte Extremitäten.
- Klopfender Karotispuls.
- Sehr schneller Beginn der Beschwerden.
- Heftiger Verlauf mit hohen Fieberschüben.
- Verschlechterung vor Mitternacht.
- Extreme Reizbarkeit, wird leicht ärgerlich und wütend.
- Plötzlicher Wechsel von Stimmungen.
- Extrem empfindlich gegen Geräusche, grelles Licht, Berührung, Erschütterung, Luftzug, Kälte, Gerüche.
- Verlangen nach Einsamkeit und Ruhe.

8.3 Prophylaxen beim Neugeborenen, Impfungen

Josepha Rodriguez

8.3.1 Prophylaxen

- **Credé-Prophylaxe gegen Gonoblennorrhoe:** Ein Gonokokkenbefall der Zervix (Gonorrhoe, Tripper) kann nach vaginaler Entbindung zu schwerer kindlicher Augenentzündung und unbehandelt zur Erblindung (Blennorrhoe) führen. Wird dem Neugeborenen p.p. 1 Tropfen 1%iges Argentum nitricum (Silbernitrat) in jedes Auge getropft, werden vorhandene Keime abgetötet. Silbernitrat brennt in den Augen und kann eine kurzdauernde Reizung der Bindehaut erzeugen. Läßt die Schwangere in den letzten Wochen vor der Entbindung einen bakteriellen Zervixabstrich durchführen, kann auf die Augenprophylaxe verzichtet werden; aber nur wenn sichergestellt ist, daß sie nach dem Zeitpunkt der Untersuchung keinen sexuellen Kontakt mehr hatte.

- **Blutungsprophylaxe:** Vitamin K ist zum Aufbau von Blutgerinnungsstoffen unentbehrlich. Das Kind kann im ersten Lebenshalbjahr an Vitamin K verarmen (s. S. 346). Deshalb wird heute bei den ersten 3 Vorsorgeuntersuchungen (U1, U2, U3) zur oralen Vit. K-Gabe geraten (s. S. 359). Besonders angezeigt scheint sie nach langen und traumatischen Entbindungen, da dort ein erhöhter Verbrauch an gerinnungsaktiven Substanzen vermutet wird, sowie beim Frühgeborenen. Notwendig ist sie nach mütterlicher Dauermedikation von Antiepileptika.

- **Rachitisprophylaxe:** Vit. D fördert die Resorption von Calcium und Phosphat aus dem Darm. Es wird aus der Nahrung in Vorstufen aufgenommen, die durch UV-Strahlung in der Haut in Vit. D umgewandelt werden.
  Vit. D-Mangel führt zu Störungen des Knochenaufbaus, und beim Kind zur Rachitis. Da in Übergangszeit und Wintermonaten die Haut nur wenig der Sonne ausgesetzt wird, sollten dem Säugling und Kleinkind in dieser Zeit täglich 500 I.E. Vit. D oral zugeführt werden (Vigantol®, Vigantoletten®). Eine Überdosierung führt zur Vit.-D-Hypervitaminose (Entkalkung der Knochen).

- Die gleichzeitige Gabe von Fluor (Fluoretten®) zur **Kariesprophylaxe** ist umstritten, eine sorgfältige Zahnpflege ersetzt sie nicht. Fluor wird nicht nur im Zahnschmelz, sondern vorwiegend in den Knochen abgelagert, wo es den Phosphoranteil verdrängt.

8.3.2 Impfungen

Impfungen sollen vor Infektionskrankheiten schützen (Immunisierung), die mit Medikamenten nicht, oder nicht ausreichend behandelt werden können. Im Vordergrund stehen Viruserkrankungen und deren Komplikationen sowie Erkrankungen, die durch bakterielle Toxine (Gifte) verursacht werden. Grundsätzlich muß zwischen *aktiver* und *passiver* Immunisierung unterschieden werden.

- Bei **aktiver Immunisierung** werden abgeschwächte Keime (Lebendimpfung), tote Keime, Keimbestandteile oder ein Toxin (Keimgift) in nicht infektiöser Menge in den menschlichen Körper gebracht (s.c., i.m. oder oral). Dadurch wird eine Antikörperbildung angeregt.
  In der Schwangerschaft sollten möglichst keine aktiven Impfungen durchgeführt werden, es sei denn, sie sind zum Schutz der Mutter und damit des Kindes unumgänglich.

- Unter **passiver Immunisierung** versteht man die Verabreichung spezifischer, konzentrierter Antikörperseren, wenn Verdacht besteht, daß sich die zu impfende Person mit einer für sie oder für das Kind gefährlichen Infektionskrankheit angesteckt hat oder anstecken könnte. Die passive Impfung muß prophylaktisch oder in der Inkubationszeit (vor Ausbruch der Krankheit) erfolgen. Um eine allergische Reaktion zu vermeiden, sollten nur homologe (arteigene) Seren benutzt werden.

Indikationen

- **Schwangerschaft**: s. Tab. 8.3-1.
- **Wochenbett**: Hatte die Schwangere keine ausreichende Immunität gegen Röteln, wird ihr die

Tab. 8.3-1: Passive Immunisierung in der Schwangerschaft

Indikationen	Serum	Applikationszeit
Rh-Inkompatibilität	Anti-D-Serum	bei Blutungen, 28. SSW, post partum (innerhalb 72 Std.)
Tetanus	spezifisches Immunglobulin	äußere Verletzungen, Impfung vor mehr als 10 Jahren
Röteln	spezifisches Immunglobulin	Rö-Titer ≤ 1:16, Verd. auf Infektion bis zur 16. SSW
Windpocken	spezifisches Immunglobulin	Titer ≤ 1:16, Infektion vor 16. SS oder zum Geb.-Termin
Tollwut	spezifisches Immunglobulin	Verd. auf Kontakt mit erkranktem Tier
Reise in Länder mit niedrigem Hygienestandard	Gammaglobuline	kurz vor Antritt der Reise

aktive Rötelnimmunisierung im Wochenbett angeraten, damit sie bei folgenden Schwangerschaften geschützt ist.

• **Neugeborene** werden nicht *aktiv* immunisiert, da IgG plazentagängig ist und so das Kind in den ersten Lebensmonaten durch mütterliche Antikörper geschützt ist. Dieser sog. *Nestschutz* verhindert den Impferfolg.

Eine Ausnahme macht die **BCG-Impfung** gegen Tuberkulose. Sie wird bei Tb-Erkrankung in der Familie oder Rückkehr in ein Land mit hoher Tb-Durchseuchung in der 1. Lebenswoche durchgeführt.

Eine *passive* Immunisierung des Neugeborenen muß erfolgen bei mütterlichen Infektionserkrankungen während oder kurz nach der Entbindung (*Masern, Mumps, Windpocken*).

Bei chronischer oder aktiver *Hepatitis B* sollte neben passiver gleichzeitig eine aktive Immunisierung durchgeführt werden (*passiv-aktiv Impfung*). Das Nabelschnurblut sollte auf HBsAg (Erregereiweiß) untersucht werden.

Impfungen des Säuglings und Kleinkindes

In den ersten 2 Lebensjahren reift das Immunsystem bis zu seiner vollständigen Entwicklung. Daher verlaufen Infektionskrankheiten beim Säugling oft heftig und erfassen u. U. mehrere Organe. Auch Impfkomplikationen (Fieber, Ausschlag, Allergien) treten bei Säuglingen häufiger auf. Generell sollte ein Kind vor jeder Impfung 6 Wochen infektfrei sein.

In Deutschland besteht keine Impfpflicht! Gegen folgende Krankheiten wird eine **Impfung empfohlen** (Tab. 8.3-2):

• **Diphtherie** (bakterielle Erkrankung von Rachen und Kehlkopf): Bakterientoxin führt zu Schwellung und Belägen mit Erstickungsgefahr. Vor Einführung der Impfung häufigste Ursache für Säuglingstod.

• **Tetanus** (Wundstarrkrampf): bakterielle Erkrankung, Bakterientoxin führt zu Krämpfen und Lähmungen (auch der Atemmuskulatur). Erreger lebt in der Erde, Infektion über äußerliche Wunden (z. B. Nabel, häufigste Ursache für Neugeborenentod in der Dritten Welt).

• **Polio** (Kinderlähmung): Viruserkrankung, führt zu oft irreparablen Lähmungen besonders der Extremitäten.

• **Pertussis** (Keuchhusten): bakterielle Erkrankung der oberen Luftwege, Erregertoxin führt zu schweren Hustenanfällen mit Erbrechen; kann beim Säugling zu Erstickungsanfällen mit O_2-Mangel sowie zur Aspiration von Erbrochenem führen. Eine antibiotische Behandlung ist nur in der Inkubationszeit erfolgreich.

• **Masern** (Viruserkrankung): Gefürchtete Komplikation ist die Masernenzephalitis, die in

Tab. 8.3-2: Impfplan für Kinder (Empfehlungen)

bis 6. Lebenswoche	BCG-Impfung gegen Tuberculose (nur bei besonderer Indikation)
4. Lebensmonat DT braucht nur 1 Wiederholung DPT braucht 2 Wiederholungen	1. Impfung gegen Diphterie und Tetanus (DT) 1. Polio-Schluckimpfung gegen Kinderlähmung oder: 1. Impfung Diphterie, Tetanus, Pertussis (DPT) 1. Polio-Schluckimpfung
5. Lebensmonat	2. Impfung Diphterie, Tetanus, Pertussis (DPT)
6. Lebensmonat	2. Impfung Diphterie und Tetanus (DT) 2. Polio-Schluckimpfung oder 3. Impfung Diphterie, Tetanus, Pertussis (DPT) 2. Polio-Schluckimpfung
ab 15. Lebensmonat	Impfung gegen Masern, Mumps, evtl. Röteln
18. Lebensmonat	3. Impfung Diphterie und Tetanus (DT) 3. Polio-Schluckimpfung oder 4. Impfung Diphterie, Pertussis, Tetanus (DPT) 3. Polio-Schluckimpfung
6.–7. Lebensjahr	Auffrischimpfung Tetanus und Diphterie (Td = verringerte Dosis)
10. Lebensjahr	Auffrischimpfung gegen Polio
11.–15. Lebensjahr	Röteln-Impfung für alle Mädchen

Auffrischung gegen Polio ist alle 5–10 Jahre, gegen Tetanus alle 8–10 Jahre notwendig.

1:1000 Masernfällen auftritt und in 15% tödlich endet oder Spätschäden setzt (Intelligenzdefekte, Krampfleiden, spastische Lähmungen).
- **Mumps** (Viruserkrankung der Ohrspeicheldrüse): Komplikationen sind Bauchspeicheldrüsenentzündung, Hoden- bzw. Eierstockentzündung mit Gefahr der Sterilität.
- **Röteln** (Viruserkrankung): Komplikationen selten. Gefahr von Embryopathie bei Infektion werdender Mütter im ersten Schwangerschaftsdrittel.

Verwendete und empfohlene Literatur

Bittner U., Jäckle R., Scholz C., Unter Umständen, Über den Umgang mit Medikamenten in der Schwangerschaft, Kiepenheuer und Witsch 1984

Dudenhausen J. W., Praxis der Perinatalmedizin, Georg Thieme Verlag 1984

Enders G., Infektionen und Impfungen in der Schwangerschaft, Verlag Urban und Schwarzenberg 1988

Kleinebrecht/Fränz/Windorfer: Arzneimittel in Schwangerschaft und Stillzeit, 3. Auflg., Wissenschaftliche Verlags-GmbH, Stuttgart 1990

Spielmann H., Steinhoff R., Taschenbuch der Arzneimittelverordnung in Schwangerschaft und Stillzeit, Gustav Fischer Verlag 1990

Boericke, W. Homöopathische Mittel und ihre Wirkungen (Materia Medica) Verlag Grundlagen und Praxis, Leer 1993

Graf, F. P. Homöopathie für Hebammen und Geburtshelfer Band 1–6, Elwin Staude Verlag, Hannover 1988–1993

Kent's Repertorium der homöopathischen Arzneimittel, 1.–3. Band. 13. Auflg., Haug Verlag, Heidelberg 1993

Köhler, G. Lehrbuch der Homöopathie Band 1, Grundlagen und Anwendung. 4. Aufl., Hippokrates Verlag, Stuttgart 1989

Yingling, W. A. Handbuch der Geburtshilfe, O.-Verlag Berg 1985.

9. Instrumente und Geräte in der Geburtshilfe

9.1 Medizingeräteverordnung (Med. GV)

Andrea Stiefel

9.1.1 Aufgabe der Hebamme

In allen Arbeitsbereichen der Hebammen werden medizinisch-technische Geräte eingesetzt.

Unkritische und unsachgemäße Handhabung können für Mutter und Kind erhebliche Gesundheitsschädigungen nach sich ziehen und der Hebamme daraus strafrechtliche Konsequenzen erwachsen.

Beispiel: Eine unzureichend gewartete Infusionspumpe infundiert eine wesentlich geringere Tropfenzahl, als auf dem Display eingegeben. Die diensthabende Hebamme überzeugt sich nicht von der richtigen Funktion des Gerätes und schließt eine Infusion mit Insulin bei einer schwangeren Diabetikerin an. Die notwendige Insulindosierung wird deutlich unterschritten, die Patientin fällt in ein diabetisches Koma. Nach ihrer Genesung verklagt sie die Hebamme und verlangt Schmerzensgeld.

Jede Hebamme muß daher ihre Handlungsverantwortung kennen und sich über die Sicherheitsbestimmungen im Umgang mit medizinischen Geräten und Technik informieren.

9.1.2 Sicherheit medizinisch-technischer Geräte

Medizinische Geräte unterliegen, wie andere technische Geräte, Sicherheitsregelungen. Maßgebend sind die Deutsche Industrienorm (DIN), verschiedene Unfallverhütungsvorschriften und die Eichordnung (Meßgenauigkeit).

Mit zunehmender Anzahl und Differenzierung medizinisch-technischer Geräte wurde eine spezielle Gesetzgebung notwendig.

Die **Medizingeräteverordnung** (Med.GV), verabschiedet am 14. Januar 1985, wird seit dem 1. Januar 1986 bundesweit angewendet und ist heute Grundlage für den Einsatz aller medizinisch-technischer Geräte. Sie gilt für:

- Hersteller, Lieferanten und Importeure,
- Betreiber (Krankenhaus, Hebammen- oder Arztpraxis),
- Anwender (Hebamme, Krankenschwester, Arzt).

Tab. 9.1-1: Einteilung medizinisch-technischer Geräte und Sicherheitserfordernisse in 4 Gruppen (Auswahl)

Gruppe 1	Gruppe 2	Gruppe 3	Gruppe 4
• Infusionspumpen • Perfusoren • Inkubatoren • CTG-Geräte • Inhalationsnarkosegeräte und andere energetisch betriebene med.-techn. Geräte, die in der Anlage zu § 2 Nr. 1 MedGV aufgeführt sind.	Alle energetisch betriebenen medizinisch-technischen Implantate (z. B. Herzschrittmacher).	• Absauggeräte • Wärmelampen • Inhalationsgeräte • Patientenlifter • Energetisch betriebene Betten (z. B. Entbindungsbett) und alle energetisch betriebenen Geräte, die nicht in Anlage zu § 2 aufgeführt sind.	• Blutdruckgeräte • Thermometer • Nicht energetische Betten • Sämtliche Einmalartikel (z. B. Spritzen, und Kanülen).

Die Einhaltung notwendiger Sicherheitskontrollen überwacht das Gewerbeaufsichtsamt, welches TÜV (Technischer Überwachungsverein) und DEKRA (Deutscher Kraftfahrzeugüberwachungsverein) damit betraut.

9.1.3 Einteilung der Geräte

Da unterschiedliche Sicherheitserfordernisse bestehen, werden die Geräte in 4 Gruppen unterteilt (Tab. 9.1 1). Die Med.GV schließt mit Gruppe 4 alle medizinisch-pflegerischen Hilfsmittel mit ein, dadurch betrifft sie nicht nur Klinikpersonal, sondern auch die freiberuflich tätige Hebamme.

9.1.4 Verantwortung für den Geräteeinsatz

Die Med.GV spricht 3 wesentliche Verantwortungsträger an (Abb. 9.1-1). Jeder hat eigenverantwortlich in seinem Bereich dafür Sorge zu tragen, daß die Bestimmungen der Med.GV eingehalten werden:

Der **Hersteller** muß Sorge tragen, daß:
- ein einwandfreies Produkt hergestellt wird,
- Bedienungsanleitungen nach Vorgabe der Med.GV abgefaßt werden und allgemein verständlich sind,
- vorgeschriebene Funktionsprüfungen des Gerätes am Betriebsort von ihm vorgenommen werden,
- eine Ersteinweisung für die verantwortlichen Anwender durch den Hersteller erfolgt.

Der **Betreiber**, der ein Gerät erwirbt, um es in seinem Betrieb oder seiner Praxis einzusetzen, muß den folgenden Betreiberpflichten nachkommen:
- Sicherstellung, daß alle medizinisch-technischen Geräte nur von Personen bedient werden, die aufgrund ihrer Ausbildung, Kenntnisse und praktischen Erfahrungen die Gewähr für eine sachgerechte Handhabung bieten,
- bei Geräten der Gruppen 1 und 3 Sicherstellung von Funktionsprüfungen und Einweisungen der Geräteverantwortlichen durch den Hersteller,
- Führung eines Gerätebuches, sowie Aufbewahrung von Gebrauchsanweisungen für Geräte der Gruppe 1.

Die Anwenderin, die das Gerät bedient und mit ihm arbeitet, unterliegt ähnlichen Verpflichtungen:
- Führen von Begleitkarten bei Geräten der Gruppe 2
- bestimmungsgemäße Verwendung aller Geräte (z. B. keine Aufbewahrung von Lebensmitteln im Medikamentenkühlschrank),
- Funktionssicherheit und ordnungsgemäßen Zustand aller Geräte vor jeder Benutzung überprüfen,
- Teilnahme an Einweisungen, Aufbewahrung aller Gebrauchsanweisungen.

Die Umsetzung verschiedener Paragraphen der Med.GV legt der Gesetzgeber in die Hand des Betreibers und gewährt ihm dadurch einen Freiraum bezüglich der Durchführung. So wird keine spezielle Ausbildung für Personen gefordert, die sicherheitstechnische Kontrollen bei

Abb. 9.1-1: Die Medizingeräteverordnung (Med.GV) betrifft Hersteller, Betreiber und Anwender medizinisch-technischer Geräte.

Geräten der Gruppe 1 durchführen, der Betreiber hat freie Hand bei der Auswahl dieser Kräfte. Im **Kreißsaalbereich** können dies sein:

- *Leitende Hebamme* oder deren Vertretung,
- Hebamme, die zur *Gerätebeauftragten* berufen wurde,
- *Gerätewartungsservice* des Herstellers (über Wartungsverträge).

9.1.5 Führen eines Gerätebuches

Für medizinisch-technische Geräte der Gruppe 1 muß vom Betreiber ein Gerätebuch geführt werden. Er kann auch auf andere Dokumentationsformen zurückgreifen, sofern sie die für das Gerätebuch geltenden Anforderungen in gleicher Weise erfüllen und dem Anwender jederzeit zugänglich sind.

In das Gerätebuch sind nach § 13 Abs. 2 einzutragen:

- *Zeitpunkt der Funktionsprüfung* vor der erstmaligen Inbetriebnahme des Gerätes
- *Zeitpunkt der Einweisung* sowie die Namen aller eingewiesenen Personen
- *Zeitpunkt der Durchführung* vorgeschriebener, sicherheitstechnischer Kontrollen und Instandhaltungsmaßnahmen sowie Name der Person oder Firma, die die Maßnahme durchgeführt hat
- *Zeitpunkt, Art und Folgen von Funktionsstörungen.*

Der zuständigen Behörde muß auf Anfrage jederzeit Einsicht in die Gerätebücher gewährt werden.

> Führen Funktionsstörungen oder Ausfälle der Geräte der Gruppen 1 und 3 zur Schädigung von Personen, ist der Betreiber verpflichtet, dies der zuständigen Behörde unverzüglich anzuzeigen.

9.2 Überwachung von Schwangerschaft und Geburt

Andrea Stiefel

9.2.1 Herztonüberwachung

Die Entdeckung der fetalen Herztonüberwachung wird dem Genfer Chirurgen Mayor zugeschrieben. 1818 berichtete er darüber anläßlich einer Sitzung der Akademie der Wissenschaften in Paris. Von der damaligen Auskultation bis zu heutigen Formen der Herztonableitung gab es verschiedene Versuche, fetale Herztöne hör- und sichtbar zu machen.

Hörrohr oder geburtshilfliches Stethoskop

Der französische Gynäkologe Adolphe Pinard (1844–1934) modifizierte das beim Erwachsenen übliche Hörrohr aus Holz oder Metall für die Geburtshilfe. Es war lange Zeit das einzige Instrument zur Überwachung der kindlichen Herzfrequenz unter der Geburt.

> Trotz moderner Technik muß das Hören der Herztöne mit Hörrohr auch heute noch beherrscht werden, da technische Geräte versagen können (Abb. 9.2-1).
> Ab der **18.–20. SSW sind die fetalen Herztöne durch die Bauchdecke hörbar**, am besten in der Mittellinie oberhalb der Symphyse. Im späteren Verlauf der Schwangerschaft werden sie am deutlichsten über dem kindlichen Rücken wahrgenommen (vorher Lage des Rückens mit Leopold-Handgriffen feststellen).

Vorgehensweise: Die Hebamme setzt das Hörrohr auf den Bauch der Frau, drückt es mit dem Ohr leicht an und läßt es während des Hörens los, um Störgeräusche zu vermeiden. Die Herztöne werden 15–60 Sekunden ausgezählt.

Abb. 9.2-1: Verschiedene Modelle des Herztonhörrohrs nach Pinard

Abb. 9.2-2: Aufbau eines Doptongerätes (Fetalpulsdetektor)

Die fetale Herzfrequenz ist durch einen kurzen Doppelschlag charakterisiert und liegt mit 110–150 Schlägen pro Minute deutlich über dem mütterlichen Puls (60–80). Bei Tachykardie der Mutter (z. B. Fieber) oder Bradykardie der kindlichen Herztöne, ist eine mütterliche Pulskontrolle angezeigt, um sicherzustellen, daß wirklich die Herztöne des Kindes abgeleitet werden.

Gegen Ende der Schwangerschaft sind auch andere Geräusche wahrnehmbar: schabende *Nabelschnurgeräusche*, klopfende, pochende *Kindsbewegungen*, gluckernde *Darmgeräusche* der Mutter, *mütterlicher Puls* in der Gebärmutterschlagader.

Fetalpulsdetektor (Dopton)

Fetalpulsdetektoren sind kleine, batteriebetriebene Taschengeräte zur kurzfristigen Kontrolle bzw. zum akustischen Nachweis des fetalen Herzschlages (z. B. in der Schwangerenvorsorge). Eine Aufnahmesonde (Transducer) ist mit einem regulierbaren Lautsprecher verbunden (Abb. 9.2-2). Die Geräte arbeiten entweder mit Ultraschall-Doppler-Verfahren, oder einem Spezialmikrophon, das die vom Kind ausgehenden Geräusche aufnimmt. Eine Aufzeichnung der Herzfrequenz ist nur über einen gesondert angebrachten Bandrekorder möglich.

9.2.2 Herzton- und Wehenüberwachung

Kardiotokographie

Im Gegensatz zur stichprobenartigen Kontrolle der Herztöne mit Hörrohr oder Dopton zeichnet das **Kardiotokogramm** (CTG) kontinuierlich die *Herzfrequenz* und synchron dazu die *Wehentätigkeit* auf.

Registrierungsprinzip

Die fetale Herzfrequenz (FHF) ist die Zahl der kindlichen Herzschläge während einer Minute (Abkürzung: spm = Schläge pro Minute). Der

Tab. 9.2-1: Kindliche „Herzsignale" und ihre Registiermöglichkeit

Rohsignal		Registrierung
Herzschall	→	Phonokardiographie
elektrische Aktionspotentiale (fetales EKG)	→	Elektrokardiographie
mechanische Herztätigkeit (z. B. Bewegung der Herzklappen)	→	Ultrasonokardiographie

Zeitabstand zwischen den einzelnen Schlägen (Periodendauer) kann sich ändern, oder konstant sein. Mit Hilfe moderner Technik wird jedes einzelne Intervall zwischen 2 Herzschlägen gemessen und daraus die Minutenfrequenz errechnet. Diese instantane (sofortige) Hochrechnung wird digital, oder in Kurvenform wiedergegeben und als beat-to-beat (Schlag-zu-Schlag) Registrierung bezeichnet (s. S. 187).

Die Erfassung und Verarbeitung unterschiedlicher kindlicher Signale erfordert verschiedene Registrierverfahren (Tab. 9.2-1).

Triggerung (engl. einen Vorgang auslösen): Nach Unterdrückung von Störsignalen wird das eingehende Rohsignal verstärkt und durch einen elektrischen Impuls ersetzt. Dieser Umwandlungsvorgang wird als Triggerung bezeichnet. Die Triggerimpulse werden vom Gerät überprüft, Störungen ausgeschaltet und „unlogische" Impulse, die dem vorgegebenen Erwartungsspektrum nicht entsprechen, ignoriert. Reale Meßwerte werden über einen bestimmten Zeitraum (3 sec) gehalten und dienen als Bezugswert für den nächsten akzeptablen Impuls. Sie werden über einen im Apparat integrierten Schreiber aufgezeichnet und als Herzfrequenzkurve dargestellt. Gehen über längere Zeit keine geeigneten Werte ein, wird die Registrierung unterbrochen, der Schreibstift hebt vom Papier ab (pen-lift). Arrhythmische Herztöne oder Extrasystolen werden aus diesem Grunde nicht aufgezeichnet.

Durch viele Störimpulse entsteht eine ungleichmäßige, unterbrochene *Jitterkurve* (engl.: jitter = unruhig, nervös), die kaum verwertbar ist und eine nicht vorhandene Oszillation vortäuschen kann.

> Die fetale Herzfrequenz kann **extern** (von außen durch die *Bauchdecke der Mutter*) oder **intern** (über eine am *kindlichen Kopf* angebrachte Elektrode) abgeleitet werden.

(1) **Externe Herztonableitung**

Im Klinikbetrieb findet überwiegend die Ultrasonokardiographie Verwendung, die mit dem Ultraschall-Doppler-Verfahren (Christian Doppler, Physiker, Wien 1803–1853) arbeitet (s. S. 419).

Vom Gerät wird ein Impuls ausgesandt, der vom Kind verändert und zurückgegeben wird (Abb. 9.2-3).

Anlegen des Aufnehmers (Transducer): Zunächst bestimmt die Hebamme die Kindslage durch Leopold-Handgriffe und hört die Herztöne mit dem Pinard-Hörrohr. Danach legt sich die Schwangere auf eine Seite, oder setzt sich in einen bequemen Stuhl, zur Vermeidung eines Vena-cava-kompressions-Syndroms. Auf die Kontaktfläche des Aufnehmers wird ein wenig Gel aufgetragen.

Es dient als Kontaktmedium zwischen Haut und Aufnehmer und ermöglicht die Weiterleitung der Schallwellen. Zuviel Gel begünstigt ein Abrutschen des Transducers und ist für die Frau unangenehm (naß). An Stelle des Gels kann auch Öl verwendet werden, es ist aber nach Benutzung mit fettlösendem Reinigungsmittel vom Transducer zu entfernen, da es das Material angreift.

Der Aufnehmer wird langsam auf dem Unterbauch der Frau hin und her bewegt, bis die fetalen Herztöne im Lautsprecher gut hörbar sind und die *Signalqualitätsanzeige* gleichmäßig leuchtet.

Abb. 9.2-3: Ultrasonokardiographie: Es werden schematisch alle Grenzflächen gezeigt, von denen Doppler-Ultraschall-Signale empfangen und reflektiert werden können. Durchgezogene Linie = ausgesandter, gestrichelte Linie = reflektierter Schall

Die Anzeige kann in *3 Farben* erscheinen:
- *grün:* optimales Signal
- *gelb:* Signal noch akzeptabel, Kind liegt im Schallbereich. Bei längerem Aufleuchten den Aufnehmer neu plazieren
- *rot:* Signal kann nicht verarbeitet und nicht aufgezeichnet werden. Unbedingt neu einstellen

Liefert der Transducer eine gute Signalqualität, wird er mit 2 Gummigurten, oder einem elastischen Textilschlauch am Bauch fixiert. Er kann an ein feststehendes CTG-Gerät angeschlossen werden, oder an eine Telemetrieeinrichtung, die drahtlose Übertragung der Werte ermöglicht. Letztere besteht aus einem kleinen batteriebetriebenen, transportablen Sender, den sich die Schwangere umhängt, sowie der Empfangsstation (CTG). Die Frau wird nicht in ihrer Bewegungsfreiheit eingeschränkt, Herzfrequenz und Wehentätigkeit können trotzdem gut überwacht werden (Abb. 9.2-4).

Häufige Probleme bei externer Ableitung zeigt Tab. 9.2-2.

(2) Interne Herztonableitung

Die **direkte fetale Elektrokardiographie** (direktes ECG) liefert die *beste Signalqualität zur Aufzeichnung der kindlichen Herzfrequenz*. Hierzu wird eine Schraub-, Clip- oder Klebeelektrode transvaginal am vorangehenden Teil des Kindes (Kopf, Steiß) angebracht.

Voraussetzungen sind eine *offene Fruchtblase* und eine *Muttermundsweite* von etwa *2 cm*. Die

Tab. 9.2-2: Störungen der externen Ableitung der fetalen Herzfrequenz (FHF) und ihre Ursachen

Probleme	
• lückenhafte Aufzeichnung der FHF • unregelmäßige Anzeige der FHF • angezeigte FHF ist zweifelhaft • rotes Anzeigenfeld leuchtet ständig auf	**kindliche Ursachen** - fetale Arrhytmien - heftige Bewegungen - FHF < 50 spm oder > 240 spm **mütterliche Ursachen** - bewegt sich viel hin und her - Adipositas - mütterlicher Puls (Aorta, Arteria uterina) wird aufgezeichnet **Anwender-Fehler** - Aufnehmer schlecht plaziert - Gurt zu locker, zu wenig oder zu viel Gel unter dem Abnehmer **Geräte-Ursachen** - ankommende Signale können nicht umgesetzt werden (z.B. Arrythmien)

Abb. 9.2-4: Ultraschall-Telemetriesystem mit Sendegerät und Empfangsstation (CTG-Gerät)

Elektrode darf nicht an Gesicht, Fontanellen oder Genitale des Feten befestigt werden.

Vorgehen: Die Patientin liegt im Entbindungsbett, wie zur vaginalen Untersuchung. Mit einem schmalen Gurt wird der Aufnehmer des direkten ECG so am Oberschenkel der Frau befestigt, daß nach dem Anlegen am Kabel der Skalpelektrode keine Zugspannung entsteht, die das Kind verletzen könnte. Da Schraub- und Clipelektrode mit ihrer feinen Metallspitze in die kindliche Kopfhaut (Epidermis) eindringen, muß zur Vermeidung von Infektionen unter aseptischen Bedingungen gearbeitet werden (Vulva desinfizieren, Elektrode steril entnehmen).

Zwei untersuchende Finger liegen am Kopf des Kindes, Applikator (Einführhilfe) mit Elektrode wird vorsichtig von der anderen Hand zwischen den Fingern vorgeschoben, bis er am Kopf anliegt. Die Spitze der Elektrode ist noch im Applikator, so daß keine Verletzung der Vagina auftreten kann. Nach richtiger Plazierung wird die Elektrode vorgeschoben (meist durch 45° Drehung des Handgriffs nach links) und mit einer Drehung um 180° im Uhrzeigersinn an der Kopfhaut angebracht. Die Einführhilfe sollte nun entfernt und beide Elektrodenkabel mit dem Aufnehmer am Oberschenkel der Mutter verbunden werden (Abb. 9.2-5). Tritt kein ECG-Signal auf, oder wird es falsch verarbeitet, können folgende **Störungen** vorliegen:

- schlechter Anschluß des Elektrodenkabels an den Aufnehmer
- Spiralelektrode hat sich vom kindlichen Kopf gelöst.

Nach der Geburt des Kopfes wird die Schraubelektrode ohne Zug durch Drehung gegen den Uhrzeigersinn entfernt.

> Wegen der heute sehr guten externen Ableitungsqualität wird das direkte ECG seltener eingesetzt. Sinnvoll ist die ECG-Ableitung bei **Adipositas** und **Gemini** (erschwerte externe Aufzeichnung), notwendig bei **fetalen Arrhythmien**.

9. Instrumente und Geräte in der Geburtshilfe

Abb. 9.2-5: a. Spiralelektrode für direktes ECG, b. Befestigen einer Spiralelektrode am kindlichen Kopf

Herztonüberwachung von Zwillingen

Für die Zwillingsüberwachung stehen diese Methoden zur Verfügung:

- ein Zwilling wird per Ultraschall extern, der andere mit direktem ECG intern kontrolliert oder
- die Herztöne beider Kinder werden mittels Ultraschall abgeleitet.

Es wurden spezielle CTG-Geräte entwickelt, die in der Lage sind, die Herzfrequenzen beider Zwillinge abzuleiten und als parallele Kurven aufzuzeichnen. Steht ein CTG mit dieser Ausstattung nicht zur Verfügung, müssen 2 Geräte verwendet werden (Abb. 9.2-6).

Überwachung der Wehentätigkeit, Tokographie

Die Hebamme tastet die Wehen oder registriert sie apparativ. Die Tokographie ermöglicht eine fortlaufende graphische Darstellung der Uterusaktivität durch *externe* oder *interne* Ableitung.

(1) Externe Tokographie

Auf dem mütterlichen Abdomen wird ein druckempfindlicher Wehenaufnehmer mit einem elastischen Gurt befestigt. Der Taststift des Aufnehmers registriert die Verhärtung und Aufrichtung des Uterus in der Wehe und überträgt sie mit Hilfe eines elektrischen Meßgerätes auf den Schreiber.

Optimale Anlegepunkte für den Wehenaufnehmer:

- oben rechts im Fundusbereich, da die Erregungswelle einer Kontraktion meist im rechten Tubenwinkel beginnt
- Mittellinie des Bauches, oberhalb des Nabels, da hier durch Rektusdiastase (Auseinanderweichen der geraden Bauchmuskeln) bei vielen Frauen der Kontakt zur Uterusmuskulatur am besten ist
- höchster Punkt im Fundusbereich, denn hier richtet sich der Uterus in der Wehe am stärksten auf.

Die externe Wehenableitung läßt keine exakten Aussagen über die tatsächliche Wehenstärke und den Basaltonus zu. Sie wird beeinflußt durch: Bauchdecken (Adipositas), Position des Aufnehmers auf dem Abdomen, Straffheit des Anlegegurtes und Atembewegungen der Mutter.

Verläßlich wiedergegeben werden:

- *Wehenform* und *Häufigkeit* der Kontraktionen
- *Zuordnung der Uterusaktivität* zu wehenbedingten Veränderungen der kindlichen Herzfrequenz
- *Kindsbewegungen*.

9.2 Überwachung von Schwangerschaft und Geburt   417

Abb. 9.2-6: **a.** Position der Aufnehmer bei Ultraschall-Zwillingsüberwachung. Zusätzlich wird noch der Wehenaufnehmer angelegt (nicht abgebildet). Bei Verwendung von 2 CTG-Geräten müssen 2 Wehenaufnehmer benutzt werden, **b.** Kombination von ECG (1. Zwilling) und Ultraschall (2. Zwilling) zur Herztonableitung

Abb. 9.2-7: Prinzip der intrauterinen Druckmessung

(2) Interne Tokographie

Die intrauterine Druckmessung kann nur *nach Blasensprung* bzw. Amniotomie durchgeführt werden und ist vorwiegend *ärztliche Tätigkeit*.

Vorgehen: Ein dünner, flexibler Katheter (Polyäthylen) wird mittels eines Applikators vorsichtig in die Amnionhöhle, zwischen vorangehendem Kindsteil und Uteruswand eingeführt. Falls der Katheter auf Widerstand stößt, darf er nicht weiter vorgeschoben werden, daraus können Verletzungen von Uterus und Plazenta resultieren. Eine Markierung gibt an, wie weit er eingeführt werden sollte. Danach wird er per Spritze mit steriler Flüssigkeit (z. B. Aqua dest.) aufgefüllt. Der in der Wehe ausgeübte Druck auf die Flüssigkeit wird gemessen und zu einem Druckaufnehmer geleitet, der am CTG-Gerät angeschlossen ist (Abb. 9.2-7). Da die angebotenen Systeme variieren, muß die genaue Meßanordnung der jeweiligen Herstellerbeschreibung entnommen werden. Praktischer in der Anwendung, aber kostenintensiver, sind Einmalkatheter mit integriertem Druckaufnehmer, die ohne Flüssigkeit arbeiten.

Da die interne Ableitung das Risiko einer intrauterinen Infektion erhöht (vor allem bei längerer Anwendung >6 Stunden), sollte die Indikation streng gestellt werden. **Häufige Indikationen sind:**

- angestrebte vaginale Entbindung in Periduralanästhesie, nach vorausgegangener Sectio caesarea oder anderer Uterusoperation
- protrahierter Geburtsverlauf, Verdacht auf hypertone Wehenstörung.

Der **Vorteil** der internen Tokographie liegt in der Genauigkeit der Meßwerte: Uterusaktivität und Basaltonus können exakt (in mm Hg) angegeben werden.

Ausstattung, Wartung und Pflege

Beim Kauf eines Kardiotokographiegerätes sind neben einem günstigen *Anschaffungspreis* auch folgende Aspekte zu beachten:

- **Kundenservice:** *Wartungsverträge* sollten Geräteeinführung, Wartungsintervalle, Laufzeit, Sonderkosten, Ansprechpartner vor Ort und zügigen Austausch defekter Aufnehmer/Geräte beinhalten.

Geräteausstattung: Sie ist abhängig davon, ob das CTG-Gerät im Klinikbetrieb oder einer Praxis (Hebamme, Ärztin) genutzt werden soll.

- **Klinik:** neuester Standard, Anschlüsse für interne und externe Herzton- und Wehenableitung, Geminiüberwachung, Telemetrie, Markierungsmöglichkeiten per Knopf oder Strichcode-Lesestift, Testmöglichkeiten, automatische Datum- und Zeitzuschreibung, stabile Aufnehmer und Kabel, mütterliches EKG, Kompatibilität mit EDV-Anlage zur Überwachung und Datenspeicherung.
- **Hebammen-Praxis:** Kompaktbauweise mit Minimum an Zubehör, transportabel, Netzanschluß (evtl. zusätzlich aufladbarer Akku), übersichtliche Gebrauchsanweisung, ggf. wasserdichter Transducer zur Verwendung in der Badewanne, preiswertes Zubehör wie Papier, Gurte, Elektroden, Kontaktgel etc.

Pflege und Reinigung: die Geräte sollten leicht zu reinigen sein, ohne Aufbauten, die Staub anziehen. Die Aufnehmer müssen nach jedem Anlegen abgewischt und sorgfältig verstaut werden, um sie vor Schäden zu bewahren. Nur vom Hersteller empfohlene Reinigungsmittel verwenden.

9.2.3 Ultraschallgeräte

Physikalische Aspekte des Ultraschalls

Der hörbare Schall umfaßt Frequenzen bis ca. 16 Kilohertz (1 KHz = 1000 Schwingungen/sec), der diagnostische Ultraschall Frequenzen zwischen 1–15 Megahertz (1 MHz = 1 Million Schwingungen/sec). Im gynäkologisch-geburtshilflichen Bereich werden Frequenzen zwischen 3,5–7,5 MHz angewendet.

Schallwellen breiten sich in Wasser viermal schneller aus als in der Luft. Im menschlichen Gewebe ist die Schallgeschwindigkeit in allen Weichteilen fast gleich, in Knochen sehr hoch und im Lungengewebe sehr niedrig (lufthaltig).

Ein Ultraschallwellenbündel verhält sich ähnlich einem Lichtbündel. Trifft es auf eine Grenzschicht, so wird je nach Dichteunterschied der beiden Medien ein Teil des Schalls reflektiert, der Rest gebrochen. Beim Durchlaufen des Gewebes nimmt die Intensität des Ultraschalls ab, da die Schallwellen auf 2 Arten abgeschwächt werden:

- Ein Teil der Energie wird in Wärme umgewandelt.
- Der gebündelte Strahl läuft räumlich auseinander (Divergenz).

Funktionsprinzip: Wichtigster Teil des US-Gerätes ist der Schallkopf. Schallgeber ist meist ein piezo-elektrischer Kristall. Er wird für kurze Zeit mit hochfrequen-

Abb. 9.2-8: Doppler-Effekt: Ein mit konstanter Frequenz ausgesandtes Schallbündel wird von einer beweglichen Grenzfläche (hier Herzwand) reflektiert. Bewegt sich die Herzwand zum Empfänger hin, erhöht sich die zurückgegebene Frequenz; bewegt sie sich weg, wird die Frequenz erniedrigt. Der Frequenzunterschied ermöglicht die Erfassung der fetalen Herzfrequenz

ter Spannung zum Schwingen angeregt (Impulsechoverfahren). Die reflektierten Schallwellen versetzen ihn in sehr viel schwächere Schwingungen, wodurch an der Oberfläche Spannungsveränderungen auftreten. Diese werden verstärkt und im Rechner des Gerätes weiterverarbeitet. Die Zeitdifferenz zwischen ausgesandtem Impuls und eingehendem Echo ist proportional zum zurückgelegten Weg und somit zur Tiefe der reflektierten Schicht.

A-Mode-Darstellung (A = Amplitude): Hier wird die Echoamplitude in Abhängigkeit von der Zeitverzögerung zwischen Impuls und Echo auf dem Bildschirm sichtbar gemacht.

B-Mode-Darstellung (B = brightness = Helligkeit): Die Amplituden des A-Modes werden in Punkte unterschiedlicher Helligkeit umgerechnet. Beide Methoden arbeiten nur mit einem Schallwellenbündel. Werden mehrere Ultraschallwandler parallel nebeneinander zur Impulsabgabe angeregt, so entsteht eine flächige Abbildung (*Schnittbild* = *B-Scan*) durch Nebeneinandersetzen der B-Mode-Linien. Ein Schnittbild entsteht ebenfalls, wenn nur ein Ultraschallelement (Transducer) mechanisch über den Körper bewegt wird und dabei mehrere parallele Echolinien aufzeichnet.

Doppler-Schallkopf: Er arbeitet im Gegensatz zum Impulsechoverfahren mit Dauerschall. Ein kontinuierliches Hochfrequenzsignal wird ausgesandt und die Frequenzverschiebung durch sich bewegende Grenzflächen gemessen (Doppler-Effekt, Abb. 9.2-8). Die Doppler-Sonographie findet z. B. Anwendung bei *Wachstumsretardierung* und Verdacht auf *Plazentainsuffizienz* um den Blutfluß (Flow) in kindlichen, mütterlichen und plazentaren Gefäßen zu messen. Besonders beachtet wird der Flow in Nabelarterien, fetaler Aorta und im Gehirn.

Bedeutung des Ultraschalls

Er ist heute die am häufigsten eingesetzte technische Untersuchungsmethode in der Schwangerschaft. Ultraschall liefert wichtige Daten über Schwangerschaftsalter und kindliches Wachstum.

> Leider tritt oft das Sammeln von Daten mit Hilfe immer komplexerer technischer Geräte in den Vordergrund, die zwischenmenschliche Beziehung wird vernachlässigt.

Viele Schwangere bewerten Ultraschalluntersuchungen als informativ und beruhigend, wenn sie adäquat aufgeklärt und miteinbezogen werden. Beunruhigung und Ablehnung resultieren meist aus zu häufiger Anwendung und psychischer Belastung der Mutter durch unklare Messungen und Aussagen (Kind angeblich zu groß, zu klein, dadurch ständig verschobene Entbindungstermine etc.) sowie Unsicherheit des Untersuchers.

Sicherheitsaspekte

In Deutschland und Österreich wurde eine **zweimalige sonographische Untersuchung** in der Schwangerschaft als obligatorisches Screening eingeführt: Sie wird im Mutterpaß dokumentiert und sollte zwischen *16.–20. SSW* und *32.–36. SSW* (Österreich *30.–34. SSW*) erfolgen.

Mögliche **Auswirkungen von Ultraschallenergie** könnten durch Erwärmung oder Kavitation (Hohlraumbildung, z. B. Bläschenbildung im Gewebe) entstehen.

Sie wurden in bisherigen Studien nicht nachgewiesen, allerdings liegen kaum Ergebnisse über die Auswirkung heutiger Geräte vor, die mit höherer Energieleistung arbeiten.

Verschiedene Sicherheitsgremien empfehlen:
- Ultraschallzeit so kurz wie möglich halten
- fetale Messungen mit der kleinstmöglichen Energieleistung
- keine lange Beschallung fetaler Knochen um eine lokale Überhitzung der Knochenoberfläche zu vermeiden
- ausreichende Erfahrung des Untersuchers
- Verzicht auf Routine-Doppler-Untersuchungen in der gesamten Schwangerschaft bzw. nur bei spezieller Indikation, wegen der hohen Schallintensität
- Abschalten der Farbcodierung, oder kurze, fraktionierte Untersuchung
- Kennzeichnung der Geräte: mit Leistungsbegrenzung für fetale Messungen (besonders wenn die Geräte von mehreren Fachdisziplinen benutzt werden).

Gerätetypen und Schallköpfe

Linearscanner: Es entsteht ein rechteckiges Schnittbild mit guter Bildqualität. Pro Sekunde erhält man ungefähr 25 Bilder, die eine Bewegungsdarstellung in Echtzeitverarbeitung (Realtime-Scan) ermöglichen. Dies wird erreicht durch eine Vielzahl von Elementen (>64), die in Linie angeordnet hintereinander weitergeschaltet werden.

Sector-Scanner: Er enthält einen oder mehrere rotierende oder pendelnde Ultraschallwandler, die einen Kreisausschnitt abdecken und ein kegelförmiges Bildformat von hoher Qualität erzeugen.

Vaginalsonde: Sie ist ein verkleinerter Sector-Scanner. Uterus und Adnexe können durch die Vagina aus unmittelbarer Nähe betrachtet werden, wodurch eine bessere Auflösung der im Ultraschallbild dargestellten Strukturen erreicht wird.

Eine gefüllte Harnblase ist hier im Gegensatz zur abdominalen Sonographie unnötig.

Aufgabengebiete des Ultraschalls

Bestimmung des Gestationsalters in der Frühschwangerschaft: Mit *Vaginalsonographie* kann ab der 5. SSW post menstruationem (p.m.) bereits eine Fruchthöhle nachgewiesen werden. Aus 3 Meßwerten berechnet sich der mittlere Fruchthöhlendurchmesser. Anhand einer Normwerttabelle wird daraus das durchschnittliche Schwangerschaftsalter ermittelt.

> Ab 6.–7. SSW p.m. ist der Embryo sichtbar und die Scheitel-Steißlänge (SSL) meßbar. Diese Messung läßt die sichersten Rückschlüsse auf das Gestationsalter zu.

Kontrolle des fetalen Wachstums: Verschiedene Körperteile werden sonographisch vermessen, mit Normwerttabellen verglichen und daraus Gewichtsschätzungen abgeleitet. Abweichungen von ±200 g sind miteinzubeziehen. Ab 2. Trimenon werden *biparietaler Kopfdurchmesser* (BPD, BIP), *abdomino-transversaler Durchmesser* (ATD, meist Thoraxdurchmesser genannt) und *Femurlänge* (Länge des Oberschenkelknochens) bei jeder Untersuchung gemessen. Normkurven finden sich in jedem Mutterpaß.

Wachstumsstörungen: Beim Vergleich mit Normdaten lassen sich Abweichungen schnell feststellen, vorausgesetzt das Gestationsalter ist gesichert. Wachstumsretardierungen können durch Fehlbildungen, *genetische Veränderungen* und *Noxen* wie Alkohol, Nikotin hervorgerufen werden (proportionierte Mangelentwicklung). Eine plazentare Mangelversorgung ab dem 3. Trimenon verursacht vermindertes Wachstum des Thorax im Gegensatz zum Kopf (*disproportionierte Mangelentwicklung*).

Makrosomie (sehr großes, dickes Kind) wird bei schlecht eingestelltem *Diabetes mellitus* beobachtet, hier wächst der Rumpf stärker als der Kopf.

Fehlbildungsdiagnostik: Verschiedene Fehlbildungen lassen sich heute bereits im 2. Trimenon diagnostizieren. Voraussetzung sind jedoch qualitativ gute Geräte und Erfahrung des Untersuchers.

Bei entsprechendem Verdacht sollte die Frauenärztin die Schwangere zur Abklärung an Institutionen verweisen, die weiterführende Kenntnisse besitzen und eine aus der Diagnose resultierende Behandlung des Kindes sicherstellen können.

Sonographisch erkennbar sind z.B. Fehlbildungen an (s. S. 366):
- *Kopf* (Anenzephalus, Hydrozephalus)
- *Wirbelsäule* und *Skelett* (Spina bifida, Zwergwuchs)
- *Thorax* (Herzfehlbildungen, Zwerchfellhernie)
- *Magen-Darm-Trakt* (Gastroschisis, Omphalozele)
- *Urogenitalsystem* (Potter-Syndrom)

Diagnose der gestörten Gravidität: Möglich ist die sonographische Sicherung von *Windeiern, Blasenmolen, Aborten, extrauteriner Schwangerschaft, intrauterinem Fruchttod*, wie auch *vorzeitige Plazentalösung* mit Ausbildung eines retroplazentaren Hämatoms und vorzeitige *Reifungsprozesse der Plazenta*, die auf eine eingeschränkte Funktion schließen lassen.

9.2.4 Amnioskopie

Durch ein Amnioskop (Abb. 9.2-9) wird der untere Eipol bzw. die Vorblase betrachtet, zur Bestimmung von: *Fruchtwasserfarbe, Vernixgehalt*, evtl. *Menge des Vorwassers*. Grünes Fruchtwasser deutet auf eine hypoxische Gefährdung des Kindes hin (s. S. 229). Zeitpunkt und Fortbestehen des Sauerstoffmangels können jedoch durch Amnioskopie nicht bestimmt werden. Sie ist deshalb nur ein zusätzliches Verfahren im Rahmen aller Überwachungsmethoden.

Abb. 9.2-9: Amnioskop nach Saling mit innenliegendem Obturator (rot)

Benötigte Instrumente und Zubehör:
- 1 Kaltlichtlampe mit Klemmansatz
- verschiedene Amnioskope mit Obturatoren (Durchmesser 12, 14, 16 mm)
- 1 Paar sterile Handschuhe
- 1 Tupferhalter bzw. Kornzange
- kleine Tupfer oder Präpariertupfer.

Durchführung:

Die Schwangere nimmt auf dem gynäkologischen Untersuchungsstuhl Platz. Zuerst werden vaginal die Muttermundsweite und Position der Portio getastet, mit der anderen Hand das Amnioskop (samt darin steckendem Obturator) langsam in die Scheide eingeführt, bis der Obturator am unteren Eipol liegt. Nun wird der Obturator entfernt, die angeschaltete Kaltlichtlampe an das Amnioskop geklemmt und das Fruchtwasser betrachtet. Häufig behindert Zervikalschleim die Sicht auf die Vorblase. In diesem Fall muß der Vorgang wiederholt oder der Schleim mit Tupfern vorsichtig entfernt werden.

Sind Farbe und Menge des Vorwassers festgestellt, wird das Amnioskop zurückgezogen, die Lichtquelle ausgeschaltet. Die Frau kann sich aufsetzen, wird über den Befund informiert und das weitere Vorgehen mit ihr besprochen.

9.2.5 Fetalblutanalyse (FBA) oder Mikroblutuntersuchung (MBU)

Bei der fetalen Blutgasanalyse wird eine kleine Blutprobe aus dem vorangehenden Teil (Kopf, Steiß) des Kindes entnommen und der pH-Wert bestimmt. Dieser aktuelle Wert (pH akt.) veranschaulicht die momentane Situation des kindlichen Säure-Basen-Haushalts (normal: pH akt. $\geq 7{,}25$). Eine kurzfristige Störung der Sauerstoffversorgung des Kindes wird als *respiratorische Azidose* bezeichnet. Dabei sinkt der pH-Wert ab, der pCO_2 (Kohlensäurepartialdruck) im Blut steigt an. Ein anhaltender Sauerstoffmangel führt zur *metabolischen Azidose* (Auftreten saurer Stoffwechselprodukte im Blut, Abnahme von Bikarbonat). Beide Aziditätsformen können durch pH-Messung erfaßt werden.

Moderne Blutgasanalysegeräte messen automatisch neben dem aktuellen pH-Wert auch pCO_2, CO_2, Standardbikarbonat und Base exess (BE) sowie die Sauerstoffsättigung des Blutes. Anhand dieser Parameter läßt sich eine genaue Aussage über den Säure-Basen-Haushalt und die Art der Azidose treffen.

Zur Differenzierung der Azidose kann die Blutprobe durch Äquilibrierung (Standardisierung des Kohlensäuregehalts) auf einen CO_2-Druck von 40 mm Hg (pHqu40) eingestellt werden. Normalisiert sich der pH-Wert, handelt es sich um eine respiratorische Azidose, bei metabolischer Azidose bleibt er unverändert. Die Methode der Äquilibrierung wird nur noch selten angewandt.

Verschiedene Untersuchungen haben übereinstimmend gezeigt, daß der **pH-Wert** unter der Geburt physiologischerweise langsam absinkt. Normwerte betragen für die Eröffnungsperiode pH 7,33, für die Austreibungsphase pH 7,28 (Angaben variieren s. S. 230).

Indikationen zur FBA: Da pathologische Veränderungen der kindlichen Herzfrequenz allein keine Aussage über die tatsächliche hypoxische Gefährdung zulassen, ist bei *folgenden Abweichungen eine Fetalblutanalyse indiziert*: Anhaltende Tachykardie, Bradykardie, variable Dezelerationen, späte Dezelerationen, sinusoidaler Verlauf der FHF.

Benötigte Instrumente und Zubehör:
- 1 Blutentnahmekapillare, heparinisiert mit angeschlossenem Silikonschlauch
- 1 konisches Rohr mit Obturator je nach Muttermundsweite, ähnlich dem Amnioskop, aber mit 15, 20 bzw. 33 mm Durchmesser oder Spekula

Abb. 9.2-10: Fetalblutentnahme aus dem kindlichen Kopf

- 1 Klingenhalter und Inzisionsklingen
- 1 Tupferzange, Präpariertupfer, kleine Tupfer
- steriles Paraffinöl, sterile Handschuhe
- Kaltlichtlampe mit Anklemmvorrichtung, Transformator.

Vorbedingungen sind: offene Fruchtblase, erreichbarer vorangehender Teil, ausreichende Muttermundsweite (mindestens 2 cm).

Vorgehen (Abb. 9.2-10): Bevor die Patientin gelagert wird, müssen alle Vorbereitungen abgeschlossen sein, d. h. Klinge und Tupfer einspannen, Blutentnahmekapillare bereitlegen, auf einen gesonderten Tupfer steriles Paraffinöl auftragen, alle anderen Instrumente griffbereit anordnen. Nach Lagerung der Frau in Steinschnitt- oder Seitenlage:

- Desinfektion des äußeren Genitalbereiches
- Einstellen des vorangehenden Teils mit MBU-Rohr oder ab 8 cm Muttermundsweite mit Spekula
- Entfernung des Obturators und Anklemmen der Beleuchtungsvorrichtung
- Säuberung und Trocknen der kindlichen Kopfhaut mit Tupfern
- Auftragen eines Fettfilmes (Paraffinöl) auf die Inzisionsstelle mit einem Tupfer, um ein Zerfließen des Blutstropfens zu vermeiden
- Stichinzision mit 2 mm langer Klinge
- Ansaugen des austretenden Blutes in die Kapillare, möglichst ohne Luftbeimengung
- rasche Messung des pH-Wertes.

Wiederholung der MBU: Liegt der Wert im präpathologischen oder pathologischen Bereich, ist u. U. eine baldige Wiederholung angezeigt, um abzuklären, ob sich der fetale Zustand gebessert oder verschlechtert hat. Die Häufigkeit weiterer Blutentnahmen wird unterschiedlich gehandhabt und ist situationsabhängig.

Aufgaben der Hebamme sind Vorbereitung und Assistenz der MBU und häufig die Messung des pH-Wertes.

9.3 Instrumente und Zubehör für die Geburt

Rosa Maria Schilling

9.3.1 Normale Geburt

Nabelbesteck

Angestellte und freiberufliche Hebammen arbeiten mit einem Instrumentenset, das als *Nabelbesteck* bezeichnet wird (Abb. 9.3-1), die Scheren können unterschiedlich geformt sein (Abb. 9.3-2).

Inhalt des Nabelsets:

– Nabel- und Episiotomieschere
– chirurgische und anatomische Klemme oder 2 anatomische Klemmen
– sterile Tupfer und Tücher.

Einmalabsauger, Nabelklemme nach Hollister (Plastik) und Handschuhe werden kurz vor der Geburt, unter Beachtung der Sterilität, dazugelegt. Häufig wird eine sterile Schüssel mit Schleimhautdesinfektionsmittel und Vorlagen

Abb. 9.3-1: Nabelset: (von li. nach re.) Episiotomieschere, Nabelschere, Pean-Klemme (anatomische oder stumpfe K.), Kocher-Klemme (chirurgische oder scharfe K.), Absauger, Nabelklemme

Abb. 9.3-2: Andere Form der Episiotomieschere (li.) und Nabelschere (re.)

oder nur mit warmem Wasser zum Abwaschen vorbereitet.

Die Frau wird abgewaschen und der Geburtsbereich steril abgedeckt. Danach werden die Instrumente in der Reihenfolge der Benutzung auf dem Geburtentisch oder -wagen geordnet.

Die *Episiotomieschere* muß sehr scharf sein und wird deshalb immer im Schutz der Hebammenfinger benutzt (s. S. 217).

Der Knopf am Ende der unteren Branche dient dem Schutz des kindlichen Kopfes (Abb. 9.3-2). Die beiden *Metallklemmen* verwendet man zum Abnabeln, die scharfe (chirurgische) Klemme dient bei sichtbarer, stehender Fruchtblase zur Blaseneröffnung. Die *Nabelklemme* nach Hollister wird mancherorts als erste Klemme zum Unterbinden der Nabelschnur genutzt, einmal verschlossen, kann sie nur noch mit einer Spezialzange geöffnet werden. Die *Nabelschere* zum Durchtrennen der Nabelschnur ist gebogen oder vorne mit 2 „Hörnern" versehen, um ein Wegrutschen beim Durchschneiden zu verhindern.

Der Inhalt des Hebammenkoffers für die Hausgeburt wird auf S. 223 beschrieben.

Nahtset und Nahtmaterialien

In den meisten Kliniken liegt die Versorgung von Rissen und Episiotomien im Verantwortungsbereich des Arztes. Die Hebamme bereitet vor oder instrumentiert. Freiberuflich tätige Hebammen nähen Risse oder Dammschnitt in vielen

Abb. 9.3-3: Anatomische (oben) und chirurgische (unten) Pinzette

Tab. 9.3-1: Chirurgisches Nahtmaterial (Auswahl)

Herkunft der Rohstoffe	Re- bzw. absorbierbar		unresorbierbar	
	Rohstoff	Bezeichnung Handelsname (Beispiele)	Rohstoff	Bezeichnung Handelsname (Beispiele)
nativ pflanzlich			Zellulose	Zwirn
nativ tierisch	Kollagen	Catgut	Fibroin	NC-Seide
	Kollagen	Chrom-Catgut	Fibroin	Perma-Seide
	Polyglykolsäure	Dexon	Polyamid	Supramid
	Polyglykolsäure	Vicryl	Polyamid	Suturamid
			Polyäthylenterephthalat	Mirafil
			Polyesterfiber	Mersilene

9.3 Instrumente und Zubehör für die Geburt

Fällen selbständig, abhängig von der jeweiligen Berufsordnung des Bundeslandes.

Inhalt des Nahtsets (kann variieren):
- 20 ml Spritze, Infiltrationskanüle
- breite Specula
- Klemmen nach Backhaus (fixieren die Tücher)
- Tampon bzw. großer Tupfer
- 2 anatomische, 2 chirurgische Klemmen, 2 Kornzangen
- 1 chirurgische und 1 anatomische Pinzette (s. Abb. 9.3-3)
- 2 Nadelhalter nach Hegar (20 cm, 25 cm)
- 1 mittelgroße Schere nach Cooper
- viele sterile Tupfer
- atraumatisches Nahtmaterial verschiedener Stärke (Tab. 9.3-1).

Die Hebamme lagert die Frau, desinfiziert das äußere Genitale und deckt die Patientin mit sterilen Tüchern ab. Der Instrumentiertisch wird entsprechend des Ablaufs geordnet. Die Hebamme legt Spritze und Kanüle zum Infiltrieren, Specula zur Kontrolle von Rißverletzungen und in Kornzangen eingespannte Tupfer zum Abtupfen des Operationsfeldes bereit. Ein Tampon in der Vagina verhindert Nachlaufen des Blutes und ermöglicht bessere Sicht auf das Operationsfeld.

Der *Verschluß der Episiotomie* kann durch verschiedene Nahttechniken (Einzelknopfnaht, fortlaufende Naht) erfolgen (s. S. 218).

9.3.2 Zervixeinstellung und Curettage

Indikationen für eine Zervixeinstellung sind:
- vorangegangene vaginal-operative Entbindung oder Konisation
- erfolgte Cerclage oder frühzeitiger totaler Muttermundsverschluß.

Indikationen für eine Curettage:
- unklare stärkere Nachblutung
- atonischer Uterus
- unvollständige Plazenta, manuelle Plazentalösung.

Abb. 9.3-4: Zervixeinstellung und Curettage (von li. nach re.): 2 breite Specula, 2 Tupferträger (Kornzangen), 2 Muttermundsklemmen, 2 Curetten nach Bumm

Für Zervixeinstellung und Curettage bedarf der Arzt einer Assistenz durch Hebamme oder Hebammenschülerin.

Instrumentarium für die Zervixeinstellung und Curettage (Abb. 9.3-4):
- 3–4 breite Specula nach Doyen
- 4 Stieltupfer (Kornzangen mit eingespannten Tupfern)
- 4 Muttermundsklemmen gefenstert
- 2–3 stumpfe Curetten nach Bumm in verschiedenen Größen
- Nahtset.

Durchführung. Der Operateur entfaltet mit den Specula die Scheide und stellt die vordere Muttermundslippe ein.

Die Hebamme kann, mit sterilen Handschuhen bekleidet, das Halten des oberen und unteren Speculums übernehmen. Der gesamte Muttermundssaum wird im Uhrzeigersinn begutachtet, indem er immer im Wechsel mit 2 Muttermundsfaßzangen gefaßt und mit vorbereiteten Stieltupfern blutfrei getupft wird. Ein bei der Inspektion entdeckter Riß wird sofort mit Einzelknopfnaht versorgt.

Bei einer **Curettage** (Ausschabung) ist der Beginn ähnlich. Nachdem die vordere Muttermundslippe mit Muttermundsklemmen gefaßt ist, wird das vordere Speculum entfernt. Eine Hand des Operators oder der Hebamme stützt von außen den Fundus uteri, damit beim Hochschieben der Curette eine deutliche obere Begrenzung des Cavum uteri zu spüren ist. Dies ist wichtig, um eine Perforation des Uterus mit der Curette zu vermeiden. Das Cavum uteri wird nun vorsichtig streifenförmig curettiert.

9.3.3 Vaginal-operative Entbindung

Ein vaginaler operativer Eingriff wird nur nach strenger Indikationsstellung vom Arzt vorgenommen. In einigen europäischen Ländern ist auch die Hebamme befugt, vaginal-operative Entbindungen auszuführen.

Die **Aufgabe der Hebamme** besteht in:
- Aufklärung und Anleitung der Frau (gemeinsam mit dem Arzt)
- Lagerung im Querbett und abwaschen und desinfizieren der Vulva
- abdecken mit sterilen Tüchern, evtl. Harnblasenentleerung mittels Katheter
- Vorbereiten und Überprüfen des Instrumentariums, Assistenz.

Vor Beginn des Eingriffs ist meist eine *Anästhesie* (Leitungs- oder Lokalanästhesie) angezeigt, häufig eine *Episiotomie*.

Entstehungsgeschichte des Instrumentariums

Zu Beginn des 17. Jahrhunderts entwickelte der in England ansässige Franzose Peter Chamberlen die Geburtszange. Die Mitglieder der Arztfamilie Chamberlen hielten ihre Erfindung lange Zeit im Verborgenen. Sie wurde später in die Niederlande verkauft und unter der Bezeichnung „Roonhuyzen-Hebel" bekannt. 1815 entdeckte man in Testament und Familienpapieren der Chamberlens noch andere Entwürfe geburtshilflicher Instrumente u. a. vier weitere Zangenmodelle. Alle waren gefenstert, mit gekreuzten Löffeln und wiesen Ähnlichkeiten zu heutigen Instrumenten auf.

Zu Beginn des 18. Jahrhunderts stellte der flämische Chirurg Jan Palfyn eine Zange vor, „les mains de Palfyn" (die Hände des Palfyn). Sie bestand aus 2 Hebeln, die parallel nebeneinander angelegt wurden. Die Handgriffe wurden durch eine Kette bzw. ein Band miteinander verbunden, die Löffel waren nicht gefenstert.

Mitte des 18. Jahrhunderts stand England, bis in das 19. Jahrhundert Frankreich, im Mittelpunkt der Geburtshilfe. In beiden Ländern wurde die Technik der Zangenentbindung vervollkommnet und bessere Instrumente konstruiert. Von den über 200 bisher entwickelten Zangenmodellen finden heute nur bestimmte Modelle im deutschsprachigen Raum Anwendung.

Auch die *Saugglocke* hat eine über 100jährige Historie. Anfängliche Versuche mit großen Extraktoren aus Gummi oder Metall scheiterten. Erst 1953 gelang es dem Schweden Malmström die Saugglocke vorteilhaft anzuwenden. Er verwandte flache Metallnäpfe, die mittels Erzeugung von Unterdruck (Vakuum) an der Kopfschwarte des Kindes haften. Dadurch entsteht eine künstliche Geburtsgeschwulst, die gutes Festhalten gewährleistet und Zug am kindlichen Kopf ermöglicht.

Abb. 9.3-5: Aufbau eines Zangenlöffels

Abb. 9.3-6: Naegele-Zange mit Kopf- (a) und Beckenkrümmung (b) sowie Stiftschloß (c)

Forzeps und Löffel

Geburtshilfliche Forzeps (Zangen) bestehen aus rechtem und linkem Blatt (auch Branche oder Löffel) (Abb. 9.3-5). Die Löffel sind geschlossen oder gefenstert, es schließen sich Halsteil mit Schloß oder Stift, Zughaken und Griff an, die verschieden gestaltet sein können. Alle Zangenmodelle haben eine Kopfkrümmung, die sich dem biparietalen Kopfdurchmesser anpaßt, einige Modelle weisen zusätzlich eine Beckenkrümmung auf:

- Die am meisten verwendete **Zange nach Naegele** hat eine Kopf- und Beckenkrümmung (Abb. 9.3-6). Sie besitzt ein Stiftschloß, Stift und Knopf befinden sich am linken Blatt, der Ausschnitt rechts. Die Zangengriffe sind leicht gerippt, damit die Hand nicht abgleitet.
- Die **Zange nach Kjelland** (Abb. 9.3-7) zeigt keine Beckenkrümmung. Sie kann infolgedessen unabhängig von der Einstellung des Kopfes immer im biparietalen Durchmesser angelegt werden. Sie besitzt ein Gleitschloß zur Verschiebung der Blätter in Längsrichtung.

Abb. 9.3-7: Kjelland-Zange ohne Beckenkrümmung mit Gleitschloß

Abb. 9.3-8: Shute-Parallelzange

- Bei der **Zange nach Shute** (Abb. 9.3-8) überkreuzen sich die Löffel nicht, deshalb wird sie als *Parallelzange* bezeichnet. Die Löffel lassen sich im Schloß fixieren; somit wird eine Druckübertragung auf den kindlichen Kopf vermieden.

Diese Zange wird zur Geburtsbeendigung bei Frühgeborenen verwendet, da die Zangenlöffel wie ein schützender Käfig den Austritt des Kopfes begleiten.
- Die **Bamberger Divergenzzange** (Abb. 9.3-9) stellt eine Weiterentwicklung der Shute-Zange dar, ist aber leichter und kürzer. Dadurch ist sie schonender zu handhaben. Die Blätter verlaufen parallel und können mit Hilfe eines Schiebers im rechten Griff fixiert werden.

Abb. 9.3-9: Bamberger Divergenzzange

Abb. 9.3-10: Geburtslöffel nach Saling

- Die **Geburtslöffel nach Saling** (Abb. 9.3-10) bestehen aus 2 V-förmig angeordneten Blättern mit einem Gleitschloß am unteren Ende. Die Löffel sind nicht gefenstert. Da Zug- und Rotationsmöglichkeiten der Löffel eingeschränkt sind, können sie nur eingesetzt werden, wenn der Kopf des Kindes auf Beckenboden steht und die Pfeilnaht gerade ist.

Anreichen und Anlegen der Zange (Abb. 9.3-11, 12): Die Hebamme legt dem Operateur die Zange geschlossen und vollständig vor, so daß

Abb. 9.3-11: Angelegte Zange, Ansicht von vorne (a), von der Seite (b)

Abb. 9.3-12: Kopfaustritt: Heben der Zangengriffe und Dammschutz er sich vom ordnungsgemäßen Zustand des Instruments überzeugen kann. Sein weiteres Vorgehen erfolgt in folgenden Schritten:

- Hinhalten der geschlossenen Zange vor die gelagerte Frau zum gedanklichen Nachvollziehen der Geburtsmechanik
- Öffnen der Zange und Einführen des linken Löffels
- Anlegen des zweiten, rechten Löffels und Schließen der Zange
- Nachtasten, um Verletzungen zu vermeiden
- Probezug und nachfolgende Extraktion.

Vakuumextraktor und Zubehör

Der Vakuumextraktor besteht aus:

- *Vakuumpumpe*: früher Vakuumerzeugung mittels Handpumpe, heute elektrisch betrieben
- *Schlauchsystem*: Silikon- oder Gummischläuche
- *Saugglocken*: verschiedene Größen und Materialien, *Metall*: 30, 40, 50 mm Durchmesser (Abb. 9.3-13) und *Silikon*: 50, 60 mm Durchmesser.

Abb. 9.3-13: Metall-Vakuumglocke modifiziert nach Malmström

Wirkungsweise des Gerätes: Das von Motor und Pumpe erzeugte Vakuum wirkt direkt (oder über einen 2. Schlauch) auf den Sekretglasverschluß und wird von hier über den Ansatzschlauch zur Saugglocke geleitet. Das Vakuum ist mittels Fußregler stufenlos einstellbar, ein Regulierventil ermöglicht eine Festlegung des gewünschten Endvakuums. Die Sogstärke wird am Vakuummeter (ähnlich einem Manometer) angezeigt.

Technik und Fehler der Vakuumextraktion

Die Vakuumextraktion erfolgt schrittweise:

- Einführen der Glocke und Anlegen an den kindlichen Kopf
- Ansaugen durch Erzeugung eines Unterdruckes von 0,2 kg/cm^2
- vorsichtiges Nachtasten zur Kontrolle des Glockensitzes
- langsames Herstellen eines Vakuums von 0,6–0,8 kg/cm^2 über die Dauer von 2–3 Min. (kann je nach Klinik variieren)
- Extraktion des Kindes durch Zug in Beckenführungslinie (Abb. 9.3-14)

Abb. 9.3-14: Vakuumextraktion, die Zugrichtung muß stets der Beckenführungslinie entsprechen

- Ablösen der Glocke vom kindlichen Kopf durch langsame Reduzierung des Unterdruckes, um starke intrazerebrale Druckschwankungen (im Gehirn) zu vermeiden.

Die Aufgaben der Hebamme umfassen:

- *Überprüfung des Instrumentariums*: Netzschalter einstecken, Regulierventil schließen, Einstellung des Fußpedals prüfen, Pumpe testen durch Anlegen eines Fingers am Schlauchende, Glocke überprüfen (Materialfehler, Kette locker).

- *Kurzzeituhr* stellen und das Ende des *Saugglockenschlauches* mit dem Geräteschlauch *verbinden*.

Häufige Fehler bei Vakuumextraktionen:

- *Verkanten der Metallglocke* bewirkt einen Druckabfall, der ein Abreißen der Saugglocke zur Folge hat.
- Wahl einer *zu kleinen Glocke* oder zu *schnelles Ansaugen* (geringe Haftung am Kopf) können ebenfalls ein Ablösen verursachen.
- Zug an der Glocke erfolgt *nicht wehensynchron* und *nicht in Führungslinie* (der Kopf folgt nicht).

Im Vergleich zur Zange beansprucht die Saugglocke keinen zusätzlichen Raum, die Traumatisierung von mütterlicher Vulva und Vagina ist somit geringer.

9.3.4 Instrumentenset zur Sectio caesarea, Kaiserschnitt

Im Laufe der Jahrhunderte wurden verschiedene Operationsmethoden entwickelt, um Kinder auf abdominalem Wege zur Welt zu bringen. So war zuerst der *Seiten-* oder *Flankenschnitt* üblich, abgelöst vom *korporalen Längsschnitt* (Mittelli-

Abb. 9.3-15: Sectioset: (**1**) Doyen-Spekulum (Blasenhaken), (**2**) Fritsch-Bauchdeckenhaken, (**3**) Israel-Wundhaken, (**4**) Mikulicz-Klemmen, (**5**) lange anatomische und chirurgische Klemmen, (**6**) Kornzangen, (**7**) Kocherklemmen, (**8**) Präparierschere, (**9**) Cooper-Schere, (**10**) lange anatomische und chirurgische Pinzetten, (**11**) Hegar-Nadelhalter (Skalpelle heute meist Einmalartikel)

Abb. 9.3-16: Sectioset: (12) Collin-Bauchdeckenhalter und zur Entwicklung des Kopfes, (13) Sellheim-Löffel oder (14) kurze Zange

nie des Bauches von der Symphyse bis zum Nabel). Die heute gebräuchlichste Form ist der **suprasymphysäre Querschnitt** (oberhalb der Symphyse, dicht unterhalb des Schamhaaransatzes).

Die **Aufgaben der Hebamme** umfassen:

- Betreuung und Vorbereitung der Frau vor der Operation (s. S. 486 ff.)
- Beobachtung des Operationsverlaufes, um rechtzeitig das Neugeborene entgegenzunehmen
- Instrumentieren (in einigen Kliniken anstelle der Op.-Schwester).

Die **Kenntnis des Instrumentensets** ist für die Hebamme unumgänglich, auch wenn die Zusammenstellung variieren kann. Meist sind die in Abb. 9.3-15, 16 dargestellten Instrumente enthalten.

Weiteres Zubehör: Nahtmaterial, Hautklammern, Tupfer, Bauchtücher, Abdecktücher und Beinlinge, sterile Op.-Handschuhe, sterile Kittel, bipolare oder monopolare Koagulierer, steriler Wundverband, Abwaschschälchen für Hautdesinfektion, sterilisierter Absaugerschlauch.

9.4 Instrumentenpflege

Renate Warbanov

Chirurgische Instrumente sind aus hochwertigen Metallen gefertigte Präzisionsinstrumente und bedürfen, um lange und exakt funktionsfähig zu bleiben, einer fachgerechten Aufbereitung und Pflege. Um Beschädigungen zu vermeiden, werden sie nicht „abgeworfen", sondern abgelegt. Chirurgische Instrumente sollten möglichst gleich nach dem Gebrauch einer Reinigung zugeführt werden, um unnötiges Antrocknen von Rückständen zu verhindern.

Desinfektion. Bevor die Reinigung von Instrumenten erfolgen kann, muß eine Desinfektion durchgeführt werden. Am geeignetsten sind kombinierte Desinfektions- und Reinigungsmittel, die speziell für die Instrumentenaufbereitung entwickelt wurden. Um den gewünschten Effekt zu erzielen, müssen die Lösungen entsprechend den Herstellerangaben zubereitet, die angegebene Konzentration und Einwirkzeit eingehalten werden. Verweilen Instrumente länger als notwendig in den Lösungen, wird das Material belastet, die Korrosionsgefahr erhöht sich. *Desinfektions- und Reinigungslösungen* sollten immer mit kaltem Wasser angesetzt werden.

Bei Verwendung von heißem Wasser kommt es zu Verdunstung, die einerseits eine Veränderung der Konzentration, andererseits Gesundheitsschäden durch Einatmen von Dämpfen zur Folge haben kann.

Die Instrumente müssen locker, mit geöffneten Branchen und Schlössern bzw. auseinandergenommen in die Lösung eingelegt werden und vollständig mit Flüssigkeit bedeckt sein.

Reinigung. Nach der Einwirkzeit werden die Instrumente mit weichen Tüchern oder Bürsten gereinigt und gründlich mit Wasser gespült, denn Rückstände von Desinfektions- und Reinigungsmitteln schädigen die Instrumentenoberfläche. Genauso wichtig ist sorgfältiges Trocknen, besonders korrosionsgefährdet sind Schlösser und bewegliche Verbindungen.

Häufig wird auch eine *andere Methode* angewandt: Die Instrumente werden nach Gebrauch ohne Reinigung geöffnet in einen trockenen Container gelegt und von der Zentralsterilisation ein bis zweimal pro Tag abgeholt. Dort durchlaufen die Container eine Waschstraße, die Instrumente können desinfiziert und gereinigt, im Anschluß sterilisiert werden. Instrumentenpflege und Kontrolle entfällt dadurch jedoch nicht.

Pflege. Vor der Verpackung in Sets und dem Sterilisieren, sollten sie auf Beschädigungen und Funktionsfähigkeit geprüft werden.

Es empfiehlt sich außerdem, die Instrumente mit Pflegemitteln zu behandeln. Bewährt haben sich Präparate auf Paraffinölbasis. Instrumente mit Rasterverschluß dürfen immer nur in die erste Zacke einrasten, um Verluste der Spannkraft beim Sterilisieren zu vermeiden.

Man unterscheidet **2 Sterilisationsverfahren** chirurgischer Instrumente:

- **Heißluftsterilisation:** Notwendig ist eine Temperatur von 180°–200°, wobei die Betriebszeit je nach Art und Menge des Sterilisiergutes gewählt wird. Mögliche Sterilgutverpackungen sind verschweißte Zellophanfolie und Metallkästen.
- **Dampfsterilisation:** Sie erfolgt im Autoklaven durch gemeinsame Wirkung von Temperatur und Dampfüberdruck in genau vorgeschriebenem Zeitraum (121 °C Temperatur, 1,3 kp/m^2 Druck in 20 Min.). Mögliche Sterilgutverpackungen sind Instrumentencontainer mit Spezialfiltern aus Fließpapier oder textilem Gewebe, Fließpapier, Metalltrommeln mit textilem Filter oder Op.-Tücher vierlagig verwendet.

Lagerung. Nach der Sterilisation ist das Sterilgut trocken und am besten in geschlossenen Schränken oder Behältern aufzubewahren, da seine Haltbarkeit von der Verpackungsart und Lagerung abhängig ist.

Bei geschützter Lagerung bleibt die Sterilität wie folgt erhalten:

- 2fach in Fließpapier gepackt: 6 Monate
- 4fach in Op.-Tücher gepackt: 7 Tage
- Container mit Spezialfilter: 6 Monate
- in Folie verschweißt: 6 Monate

9.5 Instrumentieren

Nach Lagerung der Frau für einen operativen Eingriff ist es Aufgabe der instrumentierenden bzw. assistierenden Hebamme, das Operationsgebiet zu desinfizieren und steril abzudecken.

Auf dem steril vorbereiteten Instrumentiertisch werden die erforderlichen Instrumente übersichtlich und dem Vorgehen entsprechend sinnvoll geordnet. Der Ablauf des operativen Eingriffs muß vertraut, eine gute Sicht auf das Operationsgebiet gewährleistet sein, damit der nächste Schritt bereits vorausgesehen und dem Operateur das richtige Instrument ohne Zeitverzug angereicht werden kann.

Um ihm ein sicheres Zufassen zu ermöglichen, werden die Instrumente mit leichtem Druck in die Hand gegeben.

Scharfe, spitze Instrumente werden immer geschlossen angereicht, und zwar so, daß der scharfe Teil durch die hohle Hand der Instrumentierenden umschlossen ist. Ein Skalpell wird kurz hinter der Schneide von oben gefaßt, der Griff dem Operateur von unten in die Hand gegeben.

Zum Verschluß von Operationswunden wird heute vorwiegend atraumatisches Nahtmaterial verwendet. Dies sind Einzelfäden mit einer angeschweißten Nadel in sterilen Einzelverpackungen. Verwendet man Nahtmaterial aus Flaschen, sind einzelne Nadeln mit Federöhr notwendig, in die die abgeschnittenen Fäden eingefädelt werden. Zum Abschneiden benötigt man aus hygienischen Gründen eine eigene Schere und Pinzette, die nicht mit den anderen Instrumenten in Berührung kommen sollte.

9.6 Infusionsapparate

Marianne Kerkmann

Mit Hilfe eines Infusionsapparates kann eine bestimmte Menge einer Infusionsflüssigkeit bzw. eines Medikamentes in einer festgelegten Zeitspanne dosiert und kontinuierlich dem Blutkreislauf zugeführt werden:

- zur präzisen Dosierung hochwirksamer Medikamente
- wenn Kleinstmengen konstant und sicher infundiert werden sollen
- um in einer vorgegebenen Zeit eine festgelegte Menge zu verabreichen
- bei intraarteriellen Infusionen.

9.6.1 Bauarten

Man unterscheidet folgende Infusionsapparate:

- Infusionsregler für die Schwerkraftinfusion
- Infusionspumpen
- Tropfenzahl-regelnde Infusionspumpen
- Volumen-errechnende Infusionspumpen
- Volumen-gesteuerte Infusionspumpen
- Infusionsspritzenpumpen.

Infusionsregler sind mechanisierte Schlauchklemmen, die über einen Tropfensensor die Dosierung unter Ausnutzung der Schwerkraft regeln (Fördergenauigkeit von ca. ±20%). Sie haben keinen eigenen Förderantrieb, die Infusionsgeschwindigkeit wird in Tr./min angegeben.

Infusionspumpen erzielen eine genauere Dosierung, neben einem photoelektrischen Tropfenzähler besitzen sie einen eigenen, elektrisch betriebenen Förderantrieb.

Die *volumengesteuerte Infusionspumpe* hat sich allgemein durchgesetzt, da sie eine bessere Dosiergenauigkeit (unter ±5%) erreicht. Die Infusionsgeschwindigkeit wird in ml/h angegeben.

Infusionsspritzenpumpen pressen den Inhalt einer Spritze mit vorgegebener Geschwindigkeit in das Blutgefäß.

Sie werden vor allem für *kleinere Infusionsmengen* verwandt (z. B. in der Pädiatrie, bei intraarteriellen Infusionen).

Das Angebot an Infusionspumpen ist reichhaltig. Grundsätzliche Forderungen an ein Gerät sind konstante Pumpleistung und sicheres Alarmsystem mit automatischer Abschaltung. Die neuesten Geräte verfügen über eine automatische Selbstüberprüfung und eine mechanische Durchflußsperre, die beim Öffnen von Pumpenventil und noch offener Rollenklemme die Infusion durch Abklemmen des Schlauches unterbricht.

9.6.2 Gefahren

Eine **Blockade der Infusionszufuhr** entsteht durch:

- Verschluß im Infusionssystem z. B. bei geschlossener Rollenklemme oder abgeknicktem Schlauch
- nicht fixierte Injektionsspritze
- falsch eingelegtes Infusionsbesteck
- Gerätedefekte.

Zu **falscher Infusionsförderrate** führen:

- Fehler bei der Berechnung der Infusionsmenge
- falsche Eingabe der Infusionsrate
- Verwendung ungeeigneter Infusionsbestecke oder Spritzen
- Gerätedefekte.

Weitere Gefahren können sein:

- *Medikamentenbolus* nach Wiederherstellung eines zuvor unterbrochenen Infusionsflusses oder nach Öffnen des Pumpenventils, wenn die Rollenklemme der Infusionsleitung nicht geschlossen ist
- bei paravenös liegendem Zugang *Druckinfusion ins Gewebe* (evtl. mit späteren Gewebsnekrosen)
- *Lungenödem,* wenn zu rasch oder zu hohe Flüssigkeitsmengen infundiert werden
- *Embolie,* wenn durch unsachgemäß eingelegtem Besteck oder Leckagen im Infusionsbesteck hinter der Luftüberwachung des Gerätes Luft eingeschleust wird

- *Blutung* durch gelöste Verbindung zwischen Verweilkanüle und Besteck oder Bruch des Bestreckes
- bei Kombination von Schwerkraftinfusion und Infusionspumpe an *einer* Verweilkanüle besteht Gefahr der „*Transfusion" von einer Flasche zur anderen.* Diese Art der Parallelinfusion ist *unzulässig*, und selbst der Einsatz von Rückschlagventilen bietet keine absolute Sicherheit (Mosel 1993).

9.6.3 Sicherheitsmaßnahmen

Vor Inbetriebnahme des Gerätes muß die Hebamme:

- die Infusionspumpe auf äußere Unversehrtheit hin überprüfen (z. B. Kabelisolierschäden)
- für sichere Befestigung bzw. Stand (5füßiger Infusionsständer) sorgen
- nur für den Gerätetyp zugelassene Infusionsbestecke verwenden
- Infusionsbesteck ohne Luftblasen füllen und den richtigen Tropfenkammerspiegel einstellen.

Bei Inbetriebnahme des Gerätes:

- Infusionsbesteck nach Angaben des Herstellers sachgemäß anbringen (Fließrichtung beachten) und Belüftungsventil öffnen
- Infusionsschlauch mit der Verweilkanüle fest verbinden, am Arm der Patientin fixieren und vor Abknicken sichern
- Selbstcheck starten (wenn das Gerät damit ausgerüstet ist) bzw. Funktionsüberprüfung nach Herstellerangaben durchführen
- Förderrate korrekt eingeben und gegen Verstellen sichern.

Während der Infusion:

- regelmäßige Kontrolle des Gerätes, der Einstellwerte, des Flüssigkeitsspiegels in der Infusionsflasche sowie Lage und Fixierung des Bestreckes.

9.6.4 Reinigung, Wartung, sicherheitstechnische Kontrollen

Reinigung. Das Gerät wird regelmäßig, spätestens nach jedem Einsatz am Patienten gereinigt. Die Reinigungsvorschriften des Herstellers müssen eingehalten und nur zulässige Reinigungs- und Desinfektionsmittel angewendet werden. Während der Reinigung: Gerät ausschalten und Netzstecker ziehen!

Die **Wartung** des Gerätes ist nach den in der Gebrauchsanweisung festgelegten Angaben des Herstellers vorzunehmen.

Infusionsapparate werden der Gruppe I der Medizingeräteverordnung zugerechnet und dürfen nur von eingewiesenen Personen eingesetzt und unter regelmäßiger Kontrolle des Personals betrieben werden.

Sicherheitstechnische Überprüfungen sind in der Bauartzulassung festgelegt. Sie werden in der Regel alle 6–12 Monate gefordert. Es empfiehlt sich, einen Wartungsvertrag mit der Herstellerfirma abzuschließen. Durchgeführte Arbeiten sind im Gerätebuch zu dokumentieren.

9.7 Reanimations- und Überwachungsgeräte

9.7.1 Reanimationsplatz für Neugeborene im Kreißsaal

Voraussetzung für die Erstversorgung eines frühgeborenen oder kranken Neugeborenen ist neben einem geschulten Team ein sorgfältig gewarteter und gut ausgerüsteter Reanimationsplatz (Reanimation s. S. 361).

Betriebsbereitschaft

Der Reanimationsplatz muß *jeden Tag* auf seine Betriebsbereitschaft hin überprüft werden:
- Stethoskop griffbereit?
- Beatmungsgerät mit sauberen Masken und Schläuchen versehen? Beatmungsbeutel am Gerät?

Abb. 9.7-1: Intubationsbesteck für Neugeborene: (1) Nasotrachealtubi Größe 2,0; 2,5; 3; 3,5 mit Adapter (von re. nach li.), (2) Laryngoskop und Spatel Größe 0 und 1, (3) Magill-Zangen, (4) Führungsdraht

- Beatmungsgerät an die zentrale Gasversorgung angeschlossen bzw. Gasflaschen aufgefüllt?
- Reanimationstisch am Stromnetz angeschlossen?
- Absaugvorrichtung sauber und intakt?
- Intubationsbesteck vollständig, funktioniert das Licht am Laryngoskop? (Abb. 9.7-1)
- Einmalmaterialien aufgefüllt?
- Inkubator vorgewärmt?
- Nabelkatheterset vollständig? Das Set beinhaltet die folgenden Materialien:

1 anatomische, 2 chirurgische Pinzetten
1 feine, gebogene, 1 feine, gerade Schere
2 gerade Moskitoklemmen
2 feine, chirurgische, 2 feine anatomische Pinzetten
2 Doppelknopfsonden, 1 Metallmeßstab, 1 Nadelhalter
1 Lochtuch sowie sterile Abdecktücher, atraumatisches Nahtmaterial, 2 Nabelkatheter, Desinfektionslösung, sterile Kittel und sterile Handschuhe, Mundschutz.

Wartung, Reinigung und Desinfektion

Die Flächen der Geräte und des Reanimationsplatzes werden täglich bzw. nach Gebrauch mit einem *aldehydfreien Desinfektionsmittel* gereinigt. Bitte Dosieranweisung des Herstellers und Einwirkzeit beachten! Nach Gebrauch ist das Einmalmaterial zu entsorgen, Schläuche, Masken und Absauggefäße müssen ausgewechselt werden. Sie werden entweder vollständig bedeckt, ohne Luftblasen in Desinfektionsmittellösung gelegt und nach entsprechender Einwirkzeit gründlich gespült und getrocknet oder nach Reinigung thermisch keimfrei gemacht (s. S. 432, 499). Anschließend müssen sie staubgeschützt verpackt und gelagert werden. Instrumente des Nabelkathetersets werden desinfiziert, gereinigt und sterilisiert, ebenso die Spatel des Laryngoskops und die Magill-Zangen. Der Griff des Laryngoskops wird mit Desinfektionsmittel abgewischt.

Beatmungsgeräte für das Neugeborene

Sie werden bei fehlender oder unzureichender Eigenatmung des Kindes eingesetzt. Für Neugeborene wurden spezielle Beatmungsgeräte entwickelt, die entweder für kurzen (*Entfaltungsbeatmung*) oder längeren Betrieb (*Langzeitbeatmung*) geeignet sind.

Für Handbeatmung steht ein **Beatmungsbeutel** zur Verfügung. Er sollte mit Sauerstoffanschluß, Überdruckbegrenzungsventil und ggf. PEEP-Ventil (PEEP = positive endexspiratory pressure = Ausatmung erfolgt gegen einen Überdruck) ausgerüstet sein. Durch Zusammendrücken des Beutels wird die darin enthaltene Luft über ein Ventil in die Lunge des Neugeborenen gepreßt. Der Beatmungsdruck kann durch die Anzahl der den Beutel komprimierenden Finger verändert werden. Ein Überdruckbegrenzungsventil verhindert eine Lungenschädigung durch zu hohe Spitzendrücke.

Der **Neugeborenenrespirator** ist ein elektrisch betriebenes Beatmungsgerät (Gruppe 1 Med.GV). Um Bedienungsfehlern vorzubeugen, ist es ratsam, in einer Entbindungsabteilung mit einheitlichen Gerätetypen zu arbeiten, die einfach in der Handhabung sind. Die meisten im Kreißsaal verwendeten Geräte sind für Langzeitbeatmung nicht geeignet.

Sie sollten folgende Möglichkeiten bieten:
- Durchführung einer kontrollierten Beatmung IPPV (intermittend positive pressure ventilation) und CPAP-Atmung (continuous positive airway pressure),
- Frequenz, Inspirationsdruck, positiver endexspiratorischer Druck (PEEP) sollten kontrollierbar sein und die Inspiration manuell ausgelöst werden können (Blähdruck).

Um die Sauerstoffkonzentration im Beatmungsgas von wahlweise 21% bis 100% einzustellen, ist ein Zusatzgerät und Druckluftanschluß nötig.

Sauerstoffmeßgeräte

Bei länger andauernder Beatmung muß zur kontinuierlichen Messung der *inspiratorischen Sauerstoffkonzentration* ein mit oberer und unterer Warngrenze ausgerüstetes Sauerstoffmeßgerät am Respirator vorhanden sein. Dieses Gerät ist täglich nach Herstellerangaben zu kalibrieren.

Zur Beurteilung der **Sauerstoffsättigung im Blut** stehen neben der klinischen Diagnostik *3 Untersuchungsmöglichkeiten* zur Verfügung:

- **Blutgasanalyse** (s. S. 354, 422),
- **kontinuierliche transkutane O_2- und CO_2-Partialdruckmessung**. Sie wird vor allem in der pädiatrischen Intensivpflege angewandt, da sie sehr zuverlässig hypoxische (zuwenig Sauerstoff) und hyperoxische (zuviel Sauerstoff) Zustände erkennt. Die Messung ist stark abhängig von der Hautdurchblutung und daher für die ersten Lebensstunden wenig geeignet. Die ersten Ergebnisse erhält man frühestens 10–15 Min. nach Anlegen der Sonde.
- **Pulsoxymetrie**: Mit Hilfe dieses Verfahrens kann zuverlässig, kontinuierlich und nicht invasiv die Sauerstoffsättigung des Hämoglobins bereits einige Sekunden nach Anlegen festgestellt werden. Ein hypoxischer Zustand wird schnell erkannt, das Gerät zeigt außerdem die periphere Pulsfrequenz an. Für Neugeborene sind spezielle Klebesensoren entwickelt worden, die an Vorfuß, Großzehe oder Hand des Kindes angebracht werden können (Abb. 9.7-2).

Nicht geeignet ist die Pulsoxymetrie zur Erkennung hyperoxischer Zustände, die eine Retinopathie (Erkrankung der Netzhaut) verursachen können. Dies gelingt nur mit transkutaner O_2- und CO_2-Partialdruckmessung.

Blutdruckmeßgerät, EKG-Monitor

Neugeborene mit Atemnotsyndrom und Asphyxie haben oftmals einen niedrigen Blutdruck (Hypotension). Eine kontinuierliche **Blutdrucküberwachung** im Kreißsaal ist mit der oszillometrischen Messung möglich. Hier werden die vom Arterienpuls ausgehenden Oszillationen (Schwingungen) mit einer Extremitätenmanschette (z. B. Oberarm) erfaßt und systolischer, diastolischer und mittlerer arterieller Druck sowie die Pulsfrequenz gemessen, digital angezeigt und dokumentiert. Meßintervalle und Alarmgrenzen sind wählbar, die Handhabung ist einfach, Meßwerte liegen sofort vor. Allerdings läßt

Abb. 9.7-2: Klebesensoren für die Pulsoxymetrie, am Vorfuß angebracht. Lichtsender (Fußrücken) und Lichtempfänger (Fußsohle) müssen sich genau gegenüberliegen, das Haftband darf nicht zu straff angelegt werden (Behinderung der Blutzirkulation)

Abb. 9.7-3: Plazierung der Elektroden beim Neugeborenen

die Meßgenauigkeit bei sehr hohem oder sehr niedrigem Blutdruck nach.

Der **EKG-Monitor** dient der kontinuierlichen Überwachung der *Herzfrequenz* post partum und zum Erkennen von *Herzrhythmusstörungen*. Die Darstellung erfolgt auf einem Monitor. Zur Ableitung werden Klebeelektroden an 3 festgelegten Punkten des Brustkorbes angelegt (Abb. 9.7-3). Akustischer und optischer Alarm wird bei Über- oder Unterschreiten der eingestellten Grenzwerte ausgelöst.

9.7.2 Inkubator, Wärmebett, Apnoemonitor

Inkubator

Für Frühgeborene oder Neugeborene in schlechtem Allgemeinzustand sollte immer ein sauberer, funktionstüchtiger Inkubator bereitstehen. Kinder können im Inkubator optimal beobachtet werden, da sie auf Grund der Wärme nur mit einer Windel „bekleidet" sind. Medizinische Eingriffe wie Beatmen, Röntgen, Absaugen sind ebenfalls möglich.

Die gewünschte **Lufttemperatur** kann im Inkubator eingestellt und konstant gehalten werden. Dies geschieht entweder über ein Thermometer, das die Hauttemperatur des Kindes mißt und die Inkubatortemperatur über einen Regelkreis entsprechend anpaßt (Servosteuerung), oder über einen Temperaturregler im Innenraum, der die Heizquelle entsprechend an- oder abschaltet. Niemals zusätzliche Heizquellen einsetzen, es besteht Überhitzungsgefahr des Kindes. Eine exakte **Klimatisierung** des Inkubators ist durch Frischluftzufuhr über einen Bakterienfilter (Infektionsschutz) und durch Anfeuchten über einen eingebauten Wasserbehälter möglich. Kondensation sollte vermieden und nur destilliertes, sterilisiertes Wasser verwendet werden. Die **Sauerstoffkonzentration** im Inkubator wird nach ärztlicher Anordnung eingestellt, ihre Überwachung erfolgt mit einem gesonderten Meßgerät.

Der Transport eines Kindes innerhalb eines Klinikums oder zur nächsten Kinderklinik erfolgt am besten in einem **Transportinkubator**, der mit Heizung, Sauerstoffversorgung, Beatmungsgerät, Monitor, netzunabhängiger Stromversorgung und schwingungsgedämpfter Trage ausgestattet ist.

Reinigung und Wartung. Der Inkubator muß nach jeder Benutzung mit aldehydfreien Desinfektionsmittel gereinigt und desinfiziert werden. Die Desinfektion erfolgt nach den zur Zeit geltenden Hygienerichtlinien und den Herstellerangaben. Nach Desinfektion und Zusammenbau muß der Inkubator eingeschaltet und für einige Stunden in Betrieb gehalten werden, damit Desinfektionsmittelreste verdunsten können. Der Wasserbehälter wird erst kurz vor Gebrauch mit destilliertem und sterilisiertem Wasser gefüllt, sonst ist er ein idealer Nährboden für Keime. Der Bakterienfilter ist am Raumlufteinlaß nach Vorschrift zu wechseln und mit Datum der Inbetriebnahme zu versehen.

Inkubatoren sind der Gruppe I der Med.GV zugeordnet und mindestens einmal jährlich sicherheitstechnisch zu überprüfen (Bauartzulassung beachten).

Wärmebett

Neugeborene mit instabiler Wärmeregulation benötigen ein Wärmebett. Im Gegensatz zum Inkubator hat ein Wärmebett *kein eigenes Luftumwälzsystem*. Die Temperatur der Matratzenheizung kann von 29° bis 39°C eingestellt und konstant gehalten werden, die Temperatur auf der Liegefläche darf 30° nicht überschreiten. Da die Aufheizphase eine Stunde beträgt, bleiben die Betten in Bereitschaft eingeschaltet. Kinder müssen im Wärmebett zugedeckt werden, da die Umgebungsluft nur unzureichend erwärmt wird.

Für **Reinigung und Desinfektion** gelten dieselben Richtlinien wie für Inkubatoren. Wärmebetten sind der Gruppe 3 Med.GV zugeordnet. Nach jedem Einsatz sind sie gemäß der Betriebsanleitung zu reinigen und zu desinfizieren.

Apnoe-Monitor

Der Apnoe-Monitor registriert über Sensormatte oder Bauchsensor Phasen des Atemstillstandes und gibt Alarm, wenn die Atempause des Kindes zu lange ist. Um dem plötzlichen Kindstod vorzubeugen, werden diese Geräte auch zur häuslichen Überwachung angeboten. Ihre Zuverlässigkeit ist umstritten. Die Eltern sollten zudem in einfachen Wiederbelebungsmaßnahmen unterwiesen werden.

9.7.3 Reanimations- und Überwachungsgeräte für Erwachsene

Ein Kreißsaal ist kein Intensivpflegeplatz, aber für Notfälle oder notwendige Narkosen muß die entsprechende Geräteausstattung vorhanden sein.

Narkosebeatmungsgerät

Dieses Gerät ermöglicht die heute am häufigsten durchgeführte Kombinationsnarkose. Die Narkose beginnt mit i.v.-Gabe eines Narkotikums, anschließend wird ein kurzzeitig wirkendes Muskelrelaxans gegeben. Nach Einführen eines Endotrachealtubus in die Luftröhre wird das Narkosegerät angeschlossen. Beatmung und Narkosetiefe werden mit einem Lachgas-Sauerstoff-Gemisch durchgeführt bzw. gesteuert. Das Narkosegerät ist entweder fahrbar (für mehrere Entbindungsräume), oder an einer Wand fest installiert. Es wird aus Gasflaschen gespeist oder besitzt Steckkupplungen für die zentrale Gasversorgung der Klinik. Sauerstoff, Lachgas und Druckluft werden aus den Wandanschlüssen entnommen.

Die Steckkupplungen sind unterschiedlich konstruiert und besitzen einen Farbcode, so daß Verwechslungen der Gase nicht möglich sind: Sauerstoff – blau, Druckluft – gelb, Lachgas – grau.

Zum Aufbewahren des Narkosezubehörs eignet sich ein Narkosewagen mit Arbeitsfläche und genügend Schubladen für Medikamente, Intubationsbestecke, Spritzen, Kanülen usw.

Blutdruckmeßgerät, Pulsoxymetrie

Zur Erleichterung der kontinuierlichen Blutdruckmessung bietet sich die **oszillometrische** **Blutdruckmessung** an. Die Blutdruckmanschette wird wie beim Riva-Rocci-Apparat (s. S. 455) am Oberarm angelegt (auf markierte Pfeilrichtung achten). Das Gerät bläst die Manschette automatisch auf, bis keine Oszillation mehr erfaßt wird. Dann wird die Luft langsam aus der Manschette abgelassen, bis die ersten Oszillationen registriert werden (systolischer Druck) oder keine mehr vorhanden sind (diastolischer Druck). Das Oszillationsmaximum stellt den mittleren arteriellen Druck dar. Die Meßintervalle sind wählbar, die Werte werden digital angezeigt. Beim Über- oder Unterschreiten eingestellter Werte wird akustischer Alarm ausgelöst. Ein **EKG-Monitoring** ist bei jeder Narkose obligat.

Pulsoxymetrie (s. S. 437). Bei Erwachsenen sind die Klippelektroden einfach und schnell am Finger anzubringen. Nach Abnahme dieser Elektrode muß das Gerät sofort ausgeschaltet werden, da sonst die Sensoren durchbrennen.

Notfallkoffer

Eine Grundausrüstung für Notfälle kann in einem *Notfallkoffer* zusammengestellt werden. Dieser Koffer muß gut sichtbar und für Klinikpersonal erreichbar deponiert werden. Eine Überprüfung erfolgt nach Gebrauch oder alle 6 Monate, z. B. um abgelaufene Medikamente auszutauschen. Anschließend wird der Koffer verplombt.

Defibrillator

Er muß für den *kardialen Notfall* zur Verfügung stehen. Das Gerät bietet die Möglichkeit zur Defibrillation bei Kammerflimmern und bei Asystolie. Man unterscheidet *externe* Defibrillation und *interne* (am freiliegenden Herzen während einer Operation). Bei der **externen Defibrillation** werden 2 Elektroden mit ausreichend Kontaktgel bestrichen (sonst Verbrennungsgefahr), auf den Thorax gedrückt und ein Gleichstromimpuls von 50−400 Joule abgegeben. Das ungeordnete Flimmern oder Flattern der Herzmuskelfasern wird unterbrochen und in eine geregelte, spontane Aktion überführt.

Der Defibrillator darf nur von einem Arzt oder unter seiner Aufsicht betrieben werden.

Achtung: Während des Stromstoßes darf weder Kontakt zum Patienten noch zum Patientenbett bestehen!

> Es bedarf klarer Absprache innerhalb einer Klinik darüber, wer für die Reinigung, Wartung und Desinfektion der Überwachungs- und Reanimationsgeräte zuständig ist. Die Verantwortung sollte bei *einer* Abteilung liegen, z. B. der Anästhesie.

Verwendete und empfohlene Literatur

Fischer, W.-M., Kardiotokographie. 3. Auflage, 1981, Thieme Verlag, Stuttgart

Goeschen, K., Kardiotokographie − Praxis. 4. Auflage 1992, Thieme Verlag, Stuttgart

Hewlett-Packard, CTG-Handbuch und Handbuch: Konfigurierbare Monitore, 1992. Vertrieb. Technomed, Helga Mussmann, Sonnenstr. 10 B 67227 Frankenthal

Kindler, M., Schumacher, W., Medizinische Gerätekunde: Infusionspumpen, Zeitschrift „Die Schwester/Der Pfleger". 7/1988 S. 554

Med.GV. Gerätelexikon. Herausgeber: emtec e.v., Institut für wissenschaftliche Beratung und Fortbildung in der Medizintechnik, Berlin

Mosel, von der, H., „Kommentar zu den Hinweisen zur Anwendung von Parallelinfusionen", Die Schwester/Der Pfleger. 9/1993 S. 799

Mosel, von der, H., „Medizinische Gerätekunde: Säuglings-Inkubator", Die Schwester/Der Pfleger. 10/1989 S. 812

Obladen, M., „Neugeborenenintensivpflege". Springer-Verlag, Berlin 1989

10. Spezielle und pflegerische Aufgaben der Hebamme

10.1 Wahrnehmung und (Kranken-)Beobachtung

Gisela Kriegerowski-Schröteler

Ein Schwerpunkt der Hebammentätigkeit ist die sorgfältige Beobachtung der von ihr betreuten Schwangeren, Gebärenden und Wöchnerinnen. Ziele dieser Beobachtungsarbeit sind, Abweichungen vom „Normalen" frühzeitig zu erkennen, um entsprechend handeln zu können. Auch zur guten psychischen Betreuung der Frau ist es notwendig, ihre Bewußtseinslage, ihre psychische Verfassung und ihre Bedürfnisse rasch und sicher zu erkennen, um entsprechend reagieren zu können.

Krankenbeobachtung ist *einfach*, wenn es um Überwachung meßbarer Körperfunktionen, wie z. B. Blutdruck oder Körpertemperatur geht. *Schwieriger* wird es, wenn das Befinden der Patientin durch Rückschlüsse aus ihrem Verhalten beurteilt werden soll.

Die Aussage: *„Die Frau hat starke Schmerzen"*, leitet sich aus der Wahrnehmung verschiedener Symptome her, wie Stöhnen, zusammengekrümmte Haltung, Bemerkungen der Frau selbst. Diese Symptome sind nicht meßbar, können aber in diesem Fall noch relativ gut eingeschätzt werden.

Die Aussage: *„Die Frau ist sehr verspannt"*, ist schwieriger zu begründen, da hier die Symptome weniger eindeutig, versteckter sind und in der Regel eine entsprechende Äußerung der Patientin als direkter Hinweis fehlt.

Das Wahrnehmen von Zeichen, Signalen, Symptomen und das anschließende Bewerten bzw. Interpretieren dieser Information mit nachfolgender Reaktion läuft bei jedem von uns tagtäglich viele Male ab.

Beispiel dafür ist der Autofahrer, der unbewußt immer wieder die Verkehrslage registriert, neu einschätzt und entsprechend dieser Einschätzung automatisch mit Bremsen, Gas geben, Anhalten, usw. reagiert.

Ähnliches gilt auch bei jedem Kontakt zwischen Menschen. Jeder sendet eine Fülle von Signalen und Informationen über sich selbst aus, die vom anderen aufgenommen und interpretiert werden und auf die er reagiert.

> Hebammen müssen ihre Wahrnehmungs- und Interpretationsfähigkeit im Umgang mit Schwangeren, Gebärenden und Wöchnerinnen im besonderen Maße entwickeln und schulen.

Bei genauerer Betrachtung werden hierbei einige Schwierigkeiten deutlich:

- Wahrnehmung ist niemals völlig **objektiv** und sachlich. Sie ist immer geprägt durch den Wahrnehmenden selbst. So werden 2 Menschen die gleiche Situation oder Person nie gleich wahrnehmen, sondern aufgrund ihrer unterschiedlichen Lebenserfahrung, Einstellung und Stimmung dieselben Signale gar nicht oder verschieden wahrnehmen und interpretieren.
- Auch die *Wahrnehmungsmöglichkeit des einzelnen variiert*. Sie ist u. a. von der eigenen psychischen Verfassung, der momentanen Arbeitsbelastung, von dem, was gerade vorher erlebt wurde, abhängig. Außerdem neigen wir dazu, an einmal getroffenen Beurteilungen festzuhalten und sind dann kaum mehr in der Lage, neu hinzukommende Informationen objektiv zu bewerten und unsere Meinung zu korrigieren.

Diese **Subjektivität** bei der Krankenbeobachtung läßt sich nicht ganz ausräumen, mit Sicherheit aber vermindern. Wichtig ist es, sich der Tatsache bewußt zu sein, daß die eigene Wahrnehmung in hohem Maße beeinflußbar und dadurch fehlerhaft sein kann. Es kommt darauf an, sich selbst zur konzentrierten, aufmerksamen, unvoreingenommenen und zugewandten Beobachtungshaltung zu erziehen und offen für weitere Signale und Informationen zu bleiben. Eine einmal gefaßte Meinung muß öfter überprüft werden und, wenn Beobachtungen gemacht werden, die nicht in das bisherige Bild passen, muß man in der Lage sein, sich selbst zu korrigieren.

Dies bedeutet aber *nicht*, daß man sich davor hüten sollte, sich überhaupt eine feste Meinung oder Hypothesen zu bilden. Jedoch schützen Wachheit, Flexibilität und das Hinterfragen der eigenen Position vor falschen Rückschlüssen und Fehlern bei der medizinischen und psychischen Betreuung. Durch ein waches Interesse an der Beobachtung der Menschen, mit denen wir umgehen, wird die Sensibilität der Hebamme für versteckte Informationen und Signale wachsen und ihr Urteilsvermögen zunehmend sicherer. Es entwickelt sich **Einfühlungsvermögen**, das mit sicherem Instinkt, gutem Gespür, „sechstem Sinn" oder einfach mit Menschenkenntnis umschrieben wird.

10.1.1 Der erste Eindruck

Bei der Kontaktaufnahme mit einer Patientin, die zur Einschätzung der Frau und deren Situation führen soll, ist der erste Eindruck häufig von ausschlaggebender Bedeutung. Er setzt sich aus vielen, an der Frau wahrgenommenen Merkmalen zusammen, die in den ersten Minuten der Begegnung registriert werden. Diese Merkmale werden aufgrund unserer Lebenserfahrung mit bestimmten Kriterien (Fragestellungen) untersucht und führen zur ersten Beurteilung der Person und ihrer momentanen Situation. Dieser sehr komplexe Prozeß ist nicht in allen Einzelheiten nachvollziehbar. Auch lassen sich die Eigenschaften und Merkmale, die an einer Person wahrgenommen werden, nicht vollständig und abschließend benennen. Sie sind zu vielfältig und stehen untereinander in komplizierter Wechselwirkung.

Elemente des ersten Eindrucks

Mitbestimmend für den ersten Eindruck sind verschiedene Elemente der menschlichen Gestalt: *äußeres Erscheinungsbild, Mimik, Gestik, Stimme, Sprache, Bewegung, Verhalten, Bewußtseinslage*.

Weitere, die erste Einschätzung beeinflussende Faktoren, sind die *Begleitpersonen*, das mitgebrachte *Gepäck*, die Art des *Händedruckes* und vieles mehr.

Zur eigenen Bewußtmachung sollen hier die wichtigsten Merkmale, die den ersten Eindruck bestimmen, zusammen mit einigen Fragestellungen zur Beobachtung und Beschreibung aufgeführt werden:

- **Alter:** sehr jung, durchschnittlich – alt (bezogen auf das häufigste Gebäralter)?
- **Größe/Konstitution:** klein, normal groß, groß – zart, feminin – kräftig, knochig?
- **Ernährungszustand:** mager, normalgewichtig, dick, aufgeschwemmt?
- **Bauchumfang:** klein, wie zum Geburtstermin – übermäßig groß?
- **Kleidung/Frisur/Brille:** gepflegt – ungepflegt, ärmlich – teuer, modisch – betont individuell, kindlich, alternativ?
- **Haltung:** offen – abwehrend, entspannt – verkrampft, locker – steif, aufrecht – gebeugt?
- **Bewegung/Gang:** sicher – unsicher, flink – schwerfällig, locker – steif, bedächtig – hastig, harmonisch – unkontrolliert?
- **Mimik:** fröhlich – traurig, entspannt – schmerzverzerrt, fragend, ängstlich, erschrocken?
- **Gestik:** lebhaft – wenig, übertrieben – eingeschränkt, ineinander verkrampfte Hände, verschränkte Arme?
- **Stimme:** laut – leise, klar – belegt, hoch – tief, aufgeregt – ruhig, stotternd – gleichmäßig, monoton – akzentuiert?
- **Sprache:** gesprächig – einsilbig, verständlich – schwer bzw. unverständlich, Wortwahl, Ausdrucksweise, Akzent?
- **Verhalten:** zurückhaltend – aufdringlich, selbstbewußt – schüchtern, zugänglich – abweisend, gelassen – unruhig, konzentriert – abwesend?
- **Bewußtseinslage:** wach – schläfrig, benommen – ansprechbar, normale Reaktionen – verlangsamte, bzw. unverständliche Reaktionen?

10.2 Beobachtung von Körperfunktionen

Martha Halbach

Voraussetzungen für die Beobachtung sind theoretische Kenntnisse der Physiologie und die Fähigkeit, Zusammenhänge zu erkennen.

10.2.1 Vitalwerte

Vitalwerte sind *Puls*, *Blutdruck*, *Körpertemperatur* und *Atmung*. Sie hängen eng zusammen.

Puls

Als Puls wird der Anstoß der vom Herzen kommenden Blutwelle an die Arterienwände bezeichnet. Überall dort, wo eine Arterie gegen einen Knochen oder Muskel gedrückt werden kann, ist er gut zu fühlen. Üblich ist die Messung an der Daumenseite des Handgelenkes (A. radialis). Andere Meßorte sind: Schläfe (A. temporalis), Hals (A. carotis), Schlüsselbein (A. subclavia), Kniekehle (A. poplitea), Fußrücken (A. dorsalis pedis) und beim Neugeborenen an der großen Fontanelle.

> • **Pulsfrequenz** ist die Anzahl der Herzschläge pro Min. (spm). Die *normale Pulsfrequenz* beträgt: 110–160 spm bei Ungeborenen, 100–140 spm bei Neugeborenen, 100–120 spm bei Säuglingen und Kleinkindern, 90–100 spm bei Kindern bis zu 10 Jahren, 60–80 spm bei Erwachsenen, 70–90 spm bei Schwangeren.

Eine *Tachykardie* ist ein beschleunigter Puls über den höchsten, eine *Bradykardie* ein verlangsamter Puls unter dem tiefsten Normwert.

Physiologisch ist bei körperlicher Anstrengung oder seelischer Erregung eine Tachykardie, während des Schlafes eine Bradykardie.

Kaffee-, Nikotinkonsum und bestimmte Medikamente (z. B. Partusisten®) erhöhen die Pulsfrequenz, ebenso Blutverlust, Schock, gesteigerter Stoffwechsel (Fieber, Hyperthyreose) und bestimmte Herzkrankheiten.

Eine paroxysmale Tachykardie (anfallsweises Herzrasen) kann über Minuten bis Tage andauern.

Eine Bradykardie kann Symptom für erhöhten Hirndruck, Hypothyreose (Schilddrüsenunterfunktion), Vergiftungen sowie Erregungsleitungsstörungen des Herzens sein.

• **Pulsrhythmus.** Beim Gesunden folgen die Herzschläge und damit die Pulswellen regelmäßig und in etwa gleichlangen Zeitabständen. Eine unregelmäßige Schlagfolge wird als *Arrhythmie* bezeichnet:

(1) respiratorische Arrhythmie: Der Puls ist physiologischerweise bei der Einatmung schneller als bei der Ausatmung. Diese Arrhythmieform ist bei Jugendlichen und vegetativ labilen Menschen häufig verstärkt anzutreffen und harmlos

(2) extrasystolische Arrhythmie: Herzschläge, die außerhalb des Grundrhythmus vereinzelt oder gehäuft auftreten (z. B. durch Nikotin- oder Kaffeeabusus)

(3) Bigeminusarrhythmie = Zwillingspuls: Jeder Systole (Herzschlag) folgt eine Extrasystole

(4) absolute Arrhythmie: Vollkommen unregelmäßige Pulsfolge, die über kurze oder längere Zeit andauern kann.

Bei allen Formen der Arrhythmie muß die Pulsfrequenz 1 Minute lang ausgezählt werden.

• **Pulsqualität** kann durch Spannung (Druck) und Füllung der Arterien beschrieben werden. *Spannung* wird durch den Widerstand beurteilt, den der Puls dem Versuch, ihn zu unterdrücken, entgegensetzt: entweder harter Puls (Hypertonie) oder weicher, leicht unterdrückbarer Puls (Hypotonie, Fieber, Blutverlust, Schock). Die *Füllung* des Pulses gibt Auskunft über das Schlagvolumen: entweder gut gefüllter (großer) oder schlecht gefüllter (kleiner) Puls.

Ein kleiner, schneller, weicher Puls (z. B. bei großem Blutverlust) wird auch als *fadenförmig*, ein großer, harter, extrem langsamer (z. B. bei erhöhtem Hirndruck) als *Druckpuls* bezeichnet, ein sehr harter mit gleichzeitigem Anstieg des Blutdrucks (bei Eklampsie) heißt *Drahtpuls*.

Die Beobachtung und Bezeichnungen für die Pulsqualität muß immer wieder unter Kontrolle geübt werden.

Pulsrhythmus und *-qualität* sind abhängig vom Schlagvolumen (Auswurfmenge pro Herzschlag), der Elastizität der Gefäße und der Herzfunktion.

Bei ungenügender Herzleistung kann nicht jeder Herzschlag als Puls getastet werden, da die Druckwelle zu schwach ist. Herzschlag und Puls haben dann eine unterschiedliche Frequenz, es besteht ein *Pulsdefizit*.

Blutdruck

Mit Blutdruck ist allgemein der arterielle Blutdruck gemeint. Dabei werden 2 Werte erfaßt:
- der *systolische Druck* (Maximaldruck in den Arterien während der Systole = Zusammenziehung des Herzens) und
- der *diastolische Druck* (Minimaldruck in den Arterien während der Diastole = Erschlaffung des Herzens).

Bei jeder Systole werden ca. 60–90 ml Blut (Schlagvolumen) in die Aorta gepumpt. Aufgrund der Elastizität der Aorta wird der hohe Anfangsdruck ausgeglichen (Windkesselfunktion). Es kommt zu einem kontinuierlichen Blutfluß (Abb. 10.2-1).

Die Höhe des Blutdrucks ist abhängig von der Leistung des Herzens, dem Füllungszustand der Gefäße und dem Widerstand der Gefäßwände.

Normale Blutdruckwerte sind: 60/40 mmHg bei *Neugeborenen*, 90/60 mmHg bei *Kindern* und 110–140 mmHg systolisch zu 50–90 mmHg diastolisch bei *Erwachsenen*. Ein Wert über 135/85 mmHg bei *Schwangeren* ist pathologisch.

Aortenklappe in der Diastole   Aortenklappe in der Systole

Abb. 10.2-1: Windkesselfunktion. Die elastischen Gefäßwände der Aorta erweitern sich in der Systole (gestrichelte Linie) und nehmen Blut auf. In der Diastole ziehen sie sich wieder zurück und treiben das Blut weiter in die Peripherie (durchgezogene Linie)

Die Differenz zwischen systolischem und diastolischem Druck heißt *Amplitude*, sie beträgt beim gesunden Erwachsenen 40 bis 60 mmHg.

Veränderungen der Blutdruckwerte

- **Hypertonie:** Blutdruckerhöhung, über den höchsten Normwert. Es gibt Menschen, die anlagebedingt (essentiell) einen erhöhten oder erniedrigten Blutdruck haben. Analog zum Puls kann auch der Blutdruck durch körperliche Anstrengung oder Emotionen (Adrenalin) erhöht sein. Sklerotische Gefäßveränderungen, Adipositas, Nierenerkrankungen, Diabetes mellitus und Schwangerschaft können zur Hypertonie führen.
- **Hypotonie:** erniedrigter Blutdruck, unter Normwert, kann bedingt sein durch Nachlassen der Herzkraft, plötzliche Erweiterung der peripheren Gefäße (z. B. PDA), Zentralisation des Kreislaufs (z. B. Schock) oder durch großen Volumenverlust (z. B. Blutung). Eine *orthostatische Hypotonie* entsteht bei manchen Menschen (Jugendliche, ältere Menschen, Frau p. p.) nach längerer Ruhe.

Symptome sind „Ohrensausen", Schwindel, Schweißausbruch, Kreislaufkollaps (Schock). Ursache ist Mangeldurchblutung des Gehirns, da das Blut in die Peripherie „versackt".

Die *Technik der Blutdruckmessung* geht auf den italienischen Pädiater Riva Rocci (1863–1937) zurück. Seine Initialen (RR) wurden allgemeingültige Abkürzung für die Blutdruckmessung.

Der RR-Wert wird in mmHg Quecksilbersäule (Hg: Hydragyrum = Quecksilber) oder in kPa (Kilo-Pascal) angegeben: 1 mmHg = 0,1338 kPa (s. S. 532).

Obligatorische RR-Kontrollen in der Geburtshilfe:

- bei jeder Schwangerenvorsorgeuntersuchung
- bei Aufnahme in der Entbindungsabteilung
- während und nach der Geburt
- vor dem ersten Aufstehen post partum
- bei Blut- oder Flüssigkeitsverlusten und Fieber
- bei Präeklampsie und HELLP-Syndrom
- vor, während und nach einer Peridualanästhesie
- bei Medikamentengaben, die den Blutdruck beeinflussen (z. B. Partusisten®, Prostaglandin).

Bei jeder Abweichung vom Normalwert muß in kürzeren Zeitabständen kontrolliert werden (¼–½stündlich).

Die Bestimmung des **mittleren arteriellen Drucks** (MAD) wird als Möglichkeit gesehen, RR-Risiken bereits in der Frühschwangerschaft zu ermitteln. Bei einem MAD > 90 mmHg besteht Verdacht auf spätere pathologische Blutdruckveränderungen.

Für die Bestimmung des MAD gibt es 2 Formeln:

(1) 1× syst. RR + 2× diast. RR : 3 = MAD
   Beispiel RR 110/70:
   110 + 140 : 3 = 83,3 mmHg MAD
(2) diast. RR + ⅓ der RR-Amplitude = MAD
   Beispiel RR 110/70:
   70 + 13.33 = 83,33 mmHg MAD

Körpertemperatur

Der menschliche Körper ist mit allen Funktionen auf Konstanz des pH-Wertes, des Wasser-, Elektrolyt- und Hormonhaushaltes und der Körpertemperatur angewiesen (*Homöostase*). Für eine gleichbleibende Körpertemperatur sind Regulationsmechanismen der Temperaturzentren im Hypothalamus (Teil des Zwischenhirns) und Endhirn verantwortlich. Normalerweise besteht ein Gleichgewicht zwischen Wärmebildung und -abgabe. Wärme entsteht fortlaufend durch die chemischen Stoffwechselvorgänge in den Zellen. Ca. 90% der Wärmeabgabe erfolgt über die Haut (Körperoberfläche), durch Strahlung und Verdunstung (s. S. 457). Je größer die Körperoberfläche im Vergleich zur Körpermasse, desto schneller erfolgt eine Wärmeabgabe (Auskühlungsgefahr beim Neugeborenen). Auch durch Atmung und Ausscheidungen gibt der Körper Wärme ab.

Bereiche der Körpertemperatur werden unterschieden:

- **Körperkern** (Bereich, der mindestens Gehirn und die großen Bauchorgane umfaßt, sich aber ausdehnen kann), mit einer konstanten Temperatur von 37–37,5 °C und die
- **Körperschale** mit wechselnden, meist niedrigeren Temperaturen. Eine Vergrößerung des

Abb. 10.2-2: Ausdehnung der Körperkerntemperatur (rot), a. minimale, b. mittlere, c. maximale Ausdehnung; gleichzeitige Abnahme der Körperschalendicke (hell)

Tab. 10.2-1: Normaltemperaturen in Abhängigkeit von Meßort und -zeit

Meßort		Meßzeit (Min.)	Temperatur (°C)
axillar	[in der Achselhöhle]	7–10	36,1–36,9

oral
  sublingual
  buccal
	[im Mund]
	[unter der Zunge]
	[in der Wangentasche]
		5	36,4–37,2

rektal	[im Mastdarm]	3–4	36,6–37,4

Körperkernbereichs (gesteigerte Wärmeabgabe) bedeutet gleichzeitiges Dünnerwerden der Körperschale (Abb. 10.2-2).

Temperaturmessung. Je weiter der Meßort vom Körperkern entfernt ist, desto niedriger ist die Temperatur und desto länger die Meßdauer (Tab. 10.2-1).

Eine zum gleichen Zeitpunkt durchgeführte axillare und rektale Messung kann zur Diagnostizierung eines lokalen, evtl. entzündlichen Geschehens im Abdomen (z. B. Appendizitis) oder in der Brust (z. B. sog. Milcheinschuß) hilfreich sein. Der Temperaturunterschied axillar/rektal kann dann ca. 0,5 °C betragen.

Temperaturveränderungen:
- **Tagesrhythmische Temperaturschwankungen:** Innerhalb 24 Stunden schwankt die Temperatur um 0,5 °C. Um 16–18 Uhr ist sie am höchsten, morgens zwischen 4 und 6 Uhr am niedrigsten.
- **Periodische Temperaturveränderungen:** Durch den thermogenetischen Effekt des Progesterons steigt die Temperatur im weiblichen Zyklus nach der Ovulation um ca. 0,3 °C–0,6 °C an und fällt mit der Menstruation wieder ab. Tritt eine Schwangerschaft ein, bleibt die Temperatur bis zu 12 Wochen erhöht, dann erfolgt eine Normalisierung, wahrscheinlich durch den Gewöhnungseffekt der Temperaturzentren.
- **Hypothermie** (Untertemperatur): Die axillare Temperatur liegt konstant unter 36 °C, z. B. bei Schock, nach Blutverlust, Kollaps und Hypothyreose.
- **Hyperthermie** (erhöhte Temperatur): Die axillare Temperatur ist über 37 °C, bzw. 37,4 °C rektal, z. B. Stoffwechselerhöhung bei körperlicher Arbeit oder emotionaler Erregung.

Atmung (Respiration)

Durch Ventilation (Belüftung) der Lungen wird in den Alveolen das Hämoglobin der Erythrozyten mit O_2 beladen und CO_2 abgegeben. Die Steuerung der Atmung erfolgt unwillkürlich durch das Atemzentrum in der Medulla oblongata (verlängertes Rückenmark). Ein Anstieg der CO_2-Konzentration im Blut löst den Impuls zum Atemzug aus. Die Atmung ist aber auch willkürlich beeinflußbar, daher sollte das Auszählen der Atemzüge bei einer Patientin unauffällig erfolgen. Das Zwerchfell (Diaphragma) und die Zwischenrippenmuskulatur (Interkostalmuskulatur) bestimmen die Atembewegungen. Bei normaler Atmung (*Eupnoe*) heben und senken sich beide Thoraxseiten symmetrisch, sie ist ruhig, regelmäßig, erfolgt ohne Anstrengung oder Beschwerden, ist geräusch- und geruchlos. Bei erschwerter Atmung (*Dyspnoe*) wird die Atemhilfsmuskulatur (Brust-, Oberarm-, Hals-, Rücken- und Bauchmuskulatur) mit eingesetzt.

Atemfrequenz und Atemtiefe (-qualität). Ein Atemzug besteht aus Einatmung (*Inspiration*), Ausatmung (*Exspiration*) und darauffolgender Pause. Das Atemzugvolumen liegt beim Erwachsenen in Ruhe bei ca. 500 ml/Atemzug. Unterschiedliche Atemvolumina s. Abb. 10.2-3. Die Atemzüge folgen einander in gleichmäßigem Rhythmus, Tiefe und altersabhängiger Frequenz (Tab. 10.2-2).

Atemfrequenz und Atemtiefe (Atemqualität) stehen in unmittelbarer Beziehung zueinander. Eine beschleunigte Frequenz (*Tachypnoe*) hat eine Abflachung, eine verlangsamte Frequenz

Abb. 10.2-3: Atemvolumina, 1 Totalkapazität, 2 Vitalkapazität (max. Einatmung), 3 Residualvolumen (Rest, der nach max. Ausatmung in der Lunge verbleibt), 4 Inspirationskapazität (Volumen, das nach normaler Ausatmung eingeatmet werden kann), 5 funktionelle Residualkapazität (Rest, der nach normaler Ausatmung in der Lunge verbleibt), 6 Atemzugsvolumen bei normaler Atmung, 7 bei Anstrengung

Tab. 10.2-2: Atemfrequenz in Abhängigkeit vom Alter

Alter	Atemzüge/Min.
Neugeborene	40−50
Säuglinge, Kleinkinder	30−40
Kinder	ca. 25
Erwachsene	16−20

(*Bradypnoe*) eine Vertiefung des Atemzugvolumens zur Folge:

- **Tachypnoe** bei Stoffwechselsteigerung (Anstrengung, Fieber, Hyperthyreose), bei Veränderungen des Schlagvolumens des Herzens (Herzinsuffizienz, Anämie) und bei Reduzierung der Atemfläche (Atelektasen, Lungenödem, -emphysem oder -embolie).

- **Bradypnoe** bei Beeinträchtigung des Atemzentrums (z. B. Opiatvergiftungen).
- **Apnoe** (Atemstillstand): Sistieren der Atmung für 10−20 Sek. bei psychischer Erregung oder durch Unreife des Atemzentrums bei Neugeborenen.
- **Hypoventilation** ist eine oberflächliche Atmung (Schonatmung), die Lungen sind wenig belüftet (z. B. nach Bauchoperation wegen Schmerzen); dadurch Hypoxämie (Abfall des pO_2 Sauerstoffpartialdruck) und Hyperkapnie (Anstieg des pCO_2 Kohlendioxidpartialdruck) im arteriellen Blut.
- **Hyperventilation** ist eine übermäßig gesteigerte Atmung. Es wird soviel CO_2 abgeatmet, daß im Blut eine *Alkalose* (Störung des Säure-Basen-Haushaltes) entsteht, in deren Folge Symptome einer Hypokalzämie (neuromuskuläre Übererregbarkeit = Tetanie) auftreten können.

Symptome sind krampfartige „Pfötchenstellung" der Hände, weißes Munddreieck im verzerrten Gesicht, evtl. Übelkeit.

Die *Ursache* ist meist psychogen, z. B. Angst und Schmerz während der Geburt. Atmet die Gebärende die eigene Atemluft wieder ein (Atmen in eine Plastiktüte oder -handschuh) steigt der pCO_2 im Blut an, die Symptome verschwinden.

- **Dyspnoe** (Atemstörung): Sie kann als erschwerte Einatmung mit *Stridor* (langgezogenes Pfeifen) bei Verlegung der oberen Luftwege auftreten oder als erschwerte Ausatmung mit Stridor bei spastischer Einengung der Bronchien. Die *erschwerte Respiration* (Ein- und Ausatmung) mit Stridor tritt bei Minderleistung des Herzens und Sauerstoffdefizit auf. Häufiges Zeichen der Atemnot ist die Nasenflügelatmung, es bewegen sich bei jedem Atemzug die Nasenflügel mit: Bei Neugeborenen ist das ein Hinweis auf eine Anpassungsstörung/Atemmangelsituation.
- **Orthopnoe** (Atemnot in Ruhe): Schwerste Form der Atemnot, der Patient hat Todesangst (bei Herz- und Lungenerkrankungen, nach großem Blutverlust).

Bei Beobachtung aller Dyspnoeformen müssen Hautfarbe (Zyanose), Gesichtsausdruck, Körperhaltung, Einsatz der Atemhilfemuskula-

Atmungs-typ	Atem-frequenz	Atem-rhythmus	Atemtiefe und Atemqualität	Atemmuster	Ursache bzw. Vorkommen
Cheyne-Stokes-Atmung	abhängig von den Atempausen, mehr oder weniger verlangsamt	regelmäßig mit Atempausen	große Atmung bei tiefen Atemzügen und flache kleine Atmung bei Zu- und Abnahme; geräuschlos bis keuchend		schlechtes prognostisches Zeichen (Herz- und Gehirnerkrankungen, Vergiftungen), oft übergehend in Agonie (Todeskampf)
Kußmaul-Atmung	zu Beginn einer Azidose erniedrigt; bei zunehmender Azidose erhöht	pausenlose regelmäßige Atmung	große, tiefe Atmung (angestrengt); starke respiratorische Bewegungen stehen im auffälligen Gegensatz zur schlaffen Bewegungslosigkeit des (meist) bewußtlosen Patienten		Azidose (Blut pH↓), verstärkte Reizung des Atemzentrums, z. B. im diabetischen Koma
Biot-Atmung (meningische Atmung)	abhängig von der Länge der Atempausen	Regelmäßigkeit mit Atempausen (Apnoe)	plötzlich einsetzende tiefe, kräftige (große) Atemzüge zwischen Atempausen		erhöhter Hirndruck, z. B. bei Hirnhautentzündung (Meningitis)

Abb. 10.2-4: Abweichungen von der normalen Atmung: Cheyne-Stokes-, Kußmaul- und Biot-Atmung

tur, Atemgeräusche und die Kreislaufsituation mit bewertet werden. (*pathologische Atemtypen* zeigt Abb. 10.2-4.)

10.2.2 Beobachtung von Körperausscheidungen

Urin (Harn)

An der Harnausscheidung sind beteiligt: Nieren, Blase, Stoffwechselorgane, Kreislaufsystem (Herz, Blut, Gefäße), Nerven und Hormondrüsen. Durch Beobachtung folgender Kriterien lassen sich Veränderungen (Erkrankungen) dieser Organe erkennen: Farbe, Menge, Geruch, pH-Wert, spezifisches Gewicht, Beimengungen (Tab. 10.2-3,4).

Miktionsstörungen (Störungen der Blasenentleerung)

- **Pollakisurie:** Häufige Entleerung von kleinen Urinmengen (bei Blasenentzündung, Aufregung, Nervosität, Reizblase). Im 1. Trimenon der Schwangerschaft durch den raumverdrängenden, wachsenden Uterus im kleinen Becken, im 3. Trimenon durch Tiefertreten des vorangehenden Teiles.
- **Algurie** oder **Strangurie:** Schmerzhafte Harnentleerung (bei Blasensteinen, Entzündung der Blasenschleimhaut).
- **Dysurie:** Erschwertes Wasserlassen wegen narbiger Verengung der Urethra, Ödem der Urethra (nach protrahierter oder vaginal-operativer Geburt) oder mangelhaftem Tonus der Blasenmuskulatur (nach Operation, Geburt, Periduralanästhesie).

Tab. 10.2-3: Urinparameter mit normalem und pathologischem Befund

Parameter	Normale Befunde	Pathologische Befunde
Farbe und Durchsichtigkeit	**durchsichtig, hell-, stroh-, dunkelgelb** (je nach Konzentration) **rot** nach Rote Beete **gelb** nach Vitamin B und einigen Abführmitteln **braungrün** nach Bärentraubenblättertee (steht Urin länger, tritt Trübung und Flockung ein)	**rot** durch Blut **bierbraun**, brauner Schüttelschaum durch Urobilin (Bilirubin)
Menge	Erwachsene 1,5–2 l/24 Std. (nach Trinkmenge) Neugeb.: 1. Tag 20–50 ml 3.–10. Tag 100–200 ml Sgl. bis 3 Monate: 240–450 ml	**Polyurie** > 2000 ml/24 Std. **Oligurie** < 400–500 ml/24 Std. < 30 ml/Std. **Anurie** < 100 ml/24 Std. < 5 ml/Std.
Geruch	neutral, nach langem Stehenlassen durch Zersetzung: stechend, nach Ammoniak	stinkend, faulig bei eitrigen oder malignen Prozessen sauer, (obstartig) bei Azidose = Ketonurie z. B. bei diabetischer Azidose
pH-Wert	ca. 6,5 (zwischen 4,7 und 7,0) stark eiweißreiche Kost: sauer rein vegetarische Kost: alkalisch	deutlich < 4,7 bei Azidose und Zerfall körpereigenen Eiweißes (maligne Prozesse) > 7 häufig bei Harnwegsinfekten (Abbauprodukte von Bakterien) > 7 bei Alkalose
spezifisches Gewicht	Normalwerte: 1015–1025 (Konzentrations- und Verdünnungsfähigkeit der Niere liegt zwischen 1001 und 1040)	keine Konzentrationsfähigkeit (spez. Gew. < 1001) **hohes spez. Gew.**: bei Diabetes (trotz reichl. Trinkens und Ausscheidens) bei Einlagerung von Wasser im Gewebe (Ödeme)

- **Harnretention:** Harnverhaltung wegen Spasmen im Blasenhalsbereich, Verletzungen der Urethra oder psychisch (Schamgefühl, Angst vor Schmerzen, z. B. nach Vulva- und Dammverletzung).
- **Residualharn** (Restharn): Kann die Blase nur unvollständig entleert werden, bleibt Restharn (tolerierbar bis max. 100 ml) in der Blase zurück, und es besteht die Gefahr der Harnwegsinfektion durch Harnrückstau.
- **Nykturie:** Vermehrtes nächtliches Wasserlassen, wenn in Ruhe die Nieren besser durchblutet werden und (aus hochgelagerten Beinen) die Ödeme ausgeschwemmt werden (häufig bei Herzinsuffizienz).

10. Spezielle und pflegerische Aufgaben der Hebamme

Tab. 10.2-4: Beimengungen im normalen und pathologischen Urin

Normale Befunde	Pathologische Befunde
Salze (Elektrolyte): Natrium, Kalium, Kalzium, Phosphate, Sulphate	Zucker
Eiweiß: < 0,5 g/l/24 Std.	Azeton (Ketonkörper)
Harnstoff: 2–4% (Abbauprodukt des Eiweißes)	Blut (Hämaturie)
Harnsäure: (Abbauprodukt von Purinen*)	Leukozyten (Leukozyturie)
Kreatinin: (Abbauprodukt des Muskelstoffwechsels)	Bakterien (Bakteriurie)
Epithelien von den äußeren Geschlechtsorganen	Epithelien der oberen Harnwege (Harnleiter und Nieren)
Schleim: aus Blase, Harnröhre, evtl. aus der Vagina	
Vitamine	Eiter
Hormone	Nieren- oder Blasensteine
Urobilinogen: < 4 mg/d. Bei längerem Stehenlassen Umwandlung in Urobilin	Urobilinogen: > 4 mg/d vermehrt bei Erkrankungen der Leber (vermehrte Galleproduktion) bei mit Hämolyse einhergehenden Erkrankungen, fehlt bei völligem Gallengangverschluß
Zylinder:** nach körperlicher Anstrengung/ hyaline (durchsichtige) Zylinder bei Neugeborenen und Säuglingen	Zylinder: Aus Erythrozyten, Leukozyten oder Eiweiß bei Nierenerkrankungen
Ziegelmehlsediment: Oxalate + Uroethrin (durch oxidativen Abbau des Hämoglobins bei Neugeb.)	Ziegelmehlsediment: bei Fieber, Nierenerkrankungen und Koma diabetikum

* Purine sind z.B. Bausteine für Nucleinsäure
** walzenförmige (zylindrische) Ausgüsse der unteren Abschnitte der Nierenkanälchen

- **Harninkontinenz:** Unwillkürlicher Urinabgang, z.B. beim Nachlassen der Gewebsfestigkeit (Beckenbodenschwäche) und Deszensus von Uterus und Vagina.

Stuhl (Fäzes, Kot, Exkremente)

Stuhl, als Ausscheidungsprodukt des Darmes, sammelt sich im Rektum (Enddarm), führt dort zu Stuhldrang und wird willkürlich entleert. Gesteuert wird die Defäkation (Darmentleerung) durch nervale Reize. Abhängig von Ernährung und individuellen Gewohnheiten sind Stuhlentleerungen 1–2mal täglich bis alle 2–3 Tage normal.
Bestandteile des Stuhls: ca. 75% Wasser, 10% unverdauliche Nahrungsbestandteile, 7% Darmepithelien, Salze, Schleim, 8% Bakterien. Die *Farbe* ist durch den Sterkobilingehalt (Galleabbauprodukt) hell- bis dunkelbraun. Die *pH-Reaktion* ist mit 7–8 alkalisch.

Normaler Stuhl ist eine geformte Masse, die der Form des Enddarmlumens entspricht.

Veränderungen des Stuhls:

Farbe: Veränderungen durch Nahrungsmittel wie Spinat (grün), Rote Beete (rotbraun) sowie Eisenpräparate (schwarz), aber auch durch Krankheiten:

- grauweiß, lehmfarben bei Fehlen des Gallenfarbstoffes (Gallengangverschluß), Hepatitis
- rotbraun durch Blutungen im Dickdarmbereich
- hellrote Auflagen bei Blutungen im Enddarm, z.B. aus Hämorrhoiden
- schwarze Verfärbung (Teerstuhl) durch angedautes Blut bei Meläna (Blutungen des Magen-Darm-Traktes).

Geruch: Fäulnis- und Gärungsprozesse im Darm verursachen den Fäkaliengeruch. Bei eiweißreicher Kost entsteht ein fauliger, bei kohlenhydratreicher Kost ein säuerlicher Geruch.

Beimengungen: Nach ungenügendem Kauen können dem Stuhl Nahrungsreste (Linsen, Maiskörner) beigemengt sein. Andere sichtbare Beimengungen sind: Schleimauflagerung bei Reizungen und Entzündungen der Dickdarmschleimhaut (z. B. Colitis ulcerosa, M. Crohn, Pankreatitis) blutig-eitriger Schleim bei Darmtumoren und Parasiten wie:

- Madenwürmer (Oxyuren 2–12 mm lang)
- Spulwürmer (Askariden 15–20 cm lang)
- Bandwurm (Tänien 3–10 m lang mit einem 1–2 mm langen Kopfteil. Sie gehen meistens als fingergliedlange Teile ab).

Defäkationsstörungen (Störungen der Stuhlentleerung):

- Diarrhoe (Durchfall): dünner, wäßriger Stuhl und häufige Entleerungen mit oft kolikartigen Schmerzen. Dies kann verursacht sein durch Infektionen (z. B. Salmonellen), entzündliche akute Darmerkrankungen oder nervös bedingte Reize (Lampenfieber, Prüfungsangst). Eine Diarrhoe kann zu erheblichem Flüssigkeitsverlust mit Elektrolytmangel führen.
- Obstipation (Verstopfung): trockener, harter Stuhl bei verzögerter, seltener und erschwerter Stuhlentleerung, häufig begleitet von Völle- und Druckgefühl, Appetitlosigkeit und Kopfschmerzen.

Die *Ursachen* können sehr verschieden sein: z. B. Tonusverminderung des Darmes während der Schwangerschaft (Progesteronwirkung), häufige Unterdrückung des Entleerungsreflexes (z. B. Zeitnot, Hektik, Schmerzen), falsche Ernährungsgewohnheiten (ballaststoffarm), Flüssigkeits- und Bewegungsmangel, Stoffwechselstörungen (Diabetes mellitus, Hypothyreose).

- Stuhlinkontinenz (unwillkürlicher Abgang von Stuhl): Insuffizienz des M. sphincter ani (z. B. nach schlecht versorgtem DR III°), Rektum-Scheiden-Fistel, Lähmung.

Vaginale Ausscheidungen

Zu unterscheiden sind zyklusabhängige und -unabhängige Ausscheidungen. Eine Sekretion der Zervixdrüsen und die Transsudation der Vaginalwände sorgen für ständige Feuchtigkeit, die sich bei sexueller Erregung vermehrt (Lubrikation). Auch die Bartholin-Drüsen (Glandulae vestibulares majores) im Scheidenvorhof sondern Schleim ab. Das Epithel der Vagina enthält reichlich Glykogen, das beim Abbau der Zelle freigesetzt wird. Laktobacillus acidophilus (Döderlein-Bakterien) wandeln das Glykogen des Vaginalepithels in Milchsäure um. Das dadurch entstehende saure Milieu (ca. pH 4) verhindert Wachstum und Aszension von pathogenen Keimen.

Fluor vaginalis (Ausfluß)

Funktioneller Fluor ist in Menge, Konsistenz und Aussehen an den verschiedenen Zyklustagen unterschiedlich. Um die Zeit der Ovulation ist der leicht vermehrte schleimige Ausfluß klar und fadenziehend, sonst eher weißlich, trüb und wenig. In der Schwangerschaft ist eine vermehrte Sekretion normal.

Vermehrter Fluor ist nicht selten durch sehr enge Hosen, Slips aus Synthetik oder ständiges Tragen von luftundurchlässigen Slipeinlagen bedingt.

Pathologischer Fluor wird durch verschiedene Erreger verursacht (z. B. Trichomonaden, Chlamydien, Strepto- und Staphylokokken, Kolibakterien, Candida albicans).

- Bei *Trichomonadenbefall* (-kolpitis) ist der Fluor gelbgrün, schaumig-schleimig, dünnflüssig und übelriechend.
- *Soorbefall* (Candida albicans) ist am weißlichen, grobkörnigen Ausfluß zu erkennen, der oft starkes Jucken im Genitalbereich verursacht.
- Bei der *Gonorrhoe* kann der Fluor eitrig sein.

Menstrualblut

Das Menstrualblut besteht zu einem Drittel aus abgestoßener (max. aufgebauter) Funktionsschicht des Endometriums sowie Genitalsekret (Schleim). Der Blutabgang beträgt insgesamt etwa 50–150 ml in 3–5 Tagen.

Menstrualblut gerinnt selten und ist eher flüssig, da das Endometrium ein proteolytisches Ferment (Zytofibrinokinase) freisetzt, das zu einer lokalen Fibrinolyse führt. Nur bei verstärkter Blutung kommt es zur Koagelbildung.

> Folgende **Menstruationstypen** werden unterschieden:
> - *Eumenorrhoe:* regelrechte Blutung alle 25–35 Tage ohne Beschwerden
> - *Amenorrhoe:* Ausbleiben der Blutung
> - *Oligomenorrhoe:* zu seltene Blutung (Intervall > 35–45 Tage)
> - *Polymenorrhoe:* zu häufige Blutung (Intervall < 25 Tage)
> - *Menorrhagie:* zu starke und zu lange Blutung
> - *Dysmenorrhoe:* Sehr schmerzhafte Blutung

Wochenfluß (Lochialsekret) s. S. 287.

Schweiß (Sudor)

Die extrarenale Flüssigkeitsausscheidung über Atmung und Haut heißt *Perspiratio insensibilis* (unmerklicher Wasserverlust), die Sekretion der Schweißdrüsen *Perspiratio sensibilis* (Transpiration). Die ständige Wasserabgabe über Hautzellen und Atemluft beträgt ca. 500 ml/24 Std. Die Schweißabgabe hängt von verschiedenen Faktoren ab, sie beträgt innerhalb von 24 Std. 400–1500 ml. Wasser- und Schweißsekretion sind wichtig zur Regulation der Körpertemperatur. Bei großen Flüssigkeitsverlusten durch starkes Schwitzen müssen Wasser und Kochsalz ersetzt werden. Die Beobachtung von Menge und zeitlichem Auftreten der Schweißsekretion läßt Rückschlüsse über die physische und psychische Verfassung des Menschen zu.

Hauptbestandteil des Schweißes ist Wasser (99%) und Kochsalz, dazu kommen flüchtige Fettsäuren (Butter- und Ameisensäure), Harnstoff und Cholesterin.

Schweiß ist *geruchlos*. Die Schweißdrüsen in Achselhöhle und Genitalregion erzeugen jedoch individuell und geschlechtsspezifisch verschiedene Duftstoffe.

Unangenehmer Schweißgeruch entsteht durch Vermehrung und Zersetzung von Bakterien an schlecht belüfteten Körperregionen und durch mangelhafte Hygiene.

Vermehrte Sekretion von **warmem, großperligem Schweiß** ist normal bei hohen Außentemperaturen, vermehrter körperlicher Arbeit (Stoffwechselsteigerung) und Fieber. Wöchnerinnen geben durch vermehrte Schweißproduktion einen Teil der schwangerschaftsbedingt eingelagerten Flüssigkeit wieder ab. **Kalter, kleinperliger Schweiß** ist ein Alarmzeichen, er entsteht durch Zusammenziehen der Poren, bei Minderdurchblutung der Haut, durch Zentralisation des Kreislaufs (Schock, starke Schmerzen, Erbrechen).

Erbrechen (Vomitus, Emesis)

Nausea (Übelkeit) und *Erbrechen* werden über das Brechzentrum im verlängerten Rückenmark gesteuert. Dem Erbrechen geht meist Übelkeit mit vermehrter *Salivation* (Speichelsekretion) voraus. Der Brechvorgang beginnt mit einer tiefen Einatmung, dann schließt sich der Kehldeckel und durch starke Kontraktion von Bauchmuskulatur und Zwerchfell wird der Mageninhalt nach oben befördert. Erbrechen wird meist von Würgen, Tränenfluß und Kaltschweißigkeit begleitet.

Ursachen für Erbrechen sind: Erhöhter Hirndruck (z. B. Schädel-Hirn-Trauma), Vergiftungen (Medikamente, Alkohol, Nahrungsmittelgifte), hormonelle Veränderungen in der Schwangerschaft (Emesis- oder Hyperemesis), psychische Situationen (Angst, Ekel, Nervosität), Magersucht (Anorexia nervosa), Bulimie (Heißhunger, Essen und anschließend gewolltes Erbrechen), starke Schmerzen (Dysmenorrhoe, Wehen, Magen-Darm-Erkrankungen).

Zeitpunkt und *Häufigkeit* werden in Bezug zur Tageszeit und Einnahme von Mahlzeiten beobachtet: morgendliches Erbrechen (z. B. Emesis gravidarum), nach jeder Mahlzeit (akute Gastritis), Nüchternschmerz (Magengeschwür). Die Menge wird gemessen oder geschätzt.

Art des Erbrechens, z. B. im Schwall, mit wellenförmigen Magenbewegungen (meist bei männlichen Säuglingen ab 3. Lebensmonat mit Magenpförtnerspasmus).

Beimengungen: Angedaute *Nahrungsbestandteile*, die säuerlich bis stark sauer riechen, bei Erbrechen nach Ekel oder verdorbenen Speisen. *Schleimbeimengungen* (Vomitus matutinus), z. B. bei Gastritis oder morgendlichem Schwangerschaftserbrechen. *Blutbeimengungen* sind kaffeesatzartig bei Magenblutungen und frischrot bei blutenden Ösophagusvarizen. Gelbgrünliches *Gallesekret* bei nüchternem Magen oder langandauerndem Erbrechen. Koterbrechen (*Miserere*) bei Darmverschluß (Ileus).

10.2.3 Blutbestandteile, Blutwerte

Hier werden nur die wichtigsten Blutbestandteile erklärt und Normalwerte genannt (Tab. 10.2-5).

- **Plasma:** flüssiger Anteil des Blutes, bestehend aus Wasser, Albumine, Globuline und Fibrinogen. Im Plasma werden Elektrolyte (Na$^+$, Ca^{++}, K$^+$ etc.), Nährstoffe (Eiweiß, Kohlenhydrate, Fett), Hormone, Enzyme und CO$_2$ transportiert.
- **Serum:** flüssiger Anteil des Blutes (Plasma) *ohne* Fibrinogen (Gerinnungsfaktor).
- **Erythrozyten** (red blood cells = RBC): rote Blutkörperchen, kernlos, größter Anteil aller Blutzellen. Rotfärbung durch Hämoglobin, Lebensdauer beim Erwachsenen ca. 120 Tage.
- **Thrombozyten** (platelets = PLT): farblose Blutplättchen, die zur Blutgerinnung (Thrombenbildung) benötigt werden, Verweildauer im Blut 5–11 Tage.
- **Leukozyten** (white blood cells = WBC): kernhaltige, eigenbewegliche, farblose Zellen (weiße Blutkörperchen), Lebensdauer 24 Std.–5 Tage. Unterteilung in Granulo-, Lympho-, Monozyten. Phagozyten (Untergruppe der Mono- und Granulozyten) sind wichtig zur Erregerabwehr. Bei einer Infektion kommt es zu einer phasenhaft ablaufenden prozentualen Veränderung der Leukozytenverteilung im Blut: Linksverschiebung im Differentialblut.
- **Hämoglobin (Hb):** roter Blutfarbstoff in den Erythrozyten, wichtig für Sauerstofftransport, da es O$_2$ bindet.
- **Hämatokrit (HK):** prozentualer Anteil der zellulären Bestandteile im Blut (Erythrozyten, Leukozyten, Thrombozyten).

> Ein **Blutverlust** wirkt sich auf den Hb und HK wie folgt aus:
> 500 ml Blutverlust mindert das Hb um ca. 1 g/dl, den HK um ca. 3% (*Faustregel*). Allerdings reagieren Hb und HK verzögert.

Zur Differenzierung verschiedener Anämieformen (z. B. normo- oder hypochrome, mikro- oder makrozytäre Anämie) werden zusätzlich folgende Werte ermittelt:

- **MCV (mean cell volume):** mittleres Erythrozyten Einzelvolumen in mm^3 = fl (Femtoliter).

$$\text{MCV (fl)} = \frac{\text{Hämatokrit (Vol\%)} \times 10}{\text{Erythrozytenzahl (Mill./mm}^3\text{)}}$$

Mittelwerte: Erwachsene 80–99 fl, Neugeborene 107 fl.

- **MCH (mean cell hemoglobin):** mittlerer Hämoglobinwert des Einzelerythrozyten in pg (Pikogramm). *Mittelwerte:* Erwachsene 27–31 pg, Neugeborene 34 pg.
- **MCHC (mean cell hemoglobin concentration):** mittlere Hämoglobinkonzentration im Einzelerythrozyten in Prozent. *Mittelwerte:* Erwachsene 33–37%, Neugeborene 32%.

Blutungszeit: Zeitraum, in dem nach künstlicher Stichverletzung (z. B. Ohrläppchen) die Blutung zum Stillstand kommt (ca. 2–4 Min.). Dieser Test ist zum Erkennen einer *verstärkten Blutungsneigung* geeignet.

Gerinnungszeit: durch den einfach und laborunabhängig am Entbindungsbett auszuführenden **Clot-observation-Test** kann eine *Koagulopathie* (Verbrauchskoagulopathie oder Hyperfibrinolyse) festgestellt werden (engl. clot = Klumpen, Gerinnsel):

Tab. 10.2-5: Labornormalwerte (klinik- und methodenabhängig)

	Blutmenge in Prozent des Körpergewichtes	Erythrozyten (Mio./mm³)	Hämoglobin Hb (g/dl oder mmol/l)	Hämatokrit HK (%)	Leukozyten (Anzahl/mm³)	Thrombozyten (Anzahl/mm³)
Männer	6–8%	4–6	14–16 g/dl (8,7–9,9 mmol/l)	39–47	4.000–10.000	150.000–400.000 Thrombo-(zyto)penie: < 100.000 Thrombozytose: > 400.000
Frauen		4–5	12–14 g/dl (7,5–8,7 mmol/l) Anämie: < 12 g/dl	36–44	Leukopenie: < 4.000 Leukozytose: > 10.000	
Schwangere (im letzten Trimenon) Wöchnerinnen	um 30–35% vermehrt		behand.bed. Anämie: ab 11,2 g/dl (< 7 mmol/l) schwere Anämie: < 8 g/dl (< 5 mmol/l)	30–40	bis zu 15.000 (18.000)	
Neugeborene (1. Woche post partum)	ca. 10%	5–7	16–20 g/dl (9,9–12,4 mmol/l)	45–65	18.000–30.000	80.000–500.000

2–5 ml Blut werden in einem Glasröhrchen aufgefangen. Bei ca. 37 °C muß sich in 4–8/5–10 Min. (unterschiedliche Literaturangaben) ein Koagel gebildet haben bzw. das Blut geronnen sein.

Verbrauchskoagulopathie: Gerinnung dauert länger oder das Blut gerinnt gar nicht.

Hyperfibrinolyse: Das Koagulum löst sich innerhalb einer Stunde wieder auf.

10.3 Haut und Hautveränderungen

Gisela Kriegerowski-Schröteler

10.3.1 Aufbau der Haut

Die Haut ist von außen nach innen aus 3 Schichten aufgebaut: *Epidermis* (Oberhaut), *Korium* (Lederhaut), *Subkutis* (Unterhaut) (s. Abb. 10.3-2).

Die **Epidermis** (1–3 mm dick) besteht aus 5 nicht durchbluteten Schichten (Abb. 10.3-1).

- Zuunterst liegt die *Basalschicht*, von ihr aus bilden sich ständig neue Zellen und wandern innerhalb von 27 Tagen in einem Verhornungsprozeß nach außen.
- Darüber liegt die *Stachelzellschicht* (spitze Zellfortsätze) mit den Melanozyten. Nicht die Anzahl der Melanozyten, sondern ihre genetisch festgelegte Fähigkeit, unterschiedliche Mengen Farbstoff (Melanin) zu bilden, verleiht der Haut ein mehr oder weniger dunkles Aussehen.
- Darüber befindet sich die *Körnerschicht*, benannt nach in den Zellen eingelagerten Körnchen, die den Beginn der Verhornung anzeigen.
- Darüber liegt die *Glanzschicht*, sie enthält inner- und außerhalb der Zellen eine ölige Flüssigkeit (Vorstufe der Verhornung).
- An der Oberfläche, bestehend aus kernlosen, flachen, farblosen, dachziegelartig übereinandergeschichteten Zellen, liegt die *Hornschicht*, sie ist 0,3 bis mehrere mm dick. Alte oder beschädigte Hornzellen, an denen sich Fremdstoffe (z. B. Chemikalien, Bakterien) abgesetzt haben, werden abgestoßen.

Die Epidermis wird von den Ausführungsgängen der Talg- und Schweißdrüsen durchbrochen. Haare und Nägel, als *Hautanhangsgebilde*, werden von der Epidermis gebildet. Haare sind in die Lederhaut eingesenkte Hornfäden, Nägel sind Hornplatten zum Schutz der empfindlichen Finger- und Zehenkuppen.

Das darunter liegende derbe *Korium* ist von vielen feinen Blutgefäßen durchzogen und besteht aus einem Geflecht kollagener und elastischer Fasern (Bindegewebe). Hier befinden sich Schweißdrüsen, der Haarschaft mit Haaraufrichtemuskel und -follikelrezeptor (Berührungssinn) sowie Talgdrüsen. Bei Kontraktion des Haaraufrichtemuskels werden die Talgdrüsen entleert. Das Korium enthält auch verschiedene Mechanorezeptoren, außerdem Wärme- und Kälterezeptoren. Freie Nervenendigungen verlaufen als Schmerzrezeptoren bis in die Epidermis (Abb. 10.3-2).

Es gibt unbehaarte Hautflächen (z. B. Innenhand, Fußsohlen), solche mit vielen Empfin-

Abb. 10.3-1: Epidermis (Oberhaut) mit ihren Schichten, a. Hornschicht (Stratum corneum), b. Glanzschicht (Str. lucidum), c. Körnerschicht (Str. granulosum), f. Keimschicht (Str. germinativum bestehend aus: d. Stachelzellschicht (Str. spinosum), e. Basalschicht (Str. basale)

Abb. 10.3-2: Drei Schichten der Haut und einige Rezeptoren, a. Mechanorezeptoren, b. Wärmerezeptor, c. Haarfollikelrezeptor

dungsrezeptoren (z. B. Fingerspitzen, erogene Zonen) und Hautbezirke, die vermehrt mit Schweißdrüsen ausgestattet sind (z. B. Stirn, Achselhöhlen, Handflächen, Fußsohlen). Die Verbindung des Koriums zur Epidermis besteht in zapfenförmigen Ausbuchtungen, den Papillen, in denen Kapillargefäße zur Ernährung der epidermalen Basalschicht verlaufen (Abb. 10.3-1, 2). An den Fingerspitzen sind die Papillen in Reihen (Rillen) zu einem individuellen Muster angeordnet (Fingerabdruck). Sie dienen wahrscheinlich der besseren Griffigkeit.

Die **Subkutis** ist die unterste, mit wenigen großen Gefäßen durchzogene Schicht aus Fett und Bindegewebe, die Verbindungsschicht zu den darunter liegenden Muskeln, Sehnen oder Knorpeln. Bei Frauen ist sie im allgemeinen dicker als bei Männern. An manchen Stellen ist die Subkutis lose und leicht verschiebbar (s. c.-Injektionsorte), an anderen fest anliegend.

10.3.2 Hautfunktionen

Die Haut hat abgrenzende Schutzfunktionen und gleichzeitig vermittelnde Funktion als Sinnes- und Ausscheidungsorgan.
- Die **Epidermis** schützt vor physikalischen Einflüssen (z. B. Druck, Reibung, Strahlen), kann chemische Substanzen (z. B. Arzneimittel oder Toxine) aufnehmen und diese durch Enzyme, Hormone, T-Lymphozyten und Makrophagen zum Teil vernichten oder verändern. Unter Einwirkung von UV-Licht geschieht die Umwandlung von Provitamin D in Vitamin D2 und D3 (Calciferole), die wichtig für den Kalziumhaushalt (Knochenaufbau) sind.
- Elastizität und Robustheit des **Koriums** schützen vor mechanischen Einflüssen (z. B. Stoß, Druck). Durch verschiedene Rezeptoren wirkt das Korium als Sinnesorgan.
- Zur Wärmeregulation können sich die Blutgefäße der Leder- und Unterhaut unterschiedlich weit stellen. Eine starke Erweiterung bewirkt eine erhöhte Durchblutung und damit gesteigerte Wärmeabgabe. Reicht diese Wärmeabgabe nicht aus, wird Schweiß abgegeben, es entsteht Verdunstungskälte. Soll die Wärmeabgabe verringert werden, kontrahieren sich die Gefäße. Zusätzlich bewirkt Kontraktion der Haaraufrichtemuskeln die „Gänsehaut" (cutis anserina) und damit eine geringfügige Verkleinerung der Hautoberfläche; zwischen den aufgerichteten Haaren bildet sich ein Luftpolster, das die Wärmeabgabe verringern soll.
- Die **Subkutis** ist durch ihr Fettgewebe Isolierschicht und Energiedepot.

Die Abwehrfähigkeit der Haut gegen Bakterien entsteht nicht zuletzt durch einen Säuremantel (pH-Wert 5,5–6,5), aus Schweiß, Absonderung der Talgdrüsen (Hautfett = Sebum), zusammen mit dem Eiweißabbauprodukt abgestorbener Zellen der Oberhaut. Hauttalg bewirkt außerdem eine Verkleinerung der Verdunstungsfläche und verringert die Wasserabgabe.

10.3.3 Besonderheiten der Säuglingshaut, Hautpflege

Die Epidermis ist dünner und lockerer, ihre oberste Schicht hat noch Zellkerne und einen Wasseranteil von ca. 60% (10% beim Erwachsenen).

Die **Hautoberfläche** ist in Relation zum Körpergewicht des Säuglings dreimal größer als beim Erwachsenen, darum kühlt ein Neugeborenes schneller aus (große Verdunstungsfläche). Den Hautgefäßen fehlt es noch an Dilatationsfähigkeit, so kann Wärme kaum über gesteigerte Durchblutung (Wärmeabstrahlung) der Hautoberfläche abgegeben werden, sondern nur durch Schweiß. Trinkt ein Säugling nicht ausreichend, ist Schweißbildung nicht möglich, es besteht Gefahr des Hitzestaus mit Durstfieber.

Die Verbindung der Ober- zur Lederhaut ist wegen schwacher Ausprägung der Papillen nicht sehr fest, durch Reibung kommt es eher zur Blasenbildung. Auch die elastischen Fasern der Lederhaut sind weniger ausgebildet und robust. Da die Permeabilität (Durchdringungsfähigkeit) der Zellen und Gefäßwände noch sehr hoch ist, entstehen beim Neugeborenen eher Ödeme (s. S. 351).

Das Fehlen von Eiweißabbauprodukten abgestorbener Hautzellen bedingt einen höheren pH-Wert (6,7), der weniger Schutz bietet. Die Körnerschicht hat nur eine Zellschicht, die Haut sieht deshalb durchsichtig und wegen durchscheinender Blutgefäße rosig aus.

Beim reifen Neugeborenen ist das Unterhautfettgewebe gut ausgeprägt. Teilweise ist es *braunes Fettgewebe*, das im Gegensatz zum gelben Fett sehr schnell resorbiert werden kann und für die ersten Tage Energiespender ist.

Pflege der Haut. Beim Säugling und Erwachsenen ist der Erhalt des Säuremantels zur Infektabwehr besonders wichtig, deshalb sollte er nicht durch zu häufiges Waschen (alkalische Seife, Desinfektion) zerstört werden. PH-neutrale Seifen und Emulsionen verhindern das zum Teil. Öle und reine Fettcremes dringen nicht in die Haut ein, sondern glätten sie nur oberflächlich.

10.3.4 Veränderungen der Haut

Beobachtet wird die Haut auf *Spannungsveränderungen* wie Eksikkose (Austrocknung) und Ödeme (Wassereinlagerung) sowie *Farbveränderungen* z. B. Blässe, Zyanose oder Ikterus, denn diese können auf Erkrankungen hinweisen.

Am *häufigsten* treten folgende Hautveränderungen auf:

- **Exanthem** (gr. blühe auf): großflächige Hautveränderungen in zeitlicher Abfolge (Anfang, Höhepunkt, Ende), z. B. Neugeborenen-, Masern-, Rötelnexanthem. Das Exanthem kann hämatogenen, lymphogenen oder neurogenen (aus dem Blut, der Lymphe oder von den Nerven) Ursprungs und entzündlich sein.
- **Enanthem**: „Exanthem" der Schleimhaut.
- **Ekzem**: entzündliche, flächenhaft auftretende Erkrankung der Epidermis, meist juckend und nässend, ohne Beteiligung der Schleimhaut.
- **Urtikaria** (lat. urtica, Brennessel): Nesselsucht, stark juckende, schubweise auftretende, flüchtige Quaddeln (oft allergisch bedingt).
- **Hämatom**: Bluterguß in Weichteile, Zwischengewebsräume (kann durch Bindegewebe abgekapselt werden).
- **Hämangiom**: über das Hautniveau hinausgehende Blutgefäßgeschwulst.
- **Petechien**: Punktförmige Hautblutungen, z. B. post partum bei der Mutter im Gesicht und Halsbereich durch starkes (falsches) Pressen.
- **Nävus** (lat. Mal, „Leberfleck"): unterschiedliches Aussehen, z. B. flach, erhaben, behaart. Jedes Auftreten neuer Pigmentnävi (Leberflecke), aber auch Wachstum oder Veränderung der Oberfläche angeborener Nävi muß kontrolliert werden. Sie können harmlos, aber auch bösartig sein (*Melanom*).
- **Naevus flammeus** (Feuermal): angeborene, bleibende Blutgefäßerweiterung in Hautniveau (keine Geschwulst).
- **Nävus Unna-Politzer** (Storchenbiß): s. S. 351.

10.4 Pflegerische Tätigkeiten

10.4.1 Haare kürzen, entfernen, rasieren

Martha Halbach

Teil- oder Ganzrasuren gehören zur präoperativen Vorbereitung einer Patientin. Die Haarentfernung dient als Infektionsprophylaxe, aber auch um einen Wundverband besser zu befestigen und leichter zu wechseln.

> Generell werden Haare im Umkreis von 20 cm um das Operationsgebiet entfernt.

- **Vorbereitung zur Sectio caesarea:** (s. S. 486) Haare im Bereich der großen Labien müssen gekürzt, aber nicht unbedingt entfernt werden (Abb. 10.4-1). Eine Rasur sollte nicht länger als 6 Stunden vor der Operation erfolgen, da auch bei sehr sorgfältigem Arbeiten kleine Verletzungen entstehen. Dadurch können eingewanderte Keime bei der präoperativen Hautdesinfektion nicht mehr abgetötet werden (potentielle Infektionsquelle). Es werden Handschuhe getragen, das zu rasierende Gebiet mit Flüssigseife (Betaisodona®) eingeschäumt und mit Einwegrasierer enthaart. Bei Anwendung von Haarentfernungscremes (nicht im Genitalbereich!) entstehen zwar keine Verletzungen, evtl. aber allergische Reaktionen.

Abb. 10.4-1: Haare kürzen, entfernen, rasieren, Bereich 1 Rasur vor Kaiserschnitt, 2 Kürzung vor Geburt und Kaiserschnitt, 3 Rasur vor Geburt

- **Vorbereitung zur Geburt:** Es genügt die Kürzung der Schamhaare an den großen Labien. Im Bereich des Dammes (Episiotomie, Dammriß) wird eine Rasur empfohlen, um evtl. Nähen zu erleichtern und ein besseres Sauberhalten der Wunde im Wochenbett zu gewährleisten.

10.4.2 Klistier, Darmeinlauf

Der Ausdruck *Klistier* oder *Klysma* (gr. klyzein, reinigen, wegspülen) bezeichnet das Einbringen von Flüssigkeit in das Rektum (Mastdarm) mittels Darmrohr und Irrigator (Spülkanne) oder Spritze (z. B. Fertigklistier). Abb. 10.4-2 zeigt die Materialien für den Einlauf. Die Wirkung beruht auf unterschiedlichen Reizen:

- **mechanische Wirkung:** Volumenerhöhung im Rektum, die den Stuhldrang auslöst und den Darminhalt verflüssigt, sowie Reiz des Afterschließmuskels durch das Darmrohr
- **thermische Wirkung:** lauwarmes Wasser (32 °C–34 °C) bewirkt einen stärkeren Reiz als körperwarme Flüssigkeit (nie über 37 °C!)
- **chemische Wirkung:** Zusätze wie Salz oder Glyzerin entziehen der Darmwand Flüssigkeit (weitere Volumenerhöhung), Öl und Glyzerin wirken als Gleitmittel, medizinische Seife reizt die Darmwand. Da Seife toxisch wirkt und Nerven schädigen kann, wird sie nicht mehr verwendet. Zum Reinigungseinlauf vor der Geburt werden keine Zusätze benutzt.

Reinigungseinlauf

Die Patientin wird informiert, für Sichtschutz gesorgt und Einmalunterlagen als Wäscheschutz bereit gelegt. Wenn möglich liegt die Frau entspannt auf der linken Seite mit leicht angewinkelten Beinen. Die Flüssigkeit gelangt so leichter bis in das Sigmoideum (S-förmige Schlinge = Übergang vom Rektum ins Kolon).

Technik. Der Irrigator wird mit 500–750 ml handwarmem Wasser gefüllt, der Schlauch luftleer gemacht, indem er tiefer als die Spülkanne gehalten und abgeklemmt wird, sobald das Wasser abläuft. Einfetten der Darmrohrspitze mit wenig Vaseline, damit die Löcher nicht verstopfen. Bei leichtem Gegendrücken (Pressen) der Patientin wird das Darmrohr in der Wehenpause mit leichten Drehbewegungen (rechts/links) 10–12 cm eingeführt (bei spürbarem Widerstand wird erst mit Einlaufen der Spülflüssigkeit versucht, das Darmrohr tief genug in den Darm zu schieben). Die Spülkanne wird etwas angehoben, die Klemme gelöst. Dann den Irrigator langsam weiter anheben bis in Schulterhöhe. Je höher er gehalten wird, desto stärker ist der Druck des Wassers, um so schneller läuft es ein und um so unangenehmer wird es empfunden.

Die Hebamme beobachtet die Frau während des Einlaufs ständig und läßt sie ruhig ein- und ausatmen, am besten atmet sie mit ihr. Gibt die Frau Preßdrang an, wird sofort der Irrigator gesenkt, die Wasserzufuhr durch Abknicken des Schlauches unterbrochen. Die Flüssigkeit verteilt sich erst einmal im Rektum, meist kann nach kurzer Zeit weitergemacht werden. Bevor der Irrigator ganz leer ist, wird der Schlauch abgeklemmt und das Darmrohr mit bereitliegendem Zellstoff entfernt, wobei die Patientin zum „Zukneifen" des Gesäßes aufgefordert wird.

Der Einlauf sollte nach Möglichkeit ca. 5–10 Min. von der Frau im Darm gehalten werden, die dabei in der Nähe einer unbesetzten Toilette umherläuft. Sie wird informiert, daß eine einmalige Entleerung des Darmes selten ausreicht und oft innerhalb der nächsten 30–45 Min. noch ein Toilettengang nötig wird.

Abb. 10.4-2: Materialien für den Reinigungseinlauf: Irrigator (Spülkanne) mit Schlauch und Ansatzstück, Einmaldarmrohr, Schlauchklemme, Vaseline, Zellstoff, Handschuhe, Einmalunterlage

Hebe- und Senkeinlauf (Schaukeleinlauf)

Indikation: Anregung der Darmperistaltik, z. B. um postoperativ einem Ileus (Darmverschluß) vorzubeugen.

Technik. Beginn wie bei einem Reinigungseinlauf. Ist der Irrigator fast leer, wird er unter Gesäßhöhe gesenkt, damit das Wasser aus dem Darm in die Spülkanne zurückläuft. Nach einigen Wiederholungen (heben und senken) ist die Spülflüssigkeit bräunlich verfärbt, sie verbleibt im Rektum und wird wie nach einem Reinigungseinlauf ausgeschieden.

Vorsicht: Dieser Einlauf belastet den Kreislauf (RR ↓) und wird nur nach *ärztlicher Anordnung* durchgeführt!

Fertigklistiere

Die vom Hersteller verschlossenen Plastikbehälter enthalten 100–200 ml Wasser mit verschiedenen Zusätzen wie Salze oder Sorbit. Durch die geringe Flüssigkeitsmenge wird nur die Rektumampulle erreicht und der Abgang von hartem Stuhl erleichtert (z. B. bei Obstipation im Wochenbett). Fertigklistiere bewirken auch eine vermehrte Schleimproduktion der Darmwand. Werden sie vor der Geburt gegeben, kann dies zu wiederholtem Schleimabgang in der Austreibungsperiode führen.

Technik. Das Klistier sollte vorher im Wasserbad etwas erwärmt werden. Nachdem die Schutzkappe entfernt ist, wird die Spritze eingefettet, in den Anus eingeführt und der Behälter beim Ausdrücken zusammengerollt. So wird er auch wieder herausgezogen, damit die Flüssigkeit nicht in das Klistierbehältnis zurückgesaugt wird.

Ein Microklist® enthält nur 5 ml Flüssigkeit, es regt die Darmperistaltik an und führt (ähnlich wie Rektalzäpfchen) nach 15–30 Min. zur Defäkation.

10.4.3 Uringewinnung

Gisela Kriegerowski-Schröteler

Unter bestimmten Voraussetzungen kann eine künstliche Blasenentleerung nötig werden. Meist geschieht dies *transurethral* (trans: durch, Urethra: Harnröhre), obwohl durch Katheterismus in etwa 15% der Fälle eine Infektion gesetzt wird. **Alternativen** sollten darum bedacht werden: Bei Harnverhaltung z. B. *medikamentöse Tonisierung* der Harnblase, zur Untersuchung auf Bakterien z. B. *Mittelstrahlurin* oder *suprapubische Blasenpunktion* (lat. supra = über, os pubis = Schambein).

Transurethraler Blasenkatheterismus

Hierbei wird ein Katheter durch die Urethra bis in die Blase geschoben. Für Frauen wird meist ein Nélaton-Katheter mit einer Stärke von 12–16 Ch. (Charrière s. S. 532) benutzt. Alle Katheter sind heute aus Einwegmaterial, der Einmalkatheter aus PVC, der Dauerkatheter aus Silikon, Kautschuk oder Materialgemischen (Abb. 10.4-3).

Beim Katheterisieren wird die Barriere vom unsterilen äußeren zum sterilen inneren Milieu durchbrochen. Desinfektionsmaßnahmen sind daher notwendig. Die festgelegte Reihenfolge

Abb. 10.4-3: Verschiedene Katheterspitzen, **a.** Tiemann-Katheter, gekrümmte Spitze (Männerkatheter), **b.** Nélaton-Katheter, gerade Spitze, **c.** Foley-Katheter mit Nélatonspitze (Dauerkatheter mit auffüllbarem Ballon und verstärkter Spitze zum besseren Einführen)

des Arbeitsablaufs mit sterilen Materialien soll verhindern, daß durch die Urethra Keime in die Blase geschoben werden.

Indikationen für Einmalkatheterismus (EK) oder Dauerkatheter (DK) in der Geburtshilfe sind:

- Untersuchung des Urins auf Bakterien (*EK*)
- Nierenfunktionskontrolle bei Präeklampsie (*DK*)
- Wehenschwäche (*EK*)
- vor Sektio, um Verletzungen der Blase bei Op. zu verhindern, Platz und Übersicht zu schaffen sowie Harnverhaltung p.p. zu vermeiden (*DK*)
- vor jeder vaginal operativen Entbindung (*EK*)
- Blutung vor oder nach Plazentageburt (*EK*)
- fehlender Miktionsreflex während oder nach der Geburt, z.B. bei PDA (*EK*)
- zum Nähen einer Klitoris- oder paraurethralen Rißverletzung (*EK*).

Vorbereitung:

- *Information* der Frau, warum katheterisiert wird und daß dabei keine Schmerzen entstehen. Sorgfältige Reinigung der Vulva und Umgebung mit Desinfektionslösung. Obwohl beim Katheterisieren möglichst immer eine Hilfsperson assistieren sollte, wird hier das Vorgehen *ohne Hilfe* beschrieben:
- Lagerung der Frau wie zur vaginalen Untersuchung. Gute Beleuchtung, um die Urethramündung darzustellen.
- Sterile Materialien: Unterlage mit ausgepacktem Katheter, Gefäß mit 6 Tupfern und Schleimhautdesinfektionslösung, 1 Paar Handschuhe.
- Bei DK: Eine 10 ml-Spritze mit Aqua dest. zum Auffüllen des Ballons, Stöpsel für den Ablauftrichter oder ein geöffnetes Urindrainagesystem, evtl. Röhrchen für bakt. Untersuchung.

Technik, Durchführung. Zur Desinfektion werden die etwas ausgedrückten Tupfer so gehalten, daß die Finger nicht die Haut berühren:

(1) *Große Labien:* Mit dem 1. und 2. Tupfer, von vorn bis zur hinteren Kommissur desinfizieren

(2) mit einer Hand (die dort verbleibt) *kleine Labien* entfalten, auseinanderhalten und mit

Abb. 10.4-4: Darstellung der Urethra durch Spreizen der kleinen Labien, 1 nach außen, 2 nach vorn (symphysenwärts)

dem 3. und 4. Tupfer von vorn nach hinten abwischen (Abb. 10.4-4).

(3) Der 5. Tupfer wird 30 Sek. leicht auf die Harnröhrenmündung gedrückt. Erklärungen für die Frau, was gerade getan wird, sind hilfreich!

(4) Mit dem 6. und letzten Tupfer nochmalige Desinfektion der Harnröhrenmündung (der Tupfer kann anschließend in den Scheideneingang gelegt werden).

(5) Der Katheter wird etwa 5–7 cm unterhalb der Spitze gegriffen und in einem Winkel von 30–40° Richtung Symphyse eingeführt. Kurzes Husten der Frau hilft dabei, den Sphinkter urethrae (Verschlußmuskel der Harnröhre) schmerzlos zu überwinden. Bei längeren Kathetern (DK) wird der Katheterschaft so in die Hand genommen, daß dessen Ende nicht unsteril wird (Abb. 10.4-5).

Unter der Geburt kann ein tiefstehender Kopf die Harnröhre gegen die Symphyse pressen und das Ein-

Abb. 10.4-5: Einführen des Katheters in einem 30–40° Winkel von hinten (dorsal) nach vorn (ventral)

führen des Katheters erschweren. Evtl. muß ein dünnerer Katheter gewählt oder der Kopf von außen leicht hochgeschoben werden.

(6) Die 1. Hand verbleibt an den Labien bis Urin abläuft, d. h. der Katheter tief genug liegt, erst dann darf sie entfernt werden.

(7) Urin entweder in ein steriles Untersuchungsröhrchen oder anderes Auffanggefäß laufen lassen.

(8) Zuletzt mit der jetzt freien, flachen Hand dicht über der Symphyse leicht auf die Blasengegend drücken, um evtl. Resturin zu entleeren.

(9) Zum Katheterentfernen immer den Ablauftrichter mit einem Finger verschließen oder den Schaft (DK) abknicken, um den Rückfluß von Urin in die Blase zu vermeiden.

(10) Gebrauchtes Material wird entsorgt, die Frau wieder bequem gelagert.

Dauerkatheter

Ist der Dauerkatheter eingeführt und Urin abgelaufen, wird 10 ml steriles Aqua dest. mit einer Spritze in das neben dem Ablauftrichter liegende Ventil des Auffüllkanals gegeben (Abb. 10.4-6) und der Katheter danach etwas nach außen gezogen, um zu überprüfen, ob der Ballon gefüllt ist und vor der inneren Harnröhrenmündung liegt. Nach Verbindung zum geschlossenen Urindrainagesystem (ein Ventil verhindert Rückfluß des Urins in die Blase), ist steriles Arbeiten nicht mehr nötig.

Pflege des DK: 1–2mal tgl. Desinfektion und Reinigung mit Schleimhautdesinfektionsmittel. Mit einem getränkten Tupfer wird der Übergang des Katheters zur Urethra kreisförmig betupft, mit einem 2. der Katheter 10 cm von der Harnröhrenmündung weg abgewischt (Richtung Urinbeutel).

> Zur Untersuchung kann Urin aus der dafür vorgesehenen Stelle am Drainagesystem (nach Spraydesinfektion) steril entnommen werden.

Je länger ein Katheter liegt, desto größer ist die Infektionsgefahr. Die Verweildauer variiert von 24 Std. bis 14 Tagen, je nach Indikation und Fachbereich. Vor Entfernen des DK wird der Ballon über das Ventil mit einer Spritze wieder entleert (entblockt).

Mittelstrahluringewinnung

Korrekt ausgeführt, ist dies eine Methode, ohne Infektionsrisiko Spontanurin zur bakteriologischen Untersuchung zu erhalten. Der erste Urinstrahl spült die Urethra, der zweite wird zur Untersuchung aufgefangen, der Rest geht in die Toilette.

Materialien: 2 Einmalhandschuhe für die Hebamme, 1 für die Frau, ein innen steriles Gefäß zum Auffangen des Urins, Nähragar (Uricult®, Biotest®), sauberer Zellstoff, Klebeetiketten.

Durchführung: Die Frau informieren, daß es darauf ankommt, den 2. Urinstrahl ohne Berührung der Schamhaare oder Haut im Gefäß aufzufangen, nachdem der erste Strahl abgelaufen ist. Der Genitalbereich wird vorher gründlich gewaschen. Die Frau erhält einen Handschuh für die Hand, die das Auffanggefäß hält.

Meist läuft etwas Urin über die Hand, wenn das Gefäß mit mindestens 10 cm Abstand (zur Vermeidung einer Kontamination) unter die Urethramündung gehalten wird.

Am besten geschieht das Auffangen des Urins in halb sitzender Haltung über einem Bidet oder Toilettenbecken, mit zur Wand gerichtetem Gesicht (also verkehrtherum). Der hintere Ausschnitt des Beckens ist größer und bietet mehr Platz zum Hantieren.

Die Hebamme nimmt der Frau das Uringefäß mit der behandschuhten Hand ab, gibt den Urin auf den Nähragar (Herstellerangabe beachten), beschriftet das Testgefäß (Klebeetikett mit *Name, Datum, Uhrzeit, Station*) und sorgt für sofortige Bebrütung (*Brutschrank, Transport ins Labor*).

Bei starkem Keimwachstum kann nach frühestens 16 Std. die Keimzahl/ml bestimmt werden, beim Urikult® auch gramnegative Keime. Subkulturen zur Erreger- und Resistenzbestimmung sind möglich. Ein endgültiges Ergebnis liegt nach 24 Std. vor.

Abb. 10.4-6: Teile des Dauerkatheters und Urindrainagesystems

Alternativen zum Katheterismus bei Harnverhaltung

- *Medikamentöse Tonisierung* der Blase (Ubretid®, Prostigmin®)
- *Miktion anregen* durch Wasser laufen lassen, Vulva mit warmem Wasser berieseln, eine bettlägerige Frau zum Wasserlassen auf dem Steckbecken aufsetzen bzw. einer mobilen Frau den Gang zur Toilette ermöglichen
- *Kontraktion des Blasenmuskels* fördern durch kurzzeitiges Auflegen kalter Umschläge oder durch Beklopfen des Bereichs über der Symphyse mit mehreren Fingern (Reiz der Rezeptoren im Blasenmuskel).

Suprapubische Blasenpunktion

Diese Gewinnungsart unkontaminierten Urins für bakteriologische Untersuchungen ist kaum mit Infektionsrisiko belastet. Sie ist jedoch um-

Abb. 10.4-7: Suprapubische Blasenpunktion: Die gefüllte Harnblase steigt über die Symphyse, der Uterus wird nach hinten gedrängt. Eine Blasenpunktion ist ohne Verletzung des Peritoneums (rote Linie) möglich

ständlicher als Einmalkatheterismus, zudem ärztliche Aufgabe. Voraussetzung ist eine gut gefüllte Blase, die das Peritoneum nach oben verschiebt (Abb. 10.4-7).

Technik. Die Blasenpunktion erfolgt steril, mit langer Kanüle und Spritze nach gründlicher Hautdesinfektion (u. U. Rasur u. Lokalanästhesie) auf der Linea alba. Bei Blasenpunktion mit anschließender suprapubischer Katheterlegung wird ein Trokar (dicke Hohlnadel) nach Lokalanästhesie und Einritzen der Haut mit dem Skalpell in die Blase gebracht und ein Katheter (10 Ch.) durchgeschoben, der sich in der Blase aufrollt. Nach Entfernen des Trokars wird der Katheter an der Einstichstelle steril befestigt und versorgt.

Dafür stehen spezielle Einmal-Sets zur Verfügung, z. B. Cystofix®, Braun.

Sammelurin (24-Stunden-Urin)

Für einige Untersuchungen (z.B. Hormone, Gesamteiweiß) muß der Urin über 24 Std. gesammelt werden. Die gesammelte 24 Std.-Menge wird gemessen, durchmischt und eine Probe davon untersucht. Ausführliche Information der Patientin über das Sammeln ist Voraussetzung.

Beispiel: Morgens ab 8 Uhr bis zum nächsten Morgen um 8 Uhr soll gesammelt werden. Um 8 Uhr läßt die Patientin Urin, der verworfen wird. Ab dann erfolgt jede Miktion auf dem Steckbecken oder in ein Uringlas. Alle Urinportionen werden in einem abdeckbaren Gefäß (mindestens 2 l Fassungsvermögen) gesammelt, bis am nächsten Morgen um 8 Uhr die letzte Portion hinzugefügt wird.

Die Patientin muß wissen, daß Urin vor dem Stuhlgang ins Anfanggefäß entleert werden sollte, da beim Stuhlgang oft unwillkürlich Harn abgeht, der sonst nicht gesammelt werden kann (verfälscht das Ergebnis).

10.4.4 Thrombose und Embolie

Bewegungsarmut und konstitutionelle Bindegewebsschwäche sind Ursache von Venenerkrankungen, die hauptsächlich die Beine betreffen.

> Etwa 50% aller Frauen haben *Krampfadern*; 12% der Erwachsenen eine chronische *Veneninsuffizienz* und 3% ein *offenes Bein*.

Begriffserklärungen

Ulcus cruris: Unterschenkelgeschwür oder offenes Bein (lat. ulcus = Geschwür, crus = Schenkel)

Varizen: erweiterte Venen, Krampfadern (lat. varix = Krampfader)

Thrombose: lokale Blutpfropfbildung, Blutgerinnung meist in Venen, seltener in Arterien (gr. thrombosis = Blutgerinnsel)

Thrombophlebitis: Entzündung der Veneninnenwand (Intima), die mit Thrombenbildung einhergeht (gr. phlebs/phlebos = Gefäß, Ader). Im Sprachgebrauch meist für die Entzündung oberflächlicher Venen verwendet (*Thrombophlebitis superficialis*).

Phlebothrombose: Entzündung und Thrombenbildung der tiefen Venen (*Thrombophlebitis profunda*).

Thrombus: Ein in den Gefäßen entstandener Blutpfropf, entweder als Abscheidungs- (von der Gefäßwand ausgehend) oder Gerinnungs- (durch gesteigerte Blutgerinnsel) oder gemischter Thrombus. Er kann den normalen Blutstrom behindern oder das Gefäß verschließen.

Embolus: Thrombus, der sich von der Gefäßwand gelöst hat und wandert.

Lungenembolie: Verstopfen eines Lungengefäßes durch einen Embolus, die gefürchtetste, oft tödliche Komplikation einer tiefen Bein- oder Beckenvenenthrombose.

Postthrombotisches Syndrom: Bleibt der Thrombus an der Gefäßwand haften, wird er nach einigen Tagen mit Endothel (Epithel der Gefäßwand) überzogen und von der Gefäßwand her z. T. resorbiert (organisiert), zurück bleibt eine narbige Verengung. Der anfänglich unterbrochene venöse Blutstrom wird durch sich seitlich des betreffenden Gefäßes neubildende Umgehungsgefäße (Kollateralen) wieder aufgenommen. Ist das Gefäß nach Organisation des Thrombus wieder durchgängig, verkümmern die Kollateralen und vernarben. Zurück bleibt verhärtetes, oft hyperpigmentiertes Gewebe.

Häufig spielt sich das thrombotische Geschehen im Bereich einer Gefäßklappe ab, die bindegewebig vernarbt und insuffizient (funktionsuntauglich) wird.

Physiologie des venösen Rückstroms

Der venöse Rückstrom wird durch mehrere eng verknüpfte Funktionen gewährleistet:

- **vis à tergo** (lat. „Kraft von hinten"): Restblutdruck von ca. 30 mmHg in den Unterschenkelvenen, der noch vom Druck im arteriellen System übrig ist (Abb. 10.4-8)
- **vis à fronte** (lat. „Kraft von vorn"): Im Thorax sorgt die Ein- und Ausatmung durch unter-

Abb. 10.4-8: Vis à tergo. Restblutdruck in den zum Herzen führenden Venen, der noch vom Druck im arteriellen System übrig ist

schiedliche Druckverhältnisse für ein Auspressen und Füllen der Venen. Unterstützt wird der Blutstrom zum Herzen durch Sog (Unterdruck im rechten leeren Vorhof nach der Systole)

Abb. 10.4-9: (Segel-)Klappen in den Venen, a. Fließrichtung des Blutes bei offenen Venenklappen, b. Beim Rückstau schließen sich die Venenklappen

- **Muskelpumpe** im Zusammenspiel mit den Venenklappen („peripheres Herz"): Die Fuß- und hauptsächlich die Wadenmuskulatur preßt die Gefäße beim Anspannen aus, beim Entspannen wird Blut angesaugt, die Gefäße füllen sich. Das Strömen des Blutes zum Herzen wird durch Venenklappen gewährleistet, bzw. ein Zurückströmen durch sie verhindert (Abb. 10.4-9)
- **Faszienlogen:** Die dicht nebeneinanderliegenden großen, tiefen Venen und Arterien haben eine gemeinsame bindegewebige Ummantelung. So kann in den elastischen Arterien pulsierendes Blut mit seinem wellenförmigen Druck (Pulswelle) in den danebenliegenden Venen das Blut Richtung Herz pressen, da die Venenklappen ein Zurückströmen verhindern.

Krankheitsursachen

Um die Entstehung eines Ulcus cruris, einer Thrombose mit postthrombotischem Syndrom oder eine Embolie zu verhindern, müssen die erkrankungsbegünstigenden Faktoren bekannt sein.

Rudolf Virchow (1821–1902) erkannte sie als den für die Thrombose wesentlichen Symptomenkomplex, der nach ihm *Virchow Trias* (Dreiheit) benannt wurde.

(1) Verletzung der Veneninnenwand
(2) Veränderung einiger Gerinnungsfaktoren
(3) Veränderung (Verlangsamung) des venösen Rückstroms.

Diese Ursachen stehen untereinander in enger Beziehung.

Frauen sind häufiger als Männer durch einen oder mehrere Faktoren in Hinsicht auf Thrombose und Embolie gefährdet:

Faktor 1 der V.-Trias: Personen mit thromboembolischem Geschehen in der Anamnese, nach Unfall und Op. (Quetschungen, Prellungen, Sectio caesarea), Diabetiker und Raucher (Veränderungen der Intima).

Faktor 2 der V.-Trias: Frauen unter hormoneller Kontrazeption, Schwangere, Gebärende u. Wöchnerinnen, alte Menschen.

Faktor 3 der V.-Trias: Frauen unter hormoneller Kontrazeption, Schwangere, Gebärende, Wöchnerinnen, Bettlägrige (immobile Patientinnen, z.B. bei vorzeitigen Wehen oder postoperativ), Bewußtlose, Adipöse (durch Bewegungsmangel), alte Menschen (schlechte Fließeigenschaft des Blutes wegen hohem Hämatokrit).

Die Weitstellung venöser Gefäße in der Schwangerschaft sowie häufig vorkommende Obstipation (Verstopfung) und das wachsende Kind behindern den venösen Rückstrom. Dies führt zu einem Stau in den Beinen („schwere Beine"). Wird der Ansatz der Venenklappen am Gefäß bis zur Schlußunfähigkeit gedehnt, entstehen *Varizen*. Diese Form der Klappeninsuffizienz und Durchblutungsstörung bildet sich z.T. wieder zurück, wenn die auslösenden Faktoren durch die Geburt wegfallen.

Thromboseprophylaxen

Durch Prophylaxen sind Verletzungen der Veneninnenwand kaum vermeidbar, hingegen ist die Veränderung der Gerinnungsfaktoren medikamentös relativ gut therapierbar, ebenso läßt sich die Verlangsamung des venösen Rückstroms beinflussen.

- Die **medikamentöse Thromboseprophylaxe** besteht in der Gabe von *Thrombozytenaggregationshemmern* (z.B. Azetylsalizylsäure) oder *Antikogulantien*, von denen in der Schwangerschaft nur *Heparin* (Liquemin®) geeignet ist (s. S. 398).

Neben der medikamentösen Thromboseprophylaxe, müssen *natürliche Funktionen* unterstützt und Behinderungen des venösen Rückstroms vermieden werden.

- Betätigung der **Muskelpumpe** der Beine, Anregung von **Kreislauf** und **Atmung** durch: *Frühmobilisation* nach Geburt, Op, Unfall. *Spezielle Übungen* für bettlägrige Patientinnen s. S. 281 ff., für anamnestisch gefährdete Patientinnen (Abb. 10.4-10, 11).

- **Kompression** der oberflächlichen, varikösen Venen durch individuell angepaßte *Stützstrümpfe*,

10.4 Pflegerische Tätigkeiten

Strumpfhosen oder fachgerecht angelegte *Kompressionsverbände*. In der Klinik mit industriell hergestellten *Anti-Emboliestrümpfen*, die nach Farbkodierung des Herstellers ausgesucht werden müssen (Abb. 10.4-12).
Besonders wirksam ist die Kompression im Zusammenwirken mit der Muskelpumpe (z. B. Laufen, Radfahren und Gymnastik).

- **Venentraining** durch *Fußwechselbäder*, *Wassertreten* und *-güsse* (s. S. 470).

- Entstauende **Lagerung** der Beine, das Bettfußende sollte ca. 12 cm höher gestellt sein. Zusätzlich werden die *Beine* mehrmals am Tag für 10–20 Min. *hochgelagert*.

Abb. 10.4-10: Im Sitzen: Kreislauf und Wadenmuskulatur anregen. In schnellem Wechsel Beine weit ausstrecken und angewinkelt zusammenstellen

Abb. 10.4-11: Im Stehen: Wadenmuskulatur anregen und venösen Rückfluß fördern. In Schrittstellung die Hände in Schulterhöhe an der Wand abstützen, **a.** Abwechselnd 20mal in den Zehen- und Hackenstand (Zehen nach oben gezogen) gehen, **b.** Auf der Stelle wandern: Die Fersen auf der Stelle im schnellen Wechsel anheben und abstellen

Abb. 10.4-12: Anpassung von industriell hergestellten Anti-Emboliestrümpfen: Mit speziellem, farbcodiertem Maßband werden Wadenumfang und Beinlänge gemessen. Die dabei festgestellte Farbe für den Wadenumfang muß der Farbe am Zehenfenster, die für die Beinlänge der Farbe am Strumpfabschluß entsprechen

gelb	weiß	blau
	Farbcodierung	
	Wadenumfang	
dünn	mittel	dick

gelb	weiß	blau
	Farbcodierung	
←	**Beinlänge**	→
kurz	mittel	lang

- **Behinderungen des venösen Rückstroms vermeiden:**
  - Langes Sitzen und Stehen, Übereinanderschlagen der Beine und Aufliegen der Oberschenkel beim Sitzen,
  - Obstipation,
  - beengende, abschnürende Kleidung oder Strümpfe, hochhackige Schuhe,
  - heiße Wannenbäder, große Unterschiede der Temperatur bei Wechselbädern, Sonnenbestrahlung der Beine.

Symptome und Behandlung der Thrombose

Symptome:
- ziehender Schmerz in der Tiefe des betroffenen Beines oder im Beckenbereich (Beckenvenenthrombose)
- spontaner Waden- oder Fußsohlenschmerz
- Druckschmerz entlang der V. tibialis (Schienbeinvene) und V. poplitea (Kniekehlenvene) sowie an der Fußsohle (Abb. 10.4-14)
- Farbveränderung (rötlich zyanotisch, marmoriert)
- ödematöses Anschwellen des betreffenden Beines (kann zunächst diskret sein), wird durch Nachmessen und Vergleich mit dem gesunden Bein deutlich (Markierung der Meßstelle!)

Abb. 10.4-13: Entstauung und Abflußförderung vor Kompressionsmaßnahmen: Beine mindestens 20 Min. hochlagern (1). Oder nach mindestens 5 Min. erst die Oberschenkel (2) und dann die Unterschenkel ausstreichen (3)

- **Ausstreichen** der Beine im Liegen, bei angehobenem Bein zuerst die Ober- dann die Unterschenkel. So werden die Oberschenkelvenen frei für das Blut aus den Unterschenkelvenen. *Hochlagerung* und *anschließendes Ausstreichen* sind vor Kompressionsmaßnahmen durchzuführen (Abb. 10.4-13).

Abb. 10.4-14: Symptome der Thrombose: Druckschmerzpunkte an der 1. V. tibialis (Schienbeinvene), 2. V. poplitea (Kniekehlenvene) und 3. Fußsohle

Abb. 10.4-15: Mahler Zeichen. Treppenförmiges Ansteigen des Pulses (gestrichelt) bei subfebrilen Temperaturen

- ansteigende Pulsfrequenz bei evtl. subfebrilen Temperaturen (Mahler Zeichen Abb. 10.4-15).

Behandlung: Bettruhe! Chirurgische Thrombektomie (Thrombenentfernung) oder medikamentöse Thrombolyse (Gerinnselauflösung).

Symptome und Behandlung der Lungenembolie

Symptome: Luftnot, Todesangst, Schmerzen im Thorax, Gesichtszyanose (s. S. 271).

Erste Hilfe durch die Hebamme: Den Oberkörper der Patientin aufrichten, beruhigen, Sauerstoffgabe; bei Bewußtlosigkeit flache Seitenlage. In jedem Fall sofortiges Alarmieren eines Arztes oder Reanimationsteams, Notfallkoffer heranschaffen.

Ärztliche Behandlung: Freimachen der Atemwege, Sauerstoffgabe, frühzeitige Intubation und Beatmung. *Medikamente:* Analgetika gegen Schmerzen, Sedativa gegen Angst u. Unruhe, ggf. *Thrombolyse*.

10.4.5 Physikalische Therapie

Die physikalische Therapie ist neben der medikamentösen oder operativen eine Möglichkeit zur Behandlung von Erkrankungen. Hierbei werden hauptsächlich in der Natur vorkommende Kräfte als Heilmittel eingesetzt.

> **Zur Anwendung kommen:** *Wärme, Kälte, Wasser, Licht, Elektrizität, Luft* und *Mechanik*, die häufig kombiniert werden, z. B. Wärme oder Kälte zusammen mit Wasser.

Viele Anwendungen der physikalischen Therapie werden schon lange in der Volksmedizin als *Hausmittel* genützt. Ihre Wirksamkeit und fehlenden Nebenwirkungen auf das Ungeborene und die Mutter hat große Vorteile der medikamentösen Therapie gegenüber, z. B. ein warmes Vollbad in der Eröffnungsperiode statt sedierender oder analgesierender Medikamente.

Vor allem die **Thermotherapie** (*Thermo* = Wärme, Kälte) in Verbindung mit der **Hydrotherapie** (*Hydro* = Wasser) werden bevorzugt angewendet. Bei der **Heliotherapie** (*Helio* = Licht) ist es das Sonnenlicht, sowie verschiedene Spektralbereiche des sichtbaren Lichts (Rotlicht, blaues und weißes Licht) und nicht sichtbare Anteile wie UV- und Infrarotstrahlen.

Wärme, Kälte, Wasser

Wärme wirkt gefäßerweiternd und durchblutungsfördernd. Die verstärkte Durchblutung regt den Zellstoffwechsel an und hat heilungsfördernde Wirkung. Wärme wirkt sowohl auf die Skelettmuskulatur als auch auf die Muskulatur der Hohlorgane entspannend und entkrampfend und dadurch schmerzlindernd.

Wärme kann aber bei Entzündungen (z. B. im Abdominalbereich) *kontraindiziert* sein.

Kälte leitet Körperwärme ab, wirkt fiebersenkend und gefäßverengend. Die Gefäßverengung hemmt den Austritt von Blut (Hämatombildung) und seröser Flüssigkeit (Ödembildung) ins Gewebe. Ein nur kurz andauernder Kältereiz wirkt aufgrund der sofort einsetzenden Gegenregulationsmaßnahmen des Körpers durchblutungsfördernd, also gegenteilig. Kälte wirkt dem

Abb. 10.4-16: Wirkung von unterschiedlich temperiertem Wasser

°C		Wirkung
45°	Überwärmungsbad	
40–39	heiß	Senkt den Blutdruck, regt den Kreislauf an. Steigert bei längerer Dauer die Körpertemperatur. Belastend.
38–37	warm	Kreislauf anregend, entspannend, Wehen fördernd. Eventuell Blutdruck senkend.
36–34	indifferent (isothermisch)	Verengt die Gefäße durch den hydrostatischen Druck, Blutdruck steigernd.
33–30	kühl	Verengt die Gefäße, erfrischend, Blutdruck steigernd. Wirkt bei längerer Anwendung Körpertemperatur senkend.
15°	kalt	Nur als Teilbad oder Kurzbad nach Sauna. Kreislauf anregend. Gefäßtraining durch Gefäßverengung.
5°	sehr kalt	Nur als Bewegungsbad, nicht Wannenbad. Kreislauf anregend. Blutdruck steigernd.

Wachstumsprozeß von Bakterien und damit ihrer Ausbreitung ins Gewebe entgegen.

Kälteanwendungen sind *kontraindiziert* beim fröstelnden Patienten oder an den Beinen bei arteriellen Durchblutungsstörungen.

Wasser. Neben der Wirkung der jeweiligen *Wassertemperatur* sind *hydrostatischer Druck* und *Auftrieb* wesentliche Wirkungsmechanismen des Wassers.

Hydrostatischer Druck ist das Gewicht des Wassers, das auf untergetauchte Körperteile eine Kompression ausübt.

Der venöse und lymphatische Rückfluß und damit der Schlackenabtransport wird gefördert und der Kreislauf angeregt. Durch den Auftrieb des Wassers verliert der eingetauchte Körper soviel an Gewicht, wie die Wassermenge wiegt, die er verdrängt.

Wasseranwendungen in Form von *Teil-* oder *Vollbädern*, *Schwimmen* oder *Bewegung* im Wasserbecken entlasten Muskulatur, Sehnen und Bänder. Durch verschiedene *Wassertemperaturen* und *Zusätze* können sie noch spezifischer und intensiver wirken (Abb. 10.4-16).

Licht, Strahlen

Ultraviolettes Licht (nicht sichtbar) hat bei richtiger Dosierung eine *durchblutungsanregende* Wirkung auf die Haut und fördert dort Heilungsprozesse. UV-Licht *tötet Bakterien*, wirkt desinfizierend und entzündungshemmend. Es wandelt das Provitamin D in der Haut in Vit. D um und wirkt *antirachitisch*. Die Haut reagiert auf UV-Bestrahlung durch Zunahme der Pigmentierung und mit einer Verschwielung der Hornschicht. Damit gewinnt die Haut einen Lichtschutz, die sog. Lichtschwiele, welche in individuell verschiedenen Grenzen eine weitere

UV-Lichteinwirkung erlaubt, ohne daß ein Lichterythem (Sonnenbrand) entsteht.

Rotlicht und die nicht sichtbaren *Infrarotstrahlen* bewirken beim Auftreffen auf den Körper eine *Erwärmung* des bestrahlten Hautbezirks und der tieferen Gewebsschichten, dies führt zu besserer Durchblutung.

Blauer Bereich (sichtbar). Die elektromagnetische Strahlungsenergie des Blaulichtes (aus dem weißen Licht herausgefiltert) wird von in der Haut eingelagerten Bilirubinmolekülen resorbiert. Dadurch wird indirektes in direktes Bilirubin umgewandelt, das wasserlöslich und über die Nieren ausscheidbar ist (s. S. 347).

Vollbad und seine Anwendung

Erst kaltes, dann heißes Wasser bis zur gewünschten Höhe einlaufen lassen (verhindert Dampfbildung). Evtl. während des Bades warmes Wasser dazulaufen lassen, um die Temperatur zu halten. Dauer nach Belieben. Bei heißen Bädern steigt die Körpertemperatur, dies kann beim Aufstehen Kreislaufprobleme (RR↓) verursachen. Deshalb erst das Badewasser ablaufen lassen und sich im Sitzen mit lauwarmem bis kühlem Wasser abduschen.

Beim ansteigenden (Voll-)Bad wird nach und nach heißeres Wasser hinzugegeben, solange es noch als angenehm empfunden wird. So wird aus einem warmen ein heißes Bad.
- **Schwangerschaft:** *schmerzhafte Vorwehen.* Bei unangenehmen bis schmerzhaften Vorwehen in den letzten Tagen vor der Geburt kann ein ausgiebiges warmes Vollbad Erleichterung bringen. Intensivierung der Wirkung durch Zusätze von Heublumen, Baldrian, Melisse (beruhigend, krampflösend).
- **Geburt:** Behandlung von *Wehenschmerzen.* Die meisten Frauen empfinden ein Entspannungsbad als wohltuend. Zu empfehlen besonders für ängstliche, verspannte Frauen. Badedauer ½–2 Stunden je nach Befinden der Frau. Fetale Herztonkontrolle ist mit HT-Detektor oder HT-Rohr möglich, wenn die Schwangere den Bauch aus dem Wasser hebt (oder mit wasserdichtem versiegelten Aufnehmer unter Wasser).
- **Säugling:** *Beruhigung.* Ein sehr unruhiges, schreiendes und überreiztes Kind kann durch ein ausgiebiges, geruhsames Vollbad mit einem Zusatz von Baldrian, Melisse oder Heublumen beruhigt werden.

Halbbad, Wechselduschen

Halbbad. Badewasser nur bis in Nabelhöhe einlassen. Das ist schonender als ein Vollbad, da der hydrostatische Druck geringer ist.
- **Indikationen** *wie beim Vollbad.*

Wechselduschen: Zuerst wird warm geduscht bis der Körper durchwärmt ist. Nach schnellem Umschalten auf kaltes Wasser kurze Zeit mit der Handbrause den Körper von *unten* nach *oben* abduschen. Danach wieder auf warm wechseln, 2–3mal wiederholen und mit kaltem Wasser abschließen.
- **Schwangerschaft:** *Kreislaufanregung, Hypotonie.*

Sitzbad

Bad für Gesäß und Genitalbereich. Ein Sitzbad kann in der Sitzbadewanne (Klinik) oder in einer großen Schüssel oder auf dem mit einer speziellen Plastikfolie überzogenen Toilettensitz genommen werden. Es ist auch mit wenig Wasser in der Badewanne möglich (Füße werden mitgebadet).
- **Schwangerschaft:** *Hämorrhoiden.* Die Temperatur des Bades sollte 2–3 °C unter Körpertemperatur (kühles bis indifferentes Bad), die Badedauer 15–20 Min. betragen. Zusatz: Eichenrindenextrakt (adstringierend, desinfizierend).
- **Wochenbett:** *Verletzungen im Damm- und Vulvabereich.* Beginn der Sitzbäder am 1. Wochenbettag bei intaktem Damm oder Schürfungen, am 2. Tag bei Vicrylnaht, am 5. Tag bei Catgutnaht. Temperatur ca. 37 °C, Badedauer etwa 5–10 Min., nach dem 6. Tag auf Wunsch auch länger. Mögliche Zusätze: Eichenrindenextrakt (adstringierend), Rivanol, Kaliumpermanganat (desinfizierend), Meersalz oder Ringelblumenextrakt.

Unterschenkelbad

Das Wasser sollte in einem hohen Gefäß bis zu den Knien reichen.
- **Schwangerschaft:** *Wadenkrämpfe.* Temperatur heiß, Dauer 5–15 Min., Zusatz Melisse, anschließend kurz kalt abduschen.
- **Schwangerschaft:** *müde, schwere Beine.* Temperatur bei 18–20 °C, Dauer 15–20 Min., Zusatz Roßkastanienextrakt (gefäßtonisierend).

Unterschenkelwechselbad. 2 hohe Gefäße, eines mit kühlem, eines mit warmem (bis heißem) Wasser. Mit warm beginnen (3–8 Min.), kurz kalt (20–30 Sek.), 3–4maliger Wechsel, mit kalt abschließen.

- **Schwangerschaft:** *Hypotonie, Kreislaufanregung, Varizen- und Thromboseprophylaxe:* mit warmem, nicht mit heißem Wasser. Zusatz: Roßkastanie.

Fußbad, Güsse

Das Wasser sollte bis zur Mitte der Unterschenkel reichen.

- **Schwangerschaft:** *Entspannung für Bettlägrige.* Frauen, die aufgrund längerer Bettlägrigkeit ungeduldig, reizbar, nervös sind, kann durch ein warmes Fußbad mit Zusatz von Baldrian, Melisse, Heublumen, Entspannung verschafft werden (Abb. 10.4-17).

Abb. 10.4-17: Entspannendes Fußbad im Bett

- **Schwangerschaft:** *kalte Füße.* Temperatur warm bis heiß, Dauer 5–10 Min., abschließend kurz kalt abduschen, Wollsocken.
- **Geburt:** *schwache Wehen.* Temperatur warm, Dauer 5–10 Min., Zusatz Senfmehl (Vorsicht bei Hautempfindlichkeiten).

Fußwechselbad und Zusatz wie bei Unterschenkelbad.

Güsse. Die Beine werden mehrere Male von unten nach oben und von außen nach innen mit kaltem Wasser übergossen.

- **Schwangerschaft:** *Kreislaufanregung, Hypotonie.*

Warme Wickel als Ganzkörper- oder Teilwickel (Wärmezufuhr)

Dauer 30–40 Min. (Patientin muß deutliches Wärmegefühl spüren, schwitzen). Hinterher gut abtrocknen, mindestens 1 Stunde Nachruhe.

Prinzip: 1 feuchtes (warmes bis heißes) Innentuch, 1 trockenes (Baumwoll- oder Leinen-) Zwischentuch, 1 trockenes, dickes Außentuch (Wolle, Frottée). Die Tücher werden auf dem Bett in der Höhe, in der sie angewendet werden sollen, ausgebreitet und einzeln um die Patientin gewickelt, die anschließend gut zugedeckt wird. Der Wickel kann tgl. wiederholt werden (Abb. 10.4-18).

Abb. 10.4-18: Prinzip des wärmezuführenden Wickels

- **Wochenbett:** *geringe Milchbildung.* Außen- und Zwischentuch werden in Brusthöhe im Bett ausgebreitet, darüber das warme bis heiße feuchte Leinentuch. Die Frau legt sich auf diese Tücher, die ihr nacheinander dicht um die Brust gewickelt werden. Dauer: ½–¾ Stunde; kann täglich wiederholt werden, bis die Milchbildung in Gang kommt.

Kalte Wickel (Wärmeentzug)

Zirkulär angelegte, feuchte (gut ausgewrungene) Tücher. Nicht abdecken, damit Verdunstungskälte entsteht. Serien von 3–4mal. Zusätze: Alkohol 70% (1 : 3), Essigsaure Tonerde, Eiswasser (evtl. mit Salz).

- **Schwangerschaft, Wochenbett, Krankenpflege:** *Thrombophlebitis.* Die betroffene Stelle wird immer wieder mit feuchtkalten Tüchern gekühlt. Wechsel der

Tücher nach ca. 15 Min. Diese Maßnahme entzieht Körperwärme, die Patientin muß sich darum gut warmhalten.
- **Schwangerschaft, Wochenbett, Krankenpflege:** *Fieber.* Patientin zudecken, Beine freilassen und für den Wadenwickel anstellen lassen (als Matratzenschutz 2 dicke Frotteetücher unterlegen). Kein eiskaltes Wasser nehmen. Die Wickel (z.B. Mullwindel, Geschirrtücher) werden von den Fesseln bis zur Kniekehle an beiden Beinen angelegt. Wickel nicht abdecken. Sobald sich die Wickel erwärmt haben, wechseln, bis die Körpertemperatur höchstens um 1 °C gesunken ist. Wiederholung möglich, 2–3mal am Tag (Abb. 10.4-19).

Abb. 10.4-19: Wärmeentziehender Wadenwickel

Kalte und warme Umschläge (Aufschläge)

Kalte Umschläge. Ähnlich dem Wickel, aber nicht zirkulär angelegt. Der betroffene Bezirk wird tgl. mehrere Male mit feuchten Tüchern (Kompressen mit Salz- oder Eiswasser) gekühlt, die zusätzlich mit Gelkissen, Eiswürfeln im Beutel oder Eisblase kühl gehalten werden können.

- **Schwangerschaft:** *Thrombophlebitis* (s. S. 464).
- **Wochenbett:** *Milcheinschuß.* Eine übermäßige Schwellung der Brüste beim sog. *Milcheinschuß* kann durch kalte Brustaufschläge nach dem Stillen gemildert werden. Ein in kaltes Wasser getauchtes, gut ausgewrungenes Tuch wird auf die Brüste gelegt (Brustwarzen aussparen oder abdecken, damit die Haut nicht aufweicht). Sobald das Tuch warm geworden ist, wird es erneuert. Im akuten Stadium sind mehrere Serien am Tag (je 3–4 Aufschläge) zu empfehlen.
- **Wochenbett:** *beginnende Brustentzündung.* Kalter Brustaufschlag oder Quarkwickel (s. S. 316).
- **Wochenbett:** *zum Abstillen.* Hierbei sollten im Laufe von 2–3 Tagen immer wieder Serien von 3–4 kalten Brustaufschlägen erfolgen.

Warme Umschläge (Aufschläge). Feuchtwarme Tücher, die mit einem Tuch abgedeckt und mehrmals tgl. angewendet werden. Evtl. kann eine Wärmflasche darüber die Wärme halten.

- **Wochenbett:** *harte Brüste, die Milch fließt nicht.* Die Milch fließt leichter, wenn die Brüste durch einen warmen Aufschlag darauf vorbereitet werden: Ein feuchtwarmes Tuch auf die Brüste legen (Brustwarzen aussparen) und mit einem trockenen dicken Tuch abdecken. Nach ca. 10 Min. die Brust ausstreichen oder das Kind anlegen.
- **Wochenbett:** *Lochialstau* (s. u.).

Wärmflasche

Wasser so heiß, wie es vertragen wird, einfüllen. Vor dem Verschließen die Luft herausdrücken (macht die Wärmflasche flexibler), die Flasche auf Dichtigkeit überprüfen und in ein Tuch wickeln. Kein direkter Kontakt zwischen Wärmflasche und Körper! *Kontraindiziert* bei Blutungen und unter PDA.

- **Schwangerschaft:** *kalte Füße.*
- **Geburtshilfe:** *Schmerzen.* Bei Schmerzen und Verspannungen kann eine Wärmflasche im Kreuzbein- oder Unterbauchbereich aufgelegt werden. Auch eine zwischen die Beine an die Vulva gelegte Wärmflasche wird von Frauen als sehr wohltuend empfunden.
- **Wochenbett:** *Lochialstau.* Zuerst wird eine Wärmflasche so warm, wie sie vertragen wird, auf den Unterbauch gelegt. Nach etwa 10 Min. wird sie gegen eine Eisblase eingetauscht, die auch ca. 10 Min. belassen wird. 2–3mal wechseln, mit kalt abschließen. Die Wöchnerin sollte danach für eine Weile aufstehen.
- **Neugeborenes, Säugling:** *Bauchschmerzen, Blähungen.* Das angezogene Kind wird bäuchlings auf eine nur wenig gefüllte Wärmflasche gelagert, das Köpfchen durch zusätzliche Tücher gestützt. Wassertemperatur höchstens 40 °C.

Eisblase, Eiskrawatte

Eisblase oder -krawatte mit abgespülten Eisstückchen (damit die scharfen Kanten verschwinden) füllen und mit einem Tuch umwickeln.

- **Schwangerschaft, Wochenbett:** *Hämorrhoiden.* In einen schmalen Plastik- oder Gummischlauch werden

zerstoßene Eiswürfel gefüllt, es können auch formbare Kühlelemente verwendet werden. Mit einem trockenen Tuch umwickelt wird die Eiskrawatte der liegenden Patientin vor den Anus gelegt und mit dem Slip fixiert. Bei akuten Beschwerden mehrere Male am Tag anwenden. Darauf achten, daß bei Nachlassen der Kühlwirkung die Eiskrawatte erneuert oder entfernt wird.
- **Wochenbett:** *Hämatom, schmerzhafte Episiotomie.* Schwillt der Bereich neben einer Dammnaht p. p. an, handelt es sich meist um Blutung ins Gewebe (Hämatom), die durch Auflage einer Eiskrawatte gehemmt wird und eine Schmerzlinderung bewirkt.
- **Geburt:** *bei mangelhafter Uteruskontraktion, verstärkter Nachblutung.* Die in ein trockenes Tuch gehüllte Eisblase wird auf den Unterbauch gelegt und fixiert (T-Binde). Bevor das Eis auftaut, muß die Eisblase erneuert oder fortgenommen werden.

Infrarotbestrahlung, Rotlicht

- **Wochenbett:** *Beschwerden beim sog. Milcheinschuß, Störungen des Milchflusses.* Manchmal wird Wärme beim Milcheinschuß besser vertragen als Kälte. Wärme vor dem Anlegen erleichtert den Milchfluß. Die entblößte Brust wird 2−3mal tgl. für ca. 10−15 Min. bei 30−50 cm Abstand zur Lichtquelle bestrahlt.

Sonnenlicht (UV-Strahlung)

- **Neugeborenes, Säugling:** *Rachitisprophylaxe.* Das Kind muß regelmäßig jeden Tag 10−15 Min. dem Sonnenlicht (nie der prallen Sonne) ausgesetzt werden. Ausreichend ist, nur Gesicht und Hände bescheinen zu lassen. Bei bedecktem Himmel wird die UV-Strahlung stark, aber nicht vollständig abgefiltert, so daß ein wesentlich längerer Zeitraum (mehrere Stunden) im Freien notwendig wird. Künstliche UV-Bestrahlung wird heute nicht mehr empfohlen.
- **Neugeborenes, Säugling:** *Wundsein im Windelbereich.* Der Heilungsverlauf kann durch 3−5 Min. direkter Sonnenbestrahlung 2mal tgl. positiv beeinflußt werden.

10.4.6 Fieber

Fieber, Pyrexie (lat. febris, gr. pyr) kommt durch Sollwertverstellung der Temperaturzentren im Zentralnervensystem zustande. Fieber ist ein Symptom, keine eigenständige Erkrankung.

Erst seit etwa 110 Jahren ist es üblich, die Temperatur bei Krankheiten regelmäßig zu messen und aufzuzeichnen.

Thermometer mit Gradeinteilung von Gefrier- bis Siedepunkt erfand *Celsius* (1701−1744).

In angloamerikanischen Ländern ist die Maßeinheit *Fahrenheit* (Umrechnung s. Anhang) gebräuchlich.

Fieberursachen

- Reizung bzw. Schädigung der *Temperaturzentren* (im Endhirn und Hypothalamus) durch *Erreger* oder deren Stoffwechselprodukte, Chemikalien, körperfremdes Eiweiß
- Resorption von großen Hämatomen oder Wundsekret (körpereigenes Eiweiß), *Resorptionsfieber* (Abb. 10.4-20)
- Stoffwechselerhöhung durch *Hyperthyreose* (Schilddrüsenüberfunktion)
- mangelhafte Flüssigkeitsaufnahme, dadurch keine Wärmeabgabe durch Schweiß möglich, *Durstfieber*
- Verletzung der Temperaturzentren (Schädeltrauma), *zentrales Fieber*.

Gestörte Wärmeabgabe bei Hitzschlag oder Sonnenstich wird nicht als Fieber bezeichnet.

Man unterscheidet axillar gemessen:
- *Subfebrile* Temperaturen: bis 38 °C (sub = unter)
- *mäßiges* Fieber: 38,1−38,5 °C
- *hohes* Fieber: über 39 °C (Hyperpyrexie)

Fieber als Infektionssymptom, ist die Antwort des Körpers auf eine Konfrontation mit toxischen Erregern. Darum ist es nicht in jedem Fall sinnvoll, das Fieber zu unterdrücken und zu bekämpfen. Erst wenn die hohe Temperatur die Patientin zu sehr belastet und schwächt, Herz und Kreislauf dies nicht mehr kompensieren können oder bei Kindern Gefahr von Fieberdelirium und -krämpfen besteht, sollte fiebersenkend eingegriffen werden.

Bei Schwangeren und Neugeborenen gelten andere Regeln. In der **Frühschwangerschaft** kann hohes Fieber *teratogen* (Fehlbildungen verursachend) auf den Embryo wirken. Fieber der Mutter führt häufig zu *vorzeitigen*

Wehen, zur *Tachykardie* des **Feten** und wenn diese lang andauert zur Erschöpfung seiner Energievorräte (*Hypoglykämie*).

Ein Neugeborenes entwickelt wegen seines unreifen ZNS selten Fieber (s. S. 341).

Antibiotika sind nicht gegen das Fieber, sondern gegen den Erreger gerichtet. **Antipyretika** (fiebersenkende Medikamente, z.B. Paracetamol) wirken nur gegen das Symptom „Fieber" (s. S. 399).

Vor Einsatz von Antipyretika sollten **physikalische** Maßnahmen (Prinzip der Wärmeabgabe) angewandt werden: sie reichen oft aus!

Fieberverlauf

Zu unterscheiden sind Formen von *Fieberanstieg, -höhe* und *-abfall*:

- Der **Fieberanstieg** (*Stadium incrementi*) ist meist mit Frösteln und Krankheits- (Grippe-)gefühl verbunden. Ein langsamer Fieberanstieg belastet den Patienten nicht so sehr wie ein schneller, der oft mit Schüttelfrost verbunden ist.

- Die **Fieberhöhe** (*Status febrilis*) ist durch ihren Verlauf oft typisch für bestimmte Erkrankungen.

Antipyretika, Analgetika und Antibiotika „verfälschen" diesen typischen Verlauf und damit die Diagnostik.

Der Wechsel zwischen Morgen- und Abendtemperatur, sowie die Veränderungen über mehrere Tage geben den **Fiebertyp** an (Abb. 10.4-20 bis 10.4-23).

- Der **Fieberabfall** (*Status decrementi*) kann durch langsames Absinken der Körpertemperatur über mehrere Tage (*Lysis*, Abb. 10.4-24) erfolgen. Für den Patienten ist dies nicht so belastend und gefährlich wie ein schneller Temperaturabfall in 24 oder weniger Stunden (*Krisis*, Abb. 10.4-25). Bei schnellem Abfall kann die Temperatur unter Normalwerte sinken. Da Herz und Kreislauf nicht sofort auf die veränderte Situation reagieren können, besteht Schockgefahr. Beobachtung der Pulsqualität und -frequenz (fadenförmig, flach, tachykard), des Blutdruckes (hypoton), des Aussehens (Blässe, kleinperliger Schweiß) und häufige Temperaturmessung (rektal) sind adäquate Überwachungsmaßnahmen! Kreislaufunterstützende Medikamente, Wärmezufuhr und Trendelenburg-Lagerung (Beinhoch-Kopftieflage) können einem Schock vorbeugen.

Abb. 10.4-20: Resorptionsfieber. Schneller Anstieg der Temperatur, selten 38,5 °C übersteigend, Fieber 3–5 Tage (Kontinua), dann langsamer Abfall

Abb. 10.4-21: Kontinua. Über mehrere Tage anhaltendes Fieber mit geringen Tagesschwankungen (um 1 °C). *Beispiele:* Scharlach, Viruspneumonien, Typhus abdominalis, Paratyphus

Abb. 10.4-22: Intermittierendes Fieber. Zeitweilig zurücktretendes Fieber. Die Unterschiede zwischen Morgen- und Abendtemperaturen betragen oft mehr als 2 °C und gehen morgens häufig unter 37 °C zurück. *Beispiele:* Sepsis, Pyelonephritis (Nierenbeckenentzündung), Pleuritis (Brustfellentzündung). (Schüttelfrost dokumentiert durch *)

Abb. 10.4-23: Remittierendes Fieber. Zeitweilig nachlassendes Fieber, mit Tagestemperaturschwankungen bis zu 2 °C, wobei normale Temperaturen nicht erreicht werden. *Beispiel:* Viruserkrankungen wie Masern, Röteln, Mumps. Septische Prozesse, akutes rheumatisches Fieber

Abb. 10.4-24: Lysis. Langsamer Fieberabfall über mehrere Tage

Abb. 10.4-25: Krisis. Schnelles Sinken des Fiebers innerhalb von Stunden. Rektale Messung dokumentiert durch ⊙

Schüttelfrost

Durch Befehle der von Pyrogenen (fiebererzeugende Stoffe) gereizten Temperaturregulationszentren an die Skelettmuskulatur entsteht Schüttelfrost: *Muskelkontraktionen* steigern den Stoffwechsel so, daß schnell eine hohe Körpertemperatur erreicht wird. Die einsetzende Kreislaufzentralisation reduziert die Wärmeabgabe über die Hautgefäße. Diesen Abwehrmechanismus des Körpers unterstützt man in *dieser Phase* durch Wärmezufuhr (warme Getränke, Decken, Wärmflasche).

In der Phase des Fieberanstiegs wird Venenblut für eine *Erreger-* und *Resistenzbestimmung* abgenommen, damit ggf. Antibiotika *gezielt* eingesetzt werden können (s. S. 484).

Ist die Höchsttemperatur erreicht, folgt meist ein Schweißausbruch, und die Körpertemperatur sinkt, bis der neue Sollwert erreicht ist, *Status febrilis*. Die Dokumentation der rektalen Messung und des Schüttelfrostes gehen aus Abb. 10.4-22 und 10.4-25 hervor.

Begleiterscheinungen des Fiebers, Pflege

Das Fieber wird oft als sehr belastend empfunden:

Trockene, heiße Haut; Kopfschmerzen; Lichtempfindlichkeit und Schmerzen der Augen, wenn man sie zur Seite dreht; Rücken- und Gliederschmerzen; Durst, Appetitlosigkeit; Tachypnoe und -kardie. Im weiteren Verlauf können Oligurie, Obstipation, Schwitzen, Unruhe und Herpes labialis (Fieberbläschen) auftreten.

Pflege. Kühle oder lauwarme Abwaschungen, Körperpflege (Abtrocknen, Cremen, evtl. Pudern), Lippen einfetten und Mundschleimhautpflege (Mundspülungen), Stirn kühlen, Luftfeuchtigkeit durch Aufhängen feuchter Tücher erhöhen, regelmäßiger Bett- und Leibwäschewechsel, Abdunkeln des Zimmers, Ruhe.

Wunschkost: Wenn möglich leichtverdauliche kohlenhydratreiche Speisen; Obst, Kompott, Salate. Schwerverdauliche, eiweißreiche und fette Speisen vermeiden.

Viel Flüssigkeit, wie Tee, Fruchtsaftgetränke, Kirschsaft, Mineralwasser (Elektrolytzufuhr).

10.5 Injektionen und Infusionen

Martha Halbach

10.5.1 Injektionen

Mit Injektion wird die *parenterale* (unter Umgehung des Magen-Darm-Traktes) *Medikamentenverabreichung* (0,1–20 ml) mit Spritze und Kanüle bezeichnet. Aus hygienischen Gründen werden vorwiegend Einmalspritzen aus Kunststoff mit einem Fassungsvermögen von 1 ml, 5 ml, 10 ml oder 20 ml verwendet. Der Kanülenansatz ist entweder zum Aufstecken (Luer), seltener zum Aufschrauben (Luer-Lok).

Wiederverwendbare Glasspritzen werden nur in besonderen Fällen (z. B. PDA) wegen ihrer Leichtgängigkeit benutzt. Sie haben oft einen anders geformten Ansatz, für dessen Verbindung mit der Kanüle ein Adapter gebraucht wird. Länge und Durchmesser von Kanülen mit Kunststoffkonus sind durch Farben gekennzeichnet (Tab. 10.5-1).

Je nach Medikament, Menge und gewünschtem Wirkungseintritt wird unterschiedlich injiziert:

Tab. 10.5-1: Farbcode für Durchmesser und Länge von Einmalkanülen

Konusfarbe	Kanülenstärke		
	Nummer	Durchmesser	Länge (mm)
gelb	1 normal	0,90	38
gelb	1 lang	0,90	70
schwarz	12	0,70	32
lila	17	0,55	25
braun	19	0,42	12

- in die Haut (Epidermis): intracutan (i. c.)
- in das Unterhautgewebe (Subcutis): subcutan (s. c.)
- in den Muskel: intramuskulär (i. m.)
- in die Vene: intravenös (i. v.).

Zur *i. c. Injektion* werden kleinste Mengen eines Medikamentes (z. B. Lokalanästhetikum, Impfserum) unter Quaddelbildung langsam in die Haut injiziert.

Für die *s. c. Injektion* eignen sich nur Medikamente in wäßriger Lösung bis zu 1 ml, die Depotwirkung haben sollen (langsame Resorption).

Die *i. m. Injektion* ist bei größeren Mengen, öliger Trägersubstanz und gewünschtem, schnelleren Wirkungseintritt angezeigt.

Die *i. v. Injektion* ist ärztliche Aufgabe. I. v. gegebene Medikamente gelangen sofort in den Kreislauf. Ölige und hochprozentige Lösungen sind kontraindiziert (venöse Blutabnahme s. S. 484).

Bei *allen Injektionsarten* muß folgendes beachtet werden:

- Vor Durchführung einer Injektion muß die Einwilligung der Patientin eingeholt werden.
- Sorgfältige Desinfektion des für die Injektion vorgesehenen Hautbereichs, möglichst mit gefärbtem Hautdesinfektionsmittel zur Markierung.
- Keine Injektion in infizierte, ödematöse oder schlecht durchblutete Hautbezirke.
- Verwerfen der für das Aufziehen des Medikamentes benutzten Kanüle, sie kann unsteril oder beschädigt sein.
- Wahl einer Kanülenlänge, die der Injektionsart, der Medikamentenmenge und dem Injektionsort entspricht (Tab. 10.5-2).
- Aspirationsversuch (nur bei i. m. Gabe), um eine Injektion in ein Blutgefäß zu vermeiden.
- Beobachten der Frau während der Injektion, Abbruch bei Komplikationen, wie z. B. Schmerzen, allergische Reaktionen.
- Verteilen des Medikamentes nach i. m. Injektion, mit einem Tupfer durch Reiben „auf der Stelle".
- Entsorgung des gebrauchten Materials in einen Spezialcontainer, wegen Verletzungsgefahr die Schutzkappe nicht wieder auf die Kanüle setzen.
- Dokumentation (auch eventueller Nebenwirkungen).

Subkutane Injektionstechnik

Abheben einer leicht verschieblichen Hautfalte im Injektionsbereich (Abb. 10.5-1) und Einstechen mit einer 17er Kanüle im 45° Winkel

Tab. 10.5-2: Vergleich der verschiedenen i. m. Injektionsmöglichkeiten

Injektionsstellen		Einstichwinkel	Gefahren	Kanülenlänge	Einschränkungen
ventroglutäal [v. Hochstetter]	Musculus glutäus medius und minimus	senkrecht zur Hautoberfläche		45–60 mm [Nr. 1 – lang]	nicht bei Neugeborenen + Kleinkindern
Crista-Methode [Sachtleben]		in Richtung Nabel, leicht nach oben außen [ventral]			
Oberschenkel	Musculus vastus lateralis	senkrecht zur Hautoberfläche auf den Oberschenkelknochen gerichtet	Verletzung von Gefäßen + Nerven	35–40 mm [Nr. 1 + Nr. 2]	schmerzhaft, nur 2–5 ml nicht öliger Injektionslösung
Oberarm	Musculus deltoideus	senkrecht zur Hautoberfläche 3 QF ↓ Acromion	Verletzung tiefliegender Nerven + Gefäße [N. radialis]	30–32 mm [Nr. 12 + 14] bei Adipösen evtl. mehr	schmerzhaft; max. 2 ml nicht öliger Injektionslösung

10.5 Injektionen und Infusionen

Abb. 10.5-1: a. Übliche Bereiche für die s.c. Injektion. Zusätzlich möglich sind Bereiche des seitlichen hinteren Nackens und unterhalb der Schulterblätter, b. Abheben einer Hautfalte vor und während einer s.c. Injektion

oder senkrecht mit einer 19er Kanüle. Ohne Aspirationsversuch wird das Medikament injiziert.

Nach *Heparininjektion* muß die Hautfalte ca. 1 Min. komprimiert festgehalten werden (kein Reiben!).

Intramuskuläre Injektionstechniken

- *Oberarm:* 3–4 Querfinger unterhalb der Schulterhöhe (Acromion), an der dicksten Vorwölbung des M. deltoideus (Deltamuskel, Abb. 10.5-2).
- *Gesäßmuskel:* In die bauchwärts gelegenen Anteile des Gesäßmuskels, den M. glutaeus medius und minimus (mittlerer und kleiner Gesäßmuskel) = ventroglutäal (v.g.).

Die zum Auffinden des **Injektionsortes** wichtigen 3 Punkte sind durch die Beckenmessung bekannt (Abb. 10.5-3): Vorderer oberer

Abb. 10.5-2: i.m. Injektion in den Oberarm

Abb. 10.5-3: Orientierungspunkte am Becken für die i.m. Injektion: S: Spina iliaca anterior superior, E: Eminentia cristae iliacae, T: Trochanter major, I: Injektionsbereich

Darmbeinstachel (*Spina iliaca anterior superior*), Vorsprung des Darmbeinkamms (*Eminentia crista iliaca*), großer Rollhügel (*Trochanter major*).

Der Injektionsbereich liegt im oberen Anteil des Dreiecks zwischen diesen 3 Punkten, etwa 3–4 Querfinger (QF) oder ca. 5 cm unterhalb des Darmbeinkammes (Crista iliaca). Bei Säuglingen und Kleinkindern werden pro 50 cm Körperlänge ca. 1 QF unterhalb des Darmbeinkammes gerechnet.

Durch die Methode nach *von Hochstetter* oder die Crista-Methode nach *Sachtleben* wird das Auffinden des Injektionsortes erleichtert. Er ist bei beiden Methoden nahezu identisch und bezeichnet das einzige Gebiet, in dem wenig große Gefäße und Nerven verlaufen, die Komplikationen folglich am geringsten sind.

Methode nach von Hochstetter: Eine Hand liegt mit dem Handteller auf dem Trochanter major (T), der Zeigefinger auf der Spina iliaca anterior superior (S), der abgespreizte Mittelfinger Richtung Eminentia cristae (E), dessen Spitze ca. 2 cm unterhalb des Darmbeinkammes. Der Winkel zwischen den beiden gespreizten Fingern ist der Injektionsort (Abb. 10.5-4).

Abb. 10.5-5: Auffinden des Injektionsortes nach Sachtleben, Crista-Methode (Erklärungen s. Abb. 10.5-3)

Abb. 10.5-4: Auffinden des Injektionsortes nach von Hochstetter (Erklärungen s. Abb. 10.5-3)

Abb. 10.5-6: Injektion in den Oberschenkelmuskel (M. vastus lateralis); **P:** Patella, **T:** Trochanter, **I:** Injektionsort

Crista Methode (Sachtleben): Eine Hand liegt auf der Flanke der Patientin, die Grube zwischen Daumen und Zeigefinger auf der Spina iliaca (S), die Zeigefingerkante auf der Crista iliaca (Darmbeinkante). In der Mitte zwischen Spina und Eminentia, 3–4 QF (ca. 5 cm) senkrecht unter dem Darmbeinkamm, ist der Injektionsort (Abb. 10.5-5).

Die *Eminentia cristae* ist oft schwer zu sehen oder zu tasten. Als Anhalt kann ein Punkt in ca. 7 cm Entfernung von der Spina iliaca anterior superior auf der crista iliaca (zum Rücken hin), angenommen werden. Das gilt für beide Injektionstechniken.

- *Oberschenkelmuskel:* Injektion in den M. vastus lateralis (seitlicher Oberschenkelmuskel). Von lateral wird eine Hand mit der Kleinfingerseite an den Trochanter major, die andere an die Patella (Kniescheibe) gelegt. Bei abgespreizten Daumen bildet sich ein Rechteck, in dessen Mitte der Injektionsbereich liegt (Abb. 10.5-6).

10.5.2 Infusionen

Als Infusion wird die parenterale Gabe von Flüssigkeit in größeren Mengen (über 20–1000 ml) bezeichnet. Infusionen werden im allgemeinen peripher i. v. oder (z. B. hochprozentige Lösungen wie 10%ige Glukose) über einen zentralen Venenkatheter (ZVK) gegeben.

Indikationen

- *Erhaltungsbehandlung* (*parenterale Ernährung*) z. B. mit Elektrolyten, Vitaminen, Kohlenhydraten (Glukose) und Aminosäuren.
- *Ersatzbehandlung bei Flüssigkeitsverlusten* durch Erbrechen, Durchfall, Blutungen, Drainagen sowie bei Fieber und Schock (z. B. mit Elektrolyten, NaCl, Blutersatz).
- *Korrektivbehandlung*, zum Ausgleich und zur Wiederherstellung des Elektrolyt-, Wasser- und Stoffwechselhaushaltes (z. B. mit Pufferlösungen, Natrium oder Kalium).
- *Verabreichung von Medikamenten*, die über einen längeren Zeitraum, kontinuierlich und gut steuerbar gegeben werden sollen (z. B. Oxytocin in 5%iger Glukoselösung).

Ärztliche Aufgaben sind: Anordnung von Infusionsart, Zusatzmedikamenten, Tropfgeschwindigkeit, sowie Injektionen in die liegende Verweilkanüle und das Legen eines ZVK.

> Von der Ärztin an Hebamme oder Pflegepersonen *delegiert* werden können: Das Legen eines peripheren venösen Zugangs, Anlegen der Infusion, Regulierung der Tropfgeschwindigkeit sowie im Notfall Medikamenteninjektion in eine liegende Verweilkanüle.

Verweilkanülen bestehen aus einer Kunststoffkanüle mit Stahlmandrin (z. B. Braunüle®, Abbocath®). Bis zum Anlegen der Infusion wird die Verweilkanüle durch einen Mandrin (hält die Kanüle durchgängig) oder einen kurzen Stopfen verschlossen. In der Pädiatrie werden meist Butterfly-Kanülen verwendet: kurze, feine Verweilkanülen aus Metall mit seitlichen Kunststoffflügeln (s. Abb. 10.6-2, S. 485).

Legen einer Verweilkanüle

Nach Desinfektion wird der Arm etwa 2 Handbreit über dem Punktionsbereich (Unterarm oder Handrücken) gestaut. Evtl. erfolgt zuerst eine i. c. Lokalanästhesie der Punktionsstelle (z. B. mit 1 ml 1%igem Scandican®), die Haut soll dabei weiß werden, es muß keine Quaddel entstehen.

Nun die Haut spannen und in etwa 45° mit der Punktionskanüle durchstechen, die Vene flach punktieren (30°) und die Kanüle ca. 1 cm vorschieben (Abb. 10.5-7). Bei erfolgreicher Punktion fließt Blut durch die Kanüle und wird am Kanülenansatz sichtbar.

Jetzt die Punktionskanüle zurückziehen, gleichzeitig die Kunststoffkanüle in die Vene vorschieben (Abb. 10.5-8a) und den Stauschlauch lösen. Die Vene oberhalb der eingeführten Kanüle abdrücken, damit kein Blut her-

Abb. 10.5-7: Legen einer Verweilkanüle, a. In den Unterarm, b. Auf dem Handrücken (schmerzhafter)

Abb. 10.5-8: a. Zurückziehen der Punktionskanüle und Vorschieben der Kunststoffkanüle in die Vene, b. Anschließen des Infusionssystems an die Kanüle, c, d. Fixieren der Verweilkanüle, wenn kein Schlitzpflaster vorhanden ist

ausfließt, während die Punktionskanüle entfernt und das Infusionssystem angeschlossen wird (Abb. 10.5-8b). Die Verweilkanüle und der Infusionsschlauch müssen mit Pflaster gut fixiert werden (Abb. 10.5-8c, d).

Vorbereiten einer Infusion und Pflege des venösen Zugangs

Vorbereitung: Erst unmittelbar vor Gebrauch wird die Infusion vorbereitet: Händewaschen, Material auf sauberer (desinfizierter) Arbeitsfläche richten, Schutzkappe der Infusionsflasche entfernen, Gummistopfen desinfizieren (Spraydesinfektion), einwirken lassen. Infusionszusätze mit Kanüle in eine Spritze aufziehen und durch den Gummistopfen injizieren. Auf der Flasche gut sichtbar (z. B. mit Klebeetikett) Datum, Uhrzeit, Mengenangabe des Medikamentenzusatzes vermerken.

Am Infusionssystem die Rollklemme schließen, nach Entfernen der Schutzkappe den Einstichdorn durch den Gummistopfen der stehenden Infusionsflasche stoßen, die Flasche aufhängen und das Belüftungsventil öffnen.

Durch Druck mit 2 Fingern auf die Tropfkammer wird diese bis zur Hälfte gefüllt. Dann Anheben des Infusionsschlauches und Öffnen der Rollklemme (Abb. 10.5-9). Durch langsames Senken des Infusionsschlauches wird dieser vollständig gefüllt. Für jede folgende Infusion wird ein neues System verwendet. Umgang mit Infusionsapparaten s. S. 434 ff.

Anordnende Ärztin, Art der Infusion, Zusätze und Tropfgeschwindigkeit müssen von der Hebamme mit Zeitangabe dokumentiert und unterzeichnet werden.

Pflege des peripheren venösen Zugangs: Alle 24 Std. oder bei Schmerzen, nach Durchfeuchtung mit Infusionslösung oder Blut und bei sichtbarer Veränderung der Vene, erfolgt ein Verbandswechsel mit Inspektion und Desinfektion der Punktionsstelle. Bei Entzündungszeichen der Vene (Phlebitis) oder paravenös gelaufener Infusion (Infusionslösung läuft neben der Vene ins Gewebe, das anschwillt), muß die Kanüle entfernt und die Ärztin informiert werden. Alkoholumschläge (30%ig) abwechselnd mit Heparinsalbenumschlägen wirken gegen Entzündung und Schwellung.

Abb. 10.5-9: Vorbereiten der Infusion, **a.** Rollklemme schließen. Durchstechen des Gummistopfens, Öffnen des Belüftungsventils, **b.** Die Tropfkammer durch Druck zur Hälfte füllen, **c.** Rollklemme dann öffnen und den Infusionsschlauch vollständig füllen

10.6 Gewinnung und Umgang mit Untersuchungsmaterial

Gisela Kriegerowski-Schröteler

Körperflüssigkeiten (z. B. Blut, Liquor, Urin) und *Abstriche* (z. B. von Haut oder Schleimhaut) werden entnommen, um pathologische Keime nachzuweisen oder feingewebliche Untersuchungen auszuführen. Die für Hebammen relevante Tätigkeit besteht meist in der Assistenz bei Entnahme, Ausfüllen der Begleitscheine und Verantwortung für sofortigen Transport zum Labor.

Abstriche beim *Neugeborenen* (z. B. Gehörgang, Nase, Wangenschleimhaut, Rachen, Magensekret) werden von der Hebamme entnommen, Abstriche bei *Schwangeren, Gebärenden und Wöchnerinnen* (z. B. Vagina, Zervix, Urethramündung) von der Ärztin. Mit einem dafür vorgesehenen sterilen Watteträger wird das Untersuchungsmaterial entweder auf einem Objektträger mit NaCl abgerollt und ohne Anfärbung sofort mikroskopisch untersucht (Nativpräparat), oder nach dem Abrollen auf einem Objektträger, zum späteren Anfärben und Untersuchen in Alkohol fixiert.

Probenmaterial zur Keimbestimmung muß mit dem Watteträger in ein dazugehöriges spezielles, steriles Röhrchen mit Lösung (Medium, um die Keime lebensfähig zu erhalten) gebracht und verschlossen werden. Im Labor erfolgt die Erreger- und Resistenzbestimmung (Art der Keime, deren Empfindlichkeit bzw. Unempfindlichkeit gegen bestimmte Medikamente).

Steriles Arbeiten verhindert, daß nicht Keime der Umgebung, die durch Kontamination in die Probe gelangen, angezüchtet werden und damit das Ergebnis verfälschen.

10.6.1 Blutabnahme

Blutabnahmen gehören zu den Tätigkeiten der Hebamme. Je nach gewünschter Untersuchung wird entweder *Kapillar-* oder *Vollblut* entnommen. **Kapillarblut** sind kleinste Mengen Mischblut aus dem Ohrläppchen, der Fingerbeere (z. B. Blutzuckerbestimmung) oder beim Neugeborenen aus der Ferse (z. B. Screening, Bilirubin- und Blutzuckerbestimmung). Meist wird dazu ein Einmal-Hämostilett und eine Glaskapillare (zum Zentrifugieren geeignet) benutzt. Die Blutentnahme aus der Fingerbeere der Frau darf nur seitlich der dicksten (empfindlichsten) Stelle an der Fingerkuppe erfolgen, beim Säugling nur seitlich des Calcaneus (Fersenbein) an der Fußsohle und nicht in einem alten Stichkanal (Abb. 10.6-1). Zu beachten ist die gründliche Desinfektion mit Alkohol, der vor der Blutentnahme getrocknet sein muß, da das Blut sonst hämolysiert (Erythrozytenauflösung).

Abb. 10.6-1: a. Halten des kindlichen Fußes bei Kapillarblutabnahme. Zwischen Fußrücken und Schienbein liegen ein oder mehrere Finger, b. Punktionsstellen an der Fußsohle rechts und links seitlich des Calcaneus (schraffiert gekennzeichnet)

Vollblutentnahme

Geeignet ist eine Vene an der radialen (äußeren) Seite des Armes, nahe der Ellenbeuge. Ulnar (innen) liegen Arterien und Sehen dicht unter der Haut, eine gestaute Vene könnte u. U. mit ihnen verwechselt werden.

Vorbereitung und Durchführung

- Material in einer Nierenschale zusammenstellen. Stauschlauch (RR-Manschette), Hautdesinfektionsmittel, Tupfer, Pflaster, 1er oder 12er Kanüle, Spritze, Blutröhrchen. Sollen mehrere Untersuchungsröhrchen gefüllt werden, ermöglichen Adapter für Kanülen oder Butterfly-Kanülen das Wechseln der Röhrchen ohne Kontakt mit Blut (z. B. Sicherheits-Monovetten, Abb. 10.6-2), trotzdem sollten Handschuhe benutzt werden.
- Patientin informieren, die Hebamme sitzt, die Frau sitzt oder liegt und lagert ihren Arm bequem auf einer Unterlage.
- Ist die Vene nicht gut sicht- und fühlbar, den nach unten hängenden Arm leicht reiben und beklopfen, mit warmen Tüchern umwickeln oder die Frau durch Öffnen und Schließen der Faust Pumpbewegungen machen lassen.
- Etwa handbreit über der Punktionsstelle stauen (der Puls muß noch zu tasten sein), Desinfektion der Punktionsstelle.
- Punktion der Vene etwa im 30° Winkel, der Kanülenanschliff zeigt dabei nach oben. Langsames Aspirieren vermeidet Schmerzen und evtl. Hämolyse. Stauung belassen, bis die Blutentnahme beendet ist, dann lösen.
- Kanüle entfernen, Punktionsstelle mit einem Tupfer komprimieren und ca. 1 Min. Arm hochhalten lassen, nicht anwinkeln! Punktionsstelle evtl. mit kleinem Pflaster abdecken.

Blutkultur

Bei Verdacht auf Bakteriämie (Sepsis, Amnion-Infektionssyndrom) wird, am besten während des Fieberanstiegs, im Abstand von 30 Min. mindestens 2mal aus verschiedenen Punktionsstellen (z. B. rechter und linker Arm) Blut abgenommen.

Es sollte nicht aus einer bereits liegenden Verweilkanüle entnommen werden, da sich dort andere Keime angesammelt haben können, die das Untersuchungsergebnis verfälschen.

Abb. 10.6-2: **1** Monovette mit der Kanüle (+ Adapter) durch Linksdrehung komplettieren, **2** Vene punktieren und Kolbenstange zurückziehen, bis die gewünschte Menge Blut entnommen ist, **3** Monovette durch Rechtsdrehung lösen. Nachfolgend kann eine weitere Monovette an die liegende Kanüle angeschlossen werden. Die Kolbenstange wird, wenn sie vollständig zurückgezogen ist, abgeknickt und weggeworfen, **4** Für Blutentnahmen beim Säugling oder bei schlechten mütterlichen Venen verwendeter Multiadapter für eine Butterfly-Kanüle

Spezielle Blutkultursets (z. B. Mikrognost®) mit sterilem Überleitungsschlauch lassen sich direkt an die Punktionskanüle anschließen. Das Blut kann auch mit steriler Spritze und Kanüle entnommen und in 2 Fläschchen mit Nährlösung gegeben werden. Die Relation Blutmenge zum Medium soll etwa 1 : 10 betragen. Für Neugeborene und Säuglinge gibt es kleinere Flaschen (weniger Nährlösung, entsprechend weniger Blut).

Beide Flaschen sind luftleer verschlossen. Anaerobe Keime wachsen unter Luftabschluß, aerobe unter Luftzufuhr, darum wird mit den Flaschen unterschiedlich verfahren:

- *1. Flasche:* Für die Anzüchtung anaerober Keime wird die Spritze *mit* der Kanüle nach dem Einfüllen des Blutes sofort aus dem Stopfen gezogen, der sich wieder luftdicht verschließt.

- *2. Flasche:* Für das Wachstum aerober Keime muß die Flasche nach dem Beimpfen mit einer neuen sterilen Kanüle belüftet werden (in einigen BK-Sets ist eine Kanüle mit einem Luftfilter im Konus enthalten).

Die Blutkulturflaschen sollen vor Gebrauch auf etwa 37 °C vorgewärmt sein, sie dürfen nicht im Kühlschrank aufbewahrt werden. Der Gummistopfen wird nach Entfernen der Schutzkappe mit einem Alkoholdesinfektionsspray behandelt. Die Hebamme arbeitet mit Handschuhen, evtl. mit Mundschutz. Nach Desinfektion der Punktionsstelle (Haut, Plazenta-, Nabelschnurgefäß) und Beimpfung der Flaschen sorgt sie für die Beschriftung der Blutkulturflaschen (aerob, anerob), wenn nicht schon auf den Flaschen vorgegeben (blau = aerob, rot = anaerob). Die vorläufige Unterbringung in einem Brutschrank kann nötig werden, wenn der Transport ins Labor nicht gleich möglich ist.

Der **Begleitschein** muß detaillierte Angaben enthalten: Name und Geburtsdatum der Patientin, Station und Telefonnummer (wohin der Befund übermittelt werden soll), Zeitpunkt der Entnahme, Art des Materials, verabreichte Medikamente, gewünschte Untersuchung (evtl. Vorbebrütung).

10.7 Prä- und postoperative Maßnahmen bei Sectio caesarea abdominalis

Astrid Herber

10.7.1 Vorbereitung der geplanten Sectio caesarea

Alle präoperativen Maßnahmen haben das Ziel, die Operation unter optimalen Bedingungen durchzuführen, und so das Operationsrisiko zu vermindern. Die Schwangere sollte schon am Tage vor dem Kaiserschnitt einbestellt werden. Eine sehr ausführliche *Anamnese* und gründliche *Untersuchung* sind notwendig.

Anamnese:
- Organerkrankungen und Stoffwechselstörungen
- Herz-Kreislauf-Erkrankungen
- bestehende Dauermedikation
- Voroperationen und -narkosen
- Allergien (Medikamente, Penizillin, Pflaster etc.)

Notwendige Befunde:
- Puls, Blutdruck, Temperatur
- Größe und Gewicht
- CTG und Ultraschall
- äußere Betrachtung auf Veränderungen, die für Op. oder Narkose von Bedeutung sind (Varikosis, Hautbeschaffenheit im Bereich des Operationsgebietes)
- Blutgruppe, Rhesusfaktor (evtl. Übernahme aus dem Mutterpaß)
- Blutbild, Elektrolyte, Gerinnungsstatus. In besonderen Fällen (z. B. Präeklampsie, HELLP-Syndrom, Nierenerkrankung, Struma) auch Leberenzyme, Gesamteiweiß, Schilddrüsenhormone und Urinstatus
- evtl. bei zu erwartender starker Blutung, z. B. bei Placenta praevia, Bereitstellung von Blutkonserven oder Erythrozytenkonzentraten für die Operation
- Elektrokardiogramm (EKG)
- Auskultation von Lungen und Herz durch einen Arzt.

Aufklärung der Patientin und Einverständniserklärung

Geburtshelfer und Anästhesist (ggf. Pädiater) müssen die Schwangere detailliert über den Eingriff sowie mögliche Komplikationen aufklären und die gewünschte Anästhesieform mit der Frau absprechen. Erst dann kann die schriftliche Einwilligung erfolgen, ohne die die Operation nicht durchgeführt werden darf.

Präoperative Tätigkeiten am Tag der Operation

Ob die Vorbereitungen auf der Station oder im Kreißsaal durchgeführt werden, ist von Klinik zu Klinik unterschiedlich. Die Vorbereitung im Kreißsaal hat den Vorteil, daß die Schwangere mit ihrer betreuenden Hebamme noch offene Fragen besprechen und Wünsche äußern kann. Mit der Vorbereitung sollte frühzeitig begonnen werden, um den Eindruck von Hektik und Zeitdruck zu vermeiden. Gerade für Frauen, die durch Kaiserschnitt entbunden werden, ist es wichtig, die Zeit vor und nach der Operation positiv zu erleben, da ihnen das „eigentliche Geburtserlebnis" fehlt.

Maßnahmen der Hebamme

- Information der Frau über den weiteren Verlauf (Vorbereitung, Versorgung des Neugeborenen, voraussichtliche Op.-Dauer, Aufwachraum, 1. Besuch, wer soll benachrichtigt werden)

- Ablegen von Schmuck und dessen sichere Verwahrung (möglichst dem Partner mitgeben)
- Entfernen von Nagellack und Make-up, damit die Hautfarbe/Durchblutung intra- und postoperativ beobachtet werden kann
- Rasur des Op.-Gebietes: Schambehaarung, Bauchdecke bis zum Nabel (Cave: Verletzungen)
- Reinigung des Operationsgebietes einschließlich Nabel mit leicht bakterizider Waschlotion
- Einlauf oder Klistier, Reinigungs-(Entspannungs)bad oder Dusche
- längere Haare seitlich flechten, sie passen dann besser unter die Op.-Haube und Druckstellen am Hinterkopf werden vermieden
- Anlegen der Op.-Bekleidung (Flügelnachthemd, Haube, Antiembolistrümpfe)
- verordnete Prämedikation zum festgesetzten Termin verabreichen (evtl. Antacidum zur Magensäureneutralisation)
- überprüfen, ob die Indikation zur Sectio noch gegeben ist (z. B. BEL, QL)
- Vorbereitung der notwendigen Papiere zur Mitnahme in den Op.
- Ablegen und Verwahren von Sehhilfen und Zahnprothesen in entsprechendem Behältnis (der Frau sagen, wo sie es wiederfindet) kurz vor der Fahrt zum Op.

Dann erfolgt zum festgelegten Zeitpunkt der Transport der Schwangeren in einem frisch vorbereiteten Bett. Je nach Gegebenheiten der Klinik kann ein Angehöriger die Schwangere in den Op. begleiten. In diesem Fall ist gute Instruktion zum Verhalten im Op. und Hilfe beim Einschleusen notwendig.

Vorbereitung der eiligen Sectio/ Notsectio

Manche Indikationen zur Sectio (z. B. vorzeitige Plazentalösung, Nabelschnurvorfall) erfordern schnelles Handeln, um Gefahr für Mutter oder Kind abzuwenden oder so gering wie möglich zu halten. Es muß von Fall zu Fall abgewogen werden, auf welche Vorbereitungen verzichtet werden kann und ob die Sectio vielleicht noch im Kreißsaal durchgeführt werden muß. Für Notsectiones sollte es in jeder Entbindungsabteilung ein festes Handlungsschema geben (Standard). Wenn jeder im Team seine Aufgabe kennt, kann kostbare Zeit gespart werden. Ruhiges und überlegtes Handeln vermitteln der Schwangeren auch in dieser Situation ein sicheres Gefühl.

Mindestvoraussetzung zur Notsectio sind:

- Legen eines Dauerkatheters und Rasur
- Entfernen von Zahnprothesen und Sehhilfen
- Umlagerung auf den Op.-Tisch und Desinfektion des Op.-Gebietes.

Aufklärung der Schwangeren und deren schriftliche Einwilligung zum Eingriff müssen vorliegen.

Maßnahmen im Op., Übernahme aus dem Op.

Wem die folgenden Aufgaben **im Operationssaal** zukommen wird in Kliniken unterschiedlich gehandhabt, muß aber festliegen:

- Einschleusen der Schwangeren, Lagerung zur Op. (Steinschnittlage mit Neigung des Tisches um bis zu 30° nach links zur Vermeidung eines Vena-cava-Kompressionssyndromes)
- gründliche Desinfektion des Op.-Gebietes
- Information der Pädiater und evtl. Organisation eines Transportinkubators
- nach chirurgischer Händedesinfektion legt die Hebamme sterile Op.-Kleidung an und übernimmt das Neugeborene vom Operateur
- sofortiges Freimachen der oberen Atemwege, entweder vom Operateur oder der Hebamme, die das Kind entgegennimmt
- Erstversorgung am Reanimationsplatz (je nach Zustand des Kindes durch Pädiater, Hebamme, in manchen Kliniken auch vom Anästhesisten).

Übernahme aus dem Operationssaal. Die postoperative Überwachung erfolgt entweder im Kreißsaal oder auf einer Wachstation. Vor der Übernahme aus dem Op. muß die Patientin ansprechbar sein.

Folgendes wird erfragt oder kontrolliert:

- Narkose- und Op.-Verlauf
- Blutverlust, Vitalwerte
- Redons, Dauerkatheter, Wundverband
- Uteruskontraktion und Blutung

- schriftliche postoperative Verordnungen (Schmerzmittel, Infusionsprogramm, notwendige Kontrollen).

10.7.3 Postoperative Überwachung

In den ersten 6 Std. nach der Operation müssen folgende Maßnahmen regelmäßig ausgeführt und dokumentiert werden (*Überwachungsbogen*):

- RR- und Puls-Kontrolle zunächst ¼ stündlich, dann bei konstanten Werten ½ stündlich und stündlich, bei Komplikationen häufiger.
- Beobachtung der Atmung, Hautfarbe, des Aussehens und der Temperatur.
- Stdl. Kontrolle der Urinausscheidung (Farbe und Menge), des Wundsekrets (Redonflasche), Schweiß und Erbrechen, Hämatombildung (Wundverband dazu nicht entfernen, da Kontaminationsgefahr der frischen Naht), starke Schmerzen.
- Kontraktionszustand des Uterus und vaginale Blutung.

Die folgenden **Prophylaxen** sollten sobald wie möglich begonnen werden:

Thromboseprophylaxe: Zum Bewegen der Beine motivieren, Zirkulationsübungen, Sitz der Antiemboliestrümpfe überprüfen, verordnete Heparingabe durchführen (s. S. 281 ff., 398).

Pneumonieprophylaxe: Zum tiefen Atmen anregen und Sekret abhusten lassen (Hände auf die Op.-Wunde legen und beim Husten Gegendruck ausüben, um den Wundschmerz beim Anspannen der Bauchdecken zu reduzieren), bei festsitzendem, zähem Sekret inhalieren lassen.

Psychische Situation

Zur Förderung des Wohlbefindens der Mutter gehören:

- *Mundpflege* (Ausspülen und Lippencrème)
- bequeme *Lagerung*, Lagerungshilfen (Knierolle zum Entspannen der Bauchdecken in Rückenlage, Längsrolle im Rücken in der Halbseitenlage) und Hilfe beim Lagewechsel
- *Schmerzmittelgabe* bei Bedarf (nach Anordnung).

Zum Wundschmerz, der durch Nachwehen noch verstärkt wird, kommt oft das Gefühl, versagt zu haben oder Enttäuschung über die nicht miterlebte Geburt. Je nach Situation und Indikation zur Sectio ist das Bedürfnis nach Aufarbeitung unterschiedlich. Wurde die Sectio in Vollnarkose durchgeführt, fehlt der Mutter ein ganz wesentlicher Abschnitt, auf den sie sich meist während der ganzen Schwangerschaft gefreut und vorbereitet hat.

Deshalb ist es besonders wichtig, der Mutter so bald wie möglich ihr Kind zu zeigen, es ihr in den Arm zu geben und anzulegen. Heutige Anästhesieverfahren erlauben in der Regel das Anlegen sofort, ohne daß mit Nebenwirkungen für das Kind gerechnet werden muß. Die Mutter braucht Hilfe, um eine bequeme Stillposition zu finden, da Sitzen oder seitliches Liegen meist noch nicht oder nur unter starken Schmerzen möglich ist (s. S. 302).

Vor der Verlegung auf die Station sollte die Entbundene gewaschen und evtl. zum ersten Mal mobilisiert werden.

Die Hebamme kann dabei der Mutter die ersten Lebensminuten des Kindes schildern.

10.7.4 Wochenbettverlauf

Neben den üblichen Kontrollen im Wochenbett ist bei Sectiopatientinnen in den ersten Tagen nach der Geburt durch eingeschränkte Beweglichkeit die **Thrombose- und Emboliegefahr** sehr groß. Deshalb wird die Frau so bald und häufig wie möglich mobilisiert (s. S. 466).

Das **Ingangkommen normaler Darmtätigkeit** muß meist mit Laxantien gefördert werden, solange bekommt die Patientin flüssige Kost (Brühe, Schleimsuppe). Nach dem Abführen langsamer Nahrungsaufbau bis hin zur Normalkost.

Die **Rückbildung des Uterus** ist in der Regel verzögert, evtl. muß sie medikamentös gefördert werden.

Das **Rooming-in** sollte auch für Frauen nach Kaiserschnitt möglichst schnell mit Unterstützung des Pflegepersonals angeboten werden.

10.7.5 Umgang mit Drainagen, Verbandwechsel

Bei der Sectio caesarea wird oft neben dem Wundrand eine präventive **Blutungsdrainage** gelegt, um damit Blut und Sekret nach außen zu leiten und Hämatome oder Serome (Blut- und Serumansammlungen) zu verhindern. Dafür wird das geschlossene Redon-System bevorzugt (Abb. 10.7-1), da offene Ableitungen (z.B. Gummilaschen, offene Kunststoffrohre) weniger effektiv sind und eine zusätzliche Infektionsgefahr darstellen.

Der Drain wird durch die Haut, einige Zentimeter von der Wunde entfernt, nach außen geleitet und ist mit einem Faden an der Bauchdecke fixiert. Auch diese Stelle muß steril abgedeckt werden, um das Eindringen von Krankheitserregern zu vermeiden. Das Wundsekret wird durch das Vakuum in der Sammelflasche angesaugt. An der Außenwand befindet sich eine Skala zum Messen der Sekretmenge.

Wenn die Redonflasche voll oder der Sog erschöpft ist, muß sie gewechselt werden. Dazu werden beide Klemmen vor und hinter der Verbindungsstelle an der Flasche geschlossen,

Abb. 10.7-1: Adaptation der Wundfläche durch Drainage mit einem Redonsystem, a. Verbindungsstelle zwischen Drainage und Redonzuleitung, b. Verbindungsstelle zum Wechseln der Vakuumflasche, c. Sichtfenster zur Kontrolle der Vakuum-Reserve

Schlauch und Flasche getrennt, das Schlauchende desinfiziert und die neue Flasche mit sterilem Ansatz angeschlossen. Langsames Öffnen der Klemmen baut den Sog langsam auf, damit frisch verschlossene Gefäße nicht verletzt werden.

Wenn kein Sekret mehr abgeht, erfolgt nach 24–48 Stunden das Ziehen der Drainage *ohne Sog* mit einer leichten Drehbewegung.

Verbandwechsel. Der Wundverband ist in erster Linie eine Keimbarriere und ein Schutz vor mechanischen Einflüssen für die frische Op.-Wunde. Er darf die Wundheilung nicht behindern, muß steril, saugfähig, hautverträglich, luftdurchlässig und glatt sein. In der Regel ist ein Verbandwechsel nach Sectio caesarea nicht nötig, da der Verband nach 1–2 Tagen seinen Zweck erfüllt hat und in vielen Kliniken dann schon entfernt wird. Die Wundränder müssen zu diesem Zeitpunkt soweit miteinander verklebt sein, daß ein Eindringen von Keimen nicht mehr erfolgen kann. Es muß aber darauf geachtet werden, daß mechanische Einflüsse (Reibung durch Bettdecke, Unterwäsche etc.) die noch lockere Oberfläche nicht wieder zerstören. Die Abdeckung mit einem durchsichtigen Folienverband ist für diesen Fall optimal. Er schützt das neue Gewebe vor Irritation und erlaubt die ständige Sichtkontrolle der Wundheilung durch Personal und Wöchnerin.

Eine *stark sezernierende Wunde oder Wundheilungsstörungen* machen Verbandwechsel und das längere Verbleiben des Verbandes notwendig.

Der **Verbandwechsel** erfolgt unter aseptischen Bedingungen auf Anordnung des Arztes:

- Fenster und Türen müssen geschlossen sein, damit kein Staub aufgewirbelt wird
- immer Handschuhe tragen, zum Arbeiten an der Wunde sterile Handschuhe verwenden
- die Wunde selbst nicht mit Fingern berühren, sondern nur mit sterilen Instrumenten
- Reinigung und Desinfektion des Wundgebietes zeigt Abb. 10.7-2.

10.7.6 Wundheilung, Fäden ziehen

Die Wundheilung (Abb. 10.7-3) verläuft im Prinzip immer gleich (auch nach Dammriß oder Episiotomie). *3 Phasen* werden unterschieden, die ineinanderübergehen und sich überschneiden. Die *erste Phase* wird noch einmal unterteilt:

(1a) Exsudative (Blutungs- und Gerinnungs-) Phase (1–24 Std.). Die Wunde füllt sich mit Blut und Lymphe, durch Gerinnung bildet sich ein Fibrinnetz und verklebt die Wundflächen. Eine dünne Wundmembran schließt die Oberfläche nach außen ab und verhärtet sich.

(1b) Resorptions (Reinigungs-)Phase (1.–5. Tag). Mangelhafte Durchblutung führt zu Sauerstoffminderversorgung und damit zur Azidose in den Zellen und bewirkt deren Untergang. Dabei entstehen Hydrolasen, dies sind Enzyme, die die Selbstverdauung (Autolyse) der Zellbestandteile bewirken. In den Blutgefäßen quillt auf Grund der Azidose das Endothel auf. Es wird durchlässig für Wasser, Lymphe (Ödembildung) und mobile Zellen wie Leukozyten, Lymphozyten und Phagozyten (Freßzellen, die Mikroorganismen, Blutzellen- und Gewebstrümmer verdauen).

(2) Proliferations (Aufbau-) Phase (2./3.–14. Tag). Auf den freien Oberflächen der Kapillaren bilden sich rötliche, leicht blutende Körnchen

Abb. 10.7-2: Reinigung der Wunde beim Verbandwechsel, **a.** Bei aseptischer Wunde wird vom Zentrum nach außen gereinigt, um eine Verunreinigung mit Hautkeimen zu vermeiden, **b.** Bei septischer Wunde wird zum Zentrum hin gereinigt, um eine Keimverschleppung in die Umgebung zu vermeiden

Abb. 10.7-3: Wundheilungsphasen

(Granula) mit resorptiver Funktion. Aus dem Endothel sprießen neue Kapillaren hervor. Neben Leuko- und Lymphozyten treten aus dem Blut und dem Blutgefäßbindegewebe Fibroblasten und Histiozyten aus (bewegliche Blutzellen). Daraus entstehen kollagene Fibrillen und Bindegewebe.

(3) **Reparative (Zell- und Faserreifungs-) Phase** (4.–28. Tag). Die Kollagensynthese steigert sich bis ca. 14. Tag. Es vollzieht sich die Umwandlung in ein blasses Narbengewebe. Die Zugfestigkeit der Narbe steigt zwischen dem 10. und 28. Tag auf 80% der ursprünglichen Festigkeit an.

- **Fädenziehen.** Spätestens nach 8–10 Tagen sollte die Wunde so gut verheilt sein, daß Fäden oder Klammern überflüssig sind. Sie werden unter aseptischen Bedingungen entfernt.

Nachdem das Wundgebiet desinfiziert ist, wird mit einer sterilen Pinzette der hautnahe Knoten leicht angehoben, durchtrennt und gezogen (Abb. 10.7-4). So wird vermieden, daß kontaminierte Fadenteile, die an der Oberfläche lagen, durch den Stichkanal gezogen werden.

Bei fortlaufender Nahttechnik wird nicht der ganze Faden durch die Wunde gezogen, sondern

Abb. 10.7-4: Entfernen der Hautfäden, **a.** Liegender Faden, **b.** Anheben des Fadens und Durchschneiden direkt über dem Hautniveau, **c.** *Falsche* Technik, da der kontaminierte Faden durch die Wunde gezogen wird jeweils an der Stelle, wo er aus der Haut tritt, über dem Hautniveau durchschnitten und gezogen. Das gilt nicht für Intrakutannähte, die oft aus Material bestehen, das nach einiger Zeit (2–6 Wochen) resorbiert wird.

Klammern sind mit entsprechenden Instrumenten, nach jeweiliger Herstellerangabe, sehr leicht zu entfernen.

Wundheilungsstörungen

Sie treten nach Sectio caesarea relativ selten auf, meist sind sie Folge von bestehenden Vorerkrankungen, z.B. Präeklampsie, HELLP-Syndrom, Diabetes mellitus, Adipositas oder Anämie, Vitamin- und Eisenmangelerkrankungen. Auch Medikamente wie Antikoagulantien, Thyroxinpräparate, Salizylsäure oder Antibiotika können die Wundheilung verzögern (hemmen). Die häufigsten Wundheilungsstörungen entstehen durch Hämatome, Serome, Nekrosen und Infektion des Wundgebietes. Sie können sekundär abheilen oder eine Wundrevision nötig machen.

Zur primären Wundheilung sind besondere Sorgfalt bei der Durchführung des Verbandwechsels und das Sauber- und Trockenhalten der Wunde Voraussetzung. Schlecht verheilende Wunden werden lokal antiseptisch oder antibiotisch (z. B. Leukase®), mit granulationsfördernden Mitteln oder speziellen Wundauflagen und Wundspülungen behandelt.

10.8 Pflegedokumentation

Simone Kirchner

10.8.1 Betreuungsprozeß

Seit einigen Jahren nutzt die Krankenpflege den Begriff *Pflegeprozeß*, um erstmals ihr Berufsbild klar zu definieren und von anderen Berufsgruppen abzugrenzen. Die *Pflegedokumentation* ist hierbei das Instrument, mit dem und an dem in der Praxis die Qualität der geplanten und geleisteten pflegerischen Arbeit gemessen werden kann. Die Dokumentation gibt genaue Auskunft über das Arbeitsgebiet, für das die Berufsgruppe zuständig ist und Verantwortung übernimmt.

Wie die Krankenpflege, so beinhaltet auch die praktische Geburtshilfe den Prozeß der Planung, Durchführung, Überprüfung und Dokumentation der Tätigkeiten. Da aber in der Geburtshilfe meist mit gesunden Menschen umgegangen wird, wird hier der Begriff *Pflegeprozeß* durch **Betreuungsprozeß** ersetzt. Betreuung beinhaltet Begleitung, Pflege, Wissen und Berücksichtigung der Bedürfnisse von Schwangeren, Gebärenden, Wöchnerinnen und Neugeborenen. Vor allem aber das Bewahren der möglichen Selbständigkeit und die damit verbundene Einbeziehung der Frau in die Entscheidungen.

Der *Betreuungsprozeß* bedeutet für Hebammen die Abgrenzung ihres Arbeitsfeldes und die Übernahme von Verantwortung für die definierte Arbeit. Die **Betreuungsdokumentation** weist die Qualität ihrer Arbeit nach. Sie ist Instrument der Zusammenarbeit und Abgrenzung, wenn die Verantwortung zwischen 2 Berufsgruppen (z.B. Hebamme und Arzt) nicht exakt geklärt ist.

> Im Falle eines gerichtlichen Streites wird die Dokumentation zur Urteilsfindung herangezogen. Nichtvorhandensein oder Lücken werden zu ungunsten der Hebamme ausgelegt, eine **vollständige Dokumentation** ist also *existentiell* (s. S. 179, 516).

10.8.2 Schritte im Betreuungsprozeß

Der Prozeß ist ein objektives Mittel, den Arbeitsablauf überprüf- und bewertbar zu machen. Zunächst werden Informationen ermittelt, um den *Betreuungsbedarf* festzulegen. Hierfür wird

u. a. die Gebärende befragt und untersucht. Dann wird ein *Betreuungsziel* definiert (z. B. Abbau von Verspannung und Angst) und anschließend die *Maßnahmen* festgelegt, mit denen das Ziel erreicht werden soll (z. B. ein warmes Bad in einer geborgenen Atmosphäre). Informationen, geplante und vorgenommene Maßnahmen werden dokumentiert (z. B. 30 min Wannenbad mit Lavendelzusatz). Im späteren Verlauf wird anhand einer *Zielanalyse* überprüft, ob die Betreuung erfolgreich war (z. B.: Frau X fühlt sich nach dem Bad wohl und entspannt oder MM-Konsistenz: weicher, dehnbar).

Betreuungsbedarf und Betreuungsziel

Für die Geburt erscheint eine Zielsetzung zunächst überflüssig: Jede Hebamme möchte, daß die Mutter wohlauf bleibt und das Kind gesund zur Welt kommt. Doch bei jeder Aufnahme werden individuelle Befunde und Beobachtungen gemacht, so daß für den Einzelfall realistische und erreichbare Etappenziele erstellt werden können (z. B. die Wehenförderung nach einem vorzeitigen Blasensprung). Der Bedarf an Betreuung, d. h. das Maß des aktiven Handelns und Eingreifens, muß sich gerade in der Geburtshilfe der Einzelsituation anpassen.

Betreuungsmaßnahmen, Standardisierung, Zielkontrolle

Ziele lassen sich auf unterschiedlichen Wegen erreichen. Erfahrung und Wissen von Hebammen und Arzt bestimmen die Wegrichtung, diese wird aber auch von der vorherrschenden Klinikmeinung beeinflußt. Art und Umfang der Maßnahmen entsprechen dem erhobenen Betreuungsbedarf, angepaßt an Bedürfnisse und Ressourcen der zu Betreuenden, d. h. bei einer ermittelten Risikogeburt werden intensivere Maßnahmen angewendet als bei einer normalverlaufenden Geburt.

- In einem **standardisierten Betreuungsplan** lassen sich Maßnahmen festlegen, die in typischen, sich wiederholenden Situationen angewendet werden, z. B. konkretes Vorgehen bei *Notsectio* oder *atonischer Blutung*. Dank Standardisierung müssen die Handlungen der Betreuenden nicht immer wieder neu besprochen und angeordnet werden, die Maßnahmen erfolgen rascher und reibungsloser. Dieser *Maßnahmestandard* muß schriftlich festgelegt werden, damit er jederzeit, auch von neuen Mitarbeiterinnen und Auszubildenden, nachgelesen werden kann.
- **Zielkontrolle.** Am Ende des Betreuungsprozesses muß die Überprüfung des Erreichten stehen. *Leitfragen* sind: Wurde das gesteckte Ziel erreicht? Wurde die Ausgangssituation richtig erfaßt? War das gesteckte Ziel angemessen und erreichbar? Waren die Maßnahmen sinnvoll und ausreichend? Wurden sie korrekt durchgeführt? Welche anderen unvorhersehbaren Faktoren beeinflußten die Betreuungssituation? Konnten sie rechtzeitig und entsprechend in die Betreuung integriert werden?

Durch die Analyse der obligatorischen *Abschlußbesprechung* erfolgt eine kontinuierliche Fortbildung des Betreuungsteams. Durch Fallbesprechungen kann die Qualität der Arbeit, wie auch der Teamarbeit, objektiver eingeschätzt werden, Fehler lassen sich gemeinsam ermitteln und beseitigen (produktive Kritik). Realistische Selbsteinschätzung und Kritikfähigkeit sind Voraussetzung zur Qualitätssteigerung der geburtshilflichen Betreuung.

10.8.3 Dokumentation

Als Informationsquellen stehen einerseits *direkte* (z. B. durch eigene Beobachtung gewonnene), andererseits *indirekte Daten* zur Verfügung. Letztere werden mittelbar erhoben, z. B. aus dem Mutterpaß, einem Arztbrief oder der Aussage eines Dritten. Man unterscheidet weiter in *objektive*, weil meßbare (z. B. Temperatur, Gewicht) und in *subjektive Daten* (z. B. Schmerzen, Übelkeit), die individuell empfunden werden.

Die Dokumentationen in den unterschiedlichen Betreuungsbereichen der Hebammenarbeit umfassen:

- *Anamnese* und erhobene *Befunde* (Status quo), sowie Verlaufsbeobachtungen als Betreuungsbedarfsermittlung
- hieraus gezogene *Schlüsse* als Betreuungsplanung und Verlaufsanalyse
- daraus folgendes *Handeln* als Maßnahmefestlegung und Betreuungsprotokoll.

Geburtsdokumentation. Im Aufnahmegespräch wird eine ausführliche Anamnese erhoben, z. B. zu vorangegangenen Schwangerschaften, Geburten, zur Familie. Sie dient der Ermittlung des *Betreuungsbedarfes*.

In der *Betreuungsanamnese* werden Daten erfaßt, die etwas zu den individuellen Bedürfnissen der Frau aussagen (z. B. Vorstellungen zum Geburtsverlauf). Zusammen mit den Untersuchungsergebnissen werden die Daten in einem Aufnahmeprotokoll festgehalten.

Nun läßt sich das *Betreuungsziel* festlegen und die *Betreuungsmaßnahmen* planen. Standardisierte Formulare haben den Vorteil einer einheitlichen, übersichtlichen Dokumentation. Da jedoch selten ausreichend Platz für eigene weitergehende Beobachtungen ist, werden diese auf einem Extrablatt dem Formular beigefügt.

Alle geplanten und durchgeführten Maßnahmen werden im *Betreuungsprotokoll* (sub partu: Geburtsprotokoll) dokumentiert.

Form und Inhalt des Geburtsprotokolls (*Partogramm*) siehe S. 181.

10.9 Grundlagen der Hygiene

Christine Geist

Das Wort Hygiene stammt aus dem Griechischen (Hygieia = Göttin der Gesundheit) und bedeutet *„der Gesundheit zuträglich, heilsam und gesund"*. Heute versteht man darunter Gesundheitslehre und im erweiterten Sinn prophylaktische (vorbeugende) oder präventive (krankheitsverhütende) Medizin.

10.9.1 Definitionen und Grundbegriffe

Infektion: Eindringen von Erregern in den Organismus.

Infektiosität: Fähigkeit, eine Infektion zu verursachen.

Kontagiosität: Ansteckungsfähigkeit.

Beispiel: Patienten mit *Windpocken* übertragen leicht die Erreger auf andere Personen, sie sind kontaginös. *Malaria* wird nur durch Mücken übertragen, nicht direkt von Mensch zu Mensch, Malariakranke sind nicht kontaginös.

Kolonisation: Physiologische Besiedlung der äußeren Oberflächen des Organismus (Haut, Schleimhaut) mit Mikroorganismen als *Normal-* oder *Standortflora*.

Beispiel. Haut: Staphylokokkus epidermidis. *Vaginalflora:* Laktobakterien, B-Streptokokken, Staphylokokken.

Kontamination: Verunreinigung von Gegenständen mit Mikroorganismen. Gegenstände sind niemals infiziert, sondern kontaminiert.

Pathogenität: Fähigkeit der Erreger (bei einem bestimmten Wirt, z. B. Mensch) eine Krankheit zu erzeugen.

Virulenz: Intensität der krankheitserregenden Eigenschaften eines pathogenen Keimes.

> Voraussetzung für die Ausbreitung jeder Infektionskrankheit ist eine *komplette Infektionskette*, bestehend aus
> - *Infektionsquelle:* Ort, an dem die Erreger leben
> - *Infektionsweg:* Übertragungsweg
> - *neuer Keimträger:* = für die Infektion empfindliches Individuum (Abb. 10.9.1).

Abb. 10.9-1: Komplette Infektionskette

Entstehung und Verbreitung einer Infektionskrankheit kann durch Unterbrechung der Infektionskette an einer beliebigen Stelle bekämpft und verhindert werden:

- *Ausschaltung* der Infektionsquelle (z. B. Quarantäne)
- *Verhinderung der Übertragung* (Desinfektion, Sterilisation)
- *Stärkung der Infektionsabwehr* eines empfindlichen Individuums (z. B. Immunisierung).

Infektionsquelle, Übertragungsweg, neue Keimträger

Infektionsquelle. Krankheitserreger benötigen unterschiedliche Lebensbedingungen (z. B. Temperatur, Feuchtigkeit, Nährstoffe), folglich finden sie sich in **verschiedenen Infektionsquellen**:

- *Tiere* (niedriges Lebewesen bis Säugetier) und *Menschen*

• *unbelebte Stoffe* (Erdboden, Gegenstände, Flüssigkeiten).

Übertragungsweg. Weg von der Infektionsquelle zur Eintrittspforte am Menschen, der unterschiedlich lang sein kann. Die Übertragung erfolgt *aerogen* (Tröpfcheninfektion), *alimentär* (über die Nahrung), durch *direkten Kontakt* (Schmierinfektion) oder *Überträger* (z. B. Insekten). Der Übertragungsweg entfällt, wenn apathogene Keime der Haut oder Schleimhaut durch Abwehrschwäche des Körpers plötzlich pathogen werden.

Neuer Keimträger. Durch verminderte *lokale* oder *allgemeine Infektionsabwehr* eines Individuums, bedingt durch *endogene* (im Körper selbst entstanden) oder *exogene* (außerhalb des Körpers entstandene) *Faktoren*, kommt es zur Infektionskrankheit. *Eintrittspforte* ist die Stelle am Körper, über die der Erreger in den Menschen gelangt, z. B. Haut, Schleimhaut, Wunde.

Eigenschaften der Erreger

> Ein Mikroorganismus mit folgenden Eigenschaften ist Krankheitserreger:
> - Übertragbarkeit auf den Menschen
> - Haft-, Eindring- und Vermehrungsfähigkeit
> - Pathogenität.

Die **Ausbreitung** der Erreger kann erfolgen:
- *kontinuierlich* (gleichmäßige Ausbreitung in angrenzende Körperregionen)
- *lymphogen* (über die Lymphwege)
- *endozellulär* (innerhalb der Zelle)
- *hämatogen* (über den Blutweg).

10.9.2 Krankenhaushygiene

Die Einhaltung und Befolgung bestimmter Regeln der Krankenhaushygiene dient dem individuellen Schutz des Patienten vor Krankenhausinfektionen, verhütet Gesundheitsschäden, kann die Liegedauer im Krankenhaus verkürzen und mithelfen, die Gesamtkosten im Gesundheitswesen zu senken.

Das Bundesgesundheitsamt empfiehlt die Bildung einer Hygienekommission, die die Einhaltung hygienischer Standards kontrolliert und Beraterfunktion gegenüber der Krankenhausleitung übernimmt. Mitglieder des Gremiums können sein: Krankenhaushygieniker (Facharzt), Hygienefachkraft (Krankenschwester mit Spezialausbildung), Hygienebeauftragter (Klinikarzt) und Desinfektoren.

Technische (z. B. Rohrpost, Zentralsterilisation) und *bauliche* (z. B. Schleusen) Einrichtungen sowie *standardisierte Handlungsabläufe* (z. B. Infusionsvorbereitung) können hygienisches Arbeiten unterstützen, jedoch nicht ersetzen.

10.9.3 Persönliche Hygiene im Krankenhaus

Häufigster Überträger von nosokomialen Infektionen (eine im Krankenhaus erworbene Infektion) ist das Personal: Hände, Kleidung, Schuhe, Haare.

> Das Wissen um die Keimverbreitung im Krankenhaus sollte hohes eigenverantwortliches Handeln selbstverständlich machen. **Nosokomiale Infektionen** sind meist *exogen* übertragen und somit *vermeidbar*!

Kleidung

Kleidung wird unterschieden in: *Berufs-, Dienst- oder Arbeitskleidung, Schutz- und Bereichskleidung*.

Dienstkleidung sind ein Kittelkleid, Hose und Kasack oder Arztkittel, die von der Klinik gestellt und dort auch desinfiziert, gewaschen und gebügelt werden. Zur Unterbrechung des Infektionsweges muß sie möglichst täglich (mindestens 2mal wöchentlich) gewechselt werden und im Krankenhaus verbleiben. Strickjacken, Pullover und Halstücher dürfen nicht über der Dienstkleidung getragen werden.

Schutzkleidung dient dem eigenen Schutz und dem des Patienten (z. B. Schutzkittel oder Plastikschürze). Sie wird bei Bedarf über der Dienst- oder Bereichskleidung getragen und nach Gebrauch (= Kontamination) gewechselt (z. B. steriler Kittel zur Nachtastung).

Bereichskleidung ist eine farblich unterschiedliche Dienstkleidung (z. B. im OP blau, im Kreißsaal grün). Sie wird täglich gewechselt und nur in diesem Bereich getragen. Dies verhindert das Einschleppen von Krankheitserregern aus anderen Abteilungen in diese Bereiche (und umgekehrt).

Schuhe im Funktionsbereich sollten aus waschbarem Material sein (Gummiclogs). Werden private Schuhe benutzt, ist auf Verzierungen, Lochmuster, Wildleder etc. zu verzichten. Die Schuhe müssen regelmäßig desinfiziert werden und im Funktionsbereich verbleiben (z. B. Op.-Schuhe nicht auf der Wochenstation anziehen).

Schutzhandschuhe dienen dem Patienten- und Eigenschutz. Je nach Bedarf werden nicht sterilisierte oder sterilisierte Einmalhandschuhe getragen.

Hände

> **Hände** sind die größten Keimträger und spielen beim Infektionsweg (= Übertragungsweg) die Hauptrolle.

Händewaschen und Handpflege im Krankenhaus

Bloßes Händewaschen nach Kontamination führt zu *keiner* Keimreduktion. Nur nach der hygienischen Händedesinfektion und darauf folgendem Händewaschen mit flüssiger Seife aus dem Spender ist eine Keimreduktion zu erreichen. (Seifenstücke bilden einen Nährboden für pathogene Keime und sind nicht zulässig.)

> **Hygienische Händedesinfektion** ist das Unschädlichmachen der durch Kontamination auf die Haut gelangten Keime durch 2 festgelegte Handlungen:
> - *zuerst desinfizieren:* Einreiben der Hände mit ca. 5 ml eines alkoholischen Händedesinfektionsmittels aus dem Spender (mindestens 3mal drücken ergibt ca. 5 ml Flüssigkeit), Einwirkzeit 30 Sek.
> - *dann reinigen:* Bei sichtbarer Verunreinigung Hände mit pH-neutraler Lotion waschen (Erhaltung des Fettsäuremantels der Haut).

Chirurgische Händedesinfektion ist das Unschädlichmachen der Keime, die auf der Haut, in Haut, Haarbälgen, Talg- und Schweißdrüsen angesiedelt sind, durch 4 festgelegte Handlungen:

- *Vorwaschen 1–2 Min.:* Hände und Unterarme mit lauwarmem Wasser und Lotion, evtl. mit einer sterilisierten Nagelbürste waschen.
- *Händetrocknung* mit einem sterilen Handtuch.
- *Desinfektion 2 Min.:* je Hand ca. 5 ml eines alkoholischen Desinfektionsmittels aus dem Spender nehmen, Hände und Unterarme bis Ellenbogen einreiben.
- *Danach 2 Min.:* Je Hand 5 ml Desinfektionsmittel zum Einreiben der Hände bis zum Handgelenk.

Handpflege: Rauhe und rissige Haut ist Eintrittspforte für Erreger. Pflege der Hände ist nicht nur Kosmetik, sondern notwendiger und wichtiger Hautschutz. Mehrmals täglich nach sorgfältigem Abtrocknen eine pH-neutrale Creme einmassieren. Auch zu Hause müssen die Hände gepflegt werden.

Nägel sind kurz zu halten, das Nagelbett sollte nicht verletzt sein.

> **Nagellack** und **Schmuck** sind **verboten**, da sie eine Händedesinfektion behindern und im Umgang mit Patienten stören.

Haare

Langes Kopfhaar muß bei Dienstbeginn immer *zurückgebunden* werden. Bei Untersuchungen und Verrichtungen am Patienten wird es unter eine *Schutzhaube* gesteckt. Barthaare werden mit Mund- und Nasenschutz bedeckt, der bei Durchfeuchtung oder nach 2 Stunden erneuert werden muß.

Die **freiberuflich tätige Hebamme** arbeitet prinzipiell nicht anders als die Klinikhebamme. Sie trägt gut waschbare Arbeitskleidung, wendet Händedesinfektion an und muß eine bestimmte *Arbeitsabfolge* einhalten, auch wenn sie nicht mit so vielen Keimen konfrontiert wird.

10.9.4 Desinfektion und Sterilisation

Antisepsis: Gesamtheit aller Maßnahmen zur Keimverminderung bzw. Keimfreiheit. Hierzu gehören u. a. Desinfektion, Pasteurisierung, Sterilisierung, Schutzkleidung und Entwesung.

Asepsis: Die durch Antisepsis erreichte Keimbeseitigung in Bereichen mit aseptischen Anforderungen, z. B. Operationsraum.

Desinfektion: Gezielte Keimreduktion, d. h. gezieltes Abtöten unerwünschter Mikroorganismen auf Oberflächen, z. B. Tisch oder Händen (Haut, Schleimhaut) mit dem Ziel, eine Weiterverbreitung zu verhindern.

Pasteurisierung. Verfahren zur partiellen Abtötung der Fortpflanzungsstadien bestimmter Mikroorganismen zur Keimreduktion und Haltbarmachung, z. B. bei Milch.

Sanitizing (ungezielte Keimreduktion) ist die Verringerung der Keimzahl durch Reinigungsmaßnahmen, Händewaschen, UV-Bestrahlung von Räumen.

Sterilisation: Abtötung der Fortpflanzungs- und Dauerstadien aller Mikroorganismen bzw. Inaktivierung von Viren.

Entwesung: Bekämpfung oder Vernichtung von Körper- und Wohnungsungeziefer mit chemischen Mitteln.

Desinfektionsverfahren

Man unterscheidet die *thermische*, *chemische* und *chemothermische* Desinfektion.

Thermische Desinfektion. Kochbeständige Wäsche, also Leinen oder Baumwolle, mindestens 15 Min. auskochen, mit Zusatz von 0,5% Soda zur Reinigung. Andere Materialien, z. B. Steckbecken, werden in Reinigungsautomaten, welche vom BGA (Bundesgesundheitsamt) zugelassen sein müssen, desinfiziert.

Dampfdesinfektion, z. B. Betten und Matratzen mit Dampfströmungsverfahren: 100°C, 15 Min., fraktioniertes Vakuumverfahren (VDV-Verfahren).

Chemothermische Desinfektion. Für alle Materialien, die bei Temperaturen des VDV-Verfahrens von 75–105°C beschädigt würden (Gummi), ist der Einsatz bakterizider Chemikalien notwendig. Vorwiegend werden im Waschverfahren (bei 60°C) aktives Chlor und sauerstoffabspaltende Präparate verwendet. Dieses Verfahren ist nicht für blutige Wäsche geeignet, sie wird mit Phenolderivaten oder Aldehyden bei 40–60°C 45 Min. behandelt.

Chemische Desinfektion: Aus einer Vielzahl von Präparaten, die zur Desinfektion von Gegenständen verwendet werden, hier die wichtigsten:

- *Säuren:* wirken bakterizid, fungizid, sporizid (bakterien-, pilz- und sporenvernichtend), zur Desinfektion von Instrumenten und thermolabilen Materialien
- *Laugen:* zur Sputum-, Harn- und Stuhldesinfektion
- *Oxidationsmittel:* Ozon wirkt virusinaktivierend, z. B. im Trinkwasser und zur Munddesinfektion. Wasserstoffperoxid 0,5–3%ige Lösung zur Wundbehandlung, Kaliumpermanganat für antiseptische Bäder
- *Halogene:* Chlor hat eine schnelle bakterizide Wirkung und ist virusinaktivierend. Jod besitzt bakterien- und pilzabtötende Wirkung und wird zur Wundbehandlung, Spülungen (PVP-Jod) und Schleimhautdesinfektion eingesetzt. Nachteil: häufige Allergien

- *Alkohole:* begrenztes Wirkungsspektrum, nicht sporozid. Zur Hände-, Haut- und Nabeldesinfektion Äthylalkohol 70–80%ig.

  Alkohole sind nicht steril und wirken in hoher Konzentration (über 80%) nicht mehr desinfizierend, sondern konservierend, da sie der Bakterienmembran Wasser entziehen.

- *Aldehyde:* nur zur Oberflächendesinfektion geeignet. Formaldehyd hat ein breites Wirkungsspektrum, zählt aber zu den häufigsten Kontaktallergenen.

- *Phenole:* Karbolsäure ist eines der ersten verwendeten Desinfektionsmittel und stark ätzend, daher nicht mehr gebräuchlich. Heute werden Phenolderivate eingesetzt.

- *Tenside:* Detergentien sind oberflächenaktive Substanzen (setzen die Oberflächenspannung des Wassers herab). Sie werden hauptsächlich in der Lebensmittelhygiene eingesetzt.

Sterilisationsverfahren

Abhängig von Material, Umfang und Art der Kontamination wird ein Sterilisationsverfahren ausgewählt:

- *Heißluftsterilisation:* trockene Hitze 30 Min. bei 180 °C, nur für thermostabile Materialien. Man unterscheidet 4 Phasen: Erwärmungszeit, Ausgleichszeit, Sterilisationszeit, Auskühlzeit. Wegen schlechter Wärmeleitung der Luft sind sehr hohe Temperaturen notwendig.

  Freiberuflich tätige Hebammen können ihre Instrumente im Backofen (60 Min. bei 180 °C) oder im Heißluftofen (30 Min. bei 180 °C) sterilisieren.

- *Dampfsterilisation:* feuchte Hitze. Unter hohem Druck wirkt heißer Wasserdampf im Autoklaven (Dampfsterilisator) auf das Sterilgut ein. Dies ist die sicherste Sterilisationsmethode. Zwei Möglichkeiten stehen zur Verfügung: 120 °C, 1 atü, 15–20 Min. oder 134 °C, 2 atü, ca. 5 Min. Es werden 5 Phasen unterschieden: Anheizzeit, Steige- und Entlüftungszeit, Ausgleichszeit, Sterilisationszeit, Druckentlastungs-, Abkühlzeit

- *Energiereiche Strahlung:* Gammastrahlen, Anwendung bei fast allen Kunststoffen möglich, für Lebensmittel und Medikamente in Deutschland (noch) verboten
- *Gassterilisation mittels Chemikalien:* Ethylenoxid- und Formaldehyd-Verfahren zur Sterilisation thermolabiler Materialien, z.B. Plastik und optische Geräte. Schonendes Verfahren, breites Wirkungsspektrum. Nach Ethylenoxid-Anwendung ist eine lange Entgasungszeit von 72 Std. nötig, um eine gesundheitliche Gefährdung der Benutzer durch giftige Ausdünstung zu vermeiden. Bei Formaldehyd entfällt die Entgasungszeit
- *Verbrennen:* sichere Vernichtung aller Keime, z.B. infektiöse Krankenhausabfälle
- *Ausglühen:* sichere Methode zur Beseitigung von Keimen, z.b. Platinösen zur Abnahme von Abstrichen.

Überprüfung der Sterilsisation. Die *Sterilisatoren* sind technisch auf ihre Funktionsfähigkeit, das *Sterilgut* biologisch auf Keimfreiheit im Abstand von max. 6 Monaten zu prüfen. Daneben sollten laufende Selbstkontrollen mit Bio- (Sporenpakete) oder Farbindikatoren durchgeführt werden.

Verwendete und empfohlene Literatur

Allgemeine Richtlinien und Grundkenntnisse der Intensivpflege, Bd. 1–5. Fresenius Stiftung 1983
Beck, E., P. Schmidt: Hygiene. 4. Aufl. Enke Verlag, Stuttgart 1992
Beckert, J., R. Preuner: Hygiene für Krankenpflege und med.-techn. Berufe. 4. Aufl. Thieme Verlag, Stuttgart 1992
Brandis, J. v., W. Schönberger: Anatomie und Physiologie. 8. Aufl. Gustav Fischer Verlag, Stuttgart 1991
Breidenbach, F.: Grundlagen der allgemeinen Krankenpflege. Bardenschlager Verlag, München 1986
Burkhardt, F., W. Steuer: Infektionsprophylaxe im Krankenhaus. 2. Aufl. Thieme Verlag, Stuttgart 1989
Deutsche Krankenpflegezeitschrift 10/83
Gabka, J.: Injektions- und Infusionstechnik. de Gruyter Verlag, Berlin 1982
Gillmann, W.: Physikalische Therapie. Thieme Verlag, Stuttgart 1989
Juchli, L.: Krankenpflege. 6. Aufl. Thieme Verlag, Stuttgart 1991

Kaiser, R., A. Pfleiderer: Lehrbuch der Gynäkologie. 16. Aufl. Thieme Verlag, Stuttgart 1989

Koslowski, L., K. A. Bushe, T. Juninger, K. Schwemmle: Lehrbuch der Chirurgie. Schattauer Verlag, Stuttgart 1988

Kretz, F.-J. (Hrsg.): Intensivmedizin für Krankenpflegeberufe. Thieme Verlag, Stuttgart 1985

Maletzki, Stegmayer-Petry, Schäffler (Hrsg.): Klinikleitfaden Krankenpflege. Jungjohann Verlagsgesellschaft, Neckarsulm, Stuttgart 1993

Nockemann, P. F.: Die chirurgische Naht. 3. Aufl. Thieme Verlag, Stuttgart 1980

Paetz, B.: Chirurgie für Krankenpflegeberufe. 17. Aufl. Thieme Verlag, Stuttgart 1990

Schmidt, R. F., G. Thews: Physiologie des Menschen. 23. Aufl. Springer Verlag Berlin 1987

Schneider, R., W. Kunz: Systematik der Krankenpflege. 5. Aufl. Verlag Kunz 1991

Schneider, W., F. Sitzmann: Krankenbeobachtung. Rocom Editiones „Roche", Basel 1982

Siegenthaler, W. (Hrsg.): Klinische Pathophysiologie. Thieme Verlag, Stuttgart 1982

Studt, H. H.: Allgemeine Infektionslehre. 12. Aufl. Kohlhammer Verlag, Stuttgart, Berlin, Köln 1990

Studt, H. H.: Spezielle Infektionslehre. 11. Aufl. Kohlhammer Verlag, Stuttgart, Berlin, Köln 1993

Thüler, M.: Wohltuende Wickel. 3. Aufl. M. Thüler Verlag, Worb (CH) 1990

11. Berufs- und Gesetzeskunde

11.1 Gesetzliche Grundlagen des Berufes
Johanna Frühauf

11.1.1 Hebammengesetz (HebG)

Mit dem Reichshebammengesetz (21. 12. 38) wurde zum ersten Mal in Deutschland eine einheitliche Rechtsgrundlage für den Hebammenberuf geschaffen. Nach 1945 blieb dieses Gesetz mit geringfügigen Änderungen in Kraft.

Freiberuflich tätige Hebammen brauchten zur Berufsausübung eine Niederlassungserlaubnis der Bezirksregierung, die verpflichtet war, der Hebamme beim Nichterreichen eines Mindesteinkommens den Differenzbetrag zu zahlen. So wurde erstmals eine gewisse soziale Absicherung geschaffen.

Am 4. 6. 1985 wurde nach ca. 10jähriger Vorbereitungszeit das heute gültige HebG verabschiedet. Es regelt die Rahmenbedingungen der Ausbildung (einschl. der Zugangsvoraussetzung), die Zulassung zum Beruf, vorbehaltene Tätigkeiten und die Zuziehungspflicht.

Jeder Hebamme steht heute mit der Erlaubnis zum Führen der Berufsbezeichnung die freiberufliche oder angestellte Tätigkeit offen. Durch Wegfall der Niederlassungserlaubnis ergab sich die freie Wahl des Berufsortes und die Möglichkeit, einzelne Arbeitsbereiche auszuwählen, oder freiberufliche und angestellte Tätigkeit zu kombinieren. Es entfiel auch die Gewährung des Mindesteinkommens für Hebammen, die ab 4. 6. 85 freiberuflich tätig wurden. Seit 1985 können auch Männer den Beruf der Hebamme erlernen (Berufsbezeichnung: *Entbindungspfleger*). Begründet wurde dies mit dem Grundsatz der Gleichberechtigung und der freien Wahl des Berufes (Berufsfreiheit). Mit 2 Jahren Verspätung wurde im HebG die Richtlinie 80/154/EWG in innerstaatliches Recht umgesetzt. Sie enthält Bestimmungen über die gegenseitige Anerkennung von Diplomen und Prüfungszeugnissen sowie das Recht auf freien Dienstleistungsverkehr innerhalb der EU (s. S. 503, Abb. 11.1-1).

In § 10 des Hebammengesetzes wird eine neue Ausbildungs- und Prüfungsverordnung (HebAPrV) unter Berücksichtigung der Richtlinie 80/154/EWG gefordert, da dies in der HebAPrV 9/81 nur in Teilen geschehen war.

- Nach § 1 HebG bedarf das **Führen der Berufsbezeichnung** *Hebamme* und *Entbindungspfleger* der Erlaubnis. Nach § 2 muß die Erlaubnis von der zuständigen Landesbehörde der Antragstellerin erteilt werden, wenn sie:

(1) die durch das Gesetz vorgeschriebene Ausbildungszeit abgeleistet und die staatliche Prüfung bestanden hat,
(2) sich nicht eines Verhaltens schuldig gemacht hat, aus dem sich die Unzuverlässigkeit zur Ausübung des Berufs ergibt,
(3) nicht wegen eines körperlichen Gebrechens, wegen Schwäche ihrer geistigen oder körperlichen Kräfte oder wegen Sucht zur Ausübung des Berufs unfähig oder ungeeignet ist.

- **§ 4 Vorbehaltene Tätigkeiten**: Die Leistungen in der Geburtshilfe sind außer Ärztinnen/Ärzten nur Hebammen vorbehalten, die Zuziehungspflicht zur Geburt wird definiert:

> § 4 (1) Ärztin und Arzt sind verpflichtet, dafür Sorge zu tragen, daß bei einer Entbindung eine Hebamme zugezogen wird.

Abgesehen von einem Notfall haftet der Arzt zivilrechtlich, wenn er sich nicht ernsthaft um die Hinzuziehung einer Hebamme bemüht hat. Bei normalem Geburtsverlauf arbeitet die Hebamme eigenverantwortlich. Es besteht kein Über- und Unterordnungsverhältnis zwischen Arzt und Hebamme. Bei Abweichungen vom normalen Geburtsverlauf übernimmt der Arzt die Behandlung der Komplikation. Die partnerschaftliche Zusammenarbeit sollte von gegenseitiger Achtung getragen sein. Eine Erweiterung des Spielraums der angestellten Hebamme im Sinne § 4 (1) des Hebammengesetzes zur Sicherung der Eigenständigkeit des Berufes wäre wünschenswert.

- § 4 (2) **Geburtshilfe** umfaßt Überwachung des Geburtsvorgangs von Beginn der Wehen an, Hilfe bei der Geburt und Überwachung des Wochenbettverlaufs.

Im alten Hebammengesetz von 1938 war die Überwachung des Wochenbettverlaufs nicht als vorbehaltene Tätigkeit definiert. Mit der Betreuung der Wöchnerin zuhause wird dies bereits umfassend geleistet. Auf den Wochenstationen könnten Hebammentätigkeiten nach § 4 wesentlich umfangreicher sein.

Obwohl BDH und BfHD unterstützt von SPD und Grünen forderten, Schwangerenvorsorge und -betreuung im HebG als der Hebamme vorbehaltene Tätigkeiten aufzunehmen, entschied der Gesetzgeber 1985 dagegen. Diese Entscheidung wurde damit begründet, daß es gesundheitspolitisch nicht vertretbar sei, andere Berufsgruppen (z.B. Krankengymnasten bei der Geburtsvorbereitung) von der Schwangerenbetreuung auszuschließen. Aufgeführt wurde auch, daß Hebammen als sehr kleine Berufsgruppe, diese Aufgabe gar nicht übernehmen könnten. Da in der amtlichen Begründung zum HebG die Arbeit der Hebammen besonders in der Schwangerenbetreuung gefordert wird, ist diese Argumentation nicht schlüssig.

- Auch das in § 5 HebG formulierte **Ausbildungsziel** berücksichtigt die Schwangerenberatung:

> Die Ausbildung soll insbesondere dazu befähigen, Frauen während der Schwangerschaft, der Geburt und dem Wochenbett Rat zu erteilen und die notwendige Fürsorge zu gewähren, normale Geburten zu leiten, Komplikationen des Geburtsverlaufs frühzeitig zu erkennen, Neugeborene zu versorgen, den Wochenbettverlauf zu überwachen und eine Dokumentation über den Geburtsverlauf anzufertigen.

- Die **Zugangsvoraussetzungen** zur Ausbildung werden in § 7 geregelt, u. a. die schulische Qualifikation. Anders als in den übrigen EU-Ländern, die allgemeine oder fachgebundene Hochschulreife fordern, ist in Deutschland entweder Realschulabschluß oder Hauptschulabschluß mit nachfolgender mindestens 2jähriger abgeschlossener Berufsausbildung Zugangsvoraussetzung. Das hat Konsequenzen für Hebammen, die innerhalb der EU arbeiten möchten (s. S. 507).

Da die Hebammenausbildung aus dem Bereich des Berufsbildungsgesetzes herausgenommen ist, mußten Bestimmungen daraus im HebG gesondert aufgeführt werden:

- In § 11 werden der **Rechtsstatus der Schülerin** und Inhalte des **Ausbildungsvertrages** wie Dauer der Ausbildung, Dauer der täglichen Ausbildungszeit, Probezeit, Urlaub und Höhe der Vergütung, festgeschrieben.
- Neben den **Pflichten** des Schülers in § 14 enthält das HebG eine Reihe von **Schutzvorschriften** zum Schülerstatus, so § 13: ausbildungsfremde Arbeiten, § 15: Überstunden, § 18: Kündigungsgründe und -fristen.

11.1.2 Hebammenberufsordnungen (BO)

Fragen der Berufsausübung sind Länderrecht, soweit der Bund von seinem Gesetzgebungsrecht keinen Gebrauch macht (konkurrierende Gesetzgebung). Eine Ausnahme ist mit der Zuziehungspflicht gemacht worden, die auf Empfehlung des Bundesrats mit in das HebG aufgenommen wurde. Sechs der alten Bundesländer und Mecklenburg-Vorpommern haben mittlerweile eine neue Berufsordnung verabschiedet, (Abb. 11.1-1). Alle neuen Berufsordnungen enthalten in unterschiedlicher Formulierung die Forderung der **EG-Richtlinie 80/155/EWG Artikel 4** zu *eigenverantwortlichen Tätigkeiten* und Aufgaben von Hebamme/Entbindungspfleger. Der Artikel 4 lautet:

> Die Mitgliedstaaten tragen dafür Sorge, daß Hebammen im Sinne dieser Richtlinie mindestens befugt sind, die folgenden Tätigkeiten und Aufgaben in eigener Verantwortung durchzuführen:

11.1 Gesetzliche Grundlagen des Berufes

| 21.12.1938 **Hebammengesetz** galt von 1945 bis 1985 mit diversen Änderungen als Bundesrecht weiter | 16.2.1943 **Hebammendienstordnung** galt ab 1945 mit diversen Änderungen als jeweiliges Landesrecht weiter |

Europäische Union
EG-Richtlinien: 80/154/EWG, 80/155/EWG, 89/594/EWG

| **Bundesregierung** zuständig für gesetzliche Regelungen bezüglich Ausbildung und Zulassung zum Beruf | **Landesregierungen** zuständig für Fragen der Berufsausübung (besonders der freiberuflichen Hebammen) |

1.1.1983 **Ausbildungs- und Prüfungsordnung** für Hebammen HebAPrO	**Berufsordnungen** für Hebammen und Entbindungspfleger HebBO Bayern 1988 Berlin 1989 Bremen 1990 Hessen 1991 Hamburg 1992 Baden-Württem. 1992 Meckl.-Vorpom. 1992 Viele alte Bundesländer haben noch „Dienstordnungen", die vor Inkrafttreten des Hebammengesetzes 1985 verabschiedet wurden. Für die meisten neuen Bundesländer liegen noch keine HebBO vor. Nordrhein-Westfalen hält Hebammengesetz und EG-Richtlinien für ausreichend und hat keine HebBO.
4.6.1985 / geändert 23.9.1990 **Hebammengesetz** HebG	
19.11.1986 **Ausbildungs- und Prüfungsverordnung** für Hebammen und Entbindungspfleger HebAPrV	

| **Hebammenhilfe-Gebührenverordnung** HebGV für Versicherte der gesetzlichen Krankenkasse (Anhebung der Gebühren: 10/1986, 7/1990, 7/1994) | **Hebammenhilfe-Gebührenverordnungen gegenüber Selbstzahlern** für Versicherte der privaten Krankenversicherer und Nichtversicherte (orientiert sich an der gültigen HebGV) |

Abb. 11.1-1: Übersicht der gesetzlichen Zuständigkeit von Bund und Ländern

(1) angemessene Aufklärung und Beratung in Fragen der Familienplanung;
(2) Feststellung und Beobachtung der normal verlaufenden Schwangerschaft, Durchführung der zur Beobachtung des Verlaufs einer normalen Schwangerschaft notwendigen Untersuchungen;
(3) Verschreibung von Untersuchungen, die für eine möglichst frühzeitige Feststellung einer Risikoschwangerschaft notwendig sind, oder Aufklärung über diese Untersuchungen;
(4) Vorbereitung auf Elternschaft, umfassende Vorbereitung auf die Niederkunft einschließlich Beratung in Fragen Hygiene und Ernährung;

(5) Betreuung der Gebärenden während der Geburt und Überwachung des Fötus mit Hilfe geeigneter klinischer und technischer Mittel;
(6) Durchführung von Normalgeburten (Kopflage), einschließlich des Scheidendammschnitts sowie im Dringlichkeitsfall von Steißgeburten;
(7) Erkennen von Anzeichen von Anomalie bei Mutter oder Kind, die das Eingreifen eines Arztes erforderlich machen; Hilfeleistung bei etwaigen ärztlichen Maßnahmen; Ergreifen der notwendigen Maßnahmen bei Abwesenheit des Arztes, insbesondere manuelle Ablösung der Plazenta, ggf. anschließend eine manuelle Nachtastung;

(8) Untersuchung und Pflege des Neugeborenen; Einleitung und Durchführung erforderlicher Maßnahmen in Notfällen, wenn erforderlich, Durchführung der sofortigen Wiederbelebung;
(9) Pflege der Wöchnerin, Überwachung des Zustands der Mutter nach der Niederkunft und Erteilung zweckdienlicher Ratschläge für die bestmögliche Pflege des Neugeborenen;
(10) Durchführung der vom Arzt verordneten Behandlung;
(11) Abfassen der erforderlichen schriftlichen Berichte.

Die im Zeitraum 1988–1992 verabschiedeten Berufsordnungen (BO) versuchen die freiberufliche Tätigkeit der Hebammen auf unterschiedliche Weise zu regeln. Es gibt BO, die eher die inhaltlichen Arbeitsbereiche der Hebamme in ihren spezifischen Möglichkeiten fördern möchten, z. B.

> *Hessische* und *Baden-Württembergische* Berufsordnung: Hebamme und Entbindungspfleger haben Schwangeren, Gebärenden und Neugeborenen Hilfe zu leisten und Rat zu geben. Dabei ist die Gesundheit der Schwangeren, Mütter und Neugeborenen zu schützen und zu erhalten. Bei der Beratung sind neben medizinischen auch soziale und psychische Faktoren zu berücksichtigen. Die Schwangere ist zur Mitarbeit zu gewinnen, ihre Selbstverantwortlichkeit zu fördern.

Dagegen ist die *Hamburger* BO z. T. eher restriktiv abgefaßt, am Schluß werden gesondert nochmals 15 Ordnungswidrigkeiten aufgezählt. Bis auf die *Bayrische* und *Bremer* BO enthalten alle die Möglichkeit eine Dammnaht bzw. das Nähen eines unkomplizierten Dammrisses, unter Aufsicht oder auch in eigener Verantwortung auszuführen. Folgerichtig wird auch die Benutzung eines Lokalanästhetikums zur Dammnaht geregelt.

Neben diesem zählt die Anwendung von betäubungsmittelfreien, krampflösenden oder schmerzstillenden Medikamenten für die Geburt sowie Mutterkornpräparate/Wehenmittel zur Blutstillung in der Nachgeburtsperiode, zu den von der Hebamme zu verabreichenden Arzneimitteln. In Notfallsituationen unter der Geburt ist in einigen BO der Einsatz von Wehenmitteln durch die Hebamme erlaubt.

Alle Berufsordnungen sichern der Wöchnerin eine Versorgung durch die Hebamme in den ersten 10 Tagen nach der Geburt zu. Einheitliche Regelungen gibt es in Bezug auf die *Hinzuziehung des Arztes* bei Regelwidrigkeiten. Die Erarbeitung von Kriterien für Hebammen zur Bestimmung von Regelwidrigkeiten und Risikofaktoren muß in den nächsten Jahren dringend von Hebammen erarbeitet werden.

Übereinstimmende Aussagen enthalten die verschiedenen Berufsordnungen auch in folgenden Punkten: Schweigepflicht, Berufshaftpflicht, berufsunwürdige Werbung, Meldung bei Todesfall sowie die Form der Praxiskennzeichnung.

Die Angaben zur Dokumentation und zur Fortbildungsverpflichtung reichen von Empfehlungen bis zu exakten Vorschriften und Nachweisen.

Die Gesundheitsämter/Amtsärzte haben in den Bundesländern in Bezug auf die Aufsicht über die freiberuflich tätige Hebamme Aufgaben in sehr unterschiedlichem Umfang. Durchgängig ist die Melde-/Anzeigepflicht der Hebamme beim Amtsarzt zu Beginn oder Beendigung ihrer Tätigkeit.

Positiv hervorzuheben ist in der *Berliner BO* die Aufklärungspflicht der Hebamme gegenüber der Schwangeren, Gebärenden und Wöchnerin über beabsichtigte Maßnahmen und deren Folgen. In der *Hamburger BO* wird erstmals die Bedeutung der Hebamme bei der Anleitung und Beratung der Eltern während des ersten Lebensjahres, besonders in Hinblick auf Stillen, Ernährung und die Pflege des Kindes festgehalten.

Die Hebammenverbände der Länder wurden an der Ausarbeitung der neuen Berufsordnungen beteiligt. Ihre Vorschläge finden aber nur zum Teil darin Niederschlag. Hilfreich dagegen waren die Bestimmungen der EWG-Richtlinie 80/155 Art. 4. In der Zukunft könnte die Klärung berufsinterner Fragen innerhalb eigener Organe des Berufsstandes zu einer stärkeren Professionalisierung des Hebammenberufs beitragen.

> Die Berufsordnungen können über die Landesverbände des BDH und BfHD bezogen werden. Gesundheitsämter und Bibliotheken der Stadtverwaltungen haben eine Gesetzes- und Verordnungsblatt-Sammlung, in denen auch die gültige Hebammenberufsordnung zu finden ist.

11.1.3 Hebammen-Ausbildungs- und Prüfungsverordnung (HebAPrV, BGBl vom 19. 11. 1986)

Elisabeth Frank

Die Hebammenausbildung dauert 3 Jahre und endet, unabhängig vom Zeitpunkt, mit der **staatlichen Prüfung**:

- Die zuständige Behörde (länderabhängig: Bezirksregierung, Landesprüfungsamt usw.) und nicht der Träger der Ausbildung entscheidet über die Zulassung zur Prüfung.
- Der Prüfungsausschuß wird von der zuständigen Behörde bestellt und der/die Prüfungsvorsitzende von ihr bestimmt.

Die staatliche Prüfung besteht aus *3 Teilen* (Abb. 11.1-2):

- **Der praktische Teil** beinhaltet *4 Abschnitte*. Manchmal ist die sog. „Examensgeburt" schwer zu planen, da der Geburtsmodus nicht vorhersehbar ist. Nur im Einzelfall kann sie aufgrund zwingender Umstände durch die Mitwirkung an einer vaginal- oder abdominal-operativen Entbindung ersetzt werden. Ein geplanter Kaiserschnitt (primäre Sectio) ist nicht als Prüfungsgeburt anzuerkennen. Die praktischen Prüfungen sollen insgesamt höchstens 8 Stunden dauern und können an 2 Tagen stattfinden, die nicht aufeinander folgen müssen. Mindestens 2 Fachprüferinnen nehmen sie ab und benoten sie.
- **Der schriftliche Teil** beinhaltet Aufsichtsarbeiten in *5 Fächern* (s. Abb. 11.1-2). Sie wird

Hebammen-Abschlußprüfung § 6 HebAPrV

schriftlicher Teil	mündlicher Teil	praktischer Teil
• Geburtshilfe (120 min) • Anatomie + Physiologie (90 min) • Krankheitslehre (60 min) • Kinderheilkunde (60 min) • Berufs-, Gesetzes- und Staatsbürgerkunde (60 min) Aufsichtsarbeiten	• Geburtshilfe / Phantom • Kinderheilkunde • Krankenpflege • Gesundheitslehre / Hygiene Die Prüfung sollte in jedem Fach nicht länger als 20 min dauern.	• Aufnahme einer Schwangeren und Dokumentation der erhobenen Befunde mit Erstellung eines Behandlungsplanes • Durchführung einer Entbindung mit Erstversorgung des Neugeborenen und Dokumentation im Einverständnis mit der Schwangeren • Eine praktische Pflegedemonstration an einem Säugling • Eine Fallbesprechung/Pflegedemonstration an einer Wöchnerin Der praktische Teil soll höchstens 8 Std. dauern, er kann auf zwei Tage verteilt werden.
Jedes Fach wird bewertet, das Fach Geburtshilfe mit dem Faktor 2. Geburtshilfe muß mit mindestens ausreichend bewertet sein, sonst ist der ganze schriftliche Teil nicht bestanden.	Jedes Fach wird bewertet, das Fach Geburtshilfe mit dem Faktor 2. Geburtshilfe muß mit mindestens ausreichend bewertet sein, sonst ist der ganze mündliche Teil nicht bestanden.	Jeder Teilbereich wird bewertet.
Es gibt eine Gesamtnote für den schriftlichen Teil.	Es gibt eine Gesamtnote für den mündlichen Teil.	Es gibt eine Gesamtnote für den praktischen Teil.

Jeder Teil der Prüfung kann einmal wiederholt werden. Bei Nichtbestehen einzelner Teile der Prüfung, Wiederholung dieser [dieses] Teile [s] innerhalb eines halben Jahres. Bei Nichtbestehen aller drei Teile, Wiederholung der Prüfung nach spätestens einem Jahr, nachdem der Prüfling an einer weiteren Ausbildung teilgenommen hat, deren Umfang der Prüfungsvorsitzende bestimmt.

Abb. 11.1-2: Hebammen-Abschlußprüfung § 6 HebAPrV. Jeder Teil der Prüfung kann einmal wiederholt werden. Bei Nichtbestehen einzelner Teile der Prüfung ist eine Wiederholung dieser (dieses) Teil(s) innerhalb eines halben Jahres möglich. Bei Nichtbestehen aller 3 Teile muß die Prüfung nach spätestens 1 Jahr wiederholt werden, nachdem der Prüfling an einer weiteren Ausbildung teilgenommen hat, deren Umfang der Prüfungsvorsitzende bestimmt

von mindestens 2 Fachprüferinnen benotet und erfolgt an 2 Tagen.
- **Der mündliche Teil** beinhaltet 4 *Fächer* (s. Abb. 11.1-2). Die Note in *Geburtshilfe* wird wie im schriftlichen Teil mit Faktor 2 multipliziert, die anderen Fächer werden einfach bewertet und von mindestens 3 Fachprüferinnen benotet. Es wird für jeden der 3 Prüfungsteile (praktisch, schriftlich, mündlich) eine *Gesamtnote* vom Vorsitzenden des Prüfungsausschusses im Einvernehmen mit den Fachprüferinnen gebildet.

> Bestanden ist die Prüfung, wenn alle *3 Teile* mit mindestens *ausreichend* benotet wurden, wobei mündlich und schriftlich das Fach **Geburtshilfe** mit mindestens ausreichend bewertet sein muß. Unabhängig von guten Noten in anderen Fächern gilt der Teil sonst als nicht bestanden.

Nach Ordnungsverstoß und Täuschungsversuch während der Prüfung kann der Vorsitzende den betreffenden Teil der Prüfung für *nicht bestanden* erklären.

Kein Teilbereich der staatlichen Abschlußprüfung darf vorgezogen werden.

In **Anlage 1 zur HebAPrV** werden die theoretischen und praktischen Unterrichtsstunden (mindestens 1600) in Fächer mit jeweiliger Mindeststundenzahl unterteilt. Hier findet sich auch eine kurze Auflistung der geforderten Unterrichtsthemen.

In **Anlage 2 zur HebAPrV** sind die praktischen Ausbildungsstunden (mindestens 3000) mit den vorgeschriebenen Einsatzbereichen und -zeiten aufgelistet, z. B. praktische Ausbildung in der Entbindungsabteilung (1280 Stunden im 2. und 3. Ausbildungsjahr) mit mindestens 30 selbständig ausgeführten Entbindungen; ebenso eine Mindestvorgabe der im jeweiligen Einsatz geforderten Tätigkeiten.

Die Einhaltung der Mindestanforderungen sind durch die EG-Richtlinien 80/155 und 89/594/EWG vorgegeben, z. B. wird hier die selbständige Ausführung von mindestens 40 Entbindungen gefordert.

Selbständige Ausführung heißt, daß die ersten 5–10 Entbindungen nicht gezählt werden dürfen, weil hier „4 Hände" mitwirken und somit nicht selbständig zu nennen sind. Es wird hier ausdrücklich von Entbindungen gesprochen, das Wort „Dammschutz" ist aus dem deutschen Sprachgebrauch zu streichen, weil es irreführend ist. Entbindung besteht aus Dammschutz *und* Entwicklung des Kindes.

Da bei der Zulassung zur staatlichen Prüfung eine Bescheinigung über die Teilnahme an diesen Ausbildungsprogrammen der Behörde vorgelegt werden muß, ist es erforderlich, während der Ausbildung diese quantitativ vorgeschriebenen Tätigkeiten sorgfältig zu dokumentieren.

11.1.4 EG-Richtlinien

(Amtsblatt der Europäischen Gemeinschaft Nr. L33 vom 11. 02. 1980).

Die Europäische Gemeinschaft (EG), ehemals Europäische Wirtschafts Gemeinschaft (EWG), seit 01. 11. 1993 *Europäische Union* (EU), ist eine internationale Organisation mit zur Zeit 15 Mitgliedsstaaten. Sie besteht aus Institutionen wie: Ministerrat, Parlament, Gerichtshof und EU-Kommission. Die EU-Kommission ist die einzige Einrichtung, die europäische Gesetzentwürfe ausarbeiten kann, die Entscheidungen fällt der Rat (Abb. 11.1-3).

EU-Rechtsakten (in der EU heißen Gesetze *Rechtsakten* und Paragraphen *Artikel*) stehen über dem nationalen Recht der Länder, so daß die entsprechenden nationalen Gesetze den EU-Rechtsakten anzupassen sind (sog. Harmonisierungsakte).

Auch die EU-Richtlinien sind EU-Rechtsakten. Sie setzen verbindliche Ziele (z. B. für Hebammen) fest, die dann in nationales Recht der Mitgliedsstaaten umgesetzt werden müssen (in Deutschland: HebG, HebAPrV und Hebammenberufsordnungen).

Bei Nichteinhaltung kann der Europäische Gerichtshof von Berufsverbänden, aber auch von einer Einzelperson angerufen werden.

1980 wurde auf Beschluß des Rates ein beratender Ausschuß für die Ausbildung der Hebammen gebildet, der aus Sachverständigen (meist

```
Initiative und      Stellungnahme      Entscheidung      Richterliche      Umsetzung in
Ausarbeitung                                              Kontrolle         nationales Recht
      ↓                   ↓                  ↓                 ↓                  ↓
                    EUROPÄISCHES                        GERICHTSHOF
                    PARLAMENT

EU-KOMMISSION       VORSCHLAG    ⟩    RAT         RICHTLINIE    ⟩    MITGLIED-
                                                                      STAATEN

                    WIRTSCHAFTS- UND
                    SOZIALAUSSCHUSS
```

Abb. 11.1-3: Entscheidungsfindung in den Gremien der Europäischen Union (bis 31. 10. 1993 Europäische Gemeinschaft)

Hebammen) der einzelnen Mitgliedstaaten besteht. Dieser beratende Ausschuß ist der EU-Kommission zugeordnet und hat die Aufgabe, zur Gewährleistung eines vergleichbaren anspruchsvollen Niveaus der Hebammenausbildung in der Gemeinschaft beizutragen. 1980 traten die für Hebammen gültigen EG-Richtlinien (80/154/EWG und 80/155/EWG) in Kraft. Die EG-Richtlinie 80/154 beschreibt Voraussetzungen, in denen die gegenseitige Anerkennung der Diplome, Prüfungszeugnisse für Hebammen und Maßnahmen zur Erleichterung der Ausübung des Niederlassungsrechts festgelegt sind.

Auch die schulische Zugangsvoraussetzung zur Ausbildung wird vorgeschrieben:
(1) entweder allgemeine oder fachgebundene Hochschulreife für die 3jährige Vollzeitausbildung oder
(2) abgeschlossene Krankenpflegeausbildung für die 2jährige Vollzeitausbildung.

Schreibt ein Mitgliedstaat im nationalen Gesetz die Bedingung unter (1) nicht vor (nur in Deutschland), wird der Abschluß einer 10jährigen allgemeinen Schulbildung und nach der Hebammenausbildung ein Nachweis über eine 2jährige Berufspraxis verlangt.

Die EG-Richtlinie 80/155 beschreibt eigenverantwortliche Tätigkeiten und Aufgaben der Hebammen, zu denen sie befugt sein soll (s. S. 502, Artikel 4). Um dieses zu gewährleisten wurde ein Studienprogramm für den theoretischen Unterricht und die klinisch-praktische Ausbildung ausgearbeitet, das 1989 durch die Richtlinie 89/594/EWG novelliert wurde.

Die Bedeutung der EU- bzw. EG-Richtlinien liegt in der Gewährleistung, daß in allen EU-Mitgliedstaaten ein vergleichbares Ausbildungsniveau auf Basis einer Mindestanforderung erreicht wird. Darüber hinaus kann jedes Land höhere Anforderungen stellen. Seit 1980 entfällt die Überprüfung der Ausbildungsinhalte und Prüfungszeugnisse der Hebammen, die innerhalb der EU-Grenzen ihren Tätigkeitsort verlegen möchten.

11.1.5 Arbeiten in anderen EU-Ländern

Nach den oben genannten EG-Richtlinien kann jede Hebamme innerhalb der EU-Mitgliedstaaten ihre Arbeit aufnehmen. Für Hebammen mit deutschem Prüfungszeugnis gilt dies aber erst nach 2jähriger Berufspraxis (unabhängig davon, ob ein Schulabschluß mit Hochschulreife nachgewiesen werden kann).

Faktisch eingeengt wird dieses Niederlassungsrecht aber durch arbeitsmarktbedingte Situationen und sprachliche Barrieren.

Die Fluktuation zwischen Ländern gleicher Sprache ist größer, z. B. Irland−Großbritannien, Belgien−Luxemburg−Frankreich. In Ländern mit ausreichender Hebammenanzahl (z. B. Großbritannien: 30 000 praktizierende Hebammen auf 57 Mill. Einwohner), ist es unter Umständen schwierig, einen Arbeitsplatz zu finden. Ein weiteres Problem sind unterschiedliche Aufgabenbereiche der Hebammen in einigen Ländern, die über die Mindestanforderung der EG-Richtlinie hinausgehen.

So ist z. B. in *Dänemark* und den *Niederlanden* die gesamte physiologische Schwangerenbetreuung Aufgabe der Hebamme, nur in Risikofällen überweisen sie Schwangere zu einem Spezialisten. In *Dänemark* entfällt dafür die ambulante Wochenbettbetreuung, die hier durch eine Kinderkrankenschwester wahrgenommen wird.

In *Griechenland* zählen alle Längslagen zu den physiologischen Lagen. Somit können auch die Geburten mit Kindern in Beckenendlage von der Hebamme betreut werden. Einschränkend dazu muß man aber erwähnen, daß dort 95% aller Entbindungen von Ärzten durchgeführt werden.

Die *gesetzliche Hinzuziehungspflicht* einer Hebamme besteht z. Z. nur in *Deutschland* und *Österreich*.

11.2 Grundlagen für die Bezahlung der Hebammen

Johanna Frühauf

11.2.1 Gebührenverordnungen der freiberuflichen Hebammen

Die **Reichsversicherungsordnung (RVO)** enthält in § 196 den grundlegenden Anspruch der Schwangeren, Gebärenden, Wöchnerin und des Neugeborenen auf Hebammenhilfe. Dazu zählen Leistungen der Mutterschaftsvorsorge und der Schwangerenbetreuung, der Geburtshilfe und während des Wochenbetts. Die Spitzenverbände der Krankenkassen (Bundesorganisationen der gesetzlichen Krankenkassen) schreiben in der Erläuterung zum § 196 RVO:

„Vorrangig leistet die Hebamme oder der Entbindungspfleger bei der Entbindung Hilfe. Sofern jedoch nach den Umständen des Einzelfalls auch ärztliche Hilfe notwendig ist, besteht auf diese zusätzlich ein Anspruch." (Stand 12. 1. 89)

Hebammenhilfe-Gebührenverordnung (HebGV)

Für Leistungen, die im Rahmen der Hebammenhilfe erbracht werden, hat die Hebamme einen direkten Gebührenanspruch gegenüber der Krankenkasse der Versicherten. Die Gebühr richtet sich nach der HebGV, die § 134 des Sozialgesetzbuches V regelt:

„Der Bundesminister für Gesundheit bestimmt durch Rechtsverordnung mit Zustimmung des Bundesrates die Vergütungen für die Leistungen der freiberuflich tätigen Hebammen und Entbindungspfleger, soweit diese Leistungen von der Leistungspflicht der Krankenversicherung umfaßt sind. (...) Die Spitzenverbände der Krankenkassen und die Berufsorganisationen der Hebammen und Entbindungspfleger sind vor der Vergütungsfestsetzung zu hören."

Die **Gebührenfestlegung durch Rechtsverordnung** ist im Vergleich zu anderen Berufen des Gesundheitswesens ein ungewöhnliches Verfahren.

Es wurde zum Schutz und zur Sicherung des eigenständigen Hebammenberufes, unterstützt vom BDH, gewählt. In Bezug auf die inhaltliche Ausgestaltung, die Höhe der Vergütung und den Zeitpunkt für neue Verhandlungen (bisher 3–4 Jahre) besteht eine Abhängigkeit von der jeweiligen gesundheitspolitischen Ausrichtung des Verordnunggebers.

Nach der 11. Verordnung (1984) wurde eine grundlegende Neuregelung der HebGV notwendig, die dem neuen Hebammengesetz von 1985 und der EG Richtlinie 80/155/EWG (s. S. 502) Rechnung trägt. In der HebGV von 1986 gibt es nur noch wenige Tätigkeiten, die eine ärztliche Anordnung benötigten. Dieses hat die selbstverantwortliche Arbeit der Hebamme gestärkt und bietet eine Basis zur partnerschaftlichen Zusammenarbeit mit dem ärztlichen Berufsstand.

Die **HebGV** vom 28. 10. 86 enthält (genau wie deren zweite Änderung vom 27. 7. 1994) Regelungen über:

§ 1 Anwendungsbereich, § 2 Vergütung für Leistungen, § 3 Auslagen, § 4 Wegegeld, § 5 Abrechnungsverfahren, § 7 Inkraft- und Außerkrafttreten.

§ 1 Anwendungsbereich bezieht sich auf die Vergütung der freiberuflichen Hebamme, sofern Hebammenhilfe als Sachleistung der gesetzlichen Krankenverischerung erbracht wird. Die Vergütung der Hebamme gegenüber Selbstzahlern (z. B. Privatversicherten) ist davon nicht betroffen, sie wird in den jeweiligen Bundesländern geregelt.

§ 2 Vergütung für Leistungen regelt den Rahmen für die Gebühren. Im Abschnitt 2 des § 2 wird die Nachtzeit (20.00–8.00 Uhr) festgelegt, in der bei einigen Positionen höhere Gebühren gerechtfertigt sind. Die Nachtarbeitszeit wird nur sehr gering (z. B. bei Schwangerschaftsbeschwerden) oder gar nicht vergütet (z. B. bei Wochenbettbesuchen u. Beratungen).

§ 3 Auslagen für Materialkosten in der Vorsorge, Schwangerschaftsbetreuung, Geburt und Wochenbett kann die Hebamme der Krankenkasse in Rechnung stellen. Auf Landesebene sowie auf örtlicher Ebene können Pauschalierungsvereinbarungen mit den Kassen getroffen werden, die eine Abrechnungserleichterung für die Krankenkassen und Hebammen bedeuten. (Vereinbarungen für Hamburg von 1993 z. B. für die Wochenbettmaterialien 80,– DM).

§ 4 Wegegeld setzt sich zusammen aus den Kosten für den Autounterhalt und einem Ausgleich für Zeitversäumnisse während der Fahrtzeit. Mit 1,– DM (1994) pro km steht die Bewertung des Zeitaufwands in keinem Verhältnis zu einer realistischen Stundenvergütung.

Eine Entfernung von 15 km zwischen der Wohnung der Frau und Hebammenpraxis bzw. Wohnung wird toleriert, auch wenn es eine näher wohnende Hebamme gibt (Möglichkeit der freien Hebammenwahl).

§ 5 Abrechnungsverfahren. Die Rechnung sollte innerhalb eines Monats nach der Geburt bei der zuständigen Krankenkasse eingehen. Die Krankenkasse hat innerhalb von 3 Wochen die Rechnung zu begleichen. Streitigkeiten werden vor dem Sozialgericht geklärt. Zwischen Hebamme und Krankenkasse besteht ein gleichgestelltes Verhältnis.

Gebührenverzeichnis der HebGV

Das Gebührenverzeichnis ist in *3 Abschnitte* (Schwangerschaft, Geburt und Wochenbett) unterteilt:

A. Leistungen der Mutterschaftsvorsorge und Schwangerenbetreuung

- Beratung der Schwangeren (auch fernmündlich)
- Vorsorgeuntersuchung
- Hilfe bei Schwangerschaftsbeschwerden und Wehen sowie CTG-Überwachung
- Geburtsvorbereitung in der Gruppe oder Einzelunterweisung (auf ärztliche Anordnung).

Unabhängig von Bedarf und Notwendigkeit dürfen Beratungen (1994: 8,80 DM) nur insgesamt höchstens 8mal im Schwangerschaftsverlauf berechnet werden. Die Abrechnung verschiedener Positionen an einem Tag wird zum Teil durch Ausschlußregelung verhindert (z. B. am gleichen Tag sind eine Beratung und Hilfe bei Schwangerschaftsbeschwerden nicht abrechenbar). Zur Vorsorgeuntersuchung (1994: 20,– DM) gehört bei der Erstuntersuchung die Blutentnahme (1994: 6,70 DM) sowie der direkte Auftrag an das Labor und die Bewertung der Befunde zum Aufgabengebiet der Hebamme.

B. Geburtshilfe

- Hilfe bei der Geburt eines Kindes im Krankenhaus oder einer sonstigen Einrichtung
- Hilfe bei einer Hausgeburt
- Nähen eines kleinen Dammschnittes oder unkomplizierten Dammrisses
- Hilfe bei der Ausstoßung einer Fehlgeburt oder einer Blasenmole.

Für die Hilfe bei der Geburt gilt eine zeitliche Grenze von 10 Stunden vor der Geburt und 3 Stunden in der Nachgeburtsphase. Trotz der seit Jahrzehnten niedrigen Vergütung besonders der Hausgeburtshilfe (Hausgeburt 1994: 300,– DM) haben beide Hebammenverbände an dem Grundgedanken der Komplexgebühr festgehalten. Eine am Schwierigkeitsgrad orientierte Einzelvergütung medizinischer Leistungen wird für die Geburtshilfe abgelehnt. Dahinter steht die Grundauffassung, daß die Geburt ein natürlicher Vorgang ist, der bei normalem Verlauf keiner medizinischen Intervention bedarf.

Die Hilfe bei einer Fehlgeburt (1994: 165,– DM) bezieht sich nach einem Urteil des Bundessozialgerichts nicht auf die Hilfeleistung bei künstlich eingeleiteter Geburt, z. B. aus eugenischer Indikation bis zur 24. SSW. Es ist davon auszugehen, daß mit zunehmender Inanspruchnahme der vorgeburtlichen Diagnostik die Anzahl der Abbrüche steigt. Der Auseinandersetzung mit dieser Problematik werden sich die Hebammen in den nächsten Jahren nicht entziehen können.

C. Leistungen während des Wochenbetts

- Wochenbettbesuche zu Hause oder von Beleghebammen in der Klinik
- Wochenbettgymnastik (Gruppenunterweisung)
- Erstuntersuchung des Kindes
- Blutentnahme für notwendige Laboruntersuchungen
- Tag- und Nachtwache auf ärztliche Anordnung

Die Wochenbettbesuche werden mit einer Komplexgebühr abgegolten, die Beratung, Betreuung und Versorgung von Mutter und Kind einschließlich aller damit verbundenen Leistungen umfaßt (Hausbesuch 1994: 37,– DM).

In den ersten 10 Tagen nach der Geburt sind 10 Besuche berechnungsfähig (1× tgl.). Bei entsprechender Indikation (schwere Stillstörungen, verzögerte Nabelheilung etc.) kann ein zweiter Besuch pro Tag erfolgen und berechnet werden, ebenso nach den ersten 10 Tagen noch bis zu 8 Besuche während der ersten 8 Lebenswochen des Kindes. Die vielfältigen Beratungen in der Stillzeit, häufig verbunden mit psychischen Krisen der Mutter, hat der Verordnungsgeber mit der Möglichkeit der telefonischen Beratung bis 8 Wochen nach der Entbindung zunächst in kleinem Umfang berücksichtigt (1994: 8,80 DM pro Beratung).

Leistungen, die nicht in der Gebührenordnung enthalten sind, jedoch zum Tätigkeitgebiet der Hebamme zählen, werden von vielen Hebammen privat in Rechnung gestellt, z. B. für das Sich-Bereithalten um den Geburtstermin. Die derzeitige Rechtsauffassung des Gesundheitsministeriums, daß diese Vorgehensweise gegen gesetzliche Bestimmungen verstößt, wird von beiden Hebammenverbänden nicht geteilt und scheint juristisch schwer haltbar.

In der inhaltlichen Ausrichtung der HebGV ist die Prävention möglicher Risikosituationen in Zukunft stärker zu bewerten. Eine Bindung an die Mutterschaftsrichtlinien (von den Krankenkassen und Ärzten erarbeitet, s. S. 521) kann dabei nur insoweit akzeptiert werden, als ein volles Mitspracherecht der Hebammenverbände besteht. In der zweiten Verordnung zur Änderung der HebGV vom 27. 7. 1994 wurden die Berechnung der Dammnaht und die Wochenbettgymnastik als neue Position aufgenommen.

Eine strukturelle Überarbeitung der HebGV ist vom Bundesgesundheitsministerium innerhalb eines Jahres geplant. Für die Zukunft wird ein direkter Verhandlungsweg der Berufsverbände mit den Spitzenverbänden der Krankenkassen erwogen.

Gebührenordnung für Selbstzahler

Die Verordnung über Gebühren für Hebammenhilfe außerhalb der gesetzlichen Krankenversicherung wird auf Länderebene geregelt (s. Abb. 11.1-1). Jedes Bundesland hat eine eigene Verordnung, nach der abgerechnet werden muß. Die Verordnungen für Selbstzahler enthalten eine starke Orientierung an der HebGV. Bis zur Höhe des 2fachen Satzes kann in den meisten Bundesländern abgerechnet werden (z. B. 1994 für die Hausgeburt 300,– bis 600,– DM). In Hamburg gilt seit 1993 das 2,3fache des Gebührensatzes. Die Höhe der Berechnung richtet sich auch nach Schwierigkeitsgrad und Zeitaufwand der einzelnen Leistungen. In einzelnen Positionen gibt es auch länderunterschiedliche Regelungen, z. B. für die Berechnung der Dauerrufbereitschaft 3 Wochen vor und 2 Wochen nach dem errechneten Termin (Hamburg 1993 300,– DM).

Die finanzielle Lage der Schwangeren, Gebärenden und Wöchnerin in einkommensschwacher Situation, die nicht in einer Privatkasse versichert sind, muß berücksichtigt werden. Der einfache Satz wird in diesem Fall in Rechnung gestellt.

Dieser Text und Kommentar zur Hebammenhilfe-Gebührenordnung bezieht sich in weiten Teilen auf H. Horschitz: Das Krankenkassen-Gebührenrecht der Hebamme (s. S. 529, Literatur).

11.2.2 Tarifverträge der angestellten Hebamme, Arbeitsrecht

Ursula Alef

Das Arbeitsrecht hat sich aus dem Dienstvertragsrecht des Bürgerlichen Gesetzbuches entwickelt. Es dient dem Schutz nichtselbständiger Arbeitnehmer.

Im Grundgesetz ist u. a. das Recht von Arbeitnehmern und -gebern festgelegt, Berufsverbände zu bilden (z. B. Gewerkschaften und Arbeitgeberverbände). Diese 2 *Tarifvertragsparteien* regeln die Arbeitsbedingungen durch Tarifverträge, der Staat greift in die Vertragsgestaltung nicht ein (*Tarifautonomie*).

Tarifverträge enthalten Mindestarbeitsbedingungen für die Arbeitnehmer. Im *Manteltarifvertrag* sind Regelungen enthalten, die grundsätzlichen, allgemeinen Charakter haben und für einen längeren Zeitraum gelten sollen (u. a. Eingruppierungen, Kündigungsfristen, Urlaub). Er wird durch Lohn- bzw. Gehaltstarifverträge ergänzt, die für einen kürzeren Zeitraum gelten (meist 1 Jahr).

Für *Hebammen im Angestelltenverhältnis* sind 2 Vereinbarungen von besonderer Bedeutung:

- **Bundes-Angestellten-Tarifvertrag (BAT)** in staatlichen oder kommunalen Krankenhäusern und
- **Arbeits-Vertrags-Richtlinien (AVR)** in Einrichtungen des *Deutschen Caritasverbandes* oder des *Diakonischen Werkes*, die innerhalb der einzelnen Betriebe verschieden sein können.

Die *AVR* sind zwar keine eigentlichen Tarifverträge, haben aber arbeitsrechtlich die gleiche Bedeutung.

Bei Streitigkeiten zwischen Arbeitgeber und -nehmer (z. B. Lohn- und Gehaltsansprüche, Kündigung) oder zwischen Tarifvertragsparteien und für Angelegenheiten aus dem Betriebsverfassungsgesetz (Mitbestimmung) sind *Arbeitsgerichte* zuständig.

Der **Arbeitsvertrag**, der zwischen Arbeitgeber und -nehmer geschlossen wird, enthält eine 2seitige Leistungsverpflichtung: Der Arbeitnehmer schuldet den vereinbarten Dienst, der Arbeitgeber (Tab. 11.2-1) die Vergütung.

Tab. 11.2-1: Krankenhausformen und mögliche Arbeitgeber

Formen der Krankenhäuser	öffentlich rechtliches Krankenhaus	frei gemeinnütziges Krankenhaus	privates Krankenhaus
Arbeitgeber (Krankenhausträger)	Bund, Land, Stadt, Kommune	kirchl. Träger: Caritas, Diakonisches Werk	Privatperson, Gruppe

Für den Arbeitsvertragsabschluß gilt Vertragsfreiheit, die jedoch durch Arbeitsschutzgesetze (Kündigungs-, Mutter-, Jugendarbeitsschutz-, Urlaubs- und Lohnfortzahlungs-Gesetz) und das Tarifvertragsgesetz eingeschränkt ist. Er bedarf der Schriftform (BAT § 4). Nebenabreden müssen schriftlich festgehalten werden. Abweichungen vom Tarifvertrag dürfen nur zugunsten des Arbeitnehmers sein, sonst sind sie unwirksam. Für Hebammen, die an Privatkrankenhäusern tätig sind, gilt, was im Einzelarbeitsvertrag vereinbart ist. Für das, was dort *nicht* geregelt ist, gilt das sonst Übliche, im allgemeinen also die Regelungen des BAT.

Arbeitszeit: Sie zählt von Beginn des Eintreffens an der Arbeitsstelle (nicht Arbeitsplatz!), bis zu deren Verlassen, ohne Ruhepausen. Sie umfaßt also Wege- (innerhalb des Krankenhausgeländes) und Umkleidezeiten.

Die regelmäßige Arbeitszeit beträgt z. Z. durchschnittlich 38,5 (neue Bundesländer: 40) Std./Woche. Die durchschnittliche Wochenarbeitszeit kann bei Schichtdienst auf einen größeren Zeitraum verteilt werden (BAT § 15: 8 Wochen, AVR Anlage 5: 13 Wochen).

Anwesenheitszeit ist Arbeitszeit plus Pausen. Pausen sind feste, im voraus bestimmte Freizeiten, die dem Arbeitnehmer zur freien Verfügung stehen müssen, sie werden nicht vergütet.

Die Bedienung des Telefons durch die Hebamme oder z. B. die Abrufbereitschaft zur Geburt aus dem Pausenraum läßt den Begriff „Pause" nicht zu.

Vergütung und Eingruppierung

Die Höhe der Vergütung wird durch Lohn-, Vergütungs- und Gehaltstarifverträge geregelt. Sie ist abhängig von der Eingruppierung (z. B. Kr. I–XIII) und vom Lebensalter (20 Jahre: Stufe 1: alle 2 Jahre eine Lebensaltersstufe Steigerung bis 36 Jahre: Stufe 9 (Tab. 11.2-2). Laut BAT § 22, bzw. AVR Anlage 1 richtet sich die Eingruppierung nach Tätigkeitsmerkmalen, diese werden in Anlagen zum BAT/AVR aufgelistet. Der BAT sieht 2 Eingruppierungen vor:

- **BAT Anlage 1a:** Für Angestellte im allgemeinen Dienst (Verwaltung-, Sozial-, Erziehungsdienste, Ärzte, technische Berufe etc.) gelten die Vergütungsgruppen BAT I–X (I = höchste, X = niedrigste Stufe).
- **BAT Anlage 1b:** Für Angestellte im Krankenpflegedienst (Kr.), inkl. Hebammen gelten die Vergütungsgruppen Kr. I–XIII (Kr. I = niedrigste, Kr. XIII = höchste Stufe).

Beispiel: 25jährige Hebamme, nach erfolgreicher Abschlußprüfung: Kr. IV, Stufe 3. Nach 1jähriger Tätigkeit erfolgt eine Höhergruppierung nach Kr. V, Stufe 4 (jetzt ist sie 26 Jahre). Nach 4jähriger Bewährung in Kr. V, frühestens jedoch 6 Jahre Berufstätigkeit nach Erlangung der staatlichen Erlaubnis, erfolgt auf dem Weg des Bewährungsaufstiegs eine Höhergruppierung nach Kr. V (Abb. 11.2-4).

Zusätzlich zur Grundvergütung wird ein Ortszuschlag (Tab. 11.2-3) der von der Vergütungsgruppe, dem Familienstand und der Zahl der Kinder abhängig ist, sowie eine allgemeine Zulage (gestaffelt nach Kr.-Gruppen), Zuschläge für Wechsel- und Schichtdienst, Nachtarbeit (20–6 Uhr), Feiertagsdienst und Überstunden gewährt (Tab. 11.2-3). Die AVR sieht vergleichbare Vergütungsgruppen und Tätigkeitsmerkmale vor.

Tab. 11.2-2: Monatliche Grundvergütung (in DM) nach BAT (1993) für Angestellte der Vergütungsgruppen Kr. XIII bis Kr. I nach Vollendung des 20. Lebensjahres (Stufe 1 für 20.–21. Lebensjahr, Stufe 2 für 22.–23. Lebensjahr, etc.)

Vergütungs-gruppe	Grundvergütungssätze in Stufe								
	1	2	3	4	5	6	7	8	9
Kr. XIII	4279,99	4460,88	4641,77	4782,47	4923,14	5063,84	5204,53	5345,23	5485,92
Kr. XII	3955,62	4124,08	4292,51	4423,53	4554,55	4685,56	4816,57	4947,59	5078,62
Kr. XI	3669,41	3831,09	3992,76	4118,52	4255,25	4370,00	4495,74	4621,49	4747,25
Kr. X	3395,71	3545,70	3695,69	3812,34	3929,00	4045,65	4162,30	4278,95	4395,61
Kr. IX	3144,47	3283,18	3421,90	3529,79	3637,68	3745,57	3853,48	3961,36	4065,25
Kr. VIII	2911,01	3039,53	3168,05	3268,03	3368,00	3467,96	3567,92	3667,88	3767,82
Kr. VII	2697,61	2816,33	2935,04	3027,39	3119,72	3212,06	3304,38	3396,72	3489,05
Kr. VI	2504,98	2613,78	2722,58	2807,20	2891,82	2976,43	3061,05	3145,66	3230,31
Kr. Va	2386,92	2488,64	2590,36	2669,47	2748,59	2827,70	2906,81	2985,93	3065,02
Kr. V	2305,89	2402,12	2498,35	2573,21	2648,06	2722,90	2797,74	2872,60	2947,46
Kr. IV	2159,37	2244,91	2330,45	2396,99	2463,52	2530,06	2596,60	2663,13	2729,64
Kr. III	2023,47	2096,16	2168,85	2225,39	2281,93	2338,47	2395,00	2451,53	2508,06
Kr. II	1896,07	1959,78	2023,50	2073,06	2122,60	2172,17	2221,71	2271,26	2320,82
Kr. I	1779,30	1836,02	1892,72	1936,80	1980,90	2025,00	2069,09	2113,19	2157,27

Die allgemeine Zulage beträgt monatlich für die Vergütungsgruppe: Kr. I bis II   146,15 DM
                                                                     Kr. III bis VI 172,66 DM
                                                                     Kr. VII bis XIII 184,12 DM

11.2 Grundlagen für die Bezahlung der Hebammen

Kr. X (6)

↑ 5 Jahre Bewährung

Kr. IX (9)
Leitende Hebamme an Klinik mit Heb.-Schule, der mind. 150 Pflegepersonen unterstellt sind

Kr. IX (10)

↑ 5 Jahre Bewährung

Kr. VIII (12)
Leitende Hebamme an Klinik mit Heb.-Schule, der mind. 75 Pflegepersonen unterstellt sind

Kr. VIII (13)
ständige Vertretung von Kr. IX (9)

Kr. VIII (14)
Erste Lehrhebamme mit mind. 1jähriger Weiterbildung und mind. 40 Hebammenschülerinnen

Kr. VIII (10)

↑ 5 Jahre Bewährung

Kr. VII (16)
Hebamme, der mind. 10 Hebammen ständig unterstellt sind

Kr. VII (17)
Leitende Hebamme in Kliniken mit Hebammenschule

Kr. VII (18)
Lehrhebamme mit mind. 1jähriger Weiterbildung

Kr. VII (19)
Lehrhebamme mit mind. 1jähriger Weiterbildung als ständige Vertretung von Kr. VIII (13)

Kr. VII (20)
Hebamme als ständige Vertretung von Kr. VIII (11)

Kr. VII (21)

Kr. VII (22)

↑ 5 Jahre Bewährung

Kr. VI (22)
Hebamme, der mind. 5 Hebammen ständig unterstellt sind

Kr. VI (24)
Hebamme als ständige Vertretung von Kr. VII (17)

Kr. VI (23)
Hebamme, die als Lehrhebamme tätig ist (ohne Weiterbildung)

↑ 7 Jahre Bewährung

Kr. Va (9)
Hebamme, die als Vorsteherin des Kreißsaals bestellt ist

Kr. Va (10)

↑ 4 Jahre Bewährung
frühestens 6 Jahre nach Erlangung der staatl. Erlaubnis

Kr. IV (4)
Hebamme mit entsprechender Tätigkeit (Berufsanfängerin)

→ 1 Jahr Berufstätigkeit →

Kr. V (24)
Hebamme nach 1jähriger Tätigkeit in Kr. IV (4)

Abb. 11.2-4: Eingruppierung der Hebammen nach BAT Anlage 16. Eine Höhergruppierung ist abhängig von den Fallgruppen (in Klammern) oder nur aus bestimmten Kr-Gruppen möglich

Tab. 11.2-3: Ortszuschläge, Vergütung für Auszubildende sowie Zeit- und Schichtzuschläge (1993)

Zu der Tarifklasse gehörende Vergütungsgruppen	Stufe 1 ledig	Stufe 2 verheiratet	Stufe 3 1 Kind	Stufe 4 2 Kinder	Stufe 5 3 Kinder	Stufe 6 4 Kinder	Stufe 7 5 Kinder	Stufe 8 6 Kinder
Kr. XIII	908,08	1079,80	1225,31	1370,82	1516,32	1661,84	1807,35	1952,86
Kr. VII–Kr. XII	807,04	978,76	1124,27	1269,78	1415,29	1560,80	1706,31	1851,82
Kr. I–VI	760,20	923,78	1069,29	1214,80	1360,31	1505,82	1651,33	1796,84

Ausbildungsvergütungen für Schülerinnen in der Krankenpflege, Kinderkrankenpflege, Krankenpflegehilfe und Hebammenausbildung (monatlich in DM):

im 1. Ausbildungsjahr	1171,21 DM
im 2. Ausbildungsjahr	1266,81 DM
im 3. Ausbildungsjahr	1420,86 DM
Krankenpflegehilfe	1065,00 DM

Sie erhalten monatlich eine vermögenswirksame Leistung von 26,– DM

Es gelten u. a. folgende Zulagen und Zuschläge:

Zeitzuschläge (auch für Auszubildende) für Nachtarbeit	2,50 DM/Std.
für Arbeit an Samstagen von 13–20 Uhr (gem. § 33a BAT)	1,25 DM/Std.
Wechselschichtzulage	200,00 DM/Monat
Schichtzulage	70,00–120,00 DM/Monat
Wechselschicht- und Schichtzulage für Auszubildende	75% der Zulage
Zulage für Pflegepersonal auf Intensivstationen	90,00 DM

Zum besseren Verständnis von *Grundvergütung*, *Zulagen* und *Zuschlägen* sollen Tab. 11.2-2 und 11.2-3 dienen. Der aktuelle BAT wird jeweils nach Abschluß der Tarifverhandlungen veröffentlicht. Er ist in den Geschäftsstellen der Gewerkschaften DAG und ÖTV als Taschenbuch erhältlich.

Mitbestimmung der Arbeitnehmer

• Nach dem Betriebsverfassungsgesetz (23. 12. 1988 BGBl I. 1989. S. 1) ist in allen Betrieben mit mindestens 5 ständigen wahlberechtigten Arbeitnehmern ein **Betriebsrat (BR)** als Interessenvertreter gegenüber der Unternehmensführung zu wählen.
• Das Bundes-Personalvertretungsgesetz gilt für Behörden des Bundes und enthält Rahmenbestimmungen für die Landes-Personalvertretungsgesetze. Im öffentlichen Dienst (z. B. Universitäts-Klinik) nimmt der **Personalrat (PR)** die Interessenvertretung der Mitarbeiter wahr.

Sowohl *Betriebs*- als auch *Personalrat* treffen Vereinbarungen mit dem Arbeitgeber in sozialen, personellen und wirtschaftlichen Angelegenheiten. Sie haben *Mitbestimmungsrechte*, z. B. bei Einstellungen, Kündigungen, Arbeitszeitregelungen, Pausen, Urlaub und Schutzanordnungen. Weitere Rechte sind das Mitwirkungs-, Unterrichtungs-, Anhörungs- und das Erörterungsrecht.

Betriebsverfassungs- und Personalvertretungsgesetz finden keine Anwendung bei *Religionsgemeinschaften* und *karitativ-erzieherischen Einrichtungen* (z. B. Kliniken in konfessioneller Trägerschaft). Ihnen bleibt die selbständige Ordnung eines Personalvertretungsrechts überlassen.
• Die **Mitarbeitervertretung (MAV)** hat u. a. folgende Aufgaben: Maßnahmen anzuregen, die der Einrichtung und den Mitarbeitern dienen, Anregungen und Beschwerden von Mitarbeitern entgegenzunehmen und auf ihre Erledigung hinzuwirken.

In der Mitarbeitervertretungsordnung werden *Aufgaben* der MAV und Umgang zwischen Arbeitgeber und MAV beschrieben. *Formen der Beteiligung* sind: Zustimmung, Vorschlags- und Antragsrecht, Anhörung und Mitberatung.

11.3 Andere hebammenrelevante Gesetze

Ulrike Presting

11.3.1 Bürgerliches Recht, Zivilrecht

- Nach dem bürgerlichen Gesetzbuch beginnt die **Rechtsfähigkeit**, d. h. die Fähigkeit, Träger von Rechten und Pflichten zu sein, mit der Geburt. Das Ungeborene ist also nicht rechtsfähig, wird aber in einigen Sondervorschriften berücksichtigt; so ist das Ungeborene z. B. erbfähig. Weiterhin kann die bei nichtehelichen Kindern erforderliche Anerkennung der *Vaterschaft* schon vor der Geburt vorgenommen werden. Auch durch die Rechtsprechung wird ein gewisser Schutz gewährt. Bei pränatalen Schädigungen können nach der Geburt Schadensersatzansprüche des Kindes gegen die Verursacher der Schädigung geltend gemacht werden.
- Um Verträge wirksam abschließen zu können, bedarf es in der Regel der **Geschäftsfähigkeit** der Vertragschließenden:

> Die *Geschäftsfähigkeit* ist die Fähigkeit, rechtlich bedeutsame Handlungen vorzunehmen. Nicht geschäftsfähig sind *Kinder unter 7 Jahren* und **Personen**, die dauerhaft *geistesgestört* sind, so daß sie zu eigenen Entscheidungen nicht fähig sind. Auch Personen, die sich im *Zustand der Bewußtlosigkeit* befinden oder *vorübergehend geistesgestört* sind, können keine wirksamen Willenserklärungen abgeben.

Um das Merkmal der *Bewußtlosigkeit* zu erfüllen, reicht es aus, daß die Person den Inhalt und das Wesen der Handlung nicht mehr erkennt.
Beispiel: Wer unter starken Schmerzen (z. B. die Frau unter der Geburt) oder hohem Fieber leidet, dessen Erklärungen können (müssen aber nicht) nichtig sein.

- **Beschränkt geschäftsfähig** sind *Minderjährige von 7 – 18 Jahren*. Sie können in gesetzlich geregelten Ausnahmefällen wirksame Verträge schließen. Grundsätzlich gilt aber bei allen Minderjährigen, daß zum Abschluß von Verträgen die *Einwilligung des gesetzlichen Vertreters* vorliegen muß. Bei einer minderjährigen Patientin müssen somit die Sorgeberechtigten einwilligen, wenn zwischen der Minderjährigen und der Hebamme ein Behandlungsvertrag geschlossen wird.

Vertragliche Rechtsbeziehungen

Zwischen der **freiberuflich tätigen Hebamme** und der Patientin besteht ein *Dienstvertrag*. Danach muß diejenige, die Dienste zusagt, diese auch leisten, während der andere Teil zur Vergütung verpflichtet ist. Die Höhe der Vergütung richtet sich nach der Hebammenhilfegebührenordnung (s. S. 508 ff.). Der Anspruch ist bei Patientinnen, die in einer gesetzlichen Krankenkasse versichert sind, gegen die Krankenkasse zu richten; bei privat versicherten Patientinnen gegen diese selbst.

Zwischen **Krankenhaus** und Patientin wird ein *Krankenhausaufnahmevertrag* geschlossen, der eine Mischform verschiedener Vertragstypen darstellt. In die von dem Krankenhaus zu erbringenden Leistungen ist die pflegerische und ärztliche Versorgung, Unterkunft, Verpflegung etc. eingeschlossen. Dieser Vertrag wird bei *Aufnahme* in das Krankenhaus geschlossen.

Einwilligung in einen Heileingriff

> Im Zivilrecht stellt ein Heileingriff, zu dem schon eine Blutentnahme zählt, eine **Körperverletzung** dar, die zu *Schadensersatzansprüchen* führen kann.

Gerechtfertigt ist ein Heileingriff dann, wenn die Patientin *vorher* in diesen eingewilligt hat. Dazu muß eine **Aufklärung** über die möglichen Risiken des Eingriffs vorausgegangen und die Patientin **einwilligungsfähig** sein. Dies hängt nicht von der Volljährigkeit, sondern von der

Frage ab, ob die Patientin die Bedeutung und Tragweite des Eingriffs und die Einwilligung darin ermessen kann. Dies kann schon bei einer 16jährigen der Fall sein; grundsätzlich ist aber bei Minderjährigen die Einwilligung der Sorgeberechtigten erforderlich.

Entbehrlich ist die Einwilligung in einen Eingriff nur dann, wenn der Arzt sie *nicht einholen kann* (Bewußtlosigkeit) *und eine Gefahr* für den Betroffenen besteht. In diesem Fall wird die Einwilligung vermutet.

Dokumentation

Die Pflicht zur ordnungsgemäßen Dokumentation aller bei einer Schwangeren, Gebärenden, Wöchnerin oder einem Neugeborenen durchgeführten Maßnahmen, Beobachtungen und Gabe von Arzneimitteln ergibt sich aus den jeweiligen Berufsordnungen der Bundesländer für Hebammen sowie aus dem Behandlungsvertrag. Eine fehlende oder nicht ausreichende Dokumentation hat in einem **Prozeß** u. U. erhebliche **Beweiserleichterungen** für den Patienten zur Folge (s. S. 179).

Vormundschaft

Die Vormundschaft ist im Bürgerlichen Gesetzbuch in *3 Gebiete* aufgeteilt:

- die Vormundschaft über *Minderjährige*
- die Betreuung *psychisch kranker* oder körperlich, geistig oder seelisch behinderter *Erwachsener* und
- die *Pflegschaft*.

Einen **Vormund** erhält ein Minderjähriger durch Anordnung des Vormundschaftsgerichts, wenn er nicht unter elterlicher Sorge steht, etwa weil beide Eltern tot sind, oder die Eltern den Minderjährigen weder hinsichtlich der Personen- noch Vermögenssorge vertreten dürfen. Der Vormund *vertritt* den Minderjährigen und hat die Pflicht für die Person und deren Vermögen zu sorgen. Die Vormundschaft endet, wenn ihre Voraussetzungen entfallen, etwa wenn der Minderjährige volljährig wird.

Die **Betreuung Volljähriger** auf Grund psychischer Krankheiten, körperlich, geistiger oder seelischer Behinderungen hat die Vormundschaft über Erwachsene seit dem 1. 1. 1992 abgelöst. Für die Bestellung eines Betreuers durch das Vormundschaftsgericht ist Voraussetzung, daß der zu Betreuende seine Angelegenheiten *überhaupt oder teilweise nicht besorgen kann*. Der Betreuer wird nur für bestimmte Aufgabenkreise bestellt.

In ärztliche Maßnahmen muß der Betreute selbst einwilligen. Besitzt er allerdings keine Einwilligungsfähigkeit, erteilt der Betreuer, soweit dies zu seinem Aufgabenkreis gehört, die Einwilligung.

Besteht allerdings die begründete Gefahr, daß der Betreute auf Grund der Maßnahme stirbt oder einen schweren und länger dauernden gesundheitlichen Schaden erleidet, so muß der Betreuer diese *Einwilligung vom Vormundschaftsgericht* genehmigen lassen, es sei denn mit dem Aufschub ist eine Gefahr verbunden. Besonders hohe Anforderungen stellt das Gesetz an die Einwilligung des Betreuers in eine *Sterilisation* eines Betreuten, wenn dieser auf Grund seiner Behinderung nicht einwilligungsfähig ist.

Eine **Pflegschaft** wird bei bestimmten besonderen Angelegenheit in der Regel auf Grund eines Antrags vom Vormundschaftsgericht angeordnet oder tritt in seltenen Fällen kraft Gesetz ein. So wird z. B. vor oder nach der Geburt eines nichtehelichen Kindes ein Pfleger bestellt, etwa zur Geltendmachung der Unterhaltsansprüche gegen den Vater des Kindes. Die Mutter kann aber auch beim Vormundschaftsgericht beantragen, daß die Pflegschaft nicht eintritt, beschränkt oder aufgehoben wird.

Personenstandsrecht

Nach dem *Personenstandsgesetz* muß die **Geburt eines Kindes** dem Standesbeamten, in dessen Bezirk es geboren wird, *innerhalb 1 Woche* angezeigt werden. Zu dieser Anzeige sind in folgender Reihenfolge verpflichtet: der eheliche Vater; die Hebamme, die bei der Geburt zugegen war; der Arzt, der dabei zugegen war; jede andere Person, die dabei zugegen war oder von der

Geburt weiß; die Mutter, sobald sie dazu imstande ist. Bei Geburten in Krankenhäusern oder Entbindungskliniken trifft die Anzeigepflicht ausschließlich den Leiter der Anstalt oder den von der zuständigen Behörde ermächtigten Beamten oder Angestellten.

Totgeburten müssen am folgenden Werktag beim Standesbeamten angezeigt werden. Eine Eintragung wird dann im Sterbebuch vorgenommen.

Geburtshilflich wichtige Definitionen:
- **Zeitpunkt der Geburt** ist der Moment der *Scheidung des Kindes vom Mutterleib*, er ist unabhängig vom Zeitpunkt der Nabelschnurdurchtrennung.
- **Lebendgeburt:** Wenn bei einem Kind nach Scheidung vom Mutterleib entweder das *Herz geschlagen* oder die *Nabelschnur pulsiert* oder die *natürliche Lungenatmung* eingesetzt hat.
- **Totgeburt:** Wenn nach Scheidung vom Mutterleib *keines* der oben genannten *Lebenszeichen* vorhanden ist und das *Gewicht des Kindes* mindestens *500 g* beträgt.
- **Fehlgeburt:** Wenn *keines* der oben genannten *Lebenszeichen* vorhanden ist und das Kind *weniger als 500 g* wiegt.

Ordnungswidrigkeit

Eine **Ordnungswidrigkeit** ahndet (im Vergleich zum Strafrecht) weniger schwere Beeinträchtigungen rechtlich geschützter Interessen. So handelt nach § 25 Nr. 1 Hebammengesetz ordnungswidrig, wer ohne eine Erlaubnis die Berufsbezeichnung Hebamme oder Entbindungspfleger führt. Konsequenz einer Ordnungswidrigkeit ist eine Geldbuße.

Eine **Straftat** im Sinne des Strafgesetzbuchs begeht dagegen, wer z. B. den Körper eines anderen vorsätzlich verletzt. Sie wird mit einer Freiheitsstrafe oder einer Geldbuße bestraft (bei Körperverletzung Geldstrafe oder Freiheitsstrafe bis zu 3 Jahren).

Neben dem Ordnungswidrigkeitengesetz gibt es oft am Ende verschiedener Gesetze Regelungen, die den Tatbestand einer Ordnungswidrigkeit enthalten und die dafür vorgesehene Geldbuße anordnen.

11.3.2 Strafrecht

Nach dem *Strafgesetzbuch* (StGB) macht sich strafbar, wer alle Merkmale eines im Strafgesetz normierten Tatbestandes rechtswidrig und schuldhaft erfüllt.

Das Strafrecht unterscheidet zwischen *Verbrechen* und *Vergehen*. Gem. § 12 Abs. 1 und 2 StGB sind **Verbrechen** rechtswidrige Taten, die im Mindestmaß mit einer Freiheitsstrafe von 1 Jahr und mehr bedroht sind; **Vergehen** werden mit einer geringeren Freiheitsstrafe oder einer Geldstrafe bedroht.

Vorsätzlich handelt im Strafrecht, wer einen Straftatbestand *wissentlich* und *willentlich* verwirklicht; **fahrlässig**, wer die *objektiv erforderliche Sorgfalt außer acht* läßt, obwohl er zur Erfüllung dieser Sorgfaltsanforderungen in der Lage war.

Beispiel: Verabreicht ein Arzt einem ihm als herzkrank bekannten Patienten Tabletten, wissend und wollend, daß der Patient durch die Einnahme dieser Tabletten sterben wird, so hat er *vorsätzlich* gehandelt.

Der *fahrlässigen Tötung* macht er sich strafbar, wenn er einem Patienten versehentlich ein Medikament injiziert, das in einer höheren Dosis als üblich in der Spritze war und der Patient deshalb stirbt. Zur erforderlichen Sorgfalt hätte gehört, daß der Arzt sich vor der Injektion vergewissert, welches Medikament in welcher Dosierung in der Spritze und ob es für den Patienten bestimmt war.

Der Täter einer rechtswidrigen Tat wird nur bestraft, wenn er diese **schuldhaft** begangen hat. Dabei wird danach gefragt, ob ihm die Tat *persönlich vorzuwerfen* ist. Voraussetzung hierfür ist, daß er im Zeitpunkt der Begehung der Tat **schuldfähig** ist.

Schuldunfähig sind z. B. *Kinder unter 14 Jahren* oder Täter, die aufgrund einer krankhaften *seelischen Störung*, tiefgreifenden *Bewußtseinsstö-*

rungen (z. B. Vollrausch) oder ähnliches nicht in der Lage sind, das Unrecht der Tat einzusehen. Daneben gibt es noch die *verminderte Schuldfähigkeit*, die eine Milderung der Strafe ermöglicht. Nicht bestraft wird, wenn ein Entschuldigungsgrund wie etwa der entschuldigende Notstand vorliegt.

Entschuldigender Notstand (§ 35 StGB):
Abs. 1: Wer in einer gegenwärtigen, nicht anders abwendbaren Gefahr für Leben, Leib oder Freiheit eine rechtswidrige Tat begeht, um die Gefahr von sich, einem Angehörigen oder einer anderen ihm nahestehenden Person abzuwenden, handelt ohne Schuld. Dies gilt nicht, soweit dem Täter nach den Umständen, namentlich weil er die Gefahr selbst verursacht hat oder weil er in einem besonderen Rechtsverhältnis stand, zugemutet werden konnte, die Gefahr hinzunehmen. (...)

Abs. 2: Nimmt der Täter bei Begehung der Tat irrig Umstände an, welche ihn nach Absatz 1 entschuldigen würden, so wird er nur dann bestraft, wenn er den Irrtum vermeiden konnte. Die Strafe ist nach § 49 Abs. 1 zu mildern.

Unterlassen der erforderlichen Handlung

Auch durch Unterlassen der erforderlichen Handlung ist die Verwirklichung eines Straftatbestandes möglich. Zu unterscheiden sind Delikte, bei denen das Unterlassen einer erforderlichen Handlung dem Begehen einer Straftat gleichgestellt wird und eigentliche Unterlassungsdelikte wie z. B. die unterlassene Hilfeleistung.

Der **unterlassenen Hilfeleistung** (§ 323 c StGB) macht sich strafbar, wer bei **Unglücksfällen** oder **gemeiner Gefahr** oder **Not** nicht Hilfe leistet, obwohl dies erforderlich und ihm den Umständen nach zuzumuten ist, insbesondere wenn die Hilfeleistung ohne erhebliche eigene Gefahr und ohne Verletzung anderer wichtiger Pflichten möglich ist.

Unter einem Unglücksfall ist nicht jede Erkrankung zu verstehen, eine plötzliche Verschlimmerung des Krankheitsbilds kann aber einen Unglücksfall darstellen. Vorzeitige Wehen oder Blutungen in der Schwangerschaft können ein Unglücksfall in diesem Sinne sein.

Körperverletzung

Wegen Körperverletzung wird nach § 223 Abs. 1 StGB bestraft, wer einen anderen körperlich *mißhandelt* oder an der *Gesundheit beschädigt*. Nach der Rechtsprechung stellt jeder Heileingriff strafrechtlich eine Körperverletzung dar.

Durch *Unterlassen einer notwendigen Heilmaßnahme* kann ebenfalls der Tatbestand einer Körper- oder Gesundheitsverletzung erfüllt sein.

Wird eine Sectio vorsätzlich oder fahrlässig nicht rechtzeitig oder gar nicht durchgeführt, obwohl sie indiziert gewesen wäre, und kommen dadurch Mutter oder Kind zu Schaden, liegt entweder vorsätzliche oder fahrlässige Körper- oder Gesundheitsverletzung vor.

Hat die Patientin in einen Heileingriff eingewilligt, und hat der Handelnde Kenntnis von der **Einwilligung**, ist der Heileingriff *nicht rechtswidrig*, so daß eine Bestrafung ausscheidet.

Die Betroffene muß aber **einwilligungsfähig** sein. Wie im Zivilrecht kommt es auf ihre Einsichtsfähigkeit an. Liegt die Einsichtsfähigkeit nicht vor, so ist eine Zustimmung des gesetzlichen Vertreters erforderlich, z. B. wenn ein Heileingriff bei Minderjährigen vorgenommen werden soll.

Wurde die Patientin nicht ordnungsgemäß über den Heileingriff aufgeklärt, so ist die Einwilligung *unwirksam* und der Eingriff als Körperverletzung *rechtswidrig*.

Die Einwilligung kann auch vermutet werden, wenn das Handeln im Interesse des Betroffenen liegt. An eine derartige Einwilligung ist zu denken, wenn ein Unfallopfer bewußtlos in ein Krankenhaus eingeliefert wird und eine sofortige Operation erforderlich ist.

Die Rechtswidrigkeit einer Körperverletzung entfällt auch dann, wenn ein Rechtfertigungsgrund wie etwa **Notwehr** oder **rechtfertigender Notstand** vorliegt.

Notwehr (§ 32 StGB): Wer eine Tat begeht, die durch Notwehr geboten ist, handelt nicht rechtswidrig. Notwehr ist die Verteidigung, die erforderlich ist, um einen gegenwärtigen rechtswidrigen Angriff von sich oder einem anderen abzuwenden.

Rechtfertigender Notstand (§ 34 StGB): Wer in einer gegenwärtigen, nicht anders abwendbaren Gefahr für Leben, Leib, Freiheit, Ehre, Eigentum oder ein anderes Rechtsgut eine Tat begeht, um die Gefahr von sich oder einem anderen abzuwenden, handelt nicht rechtswidrig, wenn die Abwägung der widerstreitenden Interessen, namentlich der betroffenen Rechtsgüter und des Grades der ihnen drohenden Gefahren, das geschützte Interesse das beeinträchtigte wesentlich überwiegt. Dies gilt jedoch nur, soweit die Tat ein angemessenes Mittel ist, die Gefahr abzuwenden.

Unter den Begriff der Körperverletzung kann auch das pflichtwidrige **Aufrechterhalten erheblicher Schmerzen** fallen.

In einem vom OLG Düsseldorf (NJW 1991, S. 2979) entschiedenen Fall war eine freiberuflich tätige Hebamme erst nach der Geburt des Kindes bei ihrer Patientin im Belegkrankenhaus erschienen, obwohl sie wußte, daß die Patientin unter der Geburt stand und bereits in der Klinik war. Aus Angst über die Abwesenheit der Hebamme hatte die Gebärende versucht, die Geburt hinauszuzögern und dadurch erhebliche Schmerzen erlitten. Die Hebamme wurde wegen fahrlässiger Körperverletzung durch Unterlassen verurteilt.

Totschlag

Des Totschlags macht sich strafbar, wer einen anderen Menschen tötet.

Während im Zivilrecht die Rechtsfähigkeit eines Menschen und die sich daran anknüpfenden Rechtsfolgen mit der *Vollendung der Geburt* beginnt, tritt der strafrechtliche Schutz des Menschen schon mit *Beginn der Geburt* ein. Als Beginn der Geburt werden im Strafrecht die Eröffnungswehen oder bei einer Sectio die Eröffnung des Uterus bezeichnet. Demnach ist die Verwirklichung des Tatbestands der Tötung eines Kindes unter der Geburt möglich, wenn z. B. nicht rechtzeitig eine Sectio vorgenommen wurde.

Schwangerschaftsabbruch

§ 218 StGB erklärt den Schwangerschaftsabbruch für strafbar. Weheneinleitende oder wehenfördernde Maßnahmen, die die Geburt eines lebensfähigen Kindes bezwecken, fallen nicht unter diesen Tatbestand.

Ein Schwangerschaftsabbruch liegt vor, wenn durch den Eingriff das *Absterben der Leibesfrucht* bewirkt wird. Dies gilt auch, wenn bei einer Mehrlingsschwangerschaft ein oder mehrere Feten abgetötet werden, die Schwangerschaft aber mit dem oder den noch lebenden Feten weiter ausgetragen wird (sog. *selektiver Fetozid*).

Schwierig ist die Abgrenzung, wann ein Schwangerschaftsabbruch und wann eine Tötung vorliegt. Es wird darauf abgestellt, ob im Zeitpunkt der schädigenden Einwirkung es sich schon um einen *Menschen* oder um eine *Leibesfrucht im Sinne des Strafrechts* handelt.

Beispiel: Wichtig ist dies für die Frage, ob bei einer Totgeburt, die durch ein Fehlverhalten der betreuenden Person (Hebamme oder Arzt) verursacht wurde, fahrlässige Tötung eines Kindes oder ein Schwangerschaftsabbruch vorliegt. Es kommt hierbei darauf an, ob die Geburt schon begonnen hatte oder nicht. Muß dies bejaht werden, liegt, soweit das Fehlverhalten fahrlässig war, ein Fall der fahrlässigen Tötung vor. Hatte die Geburt noch nicht begonnen, kommt nur ein Schwangerschaftsabbruch in Betracht, der jedoch nicht strafbar ist, wenn er fahrlässig begangen wird.

Nach dem umstrittenen Urteil des *Bundesverfassungsgerichts* vom 28. 5. 1993 ist die vom Bundestag beschlossene Neuregelung des Schwangerschaftsabbruchs im Sinne einer Fristenlösung *verfassungswidrig*. Bis zur Verkündung eines neuen Gesetzes gilt seit dem 16. 6. 1993 eine vom Bundesverfassungsgericht angeordnete **Übergangsregelung**, die dezidiert festlegt, wann eine Schwangerschaft abgebrochen werden darf und wer die Kosten dafür zu tragen hat. Es bleibt abzuwarten, zu welcher Neuregelung der Bundestag sich entschließen wird.

Schweigepflicht

Einer **Verletzung von Privatgeheimnissen** (§ 203 Ab. 1 Nr. 1 StGB) macht sich strafbar, wer **unbefugt** ein **fremdes Geheimnis**, namentlich ein zum persönlichen Lebensbereich gehörendes Geheimnis oder ein Betriebs- oder Geschäftsgeheimnis, offenbart, das ihm als Arzt, Zahnarzt, Tierarzt, Apotheker oder Angehöriger eines anderen Heilberufs, der für die Berufsausübung oder die Führung der Berufsbezeichnung eine staatlich geregelte Ausbildung erfordert (also auch Hebammen), anvertraut oder sonst bekannt geworden ist. Darunter fallen auch Daten über die Gesundheit, familiäre Verhältnisse etc. oder die Auskunft, ob jemand überhaupt in einem Krankenhaus liegt.

Die **Befugnis zur Offenlegung** ist gegeben, wenn der Betroffene darin eingewilligt hat oder wenn die Hebamme oder der Arzt auf Grund gesetzlicher Vorschriften (z. B. Bundesseuchengesetz, Personenstandsgesetz) zur Auskunft verpflichtet sind. Auch zur Wahrung eigener Interessen darf der Schweigepflichtige Auskunft geben, etwa zur Abwehr einer Schadensersatzklage (Arzthaftungsprozeß).

Eine Einwilligung ist auch bei *Informationen gegenüber Angehörigen* erforderlich. Die Einwilligung zur Offenlegung persönlicher Daten wird nicht automatisch mit Aufnahme in das Krankenhaus erteilt; der Betroffene muß jeweils gefragt werden, bzw. seine Einwilligung muß vermutet werden können.

Ob für die Verwendung personenbezogener Daten im Bereich der *Forschung* eine Einwilligung der Betroffenen erforderlich ist, ist umstritten.

11.3.3 Haftungsrecht

Sind durch Heileingriffe bei Mutter oder Kind Schäden entstanden, ist zwischen den daraus resultierenden *straf- und zivilrechtlichen Konsequenzen* streng zu trennen. Daneben können auch *berufs-* oder *arbeitsrechtliche Folgen* in Betracht kommen.

- **Strafrechtlich** kann eine Körperverletzung oder Tötung ein Strafverfahren nach sich ziehen. Jeder Heileingriff stellt eine *Körperverletzung* im Sinne des Strafgesetzes dar, es sei denn, es liegt eine Einwilligung des Patienten vor. Die Einwilligung deckt aber nicht einen *Behandlungsfehler*, der zu einem Schaden führt.
- **Zivilrechtlich** führt eine Schädigung an Körper oder Gesundheit zu *Schadensersatzansprüchen*. Diese sind unabhängig von den strafrechtlichen Folgen. Vorsatz und Fahrlässigkeit decken sich weitgehend mit den Begriffen im Strafrecht, so daß in der Regel jemand, der z. B. fahrlässig eine Körperverletzung begeht, sowohl strafrechtliche als auch zivilrechtliche Konsequenzen zu erwarten hat.

11.3.4 Steuerrecht

Steuerrecht. Eine freiberuflich tätige Hebamme hat Einkünfte aus *selbständiger Tätigkeit* und ist zur *Einkommensteuererklärung* unabhängig von der Höhe ihrer Einkünfte verpflichtet. Sie ist *nicht gewerbesteuerpflichtig*, da sie *kein Gewerbe* betreibt, und auch *nicht umsatzsteuerpflichtig*.

Cornelia Schirren

11.3.5 Gesetz zum Schutz der erwerbstätigen Mutter (MuschG)

Durch das MuschG werden Frauen während der Schwangerschaft und nach der Entbindung vor Gesundheitsgefahren am Arbeitsplatz, Verdiensteinbußen und Kündigungen geschützt. Es gilt für alle Arbeitnehmerinnen, Heimarbeiterinnen und Auszubildende, nicht jedoch für selbständig oder freiberuflich arbeitende Frauen.

> § 5 Werdende Mütter sind dazu verpflichtet, den Arbeitgeber so früh wie möglich über ihre Schwangerschaft und den voraussichtlichen Entbindungstermin (ET) zu informieren.

Nur dann können die Schutzvorschriften des MuschG greifen. Für den Arbeitgeber sind die Beschäftigungsverbote des MuschG zwingend, sie können nicht durch eine Klausel im Arbeitsvertrag ausgeschlossen werden.

In Betrieben mit mehr als 3 Arbeitnehmerinnen muß ein Exemplar des MuschG an geeigneter Stelle zur Einsicht ausliegen.

Hebammen sollten das MuschG zur umfassenden Beratung der Schwangeren oder Wöchnerin, aber auch zum eigenen Schutz bei Schwangerschaft genau kennen und einen aktuellen Gesetzestext zur Verfügung haben (erhältlich über Arbeitsschutz- oder Gesundheitsbehörden).

- **Gestaltung des Arbeitsplatzes (§ 2).** Der Schutz von Leben und Gesundheit der werdenden oder stillenden Mutter am Arbeitsplatz ist vom Arbeitgeber durch geeignete Maßnahmen zu sichern. Bei ständigem *Gehen* oder *Stehen* muß die Frau die Gelegenheit zum *kurzen Ausruhen* bekommen, bei ständigem *Sitzen* zu *kurzen Arbeitsunterbrechungen*.

- **Beschäftigungsverbote und Schutzfristen vor und nach der Entbindung (§§ 3, 4, 6).** Wenn Leben oder Gesundheit von Mutter oder Kind durch die Beschäftigung gefährdet sind (ärztliches Zeugnis), darf die Schwangere nicht weiter beschäftigt werden. Ebenso nicht in den letzten 6 Wochen vor dem ET, es sei denn, daß sie sich zur Arbeitsleistung ausdrücklich bereit erklärt; diese Erklärung kann sie jederzeit widerrufen.

Verboten sind schwere körperliche und gesundheitsgefährdende Arbeiten (§ 4) und solche, die besonders gefährlich in Bezug auf Berufserkrankungen oder Unfälle sind, sowie Akkord- oder Fließbandarbeit.

Im medizinischen Bereich bestehen Beschäftigungsverbote im Kontrollbereich von Röntgen- und anderen ionisierenden Strahlen und im Wirkungsbereich schädlicher Chemikalien oder Gase (Labor und Anästhesie; siehe auch Berufskrankheiten-, Gefahrstoff-, Strahlenschutz-, Röntgen-Verordnung).

Ungeschützter Kontakt mit körpereigenen Stoffen (Blut, Fruchtwasser, Ausscheidungen) ist wegen des hohen Infektionsrisikos (Virushepatitis, HIV) generell verboten. Im *Kreißsaal* und im *Erste-Hilfe-Bereich* ist die Arbeit Schwangerer daher *nicht zulässig*, da ein konsequenter Arbeitsschutz hier nicht gewährleistet werden kann. Auch Injektionen, Infusionen, Punktionen und Operationen dürfen von Schwangeren nicht ausgeführt werden.

Wöchnerinnen dürfen in den ersten 8 Wochen (12 Wochen bei Früh- oder Mehrlingsgeburt) nach der Entbindung generell nicht beschäftigt werden. Nach einer Fehlgeburt ist keine Schutzfrist vorgesehen.

- **Arbeitszeitbeschränkungen (§§ 7, 8).** Während Schwangerschaft und Stillzeit sind Nachtarbeit (20.00–6.00 Uhr), Mehr- und Sonntagsarbeit verboten. Ausnahmen vom Sonntagsverbot gelten u. a. in der Krankenpflege, wenn die werdende oder stillende Mutter wöchentlich einmal eine 24stündige, ununterbrochene Ruhezeit im Anschluß an eine Nachtruhe hat. Stillende Mütter haben Anspruch auf mindestens zweimal täglich ½ Stunde Stillpause oder eine Stunde am Tag. Diese Zeit darf nicht vor oder nachgearbeitet, nicht auf die sonstigen Pausen angerechnet und der Lohn deswegen nicht gekürzt werden.

Übersteigt die tgl. Arbeitszeit 8 Stunden, so hat die Frau Anspruch auf zweimal tgl. 45 oder einmal tgl. 90 Min. Stillpause, wenn in der Nähe der Arbeitsstätte keine Stillgelegenheit vorhanden ist.

- **Kündigungsschutz (§ 9).** Die Kündigung einer Frau ist während der Schwangerschaft und bis zu 4 Monate nach der Entbindung unzulässig, wenn dem Arbeitgeber die SSch. bekannt war oder binnen 2 Wochen nach Zugang der Kündigung mitgeteilt wird.

- **Sicherung der Lohnfortzahlung während der Beschäftigungsverbote bzw. Schutzfristen (§§ 11–14).** Der durchschnittliche Lohn der letzten 3 Monate vor Eintritt der SSch. muß während der SSch. und bis 8 (12) Wochen nach der Entbindung weitergezahlt werden, auch wenn wegen eines Beschäftigungsverbotes oder dem Wegfall von Mehr-, Nacht- oder Sonntagsarbeit der Verdienst eigentlich geringer wäre. Frauen, die in der gesetzl. Krankenversicherung versichert sind, erhalten in dieser Zeit Mutterschaftsgeld von der Krankenkasse, das vom Arbeitgeber zum durchschnittlichen Lohn ergänzt werden muß.

11.3.6 Mutterschaftsrichtlinien (MSR)

Die MSR legen Standards für die ärztliche Betreuung Schwangerer und Wöchnerinnen fest und sollen so einerseits die Qualität der Behandlung sichern, andererseits die Kosten dafür sinnvoll begrenzen. In den MSR werden für Normal- und Risikoschwangerschaften die Art und Anzahl der Vorsorgeuntersuchungen festgelegt. Dokumentiert werden diese (mit Ausnahme des HIV- und Lues-Tests) von Arzt und Hebamme im Mutterpaß, der, wie die MSR, immer wieder dem aktuellen Stand medizinischer Erkenntnisse angepaßt werden muß. Veränderungen werden von den ärztlichen Berufsorganisationen gemeinsam mit den Krankenkassen erarbeitet.

Mutterpässe sind auch von Hebammen über die Krankenkassen zu beziehen. Obwohl die MSR nur für Ärzte gelten, sollten auch Hebammen, die in der Vorsorge tätig sind, die jeweils aktuellen Vorschriften besitzen.

Veröffentlichung durch *Deutsches Ärzteblatt, Kassenärztliche Vereinigung, Krankenkassen*.

Die MSR sind für den Arzt bindend und regeln auch, daß er u. a. die äußere Untersuchung, Gewichts- und Urin-, Herztonkontrolle und allgemeine Beratung der Schwangeren an die Hebamme delegieren darf; sie gelten jedoch nicht für die Hebamme und beschränken sie daher auch nicht in Art und Umfang der von ihr geleisteten Vorsorgeuntersuchungen.

Ergänzend zu den MSR haben *Bund Deutscher Hebammen* und *Bundesausschuß der Ärzte und Krankenkassen* in einer gemeinsamen Sitzung dazu festgestellt:

„Die Hebamme hat das Recht, sowohl bei normaler als auch bei regelwidrig verlaufender SSch. Vorsorgeuntersuchungen durchzuführen. Einer ärztlichen Anordnung bedarf sie nicht. Bei normal verlaufender SSch. soll sie aber auf die Schwangere einwirken, einzelne Untersuchungen zur Abklärung von Risiken beim Arzt durchführen zu lassen. Bei regelwidriger SSch. soll sie dafür sorgen, daß die Schwangere auch einen Arzt aufsucht" (Horschitz, DHZ 9/93, S. 370 ff.).

Die Arbeitsgemeinschaft leitender Medizinalbeamter der Länder (AGLMB) bestätigte, daß die Hebamme eine eigenständige **Laborüberwachung** und deren Bewertung durchführen darf. Dazu gehören Blutentnahmen in der SSch. für Blutgruppe und Rh-Faktor, Ak- und Röteln-Titer, Lues-Suchtest, Hb-Kontrollen, Kontrollen des Ak-Titers bei Rh-negativen Frauen und ggf. HIV-Test; bei der Geburt bei Rh-negativen Frauen Nabelschnurblut für Blutgruppe, Rh-Faktor und direkter Coombs-Test beim Kind; im Wochenbett Hb-Kontrolle und Bilirubinbestimmung beim Kind.

Zur Gabe des *Anti-D Globulins* (bei Rh-negativer Mutter und Rh-positivem Kind innerhalb 72 Std. p. p.) benötigt die Hebamme allerdings ein ärztliches Rezept.

Die Abrechnung von Blutentnahmen mußte bisher über die Pauschalen (SSch.- Vorsorgeuntersuchungen, Geburt, Wochenbettbesuch) erfolgen, seit 27. 7. 1994 sind sie als gesonderte Leistung in der Hebammenhilfe-Gebührenverordnung aufgeführt (s. S. 509). Materialkosten sind von der Krankenkasse zu übernehmen.

11.3.7 Gesetz über die Gewährung von Erziehungsgeld und Erziehungsurlaub (BErzGG)

Das **Erziehungsgeld** (ErzG) ist eine Leistung des Bundes und soll, zusammen mit dem Erziehungsurlaub, den Eltern helfen, sich in der ersten Zeit ihrem Kind möglichst intensiv zu widmen. Es wird einkommensabhängig vom Tag der Geburt bis zum 24. Lebensmonat des Kindes gezahlt und beträgt im Höchstfall 600 DM monatlich. Für Verheiratete mit einem Kind liegt die Einkommensgrenze im ersten halben Jahr derzeit bei 100 000 DM jährlich, bei anderen Berechtigten bei 75 000 DM. Wer mehr verdient, erhält kein ErzG. Ab 7. Lebensmonat des Kindes gelten sehr viel niedrigere Einkommensgrenzen.

Mutterschaftsgeld, das die Mutter in den Schutzfristen vor und nach der Entbindung erhält, wird auf das ErzG angerechnet. Beträgt das Mutterschaftsgeld weniger als 600 DM, wird es durch das ErzG auf diesen Betrag aufgestockt.

Sind beide Elternteile anspruchsberechtigt, können sie entscheiden, an wen das ErzG gezahlt werden soll, Vater und Mutter können sich dabei abwechseln. Mit Zustimmung der Mutter können auch nichteheliche Väter ErzG erhalten. Anspruch haben alle Eltern, die ihren *Wohnsitz* oder ihren ständigen Aufenthalt *in Deutschland* haben und mit einem Kind, für das ihnen die Personenfürsorge zusteht, in einem Haushalt leben.

Anspruchsberechtigt sind auch *Bürger aus EU-Ländern* oder angrenzenden Staaten, die in ihrem Heimatland wohnen, aber hier mindestens 15 Stunden wöchentlich arbeiten. Es darf keine volle Erwerbstätigkeit ausgeübt werden; eine Teilzeitarbeit bis zu 19 Stunden wöchentlich ist erlaubt, mit Zustimmung des Arbeitgebers auch bei einem anderen Arbeitgeber.

Genauere Auskünfte über alle mit dem ErzG zusammenhängende Fragen (z. B. Ausnahme- und Härtefälle) erteilen die Erziehungsgeldstellen.

ErzG wird *höchstens 6 Monate* rückwirkend gezahlt und sollte möglichst bald nach der Geburt beantragt werden.

Erziehungsurlaub (Erz.-Urlaub) steht allen Arbeitnehmerinnen und Arbeitnehmern im Anschluß an die Mutterschutzfrist während der ersten 3 Lebensjahre ihres Kindes zu. Ausbildungsverträge verlängern sich auf Antrag durch den Erz.-Urlaub, andere befristete Arbeitsverträge nicht.

Sind beide Eltern erwerbstätig, können sie entscheiden, wer von beiden nach Ablauf der Schutzfrist den Erz.-Urlaub beansprucht. Bis zu dreimal können sich Vater und Mutter dabei abwechseln. Ist einer der Lebens- oder Ehepartner nicht erwerbstätig, so entfällt auch für den anderen der Anspruch auf Erz.-Urlaub. Arbeitslosigkeit oder Ausbildung gilt als Erwerbstätigkeit (§ 15).

Nichteheliche, nicht sorgeberechtigte Väter und Mütter können nur mit Zustimmung des anderen, sorgeberechtigten Elternteils Erz.-Urlaub beanspruchen. Er muß *spätestens 4 Wochen* vor seinem Beginn mit Angabe der Dauer oder geplanter Unterbrechungen, wenn der andere Elternteil den Erz.-Urlaub übernehmen will, beim Arbeitgeber angemeldet werden.

Für die Dauer des Erz.-Urlaubs besteht *Kündigungsschutz*. Die Arbeitnehmerin selbst kann unter Einhaltung der üblichen Fristen kündigen, muß aber zum Ende des Erz.-Urlaubs eine Kündigungsfrist von 3 Monaten einhalten. Eine gesetzliche Krankenversicherung läuft während des Erz.-Urlaubs beitragsfrei weiter; bei versicherungspflichtiger Teilzeitarbeit müssen allerdings entsprechende Beiträge gezahlt werden.

11.3.8 Bundeskindergeldgesetz (BKGG)

Kindergeld muß bei der Kindergeldkasse des zuständigen Arbeitsamtes beantragt werden, es wird nur 6 Monate rückwirkend gezahlt. Angehörige des öffentlichen Dienstes stellen den Antrag über ihren Arbeitgeber. Kindergeld wird vom Bund gezahlt und beträgt monatlich für das erste Kind 70 DM, für das zweite 130 DM, für das dritte 220 DM und für jedes weitere Kind 240 DM (1994). Bei höherem Einkommen werden die Sätze vom zweiten Kind an reduziert, jedoch höchstens bis zu einem Sockelbetrag von 70 DM für das zweite und 140 DM für jedes weitere Kind. Bei sehr niedrigem Einkommen kann ein zusätzlicher Kindergeldzuschlag bei der Kindergeldkasse beantragt werden. Kindergeld wird von der Geburt bis zum vollendeten 16. Lebensjahr gezahlt, darüber hinaus nur z. B. bei Ausbildung oder Behinderung des Kindes.

11.3.9 Gesetz über den Verkehr mit Arzneimitteln

Das Gesetz soll für die Sicherheit im Umgang mit Arzneimitteln, insbesondere deren Qualität, Wirksamkeit und Unbedenklichkeit sorgen.

Zulassung, **Herstellung** und **Verbreitung** von Arzneimitteln, zu denen auch Impfstoffe, Verbandsmaterialien, Nahtmaterial und sterile Einmalinstrumente gehören, unterliegen strengen Kontrollen. Es ist verboten, bedenkliche, qualitativ minderwertige, irreführende oder verfallene Arzneimittel in den Verkehr zu bringen.

Bei Fertigarzneimitteln müssen u. a. die Wirkstoffzusammensetzung, Mengenangabe, Chargennummer, Darreichungsform, Art der Anwendung (Applikation) und das Verfallsdatum gekennzeichnet sein. Welche Informationen die Packungsbeilage enthalten muß, ist ebenfalls genau vorgeschrieben.

Arzneimittel müssen durch das Bundesgesundheitsamt (BGA) zugelassen sein. Der Hersteller muß ihre Wirksamkeit, Qualität und Unbedenklichkeit durch analytische, pharmakologisch-toxikologische und klinische Prüfungen nachweisen.

Homöopathische Arzneimittel dürfen nur in den Verkehr gebracht werden, wenn sie beim BGA registriert sind, es sei denn, es werden weniger als 1000 Packungen einer Arznei vertrieben.

Die Abgabe freiverkäuflicher, apotheken- oder verschreibungspflichtiger Arzneimittel unterliegt verschiedenen Vorschriften.

> Hebammen dürfen die verschreibungspflichtigen Mittel **Methylergometrin** und **Oxytocin** bei Nachgeburtsblutungen *ohne ärztliches Rezept* verwenden (Verordnung über verschreibungspflichtige Arzneimittel vom 14. 12. 90).

Weitere Abschnitte des Arzneimittelgesetzes befassen sich mit der Qualitätssicherung, der Beobachtung, Sammlung und Auswertung von Arzneimittelrisiken, Bestimmungen zur Ein- und Ausfuhr sowie Haftungsfragen bei Arzneimittelschäden.

11.3.10 Gesetz über den Verkehr mit Betäubungsmitteln (BtMG)

Betäubungsmittel (BM) sind suchterzeugende Stoffe. Sie werden unterschieden in:

- nicht verkehrs- und nicht verschreibungsfähige (z. B. *Marihuana, Heroin*)
- solche, die verkehrs- aber nicht verschreibungsfähig sind (zur Herstellung von Arznei- und Betäubungsmitteln geeignete, z. B. *Codein, Cocablätter*)
- verkehrs- und verschreibungsfähige, z. B. *Opium* und *Morphium* mit ihren Abkömmlingen, *Barbiturate*, andere *Hypnotika* und *Benzodiazepine*.

Sämtliche Stoffe, für die das BtMG gilt, werden im Anhang des Gesetzes namentlich aufgelistet.

Wer BM herstellt oder in den Verkehr bringt, bedarf einer Erlaubnis durch das BGA. Für die Verschreibung sind spezielle Betäubungsmittelrezepte vorgeschrieben (BM-Verschreibungsverordnung).

BM müssen (z. B. im Kreißsaal) *gesondert* aufbewahrt und gegen unbefugte Entnahme gesichert werden. Unbrauchbar gewordene BM sind in Gegenwart von 2 Zeugen zu vernichten; dies muß protokolliert werden. Auf amtlichen Formblättern (Betäubungsmittelbuch) muß mit Kugelschreiber oder Tintenstift fortlaufend vermerkt werden:

- Bezeichnung, Darreichungsform und Gewichtsmenge des BM
- Datum und Menge des Zu- oder Abgangs und der sich daraus ergebende Bestand
- Name des Empfängers (Patientin)
- bei Zugang: Name des Lieferanten und des verschreibenden Arztes, Nummer des BM-Rezeptes.

Der verschreibungspflichtige Arzt soll an jedem Monatsende die Eintragungen prüfen und mit Datum namentlich abzeichnen. Alle Aufzeichnungen müssen 3 Jahre lang gesondert aufbewahrt werden.

11.3.11 Gesetz zur Verhütung übertragbarer Krankheiten (BSeuchG)

Übertragbare Krankheiten sind durch Krankheitserreger verursachte Krankheiten, die auf den Menschen mittelbar oder unmittelbar übertragen werden können. Gemeldet werden müssen (§ 3):

- Verdacht auf Krankheit, Erkrankung oder Tod u. a. bei *infektiöser* Enteritis, *Cholera, Poliomyelitis, Tollwut, Typhus*
- Erkrankung oder Tod u. a. bei *Dipthterie, Malaria, Hepatitis A* und *B, angeborene Zytomegalie, Toxoplasmose, Listeriose, Rötelnembryopathie*
- Tod u. a. bei *Masern, Keuchhusten, Scharlach, Puerperalsepsis*
- Ausscheider oder Ansteckungsverdächtige bei *Cholera, Salmonellen* mit Unterarten, *Shigellen*.

Bei *HIV* besteht keine Meldepflicht; nur Labore, Untersuchungsämter u. s. w. müssen laut Laborberichtsverordnung alle ihnen bekanntgewordenen Fälle ohne Namensnennung melden.

> Zur **Meldung** innerhalb von 24 Stunden nach erlangter Kenntnis ist der *behandelnde Arzt* verpflichtet sowie in zweiter Linie jede sonstige mit der Behandlung oder Pflege des Betroffenen berufsmäßig beschäftigte Person. Eine außerhalb eines Krankenhauses oder Entbindungsheimes tätige *Hebamme* ist in jedem Fall zur Meldung verpflichtet.

Das Gesundheitsamt (GA) trifft die zum Schutz des Einzelnen und der Allgemeinheit nötigen Maßnahmen. Der Kranke muß den Vorladungen des GA Folge leisten, die erforderlichen Untersuchungen dulden und das Untersuchungsmaterial (z.B. Stuhlproben) bereithalten. Liquor- und Magensaftentnahmen oder operative Eingriffe sind nur mit Einwilligung des Kranken möglich. Zwangsbehandlung ist verboten, der Kranke kann aber abgesondert werden. Grundrechte (Freizügigkeit der Person, Unverletzlichkeit der Wohnung) können eingeschränkt werden.

Des BSeuchG enthält außerdem Regelungen über Impfungen, erforderliche Untersuchungen im Verkehr mit Lebensmitteln (daraus können Tätigkeits- und Beschäftigungsverbote resultieren) sowie Vorschriften für Gemeinschaftseinrichtungen.

Wer aufgrund von Maßnahmen des BSeuchG seinen Beruf nicht ausüben darf und einen Verdienstausfall erleidet, erhält finanzielle Entschädigung.

11.3.12 Gesetz zur Bekämpfung der Geschlechtskrankheiten (GschlkG)

Die *4 klassischen Geschlechtskrankheiten* im Sinne des Gesetzes sind:

- *Syphilis* (Lues)
- *Gonorrhoe* (GO, Tripper)
- *Ulcus molle* (weicher Schanker)
- *Lymphgranulomatosis inguinalis* (venerische Lymphknotenentzündung).

Jeder Fall muß vom behandelnden Arzt dem Gesundheitsamt anonym gemeldet werden. Namentliche Meldung muß erfolgen, wenn der Kranke sich weigert, die vom Arzt verordnete Behandlung wahrzunehmen oder die Lebensumstände des Kranken eine ernsthafte Gefahr der Übertragung auf andere bildet (§ 12).

Der behandelnde Arzt muß den Betroffenen über Art seiner Krankheit, dessen Pflichten (Behandlungs- und Enthaltsamkeitspflicht) und die Übertragungsgefahr belehren. Der Kranke ist gesetzlich verpflichtet, dem Arzt alle Personen zu nennen, die mußmaßliche Ansteckungsquelle waren oder vom Kranken infiziert sein können.

Entzieht sich der Kranke der Behandlung, ist Zwang zulässig, um Ansteckung zu verhüten (z.B. Krankenhauseinweisung).

Eine *geschlechtskranke Frau* darf kein fremdes Kind stillen und ihre Milch nicht abgeben. Ein *syphiliskrankes* Kind darf nur durch die Mutter gestillt werden, ein an *Gonorrhoe* erkranktes nur dann von einer anderen Frau gestillt werden, wenn diese von einem Arzt über die gebotenen Vorsichtsmaßnahmen unterrichtet wurde. Wenn eine Frau ein fremdes Kind stillen will, muß sie ummittelbar vorher ein ärztliches Zeugnis darüber beibringen, daß bei ihr keine Geschlechtskrankheit nachweisbar ist. Wer sein Kind von einer anderen Frau stillen lassen will, muß sich davon überzeugen, daß diese ein solches Zeugnis besitzt.

11.4 Versicherungen für Hebammen
Margarete Orlowski

11.4.1 Pflichtversicherungen

- **Rentenversicherung:** *Freiberuflich tätige Hebammen*, die monatlich ein Arbeitseinkommen von mehr als durchschnittlich 560 DM (alte Bundesländer) oder 440 DM (neue Bundesländer) haben, *sind rentenversicherungspflichtig* (Geringfügigkeitsgrenze 1994). Der Pflicht unterliegen sie auch, wenn ihre durchschnittliche wöchentliche Tätigkeit 15 Stunden und mehr beträgt, ungeachtet der Höhe des tatsächlichen Arbeitseinkommens (Gewinn). Arbeitseinkommen ist der einkommensteuerpflichtige Gewinn, d.h. Betriebseinnahmen minus Betriebskosten. Der Monatsbeitrag beträgt 19,2% (1994) des durchschnittlichen monatlichen Gewinnes.

Angestellte Hebammen, die auch freiberuflich tätig sind, werden aus beiden Tätigkeiten versicherungspflichtig. Einzelheiten sind bei der Bundesversicherungsanstalt für Angestellte (BfA), Ruhrstraße 2, 10709 Berlin zu erhalten.

- **Gesetzliche Unfallversicherung:** Durch sie sind Hebammen bei Arbeits-, Wegeunfällen und Berufskrankheiten versichert. Bei Aufnahme der freiberuflichen Tätigkeit ist eine formlose Benachrichtigung an die Berufsgenossenschaft für Gesundheitsdienst und Wohlfahrtspflege, Pappelallee 35–37, 22089 Hamburg zu schicken. *Angestellte Hebammen* sind nur für die Angestelltentätigkeit durch den Arbeitgeber versichert.

- **Berufshaftpflichtversicherung:** Sie ist keine generelle Pflichtversicherung. Einige Bundesländer schreiben sie aber in ihren Berufsordnungen für die freiberuflich tätigen Hebammen vor. Sie umfaßt *Schäden, die als Folge der Berufsausübung entstanden sind*. Eine bestehende private Haftpflichtversicherung kann meist auf die Tätigkeit als freiberufliche oder angestellte Hebamme erweitert werden. Mitglieder der Berufsverbände BDH und BfHD können sich einer *Gruppenhaftpflichtversicherung* anschließen.

11.4.2 Freiwillige Versicherungen

- **Krankenversicherung** (KV): Seit dem 1. 1. 1989 sind *freiberufliche Hebammen nicht* mehr in der **g**esetzlichen **K**rankenversicherung (GKV) *versicherungspflichtig*. Sie können sich unter bestimmten Voraussetzungen als Selbständige freiwillig bei einer GKV versichern. Die private Deutsche Krankenversicherung (DKV) bietet in einer Rahmenversicherung mit dem BDH eine spezielle Gruppenversicherung für Hebammen an.

Eine freiwillige KV bei der GKV geht immer von einer *Mindesteinnahme aus*. Die für die Beitragsfestsetzung zugrunde gelegte Mindesteinnahme gilt für alle freiwilligen Mitglieder, auch wenn ein Mitglied über geringere oder keine Einnahmen verfügt. Sie wird vom Gesetzgeber jährlich erhöht. Die monatlichen Beiträge bei gleicher Beitragsbemessungsgrenze variieren stark von einer Krankenkasse zur anderen. Sie werden sich voraussichtlich in Zukunft angleichen (als Folge der Gesundheitsreform).

- **Rechtschutzversicherung:** Alle Mitglieder im Bund Deutscher Hebammen sind automatisch in einer *Gruppenrechtschutzversicherung*. Die Prämie beträgt 15 DM (1994) und ist gemeinsam mit dem BDH Jahresmitgliedsbeitrag fällig. Diese Versicherung gilt nur für die berufliche Tätigkeit der Hebamme. Sie umfaßt *Straf-, Sozial-, Arbeits-,* und *Beleghebammenschutz*. Eine bereits bestehende Rechtschutzversicherung kann evtl. auf die selbständige Tätigkeit erweitert werden. Wenn die Hebamme schon rechtsschutzversichert ist, muß dies vor dem BDH-Beitritt geklärt werden. Bei einer Doppelversicherung empfiehlt es sich, mit den Rechtschutzversicherungen zu klären, welche vorleistungspflichtig ist.

11.5 Struktur des öffentlichen Gesundheitswesens

Gesundheitswesen ist ein umfassender Begriff für die gesundheitliche Versorgung der Bevölkerung. Dazu gehören neben dem öffentlichen Gesundheitswesen die ambulante und stationäre Versorgung mit folgenden Aufgabenbereichen: Gesundheitsschutz, -vorsorge und -hilfe. Das öffentliche Gesundheitswesen ist Aufgabe des Bundes und der Länder. Die Zuständigkeiten ergeben sich aus dem Grundgesetz (GG Artikel 74).

11.5.1 Gesundheitsverwaltungen auf Bundes- und Landesebene

Bundesebene: Die Bundesministerien für Gesundheit, Arbeit und Sozialordnung, Frauen und Jugend, Familie und Senioren nehmen die Aufgaben des öffentlichen Gesundheitswesens wahr. Viele Behörden und Einrichtungen dieser Ministerien befassen sich u. a. mit Gesetzgebungsvorbereitung, Forschung, gesundheitlicher Aufklärung, Zulassung von Arzneimittel und Fortbildung im Gesundheitswesen.

Landesebene: In den einzelnen Ländern unterliegt das Gesundheitswesen entweder dem Gesundheitsminister/Senator, dem Arbeits- u. Sozialminister/Senator oder dem Regierungspräsident mit Fachamt/-dezernat, z. b. Medizinaldezernat.

In Landkreisen und kreisfreien Städten sind seit 1934 (Gesetz über die Vereinheitlichung des Gesundheitswesens – GesVG) *Gesundheitsämter* zuständig. In den Ländern Bayern, Berlin, Hamburg und Schleswig-Holstein wurde inzwischen das GesVG durch ein neues Gesundheitsdienstgesetz (GDG) abgelöst.

Aufgaben des Gesundheitsamtes

- Aufsicht über Berufe und Einrichtungen des Gesundheitswesens (GW)
- Verhütung und Abwehr gesundheitlicher Gefahren
- Gesundheitsaufklärung und -erziehung
- Mütter-, Ehe- und Kinderberatung
- Schulgesundheitspflege
- Betreuung von körperlich Behinderten, Pflegebedürftigen und Süchtigen
- Überwachung des Verkehrs von Lebensmitteln, Arzneimitteln und Giftstoffen.

Leiter des Gesundheitsamtes ist der *Amtsarzt*. Freiberufliche Hebammen üben ihren Beruf unter seiner Aufsicht aus. Sie sind laut Gesundheitsgesetz verpflichtet, Aufnahme und Beendigung ihrer freiberuflichen Tätigkeit dem Amtsarzt anzuzeigen. Er ist befugt zu prüfen, ob Hebammen ihre Berufspflichten erfüllen. Zu diesem Zweck darf er Einsicht in jede Aufzeichnung (Dokumentation) nehmen. Dokumentationsvorschriften finden sich in den verschiedenen Berufsordnungen.

Im **sozialmedizinischen Dienst** für Eheberatung, Familienplanung, Schwangerschaft und im **Jugendgesundheitsdienst** arbeiten Ärzte, Sozialpädagogen und Psychologen. Es werden Beratungen und Kurse für werdende Mütter/Eltern, Wöchnerinnen und Kinder angeboten. Ein Verzeichnis der verschiedenen Dienste, deren Adressen und Telefonnummern sowie die zum Einzugsgebiet gehörigen Straßennamen sollten immer zur Hand sein (erhältlich beim Bezirksamt).

Bundessozialhilfegesetz (BSHG), Bedeutung für Hebammen

Anspruch auf Sozialhilfe nach dem BSHG hat jeder, der sich in einer Notlage befindet, die er nicht aus eigenen Kräften und Mitteln beheben kann. Anspruch besteht dann, wenn andere Personen und andere Sozialleistungssysteme Leistungen nicht vorsehen.

Sie umfaßt die Hilfe zum Lebensunterhalt (monatlich) und Hilfe in besonderen Lebenslagen wie: vorbeugende Gesundheitshilfe, Hilfe für werdende Mütter und Wöchnerinnen, Eingliederungshilfe für Behinderte u. Krankenhilfe. Das BSHG gilt auch für Ausländer und Staatenlose.

Bedeutung des BSHG für Hebammen. Auch Sozialhilfeempfänger haben Anspruch auf Hebammenhilfe. Hier muß die Hebamme einiges beachten: Bevor eine Frau betreut oder in den Geburtsvorbereitungskurs aufgenommen wird, sollte mit dem Sozialamt die Kostenübernahme geklärt werden. Ist dies nicht möglich (Eilfall), schickt die Hebamme die Rechnung unmittelbar nach dem Erbringen der Hilfeleistung an das Sozialamt. Die Rechnung muß beglichen werden, wenn Hilfebedürftigkeit im Sinne des BSHG vorliegt.

Nehmen Hebammen in Ausübung ihres Berufes *eine Behinderung bei einem Minderjährigen* wahr, sind sie laut BSHG verpflichtet, die Erziehungsberechtigten darauf hinzuweisen, daß sie den Behinderten unverzüglich dem Gesundheitsamt oder einem Arzt vorstellen sollen. Wenn die genannten Personen sich weigern, muß die Hebamme das Gesundheitsamt benachrichtigen.

Krankenkassen

Träger der gesetzlichen Krankenversicherung (GKV) sind die Krankenkassen, die als Körperschaften des öffentlichen Rechts selbstverwaltet arbeiten. Dieses sind: Allgemeine Ortskrankenkassen, Betriebskrankenkassen, Innungskrankenkassen, Seekrankenkasse, Bundesknappschaft und Ersatzkassen (z. B. DAK, BEK, TK).

Leistungen der GKV werden als Sach- u. Dienstleistung gewährt und in Form von Geldleistungen als Krankengeld, Mutterschaftsgeld sowie Sterbegeld gezahlt. Außerdem gehören auch Maßnahmen zur Früherkennung von Krankheiten und ihrer Verhütung sowie Pflege bei Pflegebedürftigkeit zum Leistungskatalog. Die Leistungen sind für alle Versicherten gleich. Familienangehörige sind in der Regel beitragsfrei mitversichert. Die meisten niedergelassenen Ärzte haben eine kassenärztliche Zulassung und sind in eigener Praxis für die Versicherten tätig.

11.5.2 Krankenhäuser

> „Krankenhäuser sind Einrichtungen, in denen durch ärztliche und pflegerische Hilfeleistung, Krankheiten, Leiden und Körperschäden festgestellt, geheilt und gelindert werden sollen oder Geburtshilfe geleistet wird und in denen die zu versorgenden Personen untergebracht und verpflegt werden können." (KHG § 2. Nr. 1)

Krankenhausträger

Je nach Krankenhausträger wird unterschieden in:

(1) *Öffentliche Krankenhäuser*, des Bundes, der Länder, Gemeindeverbände und Gemeinden. Sie werden von juristischen Personen des öffentlichen Rechts betrieben.

(2) *Frei gemeinnützige Krankenhäuser* mit unterschiedlichen Rechtsformen: Als Stiftung, eingetragener Verein oder Wohlfahrtsverband (z. B. Caritas, DRK). Betreiber sind juristische oder natürliche Personen des privaten Rechts. Gemeinnützigkeit bedeutet Bedarfsdeckung ohne Gewinnzielsetzung.

(3) *Private Krankenhäuser*, sie arbeiten mit Gewinnzielsetzung (Betreiber siehe (2)).

Die **Krankenhausleitung** besteht aus 3 Mitgliedern: ärztlicher Leiter, Verwaltungsleiter und Pflegedienstleitung (PDL). Sie werden vom Träger eingestellt und führen das Krankenhaus selbstständig; entsprechend der übertragenen Zuständigkeiten.

Krankenhausfinanzierung

Grundlage für die wirtschaftliche Sicherung der Krankenhäuser ist das *Krankenhausfinanzierungsgesetz* (KHG-1972), mit einem dualen System der Krankenhausfinanzierung:

- *Laufende Betriebskosten* werden von Patienten oder deren Kostenträger (z. B. Krankenkassen) in Form von Pflegesätzen gezahlt. Betriebskosten sind Personal-, Sach- und Instandhaltungskosten, sowie Kosten der Ausbildungsstätten (z. B. Hebammenschulen). Allein auf die Personalkosten entfallen ca. 70% der Gesamtausgaben.
- *Investitionen* tragen die Länder (öffentliche Mittel). Investitionen sind Kosten des Neu- und Umbaus, Erstausstattung von Krankenhäusern, sowie die Wiederbeschaffung der Anlagegüter, d. h. Wirtschaftsgüter mit einer Nutzungsdauer von mehr als 3 Jahren (z. B. medizinische Großgeräte, Sauerstoff- und Heizungsanlagen etc.).
- *Pflegesatz*. Der Pflegesatz ist der vorauskalkulierte Preis für alle allgemeinen Krankenhausleistungen, die an einem Tag an einem Patienten erbracht werden. Er berechnet sich aus den jährlichen Betriebskosten des Krankenhauses, geteilt durch die Anzahl der Berechnungstage aller Patienten eines Jahres (Durchschnittspreis). Je nach Krankenhausart (Grundversorgung, Universitätsklinik) liegt er zwischen 300–700 DM/Tag. Die Summe wird in jährlicher Verhandlung zwischen Krankenhausleitung und -kassen festgelegt und sichert den Krankenhäusern eine Kostendeckung (sog. *Selbstkostendeckungsprinzip*).

An Stelle des allgemeinen Pflegesatzes können *besondere Pflegesätze* für bestimmte Abteilungen oder Einrichtungen, deren Kosten deutlich von den durchschnittlichen Krankenhauskosten nach oben oder unten abweichen, vereinbart werden (z. B.: Behandlung von Schwerbrandverletzten und chronisch Kranken). Außerhalb des Budgets und neben den allgemeinen Pflegesätzen können *Sonderentgelte* für besonders teure Leistungen vereinbart werden (z. B.: Herzoperationen und Transplantationen).

11.6 Gesundheitsstrukturgesetz (GSG)

Die enorm gestiegenen Kosten im Gesundheitswesen sollen durch gesetzliche Regelungen gebremst werden. Die Gesundheitsreform von 1989 brachte nur einen vorübergehenden Ausgabenrückgang. Das *GSG (1/93)* soll nun die hohen Krankenhauskosten (35% der Gesamtausgaben der Krankenversicherung) dämpfen.

Das *duale System* der Krankenhausfinanzierung wird beibehalten, aber das Selbstkostendeckungsprinzip abgeschafft.

Dies bedeutet **feste Budgetierung** für die Krankenhäuser. Es sollen leistungsgerechte Erlöse aus Pflegesätzen, Sonderentgelten und Fallpauschalen (Abdeckung der gesamten Leistungen eines Behandlungsfalles) ermittelt werden. Dies wird zur Folge haben, daß die Krankenhäuser untereinander in einen Wettbewerb treten müssen. Es bleibt abzuwarten, ob das GSG eine Kostendämpfung bewirkt, um die Krankenkassenbeiträge auf einem vernünftigen Niveau zu halten.

Verwendete und empfohlene Literatur

Brenner, G.: Rechtskunde für Krankenpflegepersonal, 5. Aufl. Gustav Fischer, Stuttgart 1992

Deutsche Krankenhausverlagsgesellschaft (DKVG Herausgeber): Krankenhausrecht. DKVG, Düsseldorf 1991

Horschitz, H.: Arbeitsrecht für Hebammen. Staude Verlag, Hannover 1990

Horschitz, H.: Das Krankenkassen-Gebührenrecht der Hebamme. 4. Aufl. Staude Verlag, Hannover 1993

Krasemann, K.: Taschenbuch für Angestellte im öffentlichen Dienst, 13. Aufl. ÖTV Courier Verlag, 1992

Lundt, P. V. in Etmer (Hrsg.): Deutsches Gesundheitsrecht. Sammlung des gesamten Gesundheitsrechtes, Band I–IV, R. S. Schulz Verlag, 1992

Kurtenbach, H., H. Horschitz: Hebammengesetz mit den Richtlinien der EG und der Ausbildungs- und Prüfungsordnung mit Erläuterungen. E. Staude Verlag, Hannover 1994

Schell, W.: Staatsbürgerkunde und Gesetzeskunde für die Krankenpflegeberufe in Frage und Antwort. 9. Aufl. Thieme Verlag, Stuttgart 1991

Gesetze/Verordnungen/Richtlinien

Gesetz über den Beruf der Hebamme und des Entbindungspflegers (HebG) vom 4. Juni 1985. Veröffentlicht im Bundesgesetzblatt Teil I, Nr. 26, S. 902.

Ausbildungs- und Prüfungsverordnung für Hebammen und Entbindungspfleger (HebAPrV) vom 19. November 1986. Veröffentlicht im Bundesgesetzblatt 1987, Teil I, Nr. 21, S. 929. *Beide Gesetzestexte sind unter Angabe der genauen Daten zu beziehen beim Bundesanzeiger, Südstr. 119, 53175 Bonn, oder als Nachdruck beim E. Staude Verlag, Postfach 510660, 30636 Hannover.*

Begründung zum amtlichen Entwurf des Hebammengesetzes. Deutscher Bundestag. Drucksache 10/1064.

Hebammenhilfe-Gebührenverordnung (HebGV) in der Fassung vom 27. Juli 1994 (BGBl. I, S. 1985) veröffentlicht in der Deutschen Hebammen Zeitschrift 9/94 S. 362 ff. Staude Verlag.

Gesetz zum Schutz der erwerbstätigen Mutter vom 18. 4. 1968 (GVBl. S. 542), zuletzt geändert am 30. 6. 1989 (GVBl. S. 1317).

Mutterschutz im Gesundheitswesen aus der Sicht des medizinischen Arbeitsschutzes, Broschüre des Landesinstituts für Arbeitsmedizin Berlin (ohne Jahr).

Gesetz über die Gewährung von Erziehungsgeld und Erziehungsurlaub in der Fassung der Bekanntmachung vom 21. 1. 1992, BGBl. I S. 68, zuletzt geändert durch Gesetz vom 6. 1. 1991, BGBl. I S. 2142.

Bundeskindergeldgesetz in der Fassung vom 30. 1. 1990, BGBl. I S. 149, zuletzt geändert durch Art. 12 des Gesetzes vom 11. 1. 1993, BGBl. I S. 50.

Richtlinien des Bundesausschusses der Ärzte und Krankenkassen über die ärztliche Betreuung während der Schwangerschaft und nach der Entbindung in der Neufassung vom 10. 12. 1985, zuletzt geändert am 17. 6. 1992, Deutsches Ärzteblatt, Nr. 41 10/92.

Gesetz über den Verkehr mit Arzneimitteln vom 2. 8. 1976, BGBl. I S. 2445, zuletzt geändert am 11. 4. 1990.

Verordnung zur Änderung der Verordnung über verschreibungspflichtige Arzneimittel vom 14. 12. 1990, BGBl. 1990 S. 2827.

Gesetz über den Verkehr mit Betäubungsmitteln vom 28. 7. 1981, BGBl. I S. 681, ber. S. 1187, zuletzt geändert durch die 3. Betäubungsmitteländerungsverordnung vom 28. 2. 1991, BGBl. I S. 712.

Betäubungsmittel-Verschreibungsverordnung vom 16. Dezember 1981, BGBl. S. 1427.

Gesetz zur Verhütung übertragbarer Krankheiten vom 18. 12. 79, BGBl. I S. 2262 zuletzt geändert 27. 6. 85, BGBl. I S. 125.

Gesetz zur Bekämpfung der Geschlechtskrankheiten vom 2. 7. 1953, BGBl. I S. 700, zuletzt geändert am 19. 12. 1986, BGBl. I S. 2558.

12. Anhang:
Wichtige Einheiten und Umrechnungen in der Medizin

Gisela Kriegerowski-Schröteler

12.1 SI-Einheiten (Système International d'Unités)

Deutschland hat die Einführung dieser durch ein internationales Komitee erarbeiteten Einheiten 1969 gesetzlich beschlossen. Nach Ausführungs- und Übergangsvorschriften sollten ab 1980 nur noch die neuen (von vielen Staaten anerkannten Einheiten) verwendet werden, mit dem Vorteil besserer internationaler Verständigung und dem Wegfall von Umrechnungen.

> Schwierigkeiten bereitete aber der Übergang von den konventionellen Einheiten (z. B. g/dl, mg%, mval) auf die neugeschaffene Einheit *Mol*, die keine feste Größe ist, sondern vom Molekulargewicht (Atomgewicht) der jeweiligen Substanz abhängt.
>
> Einige Parameter, mit denen auch Hebammen häufiger zu tun haben, können anhand Tab. 12.1-1 von den konventionellen Einheiten in SI-Einheiten umgerechnet werden und umgekehrt.

Tab. 12.1-2: Namen und Symbole der 7 SI-Einheiten

	Name der Einheit	Symbol
Länge	Meter	m
Masse	Kilogramm	kg
Zeit	Sekunde	s
Elektrische Stromstärke	Ampère	A
Temperatur	Kelvin	K
Lichtstärke	Candela	cd
Substanzmenge	Mol	mol

In Deutschland werden in der Medizin noch alte Bezeichnungen gebraucht, zwingend vorgeschrieben sind die SI-Einheiten jedoch im geschäftlichen und amtlichen Verkehr (Tab. 12.1-2, 3).

Durchgesetzt haben sich die *Standardvorsilben* (Präfixe) in Potenzen, wegen der raumsparenden Schreibweise und Vermeidung von Übertragungsfehlern (Tab. 12.1-4).

Tab. 12.1-1: Umrechnung von konventionellen in SI-Einheiten anhand von 5 Beispielen

Substanz	Konventionelle Einheit	Umrechnungsfaktoren		SI-Einheit
		SI-Einheit zur konventionellen Einheit (x)	konventionelle Einheit zur SI-Einheit (x)	
Hämoglobin	g/100 ml	1,611	0,621	mmol/l
Bilirubin	mg/100 ml	0,0585	17,7	µmol/l
Gesamteiweiß	g/100 ml	0,1	10	g/l
Glucose	mg/100	18,02	0,05	mmol/l
Cholesterin	mg/100 m	38,7	0,0256	mmol/l

Tab. 12.1-3: Einheiten, die nicht zum SI-System gehören, aber weiterhin benutzt werden dürfen

Name der Einheiten	Symbol			Wert in SI-Einheiten
Gramm	g	1 g	=	10^{-3} kg
Liter	l	1 l	=	1 dm^3
Minute	min	1 min	=	60 s
Stunde	h	1 h	=	3,6 ks
Tag	d	1 d	=	86,4 ks
Grad Celsius	°C	t °C	=	T −273,15 K

Tab. 12.1-4: Bedeutung, Vorsilbe, Symbole und Zehnerpotenz für dezimale Vielfache bzw. Teile von Einheiten

Bedeutung	Vorsilbe (Präfix)	Symbol	Zehnerpotenz	Einheiten, z. B. s, m, g, mol			
trillionenfach	Exa	E	10^{18}	Zehntel	Dezi	d	10^{-1}
billiardenfach	Peta	P	10^{15}	Hundertstel	Zenti	c	10^{-2}
billionenfach	Tera	T	10^{12}	Tausendstel	Milli	m	10^{-3}
milliardenfach	Giga	G	10^{9}	Millionstel	Mikro	µ	10^{-6}
millionfach	Mega	M	10^{6}	Milliardstel	Nano	n	10^{-9}
tausendfach	Kilo	k	10^{3}	Billionstel	Piko	p	10^{-12}
hundertfach	Hekto	h	10^{2}	Billiardstel	Femto	f	10^{-15}
zehnfach	Deka	da	10^{1}	Trillionstel	Atto	a	10^{-18}

12.2 Umrechnung älterer Maßeinheiten

Bezeichnungen, die noch benutzt werden, sind:

- *Charrière* (Joseph Ch. 1803−1876, französischer Instrumentenmacher), Maßeinheit für Katheterstärke: 1 Ch. = 0,33 mm äußerer Durchmesser.
- *Fahrenheit* (F) in Grad Celsius (°C):
  (°F − 32) × 5 : 9 = °C
- *Celsius* in Fahrenheit:
  (°C + 32) : 5 × 9 = °F
- *Kalorie* (kcal) in Joule (J):
  kcal × 4,1868 = 1 J
- *Joule* in Kalorie:
  J × 0,2388 = 1 kcal
- *mmHg* in Kilo-Pascal (kPa):
  mmHg × 0,1333 = 1 kPa
- *Kilo-Pascal* in mmHg:
  kPa × 7,501 = 1 mmHg
- *Tropfen pro Minute* in ml pro Stunde (h):
  1 Tr/min = ml/h : 3 (20 Tr = 1 ml)
- *ml pro Stunde* in Tropfen pro Minute:
  1 ml/h = 3 Tr/min

Englische Bezeichnungen

Pound: 1 pound = 453,59237 g

Ounce: 1 ounce = 28,349523 g

Inch: 1 inch = 2,540 cm (= 1 Zoll)

Gauge: GG, G, gg (ausgespr.: gɛɪdʒ*) ist ein Maß für den Durchmesser von Kanülen.

G gibt an, wieviel Kanülen nebeneinander 1,5 inch (37,5 mm) ergeben. Je höher die G-Zahl, desto dünner ist die Kanüle. Einen Umrechnungsfaktor für G in mm gibt es nicht. G darf nur **neben** den metrischen Angaben für Kanülenlänge und -durchmesser verwendet werden.

* oder gäidsch

Sachregister

Abbiegungsübereinstimmung 161
Abbruch, Schwangerschaft 146
Abführmittel 397
Abnabeln, endgültiges 200
− Zeitpunkt 199
ABO-Inkompatibiliät 105, 348
Abort, Definition 146
− Einteilung 147
Abortion, missed 147
Abruptio graviditatis 146
− placentae 131, 268
Absaugen 200, 352
Absauger, Nabelset 423
Abstillen 311, 312
− Medikamente 312
− nach Fehlgeburt 148
− physikalische Maßnahmen 312
Abstrich 83
Abszess, Brustdrüse 315
Abwartende Haltung, Plazentaperiode 201
Acne neonatorum 351
ACTH (adenokortikotropes Hormon) 93
Ahornsiruperkrankung 360
Akme, Wehe 155
Aktionspotential, elektrisches 413
Aktive Leitung, Plazentarperiode 202
Akupunktur 143, 208
Akzeleration (CTG) 184
Alkoholsyndrom, fetales 119
Allergie 300
− Antiallergika 401
− hypoallergene Nahrung 380
Alpha-Feto-Protein 114
Alvarez-Wellen 156
Ambivalenz, Schwangerschaft 87
Ambulante Geburt 205
Amelie 358
Amennorrhoe, Laktation 296
− Schwangerschaftszeichen 83
Amnion 75
Amnionhöhle 69
Amnioninfektionssyndrom 228, 363
Amnioskop 421
Amnioskopie, Befunde 111
− Handhabung 421
Amniotomie 166, 226
Amniozentese 112
Amplitude, RR 444
Amtsarzt 504, 527
Analatresie 358, 367
Analgetika 211, 398

Anämie 453
− Neugeborenes 340
− Morbus haemolyticus 349
− Schwangerschaft 89, 99, 109
Anamnese, allgemeine 97
− geburtshilflich-gynäkologische 97
− präoperative 486
Anaphylaktischer Schock 272
Anästhesiearten 212
Anästhetika 400
Anatomie 39 ff.
− Beckenbodenmuskulatur 57 ff.
− Bindegewebe und Haltebänder 60
− Blutversorgung, Becken 62
− Brustdrüse 63
− Endometrium 49
− Follikelreifung 53
− Keimentwicklung 67, 76
− Menstruationsblut 451
− Menstruationszyklus 54
− Myometrium 50
− Neugeborene 337
− Ovar 52
− Perimetrium 51
− Perineum 60
− Plazentaentwicklung 69
− Tuba uterina 52
− Vagina 46
− Vulva 45
− Zyklus 54
Anatomische Richtungsbezeichnung 39
Angestellte Hebamme, Arbeitsbereiche 10
− Arbeitsvertrag 511
− Belastungen 15
− Bezahlung 511
− Versicherungen 525
Angst-Spannung-Schmerz-Syndrom 207
Angst, vor behindertem Kind 87, 112
Anlegen, erstes 204, 292, 353
Anordnung, ärztliche 108, 508
Anpassungsstörungen, Neugeborene 362
Anteflexio, anteversio uteri 62
− Wochenbett 283
Antiallergika 401
Antibiotika 395
Antiemboliestrümpfe 466
Antihypertensiva 394
Antihypotonika 394
Antikoagulantien 398, 466
Antikonvulsiva, hypertensive Erkrankung 136, 258

Antikörper, Schwangerschaftsvorsorge 107
Antimykotika 396
Antisepsis 498
Anwendungsbereich, HebGV 509
Anwesenheitszeit 511
Aorta ascendens und descendens 337
Aortenkompression 276, 326
Apgar Schema 354
Apnoe 362
Apnoemonitor 439
Äquilibrierung 422
Arbeitsbereiche 9
Arbeitsrecht 511
Arbeitsvertrag 51
Arbeitsvertrag-Richtlinien s. AVR
Armlösungen, Beckenendlage 250
Armplexuslähmung 364
Armvorfall, Querlage 253
Aromatherapie 207
Arrhythmie 443
Arteria umbilicalis 338
– uterina 62
Arzneimittel s. Medikamente
Arzneimittelgesetz 523
Arzneimittellehre 391
Arztinformation 182
Asepsis 498
– Antisepsis, Geschichte 4
Asynklitismus, vorderer 168, 240
– hinterer 240
Atembewegungen, Fet 340
Atemhilfsmuskulatur 446
Atemminutenvolumen, Schwangerschaft 90
Atemnotsyndrom 362
Atemtechnik, Geburt 208
Atemtypen, pathologische 448
Atemvolumina 447
Atmung, Beobachtungskriterien 446 ff.
– Störungen, Neugeborene 353
Atonie, Geburt 275
– Wochenbett 325
Aufklärungspflicht 515
Aufnahme, Klinik 176
– Untersuchung 178
– Dokumentation 180
Aufnehmer s. Transducer
Aufschlag s. Umschlag
Augenentzündung, Neugeborene 363
Ausbildung/Beruf, andere europäische Länder 17 ff.
– Ausbildungsziel 9
Ausbildungs- und Prüfungsverordnung 503 ff.
Ausbildungsvergütung 514

Auskultation, Herztöne 101, 183, 411
Auslagen, HebGV 502
Ausschabung s. Curettage
Ausscheidungen 448 ff.
Austreibungsperiode 193
– erschwerte Kopfentwicklung 240
– Leitung 194
Austreibungswehen 157
Austrittsbewegung, Kopf 168
Autoklav 499
AVR, Bezahlung nach 511
Azethylsalizylsäure 399
Azetonurie s. Ketonurie
Azidität, Nabelschnurarterienblut 354
Azidose, Fet 230, 422
– mütterliche Ursachen 129

Bachblüten 208
Bad, Geburt 179
– Teilbäder 471
– Wassertemperaturen 470
Baden, Neugeborene 353, 375
Baer-Handgriff 201
Bakteriurie 99, 139
Ballottement 103
Bamberger Divergenzzange 428
Bandl-Furche 154 f., 193, 270
Barrieremethoden, Kontrazeption 35
Bartholin-Drüse 46
Basalplatte, Plazenta 73
Basaltemperaturanstieg 32, 55
BAT, Bundesangestelltentarif 511 ff.
– Bildungsurlaub 12
– Kr-Eingruppierung 512
– Ortszuschlag 514
BDH (Bund Deutscher Hebammen) 20
Beat-to-beat-Registrierung 187, 413
Beatmungsbeutel 436
Beatmungsgeräte, Erwachsene 439
– Neugeborene 436
Becken, Anatomie 40
– äußere Beckenmessung 104
– Anomalien 104, 232
– Austastung 103
– Ebenen, klassische 43
– Eingang 42, 168
– Führungslinie 43
– knöchernes 40
– Krümmung, bei Forzepsgeburt 427
– Maße 105
– Parallelebenen nach Hodge 44
– Räume 42

Beckenbodenmuskulatur 57 ff.
Beckenendlage 246 ff.
− Armlösungen 250
− Bracht-Handgriff 249
− Diagnose 142, 164
− Einteilung 246
− Geburtsmechanik 247
− Geburtsleitung 249
− Schwangerschaft 142
− sanfte Wendung 143
Beckenvenenthrombose 486
Befruchtung 55, 67
Beifuß zur Moxibustion 143, 208
Beikost 383
Belastungen durch Beruf 15
Belegkrankenhaus, Arbeitsbereich 10
Beobachtungskriterien, Neugeborenes 353, 359
Beratung, in der Schwangerschaft 115
Beratungspflicht 146
Bereichskleidung 479
Berufs-Verbände 20
Berufsbezeichnung, Erlaubnis 501
Berufsbild der Hebamme 1 ff.
− Arbeitsbereiche 9
− Belastungen 15
− Geschichte 1 ff.
Berufsordnungen 502 ff.
− Amtsarzt 504
− Episiotomie nähen 504
− EG-Richtlinien 506
Berufstätigkeit in der Schwangerschaft 88
Bestattung 318
Bestattungsgesetz 319
Betamimetika s. Tokolytika
Betäubungsmittelgesetz 524
Bettruhe, Frühgeburt 132
Bezahlung der Hebamme 508 ff.
Bezug von Tarifverträgen 512
− Gesetzen und Verordnungen 529
BfHD (Bund freiberufl. Heb. Deutschlands) 20
BHSR (Bundes Hebammenaschülerinnen Rat) 20
Bickenbach-Armlösung 251
Biegungsfazillimum 161
Bilirubin, Bestimmung 247
− direktes 347
− indirektes 367
− postpartaler Anstieg 346
Billings-Methode, Kontrazeption 32
Bindehautentzündung 363
BIP (biparietaler Kopfdurchmesser) 162, 420
Bishop-Score 164, 166
Blähungen, Medikamente 397

Blasenektrophie 357
Blaseneröffnung 166, 226
Blasenkatheterismus, transurethraler 460
Blasenpunktion, suprapubische 463
Blasensprung, Arten 166
− Diagnosemöglichkeiten 227
− vorzeitiger 227
Blastozyste 68
Blut 453 ff.
− Antikörper 106
− fetales 340
− Gerinnungsuntersuchungen 455
− Bestandteile, -werte 453 f.
− Schwangerschaftsveränderungen 89
− serologische Untersuchungen 106 ff.
Blutabnahme Erwachsene 484
− Neugeborene 484
Blutdruck 444 ff.
− MAD (mittlerer arterieller Druck) 445
− Meßgeräte 437, 439
− Neugeborene 340
− Schwangerschaft 89, 99
Blutgasanalyse, fetale s. FBA
Blutgruppen, Bestimmung 106
− Antikörper 106
− Inkompatibilität 105, 348
Blutkultur 484
Blutstillung, Plazentahaftstelle 174
Blutungen, atonische 275, 325
− fetale 270
− Plazenta praevia 131, 269
− Plazentarperiode 172, 203
− Schwangerschaft 130
− vaginale beim Neugeborenen 340
− vorzeitige Lösung 268
− Wochenbett 325
Blutungszeit 453
Blutverlust, Beurteilung 203
Blutvolumen, Neugeborene 340, 454
− plazentares 70
− Schwangerschaft 89, 454
Blutvolumenmangelschock 271
Blutzucker, Schwangerschaft 139
Bonding 23, 299
Bourgeois, Marie-Louise 3
Bracht Handgriff 249
Bradykardie beim Erwachsenen 281, 443
Bradykardie beim Feten, Definition 184
− schwere 267
− terminale 184
Bradypnoe 447
Braxton-Hicks-Kontraktionen 156

Brustdrüse, Anatomie 65
– Entwicklung 63
– Entzündung, Wochenbett 314 ff.
– Laktation 289
– Schwellung, Neugeborenes 349
Brustwickel 316, 472
Bumm-Curette 425
Bürgerliches Recht 515 ff.
Butterfly-Kanüle 485

Candida-Mykose 451
– Neugeborene 374, 376
– Schwangere 123
Caput geleatum 167
Caput succedaneum 155, 356, 364
Catgut 424
Celsius 532, 474
Cerclage 133
Chamberlen, Forzeps 426
Charrière 460, 532
Chlamydien 123
Chloasma uterinum 91, 122
Chordozentese s. Nabelschnurpunktion
Chorion 75
– frondosum 69
– laeve 68
– Platte 72
Chorionzottenbiopsie 113
Chromosomen, Analyse 112
– Anomalien 79
Circumferentia-fronto-occipitalis 160, 162, 355
– mento-occipitalis 160, 162
– suboccipito-bregmatica 160, 162
Clot-observation-Test 453
Coitus interruptus 31
Collin-Bauchdeckenhalter 431
Conjugata, externa 105
– vera obstetrica 43
Cord traction 202
Corpus albicans 54
– luteum 53
– uteri 48
CPAP (continous positive airway pressure) 436
Credé Handgriff 273
Credé Prophylaxe 359, 405
Crista iliaca 41
– Injektionsmethode 480
– Vorsprung (eminentia) 479
CRP (C-reaktives Protein) 229, 363
CTG (Kardiotokographie) 182 ff.
– Akzeleration u. Dezeleration 184
– antepartales 110

– Bradykardie u. Tachykardie 184
– Dokumentation der Beurteilung 180
– Geräte 412
– Normokardie 184
– Oszillation 187
– pathologisches, suspektes 229
– Registrierung, Prinzip 412
– Wehenregistrierung 156
– Zusatzkriterien bei variablen Dezelerationen 186
Curettage 247, 425
Cutis s. Haut

Damm, Anatomie 45, 47, 60, 217
Damminfiltration 212
Dammnaht 218
– Nachbehandlung 221
– HebGV 509
Dammriß 215
Dammschnitt 216
Dammschutz 170, 194
Dammvorbereitung 119
Dampfsterilisation 91
Darmflora, Neugeborenes 345
Dauerkatheter 462
Dauerkontraktion, Wochenbett 285
Daumenzeichen 164
De Lee-Handgriff 164
Defäkation Wochenbett 282
Defäkationsstörungen 451 ff.
Defibrillator 439
Deflexion, Kopf 168
Deflexionslagen 234 ff.
Dehnungsschmerz 121
Dentition 343
Depression, Wochenbett 327 ff.
Depressionszustand, Neugeborene 362
Descensus testes 350
Desinfektion 498 ff.
– Hände 497
– Instrumente 432
Desquamatio neonatorum 351
Deutsche Hebammen Zeitschrift 20
Dezeleration, CTG 183 ff.
Dezidua 50, 69 ff.
– basalis spongiosa 71
Diabetes, gravidarum 139 ff.
– Geburtsleitung 260
– Insuline 400
– Neugeborenes 37
Diagnostik, pränatale 112 ff.
Diameter s. Durchmesser

Diaphragma pelvis 57
- urogenitale 58
Diaphragma, Kontrazeption 34
Diarrhoe 451
Dick-Read 124, 207
Dienstvertrag 515
Differentialblutbild 363, 553
Dip s. Dezeleration
Diphterie, Impfung 406
Distantia cristarum 105
- spinarum 105
- trochanterica 105
Distraktion 154
Diuretika 400
Divergenzzange 428
Diving-Reflex 216
Döderleinbazillen 48, 451
Dokumentation 179, 516
- Anamnese 98
- Geburt 179 ff., 493
- Mutterpaß 98
- Wochenbett 298, 334
- Schwangere 98
- Pflicht, Berufsordnung 504
Dolantin 211
Doppler-Flowmessung 133
Dopplerprinzip 419
Dopton 412
Dottersack 69, 76
Douglasraum 47
Down-Syndrom 366
Doyen-Specula 426
Drahtpuls 444
Drainagen, Umgang mit 489
Drehung, äußere 168, 171
Dreifach-absteigender-Gradient 153
Drogen 145
Druckpuls 474
Ductus, arteriosus Botalli 337
- venosus Arantii 337
- Verschluß 339
Durchfall s. Diarrhoe
Durchmesser, Becken 42
- kindlicher Kopf 161
Durchschneiden des Kopfes 170
Durchtrittsmechanik 168
Durstfieber 474
- Neugeborenes 352, 378
Dysmenorrhoe 452
Dyspnoe 353, 447
Dystokie, Geburt 230 ff.
- Schulter 243

- Weichteile 232
- Zervix 232
Dysurie 448

ECG s. Elektrokardiographie
EG-(EU) Richtlinien 506
- Artikel 4, Richtlinie 80/155 EWG 502 ff.
Eichordnung 409
Eierstock 52, 54
Eigenanamnese 97
Eihäute 75
- Gewinnung 202
Eileiter 52
Eindruck, erster (Krankenbeobachtung) 442
Eineiigkeit (Zwillinge) 80, 257
Eingruppierung, BAT Kr, 512 ff.
Einheit, internationale 391
- Umrechnungen 531
Einlauf 459 ff.
- Indikation unter der Geburt 179
Einleitung, Geburt 226
Einmalkatheterismus 461
Einstellung, Definition 158
Einstellungsanomalien 235
Eintrittsmechanik 168
Einwilligung, in einen Eingriff 487, 515
- Fähigkeit zur 515
Eisblase, Eiskrawatte 473
Eisenmangelanämie 89, 99, 109, 340
Eisenstoffwechsel 91
Eiweißbedarf, Schwangerschaft 91
Eiweißstoffwechsel 91
EKG-Monitor 437
EKG, fetales 413
Eklampsie, drohende 134, 257
- Ernährung 136
- Krampfunterbrechung 136, 259
- Symptome 135, 257
- Überwachung 258
Eklamptischer Anfall 135, 259
Ektoderm 77
Elektrokardiographie 414
Elektrolytstoffwechsel 91
ELISA-Test 108, 137
Embolie s. Lungenembolie
Embryoblast 68
Embryonalperiode 67, 77
Embryopathie 78
- Infektionen 137
- rubelosa 138
Emesis gravidarum 129
Emesis s. Erbrechen

Empfängnisverhütung s. Kontrazeption
Enanthem 458
Endometritis puerperalis 324
Endometrium 49
Entbindung s. Geburt
Entbindung, vaginal operative 426
Entbindungstermin 84
Entbindungszimmer, Hausgeburt 224
Entfaltungsbeatmung 436
Enthaltsamkeit, periodische 31
Entoderm 77
Entspannungsbad 471
Entwicklung, Säugling 384
Entwicklungstabelle 386
Epidermis 455
Epiduralanästhesie s. Periduralanästhesie
Epiphysenlösung, -lockerung 365
Episiotomie 216
– Epithelisierung, Wochenbett 286
– Schneiden, Berufsordnung 503
– Nähen, HebGV 509
– Arten 216
– Nahttechnik 219
– Nachbehandlung 221
– Scheren 424
– Wundheilung 490
Epispadie 357
Epuliden, Schwangerschaft 90
Erb-Duchenne Lähmung 364
Erbrechen 452 ff.
– Antiemetika 39
– morgendliches 129
– Schwangerschaftszeichen 83
Erkrankung, hypertensive 134
– Neugeborene 360
Erlaubnis, Berufsbezeichnung 501
Ernährung, künstliche Säuglingsnahrung 378
– Schwangerschaft 115
– vegetarische 118
Eröffnungswehen, Kennzeichen 157
– Portioeröffnung 177
Erreger, Ausbreitung u. Eigenschaften 496
Erschöpfung, Schwangerschaft 120
Erstuntersuchung, Neugeborene 353, 356
Erstversorgung, Neugeborene 352
Erythrozyten, adulte (erwachsene) 360
– fetale 360
– Zahl 454
Erziehungsgeldgesetz 522
EU, Europäische Union 507 ff.
Eumenorrhoe 452
Eutonie 126

Eutrophes Neugeborenes 369
Examensgeburt s. Prüfung
Exanthem 458
– Neugeborene 351
Expiration 447
Exsikkose 129, 457
Extended legs, BEL 247
Extragenitale Veränderungen, Schwangerschaft 89
– Wochenbett 280
Extrasystolen 413
Extrauteringravidität 52, 84

Faeces s. Stuhl
Fäden, ziehen 490
Fahrenheit, Umrechnung in Celsius 447
Fahrlässigkeit 517
Familienanamnese 97
Familienplanung 30
Farnkrauttest 32
Fascialislähmung 364
Faszienloge 466
FBA (Fetal-Blutgas-Analyse) 230, 422
– pH-Werte 230, 354
Fehlbildungen 421
Fehlbildungsdiagnostik, Neugeborene 356, 365
Fehlgebildetes Kind, Geburtsleitung 265
Fehlgeburt 146
Femidom, Kontrazeption 34
Femurlänge 420
Fergusonreflex 153
Fersenzeichen 164
Fertignahrung 379
Fertilität 296
Fetalblutanalyse 230, 422
Fetaler Kreißlauf 337
Fetalperiode 67, 79
Fetalpulsdetektor s. Dopton
Fetoskopie 113
Fettstoffwechsel, Schwangerschaft 91
Fetus, Blut 340
– Entwicklung 79
– Fruchttod 262
– Kreislauf 337
– Lungen 340
– Morbus hämolytikus 349
– Niere 349
– papyraceus 80
– pränatale Diagnostik 112, 113
– Überwachung s. CTG
FH (follikelstimulierendes Hormon) 55
FHF (fetale Herzfrequenz) 183 ff.
Fieber 474 ff.

– unter der Geburt 192, 228
– im Wochenbett 323
Fimbrientrichter 52
Finckelstein-Regel 383
Flachwarzen 306
Flaschenernährung 382
Flexion des Kopfes 167, 169
Fliegergriff, Neugeborene 372
Flow-Messung 133, 140, 419
Fluor vaginalis 122, 451
– beim Neugeborenen 350
Fluor, Kariesprophylaxe 405
Flüssigkeitsbedarf, Neugeborene 383
– Schwangerschaft 118
Flüssigkeitshaushalt, Schwangerschaft 90
Folgemilch, Neugeborenes 381
Folgenahrung, Neugeborenes 381
Follikel 53
Follikelreifung 53 ff.
Follikelstimulierendes Hormon s. FSH
Folsäure 117
Fontanellen 160, 346
Foramen ovale 337
Fort- und Weiterbildung 11
– Dienstbefreiung, Bildungsurlaub 12
– Kostenübernahme, Arbeitsamt 13
– Studium 13
Forzeps 426 ff.
– Vorbedingungen 242
Frauenmilch s. Muttermilch
Freiberufl. tätige Hebamme, Arbeitsbereiche 10
– Belastungen 16
– Bezahlung 501
– Hausgeburtshilfe 221 ff.
– Wochenbettbetreuung 331 ff.
Fritsch, Bauchdeckenhaken 430
Fruchtblase, Eihäute 75
– Amniotomie 166, 226
– Blasensprung 166
– vorzeitiger Blasensprung 227
Fruchthöhlendurchmesser 420
Fruchttod 262
Fruchtwassermengen 75
– Aspiration 345
– Beurteilung, Amnioskopie 111
– Bildung 75
– Bilirubin im FW 107, 113
– fleischwasserfarbenes 112, 263
– Funktionen 75
– foetides 229
– grünes 111, 200, 229
– Menge 76, 261

– Nachweis 227
– Produktion 76
– Resorption 77
– Untersuchung, pränatale 112, 113
Frühabnabelung 199
Frühabort 147
Frühförderung, Säugling 388
Frühgeborene 368
– Sterblichkeit 370
Frühgeburt, Behandlung 132
– drohende 132
– Geburtsleitung 261
Frühgestose 129
Frühtief s. Dezeleration
FSH (follikelstimulierendes Hormon) 55, 93, 295
Führungslinie 43, 191
Fundusstand, post partum 204
– Schwangerschaft 102
– Wochenbett 284
Funktionsstörung, med. Geräte 411
Fußbad 472
Fußlage 247

Galaktogenese 290
Galaktophoritis 315
Galaktopoese 290
Galaktorrhoe 304
Galaktosämie 360
Gallenblase, Schwangerschaft 90
Gastrochisis 357
Gauge 532
Gaumenplatte 366
Gauss-Wackelportio 93
Gebärhocker 196
Gebärpositionen 189, 194
Gebauer, Olga 5
Gebührenverordnung, Hebammenhilfe 508 ff.
Gebührenverordnung, Selbstzahler 510
Geburt 191 ff.
– Aufnahmeuntersuchung 178, 180
– Beginn 176 ff.
– Blutungen 268
– Einleitung 226
– Entwicklung des Kindes 170, 194
– Einstellungsanomalien 235
– Geburtsbereitschaft 177
– Haltungsanomalien 235
– Körperhaltungen der Frau 189, 194
– Lageanomalien 246, 253
– Lagerungsregel 191
– Leitung 178, 188
– Physiologie 151 ff.

- protrahierte 230 ff.
- Sexualität 26
- Überwachung 180, 182
- Vorbereitung nach Aufnahme 179
- Zeichenblutung 176
Geburtsbereitschaft 177
Geburtsdokumentation 181, 494
Geburtsgeschwulst 155, 364
Geburtshäuser 10
Geburtshilfe, Definition 502
Geburtshilfe, Definition im HebG 501
Geburtskanal 162
Geburtslöffel n. Saling 428
Geburtsmechanik 158, 167
- Lagerungsregel 191
- Regelwidrigkeiten 235 ff.
- vordere Hinterhauptslage 168
Geburtspackung, Hausgeburt 224
Geburtspositionen 194
Geburtsschmerz 205
Geburtsterminbestimmung 84
Geburtsverletzung, Neugeborenes 364
Geburtsvorbereitung 124 ff.
- Hausgeburt 223
- Inhalte 127
- Methoden 125
- Organisation 126
Geburtsweg, knöcherner 42, 162
- Weichteile 162, 164
Geburtswehen 157, 178
Gefäße, abirrende 73
Gelbkörper 53, 64
Genitalorgane, äußere 44
- Blutversorgung 62
- Menstruationszyklus 54
- Neugeborenes 349, 357
- Schwangerschaftsveränderungen 92
Genußmittel 118
Geradstand, hoher 237
Geräte, medizinische 410
Gerinnungsuntersuchung 445
Gerinnungszeit 445
Geschäftsfähigkeit 515
Geschichte, Hebammenberuf 1
- Schwangerenvorsorge 94
Geschlechtskrankheitengesetz 525
- Meldung 108
Gesetze 511 ff.
- Arzneimittelgesetz 523
- Betäubungsmittelgesetz 524
- Erziehungsgeld und -urlaubsgesetz 522
- Geschlechtskrankheitengesetz 525

- Hebammengesetz 501
- Kindergeldgesetz 523
- Mutterschutzgesetz 520
- Seuchengesetz 524
Gesichtslage 159, 234, 237
- dorsoanteriore 238
Gestationsalter 420
Gestationsdiabetes 140
Gestosen s. Präeklampsie
Gesundheitsamt, BSeuchG 524
- Amtsarzt 504, 527
Gesundheitsstrukturgesetz 529
Gesundheitswesen 521 ff.
Gewicht, Bestimmung post partum 355
- fetale Entwicklung 369
- Reifezeichen 355, 369
Gewichtsabnahme, Neugeborene 352
- Schwangerschaft 98
Gewichtszunahme, Neugeborene 384
- Schwangerschaft 92, 98
Glückshaube 167
Glukokortikoide 401
Glukosetoleranztest 139
Glukosurie 90, 139
GnRH (Gonadotropin-Releasing-Hormon) 54
Gonoblenorrhoeprophylaxe 359, 405
Gonorrhoe 525
Graaf-Follikel 53
Gradient, 3 fach absteigender 153
Gravidarium 85
Gregg-Syndrom 138
Grundvergütung 512
Guthrie-Test 360
Gymnastik, Wochenbett 282, 385

Hackenfuß 3
Haftpflichtversicherung 526
Haftung, zivil- und strafrechtlich 520
Haftzotten 70
HAH-Test 84, 107, 138
Haltung, Definition 158
Haltungsanomalien 235
Hämagglutinations-Hemmtest 84
Hämangiom 458
Hämatokrit 89, 281, 453
Hämatom 458
- retroplazentares 131, 172
Hamilton-Handgriff 276
Hämoglobin, Bestimmung 109
- fetales 340
- Normalwert, Schwangerschaft 99, 454
Hämokonzentration 129

Hämorrhagischer Schock 271
Hämorrhoiden 122
Händedesinfektion 497
Handfehlbildungen 358, 367
Handling, Neugeborene 372 ff.
Harn s. Urin
Harnblase, Geburt 230
— Schwangerschaft 120
— Wochenbett 282
Harninkontinenz 345, 450
Harnverhaltung, Geburt 192ζE, 230, 448
— post partum 323, 448
Harnwege, Schwangerschaft 90
Harnwegsinfekt 139
Hausbesuch, vor Hausgeburt 224
— Wochenbettbetreuung 331
Hausgeburtshilfe 221 ff.
— Ausrüstung 223
— Verlegung in die Klinik 225
— Voraussetzungen 222
— Vorbereitung im Hause 224
Haut 455 ff.
— Neugeborene, Säuglinge 351, 354, 457
— Turgor 351
Hautnabel 350
Hautveränderungen 457
— Neugeborene 351
— Wochenbett 282
— Schwangerschaft 91, 122
HBs-Antigenkontrolle 108
HCG (humanes Chorion-Gonadotropin) 72, 84
— Schwangerschaftstest 84
Hebamme, Arbeitsbereiche 9
— Arbeiten in EU- und anderen Ländern 19, 507
— eigenverantwortliche Tätigkeiten 502 ff.
— Geschichte 1 ff.
Hebammen-Ausbildungs- und Prüfungsverordnung 504 ff.
Hebammenforschung 13
Hebammengemeinschaftshilfe (HGH) 20
Hebammengemeinschaftspraxis 11
Hebammengesetz 501 ff.
Hebammenhilfe, RVO 332
Hebammenkoffer, Hausgeburt 223
Hebammenorganisationen 21
Hebe- und Senkeinlauf 460
Hegar- Nadelhalter 430
— Schwangerschaftszeichen 93
Heileingriff 515
Heilnahrung 380
Heilsalben 376
Heißluftsterilisation 432

Hellin-Regel 141
HELLP-Syndrom 137, 259
— Wochenbett 326
Heparin 398
Hepatitis, Impfung 406
Herpes genitalis 138
— labialis 138
— simplex 123, 138
Herz, Fetus 337, 338
— Neugeborene 339, 340
— Schwangerschaftsveränderungen 89
Herzfehler, Neugeborene 366
Herzfrequenzmuster, CTG 183 ff.
Herzglykoside 401
Herztonableitung, extern 413
— intern 414
Herztonkontrolle 101, 110
Herztonüberwachung 411
— Gemini 416, 417
— Nomenklatur CTG 183
HES s. Schwangerschaftshypertonie
Hexenmilch 349
Hinterdammgriff 242
Hinterhauptsbein 342
Hinterhauptslage, hintere 235
— vordere 159, 168
Hinterscheitelbeineinstellung 240
Hinzuziehungspflicht eines Arztes 182, 504
Hinzuziehungspflicht, Hebammengesetz 501
— Reichshebammengesetz 9
— Österreich 508
Hirnblutung 346, 370
— Beckenendlage 247
HIV-Infektion, Neugeborene 109
— Schwangerschaft 108, 138
Hochstetter, Injektionsmethode nach 480
Hockergeburt 196
Hodenhochstand 350
Höhenstandsdiagnose 44, 164
Hohlwarze 306
Hollister-Klemme 423
Homöopathie, Grundlagen 402
Homöostase 445
Hormone, Ersatztherapie 28
— Laktation 289
— Menstruationszyklus 54
— Schwangerschaft 93, 94
— Wochenbett 280
— Kontrazeption 35
Hörrohr 411, 412
Hospitalisation, Schwangerschaft 132
HPL (humanes plazentares Laktogen) 72, 109, 280

HSV (Herpes-simplex-Virus) 138
Hüftbein 40
Hüftbreite, BEL 247
Hüftgelenksdysplasie 367, 368
Hüftluxation 359, 367
Hutmaß 355
Hydrämie 89, 281
Hydramnion 110, 139, 141, 261
Hydrokolpos 358
Hydrozele 350
Hydrozephalus 358
Hygiene 494 ff.
Hygienekommission 496
Hymen 46
Hymenalatresie 358
Hyperbilirubinämie 106, 346 ff.
Hyperemesis 129
Hyperfibrinolyse 455
Hyperglykämie 139
Hypermenorrhoe 452
Hypertensiva 394
Hyperthermie 475
Hypertonie, Geburt 257
– medikamentöse Therapie 394
– Schwangerschaft 121
Hypertrophie, Neugeborene 369, 371
Hyperventilation 447
hypoallergene Nahrung 380
Hypoglykämie, Neugeborene 370
– Schwangerschaft 139
Hypomenorrhoe 452
Hypomochlion 234
Hypophyse 54, 93, 94, 289
Hypospadie 358
Hypothalamus 54, 94
Hypothyreose, Neugeborene 360
Hypotonie 121
– Behandlung 394
Hypotrophie, Neugeborene 369, 370
Hypoventilation 447
Hypovolämie 129
Hypoxämie 184
Hypoxie 184

ICM (International Confederation of Midwives) 21
Ikterus, Neugeborene 347 ff.
Immunglobulinprophylaxe (Anti-D) 107, 147
Immunisierung, aktive 405
– passive 107, 138, 405
Impfplan 407
Impfung, Schwangerschaft 405
– Säuglinge 406

Implantation 68
Inch 532
Indikation, Schwangerschaftsabbruch 46
Indische Brücke 144
Infektion 494 ff.
– aufsteigende 228
– Neugeborene 362
– nosokomiale 496
– Schwangerschaft 137
Infektionsquelle 459
Infektionsweg 494
Infertilität 37
Infiltrationsanästhesie 212
Infrarot-Bestrahlung 474
Infusion 400, 480 ff.
– Legen einer Verweilkanüle 481
Infusionsapparate 433
Inhalationsanästhesie 212
Injektionen 478 ff.
Inkontinenz 450
Inkubator 438
Insertio velamentosa 73
Inspiration 447
Instrumentarium, Geburt 423
– Naht 424
– Sectio 430
Instrumentenpflege 432
Instrumentieren 433
Insulinbedarf 140
– post partum 260
Insuline 400
Interruptio, gesetzliche Regelung 146
Intersexualität 358
Interspinalebene 44, 164
intervillöser Raum 70
intrauterine Druckmessung 417
intrauteriner Fruchttod 262
Intrauterinpessar 35
intravillöser Raum 71
Introitus vaginae 92
Intubationsbesteck, Neugeborene 435
Involution Uterus 283
IPPV (intermitted positive pressure ventilation) 436
Israel-Wundhaken 430
Isthmus uteri 48, 93
IUP s. Intrauterinpessar
IUWR s. Wachstumsretardierung, intrauterine

Jitterkurve, CTG 413
Jochbein, Stemmpunk 234, 237
Jodbedarf, Schwangerschaft 117
Jodmangel 117
Joule 532
Juckreiz, Schwangerschaft 122

Kaiserschnitt s. Schnittentbindung
Kalorie 532
Kaltlichtlampe 421, 422
Kamelwehe s. Mutter-Kind-Wehe
Känguruhmethode 361
Kantenschmerz 324
Kantungszeichen, Plazentarperiode 173
Kanülenstärken 477
Kapillarblutentnahme 484
Kardiographie 183, 412
Kariesprophylaxe 359
Käseschmiere 79, 351
Katarakt 356
Katheterismus 460 ff.
Kavitation 420
Kegelkugelhandgriff 238
Keimblattbildung 76
Keimepithel 53
Kephalhämatom 356, 364
Kernikterus 347
Ketonurie 139
Kilo-Pascal 445, 532
Kind, Erstversorgung 352
Kindbettfieber 4
Kindsbewegungen, erste 85
Kindsgröße, Ultraschall 110
Kjelland-Zange 427
Klavikulafraktur 356, 364
Klemme, anatomische 423, 430
– chirurgische 423, 430
Klinikeinweisung, Hausgeburt 225
Klistier 460
Klitoris 45
Klumpfuß 358
Klumpke-Lähmung 365
Knaus-Ogino-Methode 31
Knie des Geburtskanals 44, 168
Knopflochmechanismus 240
Koagulopathie 453
Kocher-Klemme 423, 430
Koffein, Schwangerschaft 118
Kohlenhydrate 116
– Stoffwechsel, Schwangerschaft 91
Kohlensäurepartialdruck 422
Kolostrum 292, 345
Koma, diabetisches 139
Kommissur, hintere 45, 21
Kondom 34
Konfiguration, Kopf 160, 239
Konjunktivitis 363
– Argentum nitricum 359, 405

Konsistenzwechsel 93
Kontagiosität 494
Kontamination 494
Kontraktion s. Wehen
Kontraktionsring 154
Kontraktionstypen 157
Kontrazeption 30
– Wochenbett 296
Kontrazeptiva 30
Konzeption 55, 67
– Geburtstermin 85
Kopf-Becken-Mißverhältnis 233
Kopf, Austritt 168, 170
– äußere Drehung 168
– Entwicklung, BEL 252
– Entwicklung, SL 170
– erschwerte Entwicklung 240
– Geburtsobjekt 160
– Geburt, Beckenendlage 248
– Höhenstände 165
– Konfiguration 160, 239
– Maße 160, 355
Kopfblutgeschwulst 155, 356
Kopfkrümmung, Forzeps 427
Korium 455
Kornzange 425, 430
Körperarbeit 126
Körperfunktionen 443
Körpergewicht, Schwangerschaft 92, 98
– Wochenbett 280
Körperpflege, Säugling 375
– Schwangerschaft 119
Körperschale, Körperkern 445
Körpertemperatur 445
Körperverletzung 518
Korpuszeichen, Schwangerschaft 93
Kortikoide 401
Kot s. Stuhl
Kotyledonen 72
Krampfbehandlung, Eklampsie 136
Krämpfe, Neugeborenes 371
Krankenbeobachtung 441 ff.
Krankenhausaufnahmevertrag 515
Krankenhäuser 528
Krankenhaushygiene 496 ff.
Krankenhausinfektion 496
Krankenhausträger 511, 528
Krankenkassen 527
Krankenversicherung 525
Krankheiten, Anamnese 97
Kranznaht 342

Kräuter, Anwendung 210
Kreislauf, fetaler 337
– postpartaler 338
– Schwangerschaft 89
– Wochenbett 218
Kreißende s. Geburtsleitung
Kreuzbein 40, 47
Kreuzschmerzen, Schwangerschaft 121
Krisis 476
Kristeller-Handgriff 240
Kryptorchismus 350
Kuhmilch, Zusammensetzung 379
Kurettage s. Curettage
Kurse, Geburtsvorbereitung 126
– Rückbildungsgymnastik 510
Kurzschlüsse, fetaler Kreislauf 337
Küstner-Zeichen 174

Labhardt Zeichen 92
Labia majora 45
– minora 45
Labienverletzung 216
Laboruntersuchungen, Hebammenbefugnisse 522
Lachgas 212
Lackmuspapier 167
Lactobacillus bifidus 294, 451
Lage, Definition 158
– Regelwidrigkeiten 142, 246, 252
Lagerung, post operative 488
Lagerung, Sterilgut 432
Lagerungsregel, allgemeine 191
Lähmung nach Erb 364
– nach Klumpke 365
Laktation 289
Laktationsamenorrhoe 296
Laktationshemmer 316, 394
Laktationswehen s. Stillwehen
Laktogenese, Laktokinese 290
Lamaze-Methode 125
Lambdanaht 342
Länge, Reifezeichen 355
Langes Becken 233
Längslage 158
Langzeitbeatmung 436
Lanugohaare 79, 351
Laryngoskop 435
Läusemittel 396
Laxantien 282, 397
Lebende Ligatur 175
Lebendgeburt, Definition 146, 517
Lebensgewohnheiten, Schwangerschaft 119
Leber, Neugeborene 341, 346

– Schwangerschaft 90
Lehrhebamme 10
Leibessenkung 120
Leibesumfang, Messung 100, 101
Leistungen, HebGV 517
Leitende Kreißsaaalhebamme 10
Leitstelle, kindliche 164
Leitungsanästhesie 212
Leopold-Handgriffe (1.– 4.) 102, 103
– (5.) Zangemeister-Handgriff 233
Leukozyten, Schwangerschaft 89
Levatorspalt 57
Lezithine 340
LH (luteinisierendes Hormon) 55, 93, 295
Licht, Strahlen, phys. Therapie 470
Ligamentum cardinale 61
– latum 49, 61
– rotundum 61
– teres hepatis 339
– teres uteri 62
– umbilicale 339
– venosum 339
Linea alba 83, 91, 282
– fusca 83, 282
Linea terminalis 40
Lippen-Kiefer-Gaumen-Spalte 356, 366
Listeriose 108
Litzmann-Obliquität 240
Lividität, Schwangerschaftszeichen 92
Lochia alba 288
– flava 288
– fusca 288
– rubra 288
Lochialstauung 324
Lochienkontrolle 288
Löffel, Instrumente 427, 428
Lokalanästhesie 212
Lokalanästhetika 400
Lordosehaltung 121, 190
Lösung, manuelle 274
– vorzeitige 131, 268
Lösungsblutung, physiologische 172, 201
– verstärkte 272
Lösungsmechanismus 172
Lösungszeichen 173
Lövset-Armlösung 250
Lues Suchtest 108
Lunge, Entwicklung 340
Lungenembolie 465
– Symptome 469
Lungenödem 394
Lungenreifeförderung, pränatale 132, 401

Lungenunreife, Frühgeburt 370
Luteinisierendes Hormon s. LH
Luxationshüfte s. Hüftluxation
Lymphangiom 357
Lysis 476

MAD (Mittlerer arterieller Druck) 444
Magen-Darm-Trakt, Neugeborene 341, 345
– Schwangerschaft 90
Magill-Zange 435
Magnesium, Bedarf 117
– hypertensive Erkrankung 136, 258
– Wehenhemmung 398
Mahlerzeichen 469
Makroglossie 357
Makrosomie, Diabetes 139, 260, 371, 421
Malariaprophylaxe 396
Malmström, Saugglocke 426
Mammae, Anatomie 63
– Schwangerschaft 92
– Rhagaden 315
– Wochenbett 289, 314
Mammogenese 64
Mangelentwicklung, intrauterine 133, 421
Manualhilfe, Beckenendlage 247
Masern, Impfung 406
Massage, Geburt 210
Mastitis puerperalis 314 ff.
– retromammärer Abszeß 315
– Therapie 316
Mazeration 263
MBU s. Fetalblutanalyse
MCH (mean cell hemoglobin) 453
MCHC (mean cell hemoglobin concentration) 453
MCV (mean cell volume) 453
Medikamente 391 ff.
– Antibiotika 395
– Homöopathie 402
– Injektionen, Infusionen 477
– Insuline 400
– Mißbrauch 145
– Schmerzmittel 398
– Verschreibung durch Hebamme 524
– Verträglichkeit 392
– wehenfördernde 392
– wehenhemmende 393
Medizingeräteverordnung (Med.GV) 409
Mehrlinge s. Zwillinge
Mehrlingsschwangerschaft 141
Mekonium, Aspiration 362
– grünes Fruchtwasser 229
– Zusammensetzung 345

Melaena neonatorum 346
Menarche 53
Meningomyelozele 367
Meningozele 358, 367
Menstruation, Blutung 50, 451 ff.
– Zyklus 54
Mesoderm 76
Methergin 393
Michaelis-Raute 104
Mikroblutuntersuchung, intrauterine 422
Mikroklist 469
Mikromelie 358
Miktion, Neugeborene 349
Miktionsstörungen 448 ff.
– Schwangerschaft 120
– Wochenbett 323
– Harnverhaltung 449
– Inkontinenz 123, 450
Mikulicz-Klemme 430
Milchbildung s. Laktation
Milchbildungstee 305
Milcheinschuß 303
Milchfluß-Reflex 291
Milchleiste 63
Milchmangel 305
Milchpumpe 290
Milchstau 304
Milchzähne 344
Milien 351
Mineralhaushalt, Schwangerschaft 91, 116
Minimal Handling 370
Minprostin 227
Mißbildungsdiagnostik, pränatale 110 ff.
– postnatale 356, 365
Missed abortion 147
Mißverhältnis, relatives 233
Mitarbeitervertretung, Mitbestimmung 514 ff.
Mittelstrahlurin 99
Modus, Duncan 172
– Schultze 172
Mongolenfleck 351
Mongoloismus s. Morbus Down
Monovette 485
Monozygote Zwillinge 80
Mons pubis 45
Morbus Down 112, 366
Morbus haemolyticus neonatorum 349
Morbus haemorrhagicus neonatorum 346
Morphine 205, 399
Morula 68
Motorik, Neugeborenes 353, 384
Moxibustion 143, 208

Müller-Armlösung 251
Müller-Gang 79
Musculus bulbo cavernosus 59
– levator ani 57
– transversus perinei profundus 58
– transversus perinei superficialis 59
– sphinkter ani 59
Muskelpumpe 466
Mutter-Kind-Beziehung 204
Mutter-Kind-Wehe 232
Mutterbänder 62
Mutterkornalkaloide 393
Muttermilch 292 ff., 379
– Aufbewahrung 311
– Einteilung 292
– Schutzfaktoren 293
– schädliche Stoffe 312
– Zusammensetzung 293
Muttermilchersatznahrung 379
Muttermilchikterus 347
Muttermund 49
– Befunde 163, 177
– Wochenbett 284
Muttermundklemme 425
Mutterpaß 98, 522
Mutterschaftsrichtlinien 95, 110, 280, 521 ff.
– Bezug HebGV 510
Mutterschutzgesetz 520 ff.
Mykose 123, 374, 376
Myometritis puerperalis 324
Myometrium 50

Nabel, Schwangerschaft 86
Nabelbesteck 423
Nabelgranulom 350
Nabelhernie 357
Nabelinfektion 363, 350
Nabelkatheterset 436
Nabelpflege 376
Nabelschere 424
Nabelschnur 71, 73
– Ansatz 73
– Arterienblut 352
– Blutabnahme post partum 200
– Bruch 366
– Gefäße 337 ff.
– Gefäßriß 270
– Geräusche 412
– Klemme 200, 350, 423
– Knoten 73
– Punktion 113
– Umschlingung 73, 199

– Vorfall 267
– Vorliegen 268
– Zeichen 174
– Zug an der 202
Nachblutung, atonische 275
Nachgeburt s. Plazenta
Nachgeburtsperiode 172
– Abnabelung 199
– Blutstillung 174
– Blutungen 272
– Blutverlust 172, 201, 271
– Dauer 173
– Handgriffe zur Plazentagewinnung 201, 273
– Leitung 201
– Regelwidrigkeiten 272
Nachgeburtswehen 157, 172
Nachtastung 274
Nachwehen 285
Naegele-Obliquität 168, 240
Naegele-Regel 84 ff.
Naegele-Zange 427
Naevus Unna-Politzer 351
Nahrungsaufbau, Neugeborenes 383
Nahrungsaufnahme während Geburt 191
Nahtmaterial 218, 424
Nahtversorgung 218
Nalador 393
Narkose 214
– Beatmungsgerät 439
Narkotika 400
Nasenflügelatmung 361
Nasotrachealtubus 435
Natriumbicarbonat 361
Nausea 452
Nävus 485
Nebenplazenta 74
Nebentätigkeit, Genehmigung 10
Neonatalperiode 345
Nervus fascialis, Geburtsschäden 364
Nervus pudendus 213
Nestschutz 294
Neugeborene 337 ff.
– Absaugen 200, 352, 361
– Anpassung 345
– Apgar-Schema 353, 354
– Apnoe 362
– Asphyxie 354
– Atmung 340, 360
– Atemstörungen 353, 362
– Augen 356
– Ausscheidungen 345, 349
– Baden 375

- Beatmung 361
- Bekleidung 374
- Bilirubinstoffwechsel 346 ff.
- Blut, Blutdruck 340
- Blutungen 346
- Dentition 343
- Erkrankungen 360
- Ernährung, künstliche 378 ff.
- Erstuntersuchung 356
- Erstversorgung 352
- Exanthem 351
- Fehlbildungsdiagnostik 356, 365
- Flüssigkeitssubstitution 378
- Fußanomalien 359, 368
- Geburtsverletzungen 364
- Geschlechtsorgane 349
- Gewicht 352, 384
- Gewichtsklassifizierung 355, 369
- Haut 351, 354
- Hautpflege 375, 457
- Herz 340
- Herzfehler 366
- Hexenmilch 349
- Hirnblutung 346, 370
- Hüftluxation 359, 367
- Ikterus 347 ff.
- Knochenaufbau 341
- Kopfumfang 355
- Körperpflege 374
- Kreislauf 339
- Lähmungen 364
- Lagerung 372
- Leber 346
- Lippen-Kiefer-Gaumenspalte 308, 356, 366
- Lunge 340
- Magen-Darm-Trakt 341, 345
- Messung 355
- Motorik 384
- Nabelheilung 350
- Nabelpflege 376
- Nahrungsaufbau 383
- Niere 341, 349
- neurologische Untersuchung 355
- Nervensystem 341
- Nervenverletzungen 364
- Ödeme 351
- Ohren 356
- pH-Wert 354
- Prophylaxen 459, 405
- Puls 340
- Raumausstattung 373
- Reanimation 361
- Reflexe 341
- Reifezeichen 355 ff.
- Schädelknochen, -nähte 342
- Sepsis 362
- Skelett 341
- Skelettverletzungen 364
- Struma 357
- Umgang 372
- Temperatur 351, 361
- Verhalten 384
- Verlegung 370
- Vitalitätsüberprüfung 352
- Vorsorge 359
- Wachstum 484
- Wahrnehmung 384
- Wärmehaushalt 351
- Wickelmethoden 376 ff.

Neugeborenenrespirator 436
Neuralrohrdefekte 367
Nidation 68 f.
Niere, Schwangerschaft 90
Nierenerkrankungen, Schwangerschaft 139
Nikotin 118, 295
Nitrit 99
Normokardie 110, 183
Nosokomiale Infektion 496
Notfälle, Geburtshilfe 266 ff
Notfallkoffer 439
Notfalltokolyse 267
Notstand, entschudigender 517
- rechtfertigender 519
Notwehr 51
Nykturie 449
Nystagmus 356

Obduktion 317, 318
Obstipation 451
- Schwangerschaft 90, 120
- Wochenbett 281, 323
Ödeme 99, 457
Oligohydramnion 133, 261
Oligomenorrhoe 452
Oligurie 135
Omphalozele 79, 357, 366
Oozyte 53
Operation s. Schnittentbindung
Opiate 145, 399
Ordnungswidrigkeit 517
- Berufsordnung 504
Ortholani-Zeichen 367
Orthopnoe 447
Ortszuschlag 514

Ösophagitis, Schwangerschaft 90
Ösophagusatresie 357, 366
Östrogene 55, 64, 72, 109, 151
Oszillationsamplitude 111, 187
Oszillationsfrequenz 111, 187
Oszillationstypen 188
Ovar 52
Ovarialfunktion, Wochenbett 295
Ovulation 50, 53, 56
Ovulationshemmer 35, 85
Ovulationstermin 31
Oxytocin 152, 393
– Atonie 275
– Geburtseinleitung 226
– Nachgeburtsperiode 202

Parallelebenen, Becken 44
Parallelzange 427
Parametrium 60
Parazervikalblockade 213
Partogramm 181
Pasteurisation 498
PDA s. Periduralanästhesie
Pean-Klemme 423
Pearl-Index 31
PEEP (positiv endexpiratory pressure) 436
Peer-group 25
Penizilline 395
Periduralanästhesie 213
Perimetrium 47, 51
Perineotomie 217
Perineum 60
Peritoneum 51
Personenstandsgesetz 146, 516
Personenstandsrecht 317
Perspiratio 452
Pertussis, Impfung 406
Perzentilenkurve 369
Petechien 351, 458
Petrussa-Schema 356
Pezziball 189
Pfeilnaht 161, 342
Pflege 441 ff.
– Dauerkatheter 462
– Fieber 477
– Verweikanüle 483
– Wunde, Verbandwechsel 490
Pflegedokumentation 492 ff.
Pflegesatz 528
Pflegschaft 516
Pfortader 337
Pfropfgestose, -präklampsie 135

pH Werte, Fetalblut 230
– Nabelschnurblut 354
– Urin 449
Pharmakologie 391
Phenylketonurie 360
Phimose 358
Phlebothrombose 465
Phonokardiotokographie 413
Phototherapie 348
Physikalische Therapie 469 ff.
Phytotherapie 210
Pigmentierung, Schwangerschaft 91
Pille s. Kontrazeption
Pilzerkrankungen 123, 374, 376
– Antimykotika 396
Pinard-Hörrohr 183, 411
Piskacek-Zeichen 92
Placenta accreta 274
– adhaerens 273
– bipartita 74
– circumvallata 74
– extrachorialis 74
– fenestrata 74
– incarcerata 274
– increta 274
– praevia 131, 269
– membranacea 74
– percreta 274
– succenturiata 74
Placenta s. auch Plazenta
Plasmavolumen, Schwangerschaft 89
Plazenta, abirrende Gefäße 74, 203
– Austauschvorgänge 72
– Aufbau 70
– Blutzirkulation 70
– Entwicklung 69
– Formanomalien 73
– Funktion 72
– Geburt 201
– Haftstelle, Blutstillung 174
– Wundheilung 286
– Hormonbildung 72, 289
– Infarkte 203
– Insuffizienz 134, 203
– Lösungsarten 172
– Lösungsstörungen 273
– Lösung, vorzeitige 131, 268
– Lösungszeichen 173
– manuelle Lösung 274
– Retention 274
– Schranke 70, 72
– Septen 72

- Ultraschalluntersuchung 110
- unvollständige 273
- Vollständigkeitskontrolle 203
- vorliegende s. Placenta praevia
- Zottenreifung 69

Plazentarperiode s. Nachgeburtsperiode
Plexuslähmung, obere 364
- untere 365

Poleinstellung 158
Polio, Impfung 406
Pollakisurie 83, 448
Polydaktylie 358
Polyglobulie 141
Polyhydramnion 141, 261
Polymenorrhoe 452
Polyurie 449
Portio 48
- Befunde 103, 163
- Kappe 34

Postoperative Überwachung 488
Postpartale Harnverhaltung 323
Postplazentarperiode 203
Postthrombotisches Syndrom 465
Pound 532
Präazidose, Fetalblut 230
Präeklampsie, Geburt 257 ff.
- Schwangerschaft 134 ff.
- Wochenbett 326

Pränatale Diagnostik 112
Präoperative Maßnahmen 487
Preßwehen 157
Preußisches Hebammengesetz 9
Primärfollikel 53
Primärzotten 70
Priming 226
Probenmaterial 483
Progesteron 55, 64, 72, 152
Prolaktin 289
- Reflex 291
- Hemmer 316

Proliferationsphase, Menstruationszyklus 50, 56
- Wundheilung 490

Promontorium 40
- Beckenaustastung 104

Prophylaxen 405
Prostaglandine 26, 152, 392
- Geburtseinleitung 226

Proteinurie 134
Protrahierte Geburt 230 ff.
Prüfungsinhalte 505 ff.
Prüfungswiederholung 506
Prüfungszulassung 506

Psyche, nach Sektio 488
- Schwangerschaft 86, 128
- Wochenbett 327

Psychopharmaka 211
Psychose, Wochenbett 329
Ptyalismus gravidarum 130
Pudendusblockade 212
Puerperalfieber 323
Puerperalsepsis 323
Puerperium s. Wochenbett
Puls 443 ff.
Pulsoxymetrie 437, 439
Pyelitis 139
Pyelonephritis gravidarum 139

Quarkwickel 316
Querlage 158, 252
Querstand, tiefer 239

Rachitisprophylaxe 359, 405
Rasur 458
Rauchen 118, 295
Read-Methode 124
Reanimation, intrauterine s. Notfalltokolyse
Reanimation, Neugeborene 361
Reanimationsgeräte 435, 439
Rechtsfähigkeit 515
Rechtsschutzversicherung 526
Reflexe, Neugeborene 341, 358
Reflextherapie 210
- lumbale 208

Reichshebammengesetz 9, 95
Reichsversicherungsordnung s. RVO
Reifeschemata 355
Reifezeichen 355
Reifgeborenes 370
Reisen 119
Reizwehen s. Wochenbettwehen
Rektale Untersuchung 163
Rektusdiastase 283
Rentenversicherung 525
Reparationsphase, Wochenbett 285 ff.
- Wundheilung 491

Resorptionsfieber 474
Respiration s. Atmung
Restharn 120
Retention, Plazenta 274
Retraktion, Geburt 154
Retroplazentares Hämatom 131, 172, 175
Rezeptoren, Haut 456
- Schmerzreize 205

Rhagaden, Brust 315
Rhesusinkompatibilität 106, 348

Rhesusprophylaxe 406
Riboflavin 117
Richtungsbezeichnungen, geburtshilfliche 163
Ringelblumensalbe 376
Ringelröteln 137
Risikoschwangerschaft 96
Rißverletzungen 215
− Blutungen 276
Ritgen-Hinterdammgriff 242
Riva Rocci 444
Rizinusöl 397
Roederer Einstellung 239
Rohsignal 413
Rollhügel, großer 479
Rotation, Kopf 167
Röteln, Embryopathie 107, 138
− HAH-Test 107
− Impfung 108, 405
Rotlicht 471
Rubella 137
Rückbildung im Wochenbett, extragenitale 280
− genitale 283
Rückbildungsgymnastik 283, 285
Rückenlage 190, 194
Rückstrom, venöser 465 ff.
Rufbereitschaft 223
Ruptur, Uterus 193, 270
RVO, Hebammenhilfe 508

Sachtleben (Crista Methode) 480
Salivation 130, 452
Sammelurin 464
Sanitizing 498
Sauerstoffmeßgeräte 436
Sauerstoffversorgung, Fet 422
Sauglocke 426, 429
Saughütchen 307
Säuglingshaut 457
Säuglingsperiode, Definition 384
Saugreflex 290, 292
Saugreiz 290
Säure-Basen-Haushalt, intrauteriner 422
Säuremantel 457
Schambein 40
Schamlippen 45
Schaukeleinlauf 460
Scheide 46
Scheidendiaphragma 34
Scheidennaht 219
Scheidenriß 216
Scheitel-Steiß-Länge 420
Scheitelbein 342

Scheitelbeineinstellung 240
Scheitellage 234
Schilddrüse, Schwangerschaft 94
Schleimpfropf 176
Schmerzerleben 205
Schmerzerleichterung, Geburt 207
− medikamentöse 211, 398
Schmerzmittel, postoperativ 488
Schnittentbindung, abdominale 245
− Instrumente 430
− Indikationen 245
− Operationsvorbereitung 486
− postoperative Pflege 487
− Wochenbett 325
− geplante 486
− eilige 487
Schock, anaphylaktischer 272
− hämorrhagischer 271
− kardiogener 271
Schoßfugenrandebene 44
Schräglage 158, 253
Schraubelektrode 415
Schröder-Zeichen 173
Schrunden s. Rhagaden
Schuldfähigkeit 517
Schulterdystokie 243
Schulterentwicklung 171, 195
Schultergeburt 168
Schultergeradstand, hoher 243
Schulterquerstand, tiefer 245
Schüttelfrost 477
Schutzimpfungen, Säugling 406
Schutzkleidung 497
Schwangerenvorsorge 94, 96
Schwangerschaft, Adaption 89
− AIDS 108
− Atmung 90
− äußere Untersuchung 100
− Beratung 114, 115 ff.
− Beschwerden 119
− Blut 89, 454
− Blutdruck 89, 99, 445
− Diabetes 139
− Empfindungen, während 87
− Ernährung 115
− Genußmittel 118
− Geschlechtsverkehr 119
− Gewichtszunahme 92, 98
− Hypertonie 134
− Impfungen 405
− Infektionen 123, 137
− Ödeme 99

Schwangerschaftsabbruch (§ 218) 519
Schwangerschaftsalter 86
Schwangerschaftsanämie 89
Schwangerschaftsbeschwerden 119
Schwangerschaftsdauer 84
Schwangerschaftspigmentierung 91
Schwangerschaftsstreifen 91, 283, 289
Schwangerschaftstest 84
Schwangerschaftsveränderungen, genitale 92
– körperliche 88
– psychosoziale 86
Schwangerschaftswehen 83, 121, 155
Schwangerschaftszeichen 83
Schwarzenbach-Handgriff 164
Schweigepflicht 519
Schweiß 452
Screening, Neugeborene 360
Sectio s. Schnittentbindung
Sedativa 399
Sekretionsphase 50, 56
Semmelweis 4
Senkwehen 156
Sensibilisierung, allergische 382
Sepsis, Neugeborene 362
Sexualität, Kindheit 23
– im Alter 29
– nach Geburt 27
– während Geburt 26
– in der Schwangerschaft 25
Shiatsu 208
Shute-Parallelzange 427
SI-Einheiten 531
Sichelfuß 368
Sicherheit, med. Geräte 409
SIDS, plötzlicher Kindstod 374
Siegemund, Justina 3
Silbernitrat 405
Sitzbad 472
Sitzbeinstachel 40
Skene Drüsen 44
Sklerenblutung 356
Small-for-date Neugeborene 368
Sodbrennen 119
Sonnenlicht 474
Sonnenuntergangsphänomen 356
Sonographie s. Ultraschall
Soor, Neugeborenes 374, 376
Sozialanamnese 97
Sozialgesetzbuch 508
Sozialgesetzgebung 94
Sozialhilfe 123, 527

Spasmolytika 211, 398
Späte Dezelerationen 185
Speichelfluß 130
Spekula 425
Spermizide 33
Spina bifida 358, 367
Spina iliaca anterior superior 479
Spina ischiadica 40
Spinnbarkeit, Zervixschleim 32
Spiralarterien 50, 71
Spirale s. Intrauterinpessar
Spiralelektrode 415
Sport 119, 297
Standardisierung 493
Staphylokokken 314
Stauungsverletzung, Neugeborene 364
Steißbein 40
– Verletzungen 326
Steißfußlage 247
Steißlage s. Beckenendlage
Stellung 158
Sterilisation, Hygiene 498
– Kontrazeption 36
Sterilität 37
Steuerrecht 520
Stillen 289 ff., 299 ff.
– Abstillen 311, 312
– Brustanatomie 65
– erstes Anlegen 292
– Gruppen 314
– Hilfsmittel 306
– nach Bedarf (ad libitum) 293
– Tagestrinkmenge 383
– Zufüttern 382
Stillhindernisse, relative u. absolute 312
Stillprobleme 303
Stillprotokoll 334
Stillsituationen, besondere 307
Stilltechnik, -positionen 301
Stillwehen 285
Stirnlage 159, 234
Stirnnaht 342
Stoffwechsel, Schwangerschaft 91
Stoffwechselerkrankung, angeborene 360
Storchenbiß 361
Strabismus 356
Strafrecht 517 ff.
Strangurie 448
Streckhaltung 234
Striae gravidarum 91, 122, 289, 283
Stridor 447
Studium, Weiterbildung 13

Stuhl 450 ff.
Subkutis 456
Sucht 145
Sudor s. Schweiß
Surfactant 340, 401
Symphyse 42
— Schmerzen, Schwangerschaft 121
— Stellungsänderung, Geburt 243
Symphysen-Fundus-Abstand 100
Symphysenschaden, -lockerung 326
Sympto-thermale Methode 33
Syphilis 108
Systole 444

Tachykardie 443
— fetale 111, 184, 229
Tachypnoe 353, 447
Tachysystolie (Wehensturm) 231
Tagesprofil 140
Tagestrinkmenge 383
Tarifpartner 511
Tarifvertrag 511
Telemetrie 189, 414
Temperaturmessung, Körpertemperatur 446
Temperaturmethode 31
Temperaturzentren 445
Teratogene 79, 145
Terminbestimmung 84
Terminüberschreitung 85, 176
Tetanus, Impfung 406
Tetrazykline 396
Thelarche 64
Thrombophlebitis 464
Thrombose 464
— Symptome 468
Thromboseprophylaxe 466
— Wochenbett 281
— postoperativ 398
Thrombozytopenie 137, 454
Throphoblast 68
Tokographie, extern 155, 416
— intern 418
Tokolyse, drohende Frühgeburt 132
— intrauterine Reanimation 267
— Magnesium 398
— Nebenwirkungen 394
— Wehenpathologie 231
Tokolytika 393
Tollwut, Impfung 406
Tonisierung, Harnblase post partum 463
TORCH 137

Totgeburt, Definition 146, 517
— Betreuung Geburt 262 ff.
— Betreuung Wochenbett 317 ff.
Totschlag 519
Toxoplasmose 108, 137
TPHA-Test 108
Trachealtubus 435
Transducer 412
Transfusion, fetofetale 80
Transitorische Muttermilch 292
Transport, Neugeborene 372
Transportinkubator 438
Trauerprozeß bei fehlgebildetem Kind 322
Trauerprozeß nach Kindsverlust 320
Treponema pallidum 108
Trichomoniasis 123, 451
Trichterbecken 233
Triggerung 413
Trimenon 86, 89
Triple-Diagnostik 113
Trisomie, pränatale Diagnostik 113
Trochanter major 479
Tropfenzähler, photoelektrischer 433
Tube 52
Tuberkulose 397, 406

Übelkeit, Schwangerschaft 83
Überdrehung, äußere 244
Übergangsmilch 292
Übernahme aus Op 487
Übertragbare Krankheiten 524
Übertragung 85
Überwachung, Geburt 180, 182, 192
— post operativ 488
Überwachungsgeräte 435 ff.
Ultraschall, Geräte 418 ff.
— Untersuchungen 110
— Blutflußmessungen (Flow) 419
— Fehlbildungsdiagnostik 421
— Herztonaufzeichnung 414
— Hüfte des Kindes 360
Umrechnungen von Einheiten 531 ff.
Umschläge (Aufschläge) 473
Unfallversicherung 526
Unreife s. Frühgeburt
Unteres Uterinsegment 48, 154, 162
Unterlassene Hilfeleistung 518
Untersuchung, äußere 100
— innere, Schwangerschaft 101 ff.
— rektale 163
— serologische, Schwangerschaft 106
— vaginale 104, 163

Untersuchungsmaterial, Umgang mit 483
Urin, Beobachtungskriterien 449 ff.
– pathologische Befunde 99
Urinausscheidung, stündliche 449
Urinbeimengungen 461
Uterinsegment, unteres 48, 154, 162
Uterotonika 392
Uterus 48
– Atonie 275
– drohende Ruptur 193
– funktionelle Aufteilung 154
– Größenzunahme 100, 102
– Haltebänder 60
– Rückbildung (Involution) 283
– Ruptur 270
Uterusfundus, Schwangerschaft 102
– Wochenbett 284
Uteruszeichen, Plazentarperiode 173
– Schwangerschaftszeichen 93

Vagina 46
– Geburt 162
– Schwangerschaftsveränderungen 92
– Verletzungen 215
– Wochenbett 285
vaginae 285
Vaginal operative Entbindung 242, 426
– Geschichte 426
– Indikationen 242
– Instrumente 427
Vaginale Untersuchung 104, 162 ff.
Vakuumextraktion 242, 429
Valium 136, 211, 399
Variable Dezelerationen 186
Varizellen 137
Varizen 100, 281, 464
Vasa praevia 130
Vasokonstriktion 136
Vasopressin 94
Vasospasmus 135
Vegetarische Ernährung 118
Veit-Smellie-Handgriff 252
Vena umbilicalis 338
Vena-cava-Kompressionssyndrom 90, 184, 413
Venendruck, Steigerung 89
Venenklappen 465
Ventroglutäale Injektion 479
Verbandwechsel 490
Verfärbung, livide 83, 92
Vergütung 512

Vernix caseosa 79, 351
Versicherungen 525 ff.
Verstopfung s. Obstipation
Vertragliche Rechtsbeziehungen 515
Verweilkanüle 481 ff.
Vestibulum vaginae 44
Vierfingerfurche 358
Vierfüßlerstand 189 f., 194, 249
Virchow-Trias 466
Virulenz 494
Vitalitätskriterien, Neugeborene 353
Vitalwerte 443
Vitalzeichenkontrolle, Geburt 192
– Neugeborene 360
– Postplazentarperiode 204
Vitamin-K, Mangel 346
– Prophylaxe 359, 405
Vitamine 117
Vollbad 471
Vollblutentnahme 484
Vomitus s. Erbrechen
Vorbehaltene Tätigkeiten, HebG 501
– Reichshebammengesetz 9
Vorblase 166
Vorderhauptslage 159, 234
Vorfall, Nabelschnur 267
Vorliegen, Nabelschnur 268
Vorliegende Plazenta, Geburt 269
– Schwangerschaft 131
Vormilch 292
Vormundschaft 516
Vorsatz 517
Vorsorge, Neugeborenes 359
Vorsorge, Schwangerschaft 94, 96
Vorwehen 156
Vulva 44, 285

Wachstumsretardierung, intrauterine 133, 421
– Neugeborene 370
Wachstumsschübe 384
Wadenwickel 472
Wahrnehmung 441
Wannenbad 179
Wärmebett 438
Wärmflasche 473
Warzenerektionsreflex 290
Wassereinlagerung, Schwangerschaft 90
Wassertemperaturen, physikalische Therapie 470
Wechselduschen 471
Wegegeld, HebGV 509

Wehen 151 ff.
- Anomalien 230 ff.
- Anregung 231
- Arten 155
- Aufbau 156
- Auslösung, hormonale 151
- Beginn 176
- Belastungstest 393
- Dauer 155
- diskoordinierte 232
- Förderung 158
- Frequenz 156
- fundale Dominanz 154
- Hemmung 393
- hyperaktive, hypotone Formen 231
- Mutter-Kind-Wehen 232
- Oxytocin 152, 226, 393
- Nachgeburt 157, 173
- Pathologie 230
- Prostaglandine 152
- Registrierung 416
- Schmerzen 205
- Schwäche 230
- Schwangerschaft 155
- Sturm 231
- Typen 157
- vorzeitige 131
Weichteildystokie 232
Wendung, BEL u. QL 143
Wharton-Sulze 73
White-Schema 139
Wickel 472 ff.
Wickeltechniken 372, 376
Windelsoor 376
Windpocken, Impfung 406
Wochenbett 279 ff.
- ambulante Geburt 331
- Baby blues 327
- Beratungen 280 ff., 295 ff.
- Besuch, Checkliste 297
- Blutungen 325
- Dauerkontraktion 285
- Depression 327
- Endometritis 324
- extragenitale Rückbildung 280
- Fertilität 296
- Fieber 323
- Fundusstand 284
- genitale Rückbildung 283
- Gymnastik 282, 283, 285
- hormonelle Umstellung 280, 295

- Harnverhalten 323
- häusliches 331 ff.
- Kontrazeption 36
- Lochialstau 324
- nach Sectio 325, 488
- Nachwehen 285
- Ovarialfunktion 295
- Pathologie 323
- Physiologie 280
- Psychose 329 ff.
- Reizwehen 285
- Rückbildungsvorgänge 280
- Sexualität 27
- Thrombophlebitis 324
- unwillkürlicher Harnabgang 223
- Wundheilung 285 ff., 324
Wochenbettasche 335
Wochenbettpackung 335
Wochenbettwehen 285
Wochenfluß 287
Wundheilung 490 ff.
Wundheilungsstörungen 492
Wundsein, Neugeborenes 376
Wurmmittel 396

Zahnentwicklung 376
Zahnfleischbluten, Schwangerschaft 90
Zangemeister-Handgriff 233
Zangenextraktion 242, 428
- Instrumente 426 ff.
Zehenzeichen 164
Zeichnungsblutung 176
Zervix 48
- Dilatation 154, 177
- Dystokie 232
- Einstellung 425
- Formierung, Wochenbett 284
- Insuffizienz 132
- Priming 226
- Reifung 177
- Retraktion 154
Zervixschleim, Spinnbarkeit 32
Ziegelmehlsediment 349, 450
Zielkontrolle, Betreuung 493
Zilgrei-Methode 126
Zotten 69
Zufüttern 382
Zugangsvoraussetzungen, Ausbildung 507
Zuziehungspflicht, Definition HebG 501
Zwiemilchernährung 382
Zwillinge 80, 141, 253
- Diagnose 141

- Eihautbefund 257
- eineiige 80, 257
- Geburtsleitung 255
- Herztonregistrierung 416
- Lage 254
- Nachgeburtsperiode 256
- Plazentabefund 256
- Regelwidrigkeiten 254

- Schwangerenvorsorge 141
- zweieiige 80, 257

Zyanose 354, 362
Zygote 67
Zyklus 54
Zyklusanamnese 85
Zystitis 139
Zytomegalie 138